La Santé par les plantes

La Santé par les plantes

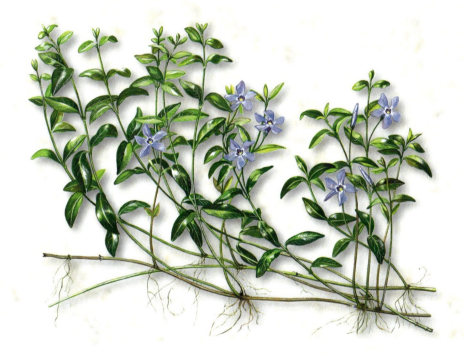

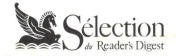

PARIS • BRUXELLES • MONTRÉAL • ZURICH

La Santé par les plantes

est une réalisation de Sélection du Reader's Digest

Nous remercions tous ceux qui ont collaboré à cet ouvrage.

CONSEILLERS DE LA RÉDACTION

Dr Bérengère ARNAL-SCHNEBELEN, Dr Paul GOETZ, Pr Michel PARIS

AUTEURS

L'équipe des enseignants du DUMENAT Phytothérapie, faculté de médecine Paris-XIII, Bobigny :

Dr Bérengère ARNAL-SCHNEBELEN, gynécologue, responsable du DU de phytothérapie
Dr Paul GOETZ, généraliste
Dr Emmanuel GRASSART, généraliste, responsable d'un enseignement de phytothérapie à Lille
Dr Michel HUNIN, pédiatre
Dr Paul ISERIN, pharmacien
Dr Marc JACQUEMIN, généraliste
Rémy LEJEUNE, enseignant en lycée horticole

Dr Jeanine LEROUX, généraliste
Geneviève MARTIN, droguiste-herboriste diplômée, naturopathe
Pr Michel PARIS, professeur honoraire de pharmacognosie, membre de l'Académie nationale de pharmacie
Dr Francis PERREY, chirurgien-urologue
Dr Jean-Charles SCHNEBELEN, pharmacien
Pr Anne-Marie ORECCHIONI, pharmacien, professeur de pharmacognosie
Dr Hélène de Vecchy, pharmacien d'industrie

Ainsi que :

Pr Katim ALOUAI, professeur de pharmacologie à la faculté de médecine et de pharmacie de Rabat (Maroc)
Dr Loïc BUREAU, pharmacien
Dr Michèle CAFFIN, chirurgien-dentiste
Dominique DELAPORTE, conseillère en gestion de santé
Pr Kamel GHEDIRA, pharmacien, professeur de pharmacognosie à la faculté de pharmacie de Monastir (Tunisie)
Dr Gérard MAGNAUDEIX, pharmacien, responsable du DU de phytothérapie de la faculté de pharmacie de Montpellier
Dr Jean-Michel MOREL, généraliste, responsable du DU de phytothérapie de la faculté de pharmacie de Besançon

Dr Serge RAFAL, généraliste, chargé de consultation à l'hôpital Tenon (AP-HP, Paris)
Marie-France SIX, journaliste
Dr François TILLEQUIN, professeur de pharmacognosie à la faculté des sciences pharmaceutiques et biologiques de Paris -V
Dr Pierre TUBERY, médecin
Dr Georges VAN SNICK, généraliste, responsable d'un enseignement de phytothérapie à Bruxelles (Belgique)
Dr Serge VASSART, généraliste, responsable d'un enseignement de phytothérapie à Bruxelles (Belgique)
Dr Anne VERNET, biologiste

Nous remercions également :

Patricia BAREAU (coordination), Dominique BURGAUD, Diana DARLEY, Marie-Claude GERMAIN, Agnès LE GOVIC, (rédaction) Françoise MAITRE (secrétariat de rédaction), Alice RENÉ (glossaire),

Marie-Thérèse MÉNAGER (index), Alain LE SAUX (lecture-correction), Mathias DURVIE (maquette), Laure BACCHETTA, Véronique MASINI (iconographie), Colman COHEN (infographie)

Équipe de Sélection du Reader's Digest

DIRECTION ÉDITORIALE : Gérard CHENUET
DIRECTION ARTISTIQUE : Dominique CHARLIAT
SECRÉTARIAT GÉNÉRAL : Élizabeth GLACHANT
RESPONSABLES DU PROJET : Servane WATTEL (éditorial), Françoise BOISMAL (maquette)
SECRÉTARIAT DE RÉDACTION : Camille DUVIGNEAU, Anne GRÉGOIRE, Catherine LAPOUILLE
LECTURE-CORRECTION : Béatrice ARGENTIER-LE SQUER, Catherine DECAYEUX, Emmanuelle DUNOYER
ICONOGRAPHIE : Danielle BURNICHON
FABRICATION : Guillaume DUSERRE

US 3570/IC-FR

PREMIÈRE ÉDITION
PREMIER TIRAGE

© 2003 Sélection du Reader's Digest, S.A., 212, boulevard Saint-Germain, 75007 Paris - Site Internet : www.selectionclic.com
© 2003 Sélection du Reader's Digest, S.A., 20, boulevard Paepsem, 1070 Bruxelles
© 2003 Sélection du Reader's Digest, S.A.,Räffelstrasse 11, « Gallushof », 8021 Zurich
© 2003 Sélection du Reader's Digest (Canada), Limitée, 1100, boulevard René-Lévesque Ouest Montréal (Québec), H3B 5H5
Pour nous communiquer vos suggestions ou remarques sur ce livre, utilisez notre adresse e-mail : editolivre@readersdigest.tm.fr

ISBN : 2-7098-1413-7

Tous droits de traduction, d'adaptation et de reproduction, sous quelque forme que ce soit, réservés pour tous pays.

Sommaire

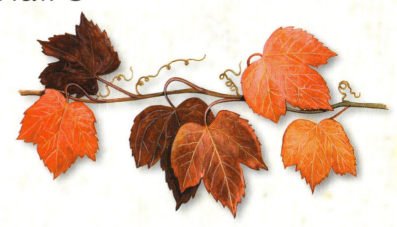

Comment utiliser ce livre 6

Les plantes et la recherche
Un potentiel immense, une exploitation rigoureuse 8-9
De la plante au médicament 10-11
La recherche actuelle 12-13

La médecine par les plantes
Les pratiques occidentales 14-15
Ailleurs dans le monde 16-17

Se soigner avec les plantes
Consulter un phytothérapeute 18-19
Les préparations pharmaceutiques 20-21
Où acheter des produits de phytothérapie ? 22-23
Utiliser les plantes chez soi 24-25

Les plantes de A à Z 26
Les maladies de A à Z 228

Dictionnaire des médicaments 324
Glossaire 334
Adresses utiles 340
Index 342

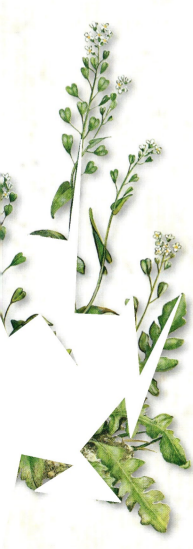
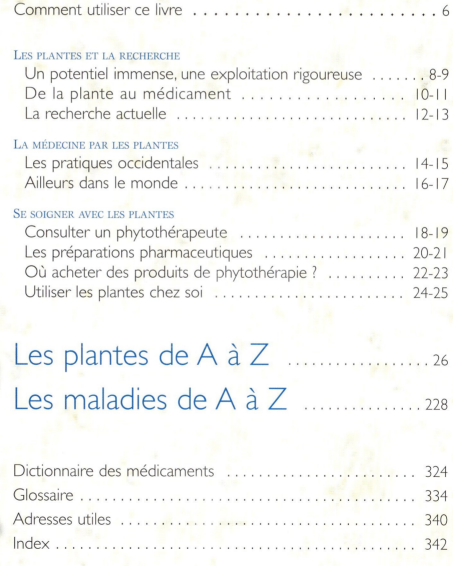

Comment utiliser ce livre

Nom français,
ou nom vernaculaire.

Nom latin,
ou nom scientifique.
Celui qui apparaît, le cas
échéant, entre parenthèses
est l'ancienne dénomination.

Nom de la famille
à laquelle appartient
la plante.

Autres noms
donnés à la plante
selon les régions.

**Description
botanique**
de la plante, son origine,
ses caractéristiques.

**Propriétés validées
et démontrées**
à la suite de recherches
et d'expérimentations
scientifiques. Elles ne sont pas
forcément toutes exploitées
en médecine.

Maladies ou affections
contre lesquelles
la plante est couramment
utilisée. Celles qui apparaissent
en caractères gras sont reprises
plus bas, dans la rubrique
Utilisations, avec les conseils
nécessaires pour les traiter
soi-même.

Parties utilisées
de la plante en phytothérapie :
une seule (rhizome, par exemple),
plusieurs (fleurs et feuilles...),
ou la plante entière.

Composants
Liste des principaux
composants chimiques
et des principes actifs
de la plante.

Emploi
Mode de préparation et posologie des
remèdes phytothérapiques vendus sans
ordonnance, pour traiter soi-même les
affections citées plus haut en gras dans
Indications usuelles.

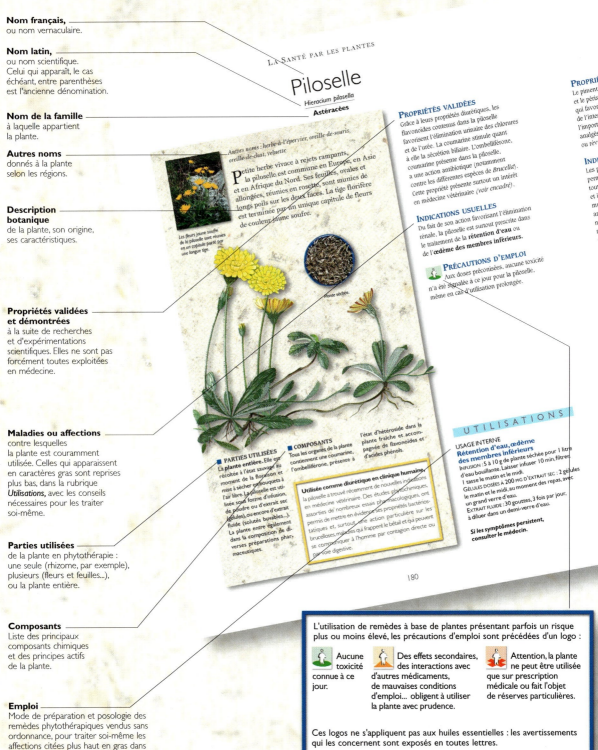

L'utilisation de remèdes à base de plantes présentant parfois un risque
plus ou moins élevé, les précautions d'emploi sont précédées d'un logo :

Aucune toxicité connue à ce jour.

Des effets secondaires, des interactions avec d'autres médicaments, de mauvaises conditions d'emploi... obligent à utiliser la plante avec prudence.

Attention, la plante ne peut être utilisée que sur prescription médicale ou fait l'objet de réserves particulières.

Ces logos ne s'appliquent pas aux huiles essentielles : les avertissements qui les concernent sont exposés en toutes lettres.

LES PLANTES DE A À Z

Piment
Capsicum frutescens (C. annuum)
Solanacées

Originaire d'Amérique tropicale, aujourd'hui cultivé même en climat tempéré, ce petit arbuste vivace ne dépasse pas 70 cm de haut. Sa tige verte aux branches frêles porte des feuilles ovales et dentées. Les fruits [...] sont des gousses allongées et [...] jusqu'à 50 cm chez certaines [...] sont d'abord verts et [...] ou rouge vif.

Les causes de l'affection, les facteurs déclenchants ou favorisants, et les sujets à risque.

Les plantes avec lesquelles il est possible de se soigner soi-même – lorsque le diagnostic ne fait pas de doute –, en usage interne et/ou externe, et sous quelle forme et à quelle dose les absorber.

Les maladies suivies d'un astérisque font l'objet d'un article entier (à leur place alphabétique) dans cette partie.

Les plantes que seul le médecin peut prescrire.

LA SANTÉ PAR LES PLANTES

Arthrose

Qu'est-ce que c'est ?
L'arthrose est une altération du cartilage articulaire. Elle évolue de façon chronique, et la destruction progressive du cartilage amène, en réaction, une dégradation de l'os sous le cartilage et de la membrane synoviale. L'ensemble de ces phénomènes supprime peu à peu la fonction articulaire.

SYMPTÔMES
- Douleurs mécaniques à l'effort soulagées par le repos.
- Raideur transitoire s'accentuant peu à peu.
- Contractures et atrophies musculaires.
- Craquements, déplacements, relâchement articulaires.
- Épanchement synovial possible. Chaque articulation a ses propres symptômes arthrosiques.

Attention ! Consultez le médecin
Seul le médecin peut poser le diagnostic d'arthrose. Ne traitez pas naturellement si le diagnostic n'est pas certain, car d'autres maladies provoquent des symptômes semblables et ne se soignent pas de la même manière.

LE SAVIEZ-VOUS ?
Arthrose : le succès de l'harpagophyton
Les Français et les Belges utilisent *Harpagophytum procumbens* contre l'arthrose. Tel succès que cette plante risque de disparaître du désert namibien. Heureusement, cette espèce a une cousine, *Harpagophytum zeyheri*, qui a les mêmes propriétés. Mais, malgré leurs grandes similitudes du point de vue macroscopique, seule la racine secondaire de *Harpagophytum procumbens* est reconnue et autorisée par la Pharmacopée européenne.

Causes
L'arthrite peut avoir des origines multiples : atteinte métabolique ; excès d'acide urique, responsable de l'arthrite goutteuse, qui se manifeste par des douleurs du gros orteil ; troubles immunitaires entraînant une production excessive d'anticorps contre certains virus ou microbes (streptocoques) ; surmenage articulaire (périarthrite scapulo-humérale) ; maladie d'un organe en liaison avec l'articulation – le rein est souvent mis en cause dans la périarthrite. Certains facteurs génétiques (gènes impliqués dans l'apparition de la polyarthrite) ou hormonaux (grossesse) favorisent le développement de l'arthrite.

Quelles plantes ?
USAGE INTERNE
Les plantes utilisées contiennent des substances actives anti-inflammatoires ou des stimulants de la glande surrénale, qui réduisent les symptômes de l'inflammation.

Harpagophyton (teinture-mère) : 30 gouttes dans un verre d'eau, 2 fois par jour en dehors des repas.
Erigeron canadensis (teinture-mère) : 30 gouttes dans un verre d'eau, 2 fois par jour en dehors des repas.
Reine-des-prés (extrait sec) : 200 mg, 2 fois par jour.
Bouleau (extrait sec) : 250 mg, 2 fois par jour.
Cassis (macérat glycériné 1D) : 100 gouttes, 2 fois par avant les repas.
USAGE EXTERNE
Pommade à l'**arnica** ou à l'**harpagophyton**, en application anti-inflammatoire.

Que faire d'autre ?
Appliquez sur la zone enflammée une poche de glace ou des cataplasmes d'argile. Essayez de perdre du poids si nécessaire : [...] accélère l'évolution de la maladie [...] un facteur de complication en [...] intervention chirurgicale.
[...] à la kinésithérapie, en dehors des [...], pour préserver la mobilité de [...].

– Réduisez le handicap au maximum en pratiquant la marche, sans forcer, avec des chaussures adaptées munies, au besoin, de semelles orthopédiques.

Causes
Elles sont multiples : l'âge (à partir de 50 ans), les troubles cellulaires, une ancienne fracture d'une articulation, les microtraumatismes cartilagineux, etc. Les troubles du fonctionnement, par malformation ou après une entorse, ou une atteinte inflammatoire des articulations sont parfois à l'origine de l'arthrose.
Les personnes présentant une surcharge pondérale sont particulièrement exposées, tout comme les professionnels ou les sportifs qui sollicitent souvent certaines articulations : genou pour les carreleurs ou les footballeurs, coude pour les utilisateurs d'engins vibrants, rachis lombaire pour les skieurs...

Quelles plantes ?
USAGE INTERNE
Harpagophyton (poudre) : 300 mg, 3 fois par jour.
Reine-des-prés : en infusion.
Reine-des-prés (sommités), **frêne** (feuilles), **ortie** (feuilles), **verge-d'or** (sommités), 30 g de chaque : 1 cuill. à soupe du mélange pour 1 tasse d'eau bouillante, laisser infuser 15 à 20 min, 3 tasses par jour.
USAGE EXTERNE
Huiles essentielles de **gingembre**, de **thym**, de **poivre**, de **genévrier**, de **romarin**, de **muscade**, de **gaulthérie** (wintergreen), de différentes épices et de **camphre**, en application sur les articulations douloureuses.
Extraits d'**arnica**, de **bryone**, d'**harpagophyton**, de **piment**, d'**ortie**, en application en balnéothérapie (consulter le pharmacien pour les préparations).
Grande consoude (broyat de racine fraîche lavée) : en cataplasme direct ou à travers un linge fin, pendant 1 h.
SUR PRESCRIPTION MÉDICALE
Contre la douleur et l'inflammation : **vergerette du Canada**, **saule**, **harpagophyton**, **pin** (bourgeons), **cassis** (bourgeons), **ronce** (jeunes pousses), **séquoia** (jeunes pousses), **airelle rouge** (jeunes pousses), **vigne rouge** (bourgeons), **bouleau** (sève), **soja**, **avocat**, éventuellement **maïs**, en extraits (totalement atoxiques).
Pour drainer : **artichaut**, **boldo**, **ronce**, **chiendent**, **maïs**, voire **millepertuis** et **olivier**, seuls ou associés, en teinture-mère, extrait fluide ou infusion.

En cas d'insuffisance veineuse du même côté : **vigne rouge**, **hamamélis** ou extraits de **mélilot**.

Que faire d'autre ?
– Pratiquez un sport qui fait travailler les articulations en douceur, la natation par exemple.
– Maintenez les articulations douloureuses par un bandage adapté.
– Adoptez un régime alimentaire riche en céleri, cresson, persil, raifort et citron (pulpe et jus).
– Faites une cure d'oligoéléments : manganèse, potassium, magnésium, fluor, soufre, cuivre, selon le terrain.

Asthénie

Qu'est-ce que c'est ?
L'asthénie est un affaiblissement de l'état général, avec une diminution de la vitalité de l'organisme et un besoin très net de repos.

SYMPTÔMES
- Lassitude plus ou moins intense.
- Besoin plus ou moins impérieux de dormir.
- Sensation d'engourdissement musculaire avec des douleurs d'intensité variable lorsque l'on sollicite les membres.
- Difficulté de concentration.
- Moindre résistance.

Attention ! Consultez le médecin
Malgré le caractère apparemment banal de la fatigue, il faut avant tout traitement consulter un médecin. Seul celui-ci pourra établir la cause de cette fatigue intense et durable, et éliminer une dépression ou autre maladie psychiatrique, une affection sanguine (anémie, leucémie), une insuffisance de la thyroïde, etc.

Causes
L'asthénie peut être due à une activité physique ou intellectuelle excessive, à un stress trop intense, ou être le résultat d'un épuisement global. Elle survient plus particulièrement à certaines périodes de l'existence.

♦ *Voir aussi Stress*

LES MALADIES DE A À Z

tence : l'adolescence, la grossesse, le grand âge. Mais elle peut aussi être le signe d'une hypothyroïdie*, d'une insuffisance de la glande surrénale, d'un manque de fer ou de calcium, de spasmophilie* et de troubles nerveux.

Quelles plantes ?
USAGE INTERNE
Cannelle : 1 cuill. à café d'écorce pour 15 cl d'eau bouillante, laisser infuser 20 min, 2 fois par jour.
Églantier : en infusion, 1 cuill. à dessert de cynorrhodons secs pour 1 tasse d'eau bouillante, pour les enfants et les personnes âgées. En teinture-mère ou macérat glycériné de jeunes pousses, 100 gouttes dans un verre d'eau par jour pour les adultes.
Cannelle (écorce), **gingembre** (rhizome), **cardamome** (graines), **thé noir**, 30 g de chaque : 1 cuill. à café du mélange pour 1 tasse d'eau bouillante, 2 tasse par jour.
SUR PRESCRIPTION MÉDICALE
Pour désintoxiquer le foie et à titre antiasthénique : **romarin** (teinture-mère ou macérat glycériné de jeunes pousses), **chardon-Marie** (semence), **soja** (jus), **argousier** (jus).
Pour stimuler la glande surrénale : **réglisse** (extrait sec) ; **ginseng** (extrait sec, extrait fluide ou plante pure) ; **éleuthérocoque** (teinture ou extrait sec) ; **quinquina** (extrait fluide, décoction ou extrait sec) ; mélange fait d'extrait fluide de **ginseng**, **kola**, **quinquina** à 15 % dans un sirop simple.
En balnéothérapie : huiles essentielles de **romarin**, **pin** et **citron**.

Que faire d'autre ?
– Faites des exercices de relaxation ou de la sophrologie.
– Pratiquez une activité sportive.
– Faites une cure de pollen ou de gelée royale.
– Adoptez une alimentation riche en fruits et pauvre en graisses.
– Prenez si possible des vacances.
– Faites une cure thermale adaptée et/ou de la thalassothérapie.

Causes
L'asthme [...] gique ; l'[...] à un allergène. Il peut être a[...] physique) [...] prédisposés [...] fumeurs, les [...] ont déjà eu [...] (eczéma, rhinit[...] antérieur se[...]

Quelles p[...]
USAGE INTERNE
Aubépine (fleur[...] (fleurs), **passiflor**[...] (baies), 50 g de ch[...] soupe du mélange [...] bouillante tous les [...]
Hysope (herbe), c[...]

Des conseils complémentaires d'alimentation, de soins et d'hygiène de vie quotidienne pour faciliter le traitement de l'affection.

Un avertissement systématique vous rappelle que seul un médecin peut poser un diagnostic sûr.

La mention *Voir aussi* renvoie à une affection liée au sujet traité.

LA SANTÉ PAR LES PLANTES

Un potentiel immense, une exploitation rigoureuse

La nature constitue un immense gisement de molécules actives d'origine végétale, et les ressources de la flore sont loin d'être totalement inventoriées. Dans le monde entier, on continue aujourd'hui à rechercher des plantes susceptibles d'être utilisées comme base de nouveaux traitements. Relativement récente, cette recherche systématique des ressources thérapeutiques végétales ouvre des perspectives extrêmement prometteuses pour l'industrie du médicament.

Une formidable réserve

La flore mondiale comprend plusieurs centaines de milliers d'espèces différentes, dont environ 250 000 ont été décrites et répertoriées. Mais à peine 2 000 à 3 000 d'entre elles ont fait l'objet d'études scientifiques, chimiques ou pharmacologiques. De plus, certaines de ces études, relativement anciennes, mériteraient d'être reprises à la lumière des connaissances actuelles. Car, désormais, on ne se contente plus d'isoler les principes actifs des plantes ou de déterminer leurs indications. Par la chimie de synthèse, on peut reproduire les molécules, les modifier de façon plus ou moins importante, et obtenir ainsi des substances dérivées aux propriétés spécifiques. Une méthode finalement moins hasardeuse que celle qui consisterait à créer ex nihilo une molécule artificielle capable d'agir dans l'organisme humain.

La quête passionnante des ethnobotanistes

Un énorme travail de collecte reste à réaliser si l'on veut pouvoir bénéficier de toute la biodiversité végétale et du potentiel thérapeutique des plantes. Beaucoup d'espèces, en effet, nous sont encore inconnues, en particulier celles qui poussent dans les forêts d'Afrique équatoriale, d'Asie du Sud-Est, d'Amérique du Sud, ou dans les îles du Pacifique. Il faut aussi recueillir, auprès des populations autochtones, toutes les informations possibles sur leurs usages traditionnels, afin d'inventorier les « plantes qui guérissent » et de pouvoir les identifier. La recherche de plantes nouvelles est confiée à des équipes d'ethnobotanistes et d'ethnopharmacologues. La prospection commence sur le terrain, et elle peut utiliser différentes procédures. La collecte, large et systématique, pratiquée au hasard, permet de ramener un maximum d'échantillons, qui passeront ensuite par les robots d'analyse. Dans certains laboratoires de grandes sociétés

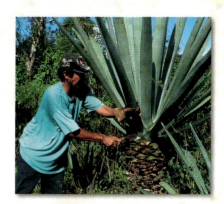

C'est dans les forêts tropicales et équatoriales (7 % de la surface du globe) que l'on trouve le plus grand nombre de plantes différentes : 75 % de la richesse végétale y est concentrée.

pharmaceutiques, il existe des machines capables de tester jusqu'à 100 000 échantillons par jour ! Malgré tout, cette méthode reste laborieuse et ses résultats sont très aléatoires. On peut aussi rechercher systématiquement des espèces d'une famille connue pour renfermer des substances actives spécifiques. Ainsi, par exemple, beaucoup de Rutacées ou de Rubiacées sont des sources d'alcaloïdes : c'est donc des plantes de ces familles que l'on va d'abord essayer de

L'écorce du quinquina (en fond et ci-contre), rapportée d'Amérique au XVIIe siècle par les Jésuites, fut le premier remède efficace contre le paludisme.

Les plantes et la recherche

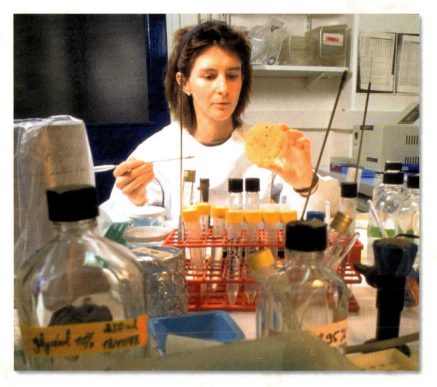

C'est en s'inspirant des innombrables combinaisons moléculaires issues d'une nature datant de plus de 4 milliards d'années que l'homme réussit parfois à inventer un nouveau médicament.

collecter pour trouver ces substances. Mais le plus souvent, l'ethnobotaniste commence sa prospection en interrogeant les populations autochtones, en particulier les guérisseurs et les personnes qui sont réputées connaître les pouvoirs des végétaux. Il sélectionne alors les plantes qui semblent intéressantes, note le nom qu'on leur donne dans le dialecte local, les parties utilisées, leur usage habituel et les vertus qu'on leur attribue.

Un long cheminement

Une fois les échantillons bien identifiés et rassemblés en quantité suffisante, c'est aux chimistes de jouer. Ils réalisent des extraits de la matière brute afin d'isoler des constituants chimiques de la plante, purs ou mélangés. Ces extraits sont testés – in vitro et in vivo – pour déterminer tout d'abord une éventuelle toxicité, puis pour définir leur activité biologique. La sélection est sévère : on considère qu'à ce stade une seule molécule est retenue pour 10 000 composés analysés !

Des études cliniques, généralement très longues, sont ensuite effectuées : d'abord sur l'animal, puis sur des volontaires humains. Si les résultats sont positifs, le travail galénique proprement dit peut commencer : il s'agit de donner à la substance active la forme médicamenteuse (gélules, comprimés, solutions liquides...) sous laquelle elle sera utilisée et commercialisée. La dernière étape, cruciale pour le laboratoire pharmaceutique, est la demande d'autorisation de mise sur le marché (ou AMM), faite auprès des instances gouvernementales – aujourd'hui l'Agence du médicament pour la France. Au total, il s'écoule le plus souvent 12 à 15 ans, voire davantage, entre la collecte en forêt et la commercialisation du médicament.

La biodiversité en danger

Des projets de prospection des ressources végétales se développent dans le monde entier. Mais des menaces importantes pèsent sur la biodiversité, et donc sur le capital de nouvelles molécules médicinales. Si la déforestation se poursuit au rythme actuel, le quart de la forêt tropicale existant aujourd'hui aura disparu en 2025 et, avec elle, sans doute près de 10 % des espèces végétales présentes sur le globe.
D'où l'urgence de réaliser un inventaire aussi exhaustif que possible, et la nécessité de veiller à la préservation des flores locales. C'est ce qui est concrétisé par les accords signés entre certains gouvernements et des entreprises pharmaceutiques : en échange de l'accès aux ressources génétiques de la flore indigène, le laboratoire verse une fraction des bénéfices à des organismes nationaux de recherche et de conservation de la flore. Enfin, la bioprospection doit se faire dans le respect des droits des populations autochtones sur leurs plantes médicinales : c'est ce qui a été recommandé au sommet de Rio en 1992, et ce que le sommet de Johannesburg vient de confirmer tout récemment.

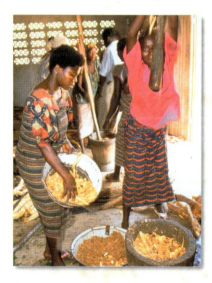

À Abidjan, en Côte d'Ivoire, des femmes pilonnent des plantes destinées à la fabrication de médicaments.

LA SANTÉ PAR LES PLANTES

De la plante au médicament

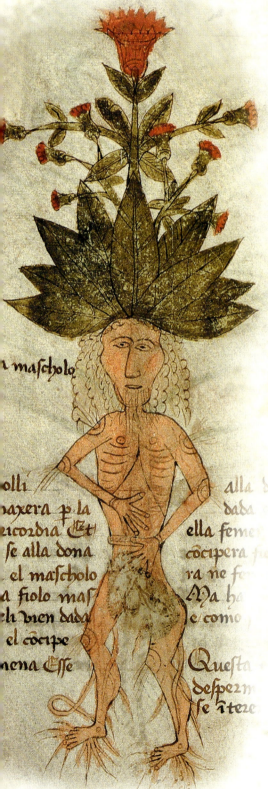

P rès de la moitié des médicaments que nous utilisons à l'époque actuelle ont une composition d'origine végétale, et le quart renferme des extraits de plantes ou des molécules actives provenant directement des plantes. Ainsi, par l'intermédiaire des médicaments d'hémisynthèse autant que par le biais de la phytothérapie, les plantes constituent le mode de traitement le plus répandu dans le monde, y compris dans les pays occidentaux.

Depuis la nuit des temps

Pour calmer ses maux, l'homme s'est depuis toujours servi des plantes. Il leur a attribué des pouvoirs magiques, puis a appris peu à peu à discerner leurs propriétés. En Occident, dans la Grèce antique, Hippocrate (460-377 av. J.-C.), surnommé le père de la médecine, recommandait déjà l'asperge et l'ail pour leurs vertus diurétiques, le pavot comme hypnotique et les feuilles de saule pour soulager douleurs et fièvre… Au début de notre ère, un autre médecin grec, Dioscoride, établit le premier herbier des plantes médicinales. Traduit en arabe et en persan, ce traité sera utilisé quelques siècles plus tard par les savants musulmans, qui influenceront les grandes universités de l'époque, notamment celle de Montpellier, le centre européen le plus réputé en botanique.

Tradition et empirisme

Grâce aux échanges avec l'Afrique et l'Asie, la pharmacopée végétale occidentale va s'enrichir de nombreuses plantes et épices exotiques. On y trouvera désormais camphre, gingembre, cannelle, noix muscade, santal,

La racine de mandragore était censée traiter la stérilité masculine, comme le suggère cette illustration extraite d'un manuscrit italien du XIVe siècle, l'Herbier de Trente.

La noix muscade est une épice reconnue de longue date pour faciliter la digestion.

curcuma, ginseng ou séné. Mais qu'il s'agisse de plantes locales ou de végétaux d'origine plus lointaine, leur usage sera longtemps basé sur des croyances plus ou moins fantaisistes. Pendant tout le Moyen Âge, superstitions, magie et observations empiriques s'entremêlent dans la thérapeutique par les plantes. À partir de la Renaissance, la science va, pour la première fois, rejeter les élixirs d'alchimiste et autres remèdes magiques. Les plantes locales, soigneusement récoltées, sont largement employées sous forme de tisane, de décoction ou d'onguent : elles constituent l'essentiel des traitements dont on dispose pour se soigner, selon des formules transmises par la tradition.

Les principes actifs

Il faudra attendre le début du XIXe siècle et les travaux des chimistes de cette époque (dont beaucoup étaient aussi pharmaciens) pour que les principes actifs des plantes commencent à être isolés. On réussit à extraire et à identifier de nombreuses molécules actives : la morphine de l'opium du pavot, la colchicine du colchique, l'atropine de la

Les plantes et la recherche

Miniature d'un manuscrit du XIIe siècle illustrant une copie de De materia medica *et représentant Dioscoride et un étudiant. Parmi les 500 plantes figurant dans cet ouvrage écrit par le médecin grec au Ier siècle, 54 sont encore sur la liste des plantes médicinales essentielles établie en 1978 par l'OMS.*

belladone, la quinine des écorces du quinquina, la théobromine du cacao, etc. La découverte de la digitaline date de la même époque. À la fin du XVIIIe siècle, un médecin et botaniste anglais, le Dr William Withering, s'intéresse à cette plante largement utilisée en médecine populaire contre la rétention d'eau. Il arrache le secret de son utilisation à une guérisseuse, qui le tenait elle-même d'une transmission familiale depuis des générations de guérisseurs. En 1785, il publie une étude sur la digitale, et signale son action diurétique et son influence bénéfique sur certaines « faiblesses cardiaques ». Des essais cliniques commencèrent dès 1809 avec des extraits de la feuille. Mais ce n'est que plusieurs années plus tard qu'un pharmacien français, Claude Adolphe Nativel, réussit à isoler le principe actif de la plante, la digitaline. La digitale laineuse représente aujourd'hui la base de nombreuses spécialités pharmaceutiques destinées à soigner certaines insuffisances cardiaques.

Et le saule devint aspirine

C'est en 1929 qu'un jeune pharmacien français, Pierre-Joseph Leroux, réussit à obtenir des cristaux d'une substance blanche en appliquant à l'écorce de saule *(Salix alba)* la même « recette » que celle permettant d'extraire la quinine de l'écorce de quinquina. Il baptise sa découverte salicine. Il s'agit en fait d'un mélange de plusieurs substances, parmi lesquelles l'acide salicylique, qui s'avère efficace contre la fièvre, les douleurs et les rhumatismes articulaires, mais provoque des brûlures d'estomac. En 1853, Charles Gerhardt réalise à Montpellier la première synthèse en laboratoire de l'acide acétylsalicylique, une molécule proche de l'acide salicylique, mais mieux tolérée. Une nouvelle méthode de synthèse plus commode est mise au point plus tard par le chimiste Félix Hofmann. On dit que celui-ci avait été poussé dans ses recherches par le désir de soulager les douleurs de son père, atteint de rhumatismes articulaires très douloureux. L'acide acétylsalicylique fera l'objet d'un brevet déposé par Bayer en 1899, sous la marque Aspirin®, une dénomination qui évoque la spirée *(Spiraea ulmaria)* ou reine-des-prés, une autre plante qui renferme de l'acide salicylique. Le premier médicament moderne était né. Il garde toujours la première place, avec 12 000 tonnes d'aspirine vendues chaque année dans le monde.

Une ère nouvelle pour les plantes médicinales

À partir des années 1930, les progrès de la chimie vont permettre de reproduire de plus en plus facilement, par synthèse, les principes actifs des plantes. Ces dernières ne disparaissent pas pour autant de l'univers de la pharmacopée. Bien au contraire, elles en font désormais partie à double titre : par la phytothérapie proprement dite, d'une part, qui continue à utiliser la plante entière ou ses extraits, et par une seconde forme de thérapie d'autre part, nommée pharmacognosie, dans laquelle la plante devient une matière première pour concevoir des médicaments. C'est ainsi qu'aujourd'hui on utilise les molécules actives des plantes, parfois légèrement modifiées pour améliorer leur efficacité ou réduire leurs effets secondaires indésirables, dans le traitement de nombreuses maladies. C'est le cas, par exemple, des médicaments indispensables pour soigner des cancers, pour traiter l'insuffisance cardiaque ou pour lutter contre le paludisme.

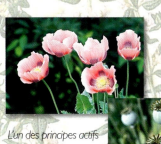

L'un des principes actifs du pavot, la morphine, a été isolé pour la première fois en 1803.

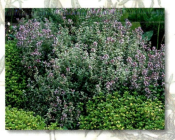

Vanté par les Grecs et les Latins, qui en faisaient grand usage, le thym (en fond et ci-dessus), connu pour ses propriétés antispasmodiques, améliore la digestion et apaise la toux.

LA SANTÉ PAR LES PLANTES

La recherche actuelle

La découverte de nouvelles molécules et la mise au point de nouveaux médicaments continuent à être une impérieuse nécessité. La recherche dans ce domaine doit se poursuivre, car l'homme est encore désarmé devant un certain nombre de maladies. Dans cette quête incessante, les plantes représentent l'une des matières premières les plus précieuses et une source d'innovation irremplaçable.

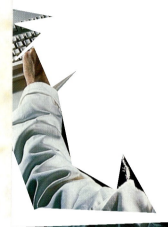

La richesse des plantes

Ce n'est pas un hasard si les plantes sont présentes dans toute la recherche pharmacologique contemporaine. Elles sont riches en « métabolites secondaires », des molécules que la plante produit pour contrôler

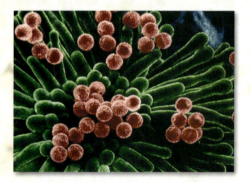

De tous les médicaments antipaludéens connus, l'artémisine, extraite d'Artemisia annua (ci-dessus), est la molécule qui guérit le paludisme le plus rapidement, et sans effets indésirables.

son environnement, survivre et se reproduire. Il s'agit, par exemple, des molécules capables d'éloigner les prédateurs, telles les substances aromatiques des pélargoniums, qui repoussent les herbivores. Ou des molécules qui attirent les insectes pollinisateurs, comme les phéromones sexuelles synthétisées par certaines orchidées. Ou encore de composants qui découragent la compétition d'autres espèces : ainsi, le noyer produit de la juglone, qui inhibe la croissance des autres plantes dans un large rayon autour du tronc. Ces métabolites secondaires propres au monde végétal sont extrêmement nombreux : on en a recensé plus de 200 000 ! Et, du fait de leurs structures chimiques à la fois très complexes et très diversifiées, ils sont à la base de multiples médicaments issus des plantes.

La lutte contre le paludisme

La quinine, le principe actif de l'écorce du quinquina isolé en 1820 par deux pharmaciens français, J. Pelletier et C. Caventou, continue à jouer un rôle essentiel dans le traitement des accès sévères de paludisme. La plupart des souches de *Plasmodium,* les parasites responsables de cette maladie,

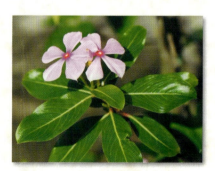

La pervenche de Madagascar est aujourd'hui cultivée à grande échelle en Europe : on en extrait des composants qui sont à l'origine de médicaments parmi les plus efficaces contre certains cancers.

sont devenues résistantes aux antipaludéens de synthèse développés, sur le modèle de la quinine, entre 1930 et 1970. La recherche de nouvelles molécules est donc aujourd'hui une priorité de santé publique : le paludisme touche chaque année environ 300 millions de personnes dans le monde, et entraîne 2 millions de décès. Une armoise issue de la pharmacopée chinoise, qing-hao ou *Artemisia annua,* utilisée depuis toujours comme fébrifuge, a récemment donné naissance à une nouvelle classe de médicaments antipaludéens qui sont employés sur tous les continents, notamment en Afrique et dans le Sud-Est asiatique.

Face au cancer

La pervenche de Madagascar *(Catharanthus roseus)* avait, dans son pays d'origine, la réputation d'être antidiabétique. Les travaux menés à la fin des années 1950 donnèrent des résultats négatifs dans ce domaine. En revanche, les chercheurs, qui avaient noté

Les plantes et la recherche

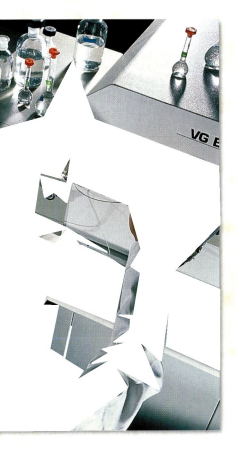

Depuis quelques décennies, des matériels d'analyse de plus en plus sophistiqués ont permis une avancée considérable des connaissances médicales.

une chute des globules blancs dans le sang des animaux traités, envisagèrent d'utiliser la plante pour traiter les leucémies. Deux alcaloïdes ayant une puissante activité devaient être isolés de ses feuilles : la vinblastine et la vincristine. Des dérivés très actifs furent ensuite synthétisés par l'équipe du Dr Potier, au CNRS, à partir d'autres constituants plus abondants dans la plante. Les médicaments obtenus transformèrent l'espérance de vie des patients atteints de la maladie de Hodgkin ou de leucémie aiguë. L'activité antitumorale d'un extrait d'écorce de l'if du Pacifique *(Taxus brevifolia)* a été détectée tout à fait fortuitement vers 1965, dans le cadre d'un programme de recherche systématique de plantes soutenu par le National Cancer Institute américain. La substance active, le taxol, fut isolée quelques années plus tard. Mais il fallut rapidement interrompre les essais cliniques : le traitement pour un seul malade nécessitait l'abattage de 6 arbres âgés de 100 ans ! Une solution fut heureusement trouvée par une autre équipe française du CNRS, qui isola dans les aiguilles de l'if d'Europe *(Taxus baccata)* un composé qu'on pouvait convertir chimiquement en produits proches du taxol et encore plus efficaces que ce dernier. On les utilise aujourd'hui pour traiter avec succès certains cancers du sein et de l'ovaire. Le rhizome de la podophylle *(Podophyllum peltatum)*, une petite plante herbacée qui pousse dans les forêts de l'Est canadien, fournit des molécules au pouvoir antimitotique proche de celui des alcaloïdes de la pervenche de Madagascar. Une substance extraite de *Camptotheca acuminata,* un arbre du sud de la Chine, a donné naissance à des médicaments de synthèse : l'irinotécan, développé au Japon, et le topotécan, mis au point aux États-Unis. Tous deux sont utilisés dans le traitement de certains cancers. On étudie également les quassinoïdes, extraits du quassia *(Quassia amara)*, un arbre originaire de la Jamaïque. Une spécialité anticancéreuse à base d'acronycine, obtenue à partir d'un arbuste australien, *Sarcomelicope simplicifolia,* fera bientôt l'objet d'essais cliniques en France.

D'autres plantes pour guérir

Quel que soit le domaine thérapeutique, les végétaux ont permis, dans un passé très récent, de fantastiques avancées médicales. Ainsi, un champignon trouvé dans le sol norvégien a donné naissance à la ciclosporine, un médicament immunosuppresseur qui autorise les transplantations d'organes en évitant les phénomènes de rejet. À partir de l'igname sauvage, ou yam, on obtient la cortisone. On a découvert que le soja et l'agave avaient des effets œstrogéniques.

Les recherches concernant la lutte contre le sida et la stimulation de l'immunité ne ralentissent pas : de très nombreuses plantes ont été étudiées, et on poursuit les études sur l'écorce de platane, le pin blanc du Japon et la châtaigne australienne. Dans le traitement du diabète, on attend beaucoup de travaux en cours portant sur un champignon du Congo qui renfermerait un composé chimique agissant comme l'insuline.
La saga des médicaments issus des plantes se poursuit : une aventure qui exige du temps, de la persévérance et des moyens financiers, mais fait naître d'immenses espoirs.

Le soja (en fond) est riche en fibres, glucides, lipides et protéines.

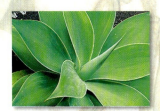

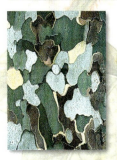

L'agave (en haut) agit sur les œstrogènes. L'écorce de platane (ci-dessus) fait l'objet de nombreuses études dans la lutte contre le sida.

Les pratiques occidentales

C'est dans les plus anciennes civilisations connues qu'est né, puis s'est répandu et transmis l'usage de recourir aux vertus curatives de certains végétaux. Ainsi est apparue la phytothérapie, devenue au fil des temps une science médicale de pointe et tournée vers l'avenir. Des voies nouvelles se sont ouvertes à cette utilisation médicale des plantes avec l'arrivée de l'aromathérapie et de ses huiles essentielles, et la pratique de la gemmothérapie, ou « médecine des bourgeons ».

Phytothérapie

La phytothérapie correspond au traitement des maladies par les plantes sous différentes formes, à dose pondérale. Le médecin peut ainsi prescrire ou conseiller la prise des plantes en elles-mêmes, en allant de l'espèce alimentaire – céleri, radis noir, chou… – à la plante médicinale dans son ensemble – totum de plante, poudre de racine de gentiane, par exemple – ou faire appel à des formes spécifiques, qui sont les extraits fluides et solides (extrait d'écorce de saule) ainsi que les produits de distillation (huile essentielle).

Une forme concentrée

À l'inverse des remèdes homéopathiques, qui sont des dilutions aux propriétés spécifiques, les phytomédicaments apparaissent souvent sous une formule concentrée : en augmentant les composants estimés efficaces, on accroît l'effet de la plante originelle. Les préparations peuvent ainsi être classées par ordre croissant de concentration : suspension, poudre, infusion, teinture-mère, extrait fluide, extrait sec – c'est le cas de l'aubépine, par exemple… Poudre et suspension correspondent à la plante pure additionnée des substances du support. Les extraits totaux – l'infusion étant le plus simple – permettent de séparer les composants actifs des tissus fibreux et de les concentrer.

L'extraction peut également ne sélectionner qu'un groupe de principes actifs, comme l'azulène dans l'huile essentielle de camomille, et des flavonoïdes dans son extrait sec.

Le totum et les principes actifs

La recherche moderne, qui met en évidence ces principes actifs – comme la vasicine d'*Adhatoda vasica,* qu'elle transforme en ambroxol, une molécule fluidifiante –, a établi la notion de totum qui régit la phytothérapie : on sait maintenant que l'ensemble des principes actifs contenus dans une plante est supérieur à l'addition pure et simple de l'activité des principes isolés. Par exemple, si l'activité du totum correspond à 10, elle devient inférieure à 10 si on ajoute les uns aux autres les principes actifs de la plante. C'est donc le totum (extrait total) et les principes actifs qui représentent les éléments essentiels pris en compte par la phytothérapie. La partie utilisée, appelée drogue, est aussi importante : elle peut avoir des effets variables pour une même plante, tels le fruit et la feuille de la myrtille, qui ont des propriétés différentes. Les phytothérapeutes donneront leur préférence à la plante telle quelle (suspension de plante d'ortie fraîche ou de poudre de prêle), à un extrait plus ou moins concentré (teinture d'aubépine), à un extrait spécial ou à une fraction de la plante (insaponifiable de maïs ou huile essentielle d'eucalyptus).

Les applications

La phytothérapie permet de traiter la cause d'une maladie, les symptômes, l'état du corps affecté – en agissant sur le terrain *(voir p. 18)* – et entraîne la libération de substances toxiques des organes par le drainage *(voir p. 18)*. C'est tout cela qui fait de la phytothérapie une discipline complète, qui exige des connaissances abouties en botanique, et en particulier sur les composants des plantes entrant dans les extraits et préparations que l'on préconise.
Le phytothérapeute pourra de cette façon agir sur plusieurs aspects de la maladie. En outre, sur une même ordonnance, il prescrira des phytomédicaments, une ou plusieurs huiles essentielles (aromathérapie), mais aussi des macérats de bourgeons (gemmothérapie), qu'il n'hésitera pas à associer à une tisane. La phytothérapie, enfin, est parfaitement efficace pour traiter de nombreuses affections bénignes (insuffisance biliaire, crampes, rhinopharyngite…) et s'avère un excellent complément dans le soin d'affections plus sévères ou au cours de traitements pénibles.

Les huiles essentielles pouvant être toxiques et allergisantes, elles ne peuvent être absorbées que sur prescription médicale.

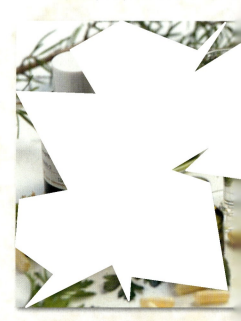

LA MÉDECINE PAR LES PLANTES

Le massage avec de l'huile essentielle est une forme d'aromathérapie très pratiquée hors de France.

Aromathérapie

L'aromathérapie est une thérapie qui correspond à l'utilisation des huiles essentielles pures extraites des plantes. Substances huileuses mais non grasses, les huiles essentielles sont volatiles et aromatiques. On les obtient le plus souvent par distillation à la vapeur d'eau *(voir p. 21)*. Elles sont utilisées pour leur activité stimulante – huiles de basilic, cannelle, jasmin… – ou sédative – huiles d'anis, bergamote, camomille… – pour le système nerveux. Cependant, quelques huiles ont un double effet, stimulant certaines zones du cerveau et en apaisant d'autres.

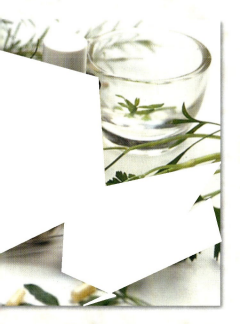

Plusieurs modes d'utilisation

Les aromathérapeutes qualifient de majeures les huiles essentielles qu'ils considèrent avoir le plus de pouvoirs antimicrobiens.
Les huiles essentielles sont presque toujours utilisées diluées, et de différentes façons.
- Par diffusion dans l'atmosphère : on met de l'eau et un peu d'huile essentielle dans le réservoir d'un vaporisateur et on fait chauffer, ce qui entraîne, avec l'évaporation de l'eau, la diffusion de l'huile essentielle ; elle agit sur le centre de l'odorat.
- Dans le bain : 5 ou 6 gouttes versées dans l'eau chaude forment en surface une fine pellicule qui est partiellement absorbée par la peau, aux pores dilatés par la chaleur.
- Par massage : 15 à 20 gouttes diluées dans 10 cl d'huile neutre de base (d'amandes douces, de noyau d'abricot, de pépins de raisin ou de tournesol), puis appliquée sur la peau. Cette préparation est à utiliser dans les jours qui suivent, car elle s'altère rapidement.
- Par inhalation : on verse dans un aérosol-inhalateur de l'eau bouillante et quelques gouttes d'huile essentielle diluée dans 1 cuill. à café d'alcool à 90°.
- Par voie orale : les huiles essentielles sont ingérées en solution ou fixées sur des poudres, et systématiquement diluées.
Attention : certaines molécules y étant présentes à de fortes concentrations, l'usage des huiles essentielles relève de la prescription médicale, surtout en usage interne.

Gemmothérapie

La gemmothérapie s'inspire de la phytothérapie, mais aussi de la réflexion homéopathique. Elle repose sur l'hypothèse que les tissus embryonnaires végétaux en croissance, tels les bourgeons frais, les jeunes pousses ou les radicelles, renferment toute l'énergie nécessaire au développement de la plante, et possèdent des vertus particulières. Ils sont en effet très riches en acides nucléiques (acides aminés porteurs de l'information génétique), ainsi qu'en divers facteurs de croissance comme les hormones ou les enzymes.

Une forme galénique originale

En gemmothérapie, les macérats sont élaborés à partir de bourgeons ou des parties jeunes de la plante, qui sont broyés à l'état frais et mis à macérer 3 semaines dans un mélange de glycérine et d'alcool. Une fois filtré, le liquide obtenu est dilué dans un mélange eau-alcool-glycérine *(voir p. 20)*. En raison de l'action drainante qu'ils exercent, les macérats sont souvent employés pour stimuler les organes d'élimination et faciliter la désintoxication de l'organisme. Ils se prennent habituellement à raison de 50 à 150 gouttes par jour en monothérapie, ou sous forme de complexes, et souvent en complément d'un traitement homéopathique. Leur tolérance est généralement bonne, mais il faut tenir compte de la présence d'alcool.

Des actions particulières

Les plantes dont on utilise les bourgeons en gemmothérapie se retrouvent dans la phytothérapie : aubépine *(Crataegus)*, cassis *(Ribes nigrum)* ou tilleul *(Tilia tomentosa)*, mais leurs indications sont différentes, car il s'agit de tissus jeunes, à l'activité spécifique.

Les fleurs de Bach

Établie entre 1930 et 1936 par le Dr Edward Bach, un médecin britannique, c'est l'une des thérapies par les plantes les plus récentes. Ayant constaté que les fleurs avaient une influence sur ses émotions et son état physiologique, le Dr Bach établit des correspondances entre 38 fleurs et arbres et les conflits fondamentaux qui nuisaient à la santé. Leur utilisation, affirmait-il, permet de corriger les désordres émotionnels, sources de troubles et de maladies. La préparation des remèdes floraux de Bach est très simple : les fleurs cueillies en pleine floraison sont déposées dans de l'eau pure. Elles constituent après quelques heures l'élixir floral, que l'on absorbe sous forme de gouttes. Cette thérapie n'a aucune contre-indication et pourrait être un support pour aider le sujet à retrouver son harmonie et son équilibre.

LA SANTÉ PAR LES PLANTES

Ailleurs dans le monde

Dans la plupart des pays d'Asie, les médecines traditionnelles sont toujours en vigueur. Elles font largement appel aux plantes, utilisées selon des modes de pensée très différents de ceux auxquels nous sommes habitués en Occident. Cette pharmacopée végétale est aujourd'hui étudiée de façon intensive par les scientifiques. Cela devrait permettre de mieux comprendre l'efficacité de certaines de ces thérapeutiques, et peut-être de leur découvrir de nouvelles applications.

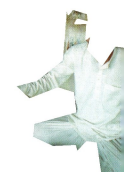

En Inde

L'Inde est le berceau de la plus ancienne tradition médicale connue : la médecine ayurvédique. Toujours en vigueur aujourd'hui, elle s'appuie sur un système de pensée qui conçoit la santé comme un tout, et dans lequel la phytothérapie occupe une place privilégiée.

Un très long héritage

Née sur les rives de l'Indus et largement influencée par la pensée des sages hindous, la médecine ayurvédique est utilisée depuis plus de 5 000 ans. Elle a d'abord été transmise oralement par des maîtres spirituels, puis transcrite dans des traités médicaux dès le VIIIe siècle avant notre ère. Elle s'est ensuite diffusée en même temps que le bouddhisme dans toute l'Asie, où elle a influencé les autres pratiques de médecine, en particulier au Tibet et en Chine.

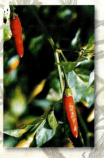

En médecine ayurvédique, le romarin (en fond) est réservé au type vata et le piment (ci-contre) au type kapha.

Une approche globale de la santé

En médecine ayurvédique, la santé dépend d'une relation harmonieuse entre les trois principes énergétiques fondamentaux, ou *doshas*, qui régissent l'ensemble des processus vitaux : le *vata*, ou principe de l'air et du mouvement, le *pitta*, ou principe du feu, qui correspond à la transformation, et le *kapha*, ou principe de l'eau, qui assure la cohésion et le soutien. Chacun reçoit à la naissance sa propre configuration de *doshas*, laquelle donne la constitution physique de base et la prédisposition éventuelle à certaines pathologies. Dans la médecine ayurvédique, l'homme est considéré dans son ensemble. Les traitements tiennent compte du tempérament donné par les *doshas*, mais aussi du mode de vie et de l'état émotionnel, qui peuvent perturber son équilibre et entraîner la maladie.

Les plantes pour remède

En médecine ayurvédique, les remèdes sont essentiellement à base de plantes : on en utilise environ 1 250 ! Il s'agit de mélanges de plantes dosés pour chaque patient, et que l'on

La prise du pouls est un geste essentiel à l'établissement du diagnoctic pour les praticiens ayurvédiques.

En médecine ayurvédique, le yoga a un rôle préventif.

prépare selon les cas sous forme d'infusions, de lotions, de cataplasmes ou de pilules. Par des choix de plantes adaptés, on peut stimuler les principes d'énergie dominant, ou au contraire en atténuer l'activité, selon les besoins. Par exemple, un tempérament de type *kapha*, qui se manifeste par une surcharge pondérale et une certaine léthargie, sera traité par le gingembre *(Zingiber officinale)* et le piment *(Capsicum frutescens)*. Contre un excès de *pitta*, on utilisera la chiretta *(Swertia chirata)* ou la racine de pissenlit *(Taraxacum officinale)*, des plantes qu'on évite en revanche pour le type *vata*. Ce dernier tempérament se trouvera bien du romarin *(Rosmarinus officinalis)*, alors qu'il s'agit d'une plante trop échauffante pour le type *pitta*.

En Chine et au Japon

Dans ces deux pays, la médecine traditionnelle, vieille de plusieurs millénaires, existe parallèlement à la médecine occidentale. Des programmes officiels de recherche sur les plantes ont été mis en place, et une coopération fructueuse commence à s'instaurer entre les deux types de médecine.

L'homme au sein de l'Univers

Selon la philosophie taoïste, le principe immanent de l'Univers repose sur l'alternance entre deux principes qui s'opposent, le yin et le yang. Leur interaction génère la force vitale, ou *qi*, circulant dans le corps à travers 12 méridiens principaux. La maladie provient des déséquilibres et des blocages de ces flux. Les traitements, qui reposent sur une pharmacopée à base de plantes médicinales, ont pour objectif de rétablir un équilibre entre le yin et le yang. Une autre approche de la médecine chinoise repose sur la théorie des cinq éléments – le feu, la terre, le métal, l'eau et le bois – qui divisent le monde en cinq. À chacun d'entre eux sont associés une saison, des émotions, des saveurs, ainsi que des organes du corps et des plantes spécifiques. C'est de la combinaison de ces deux systèmes de pensée en Chine que découle l'utilisation thérapeutique traditionnelle des plantes.

Une classification particulière des plantes

Déjà, au Ier siècle, le traité d'herboristerie *Shen Nong* recensait plus de 250 plantes médicinales, en précisant leur « température » et leur « saveur », dont l'association détermine les potentialités curatives de chacune. Ainsi, une plante « chaude » (yang), piquante et sucrée comme le ginseng (*Panax ginseng*), très tonifiant, sera utilisée pour traiter les états « froids » (yin). À l'inverse, on emploie pour atténuer un excès de yang des plantes dites « froides », amères et salées, comme le dan shen (*Salvia miltiorrhiza*) ou la scutellaire du Baïkal (*Scutellaria baicalensis*). Les qualités thérapeutiques des plantes dépendent de leur lieu de production : selon qu'elles sont cultivées en plaine ou en altitude, elles n'auront pas les mêmes vertus. Le mode de préparation – par l'eau, par le feu ou par l'action combinée de l'eau et du feu – va également influencer leurs effets. Il en est de même des adjuvants éventuels (miel, eau de riz, vinaigre…), qui permettent d'orienter leur action sur un organe particulier.

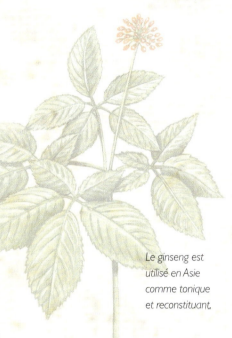

Le ginseng est utilisé en Asie comme tonique et reconstituant.

Une herboristerie vivante

La pharmacopée traditionnelle est toujours largement utilisée en Chine, où elle fait maintenant l'objet de travaux scientifiques approfondis dans plusieurs centres universitaires : plus de 8 000 plantes sont ainsi répertoriées, analysées et utilisées selon des indications précises. L'institut de recherche de l'Académie de Pékin, le plus important du pays, a pour mission d'établir un parallèle entre les théories médicales traditionnelles et la médecine moderne. Il regroupe quelque 3 000 chercheurs, médecins et techniciens, qui travaillent sur des centaines d'études.

Le *kampo* au Japon

La médecine chinoise a été introduite au Japon au VIe ou au VIIe siècle de notre ère et s'y est développée sous le nom de *kampo* (qui signifie « méthode chinoise »). À la fin du XIXe siècle, le gouvernement japonais décida d'adopter la médecine occidentale et d'abandonner l'enseignement du *kampo*. Depuis les années 1970, on observe un renversement de tendance. Un institut de recherche en médecine traditionnelle a été créé à Tokyo et de nombreuses universités ont mis l'étude des plantes à leur programme. Enfin, le *kampo* est à nouveau enseigné en faculté de médecine. Des préparations à base de plantes sont désormais remboursées par le système gouvernemental d'assurance, et 70 à 80 % des médecins japonais déclarent prescrire régulièrement des remèdes *kampo*.

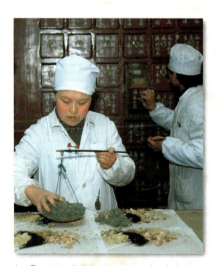

La Chine possède la pharmacopée végétale la plus riche du monde. De très nombreux traités d'herboristerie ont été établis par les médecins herboristes chinois au fil des siècles.

La Santé par les plantes

Consulter un phytothérapeute

Boire un café, une tasse de thé ou déguster doucement une infusion de menthe – sans pour autant chercher à se soigner –, c'est, sans que nous y songions, accomplir un acte proche de la phytothérapie. Lorsque le café ou le thé provoquent des palpitations, ou que l'infusion de menthe nous permet de bien digérer, on constate alors que ces plantes ont un effet sur notre corps. Nous sommes ici à la porte de la phytothérapie, c'est-à-dire de l'utilisation des plantes pour améliorer les fonctions de l'organisme et s'opposer aux maladies.

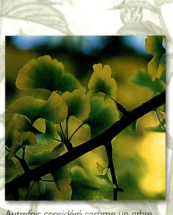

Autrefois considéré comme un arbre purement ornemental, le ginkgo est aujourd'hui largement utilisé pour ses grandes vertus médicinales.

L'importance du diagnostic

La graine de café augmente la diurèse et renferme des principes actifs qui stimulent les systèmes nerveux et cardio-vasculaire. Le thé de Chine peut engendrer les mêmes effets que le café et contient des polyphénols qui s'opposent aux radicaux libres. La menthe améliore la digestion, stimule le fonctionnement de la vésicule biliaire et s'avère un excellent antinauséeux. Chaque plante contient des centaines de substances actives…

Cependant, si boire une infusion pour mieux digérer ou soigner un nez qui coule avec des préparations végétales semble sans risque, l'utilisation des plantes requiert le diagnostic d'un médecin phytothérapeute : ce qui ressemble à une bronchite – dont le soin peut relever de la phytothérapie – risque de cacher une tuberculose ou un cancer des bronches – qui sortent de ce cadre – et le traitement des hémorroïdes n'est pas celui d'une fissure anale. Se soigner à l'aveuglette comporte des risques.

Le bon traitement

Une fois le diagnostic posé, le médecin décide du traitement adéquat : phytothérapique – mais aussi allopathique si cela est nécessaire – en choisissant les plantes et en optant pour une association éventuelle (entre plantes et/ou avec le traitement allopathique). Certes, la phytothérapie et l'allopathie sont tout à fait compatibles, mais gérer soi-même ce genre de combinaison présente un réel danger, car les plantes peuvent avoir des interférences avec les médicaments synthétiques. Par exemple, le millepertuis peut inhiber l'effet de certaines molécules (ciclosporine, amitryptiline, digoxine, indinavir…) contenues dans les médicaments agissant sur le rythme cardiaque, la circulation sanguine ou des maladies dues à une déficience immunitaire. L'extrait de ginkgo employé conjointement avec un diurétique thiazidique peut entraîner une hypertension artérielle… Un obèse qui prend du fucus pour essayer de maigrir risque d'altérer le fonctionnement de sa thyroïde, à plus forte raison s'il ignore que son surpoids est dû à une insuffisance thyroïdienne. Même l'ail change l'effet du paracétamol, pourtant si communément employé ! Souvent indispensable, la prescription médicale l'est d'autant plus pour les huiles essentielles, car seul un phytothérapeute est suffisamment au fait de leurs effets et de leur éventuelle toxicité.

La forme et la dose adéquates

Les nombreux principes actifs contenus dans la substance végétale ne se révèlent pas de la même façon selon la forme utilisée. Il existe, par exemple, une grande différence entre l'infusion, la teinture et l'huile essentielle

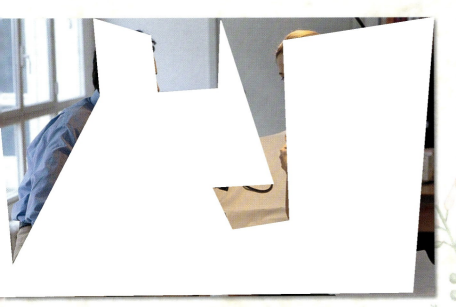

Aujourd'hui, les médecins phytothérapeutes, comme les pharmaciens, sont formés au-delà de leurs études normales par des institutions dont certaines sont universitaires. La phytothérapie moderne repose sur des bases de plus en plus fiables grâce à des centres de recherche et à des organismes officiels (telle l'Agence du médicament), qui vérifient les effets pharmaceutiques et médicaux des extraits de plantes.

d'une même plante. L'une va traiter les troubles digestifs, l'autre les insomnies et la dernière les piqûres d'insectes. C'est donc le phytothérapeute qui précisera la forme sous laquelle la plante doit être prise. C'est lui enfin qui déterminera les doses les plus efficaces et saura adapter le traitement à un nourrisson ou à un enfant : en phytothérapie comme en allopathie, le non-respect des doses prescrites peut mener à l'échec ou être source de toxicité.

Les associations heureuses

Plusieurs plantes peuvent être associées pour traiter une même affection, soit parce qu'elles ont des effets similaires et complémentaires, soit parce qu'elles possèdent des propriétés différentes mais donnent le résultat global recherché. L'artichaut, le kinkélibah et le curcuma exercent une action similaire et complémentaire sur la fonction du foie et de la vésicule biliaire ; le boldo, la fumeterre et la menthe poivrée, utilisés pour la même indication, ont des effets secondaires positifs différents – anti-inflammatoire, antispasmodique et actif sur la muqueuse gastrique – qui donnent un résultat clinique global sur la digestion haute. Enfin, la réglisse, le fenouil et l'hysope possèdent des propriétés différentes mais sont convergents dans le traitement de l'encombrement bronchique. Connaître les plantes à associer, veiller à ne pas prescrire celles qui ont des effets contraires et, lors d'une formulation, savoir qu'en ne mélangeant pas plus de deux ou trois extraits il préserve les propriétés des plantes associées, tel est le rôle incontournable du médecin phytothérapeute.

Le terrain du malade

Après le diagnostic, le médecin va tenter de déterminer le contexte – le terrain – sur lequel s'est installée et va se développer l'affection. C'est en quelque sorte l'état basal du patient avant sa maladie et l'état dans lequel le met celle-ci. Face à une atteinte,

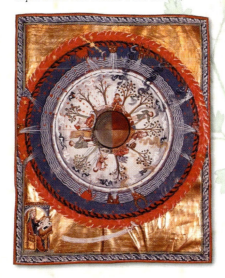

l'organisme met en route des actions pour compenser, freiner – le plus souvent – ou faciliter – plus rarement – le progrès de la maladie. Les systèmes neuro-psychologique, endocrinien et immunitaire, ainsi que le système d'évacuation des déchets déterminent le terrain d'un être humain sain ou malade, c'est en agissant sur ces systèmes que le médecin optimise le traitement de l'affection principale.

Le drainage

Un organisme malade subit un conflit entre des mécanismes agressifs et des moyens de défense ; cette opposition génère des substances qui doivent être évacuées. Le drainage par les plantes permet une augmentation de l'élimination et facilite ainsi les mécanismes naturels ou thérapeutiques. La rhubarbe draine les intestins, le sureau et le pissenlit, les voies urinaires, et la mauve et l'hysope drainent les voies respiratoires.

Le Livre des œuvres de Dieu, par Hildegarde de Bingen (1098-1179). Même si les ouvrages sur l'utilisation des plantes rédigés par cette sainte gardent un charme et un intérêt intellectuel certains, ils présentent aujourd'hui un risque thérapeutique si on les suit à la lettre.

LA SANTÉ PAR LES PLANTES

Les préparations pharmaceutiques

La phytothérapie propose des préparations élaborées répondant à la définition du médicament, obtenues à partir de la matière végétale fraîche ou séchée (plante entière ou parties de plantes) ou après transformation de celle-ci par des méthodes de préparation, de concentration et de conservation relevant du domaine pharmaceutique. Elles sont utilisées sous diverses formes galéniques (du nom de Galien, médecin grec de l'Antiquité qui préparait lui-même les remèdes) : gélules, gouttes et ampoules, pommades, suppositoires ou ovules…

Les formes solides

Les plantes entières en vrac, seules ou en mélange. Les mélanges délivrés en pharmacie ne doivent pas dépasser 10 plantes, 6 étant l'idéal. Le mode de préparation doit figurer sur l'emballage. Si ce sont des mélanges prêts à l'emploi fabriqués dans l'industrie, leur conditionnement doit comporter la formule, le mode d'emploi et un numéro d'autorisation de mise sur le marché (AMM) délivré par le ministère de la Santé.
La poudre. Elle est préparée après dessiccation de la plante. La drogue végétale est traitée de façon à assurer son homogénéité et à faciliter son administration. Son élaboration comporte deux étapes : la pulvérisation et le tamisage. Elle est prescrite sous forme de poudre titrée ainsi qu'en gélules réalisées dans l'officine du pharmacien ou dans des laboratoires industriels.
L'extrait sec, ou nébulisat, du nom du procédé pour l'obtenir. C'est une poudre concentrée sous un faible volume. Une solution extractive est pulvérisée, sous la forme d'un fin brouillard, à l'intérieur d'une enceinte traversée par un courant d'air chaud ascendant. La température, inférieure à 100 °C, produit presque instantanément la dessiccation, sans altération, des substances actives. L'extrait sec est récupéré au bas de la chambre de séchage.
L'extrait sec total de fractions hydro- et alcoolosolubles. Il est obtenu sous vide et à basse température et administré sous forme de gélules. Ces deux types d'extraits présentant l'inconvénient de capter l'eau de l'atmosphère, leur conservation est délicate.

Les formes liquides

Elles sont élaborées à partir de plantes fraîches ou séchées par des techniques de macération, de distillation, de percolation ou de vaporisation.
Les suspensions intégrales de plantes fraîches. Elles sont réalisées avec des plantes qui, moins de 24 h après leur récolte, sont congelées dans l'azote liquide, finement broyées sous des pressions élevées et mises en suspension dans un mélange d'alcool et d'eau à 30 %. Ce procédé préserve l'intégralité des constituants de la plante. Ces suspensions sont prescrites généralement aux adultes.
Les teintures-mères. Elles sont obtenues par macération de plantes fraîches dans de l'alcool de titre variable selon la plante, à raison de 1 partie de drogue végétale pour 10 parties de solvant d'extraction. Constituant des matières premières à diluer pour l'homéopathie, elles sont aussi prescrites en phytothérapie. On les prend sous forme de gouttes, seules ou associées.
Les alcoolatures. Elles résultent de la macération d'une partie en masse de plante fraîche pour une partie en masse d'alcool. Elles sont rarement employées.
Les macérats glycérinés. Ce sont des organes végétaux en voie de croissance (bourgeons, jeunes pousses, radicelles…) macérés au 1/20 dans un mélange d'eau et de glycérol à parts égales. Après dilution au 1/10 dans un mélange d'eau, d'alcool et de glycérine, ils sont administrés en gouttes. Les macérats glycérinés sont la base même de la gemmothérapie (du latin *gemma*, bourgeon), mais ils sont également très souvent préconisés en phytothérapie.
Les alcoolats. Ils sont élaborés à partir de la distillation de solutions alcooliques de plantes et de la condensation des vapeurs, et administrés sous forme de gouttes.
Les teintures. On les obtient, à partir de plantes séchées, par macération ou percolation dans de l'alcool. Elles sont le plus souvent au 1/5. Les plantes les plus toxiques sont au 1/10. On les prend en gouttes, dans de l'eau.
Les extraits fluides. Ils sont de trois types :
- à base d'un liquide vaporisable (éther, eau,

Quelle que soit la partie de la plante utilisée, la qualité du séchage est primordiale pour la bonne réalisation du médicament.

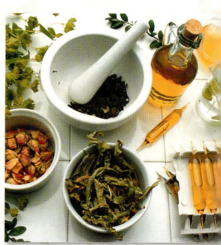

L'extrait sec de garcinia (en fond) aide à lutter contre l'obésité.

Se soigner avec les plantes

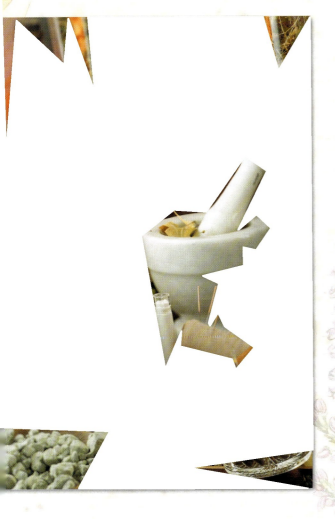

En phytothérapie, certaines préparations pharmaceutiques peuvent être élaborées avec des méthodes artisanales.

De la bruyère (en fond), on extrait une teinture-mère efficace contre les inflammations de l'appareil urinaire.

l'hydrodistillation par micro-ondes et l'extraction à froid au dioxyde de carbone, ou gaz carbonique. Toutefois, ces procédés modifient quelque peu leur structure et ne sont pas admis par la pharmacopée.
Les huiles essentielles sont prescrites par le médecin, qui choisit le mode d'administration selon leurs propriétés :
- digestives ou antispasmodiques, elles sont administrées en gouttes buvables ou en gélules ;
- antiseptiques, en suppositoires ou en ovules ;
- cicatrisantes et antiseptiques, en pommade ou en gel.
Les huiles essentielles sont également proposées sous une nouvelle forme : les microcapsules tamponnées. Ce sont des microbilles, mesurant entre 1,5 et 3 mm, regroupées dans une coque très mince soluble dans les liquides digestifs. Ce nouveau conditionnement permet une manipulation plus aisée et améliore la tolérance gastrique. Toutes ces préparations figurent en pharmacie et répondent aux formules prescrites par le phytothérapeute. Toutefois, si les troubles persistent ou s'aggravent, le pharmacien ne doit pas hésiter à inciter les patients à reprendre contact avec leur médecin.

mélange d'eau et d'alcool) et résultant de l'évaporation d'une solution extractive obtenue à partir d'une plante ou d'une poudre de plante. Leur consistance peut être fluide, molle, ou encore sèche (extrait sec aqueux). Les extraits liquides, ou fluides, sont les plus employés ; 1 g d'extrait fluide correspond à 5 g de teinture au 1/5, et à 10 g de teinture-mère au 1/10. On les absorbe généralement dans un verre d'eau ;
- à base d'un mélange de propylène glycol et d'eau : ce sont les extraits hydroglycoliques. Ils sont présentés sous forme de gel à 50 % dans un excipient neutre et réservés à l'application cutanée ;
- à base d'huile de tournesol. Dispersibles dans l'eau, ils se retrouvent sous la forme d'émulsions buvables permettant une absorption élective de la plante au niveau de l'intestin.

Les huiles essentielles

Les huiles essentielles sont définies par leur mode de préparation. Deux techniques figurent à la Pharmacopée française : l'entraînement à la vapeur d'eau (cas général) et l'expression à froid (zestes des fruits de citrus). Il existe d'autres méthodes, comme celle qui consiste à les recueillir par incision du végétal, mais elles ne sont pas officiellement admises.
On a recours aujourd'hui à des techniques industrielles performantes pour extraire les huiles essentielles : l'entraînement à la vapeur d'eau en surpression, la turbodistillation (procédé de distillation utilisant du matériel végétal broyé), l'hydrodiffusion (procédé de distillation où la vapeur d'eau est pulsée de haut en bas à travers le végétal),

Huiles essentielles : attention !

Les huiles essentielles sont des mélanges complexes utilisés en phytothérapie comme en aromathérapie. Cependant, en raison de leurs propriétés irritantes pour le système digestif en usage interne, et de leurs effets parfois toxiques, photosensibilisants et allergisants en usage externe, une liste des huiles essentielles vendues exclusivement en pharmacie a été établie par décret.
En règle générale, l'ingestion des huiles essentielles ne convient ni aux enfants ni aux femmes enceintes ; ces huiles ne devraient être délivrées qu'en pharmacie avec mise en garde des utilisateurs par le pharmacien du danger qu'entraînent leur abus et le non-respect de la posologie.

LA SANTÉ PAR LES PLANTES

Où acheter des produits de phytothérapie ?

Que ce soit dans la presse nationale, féminine ou spécialisée, sur les présentoirs des pharmacies, en grande surface, au marché ou sur Internet, l'amateur de phytothérapie ne manque pas de sollicitations pour se procurer des produits à base de plantes et recevoir des conseils sur la façon de les utiliser. Comment choisir en toute sécurité avec le meilleur rapport qualité/prix ? Chaque circuit a sa réglementation, qui détermine le mode de mise sur le marché et les obligations légales en matière de qualité et de publicité.

Les herboristeries

Ces points de vente traditionnels se font de plus en plus rares, puisque seules les personnes diplômées avant le 11 septembre 1941 peuvent exercer la profession d'herboriste ! Ces derniers sont généralement des amoureux des plantes. Ils connaissent bien leurs produits et savent où trouver la meilleure qualité. Ils ne peuvent vendre que des plantes non toxiques et ont les mêmes obligations que les pharmaciens d'officine. Enfin, les mélanges de plantes qu'ils réalisent ne doivent comporter que certaines espèces apéritives, digestives, pectorales, rafraîchissantes, stomachiques et vulnéraires.

Les pharmacies

Quelle que soit la forme sous laquelle il dispense les plantes – en vrac, en infusettes ou en préparations – le pharmacien d'officine a une obligation de qualité.
Pour les plantes séchées proposées en vrac, il conditionne lui-même des plantes achetées en grande quantité chez un grossiste, ou il revend des plantes déjà conditionnées. Dans les deux cas, il doit sélectionner son fournisseur et veiller à ce que celui-ci ait effectué les contrôles validés.
Lorsque le pharmacien réalise lui-même une préparation, soit pour la conseiller à ses clients, soit selon la prescription du médecin, il a le choix entre plusieurs matières premières issues de plantes : extraits secs ou fluides, poudres, teintures-mères, huiles essentielles... Ces matières premières doivent être conformes à la Pharmacopée française et le pharmacien a le devoir de procéder à leur identification.

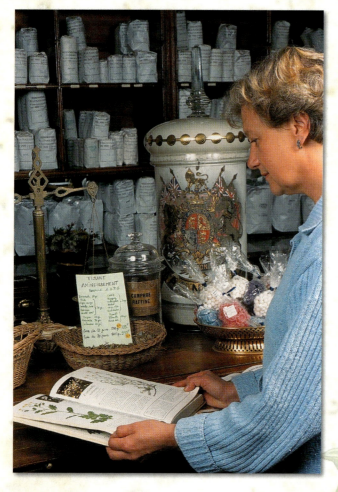

Il ne reste en France qu'une dizaine de magasins pouvant prétendre à l'enseigne d'herboristerie.

L'acérola (en fond) est disponible en poudre chez les commerçants spécialisés.

Côtoyant parfois une autre catégorie de produits – les compléments alimentaires –, les gélules, capsules ou comprimés disposés sur les grands présentoirs des pharmacies sont pour la plupart des phytomédicaments. Ces derniers sont des médicaments fabriqués avec une ou plusieurs plantes. Leur mise sur le marché est longue et difficile, les laboratoires qui les conçoivent ne pouvant les diffuser avant d'avoir reçu une autorisation de mise sur le marché (AMM) des autorités sanitaires (AFSSAPS). Comme pour tout médicament, leur boîte porte un code, dont le numéro commence par 3. Ils ne peuvent être vendus qu'en pharmacie et comportent une indication d'utilisation commençant par « Traditionnellement utilisé comme ».
De plus, tout laboratoire est tenu de s'engager sur la qualité pharmaceutique de son produit en indiquant les méthodes de fabrication, le dosage des composants actifs de la plante, et en vérifiant régulièrement la validité de la date de péremption annoncée sur l'étui en procédant à diverses études de stabilité.

Les magasins de diététique, les grandes surfaces et la parapharmacie

Il est aujourd'hui possible de trouver des produits à base de plantes – à commencer par les préparations pour infusions – non seulement en grande surface, mais aussi dans les parapharmacies et les magasins de diététique. En effet, depuis la parution du décret de juin 1979, une trentaine de plantes sont sorties du monopole du pharmacien. Ce sont les plantes dites libérées. Elles peuvent être vendues en l'état pour être infusées ; certains mélanges – comme le tilleul-menthe – sont autorisés. Mais l'essentiel du marché de ce type de magasins est constitué par les compléments alimentaires. Depuis le mois de juillet 2002, ils ont un cadre juridique européen ; ce sont des « denrées alimentaires dont le but est de compléter l'apport de ces substances dans un régime alimentaire normal et qui constituent une source concentrée de nutriments ou d'autres substances ayant un intérêt nutritionnel ou physiologique seuls ou combinés… ». Les compléments contiennent des plantes libérées, mais aussi des plantes d'usage alimentaire traditionnel. L'opérateur qui met ces produits sur le marché doit faire la preuve de l'usage alimentaire de la plante choisie dans sa formule. Diversement interprétée, cette « alimentarité » a donné lieu à des dérives : ainsi, on trouve sous forme de compléments alimentaires des plantes qui font l'objet de phytomédicaments. Aussi une commission mixte administration/industriels a-t-elle entrepris de faire le tri des plantes réservées à l'usage pharmaceutique, avec beaucoup de difficultés pour statuer. Un projet de cahier des charges, que les responsables de la mise sur le marché de compléments alimentaires seront tenus de respecter, est également à l'étude.
La publicité du complément alimentaire suit les règles qui régissent l'alimentaire, c'est-à-dire celles du Code de la consommation (art. R.112-7) : l'étiquetage ne doit pas faire état de propriétés de prévention, de traitement ou de guérison d'une maladie humaine, ni évoquer ces propriétés.
Le complément alimentaire serait-il moins sûr que le phytomédicament ? Le débat n'est pas tranché, mais il faut savoir que les fournisseurs des matières premières sont les mêmes, comme d'ailleurs certains transformateurs.

Les marchés

Phénomène étonnant, on peut trouver sur les marchés toutes sortes de plantes, fraîches ou séchées, y compris les plantes non libérées. C'est la survivance d'une tradition, confortée par la jurisprudence : la vente de plantes est autorisée à condition de ne pas donner d'indications thérapeutiques. L'intérêt de ce circuit pour le consommateur est de pouvoir s'approvisionner en direct auprès du producteur, et de pouvoir ainsi connaître les conditions de culture ou de cueillette. Mais il ne faut pas se leurrer : les plantes dites exotiques sont toutes importées par les mêmes opérateurs, quel que soit le circuit de vente.

Internet

N'ayant plus la barrière des frontières à franchir, le consommateur se retrouve face à un immense marché virtuel. Il peut donc trouver de tout, y compris les plantes interdites en France pour des raisons de sécurité ou bien parce qu'elles ne font pas partie de notre tradition. Hormis quelques sites fiables, la prudence s'impose lorsque l'on achète par ce biais, car il n'y a aucun moyen de contrôle et de vérification. Le consommateur a donc intérêt à choisir son circuit en fonction des garanties qu'il recevra sur l'origine et la qualité des plantes. Mais rien ne remplacera le dialogue avec le spécialiste sur le point de vente, car le monde végétal est complexe et les informations portées sur une petite boîte endormie sur une étagère n'en diront jamais suffisamment.

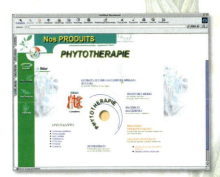

Les sites Internet proposent des plantes médicinales du monde entier.

L'arnica (en fond) est une plante à usage externe. Par voie interne, elle se prend en dilution homéopathique.

Utiliser les plantes chez soi

Certains adeptes de la phytothérapie souhaitent faire pousser leurs plantes médicinales et préparer à la maison les remèdes qui leur conviennent. Mais il faut savoir que la culture et le maniement des plantes – qu'elles soient indigènes ou exotiques – exigent un certain nombre de précautions. Ignorer les règles de récolte, de séchage, de préparation et de conservation, c'est prendre le risque de détériorer les plantes et d'en supprimer les propriétés thérapeutiques.

la terre. Sans les éplucher ni les couper afin d'en conserver tous les composants actifs, il faut ensuite les entreposer dans un endroit chaud et sec, et veiller à les retourner quotidiennement.

Les sommités fleuries et les feuilles.
La cueillette des sommités a lieu au printemps – lorsque la plante est en pleine croissance –, par temps sec et de préférence en fin de journée. Les feuilles seront récoltées à la

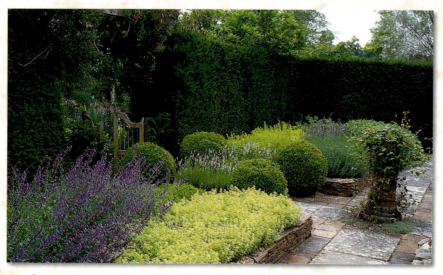

Cultiver des plantes médicinales est un art délicat qui joint l'utile à l'agréable...

La récolte et le séchage

Récoltées au moment qui convient, les plantes médicinales sont généralement séchées avant l'emploi. Cette opération requiert énormément de soin, car c'est d'elle que dépend en majorité la préservation des composés chimiques de la plante et, par là même, de ses propriétés thérapeutiques. On utilise soit la plante entière, soit la ou les parties de celle-ci où

L'infusion de souci (en fond) est utilisée en compresses et en gargarismes.

se trouvent concentrées les substances actives. Le moment de la récolte et la technique de séchage varient en fonction de la partie que l'on recherche.
Les plantes ou parties de plantes séchées doivent être utilisées dans les 6 mois qui suivent leur dessiccation. Au bout d'un an, elles perdent leur arôme et une partie de leurs substances actives.

Les racines, rhizomes, tubercules et bulbes. Leur récolte a lieu à l'automne, lorsque les substances de réserve sont emmagasinées pour l'hiver. Il importe de les déterrer avec précaution et de les secouer doucement afin d'en faire tomber

Et les plantes sauvages ?

Des connaissances un peu approfondies en botanique permettent la cueillette dans la nature, à condition de respecter les règles ci-dessous.

Cueillir les plantes avec discernement : s'assurer avant toute chose que la plante convoitée n'est pas une espèce protégée.
Seules les plantes saines, bien identifiées, dont on est sûr qu'elles sont comestibles et qui ne présentent pas de flétrissures peuvent être ramassées. En cas de doute, demander conseil au pharmacien.
En raison du risque de souillure humaine ou animale, ne pas ramasser les plantes des bords de route ou de chemin. Le conseil est le même pour celles situées en bordure d'un champ : elles ont souvent été contaminées par des pulvérisations d'engrais chimiques ou de pesticides.
Ne récolter que la quantité à utiliser dans les 2 à 3 jours si les plantes doivent être consommées crues.
Éviter d'arracher les racines afin de favoriser la repousse (sauf, bien sûr, si les racines sont les parties recherchées).
Ne pas conserver la cueillette dans des récipients ou des sacs en plastique pendant plusieurs jours, elle pourrirait rapidement. Elle peut rester 1 à 2 jours dans le bac à légumes du réfrigérateur.
Ne pas passer les plantes à l'eau pour les nettoyer si elles sont destinées à la cuisson ; éliminer simplement la terre, les débris divers et les parties jaunies.
Avant de les consommer crues, en revanche, il faut les laver, mais en évitant de les laisser tremper longtemps, car certaines substances solubles, dont les sucres, les sels minéraux et les vitamines, seraient perdues. Toutefois, un trempage d'une dizaine de minutes dans de l'eau vinaigrée éliminera les « petites bêtes ». Bien rincer ensuite.

Se soigner avec les plantes

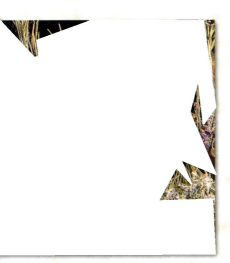

Le séchage des plantes est une étape majeure en phytothérapie.

même époque, mais après évaporation de l'humidité de la nuit. Pour les faire sécher, il suffit de les lier en petits bouquets et de les suspendre la tête en bas dans un endroit aéré, sec et chaud, à une température de l'ordre de 20 à 30 °C.

Les fleurs. Elles doivent être cueillies le matin, après évaporation de la rosée, mais avant le plein soleil, qui les déshydrate. Le séchage se fait à l'abri des rayons directs du soleil ou d'une source vive de chaleur artificielle.

Les graines et les pousses. On les récolte avant le début de la floraison. La méthode est simple : on prélève les tiges entières et on les rassemble en bouquets, que l'on suspend la tête en bas, enfermés dans un sac en papier pour que les graines tombent au fond du sac.

La préparation des remèdes

La première condition à respecter lorsque l'on prépare soi-même des remèdes est la propreté rigoureuse du matériel et des récipients utilisés. Ils doivent être stérilisés soit à froid à l'aide d'un liquide stérilisant, soit à chaud en les laissant dans l'eau bouillante pendant 20 min (bocaux en verre et leurs couvercles). Une fois terminée, la préparation sera étiquetée avec le nom de la plante, la date de fabrication, la quantité à absorber (posologie), et conservée à l'abri de la lumière et de la chaleur.

Les composants actifs de la plante peuvent être extraits avec divers solvants : l'eau, l'alcool et les huiles, qu'il s'agisse de la plante entière ou d'une ou de plusieurs parties.

Les préparations à base d'eau : les tisanes.

On utilise généralement 1 cuill. à café (5 g environ) de plante pour 1 tasse d'eau. Les tisanes peuvent être obtenues par divers procédés.

- La macération : laisser la plante dans de l'eau à température ambiante (20 à 25 °C) pendant 30 min à 4 h.
- La digestion : maintenir la plante pendant 1 à 5 h dans de l'eau chaude, mais non bouillante.
- L'infusion : verser de l'eau bouillante sur la plante séchée.
- La décoction : plonger de 5 à 20 g de plante dans 1 litre d'eau froide, porter à ébullition et laisser bouillir pendant 15 à 30 min ; cette technique est particulièrement adaptée au bois, aux écorces, aux fragments les plus durs de la plante et aux graines.

Les tisanes peuvent être employées de diverses manières selon les effets recherchés : en ingestion, en gargarismes et bains de bouche, en compresses, en bains, en cataplasmes, en inhalations et fumigations, voire en lavements. Quel que soit son mode de préparation, une tisane doit être utilisée dans les 12 h.

Les préparations à base d'alcool.

Certains composants des plantes toniques et apéritives ne peuvent s'extraire qu'avec des alcools forts. La préparation s'exécute en faisant macérer pendant 10 à 15 jours 200 g de plante séchée, ou 400 g de plante fraîche, dans un mélange de 60 ml d'eau-de-vie et 40 ml d'eau. Ensuite, la solution obtenue est filtrée, versée dans des récipients fermant hermétiquement et conservée au frais. Bien entendu, ces préparations à base d'alcool ne conviennent pas aux enfants.

Les tisanes de verveine odorante (en fond) améliorent la digestion.

Les préparation à base d'huile végétale.

Prendre une huile neutre de base (d'amandes douces, de noyau d'abricot, de pépins de raisin ou de tournesol), en couvrir la plante choisie dans un récipient en verre muni d'un couvercle et laisser dans un bain-marie frémissant durant 2 h. Filtrer la préparation et la conserver dans des bocaux en verre hermétiquement fermés à l'abri de la lumière. Toutes ces préparations phytothérapiques aident à traiter de nombreuses affections courantes. Toutefois, il faut respecter certaines précautions et ne pas hésiter à solliciter les conseils de personnes compétentes. En règle générale, excepté dans le cas particulier des tisanes, ces « remèdes maison » ne doivent pas être administrés aux enfants ni aux femmes enceintes ou qui allaitent.

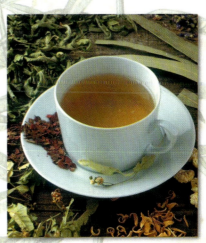

Quelle qu'en soit la forme, la tisane est un remède encore très utilisé en phytothérapie.

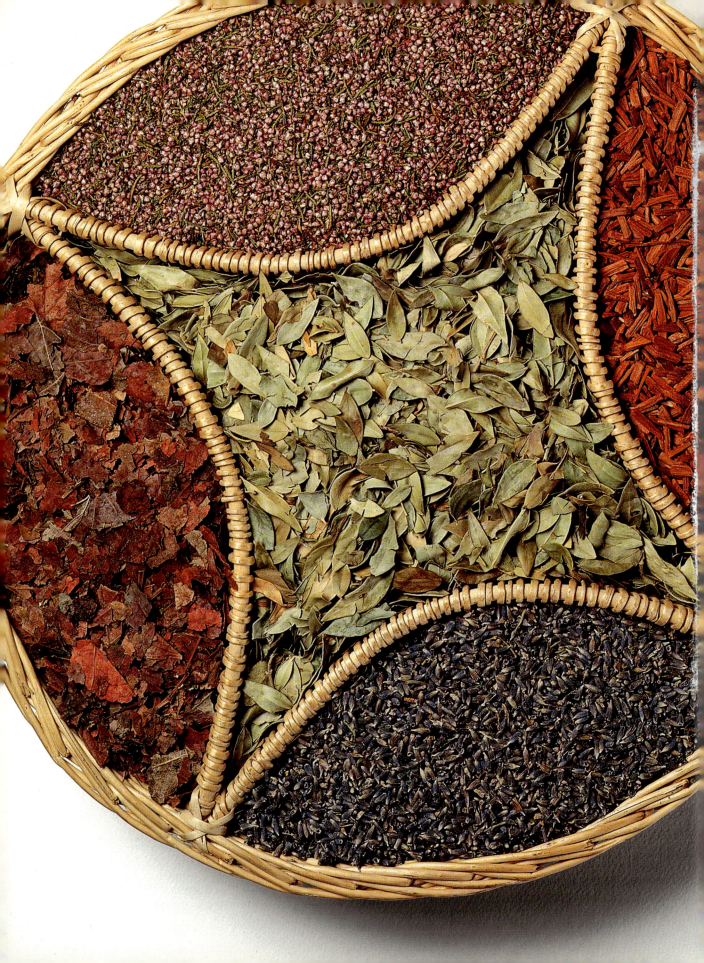

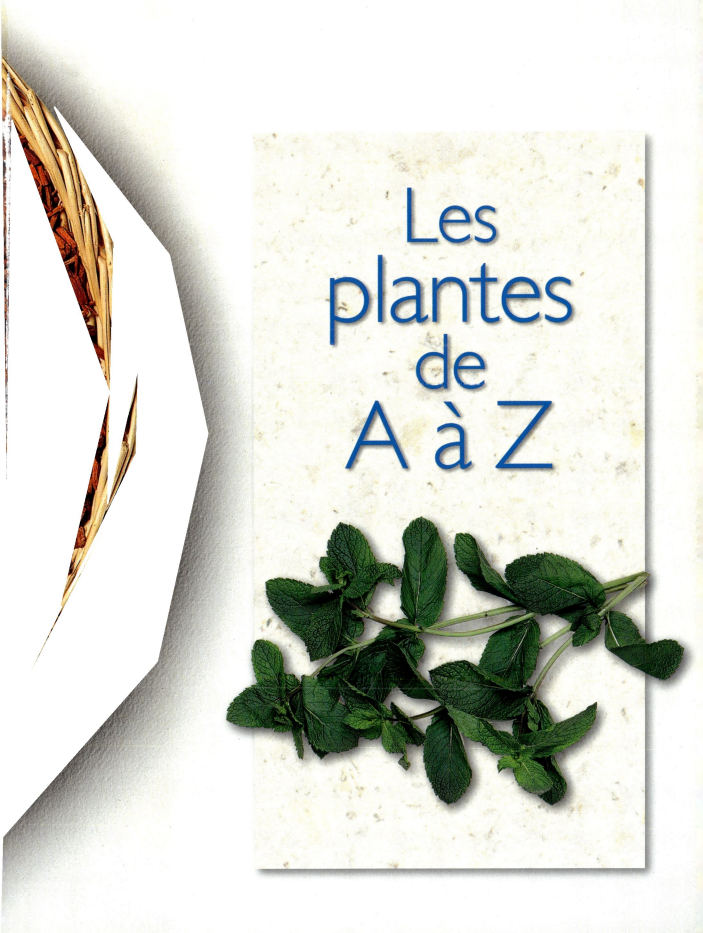

Les plantes de A à Z

LA SANTÉ PAR LES PLANTES

Acérola
Malpighia punicifolia (M. glabra)
Malpighiacées

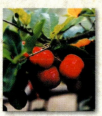

Le petit fruit de l'acérola mûrit très vite après la floraison. Il a la taille d'une cerise.

Autre nom : cerisier des Barbades

L'acérola pousse spontanément dans les régions tropicales d'Amérique du Sud, notamment au Pérou et dans les forêts amazoniennes du Brésil et du Venezuela. Il est aussi présent aux Antilles. L'arbuste porte des feuilles opposées, ovales ou elliptiques, terminées par une pointe aiguë. Les fleurs, de couleur rouge vif, s'ouvrent trois fois par an. Elles sont groupées en inflorescences axillaires.

■ PARTIES UTILISÉES
Le **fruit**, appelé aussi cerise des Barbades. Particulièrement riche en vitamine C, il atteint sa pleine maturité quelques jours après la floraison, qui a lieu trois fois par an. Il y a donc trois récoltes. Le fruit, sensible à la chaleur, s'abîme très vite. Aussi sa conservation exige-t-elle des soins particuliers, notamment le recours au froid, pour maintenir l'intégralité de ses principes actifs. On emploie l'acérola sous forme de poudre de fruit ou de comprimés. La plante a été mise en culture dans plusieurs pays, dont le Brésil.

■ COMPOSANTS
C'est l'un des fruits les plus riches en vitamine C puisqu'il en contient environ 4,5 %. Il renferme en outre d'autres vitamines (vitamines A, B1 et B6), des sucres et de nombreux minéraux (calcium, fer, magnésium, phosphore, potassium).

Poudre du fruit.

Feuille et fruits frais.

Fleurs.

À la fois aliment et médicament traditionnel, le fruit de l'acérola était utilisé par les Indiens des forêts amazoniennes contre la diarrhée et les troubles hépatiques. Ce sont les conquistadores espagnols qui, au XVIe siècle, ont donné son nom actuel à cette petite cerise dont ils découvraient les qualités toniques.

PROPRIÉTÉS VALIDÉES
L'intérêt de l'acérola réside dans sa richesse en vitamine C (acide ascorbique). Celle-ci intervient dans l'élaboration du tissu conjonctif et dans la formation des vaisseaux, des cartilages et de l'osséine des os. De plus, elle stimule la maturation des globules rouges. À doses élevées (500 mg par jour), la vitamine C est efficace dans le traitement des états grippaux et des asthénies. Elle permet aussi de lutter contre la fatigue des convalescents.

INDICATIONS USUELLES
Les indications retenues en phytothérapie sont les asthénies fonctionnelles et la facilitation de la reprise de poids après un **amaigrissement.** D'une façon générale, on prescrit l'acérola lors des **refroidissements** et contre la **fatigue.** Les préparations doivent être convenablement élaborées afin de garantir une teneur suffisante en vitamine C (au minimum 5 %) compte tenu du fait que cette vitamine s'altère rapidement à la lumière et à la chaleur.

PRÉCAUTIONS D'EMPLOI
L'acérola ne présente à ce jour aucune toxicité particulière. Cependant, la prise de vitamine C tirée du fruit peut entraîner quelques troubles intestinaux. La dose maximale journalière est de 1 g. Celle qu'on administre aux enfants doit naturellement être réduite en fonction de leur âge.

UTILISATIONS

USAGE INTERNE
Amaigrissement, refroidissements, fatigue
POUDRE DU FRUIT : 1 cuill. à café (soit 500 mg) 1 ou 2 fois par jour chez l'adulte.
EXTRAIT SEC À 25 % DE VITAMINE C : 3 à 6 comprimés par jour.

Si les symptômes persistent, consulter le médecin.

Achillée millefeuille
Achillea millefolium
Astéracées

Propriétés validées

Grâce à ses nombreux principes actifs, l'achillée possède diverses vertus : par ses flavonoïdes, elle favorise l'expulsion des gaz et calme les spasmes ; par son principe amer, elle stimule les parois intestinales ; par le lutéolol, elle apaise les douleurs des règles ; par l'achilline et l'azulène enfin, elle active la production de mucus et exerce une action anti-inflammatoire, antibactérienne, insecticide et légèrement astringente.

Indications usuelles

Elles concernent principalement les **troubles de la digestion** : affections de l'estomac, inflammations des parois des intestins, certaines constipations, flatulences… En usage externe, elle soulage les douleurs rhumatismales et les hémorroïdes. Elle est traditionnellement prescrite en gynécologie pour calmer les **douleurs pelviennes** liées aux désordres des règles ou aux suites de l'accouchement. On l'utilise également en stomatologie, en dermatologie – pour traiter l'eczéma, le prurigo et les plaies –, ainsi qu'en ophtalmologie – pour soigner la conjonctivite. On retrouve souvent l'achillée dans les préparations cosmétologiques.

Précautions d'emploi

L'achillée peut être employée sans prescription médicale. Cependant, elle risque de provoquer des réactions allergiques lorsqu'on la touche ou qu'on utilise des crèmes qui en contiennent. Elle est déconseillée aux femmes enceintes et à celles qui allaitent.

UTILISATIONS

USAGE INTERNE
Troubles de la digestion
EXTRAIT FLUIDE : 150 à 160 gouttes par jour.
INFUSION : 1 cuill. à café de plante séchée pour 25 cl d'eau bouillante. Laisser infuser 5 min. 3 à 4 tasses par jour.

USAGE EXTERNE
Douleurs pelviennes
BAIN DE SIÈGE : 100 g de plante séchée pour 20 litres d'eau chaude.

Si les symptômes persistent, consulter le médecin.

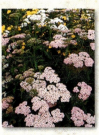

Les capitules de l'achillée millefeuille varient du blanc au rose.

Autres noms : herbe-à-la-coupure, sourcils-de-Vénus

La millefeuille est une plante des lieux incultes, des prés et des bords de route. Elle peut atteindre une hauteur de 70 cm. Ses feuilles, oblongues et alternes, sont divisées en de nombreux segments. Elle porte des inflorescences en capitules de 5 fleurs.

■ PARTIES UTILISÉES
Les **sommités fleuries** (fleurs et feuilles), mais aussi la **graine**, les **feuilles** ou l'**herbe entière**. On la récolte au moment de la floraison, de juin à octobre. La drogue doit être standardisée, dosée en azulène ou en huile essentielle (0,3 %). On l'utilise surtout séchée en infusion, mais aussi fraîche, en extrait fluide, en teinture-mère, sous forme d'extrait hydroglycolique (en usage externe) ou éventuellement en poudre.

■ COMPOSANTS
Les inflorescences contiennent 0,2 à 0,5 % d'huile essentielle (les feuilles, de 0,02 à 0,07 %) composée de 8 % de cinéole, d'esters acétiques et d'azulène (proche du chamazulène de la camomille). Elle contient aussi de l'achilline, des flavonoïdes – antispasmodiques –, des amides, de la résine, du phosphore et du potassium.

Des chercheurs japonais ont réussi à isoler, parmi les constituants de l'achillée, un nouveau composé appartenant au groupe des sesquiterpènes, qu'ils ont nommé acide achimillique. Ils ont montré par ailleurs que cette substance possédait des propriétés antitumorales chez la souris atteinte de leucémie.

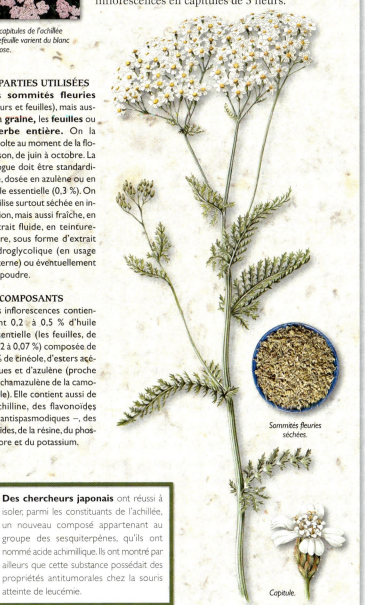

Sommités fleuries séchées.

Capitule.

LA SANTÉ PAR LES PLANTES

Aigremoine
Agrimonia eupatoria
Rosacées

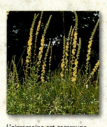

L'aigremoine est commune dans les terrains vagues, les haies et les bois.

Autres noms : eupatoire des Anciens, thé des bois

L'aigremoine est une plante herbacée vivace, très répandue en Europe. Elle a une tige velue, rougeâtre, non ramifiée, qui porte de grandes feuilles très découpées, vert foncé dessus, blanchâtres et veloutées dessous. Les fleurs, jaunes, sont assemblées en grappes terminales qui peuvent s'élever à près de 80 cm du sol. La floraison est suivie par la production d'akènes à poils crochus.

■ **PARTIES UTILISÉES**
Les **sommités fleuries**. On les récolte au moment de la pleine floraison, en juillet-août, puis on les fait sécher à l'abri de l'humidité. Pour être retenue en usage médicinal, la partie séchée doit contenir au moins 5 % de tanins. En usage interne, on utilise le plus souvent l'aigremoine sous forme d'infusion, de poudre ou d'extrait sec. En usage externe, on l'emploie en gargarismes et en compresses.

■ **COMPOSANTS**
Quatre catégories de principes actifs ont des propriétés thérapeutiques intéressantes : les tanins condensés dans les parties aériennes fleuries, les terpènes, des flavonoïdes et leurs dérivés (lutéoline, apigénine, hypéroside) et enfin de la silice (plus de 10 %).

Fruit.

Sommités fleuries séchées.

Des études récentes ont démontré qu'en plus des propriétés qui lui sont reconnues depuis longtemps, l'aigremoine pouvait avoir des effets hypotenseurs. À faibles doses, elle contribue à dilater les artères coronaires. En revanche, à fortes doses, elle peut avoir un effet constricteur sur celles-ci. L'eupatoire des Anciens n'a pas fini de nous surprendre...

PROPRIÉTÉS VALIDÉES
Anti-inflammatoire efficace dans les affections de la peau et des muqueuses, l'aigremoine exerce aussi un effet bénéfique sur la circulation veineuse ; son extrait sec agit contre les virus. La plante possède enfin un pouvoir astringent et antidiarrhéique dû à ses tanins.

INDICATIONS USUELLES
En usage interne, on prescrit généralement l'aigremoine pour traiter la **diarrhée légère**, la **digestion lente et difficile** (elle stimule l'estomac et la vésicule biliaire), l'**insuffisance veineuse** et les **crises hémorroïdaires**.
En usage externe, on l'emploie pour l'**hygiène bucco-pharyngée** ; son action antiprurigineuse est mise à profit dans le traitement des **affections dermatologiques** allergiques. Enfin, la plante a des effets décongestionnants sur les **hémorroïdes** et les **problèmes circulatoires** des membres inférieurs.

PRÉCAUTIONS D'EMPLOI
L'aigremoine ne présente à ce jour ni effet secondaire ni contre-indication. Il est d'usage de l'associer à d'autres plantes.

UTILISATIONS

USAGE INTERNE
Diarrhée légère, digestion lente et difficile, insuffisance veineuse, crises hémorroïdaires
INFUSION : 2 cuill. à café de plante séchée pour 25 cl d'eau bouillante. Laisser infuser 5 min ; filtrer. 3 à 4 tasses par jour.

USAGE EXTERNE
Hygiène bucco-pharyngée
GARGARISMES, RINÇAGES : infusion de 1 cuill. à soupe de plante séchée pour 25 cl d'eau bouillante. 2 ou 3 fois par jour.
Hémorroïdes, problèmes circulatoires, affections dermatologiques
COMPRESSES : décoction de 5 cuill. à soupe de plante séchée dans 25 cl d'eau froide. Porter à ébullition et laisser bouillir 5 min. Laisser refroidir et filtrer. Imbiber un linge et appliquer 4 ou 5 fois par jour.

Si les symptômes persistent, consulter le médecin.

Ail

Allium sativum (A. hortense)

Liliacées

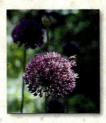

Les fleurs de l'ail sont réunies en ombelles globuleuses blanches ou rougeâtres.

Autres noms : ail cultivé, chapon, thériaque des pauvres

Petite plante herbacée vivace, l'ail possède des feuilles linéaires engainantes. Ses fleurs en ombelles sont entourées d'une longue spathe caduque terminée en pointe. Le bulbe est formé de caïeux (les gousses) entourés d'une tunique commune blanchâtre et insérés sur un plateau. Ces gousses font partie des organes de réserve de la tige souterraine, tandis que les racines forment un chevelu sous le plateau.

PROPRIÉTÉS VALIDÉES

L'ail a une action antiseptique sur le système digestif et l'appareil respiratoire grâce à ses acides phénols et ses dérivés soufrés, lesquels, volatils, se retrouvent dans l'air expiré. Il semble par ailleurs – mais c'est à confirmer – que consommer de l'ail ferait baisser le cholestérol. Son effet fluidifiant sur le sang et sa capacité à dissoudre les petits caillots freineraient l'évolution de l'artériosclérose. Ses principes soufrés auraient en outre une action vasodilatatrice sur les coronaires, contribuant ainsi à prévenir l'angine de poitrine, et – si on prend de l'ail régulièrement – le cancer de l'estomac.

INDICATIONS USUELLES

En usage interne, l'ail est préconisé pour lutter contre les **vers intestinaux** (oxyure, ascaris, ténia), prévenir ou traiter les **infections digestives et respiratoires** courantes. On l'utilise en traitement adjuvant des **troubles circulatoires artériels** et capillaires et de l'**hyperlipidémie mixte**.

PRÉCAUTIONS D'EMPLOI

Une consommation excessive d'ail frais, en poudre ou en extrait peut entraîner des brûlures gastriques. L'usage local d'ail ou d'extrait étant susceptible de provoquer une nécrose de la peau, ne l'appliquer que sur la partie à traiter. Les accidents de potentialisation (augmentation de l'effet d'un médicament par association avec une autre spécialité) avec les anticoagulants existent mais sont très rares.

UTILISATIONS

USAGE INTERNE

Vers intestinaux
EXTRAIT SEC : 100 à 250 mg par jour.

Infections digestives et respiratoires, troubles circulatoires artériels, hyperlipidémie mixte
TEINTURE OFFICINALE : 20 gouttes 2 ou fois par jour.
TEINTURE-MÈRE : 40 à 50 gouttes dans un verre d'eau 3 fois par jour.
GÉLULES DOSÉES À 300 MG DE POUDRE SÈCHE OU FRAÎCHE : 1 à 3 par jour.

Si les symptômes persistent, consulter le médecin.

■ PARTIES UTILISÉES

Le **bulbe**. On le récolte en novembre, en gardant un peu de tige pour en faire de petites bottes. Après dessiccation des parties externes, on le conserve dans un lieu sec. Le bulbe peut être ensuite transformé en diverses préparations pharmaceutiques (poudre, extrait, teinture-mère…).

■ COMPOSANTS

Les principes actifs majeurs sont des dérivés soufrés (alliine instable qui se transforme en allicine, laquelle s'oxyde en disulfure de diallyle). Les sulfures de diallyle sont donc des composés soufrés qui n'apparaissent qu'après oxydation à l'air du bulbe écrasé. Ce dernier renferme également des acides phénols et des flavonoïdes, aux effets antioxydants.

> **Grâce à ses dérivés soufrés,** l'ail pourrait avoir un effet contre *Helicobacter pylori*, bactérie présente dans la plupart des ulcères. Malheureusement, il s'agit d'un effet local et l'absorption d'ail ou d'extrait est contre-indiquée en cas d'ulcère.

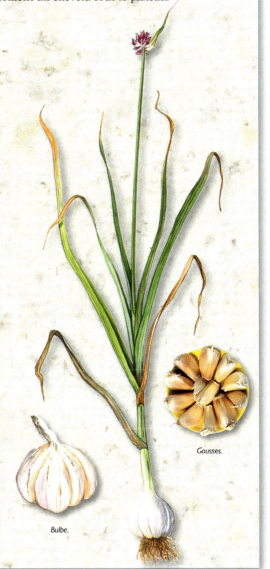

Gousses.

Bulbe.

LA SANTÉ PAR LES PLANTES

Alchémille

Alchemilla vulgaris
Rosacées

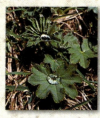

Les feuilles de l'alchémille se caractérisent par leur forme en éventail presque arrondi.

Autres noms : mantelet-de-dame, patte-de-lapin

On reconnaît aisément cette plante vivace à ses feuilles rondes et larges, formées de 8 à 10 lobes. Les tiges, lisses et vertes, atteignent 10 à 40 cm. Elles portent de petites fleurs vert clair, regroupées en corymbes. Le fruit, sec, jaunâtre et arrondi, inclus dans le calice, contient une graine.

■ PARTIES UTILISÉES

Les parties aériennes. Les inflorescences et les feuilles sont cueillies pendant la floraison, de mai à septembre, et séchées à l'ombre. Utilisées en infusion, elles servent également à préparer teinture-mère et extrait fluide.

■ COMPOSANTS

L'herbe contient en particulier des tanins (16 %), du glucuronyl-3 quercétol (1,18 %), de l'acide ellagique (0,36 %) et des flavonoïdes (2,22 %). C'est pendant la floraison que la teneur en tanins est le plus forte, et avant cette période que le taux de flavonoïdes est le plus élevé.

Fleur.

Parties aériennes séchées.

L'alchémille doit son nom aux alchimistes, qui recueillaient la rosée (l'eau céleste) dans ses feuilles légèrement incurvées. Sa réputation de « plante des femmes » était due à ses vertus astringentes qui étaient censées rétablir les fonctions féminines après l'accouchement mais aussi « reconstituer » les virginités perdues – d'où son appellation fort imagée de mantelet-de-dame…

PROPRIÉTÉS VALIDÉES

Grâce à ses tanins, l'alchémille est une plante astringente, d'où son efficacité pour retendre et cicatriser les tissus ; elle est également reconnue pour ses propriétés hémostatiques. Et, grâce notamment aux flavonoïdes qu'elle contient, elle aide à garder une bonne circulation sanguine.

INDICATIONS USUELLES

L'alchémille est souvent employée dans le traitement de la **diarrhée** et des colites. On la prescrit aussi pour soigner les **désordres du cycle menstruel** ou combattre l'insuffisance veineuse. En usage externe, elle agit contre la **cellulite**, les **vergetures**, le vieillissement de la peau et la **gingivite**, et elle soulage les piqûres d'insectes. En balnéothérapie, on l'utilise pour les soins spécifiques de la vulve et pour traiter la **leucorrhée**.

PRÉCAUTIONS D'EMPLOI

Aucun effet secondaire particulier n'a été signalé à ce jour lors de l'utilisation, même prolongée, de l'alchémille.

UTILISATIONS

USAGE INTERNE

Désordres du cycle menstruel
INFUSION : 1 à 2 g de plante séchée pour 1 litre d'eau bouillante. Laisser infuser 10 min. 2 à 3 tasses par jour.

Diarrhée
INFUSION : 5 à 10 g de plante séchée pour 1 litre d'eau bouillante. 2 à 3 tasses par jour.
TEINTURE-MÈRE : 100 gouttes dans un verre d'eau, 3 fois par jour.
EXTRAIT FLUIDE : 50 gouttes dans un verre d'eau, 3 fois par jour.

USAGE EXTERNE

Cellulite, vergetures, gingivite
COMPRESSES : faire bouillir 40 g de feuilles séchées dans 1 litre d'eau. Laisser infuser 10 min. Imbiber un linge de cette décoction et appliquer 3 fois par jour.
GELS ET CRÈMES À 3 % DE PLANTE : appliquer 3 fois par jour.

Leucorrhée
BAINS DE SIÈGE : 1 litre d'infusion par bain. 2 fois par jour.

Si les symptômes persistent, consulter le médecin.

LES PLANTES DE A À Z

Aloès
Aloe vera
Liliacées

PROPRIÉTÉS VALIDÉES
Par l'action de ses dérivés anthracéniques, le suc des feuilles d'aloès est un puissant laxatif dont l'ingestion provoque une stimulation motrice du côlon et des effets hydroélectrolytiques. Le gel possède également des vertus cicatrisantes et antiseptiques qui justifient son utilisation dans le traitement de certaines maladies de la peau.

INDICATIONS USUELLES
L'aloès étant un laxatif violent, c'est surtout en usage externe qu'il est aujourd'hui recommandé en phytothérapie – en particulier sous la forme d'un gel adoucissant, hydratant et cicatrisant, utilisé dans le traitement des **plaies** et des **brûlures** mais aussi de l'acné, des fissures anales et des **hémorroïdes**.

PRÉCAUTIONS D'EMPLOI
Comme l'ingestion d'aloès provoque la diarrhée et réactive la colite, elle peut entraîner une hypokaliémie (diminution de la concentration de potassium dans le sang). L'usage interne est formellement contre-indiqué chez le jeune enfant et la femme enceinte ou qui allaite, ainsi que chez les personnes souffrant d'urémie, d'une insuffisance rénale ou d'une maladie du foie.

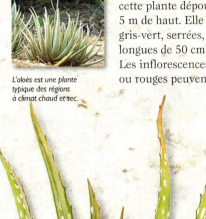

L'aloès est une plante typique des régions à climat chaud et sec.

Autres noms : aloès du Cap, aloès des Barbades

Originaire des milieux arides d'Afrique du Sud et du pourtour méditerranéen, cette plante dépourvue de tronc peut dépasser 5 m de haut. Elle porte des rosettes de feuilles gris-vert, serrées, épaisses et charnues, longues de 50 cm, au bord denté ou épineux. Les inflorescences en épis de fleurs jaunes ou rouges peuvent atteindre 1 m de long.

■ PARTIES UTILISÉES
Le **suc des feuilles**. Il s'écoule naturellement de la feuille coupée et a des propriétés médicinales connues depuis l'Antiquité. Ce liquide très amer, épais et visqueux, est utilisé après condensation. Pour cela, on utilise deux techniques différentes : le chauffage, qui donne une masse goudronneuse noirâtre ; le séchage lent au soleil (ou encore la fermentation), par lequel on obtient une masse molle jaune foncé à brun chocolat. L'usage interne de l'aloès étant presque abandonné, la plante entre surtout dans la composition de préparations dermatologiques.

■ COMPOSANTS
Le suc contient des dérivés anthracéniques tels que l'aloïne A et B. Il est riche également en acides organiques, en vitamines, en thiamine, en résine et en sels minéraux.

Feuille.

Suc séché.

> Le nom de l'aloès viendrait de l'arabe *alloeh*, mais le grec ancien comportait déjà les mots *aloè*, amer, et *aloedarion*, purgatif. Certains effets bénéfiques attribués à l'aloès n'ont pas été démontrés. Des travaux de recherche sont actuellement menés sur des rats souffrant de diabète pour vérifier les propriétés hypoglycémiantes de l'extrait du suc d'aloès une fois débarrassé de son gel mucilagineux, ce dernier favorisant au contraire l'hyperglycémie.

UTILISATIONS

USAGE INTERNE
Ne pas utiliser sans avis médical.

USAGE EXTERNE
Plaies, brûlures, hémorroïdes
PRÉPARATIONS DERMATOLOGIQUES DOSÉES À 1 % DE TEINTURE-MÈRE OU À 2-3 % D'EXTRAIT HYDROGLYCOLIQUE : appliquer localement 2 ou 3 fois par jour.

Si les symptômes persistent, consulter le médecin.

Ananas

Ananas comosus (A. sativa)
Broméliacées

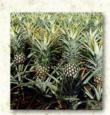

On cultive l'ananas dans de nombreux pays tropicaux d'Afrique et d'Amérique latine.

Originaire d'Amérique du Sud, l'ananas est une plante vivace à grosses tiges pouvant atteindre 1 m de haut. Les feuilles, en forme de fer de lance, sont charnues et épineuses sur les bords. Les fleurs forment un épi dense au sommet de la plante. Le fruit, appelé sorose par les botanistes, est formé de baies qui se sont soudées les unes aux autres. De couleur jaune à jaune rougeâtre, il est surmonté d'une petite couronne de feuilles.

■ PARTIES UTILISÉES

Le **fruit**, mature ou encore vert, et la **tige**. Les fruits, frais ou secs, sont comestibles tels quels, mais ils entrent aussi dans la composition de nombreuses recettes de cuisine.
Dans ce cas, l'ananas est souvent cuit, et son parfum est associé à diverses épices. On le trouve sous forme de poudre et d'extrait, mais la meilleure façon de l'absorber reste sans conteste le fruit frais ou son jus.

■ COMPOSANTS

Le fruit et la tige contiennent une enzyme, la bromélaïne, qui agit sur la dégradation des protéines (viande, œufs, fromage). Le fruit contient également des vitamines A et C.

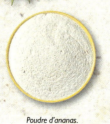

La tige de l'ananas traverse le fruit.

Poudre d'ananas.

À l'époque récente où les médias donnaient la vedette aux enzymes, l'ananas complet (tige et fruit), commercialisé sec, en poudre ou sous forme d'extrait, était supposé faire maigrir de façon naturelle. On prêtait à la bromélaïne une action sur les protéines ainsi que la vertu de détruire les tissus graisseux. Si la première a été démontrée, il n'en va pas de même pour la seconde, qu'aucune expérience n'a pu mettre en évidence.

PROPRIÉTÉS VALIDÉES

La bromélaïne dégrade les protéines animales ou humaines – comme le fait la papaïne, enzyme contenue dans un autre fruit tropical, la papaye. Ces enzymes, dites protéolytiques, ont un rôle anti-inflammatoire et cicatrisant. Elles agissent aussi contre les œdèmes.

INDICATIONS USUELLES

Le fruit vert stimule l'appétit et se montre efficace en cas de **mauvaise digestion.** Le fruit mûr diminue l'acidité gastrique et réduit les flatulences. Comme il possède une action anti-inflammatoire et qu'il lutte contre l'agrégation plaquettaire, l'ananas est également prescrit dans le traitement des œdèmes post-traumatiques ou postopératoires.

PRÉCAUTIONS D'EMPLOI

Le fruit et le jus d'ananas sont généralement bien tolérés. Ils sont cependant à déconseiller chez les enfants de moins de 6 ans, dont les muqueuses digestives peuvent être irritées par l'action de la bromélaïne. L'ananas peut également entraîner quelques effets secondaires indésirables telles des gastralgies, des diarrhées ou des réactions allergiques.

UTILISATIONS

USAGE INTERNE
Mauvaise digestion
GÉLULES DE POUDRE DOSÉES À 500 MG : 4 par jour avec un grand verre d'eau.
De nos jours, l'ananas est rarement employé sous forme de poudre ou d'extrait sec. Il est préférable d'utiliser à la place l'une des nombreuses spécialités pharmaceutiques, qui sont mieux dosées et ne contiennent que de la bromélaïne.

Si les symptômes persistent, consulter le médecin.

Aneth

Anethum graveolens

Ombellifères

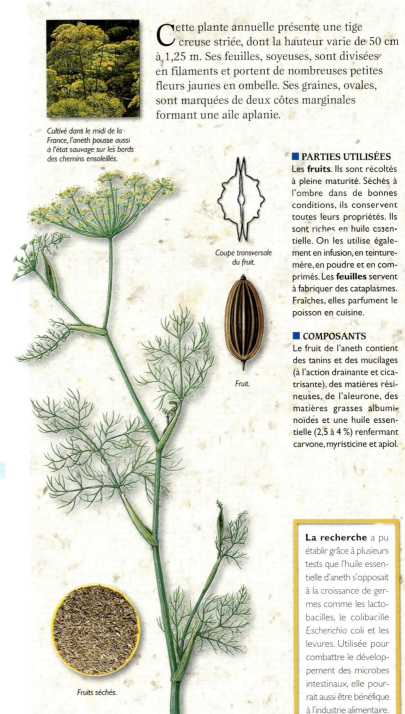

Cultivé dans le midi de la France, l'aneth pousse aussi à l'état sauvage sur les bords des chemins ensoleillés.

Coupe transversale du fruit.

Fruit.

Fruits séchés.

PROPRIÉTÉS VALIDÉES

L'aneth est reconnu depuis longtemps pour ses vertus carminatives – qui favorisent l'expulsion des gaz – et digestives, d'où son utilisation en cuisine. Son importante concentration en huile essentielle (carvone et myristicine) le rend efficace pour soulager les spasmes. Il est aussi diurétique.

INDICATIONS USUELLES

L'aneth est prescrit pour soulager les **troubles digestifs**, gastriques et intestinaux : gaz, spasmes et crampes. Il a démontré son efficacité pour calmer le hoquet, notamment en pédiatrie, et peut favoriser la lactation. En usage externe, on l'utilise pour soigner les **contusions**, l'**engorgement des seins**, les **affections des gencives** et les **nausées**.

PRÉCAUTIONS D'EMPLOI

Aucun effet secondaire n'est connu à ce jour. Cependant, l'huile essentielle doit se prendre à doses minimes et est déconseillée aux femmes enceintes ou qui allaitent. Elle n'est délivrée que sur prescription médicale.

Cette plante annuelle présente une tige creuse striée, dont la hauteur varie de 50 cm à 1,25 m. Ses feuilles, soyeuses, sont divisées en filaments et portent de nombreuses petites fleurs jaunes en ombelle. Ses graines, ovales, sont marquées de deux côtes marginales formant une aile aplanie.

■ PARTIES UTILISÉES

Les **fruits**. Ils sont récoltés à pleine maturité. Séchés à l'ombre dans de bonnes conditions, ils conservent toutes leurs propriétés. Ils sont riches en huile essentielle. On les utilise également en infusion, en teinture-mère, en poudre et en comprimés. Les **feuilles** servent à fabriquer des cataplasmes. Fraîches, elles parfument le poisson en cuisine.

■ COMPOSANTS

Le fruit de l'aneth contient des tanins et des mucilages (à l'action drainante et cicatrisante), des matières résineuses, de l'aleurone, des matières grasses albuminoïdes et une huile essentielle (2,5 à 4 %) renfermant carvone, myristicine et apiol.

La recherche a pu établir grâce à plusieurs tests que l'huile essentielle d'aneth s'opposait à la croissance de germes comme les lactobacilles, le colibacille *Escherichia coli* et les levures. Utilisée pour combattre le développement des microbes intestinaux, elle pourrait aussi être bénéfique à l'industrie alimentaire.

UTILISATIONS

USAGE INTERNE
Troubles digestifs

INFUSION : 4 à 8 g de fruits séchés pour 1 litre d'eau bouillante. Laisser infuser 10 min. 1 tasse après chaque repas.
POUDRE DE FRUIT : 1 à 2 g par jour.
TEINTURE-MÈRE : 30 à 50 gouttes dans un verre d'eau, 3 fois par jour après les repas.

USAGE EXTERNE
Contusions, engorgement des seins, affections des gencives

CATAPLASME : 50 à 100 g de fruits séchés pour 1 litre d'eau bouillante. Laisser infuser 10 min. On peut utiliser également les feuilles.

Nausées

HUILE ESSENTIELLE : en frictions sur l'avant-bras 2 ou 3 fois par jour.

Si les symptômes persistent, consulter le médecin.

La Santé par les plantes

Angélique
Angelica archangelica
Apiacées

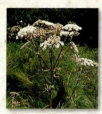

Les fleurs de l'angélique, d'un jaune verdâtre, sont groupées en ombelles.

Autres noms : angélique vraie, archangélique, angélique officinale, angélique des jardins

Herbe bisannuelle fréquente dans les lieux humides, l'angélique porte de grandes feuilles découpées en folioles dentées, avec un pétiole élargi en gaine autour d'une tige creuse, cannelée et violacée. Le fruit est un diakène (fruit sec à 2 graines) ailé. Le parfum suave de la plante permet de la distinguer de la ciguë vireuse, toxique et dont l'odeur est assez désagréable.

■ **PARTIES UTILISÉES**
La **racine**. Elle est récoltée sur des plantes de 1 à 2 ans, lavée, coupée et séchée à l'air libre. On l'emploie en infusion ou sous forme de gélules de poudre et de solutions buvables. L'angélique est cultivée en Europe de l'Est et au Benelux.

■ **COMPOSANTS**
La racine d'angélique renferme 1 % environ d'huile essentielle, composée de 80 à 90 % de monoterpènes, ainsi que des dérivés coumariniques, principalement l'ombelliférone (coumarines), la xanthotoxine, l'impératorine et l'archangélicine (furocoumarines).

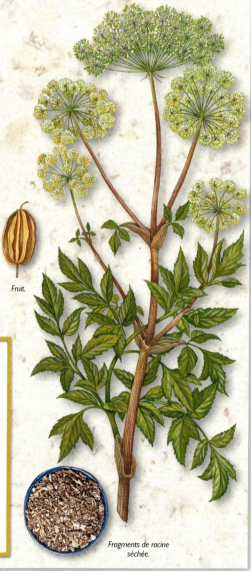

Fruit.

Fragments de racine séchée.

> **Le fruit de l'angélique** évoquant les ailes d'un ange, il a donné son nom à la plante. Baptisée autrefois racine-du-Saint-Esprit, l'angélique était, à la Renaissance, censée guérir tous les maux. Elle compte de nombreuses espèces : l'angélique sylvestre, par exemple, plus petite, a un parfum différent. Les espèces originaires de Chine, *Angelica dahurica* et, surtout, *A. sinensis*, ont la réputation de combattre la douleur et la fièvre.

PROPRIÉTÉS VALIDÉES
Peu de travaux de recherche ont été jusqu'à présent consacrés à l'angélique. Les essais effectués ont porté essentiellement sur l'archangélicine contenue dans la racine : en expérimentation animale, par voie orale ou intrapéritonéale, cette substance s'est révélée être anticonvulsivante, relaxante musculaire et sédative. On a pu démontrer que l'huile essentielle possédait une action antispasmodique sur divers organes. L'extrait hydroalcoolique de la plante est antibactérien.

INDICATIONS USUELLES
La racine d'angélique est prescrite dans le traitement des **troubles digestifs banals** tels que ballonnements, digestion lente, éructations, et pour faciliter l'évacuation des gaz intestinaux. Elle est recommandée aussi comme traitement d'appoint des **douleurs** et des **spasmes intestinaux**.

PRÉCAUTIONS D'EMPLOI
À ce jour, l'angélique ne présente aucune contre-indication. Il est cependant conseillé d'éviter, durant le traitement, l'exposition prolongée au soleil ou aux rayons ultraviolets : il existe en effet un risque de photodermite (érythème, prurigo, urticaire) chez les sujets ayant une peau hypersensible à la lumière.

UTILISATIONS

USAGE INTERNE
Troubles digestifs banals, douleurs et spasmes intestinaux
GÉLULES DOSÉES À 325 MG DE POUDRE : 1 matin, midi et soir, au moment des repas.
INFUSION : 1 sachet-dose dans une tasse d'eau bouillante. Laisser infuser 10 min. 1 tasse à la fin des principaux repas.
SOLUTION BUVABLE : 1 cuill. à café dans un demi-verre d'eau avant les principaux repas et dès l'apparition des troubles digestifs.

Si les symptômes persistent, consulter le médecin.

Anis vert

Pimpinella anisum
Apiacées

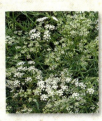

Les nombreuses petites fleurs de l'anis vert sont réunies en ombelles blanches.

Autre nom : anis cultivé

Cette plante annuelle herbacée originaire du Moyen-Orient est cultivée sur tout le pourtour méditerranéen. Les tiges, dressées, portent des feuilles inférieures rondes et entières et des feuilles supérieures très découpées, terminées en pointe. Les fleurs, blanches, sont suivies de petits fruits gris verdâtre, à l'odeur agréable et à la saveur chaude et sucrée.

PROPRIÉTÉS VALIDÉES

Les fruits de l'anis favorisent la montée de lait chez les femmes qui viennent d'accoucher. Des expériences sur l'animal ont démontré que l'anéthol stimulait les contractions intestinales et les sécrétions respiratoires, de même qu'il favorisait l'expectoration.

INDICATIONS USUELLES

Par voie orale, l'anis est recommandé pour ses propriétés antispasmodiques et carminatives, qui assurent son efficacité dans le traitement de troubles digestifs divers, tels que **ballonnements, digestion lente, éructations** et **flatulences**. Il est prescrit également pour faciliter l'expectoration en cas de **toux**. L'anis est souvent associé à d'autres plantes efficaces sur les problèmes digestifs (coriandre, fenouil, hysope…), sous forme d'infusions en mélange ou de solutés buvables.

PRÉCAUTIONS D'EMPLOI

L'anis vert ne présente aucune toxicité connue à ce jour. Cependant, la plante est déconseillée aux personnes présentant une sensibilité allergique à l'anéthol.

■ PARTIES UTILISÉES

Les **fruits**. On les récolte après la floraison, qui a lieu en juillet et en août. Après séchage, ils doivent être conservés à l'abri de la lumière et de l'humidité afin d'éviter qu'ils ne perdent rapidement leurs propriétés. Les fruits de l'anis vert renferment une huile essentielle réputée faciliter la digestion. Obtenue par distillation, cette huile est le plus souvent utilisée fortement diluée. Elle sert à aromatiser de très nombreuses préparations pharmaceutiques et alimentaires, ainsi que diverses boissons, alcoolisées ou non. On emploie aussi les fruits séchés pour préparer des infusions.

■ COMPOSANTS

Les fruits de l'anis vert contiennent des polysaccharides, des flavonoïdes et surtout une huile essentielle (environ 2 %) riche en E-anéthol isomère (jusqu'à 95 %), réputé faciliter la digestion. Cet anéthol est moins toxique que le Z-anéthol, surtout s'il est bien employé aux doses prescrites. Les fruits renferment également de l'huile grasse et de la choline.

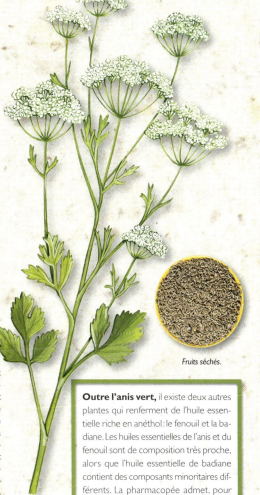

Fruits séchés.

Outre l'anis vert, il existe deux autres plantes qui renferment de l'huile essentielle riche en anéthol : le fenouil et la badiane. Les huiles essentielles de l'anis et du fenouil sont de composition très proche, alors que l'huile essentielle de badiane contient des composants minoritaires différents. La pharmacopée admet, pour l'utilisation d'anéthol, ces trois origines, sous réserve que cela soit mentionné.

UTILISATIONS

USAGE INTERNE
Ballonnements, digestion lente, éructations, flatulences, toux
INFUSION : 1 sachet-dose pour 20 cl d'eau bouillante. Laisser infuser 5 min. 1 tasse après chacun des principaux repas.
POUDRE : 3 g (correspondant à 0,06 g d'huile essentielle) par jour.
HUILE ESSENTIELLE : sur prescription médicale.

Si les symptômes persistent, consulter le médecin.

Arganier
Argania spinosa
Sapotacées

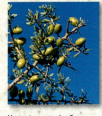

L'arganier porte des fleurs hermaphrodites. Le feuillage est semi-persistant.

Autres noms : arbre de fer, olivier du Maroc

Ce petit arbre épineux d'environ 8 m de haut pousse spontanément dans le Sud-Ouest marocain. Son puissant système racinaire retient bien les sols, donnant à l'arbre un rôle écologique important dans la lutte contre la désertification. Aux fleurs succèdent des baies vertes ou jaune clair, de la grosseur d'une olive. La pulpe, charnue, recouvre un noyau dur (noix d'argan) contenant 1 à 3 amandes huileuses.

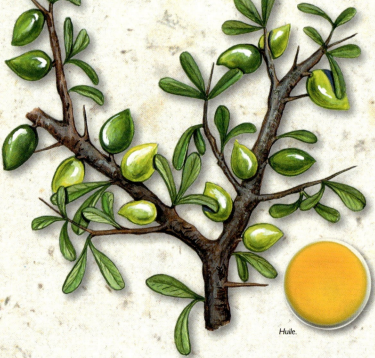

Huile.

■ PARTIES UTILISÉES
Les **baies**. Elles sont récoltées de juillet à septembre puis séchées. Les noix sont concassées et les amandes torréfiées, puis broyées pour donner une huile de couleur jaune foncé, au goût de noisette et consommable crue ou chauffée. Le tourteau, résidu d'extraction, sert à l'alimentation animale, notamment aux troupeaux de caprins qui peuplent les régions où pousse l'arganier.

■ COMPOSANTS
L'huile d'argan contient des acides gras insaturés (80 %) qui jouent un rôle essentiel dans le développement cérébral et la réduction du taux de cholestérol. Elle est riche en tocophérols, dont la vitamine E, capable de freiner le vieillissement cellulaire, en stérols et en pigments caroténoïdes, efficaces dans la lutte contre le processus de prolifération des cellules.

> **Les premières descriptions** de l'arbre remontent au Xe siècle et mentionnent les valeurs nutritionnelles de cette huile rare et précieuse que l'on acheminait par voie maritime vers le Moyen-Orient, où elle servait d'offrande aux sultans et aux califes.

PROPRIÉTÉS VALIDÉES
Des études cliniques ont démontré l'action bénéfique de l'huile d'argan dans le traitement de l'hypertension artérielle, de l'hyperglycémie et de l'hypercholestérolémie (taux pathologique de cholestérol dans le sang). Les saponines du tourteau, administrées par voie orale ou cutanée, ont des propriétés anti-inflammatoires, analgésiques et hypothermisantes.

INDICATIONS USUELLES
L'huile d'argan est efficace contre les **rhumatismes et douleurs articulaires**, ainsi que contre l'**hypercholestérolémie**. En usage externe, outre pour l'**acné**, on l'utilise en application sur les **boutons de la varicelle** pour éviter la surinfection. Son action sur les tissus cutanés justifie son emploi en cosmétologie (soin des vergetures de la femme enceinte, lutte contre la peau sèche et le vieillissement cutané, entretien de la chevelure). En diététique, l'huile d'argan est consommée crue (assaisonnement de salades…) ou chauffée, mais jamais en friture.

PRÉCAUTIONS D'EMPLOI
L'huile d'argan ayant une action photosensibilisante, l'exposition au soleil est à éviter au cours du traitement, surtout si celui-ci est effectué par voie externe.

UTILISATIONS

USAGE INTERNE
Rhumatismes et douleurs articulaires, hypercholestérolémie
HUILE : 2 cuill. à soupe le matin à jeun.

USAGE EXTERNE
Acné, boutons de varicelle
HUILE : 1 application le soir au coucher.

Si les symptômes persistent, consulter le médecin.

Argousier
Hippophae rhamnoides
Éléagnacées

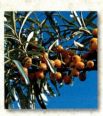

Les fruits de l'argousier se présentent sous forme de petites baies rouge orangé.

Arbuste épineux de 1,50 à 3 m de haut, dioïque, aux feuilles lancéolées, et rappelant le saule, l'argousier est une espèce pionnière, fixatrice d'azote, que l'on rencontre notamment dans les Alpes au bord des torrents, le long du Rhin et des côtes nordiques. On le plante parfois pour fixer les sols et lutter contre l'érosion.

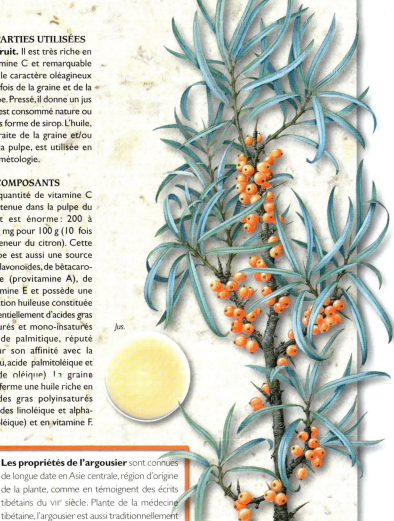

PROPRIÉTÉS VALIDÉES

Le jus d'argousier est une source naturelle de vitamines, surtout de vitamine C. Celle-ci joue un rôle important dans la résistance aux infections, la synthèse du collagène et l'absorption intestinale du fer. De plus, c'est un antioxydant et elle constitue, avec la vitamine E, le carotène et les flavonoïdes qui l'accompagnent, un complexe synergique d'antioxydants naturels pouvant contribuer à la défense de l'organisme contre les radicaux libres. Enfin, en application locale, l'huile d'argousier est dotée de propriétés régulatrices au niveau de la peau et des muqueuses.

INDICATIONS USUELLES

Grâce à sa richesse en vitamine C naturelle (3 cuill. à soupe de jus couvrent les besoins journaliers en vitamine C), le jus d'argousier est indiqué pour stimuler les défenses de l'organisme, en cas de **fatigue** passagère ou lors d'une **convalescence.** Il est conseillé aux personnes ayant un besoin accru en cette vitamine (femmes enceintes, sportifs, fumeurs…). On reconnaît à l'huile des propriétés bénéfiques en cas de **sécheresse cutanée** et pour aider à la **cicatrisation,** et un grand intérêt pour le soin de la peau et la régénération des tissus.

PRÉCAUTIONS D'EMPLOI

Éviter la prise du jus et du sirop en fin de journée en raison de l'effet légèrement stimulant de la vitamine C.

■ PARTIES UTILISÉES

Le **fruit.** Il est très riche en vitamine C et remarquable par le caractère oléagineux à la fois de la graine et de la pulpe. Pressé, il donne un jus qui est consommé nature ou sous forme de sirop. L'huile, extraite de la graine et/ou de la pulpe, est utilisée en cosmétologie.

■ COMPOSANTS

La quantité de vitamine C contenue dans la pulpe du fruit est énorme : 200 à 600 mg pour 100 g (10 fois la teneur du citron). Cette pulpe est aussi une source de flavonoïdes, de bêtacarotène (provitamine A), de vitamine E et possède une fraction huileuse constituée essentiellement d'acides gras saturés et mono-insaturés (acide palmitique, réputé pour son affinité avec la peau, acide palmitoléique et acide oléique). La graine renferme une huile riche en acides gras polyinsaturés (acides linoléique et alpha-linoléique) et en vitamine F.

Jus.

Les propriétés de l'argousier sont connues de longue date en Asie centrale, région d'origine de la plante, comme en témoignent des écrits tibétains du VIIIe siècle. Plante de la médecine tibétaine, l'argousier est aussi traditionnellement utilisé en Chine, en Mongolie et en Russie. L'intérêt pour l'argousier a gagné l'Europe occidentale à des degrés divers selon les pays.

UTILISATIONS

USAGE INTERNE
Fatigue, convalescence
JUS INTÉGRAL DU FRUIT OU SIROP : 1 à 3 cuill. à soupe par jour dans un verre d'eau.

USAGE EXTERNE
Sécheresse cutanée, cicatrisation
HUILE DE LA GRAINE ET/OU DE LA PULPE :
1 ou 2 applications d'huile ou de préparation à base d'huile d'argousier par jour.

Si les symptômes persistent, consulter le médecin.

LA SANTÉ PAR LES PLANTES

Armoise commune
Artemisia vulgaris
Astéracées

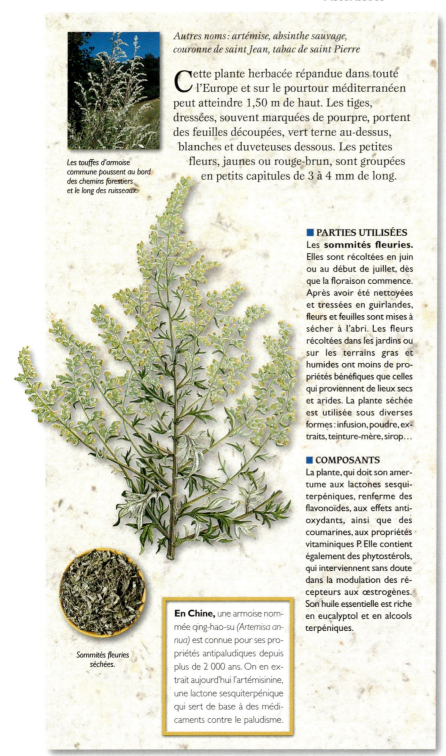

Les touffes d'armoise commune poussent au bord des chemins forestiers et le long des ruisseaux.

Autres noms : artémise, absinthe sauvage, couronne de saint Jean, tabac de saint Pierre

Cette plante herbacée répandue dans toute l'Europe et sur le pourtour méditerranéen peut atteindre 1,50 m de haut. Les tiges, dressées, souvent marquées de pourpre, portent des feuilles découpées, vert terne au-dessus, blanches et duveteuses dessous. Les petites fleurs, jaunes ou rouge-brun, sont groupées en petits capitules de 3 à 4 mm de long.

■ PARTIES UTILISÉES
Les **sommités fleuries**. Elles sont récoltées en juin ou au début de juillet, dès que la floraison commence. Après avoir été nettoyées et tressées en guirlandes, fleurs et feuilles sont mises à sécher à l'abri. Les fleurs récoltées dans les jardins ou sur les terrains gras et humides ont moins de propriétés bénéfiques que celles qui proviennent de lieux secs et arides. La plante séchée est utilisée sous diverses formes : infusion, poudre, extraits, teinture-mère, sirop…

■ COMPOSANTS
La plante, qui doit son amertume aux lactones sesquiterpéniques, renferme des flavonoïdes, aux effets antioxydants, ainsi que des coumarines, aux propriétés vitaminiques P. Elle contient également des phytostérols, qui interviennent sans doute dans la modulation des récepteurs aux œstrogènes. Son huile essentielle est riche en eucalyptol et en alcools terpéniques.

Sommités fleuries séchées.

En Chine, une armoise nommée qing-hao-su (*Artemisa annua*) est connue pour ses propriétés antipaludiques depuis plus de 2 000 ans. On en extrait aujourd'hui l'artémisinine, une lactone sesquiterpénique qui sert de base à des médicaments contre le paludisme.

PROPRIÉTÉS VALIDÉES
Très peu de propriétés attribuées à l'armoise commune ont été validées. Son effet régulateur sur les règles (peut-être dû à la présence de phytostérols) tout comme son rôle de stimulant digestif (attribué à son amertume) restent à démontrer. En revanche, il semble que l'armoise commune possède une action anti-infectieuse et vermifuge due à l'huile essentielle et aux lactones sesquiterpéniques, action que la médecine traditionnelle n'avait pas retenue.

INDICATIONS USUELLES
L'armoise est traditionnellement prescrite dans le traitement des **troubles digestifs** (coliques, diarrhées, constipation, paresse vésiculaire…) liés à une insuffisance des sécrétions (bile, suc gastrique, suc pancréatique) ou à une activité spasmodique. Elle est également administrée contre les **règles douloureuses** et les **parasites intestinaux**.

PRÉCAUTIONS D'EMPLOI
Comme c'est le cas pour beaucoup d'Astéracées contenant des lactones sesquiterpéniques, le contact avec l'armoise commune peut être responsable d'une allergie cutanée (dermatite, conjonctivite…).

UTILISATIONS

USAGE INTERNE
Troubles digestifs, parasites intestinaux
INFUSION : 1 cuill. à soupe de plante sèche pour 15 à 20 cl d'eau bouillante. Laisser infuser 5 à 10 min. 1 à 2 tasses par jour.
POUDRE : 2 à 4 g par jour.
TEINTURE-MÈRE : 30 gouttes dans un verre d'eau, 3 fois par jour.

Règles douloureuses
INFUSION : 1 à 2 tasses par jour pendant les 8 à 10 jours qui précèdent les règles.
VIN : 20 g de plante pour 1 litre de vin blanc. Laisser macérer 10 jours. 2 verres à bordeaux par jour pendant les 8 jours qui précèdent les règles.

Si les symptômes persistent, consulter le médecin.

LES PLANTES DE A À Z

Arnica
Arnica montana
Astéracées

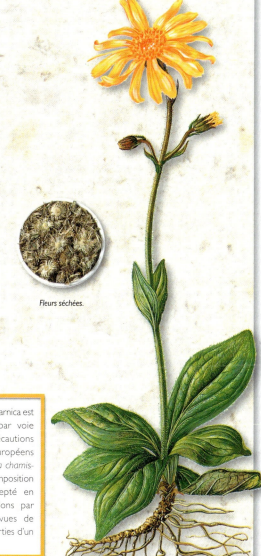

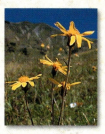

L'arnica est devenu aujourd'hui une espèce protégée.

Autres noms : herbe vulnéraire, tabac des Vosges, quinquina des pauvres, herbe-aux-chutes

Plante vivace des montagnes, l'arnica présente une tige avec une ou deux paires de petites folioles opposées et une seule fleur au sommet. Les feuilles, entières, pointues, un peu velues, sont groupées en rosette à la base. Le fruit est un akène surmonté d'une aigrette.

PROPRIÉTÉS VALIDÉES

L'arnica a pour principale propriété de soulager les contusions (antiecchymose). En effet, il contient différentes lactones qui agissent contre l'agrégation des plaquettes du sang et l'inflammation des tissus. Les travaux menés sur les lactones sesquiterpéniques montrent que l'hélénaline a une action inhibitrice de l'arthrite chronique du rat et synthétise les prostaglandines, substances qui jouent un rôle important dans l'inflammation.

INDICATIONS USUELLES

L'arnica est utilisé pour soulager les traumatismes légers ainsi que les coups et blessures sans gravité et sans écoulement de sang. Le traitement des **ecchymoses** en usage local est la principale indication à retenir.

PRÉCAUTIONS D'EMPLOI

Les préparations à l'arnica ne doivent pas être utilisées près des yeux et de la bouche, ni sur les plaies ; s'il y a contact avec une plaie, il faut la laver abondamment à l'eau distillée ou oxygénée. Elles ne doivent en aucun cas être employées chez les enfants de moins de 3 ans. Arrêter le traitement dès l'apparition de tout signe d'irritation locale, qui disparaîtra peu à peu.
Attention : l'arnica – qui doit être utilisé uniquement en usage externe – est réputé provoquer une dermite de contact chez certaines personnes prédisposées ; un essai préalable sur une petite surface et avec une très faible quantité évite bien des déboires.

■ PARTIES UTILISÉES

La **fleur**. Elle est récoltée au début de la floraison, aux mois de juin et de juillet, et rapidement séchée. Elle est à l'origine de nombreuses préparations pour un usage externe ; c'est sous forme de teinture et d'extraits qu'on l'emploie le plus couramment. L'arnica des montagnes est le seul à pouvoir être vendu en pharmacie. Il doit être différencié d'un arnica voisin cultivé, *Arnica chamissonis*.

■ COMPOSANTS

Les principes actifs sont constitués par des flavonoïdes et, surtout, par des composés terpéniques : des lactones sesquiterpéniques, dont la plus importante est l'hélénaline, aux propriétés anti-inflammatoires.

Fleurs séchées.

En France, l'utilisation de l'arnica est préconisée uniquement par voie externe, assortie de précautions d'usage. D'autres pays européens admettent l'emploi d'*Arnica chamissonis*, bien qu'il soit de composition chimique différente. Excepté en homéopathie, les utilisations par voie orale sont dépourvues de fondements solides et assorties d'un risque toxique important.

UTILISATIONS

USAGE EXTERNE
Ecchymoses
COMPRESSES : imbiber un linge de teinture et appliquer sur la zone atteinte.
CRÈME OU GEL À BASE D'EXTRAITS : appliquer par massage léger jusqu'à pénétration complète ; renouveler si nécessaire 2 ou 3 fois par jour.

Si les symptômes persistent, consulter le médecin.

La Santé par les plantes

Artichaut

Cynara scolymus
Astéracées

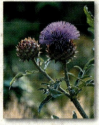

La fleur de l'artichaut, composée, pourpre azuré, ressemble à celle d'un gros chardon.

Autres noms : artichaut commun, bérigoule

Originaire de la Méditerranée, cette plante herbacée vivace, pouvant atteindre 1,50 m de haut, est cultivée dans toute l'Europe occidentale comme légume. La tige, droite, épaisse, cannelée, porte de grandes feuilles très découpées, vert cendré dessus, blanchâtres et duveteuses dessous. On consomme la base charnue des bractées du bourgeon de la fleur.

■ PARTIES UTILISÉES
La feuille. Elle contient une substance amère et aromatique, la cynarine, ainsi que de nombreuses enzymes et de la provitamine A. En raison de sa grande amertume, on l'utilise souvent sous forme de préparations (extrait sec ou fluide, teinture…).

■ COMPOSANTS
La feuille d'artichaut est riche en acides alcools (malique, lactique, citrique) et en acides phénols, dont la cynarine. Elle renferme aussi des lactones sesquiterpéniques (cynaropicrine), des flavonoïdes et des sels de potassium.

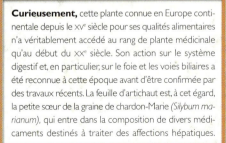

Vue en coupe du bourgeon.

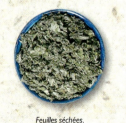

Feuilles séchées.

Curieusement, cette plante connue en Europe continentale depuis le XVe siècle pour ses qualités alimentaires n'a véritablement accédé au rang de plante médicinale qu'au début du XXe siècle. Son action sur le système digestif et, en particulier, sur le foie et les voies biliaires a été reconnue à cette époque avant d'être confirmée par des travaux récents. La feuille d'artichaut est, à cet égard, la petite sœur de la graine de chardon-Marie *(Silybum marianum)*, qui entre dans la composition de divers médicaments destinés à traiter des affections hépatiques.

PROPRIÉTÉS VALIDÉES
Grâce à l'action de la cynarine, la feuille d'artichaut accroît la sécrétion biliaire, et elle protège et régénère les cellules hépatiques. De plus, il a été démontré que la cynarine abaissait notablement la cholestérolémie (taux de cholestérol sanguin) et la triglycéridémie (taux des acides gras dans le sang). Enfin, la feuille d'artichaut, par sa teneur riche en acides, en sels de potassium et en flavonoïdes, exerce une action diurétique.

INDICATIONS USUELLES
Véritable draineur hépatique et rénal, l'artichaut est le plus souvent prescrit pour son effet bénéfique sur les **troubles du foie et des reins.** Il entre aussi dans le traitement adjuvant de l'**hypercholestérolémie** et dans celui des **symptômes dyspeptiques** (ballonnements, nausées, digestion lente).

PRÉCAUTIONS D'EMPLOI
Aucune toxicité n'a été relevée à ce jour, mais l'artichaut est néanmoins contre-indiqué en cas d'existence de calculs vésiculaires et chez la femme qui allaite, car il freine la lactation.

UTILISATIONS

USAGE INTERNE
Troubles du foie et des reins, hypercholestérolémie, symptômes dyspeptiques
DÉCOCTION : 30 à 40 g de feuilles séchées pour 1 litre d'eau bouillante. Laisser infuser 10 min. 3 tasses par jour 15 à 20 min avant les repas.
EXTRAIT HYDROALCOOLIQUE : 0,5 à 1,5 g avant les repas, de préférence sous forme de pilules (3 à 5 par jour) pour masquer l'amertume.
GÉLULES DOSÉES DE 50 À 100 MG D'EXTRAIT SEC : 1 ou 2 gélules, 2 ou 3 fois par jour.
TEINTURE : 500 g de feuilles séchées pour 1 litre d'alcool. Laisser macérer 15 jours. 1 cuill. à café à 2 cuill. à soupe dans un demi-verre d'eau, 3 fois par jour.

Si les symptômes persistent, consulter le médecin.

Aspérule odorante

Asperula odorata
Rubiacées

PROPRIÉTÉS VALIDÉES
L'aspérule possède un effet antispasmodique ainsi qu'une action sédative sur le système nerveux.

INDICATIONS USUELLES
Les parties aériennes de l'aspérule sont traditionnellement utilisées dans le traitement symptomatique des états neurotoniques **(nervosité, insomnie, émotivité)** et dans celui des **spasmes** et des **troubles digestifs** (digestion lente, ballonnements, éructations).

PRÉCAUTIONS D'EMPLOI
À ce jour, la plante ne présente aucune toxicité et peut même être administrée aux enfants sous forme d'infusion.

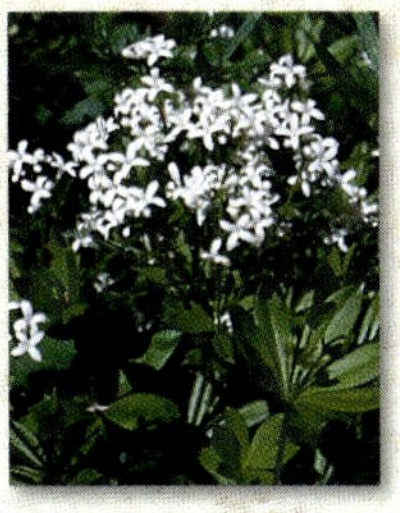

L'aspérule odorante pousse dans les sous-bois frais et argileux, surtout dans l'est et le centre de la France.

Autres noms : reine-des-bois, petit muguet, thé suisse, muguet des dames, hépatique

L'aspérule odorante est une petite plante vivace à tiges verdâtres quadrangulaires, portant à chaque nœud 2 feuilles ovales sessiles et opposées, accompagnées de 4 à 6 stipules de taille identique aux feuilles. Les fleurs, blanches, sont disposées en corymbes terminaux. Le fruit est petit, globuleux et recouvert de poils crochus.

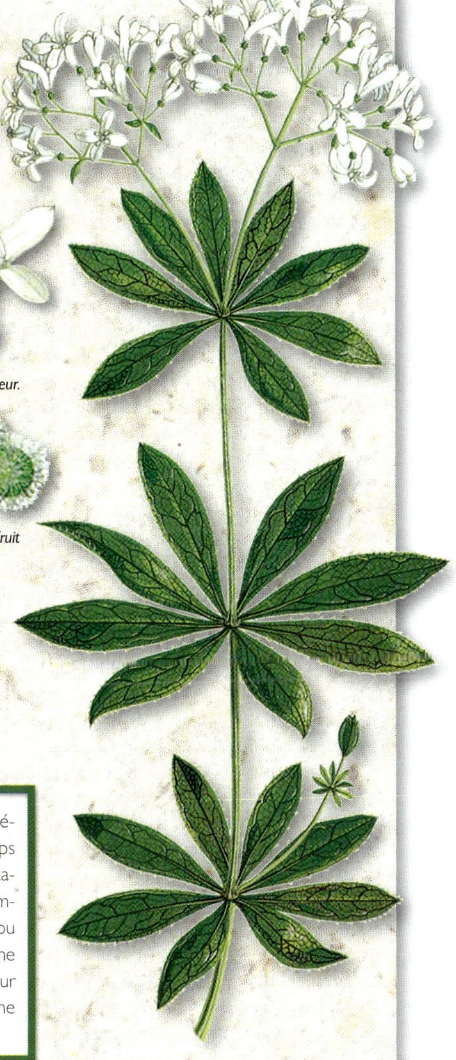

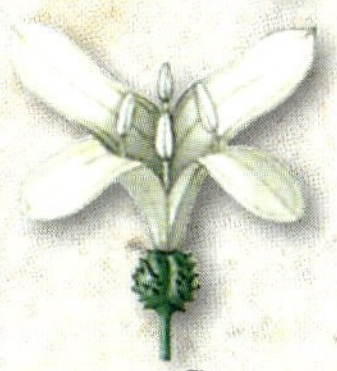

■ PARTIES UTILISÉES
Les **parties aériennes.** La récolte a lieu à la floraison (mai et juin). On les fait sécher en bouquets ; inodores à l'état frais, elles acquièrent par dessiccation une odeur très subtile. On les utilise sous forme d'infusion.

■ COMPOSANTS
L'aspérule odorante contient dans ses parties aériennes un glucoside générateur de coumarine, aux propriétés antispasmodiques et sédatives, et qui donne son odeur agréable à la plante séchée. Elle renferme également un iridoïde, l'aspéruloside.

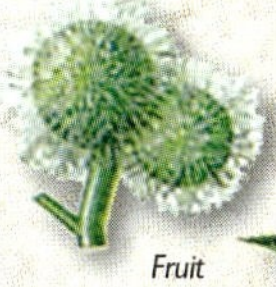

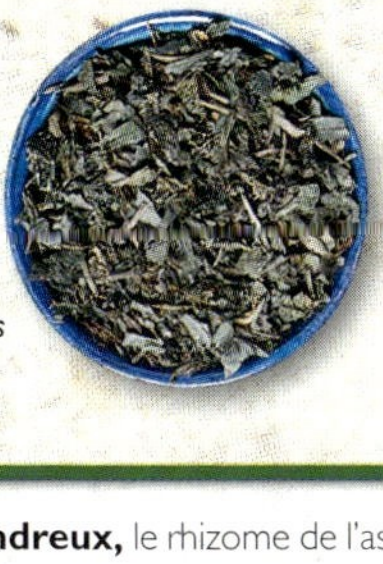

Fleur.

Fruit.

Parties aériennes séchées.

Grêle et filandreux, le rhizome de l'aspérule odorante a gardé pendant longtemps dans les pays de langue allemande la réputation d'aider les athlètes et les guerriers à remporter la victoire ; on le portait en bracelet ou l'on s'en faisait une ceinture. Le roi de Pologne Stanislas attribuait sa robustesse et sa verdeur au fait qu'il consommait chaque matin une infusion d'aspérule.

UTILISATIONS

USAGE INTERNE
Nervosité, émotivité
INFUSION : 10 g de parties aériennes pour 1 litre d'eau bouillante. Laisser infuser 10 min.
2 à 3 tasses par jour.
Insomnie
INFUSION (voir ci-dessus) : 1 tasse 30 min avant le coucher pour les adultes et les enfants.
Spasmes et troubles digestifs
INFUSION (voir ci-dessus) : 2 à 3 tasses par jour.

Si les symptômes persistent, consulter le médecin.

LA SANTÉ PAR LES PLANTES

Aubépine
Crataegus laevigata (C. oxyacantha)
Rosacées

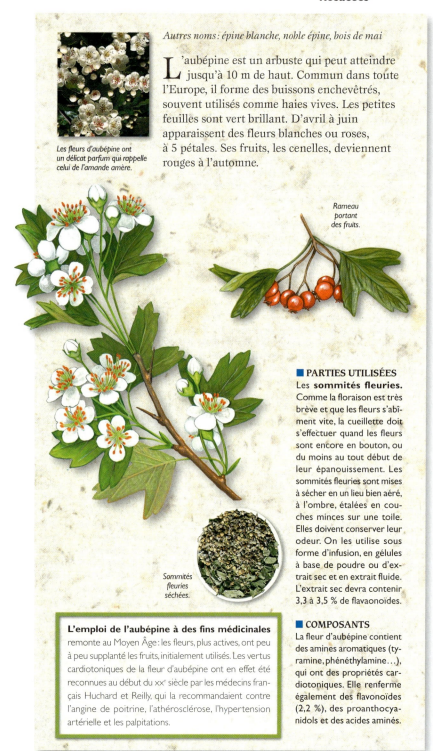

Les fleurs d'aubépine ont un délicat parfum qui rappelle celui de l'amande amère.

Autres noms : épine blanche, noble épine, bois de mai

L'aubépine est un arbuste qui peut atteindre jusqu'à 10 m de haut. Commun dans toute l'Europe, il forme des buissons enchevêtrés, souvent utilisés comme haies vives. Les petites feuilles sont vert brillant. D'avril à juin apparaissent des fleurs blanches ou roses, à 5 pétales. Ses fruits, les cenelles, deviennent rouges à l'automne.

Rameau portant des fruits.

Sommités fleuries séchées.

■ PARTIES UTILISÉES
Les **sommités fleuries**. Comme la floraison est très brève et que les fleurs s'abîment vite, la cueillette doit s'effectuer quand les fleurs sont encore en bouton, ou du moins au tout début de leur épanouissement. Les sommités fleuries sont mises à sécher en un lieu bien aéré, à l'ombre, étalées en couches minces sur une toile. Elles doivent conserver leur odeur. On les utilise sous forme d'infusion, en gélules à base de poudre ou d'extrait sec et en extrait fluide. L'extrait sec devra contenir 3,3 à 3,5 % de flavaonoïdes.

■ COMPOSANTS
La fleur d'aubépine contient des amines aromatiques (tyramine, phénéthylamine…), qui ont des propriétés cardiotoniques. Elle renferme également des flavonoïdes (2,2 %), des proanthocyanidols et des acides aminés.

L'emploi de l'aubépine à des fins médicinales remonte au Moyen Âge : les fleurs, plus actives, ont peu à peu supplanté les fruits, initialement utilisés. Les vertus cardiotoniques de la fleur d'aubépine ont en effet été reconnues au début du XXe siècle par les médecins français Huchard et Reilly, qui la recommandaient contre l'angine de poitrine, l'athérosclérose, l'hypertension artérielle et les palpitations.

PROPRIÉTÉS VALIDÉES
On a démontré les effets positifs de la prescription de la plante dans les maladies du système cardio-vasculaire. En agissant sur la pompe à potassium du muscle cardiaque, elle renforce ce dernier et en régularise le rythme. Elle augmente en outre le débit coronarien. Son action myorelaxante sur les muscles lisses fait baisser la tension. Vasodilatatrice, elle diminue la résistance des vaisseaux capillaires. Enfin, en réduisant les palpitations cardiaques, l'aubépine a une action sédative sur le système nerveux central.

INDICATIONS USUELLES
L'aubépine est prescrite dans le traitement des **troubles de l'excitabilité cardiaque** (tachycardies paroxystiques, extrasystoles…) chez l'adulte à cœur sain. En cas d'atteinte organique du cœur, l'aubépine n'est utilisée que comme traitement adjuvant. On la prescrit également en cas d'**insuffisance cardiaque légère,** comme les formes bénignes d'insuffisance coronarienne ou la fatigue du cœur sénile. Enfin, en raison de son activité sédative sur le système nerveux central, elle est indiquée, souvent associée à la valériane, dans le traitement symptomatique des **troubles mineurs du sommeil** des adultes et des enfants.

PRÉCAUTIONS D'EMPLOI
Du fait de son action puissante sur le cœur, l'aubépine ne peut être utilisée qu'après une consultation médicale spécialisée (cardiologue). Les extraits de la plante ne peuvent être absorbés que sur avis médical.

UTILISATIONS

USAGE INTERNE
Troubles de l'excitabilité cardiaque, insuffisance cardiaque légère, troubles mineurs du sommeil
INFUSION : 1 à 2 cuill. à café de sommités fleuries séchées pour 1 tasse d'eau bouillante. Laisser infuser 10 min. 2 ou 3 tasses par jour, 3 semaines par mois.

Si les symptômes persistent, consulter le médecin.

LES PLANTES DE A À Z

Aunée officinale

Inula helenium
Astéracées

PROPRIÉTÉS VALIDÉES

La racine d'aunée possède des propriétés reconnues dans plusieurs domaines. Pour les affections respiratoires, elle agit, par ses mucilages, à la fois comme expectorant et antitussif. Son efficacité pour stimuler les sécrétions biliaires a été également démontrée. Quant à l'hélénine, aux propriétés antivirales, elle possède une activité antifongique, notamment contre les champignons de type *Microsporum* et *Trichophyton*.

INDICATIONS USUELLES

L'aunée est prescrite pour calmer la **toux** dans les **inflammations de l'appareil respiratoire** : elle est indiquée dans le traitement des bronchites et, en association avec d'autres plantes, de l'asthme. Elle est souvent employée pour apaiser les troubles des voies digestives, biliaires et intestinales. En phytothérapie, elle est principalement utilisée comme draineur, notamment urinaire. En usage externe, la plante sert à traiter certaines **dermatoses à champignons**.

PRÉCAUTIONS D'EMPLOI

À trop fortes doses, l'aunée provoque des vomissements, de la diarrhée ainsi que des douleurs périnéales. Elle est donc particulièrement déconseillée en cas de grossesse et d'allaitement. Il est préférable de ne pas l'utiliser sans avis médical.

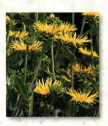

En été, l'aunée dresse ses capitules jaune d'or dans les prairies et à la lisière des bois.

Autres noms : œil-de-cheval, quinquina indigène, lionne

Plante vivace très robuste, l'aunée a une forte tige ramifiée qui se dresse à plus de 1 m de haut. Elle porte de longues feuilles ovales et dentées. Les fleurs jaune d'or sont groupées en larges capitules. La racine, vigoureuse et épaisse, possède de multiples bourgeons et de fortes radicelles. Les fruits sont des akènes.

■ PARTIES UTILISÉES

La **racine**. Elle se développe en terrain à humus profond, argileux et humide. La récolte a lieu au mois de septembre ou d'octobre. La racine est ensuite coupée et séchée à température élevée (au moins 40 °C). On l'emploie en décoction, en teinture et en extraits. En usage externe, elle est utilisée sous forme d'onguents.

■ COMPOSANTS

La racine d'aunée contient principalement de l'inuline (44 %) et des mucilages, ainsi que de l'huile essentielle (1 à 3 %), qui comprend de l'alantolactone (pouvant être irritante pour les muqueuses) et de l'hélénine.

Fragments de racine séchée.

> **Des chercheurs ont identifié** dans la racine d'aunée des composants qui permettent de lutter contre les dermatoses à champignons. Mais, ces substances étant susceptibles de provoquer des allergies, on en restreint l'utilisation.

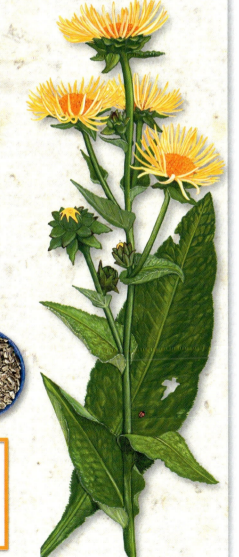

UTILISATIONS

USAGE INTERNE
Toux, inflammations de l'appareil respiratoire
DÉCOCTION : 10 g à 15 g de racine séchée pour 1 litre d'eau. Laisser bouillir 10 min ; filtrer. 1 cuill. à soupe toutes les 2 heures.

USAGE EXTERNE
Dermatoses à champignons
ONGUENT DOSÉ À 50 % D'AUNÉE : appliquer plusieurs fois par jour.

Si les symptômes persistent, consulter le médecin.

LA SANTÉ PAR LES PLANTES

Avoine cultivée
Avena sativa
Poacées

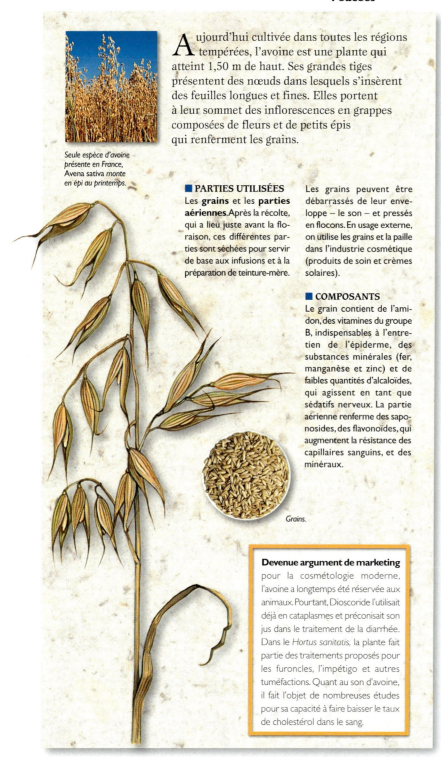

Seule espèce d'avoine présente en France, Avena sativa monte en épi au printemps.

Aujourd'hui cultivée dans toutes les régions tempérées, l'avoine est une plante qui atteint 1,50 m de haut. Ses grandes tiges présentent des nœuds dans lesquels s'insèrent des feuilles longues et fines. Elles portent à leur sommet des inflorescences en grappes composées de fleurs et de petits épis qui renferment les grains.

■ PARTIES UTILISÉES
Les **grains** et les **parties aériennes**. Après la récolte, qui a lieu juste avant la floraison, ces différentes parties sont séchées pour servir de base aux infusions et à la préparation de teinture-mère. Les grains peuvent être débarrassés de leur enveloppe – le son – et pressés en flocons. En usage externe, on utilise les grains et la paille dans l'industrie cosmétique (produits de soin et crèmes solaires).

■ COMPOSANTS
Le grain contient de l'amidon, des vitamines du groupe B, indispensables à l'entretien de l'épiderme, des substances minérales (fer, manganèse et zinc) et de faibles quantités d'alcaloïdes, qui agissent en tant que sédatifs nerveux. La partie aérienne renferme des saponosides, des flavonoïdes, qui augmentent la résistance des capillaires sanguins, et des minéraux.

Grains.

Devenue argument de marketing pour la cosmétologie moderne, l'avoine a longtemps été réservée aux animaux. Pourtant, Dioscoride l'utilisait déjà en cataplasmes et préconisait son jus dans le traitement de la diarrhée. Dans le *Hortus sanitatis*, la plante fait partie des traitements proposés pour les furoncles, l'impétigo et autres tuméfactions. Quant au son d'avoine, il fait l'objet de nombreuses études pour sa capacité à faire baisser le taux de cholestérol dans le sang.

PROPRIÉTÉS VALIDÉES
Malgré les nombreuses activités des composants de l'avoine, la Commission E estime ses propriétés infondées alors que, pour la tradition phytothérapique, les extraits de cette plante possèdent plusieurs actions. Non seulement elle agit contre la constipation, mais la plupart de ses composants ont des propriétés émollientes, calmantes, antioxydantes et cicatrisantes, bénéfiques pour la peau.

INDICATIONS USUELLES
L'avoine est souvent utilisée comme reconstituant dans les cas de fatigue, d'asthénie et de troubles de l'appétit. Elle peut être prescrite pour traiter les **états nerveux légers**, l'**insomnie** et la lithiase urinaire, et soulage les **rhumatismes** et la **goutte**. En usage externe, elle aide à calmer les **démangeaisons**. On la recommande aux peaux sèches et comme protection solaire.

PRÉCAUTIONS D'EMPLOI
Aucune toxicité particulière ni aucun effet indésirable n'ont été signalés à ce jour lors de l'emploi d'avoine cultivée.

UTILISATIONS

USAGE INTERNE
États nerveux légers, insomnie, rhumatismes, goutte
INFUSION : 3 g d'herbe séchée pour 25 cl d'eau. 3 à 4 tasses par jour. 1 tasse avant le coucher contre l'insomnie.
TEINTURE-MÈRE : 15 gouttes dans un verre d'eau chaude 5 fois par jour.

USAGE EXTERNE
Démangeaisons
COMPRESSES : imbiber un linge d'infusion (voir ci-dessus) et appliquer sur la zone atteinte.
DÉCOCTION : 20 g de plante séchée pour 1 litre d'eau. Faire bouillir pendant 3 min, puis laisser macérer de 10 à 20 min ; filtrer. 1 litre dans l'eau du bain.

Si les symptômes persistent, consulter le médecin.

LES PLANTES DE A À Z

Badianier de Chine

Illicium verum
Illicacées

PROPRIÉTÉS VALIDÉES

L'expérimentation animale a démontré que l'huile essentielle issue de la badiane avait la capacité d'augmenter sensiblement les contractions des muscles intestinaux.
En pratique médicale, on a constaté chez l'homme que l'action de la badiane, surtout celle qui est due à l'anéthol, variait selon les quantités : à faibles doses, la plante stimule la digestion et calme les spasmes intestinaux ; à fortes doses, c'est un excitant du système nerveux central.

INDICATIONS USUELLES

Traditionnellement, la badiane est utilisée dans le traitement symptomatique des **troubles digestifs fonctionnels** liés à l'aérophagie et à la fermentation intestinale (ballonnements, éructations, flatulences…), ainsi que comme sédatif des manifestations douloureuses qui les accompagnent.

PRÉCAUTIONS D'EMPLOI

Une récente confusion entre la badiane de Chine et le shikimi a conduit les autorités sanitaires françaises à retirer la badiane de Chine du circuit pharmaceutique dans l'attente de la mise en place de mesures de contrôle efficaces. Depuis le 21 novembre 2001, la vente de la badiane dans le circuit pharmaceutique est interdite. Il faut noter cependant qu'une telle disposition n'a pas été adoptée pour le circuit alimentaire, le fruit entrant toujours dans la composition de certaines boissons anisées…

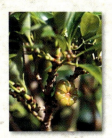

Le badianier est originaire du sud de la Chine et du nord du Viêt Nam.

Autre nom : badiane

Cet arbre de 4 à 5 m de haut porte des feuilles persistantes, vertes, entières, en forme de lance. Les fleurs, isolées, sont rouges ou d'un blanc jaunâtre. Le fruit, la badiane, comporte 8 à 12 follicules ligneux et réguliers disposés en étoile autour du réceptacle (d'où son autre nom d'anis étoilé). Chaque follicule renferme à maturité une graine brune et brillante.

■ PARTIES UTILISÉES

Le **fruit**, ou badiane. Il possède une odeur aromatique prononcée, ainsi qu'une saveur chaude et sucrée. La culture du badianier se fait en climat chaud et humide. L'arbre peut vivre jusqu'à 80 ans, mais il faut attendre 10 ans avant la première récolte. On cueille, avant maturité complète, les fruits encore verts, que l'on fait sécher au soleil. Ils deviennent alors brun-rouge. Lors de la cueillette, il faut veiller à ne pas ramasser des fruits du badianier du Japon (shikimis), plus petits et terminés par une pointe, car ils sont toxiques.

■ COMPOSANTS

La badiane renferme une quantité importante d'huile essentielle (5 à 10 %) riche en anéthol (90 %). L'anéthol de la badiane se présente sous forme d'E-anéthol isomère moins toxique que le Z-anéthol. L'anéthol est l'agent principal des propriétés antispasmodiques et carminatives (capables de lutter contre l'aérophagie et les gaz intestinaux) de la badiane.

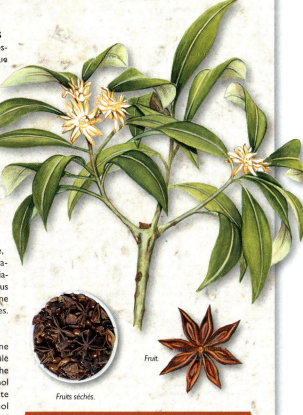

Fruits séchés.

Fruit.

Ne pas confondre la badiane (fruit du badianier de Chine) avec le shikimi, fruit du badianier du Japon, qui est riche en lactones sesquiterpéniques susceptibles d'entraîner, après absorption, des convulsions. Des différences existent entre les deux fruits – le shikimi est plus petit que la badiane, il forme des étoiles plus irrégulières, ses follicules sont de forme plus ramassée, mais la confusion est possible lorsque l'échantillon de fruits récoltés ne compte qu'un faible pourcentage de shikimis.

UTILISATIONS

USAGE INTERNE
Troubles digestifs fonctionnels
INFUSION : 1 cuill. à café de feuilles séchées pour 1 tasse d'eau bouillante ; laisser infuser 10 min. 2 tasses par jour, avant les repas.

Si les symptômes persistent, consulter le médecin.

LA SANTÉ PAR LES PLANTES

Ballote noire

Ballota nigra
Labiées

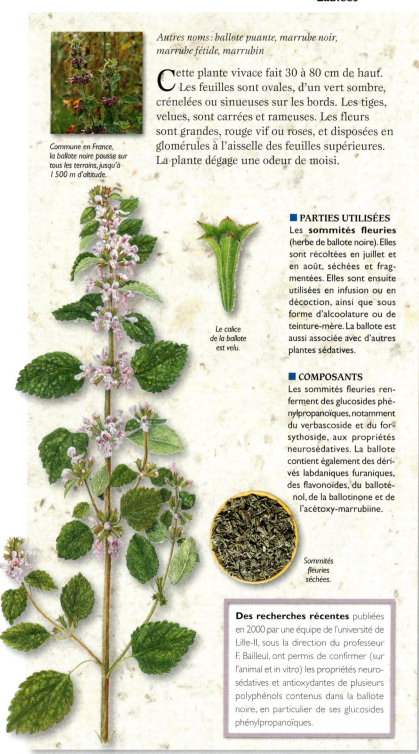

Commune en France, la ballote noire pousse sur tous les terrains, jusqu'à 1 500 m d'altitude.

Autres noms : ballote puante, marrube noir, marrube fétide, marrubin

Cette plante vivace fait 30 à 80 cm de haut. Les feuilles sont ovales, d'un vert sombre, crénelées ou sinueuses sur les bords. Les tiges, velues, sont carrées et rameuses. Les fleurs sont grandes, rouge vif ou roses, et disposées en glomérules à l'aisselle des feuilles supérieures. La plante dégage une odeur de moisi.

Le calice de la ballote est velu.

■ PARTIES UTILISÉES
Les **sommités fleuries** (herbe de ballote noire). Elles sont récoltées en juillet et en août, séchées et fragmentées. Elles sont ensuite utilisées en infusion ou en décoction, ainsi que sous forme d'alcoolature ou de teinture-mère. La ballote est aussi associée avec d'autres plantes sédatives.

■ COMPOSANTS
Les sommités fleuries renferment des glucosides phénylpropanoïques, notamment du verbascoside et du forsythoside, aux propriétés neurosédatives. La ballote contient également des dérivés labdaniques furaniques, des flavonoïdes, du balloténol, de la ballotinone et de l'acétoxy-marrubiine.

Sommités fleuries séchées.

Des recherches récentes publiées en 2000 par une équipe de l'université de Lille-II, sous la direction du professeur F. Bailleul, ont permis de confirmer (sur l'animal et in vitro) les propriétés neurosédatives et antioxydantes de plusieurs polyphénols contenus dans la ballote noire, en particulier de ses glucosides phénylpropanoïques.

PROPRIÉTÉS VALIDÉES
La ballote noire agit comme antispasmodique, sédatif de la toux quinteuse, sédatif nerveux et anxiolytique.

INDICATIONS USUELLES
La ballote noire est indiquée dans le traitement des états neurotoniques, notamment en cas d'**insomnie nerveuse** (adultes et enfants) – en association avec la passiflore, le tilleul et la valériane –, d'**anxiété**, d'**irritabilité** et de **troubles nerveux de la ménopause**. Les préparations à base de ballote sont utilisées pour traiter les **toux spasmodiques** et la **coqueluche**. Les sommités fleuries sont employées comme spasmolytique dans les **crampes gastro-intestinales**. La ballote traite également certaines formes de **bourdonnements d'oreilles**.

PRÉCAUTIONS D'EMPLOI
La présence de labdanes furaniques, composés toxiques pour le foie, incite à la prudence dans l'utilisation de cette plante.

UTILISATIONS

USAGE INTERNE

Insomnie nerveuse, anxiété, irritabilité, troubles nerveux de la ménopause
ALCOOLATURE STABILISÉE : 5 gouttes par jour et par année d'âge (enfant) ; 20 à 40 gouttes matin et soir (adultes).

Toux spasmodiques, coqueluche, crampes gastro-intestinales, bourdonnements d'oreilles
INFUSION : 15 à 30 g d'herbe de ballote pour 1 litre d'eau bouillante. Laisser infuser 10 min. 3 tasses par jour avant les repas.
TEINTURE-MÈRE : 30 gouttes dans un verre d'eau, 3 fois par jour.
ALCOOLATURE STABILISÉE : 5 gouttes par jour et par année d'âge (enfant) ; 20 à 40 gouttes matin et soir (adultes).

Si les symptômes persistent, consulter le médecin.

Bardane

Arctium lappa (A. majus)
Astéracées

PROPRIÉTÉS VALIDÉES

On a pu démontrer par une série d'expériences que les composés polyinsaturés inhibaient le développement des bactéries et des champignons sur des cellules isolées. De même, il a été prouvé sur l'animal que, grâce aux fibres qu'elle contient, la racine de la bardane possède une action hypoglycémiante et antitoxique. On a reconnu à la feuille la capacité de stimuler la sécrétion biliaire, de favoriser l'élimination urinaire et de lutter contre les bactéries.

INDICATIONS USUELLES

La racine de grande bardane est recommandée dans le traitement des dermatoses liées aux peaux grasses (**acné, infections pilo-sébacées**). Elle soigne les **furoncles** et les **panaris**. La racine, qui possède également une action diurétique et dépurative, est utilisée pour faciliter l'**élimination urinaire et intestinale**. La feuille est retenue surtout en traitement d'appoint en cas de **prurits, crevasses, écorchures, gerçures** et contre les **piqûres d'insectes**.

PRÉCAUTIONS D'EMPLOI

Aucune toxicité n'a été décrite à ce jour, mais il convient de respecter les doses et de ne pas administrer la bardane aux enfants de moins de 15 ans.

UTILISATIONS

USAGE INTERNE
Acné, infections pilo-sébacées, furoncles, panaris
INFUSION : 5 g de feuilles séchées pour 1 litre d'eau bouillante. Laisser infuser 10 min. 2 tasses par jour.
GÉLULES DE POUDRE DE RACINE : 2 ou 3 par jour, avec un verre d'eau (souvent associées à des gélules à base d'ortie, de pensée sauvage…).

Élimination urinaire et intestinale
SIROP À BASE D'EXTRAIT : 1 cuill. à café dans un verre d'eau, 3 fois par jour avant les repas.

USAGE EXTERNE
Prurits, crevasses, écorchures, gerçures, piqûres d'insectes
CRÈME, POMMADE, LOTION : en application locale.

Si les symptômes persistent, consulter le médecin.

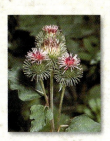
La grande bardane abonde sur les sols lourds, le bord des chemins et dans les clairières.

Autres noms : oreille-de-géant, herbe aux teigneux, gratteron, bouillon noir

Très commune dans tout l'hémisphère Nord, la bardane est munie à la base d'une rosette de grandes feuilles finement dentées. Elle porte, au sommet d'une tige de près de 1 m de haut, des fleurs groupées en gros capitules rouges ou rose violacé, entourés d'une couronne de bractées terminées par un crochet.

■ PARTIES UTILISÉES
Les **racines** et les **feuilles**. La racine est brun grisâtre, ridée à l'extérieur, blanchâtre à l'intérieur, de consistance dure. On la récolte en juillet, juste avant la floraison. On l'emploie surtout sous forme d'extraits et de poudre. Les feuilles, amères, sont utilisées en infusion. On associe souvent en phytothérapie la bardane avec d'autres plantes comme la pensée sauvage et l'ortie.

■ COMPOSANTS
La racine de la plante est riche en sucres (inuline) et en composés polyinsaturés, qui possèdent des propriétés antimicrobiennes et antifongiques intéressantes en dermatologie. Les feuilles contiennent de l'arctiopicrine, principe amer responsable du goût caractéristique de la plante.

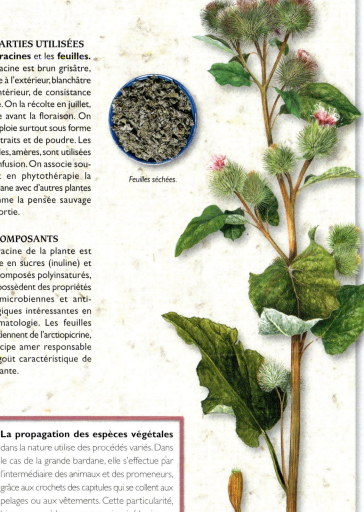
Feuilles séchées.

Fruit.

La propagation des espèces végétales dans la nature utilise des procédés variés. Dans le cas de la grande bardane, elle s'effectue par l'intermédiaire des animaux et des promeneurs, grâce aux crochets des capitules qui se collent aux pelages ou aux vêtements. Cette particularité, bien connue à la campagne, a inspiré les inventeurs du système de fermeture Velcro.

La Santé par les plantes

Basilic

Ocimum basilicum
Lamiacées

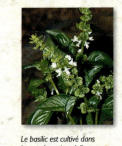

Le basilic est cultivé dans le monde entier, où il est largement employé comme aromate.

Autres noms : herbe royale, grand basilic, basilic aux sauces, basilic romain

Cette plante herbacée d'environ 40 cm de haut, à tige quadrangulaire, légèrement velue, porte des feuilles opposées et assez charnues. Les fleurs, blanches, pourpres ou multicolores, sont disposées en ombelles axillaires aux parties supérieures. Le fruit (akène) est d'un brun noirâtre et renferme 4 petites graines ovoïdes.

■ PARTIES UTILISÉES
Les **feuilles** et les **sommités fleuries**. Elles sont récoltées de l'été jusqu'à l'automne, séchées puis mondées. Elles sont utilisées sous forme d'infusion ou de décoction. Des extraits alcooliques (issus des sommités fleuries fraîches) entrent dans la composition de pommades cicatrisantes.

■ COMPOSANTS
La feuille renferme une huile essentielle (0,4 à 7 ml/kg) dont les composants majoritaires diffèrent selon l'origine géographique (chimiotypes). La variété chimique originaire des îles de l'océan Indien renferme de 65 à 85 % d'estragole, ainsi que de petites quantités de linalol, de cinéol et de méthyleugénol. Le second chimiotype, caractéristique du sud de l'Europe et de l'Égypte, élabore une huile essentielle à linalol prépondérant. Le basilic contient également des tanins (tanins des Lamiacées). Il est utilisé en association avec d'autres plantes dans le traitement des troubles fonctionnels digestifs.

Feuilles séchées.

La feuille contient de l'huile essentielle.

Basilikon, littéralement royal, tel est le nom que porte le basilic en Grèce. En Inde, d'où il est originaire, il est élevé au rang d'herbe sacrée : dans ce pays, on l'appelle *tulsi*, plante sacrée. En France, il est considéré comme l'herbe de sainte Anne, patronne des maraîchers, dont la fête est célébrée, sous ce patronyme, tous les ans à Tours.

Propriétés validées
Le basilic est surtout connu pour ses propriétés antispasmodiques, notamment au niveau du tube digestif. Les feuilles favorisent la digestion et l'huile essentielle possède une action vermifuge et antimicrobienne.

Indications usuelles
L'infusion de feuilles est utilisée pour soigner l'**indigestion** et l'**inappétence**. Elle est également employée pour ses propriétés carminatives dans le traitement complémentaire des **flatulences** et des **ballonnements**. Ses propriétés astringentes atténuent les **inflammations du pharynx**. En usage externe, l'alcoolat vulnéraire entre dans la composition de pommades cicatrisantes utilisées sur les **plaies** et les **blessures** ; le basilic est alors souvent associé à d'autres plantes comme la menthe ou le carvi.

Précautions d'emploi
En raison de la teneur élevée en estragole (responsable d'une action mutagène) de l'huile essentielle, la feuille ne doit pas être utilisée pendant la grossesse ou l'allaitement, chez les nourrissons et les jeunes enfants, ni de façon prolongée.

UTILISATIONS

USAGE INTERNE
Indigestion, inappétence, flatulences, ballonnements
INFUSION : 4 à 6 g de feuilles séchées pour 25 cl d'eau bouillante. Filtrer. Laisser infuser 10 min. 1 tasse non sucrée par jour.
En cas de ballonnements chroniques, 2 à 5 tasses par jour entre les repas ; arrêter le traitement au bout de 8 jours, puis le reprendre pendant 1 semaine.

Inflammations du pharynx
GARGARISMES : faire bouillir pendant 20 min 2 cuill. à soupe de feuilles séchées dans 25 cl d'eau. Filtrer et laisser refroidir. Se gargariser de cette décoction 2 ou 3 fois par jour.

USAGE EXTERNE
Plaies, blessures
POMMADE CICATRISANTE : 2 ou 3 applications par jour.

Si les symptômes persistent, consulter le médecin.

Boldo

Peumus boldus
Monimiacées

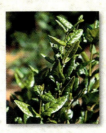

Le boldo est particulièrement abondant sur les terrains secs et ensoleillés.

Ce petit arbre buissonnant, originaire du Chili, est cultivé en Italie et en Afrique du Nord, notamment au Maroc, où il s'est parfaitement acclimaté. Il peut atteindre 4 à 5 m de haut et porte des feuilles persistantes, d'un vert grisâtre, rugueuses et cassantes, à l'odeur caractéristique. Les fleurs, d'un blanc jaunâtre, sont regroupées en bouquets terminaux. Les petits fruits charnus, à noyau, sont noirs.

Propriétés validées

On a mis en évidence, en expérimentation animale, que le boldo stimulait la sécrétion biliaire. D'autres études plus récentes ont révélé le pouvoir hépatoprotecteur de l'extrait hydroalcoolique. Chez le rat, la boldine exerce un effet relaxant sur la musculature lisse. Il n'y a pas eu de travaux expérimentaux chez l'homme dans ce domaine.

Indications usuelles

La feuille de boldo, par l'action de la boldine sur la sécrétion biliaire, est largement utilisée dans le traitement symptomatique des **dyspepsies** d'origine hépato-biliaire. Dans cette indication, le boldo est utilisé en association avec d'autres plantes ayant les mêmes effets bénéfiques : artichaut, fumeterre, romarin. On prescrit également l'extrait fluide de boldo pour son action contre les calculs biliaires. À doses élevées, la feuille de boldo a des effets sédatifs.

On estime aujourd'hui que le boldo a été, à tort, trop souvent associé à d'autres plantes laxatives, tels le séné et la bourdaine, dans le traitement de la constipation.

Précautions d'emploi

Aucune toxicité particulière ni aucun effet indésirable n'ont été signalés à ce jour lors de l'emploi du boldo.

■ PARTIES UTILISÉES

Les **feuilles** et l'**écorce**. Les feuilles entrent dans la composition de diverses spécialités pharmaceutiques favorisant la sécrétion biliaire et l'évacuation de la bile. Elles sont aussi absorbées sous forme d'infusion. L'écorce est réservée à l'extraction de la boldine, principe actif du boldo.

■ COMPOSANTS

La feuille est riche en huile essentielle. Celle-ci renferme de l'ascaridol, du cinéol et du camphre. Feuilles et écorce contiennent des flavonoïdes et divers alcaloïdes à noyau aporphine, dont le principal est la boldine.

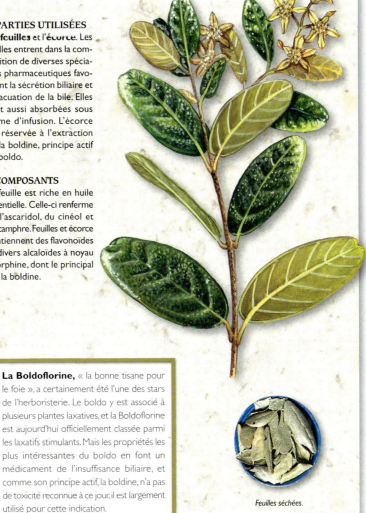

Feuilles séchées.

La Boldoflorine, « la bonne tisane pour le foie », a certainement été l'une des stars de l'herboristerie. Le boldo y est associé à plusieurs plantes laxatives, et la Boldoflorine est aujourd'hui officiellement classée parmi les laxatifs stimulants. Mais les propriétés les plus intéressantes du boldo en font un médicament de l'insuffisance biliaire, et comme son principe actif, la boldine, n'a pas de toxicité reconnue à ce jour, il est largement utilisé pour cette indication.

UTILISATIONS

USAGE INTERNE
Dyspepsies
INFUSION : 1 sachet-dose pour 20 cl d'eau bouillante. Laisser infuser 10 min. 1 à 3 sachets par jour.
GÉLULES DE POUDRE OU D'EXTRAIT SEC : 1 gélule 2 ou 3 fois par jour.
EXTRAIT FLUIDE : 1 cuill. à café diluée dans un peu d'eau le matin à jeun et le soir au coucher.

Si les symptômes persistent, consulter le médecin.

LA SANTÉ PAR LES PLANTES

Bouillon-blanc

Verbascum thapsus L.
Scrofulariacées

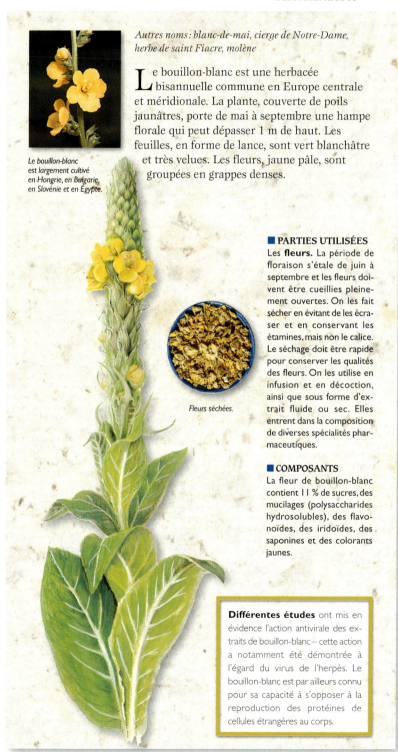

Le bouillon-blanc est largement cultivé en Hongrie, en Bulgarie, en Slovénie et en Égypte.

Fleurs séchées.

Autres noms : blanc-de-mai, cierge de Notre-Dame, herbe de saint Fiacre, molène

Le bouillon-blanc est une herbacée bisannuelle commune en Europe centrale et méridionale. La plante, couverte de poils jaunâtres, porte de mai à septembre une hampe florale qui peut dépasser 1 m de haut. Les feuilles, en forme de lance, sont vert blanchâtre et très velues. Les fleurs, jaune pâle, sont groupées en grappes denses.

■ PARTIES UTILISÉES
Les **fleurs**. La période de floraison s'étale de juin à septembre et les fleurs doivent être cueillies pleinement ouvertes. On les fait sécher en évitant de les écraser et en conservant les étamines, mais non le calice. Le séchage doit être rapide pour conserver les qualités des fleurs. On les utilise en infusion et en décoction, ainsi que sous forme d'extrait fluide ou sec. Elles entrent dans la composition de diverses spécialités pharmaceutiques.

■ COMPOSANTS
La fleur de bouillon-blanc contient 11 % de sucres, des mucilages (polysaccharides hydrosolubles), des flavonoïdes, des iridoïdes, des saponines et des colorants jaunes.

Différentes études ont mis en évidence l'action antivirale des extraits de bouillon-blanc – cette action a notamment été démontrée à l'égard du virus de l'herpès. Le bouillon-blanc est par ailleurs connu pour sa capacité à s'opposer à la reproduction des protéines de cellules étrangères au corps.

PROPRIÉTÉS VALIDÉES
On a démontré les différents effets du bouillon-blanc. Les mucilages que la plante contient lui donnent des propriétés anti-irritatives. Elle a aussi une action anti-inflammatoire et tensioactive sur les membranes grâce à ses saponines. L'action conjuguée des saponines et des flavonoïdes, qui inhibent la sécrétion de l'histamine, lui confère des effets anti-inflammatoires et antihistaminiques.

INDICATIONS USUELLES
Traditionnellement, on utilisait le bouillon-blanc dans les cas de diarrhée et les douleurs abdominales ainsi que pour soigner les plaies, les verrues, la goutte et les hémorroïdes. La médecine populaire le préconisait aussi en sirop pour les inflammations des voies aériennes. Aujourd'hui, on retient surtout le bouillon-blanc pour traiter les affections de l'appareil respiratoire (**laryngite, trachéite, bronchite**) ainsi que les troubles digestifs tels que **diarrhée, gastrite, entérite, colite**.
En usage externe, le bouillon-blanc soigne efficacement les **plaies** et les **ulcères de la jambe**, et adoucit les **irritations de la peau**.

PRÉCAUTIONS D'EMPLOI
Aucune toxicité particulière ni aucun effet indésirable n'ont été signalés à ce jour.

UTILISATIONS

USAGE INTERNE
Laryngite, trachéite, bronchite, diarrhée, gastrite, entérite, colite
INFUSION : 1,5 à 2 g de fleurs séchées pour 1 tasse d'eau bouillante. Laisser infuser 15 min. 3 tasses par jour.
EXTRAIT FLUIDE : 50 gouttes dans un verre d'eau 3 ou 4 fois par jour.
EXTRAIT SEC : 300 mg 3 à 6 fois par jour.
SIROP POUR ENFANTS : 1 cuil. à café 3 fois par jour.

USAGE EXTERNE
Plaies, ulcères de la jambe, irritations de la peau
COMPRESSES : faire macérer 30 min 3 cuill. à café de plante dans 30 cl d'eau froide. Porter à ébullition à feu doux ; filtrer. Imbiber un linge de cette décoction et appliquer 2 fois par jour.

Si les symptômes persistent, consulter le médecin.

LES PLANTES DE A À Z

Bouleau
Betula pendula (Betula verrucosa)
Bétulacées

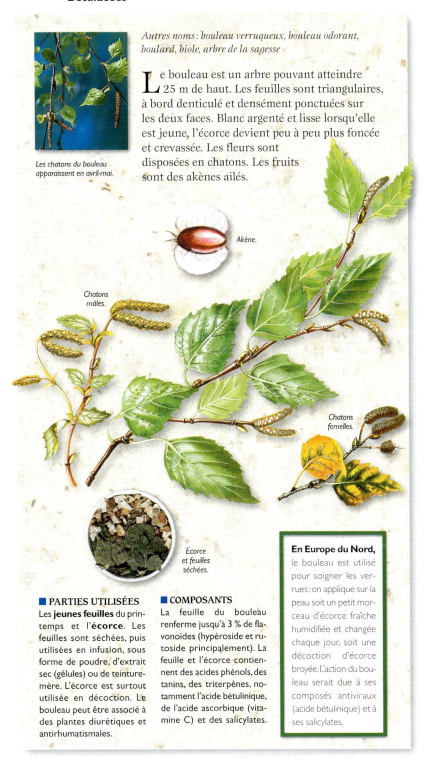

Les chatons du bouleau apparaissent en avril-mai.

Autres noms : bouleau verruqueux, bouleau odorant, boulard, biole, arbre de la sagesse

Le bouleau est un arbre pouvant atteindre 25 m de haut. Les feuilles sont triangulaires, à bord denticulé et densément ponctuées sur les deux faces. Blanc argenté et lisse lorsqu'elle est jeune, l'écorce devient peu à peu plus foncée et crevassée. Les fleurs sont disposées en chatons. Les fruits sont des akènes ailés.

Akène.

Chatons mâles.

Chatons femelles.

Écorce et feuilles séchées.

PROPRIÉTÉS VALIDÉES
Grâce à sa forte teneur en flavonoïdes, la feuille du bouleau est diurétique et anti-inflammatoire ; c'est aussi un antiseptique urinaire et rénal. L'effet diurétique est accentué par la teneur relativement élevée en vitamine C. L'acide bétulinique est toxique pour les cellules, et certains de ses dérivés (amides) exercent une activité antivirale.

INDICATIONS USUELLES
Par voie orale, la feuille du bouleau est indiquée dans les **états inflammatoires légers des voies urinaires** – urétrite et cystite. Le bouleau est utilisé en cas de **lithiase urinaire ou rénale,** ainsi que pour traiter les **œdèmes.** Souvent associé à d'autres plantes, telles la bugrane, l'ortie ou la reine-des-prés, il constitue également un traitement adjuvant des douleurs rhumatismales. En usage externe, il est utilisé comme désinfectant pour traiter les croûtes de lait.

PRÉCAUTIONS D'EMPLOI
Le bouleau ne présente pas, à ce jour, d'effets indésirables toxiques aux doses thérapeutiques. Cependant, il peut entraîner certaines allergies.

UTILISATIONS

USAGE INTERNE
États inflammatoires légers des voies urinaires, lithiase urinaire ou rénale, œdèmes

INFUSION : 3 g de feuilles séchées finement coupées pour 1 tasse d'eau bouillante. Laisser infuser 10 à 15 min, lorsque la température est redescendue à 40 °C, ajouter du bicarbonate de sodium (1 g par litre). 3 tasses par jour, 30 min avant les repas.
GÉLULES DOSÉES À 50 MG D'EXTRAIT SEC : 1 ou 2 gélules, 1 à 3 fois par jour.
TEINTURE-MÈRE : 40 gouttes dans un verre d'eau, 3 fois par jour.

USAGE EXTERNE
Croûtes de lait
INFUSION : 50 g de feuilles séchées par litre d'eau. En lavages, 2 ou 3 fois par jour.

Si les symptômes persistent, consulter le médecin.

■ PARTIES UTILISÉES
Les **jeunes feuilles** du printemps et l'**écorce**. Les feuilles sont séchées, puis utilisées en infusion, sous forme de poudre, d'extrait sec (gélules) ou de teinture-mère. L'écorce est surtout utilisée en décoction. Le bouleau peut être associé à des plantes diurétiques et antirhumatismales.

■ COMPOSANTS
La feuille du bouleau renferme jusqu'à 3 % de flavonoïdes (hyperoside et rutoside principalement). La feuille et l'écorce contiennent des acides phénols, des tanins, des triterpènes, notamment l'acide bétulinique, de l'acide ascorbique (vitamine C) et des salicylates.

En Europe du Nord, le bouleau est utilisé pour soigner les verrues : on applique sur la peau soit un petit morceau d'écorce fraîche humidifiée et changée chaque jour, soit une décoction d'écorce broyée. L'action du bouleau serait due à ses composés antiviraux (acide bétulinique) et à ses salicylates.

LA SANTÉ PAR LES PLANTES

Bourdaine

Rhamnus frangula

Rhamnacées

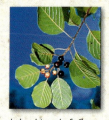

La bourdaine a des feuilles caduques, entières, d'un beau vert brillant.

Autres noms : aulne noir, bourgène

La bourdaine est un arbuste de 3 à 5 m de haut, très répandu dans les régions humides. Ses branches dressées sont peu nombreuses mais très ramifiées. Des fleurs à 5 pétales, d'un blanc jaunâtre, s'ouvrent en mai-juin. Le fruit est une petite drupe rouge puis noire à maturité. L'écorce, brun-rouge, est marquée de petites taches blanches (lenticelles).

■ PARTIES UTILISÉES

L'**écorce** desséchée de la tige et des jeunes branches. On la récolte sur les plantes sauvages au moment de la floraison ou on l'importe d'Europe centrale. L'écorce est arrachée par lanières et coupée en petits fragments avant séchage. L'écorce fraîche étant toxique, il est recommandé de ne l'utiliser qu'un an après la récolte. On peut l'employer sous forme d'infusion ou de diverses préparations pharmaceutiques, sous réserve qu'elles aient reçu une autorisation de mise sur le marché.

■ COMPOSANTS

L'écorce et les jeunes rameaux renferment des dérivés anthracéniques qui sont des principes actifs à effet laxatif. Après dessiccation et conservation pendant au moins une année, les principaux composés présents sont les frangulosides et les glucofrangulosides.

Fragments d'écorce séchée.

La forte action laxative de la bourdaine n'est pas sans danger. En dépit des très nombreuses mises en garde émanant des autorités sanitaires, une large part des préparations à base de dérivés anthracéniques laxatifs continue d'être consommée en automédication, sans aucun contrôle médical. Il est regrettable de constater que ces préparations sont encore en vente libre aujourd'hui, dans certaines jardineries par exemple.

PROPRIÉTÉS VALIDÉES

Selon les doses prescrites, la bourdaine est un laxatif ou un purgatif. L'effet laxatif est lié à une action sur l'absorption de l'eau et des électrolytes et à une stimulation de l'intestin. De nombreux travaux cliniques ont décrit ces effets de la bourdaine chez l'homme ainsi que les inconvénients qu'entraîne une utilisation prolongée.

INDICATIONS USUELLES

On prescrit la bourdaine comme traitement symptomatique de la constipation occasionnelle, sous forme d'infusion, de poudre ou de préparations pharmaceutiques. Dans le commerce, la bourdaine est souvent associée à d'autres produits à effet laxatif (laxatifs mécaniques, cholérétiques, spasmolytiques intestinaux...). Ces mariages sont admis mais ne sont pas à recommander.

PRÉCAUTIONS D'EMPLOI

La bourdaine est l'exemple type de la plante médicinale qui doit être utilisée avec prudence. Il faut en particulier proscrire l'utilisation des écorces fraîches ou de celles qui sont vendues en vrac. Il est indispensable de limiter la durée du traitement (pas plus de 8 à 10 jours) et d'éviter l'association de divers produits laxatifs, sous peine de voir s'installer la « maladie des laxatifs » – côlon irritable, constipation renforcée, affaiblissement de la motricité intestinale... Enfin, on évitera tout surdosage, qui peut être responsable d'accidents graves (vertiges, convulsions, etc.). La bourdaine est contre-indiquée en cas de grossesse ou d'allaitement et chez les enfants de moins de 15 ans. Beaucoup de médicaments ne peuvent lui être associés.

UTILISATIONS

Que ce soit sous forme d'infusion ou de toute autre préparation pharmaceutique, seul le médecin est à même de déterminer un traitement à base de bourdaine.

Bourrache

Borago officinalis
Borraginacées

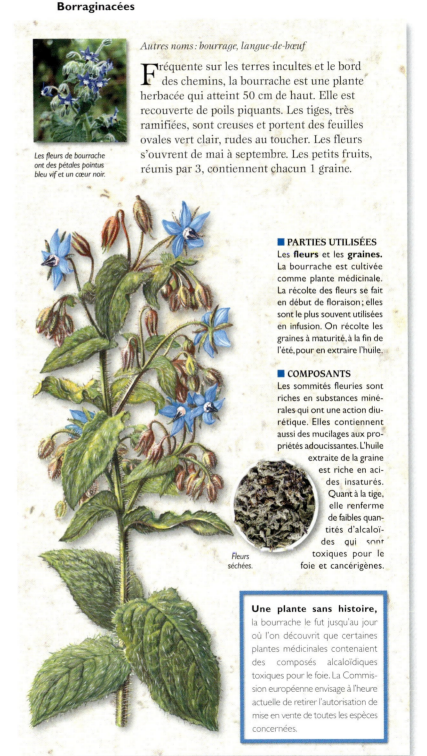

Les fleurs de bourrache ont des pétales pointus bleu vif et un cœur noir.

Fleurs séchées.

Autres noms : bourrage, langue-de-bœuf

Fréquente sur les terres incultes et le bord des chemins, la bourrache est une plante herbacée qui atteint 50 cm de haut. Elle est recouverte de poils piquants. Les tiges, très ramifiées, sont creuses et portent des feuilles ovales vert clair, rudes au toucher. Les fleurs s'ouvrent de mai à septembre. Les petits fruits, réunis par 3, contiennent chacun 1 graine.

PROPRIÉTÉS VALIDÉES

Les études entreprises ces dernières années se sont surtout intéressées à la toxicité hépatique des alcaloïdes que la plante contient. Cependant, on a démontré l'intérêt de l'huile de graine de bourrache, dont les acides insaturés ont des effets bénéfiques en dermatologie.

INDICATIONS USUELLES

Traditionnellement, les sommités fleuries de la bourrache sont utilisées pour leurs effets sudorifiques, adoucissants et diurétiques. L'infusion de fleurs de bourrache calme les rhumes et les affections bronchiques aiguës bénignes. Elle aide également les reins à éliminer l'eau. L'huile extraite des graines de bourrache est prescrite dans le traitement de certains problèmes dermatologiques : **perte d'élasticité, sécheresse, vieillissement de la peau.**

PRÉCAUTIONS D'EMPLOI

L'usage des sommités fleuries de la bourrache requiert un avis médical, car celle-ci appartient au groupe des plantes contenant des alcaloïdes pyrrolizidiniques. Bien que ces derniers ne se trouvent qu'en très faible quantité, l'usage de la plante sous forme d'infusion est à déconseiller fortement ; un règlement européen devrait d'ailleurs l'interdire. Par contre, l'huile extraite des graines ne présente aucun risque et est toujours utilisée en dermatologie par voie interne.

■ PARTIES UTILISÉES

Les **fleurs** et les **graines**. La bourrache est cultivée comme plante médicinale. La récolte des fleurs se fait en début de floraison ; elles sont le plus souvent utilisées en infusion. On récolte les graines à maturité, à la fin de l'été, pour en extraire l'huile.

■ COMPOSANTS

Les sommités fleuries sont riches en substances minérales qui ont une action diurétique. Elles contiennent aussi des mucilages aux propriétés adoucissantes. L'huile extraite de la graine est riche en acides insaturés. Quant à la tige, elle renferme de faibles quantités d'alcaloïdes qui sont toxiques pour le foie et cancérigènes.

> **Une plante sans histoire,** la bourrache le fut jusqu'au jour où l'on découvrit que certaines plantes médicinales contenaient des composés alcaloïdiques toxiques pour le foie. La Commission européenne envisag à l'heure actuelle de retirer l'autorisation de mise en vente de toutes les espèces concernées.

UTILISATIONS

USAGE INTERNE
Perte d'élasticité, sécheresse, vieillissement de la peau
CAPSULES MOLLES À 150 MG D'HUILE DE BOURRACHE : 1 capsule 2 fois par jour avant les repas.

Si les symptômes persistent, consulter le médecin.

LA SANTÉ PAR LES PLANTES

Bourse-à-pasteur
Capsella bursa-pastoris
Brassicacées

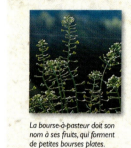

La bourse-à-pasteur doit son nom à ses fruits, qui forment de petites bourses plates.

Autres noms : bourse-à-berger, bourse de capucin

Plante herbacée annuelle de 30 cm de haut, la bourse-à-pasteur est répandue dans toute l'Europe, où elle est fréquente dans les terrains vagues et figure parmi les mauvaises herbes des cultures. La plante porte à sa base une rosette de feuilles d'où sort une tige gainée de petites feuilles étroites et terminée par un bouquet de petites fleurs blanches.

Parties aériennes séchées.

Fruit.

■ PARTIES UTILISÉES
Les **parties aériennes** (feuilles, fleurs, fruits). Récoltées de mars à novembre, elles ne peuvent être stockées d'une année sur l'autre, car elles perdent au fil du temps une partie de leurs principes actifs. Elles entrent dans la composition de différentes spécialités pharmaceutiques et sont employées en infusion et sous forme de teinture-mère ou de teinture officinale.

■ COMPOSANTS
La plante contient de l'huile essentielle, de la résine, de la choline et de l'acétylcholine, de la tyramine, des tanins, des sels de potassium et de calcium, des flavonoïdes et des saponines.

Le paludisme pourrait être combattu par la bourse-à-pasteur. Des médecins russes ont réussi à prouver l'efficacité de cette plante dans la lutte contre les maladies transmises à l'homme par les tiques et les moustiques (encéphalite à tiques, borréliose…) : la bourse-à-pasteur détruit les larves qui sont responsables de ces maladies parasitaires.

PROPRIÉTÉS VALIDÉES
Grâce à ses propriétés hémostatiques, la bourse-à-pasteur est un antihémorragique efficace. On lui reconnaît aussi un effet stimulant du muscle utérin.

INDICATIONS USUELLES
La bourse-à-pasteur est recommandée pour traiter les affections veineuses telles que les **hémorroïdes**, ainsi que les **métrorragies** (hémorragies utérines survenant en dehors des règles). Par ses propriétés de stimulation du muscle utérin, elle est aussi efficace contre les **règles douloureuses**. La teinture-mère est prescrite dans les cas de cystite et de lithiase des voies urinaires. Enfin, par son action antihémorragique, elle est préconisée en cas de **saignements de nez**.

PRÉCAUTIONS D'EMPLOI
À ce jour, aucune toxicité particulière ni aucun effet indésirable n'ont été signalés lors de l'emploi de la bourse-à-pasteur.

UTILISATIONS

USAGE INTERNE
Métrorragies, règles douloureuses, hémorroïdes
INFUSION : 5 g de plante séchée pour 1 tasse d'eau bouillante. Laisser infuser 10 à 15 min. 3 tasses par jour.
Saignements de nez
INHALATIONS : inhaler l'infusion (voir ci-dessus) à froid.
TEINTURE-MÈRE : 50 gouttes dans un verre d'eau 3 fois par jour.

Si les symptômes persistent, consulter le médecin.

Bruyère commune

Calluna vulgaris
Éricacées

Propriétés validées

La bruyère commune a des propriétés diurétiques et antiseptiques urinaires. Ces dernières sont cependant moins intéressantes que celles de la busserole dans le même domaine. Associée à d'autres plantes médicinales, elle donne une excellente infusion dépurative.

Indications usuelles

La bruyère commune est le plus souvent prescrite lors des **inflammations aiguës ou chroniques de l'appareil urinaire**. Du fait de ses propriétés diurétiques, on l'utilise souvent comme traitement adjuvant dans les cas de lithiase rénale. Elle peut également intervenir comme traitement complémentaire lors d'inflammations d'origine rhumatismale, voire de crises de goutte.

Précautions d'emploi

On n'a signalé à ce jour aucune toxicité lors de l'emploi de la bruyère commune. De même, aucun effet secondaire n'a été relevé, même en cas d'utilisation prolongée.

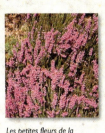

Les petites fleurs de la bruyère commune, roses ou violettes, ont 4 pétales disposés en forme de cloche.

Autres noms : *béruée, brande, bucane, péterolle*

La bruyère est un sous-arbrisseau commun présent dans toute l'Europe. De 10 à 50 cm de haut, elle forme des tapis sur les terrains humides. Les tiges de la plante sont rameuses ; les rameaux courbés vers le haut portent des feuilles serrées les unes contre les autres. Le fruit est une capsule sphérique de 2 mm, remplie de nombreuses graines.

■ PARTIES UTILISÉES
Les sommités fleuries.
Elles sont récoltées à la fin de la floraison, qui, selon les régions, a lieu de juillet à octobre. On utilise la bruyère commune en faisant infuser des sommités séchées ou sous forme de teinture-mère. La plante entre aussi dans la composition de diverses spécialités pharmaceutiques.

■ COMPOSANTS
La bruyère commune contient un principe actif que l'on retrouve dans de nombreuses plantes de la famille des Éricacées. Il s'agit de l'arbutoside, dont la réaction avec l'eau donne l'hydroquinone, responsable d'une activité bactérienne. La bruyère, qui contient environ 15 % d'arbutoside et d'hydroquinone libre, a une composition très proche de celle de la busserole. Elle comprend également 3 à 5 % de tanins.

Une équipe française de l'université de Limoges a pu expliquer l'action anti-inflammatoire que l'on attribue traditionnellement aux fleurs de la bruyère : elle serait due à l'un de ses constituants, l'acide ursolique, également capable d'inhiber l'activité de la lipoxygénase (d'où une possible action protectrice face au mécanisme de développement du cancer).

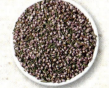

Fleurs séchées.

UTILISATIONS

USAGE INTERNE
Inflammations aiguës ou chroniques de l'appareil urinaire
INFUSION : 50 g de plante séchée pour 1 litre d'eau bouillante. À boire en 4 fois dans la journée.
TEINTURE-MÈRE : 40 gouttes dans 20 cl d'eau ou d'infusion, 4 fois par jour.

Si les symptômes persistent, consulter le médecin.

LA SANTÉ PAR LES PLANTES

Buchu

Agathosma betulina (Barosma betulina)
Rutacées

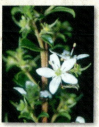

Les fleurs du buchu apparaissent en automne, à la chute des feuilles, en même temps que les fruits.

Autres noms : buchu doux, buchu court, buchu rond

Petit arbuste buissonnant originaire d'Afrique du Sud, le buchu possède des feuilles vert clair de 1 à 2 cm de long, obovales, à base étroite ou rhomboïde, à pétiole court, à bord finement denté, et présentant de nombreuses ponctuations qui sont autant de poches à huile essentielle. Les fleurs, d'un diamètre de 12 mm environ, ont une corolle blanche ou rose. Le fruit est une capsule ovoïde renfermant 5 graines noires et brillantes.

■ PARTIES UTILISÉES
Les **feuilles**. Elles sont récoltées en mars-avril, après les grosses pluies. Elles sont ensuite employées sous forme d'infusion (sachets-doses), de teinture, de poudre, d'extrait sec (gélules) ou fluide. La plante est utilisée seule ou avec d'autres plantes diurétiques.

■ COMPOSANTS
On a identifié dans la feuille du buchu de l'huile essentielle (environ 1 à 2 %) particulièrement riche en diosphénol (ou camphre de buchu) et en pulégone. Elle renferme également des mucilages (composés polysaccharidiques qui, au contact de l'eau, forment des gels), ainsi que des flavonoïdes.

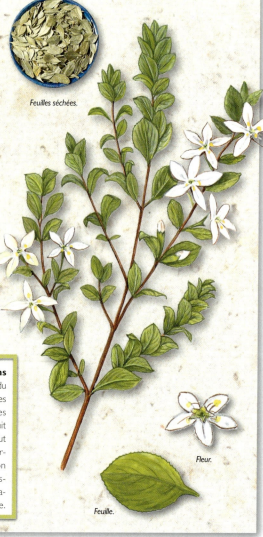

Feuilles séchées.

Fleur.

Feuille.

Originaire des régions montagneuses proches du Cap, le buchu est l'une des plantes les mieux connues d'Afrique du Sud. Introduit en Europe vers 1800, il fut inscrit dès 1821 à la Pharmacopée britannique. Son odeur, forte et caractéristique, tient à la fois du romarin et de la menthe poivrée.

PROPRIÉTÉS VALIDÉES
La feuille du buchu a des propriétés diurétiques et antiseptiques reconnues. Les premières sont attribuées aux flavonoïdes, les secondes au diosphénol.

INDICATIONS USUELLES
La feuille du buchu est efficace contre les inflammations légères des voies urinaires telles que la **cystite**, l'urétrite et la prostatite, et les irritations de la vessie. Elle est également employée comme antiseptique en cas de bronchite chronique. La feuille du buchu est le plus souvent associée à d'autres plantes, comme la busserole et le boldo. Aucun usage externe n'a encore été décrit.

PRÉCAUTIONS D'EMPLOI
Aux doses thérapeutiques usuelles, aucun effet indésirable n'a été signalé à ce jour. En revanche, certains composés de l'huile essentielle, notamment la pulégone (toxique à doses élevées), peuvent irriter les muqueuses et incitent à en déconseiller l'usage en aromathérapie. Enfin, du fait de son action diurétique, la feuille du buchu peut entraîner une fuite de potassium dans l'organisme. Il est donc recommandé de consommer des légumes frais riches en potassium (brocoli, artichaut, asperge, abricot...) quand on suit un traitement à base de buchu.

UTILISATIONS

USAGE INTERNE
Cystite
INFUSION : 1 sachet-dose dans 1 tasse d'eau bouillante. 1 à 3 tasses par jour avant les repas.
GÉLULES : 2 ou 3 par jour aux repas, avec un grand verre d'eau.
TEINTURE OFFICINALE : 50 à 100 gouttes dans un verre d'eau, 2 ou 3 fois par jour, avant les repas.

Si les symptômes persistent, consulter le médecin.

LES PLANTES DE A À Z

Bugrane épineuse
Ononis spinosa
Fabacées

PROPRIÉTÉS VALIDÉES
L'on sait que l'action diurétique de la bugrane, qui facilite l'élimination des chlorures et du sodium, est due à la présence de l'huile essentielle, des dérivés flavoniques et de l'alpha-onocérine. Quant à ses effets anti-inflammatoires, on les attribue à la présence de médicarpine.

INDICATIONS USUELLES
Par voie orale, la racine de bugrane est utilisée pour soigner la **rétention d'urine**, la **néphrite** et la **cystite**, ainsi que pour prévenir la lithiase et les calculs rénaux. On en fait aussi des préparations anti-inflammatoires contre les **rhumatismes** et la **goutte** ; dans ces indications, la bugrane est employée en association avec le genévrier, le bouleau et le buchu.

PRÉCAUTIONS D'EMPLOI
La bugrane ne présente pas, à ce jour, d'effets indésirables aux doses thérapeutiques. Elle est cependant contre-indiquée en cas d'œdèmes liés à une insuffisance cardiaque ou rénale.

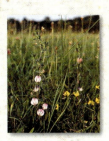

Très commune en France, la bugrane est présente dans toute l'Europe. Elle pousse jusqu'à 1 500 m d'altitude.

Autres noms : arrête-bœuf, bougrane, bougraine

Plante herbacée, ligneuse à la base, atteignant 80 cm de haut, la bugrane est souvent épineuse. Les feuilles inférieures sont munies de 3 folioles, alors que les feuilles supérieures sont isolées. Les fleurs, blanc rosé, rarement blanches, de type papilionacé, sont en grappe terminale. Le fruit est une gousse ovoïde contenant 1 à 3 graines arrondies.

■ PARTIES UTILISÉES
La **racine**. Elle peut être récoltée en toute saison, avec une préférence pour le printemps et l'automne. Elle est ensuite séchée et fragmentée, puis employée soit en infusion, soit sous forme d'extrait fluide ou de teinture-mère. La bugrane est utilisée en association avec d'autres plantes diurétiques.

■ COMPOSANTS
La racine contient une huile essentielle (0,2 à 1 ml/kg) constituée principalement de transanéthol, de carvone et de menthol. La bugrane renferme également des isoflavones, notamment de l'ononine, ainsi que des triterpènes (alpha-onocérine) et de la médicarpine.

Fragments de racine séchée.

Le mot bugrane provient du bas latin *boveretina*, arrête-bœuf, rappelant que les racines de cette plante arrêtent la charrue. Son nom de genre, *Ononis*, est emprunté au grec *onos*, âne, et *oninèmi*, plaire : c'est une plante qui plaît et profite aux ânes. Quant à son nom d'espèce, *spinosa*, tiré du latin *spina*, épine, il indique que la plante est… épineuse. La racine exhale une odeur désagréable et possède une saveur douceâtre et nauséabonde.

UTILISATIONS

USAGE INTERNE
Rétention d'urine, néphrite, cystite, rhumatismes, goutte
INFUSION : 3 à 5 g de racine pour 10 cl d'eau bouillante. Laisser infuser 5 min, aromatiser avec de l'anis ou du fenouil, sucrer au miel. À boire dans les 24 h, 4 à 5 tasses par jour.
EXTRAIT FLUIDE : 2 à 4 g par jour dans un verre d'eau.
TEINTURE-MÈRE : 40 gouttes dans un verre d'eau, 3 fois par jour entre les repas.

Si les symptômes persistent, consulter le médecin.

LA SANTÉ PAR LES PLANTES

Busserole

Arctostaphylos uva-ursi (Arbutus uva-ursi, A. officinalis)
Éricacées

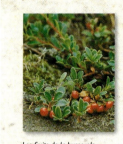

Les fruits de la busserole, de saveur âcre, apparaissent à la fin de l'été.

Autres noms : raisin d'ours, buxerole, arbousier-raisin d'ours

La busserole est un sous-arbrisseau à tiges rampantes et couchées. Ses feuilles, persistantes, coriaces, ressemblent à des spatules ovales. Les fleurs, groupées en grappes, ont une corolle globuleuse, comme chez la bruyère ; elles sont blanches, ponctuées de rouge. Les fruits sont des baies rouge vif à 5 noyaux, semblables à celles de l'airelle rouge.

PROPRIÉTÉS VALIDÉES

Grâce à l'hydroquinone, aux glucosides phénoliques et aux tanins qu'elle contient, la busserole a une action antibactérienne. Elle possède aussi un pouvoir cicatrisant dû à l'allantoïne et aux tanins. L'effet diurétique qui lui a été longtemps attribué est, en revanche, contesté à l'heure actuelle.

INDICATIONS USUELLES

Désinfectant des voies urinaires, la feuille de busserole est indiquée dans le traitement des **infections urinaires** (cystite, urétrite). Toutefois, son efficacité est liée à l'alcalinité des urines. Aussi, il est nécessaire d'observer durant le traitement des règles diététiques strictes (fruits et légumes frais à volonté, viandes et laitages en petites quantités, pas de charcuterie...). À défaut, la prise de bicarbonate de soude permettra de réduire l'acidité urinaire.

PRÉCAUTIONS D'EMPLOI

Du fait de la présence de quinones et de sa forte teneur en tanins, la busserole est contre-indiquée chez la femme enceinte ou qui allaite et chez les enfants de moins de 12 ans. L'excès de tanin peut provoquer des nausées chez certains patients.
À noter : selon les prescriptions actuelles, la durée du traitement ne doit pas excéder 1 semaine et il faut éviter de faire plus de 5 cures dans l'année.

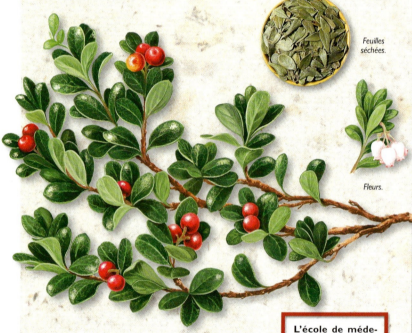

Feuilles séchées.

Fleurs.

■ PARTIES UTILISÉES
Les **feuilles**. Comme elles restent vertes toute l'année, on peut les cueillir en toute saison, à condition de choisir les plus jeunes. Une fois séchées au grand air ou au soleil, les feuilles sont employées en infusion. Elles entrent également dans la composition de diverses spécialités pharmaceutiques sous forme de poudre, de teinture-mère et de gélules d'extrait sec.

■ COMPOSANTS
La feuille renferme des glucosides phénoliques, en particulier l'arbutoside, qui, après hydrolyse, aboutit à l'hydroquinone, aux propriétés antibactériennes. On y trouve également des tanins, des flavonoïdes diurétiques et de l'allantoïne, qui, tous trois, conjuguent leurs effets cicatrisants.

L'école de médecine de Montpellier fut la première, au XVIIIe siècle, à utiliser la busserole contre les mucosités des urines et les douleurs rénales. D'autres plantes de la famille des Éricacées, comme la bruyère cendrée et la callune, sont depuis fort longtemps employées elles aussi dans le traitement des affections urinaires.

UTILISATIONS

USAGE INTERNE
Infections urinaires
INFUSION : 3 g de feuilles séchées pulvérisées pour 1 tasse d'eau bouillante. Laisser infuser 10 min ; filtrer. 3 à 4 tasses par jour.
TEINTURE-MÈRE : 20 gouttes dans un verre d'eau, 3 fois par jour.
GÉLULES DOSÉES À 100-200 MG D'EXTRAIT SEC : 1 ou 2 gélules 3 fois par jour au moment des repas.

Si les symptômes persistent, consulter le médecin.

LES PLANTES DE A À Z

Cacaoyer
Theobroma cacao
Sterculiacées

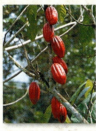

Le fruit du cacao, long d'une vingtaine de centimètres, est charnu et coriace. Il est appelé cabosse.

Autre nom : cacaotier

Petit arbre originaire d'Amérique centrale, le cacaoyer peut atteindre 10 m de haut. Il porte de grandes feuilles ovales à l'extrémité pointue. Les fleurs, de petite taille, éclosent directement sur le tronc et les branches. Le fruit se développe à même l'écorce ; il contient une pulpe d'un blanc jaunâtre où sont disséminées 20 à 40 graines, les fèves, à cotylédons gras.

PROPRIÉTÉS VALIDÉES

Certaines propriétés du cacao sont liées aux polyphénols, qui agissent sur la réduction de l'oxydation des lipoprotéines LDL (mauvais cholestérol). Le cacao a aussi, grâce aux flavonoïdes qu'il contient, un effet sur le système vasculaire. De plus, on a pu démontrer que ces flavonoïdes, en s'opposant à la formation d'amas de plaquettes sanguines, possédaient une action dite « à effet d'aspirine ». Enfin, d'autres travaux ont mis en évidence un effet d'inhibition de 60 à 80 % de la transcription de l'interleukine 2, modulant la fonction immunitaire.

INDICATIONS USUELLES

Considéré essentiellement comme un aliment du plaisir, le cacao est cependant reconnu en tant que remède général et tonique ainsi que comme astringent actif sur les diarrhées. D'autres indications apparaîtront peut-être d'ici peu : des services universitaires d'oncologie et d'hématologie ont récemment démontré des propriétés intéressantes. On pourrait alors prescrire le chocolat sinon en tant que remède, du moins comme acteur de prévention en nutrition et en nutrithérapie. En usage externe, on recommande le beurre de cacao pour traiter certaines **irritations de la peau** et les **gerçures des lèvres**.

PRÉCAUTIONS D'EMPLOI

Il existe un risque de réaction allergique entraînant migraines ou constipation, mais il semble bien que cette intolérance soit strictement individuelle.

UTILISATIONS

USAGE INTERNE
Le cacao ne faisant encore l'objet d'aucune préparation pharmaceutique, sa consommation reste à l'appréciation raisonnée de chacun.

USAGE EXTERNE
Irritations de la peau, gerçures des lèvres
BEURRE DE CACAO : 4 ou 5 applications par jour.

Si les symptômes persistent, consulter le médecin.

■ **PARTIES UTILISÉES**
Les **fèves**. On leur fait subir différents traitements (torréfaction, laminage…) qui permettent d'obtenir le cacao, dont on fait ensuite le chocolat. L'usage du cacao reste essentiellement alimentaire. Des dérivés tels que le beurre de cacao sont utilisés en pharmacologie et en cosmétologie. D'autres encore sont utilisés dans le secteur agroalimentaire.

■ **COMPOSANTS**
La fève, très riche en lipides (beurre de cacao), est composée d'acides gras (palmitique, stéarique, oléique) et de triglycérides. La teneur de ces composés varie selon l'origine des cacaos. Les bases xanthiques (théobromine et caféine en faible quantité) accompagnent des protéines, des flavonoïdes, des minéraux (magnésium essentiellement) et surtout des polyphénols et des procyanidines antiradicalaires – qui combattent les radicaux libres en excès. La fermentation permet l'épanouissement de l'arôme, qui se compose d'une centaine de constituants.

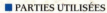

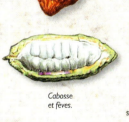

Cabosse et fèves.

Fèves séchées.

Les travaux scientifiques les plus récents ont mis en évidence la richesse du cacao en polyphénols antiradicalaires. Est-ce pour cette raison qu'il y a 15 siècles les Mayas dégustaient déjà le *tchocoalt*, une boisson à base de pâte de cacao ? Toujours est-il que les conquistadors furent séduits par le goût et rapportèrent les premières fèves en Europe dès le XVIe siècle. Les botanistes donnèrent alors au cacao un nom digne de son succès : *Theobroma*, nourriture des dieux.

LA SANTÉ PAR LES PLANTES

Caféier

Coffea arabica
Rubiacées

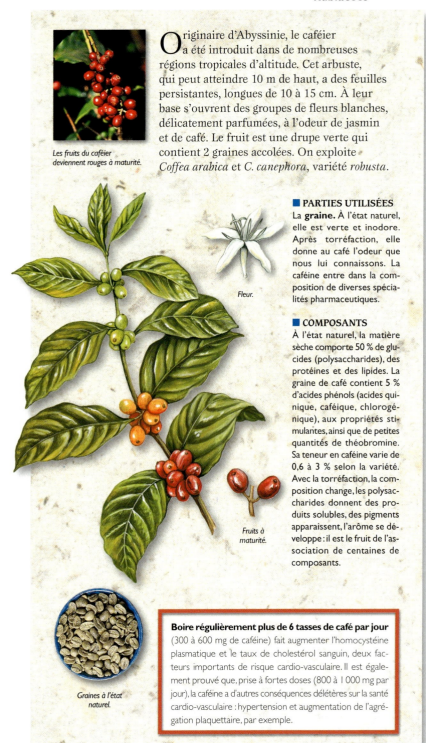

Les fruits du caféier deviennent rouges à maturité.

Fleur.

Fruits à maturité.

Graines à l'état naturel.

Originaire d'Abyssinie, le caféier a été introduit dans de nombreuses régions tropicales d'altitude. Cet arbuste, qui peut atteindre 10 m de haut, a des feuilles persistantes, longues de 10 à 15 cm. À leur base s'ouvrent des groupes de fleurs blanches, délicatement parfumées, à l'odeur de jasmin et de café. Le fruit est une drupe verte qui contient 2 graines accolées. On exploite *Coffea arabica* et *C. canephora*, variété *robusta*.

■ PARTIES UTILISÉES
La **graine**. À l'état naturel, elle est verte et inodore. Après torréfaction, elle donne au café l'odeur que nous lui connaissons. La caféine entre dans la composition de diverses spécialités pharmaceutiques.

■ COMPOSANTS
À l'état naturel, la matière sèche comporte 50 % de glucides (polysaccharides), des protéines et des lipides. La graine de café contient 5 % d'acides phénols (acides quinique, caféique, chlorogénique), aux propriétés stimulantes, ainsi que de petites quantités de théobromine. Sa teneur en caféine varie de 0,6 à 3 % selon la variété. Avec la torréfaction, la composition change, les polysaccharides donnent des produits solubles, des pigments apparaissent, l'arôme se développe : il est le fruit de l'association de centaines de composants.

Boire régulièrement plus de 6 tasses de café par jour (300 à 600 mg de caféine) fait augmenter l'homocystéine plasmatique et le taux de cholestérol sanguin, deux facteurs importants de risque cardio-vasculaire. Il est également prouvé que, prise à fortes doses (800 à 1 000 mg par jour), la caféine a d'autres conséquences délétères sur la santé cardio-vasculaire : hypertension et augmentation de l'agrégation plaquettaire, par exemple.

PROPRIÉTÉS VALIDÉES
Stimulant du cortex et du système nerveux central, la caféine réveille, éclaircit les idées et diminue la sensation de fatigue. On a démontré qu'elle stimulait également les centres bulbaires respiratoires. De même, elle augmente le rythme et le débit du cœur, ainsi que sa puissance de contraction. Elle entraîne une élévation des dépenses d'énergie de l'organisme (en augmentant le métabolisme de base). Enfin, elle potentialise l'effet analgésique de l'aspirine. En usage externe, elle active localement la lipolyse (destruction des graisses). Mais les effets du café ne se limitent pas à ceux de la caféine : d'autres composants ont une action intéressante, comme la trigonelline, qui serait efficace contre la migraine.

INDICATIONS USUELLES
En usage interne, boire du café torréfié a une action stimulante – tonique, voire excitante. Quant au café vert, c'est un diurétique et un cholérétique. Il combat les radicaux libres, dont l'excès est souvent responsable de cancers, et entre comme complément dans des régimes amaigrissants.
En usage externe, les crèmes contenant de la caféine provoquent un amincissement localisé en déstockant les graisses contenues dans les adipocytes.

PRÉCAUTIONS D'EMPLOI
Le café n'est pas recommandé aux sportifs : à l'instar de toutes les boissons contenant de la caféine, il est classé comme substance dopante. Les femmes enceintes doivent également l'éviter, car la présence de théobromine peut entraîner un risque pour l'enfant à naître.

UTILISATIONS

Bien que l'extrait de cola soit généralement plus souvent prescrit que le café, la phytothérapie recommande parfois la prise de café en tant que diurétique, digestif et stimulant. La caféine augmentant l'effet des autres médications, les crèmes et gels amincissants qui en contiennent sont d'autant plus efficaces. Le traitement, d'une durée de 6 mois au moins, doit être accompagné d'un régime alimentaire.

Camomille (grande)

Tanacetum parthenium
Astéracées

PROPRIÉTÉS VALIDÉES

En expérimentation animale et au cours d'études menées in vitro, on a constaté que les principes actifs de la grande camomille inhibaient l'agrégation plaquettaire. Cela expliquerait le rôle de la plante dans la prévention de la crise migraineuse, celle-ci étant souvent liée à des anomalies du fonctionnement des plaquettes. En clinique humaine, des expériences conduites en double aveugle tendent à prouver l'intérêt de la plante dans le traitement des migraines, mais le recrutement des patients a été critiqué et les protocoles des essais étaient relativement différents.

INDICATIONS USUELLES

Du fait de ses propriétés antispasmodiques, la grande camomille est prescrite dans le traitement des règles douloureuses et la prévention des crises migraineuses.

PRÉCAUTIONS D'EMPLOI

Aucun effet secondaire sérieux n'a été relevé jusqu'à présent. Cependant, la grande camomille est contre-indiquée en cas de grossesse. De plus, il est recommandé de ne pas poursuivre un traitement plus de 4 mois pour éviter des réactions allergiques. La plante est déconseillée sans avis médical.

UTILISATIONS

Que ce soit sous forme de poudre, d'extrait ou de toute autre préparation pharmaceutique, seul le médecin est à même de déterminer un traitement à base de grande camomille.

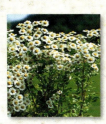

Tout l'été, la grande camomille porte des fleurs qui ressemblent à de petites marguerites.

Autre nom : partenelle

Cette herbe vivace de 30 cm de haut est originaire d'Asie Mineure. La grande camomille a des tiges couchées puis redressées, d'un vert blanchâtre. Elle porte des feuilles au bord crénelé, vert-jaune, très aromatiques, et des capitules terminaux composés, au centre, de fleurs tubuleuses jaunes et, en périphérie, de fleurs ligulées blanches. Ces capitules sont réunis en corymbes.

■ PARTIES UTILISÉES

Les **parties aériennes (capitules floraux)**. On les coupe au début de la floraison, puis on les met à sécher à l'abri du soleil et de l'humidité pour éviter que les capitules ne brunissent et ne perdent ainsi une partie de leurs principes actifs. Les capitules entrent dans la composition de plusieurs médicaments.

■ COMPOSANTS

Les principes actifs de la grande camomille appartiennent au groupe des lactones sesquiterpéniques, qui ont des vertus antispasmodiques. Le composant majoritaire est le parthénolide.

> **Les Anglais sont les premiers** à s'être penchés sur les propriétés de la grande camomille, qu'ils utilisent dans la prévention des crises migraineuses. Cependant, les résultats des essais thérapeutiques chez l'homme sont très variables, ce qui tient vraisemblablement au fait que toutes les études n'ont pas adopté les mêmes dosages.

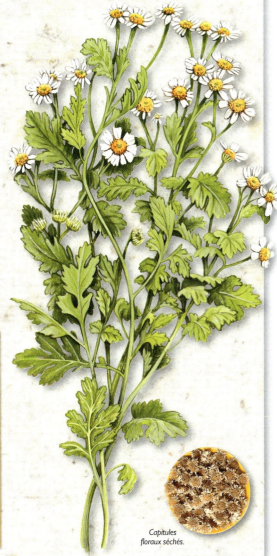

Capitules floraux séchés.

LA SANTÉ PAR LES PLANTES

Camomille romaine

Chamaemelum nobile (Anthemis nobilis)
Astéracées

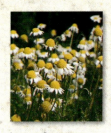

La camomille romaine se développe sur les sols sablonneux et dans les prairies sèches.

La camomille romaine est une petite plante vivace répandue dans toute l'Europe occidentale et méridionale. Plus basse et plus étalée que la grande camomille, elle a des tiges couchées qui portent des feuilles très découpées. Les fleurs sont réunies en capitules constitués de fleurs tubulées jaunes au centre, ligulées blanches à la périphérie. Les capitules sont terminaux, solitaires, à bractées velues et à réceptacle conique et plein. La plante entière dégage une odeur forte et agréable.

■ PARTIES UTILISÉES

Les **fleurs** et les **capitules**. La récolte tend aujourd'hui à être mécanisée et a lieu en été. La camomille romaine peut être consommée fraîche. Une fois séchés, fleurs et capitules doivent être conservés à l'abri de la lumière et de l'humidité. Ils sont ensuite utilisés principalement en infusion et en gélules et entrent dans la composition de collyres, bains de bouche, collutoires et pastilles.

■ COMPOSANTS

L'amertume de la plante est due à des lactones sesquiterpéniques. Les principes responsables de l'activité antispasmodique, digestive et anti-inflammatoire sont des polyphénols (coumarines et flavonoïdes) et une huile essentielle très riche en esters (angélates d'isobutyle et d'isoamyle…).

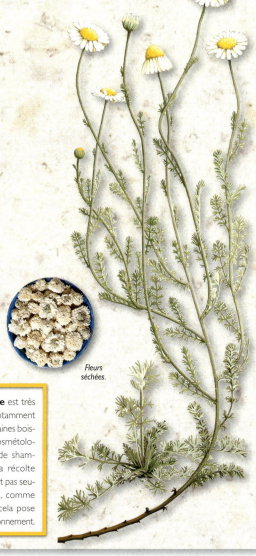

Fleurs séchées.

La camomille romaine est très recherchée aujourd'hui, notamment pour la fabrication de certaines boissons alcoolisées et, en cosmétologie, pour la confection de shampooings éclaircissants. La récolte mécanique ne comprenant pas seulement le capitule floral, comme l'exige la pharmacopée, cela pose des problèmes d'approvisionnement.

PROPRIÉTÉS VALIDÉES

L'expérimentation animale a démontré chez le rat une activité anti-inflammatoire due à l'huile essentielle que contient la plante. L'action antispasmodique digestive serait liée à la présence de polyphénols, et en particulier de flavonoïdes. L'effet apéritif et tonique amer provient d'une lactone sesquiterpénique, la nobiline.

INDICATIONS USUELLES

En usage interne, la camomille romaine est traditionnellement utilisée dans le traitement symptomatique des **troubles digestifs** (ballonnements, digestion lente, éructations, flatulences) et aussi comme complément dans le traitement de fond des troubles fonctionnels digestifs.
En usage externe, la camomille romaine est prescrite sous forme de préparations diverses comme adoucissant et antiprurigineux dans le traitement des affections dermatologiques, des **irritations oculaires**, du **mal de gorge**, de la **rhinite** et de la **sinusite maxillaire**, ainsi que pour l'hygiène buccale.

PRÉCAUTIONS D'EMPLOI

Ni toxicité ni effets secondaires n'ont été relevés à ce jour concernant la camomille romaine.

UTILISATIONS

USAGE INTERNE
Troubles digestifs
INFUSION : 1 sachet-dose pour 1 tasse d'eau bouillante. Laisser infuser 10 min. 1 tasse après chacun des principaux repas.
EXTRAIT SEC : 1 gélule matin, midi et soir avec un grand verre d'eau, avant les repas.

USAGE EXTERNE
Irritations oculaires
COLLYRE : 1 ou 2 gouttes dans l'œil irrité, 2 ou 3 fois par jour.
Mal de gorge
COLLUTOIRE : 1 pulvérisation dans le fond de la gorge, 2 ou 3 fois par jour.
Rhinite, sinusite maxillaire
INHALATIONS : 2 ou 3 fois par jour avec de l'infusion (voir ci-dessus) chaude.

Si les symptômes persistent, consulter le médecin.

LES PLANTES DE A À Z

Canneberge
Vaccinium macrocarpon
Éricacées

PROPRIÉTÉS VALIDÉES
L'effet bactéricide de la plante par acidification des urines n'a pu être vérifié car son administration ne provoque pas de changement du pH urinaire. On suppose à l'heure actuelle que les procyanidines et le fructose présents dans le fruit ont une action antiadhésine. En effet, les bactéries sécrètent des adhésines leur permettant d'adhérer aux parois de l'épithélium. Ces effets ont été démontrés sur diverses bactéries (*Escherichia coli, Staphylococcus aureus,* etc.). Mais la canneberge n'agit pas sur *Candida albicans,* générateur de mycoses. On a constaté aussi une désodorisation des urines, élément intéressant pour les personnes âgées atteintes d'incontinence urinaire.

INDICATIONS USUELLES
La canneberge est recommandée comme antibactérien complémentaire lors de l'administration d'antibiotiques dans le traitement des **infections urinaires à répétition**. On utilise aussi la plante pour la **prévention de la plaque dentaire et des caries**.

PRÉCAUTIONS D'EMPLOI
La canneberge ne présente aucun danger connu à ce jour. Elle peut être utilisée pendant la grossesse et l'allaitement, ainsi que chez l'enfant. En cas d'infection urinaire, il est conseillé de l'associer aux traitements médicamenteux, même antibiotiques.

UTILISATIONS

USAGE INTERNE

Infections urinaires à répétition
Traitement accompagnant une antibiothérapie
EXTRAIT SEC DE JUS CONCENTRÉ (en gélules ou en comprimés) : 400 mg, 2 à 4 fois par jour.
JUS DE FRUITS FRAIS NON DILUÉ : 50 cl, 2 fois par jour.
Les cures doivent être prolongées.

Prévention de la plaque dentaire et des caries
JUS, SOUVENT DILUÉ ET ÉDULCORÉ (30 % de jus de fruits, 70 % d'eau) : 50 cl à 1 litre par jour.

Si les symptômes persistent, consulter le médecin.

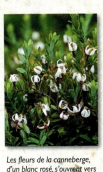

Les fleurs de la canneberge, d'un blanc rosé, s'ouvrent vers la fin du mois de juin.

Autre nom : airelle à gros fruits

Originaire du nord des États-Unis et du Canada, où elle pousse dans les tourbières et les forêts d'altitude, la canneberge est maintenant cultivée dans plusieurs régions du continent nord-américain. C'est un arbrisseau à pousse très lente, semblable à la myrtille, à feuillage vert foncé. Le fruit est une petite baie verdâtre qui devient rouge en mûrissant. La plante montre de longues périodes de dormance régulées par les baisses de température et le nombre d'heures d'ensoleillement.

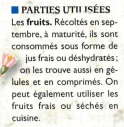

■ **PARTIES UTILISÉES**
Les **fruits**. Récoltés en septembre, à maturité, ils sont consommés sous forme de jus frais ou déshydratés ; on les trouve aussi en gélules et en comprimés. On peut également utiliser les fruits frais ou séchés en cuisine.

■ **COMPOSANTS**
Le fruit de la canneberge renferme des sucres (glucose, fructose), des acides organiques : acides benzoïque, citrique, malique, quinidique et, surtout, ascorbique (vitamine C). Il est riche en anthocyanosides (trimères de l'épicatéchol biologiquement actifs, dérivés du cyanidol et du paéonidol), ainsi qu'en flavonoïdes.

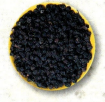

Fruits séchés.

Une récente étude sur la canneberge a été menée au Canada auprès de 150 femmes qui ont pris chaque jour, pendant 1 an, soit du jus de canneberge, soit de la canneberge déshydratée en comprimés, soit un placebo. La prise de canneberge, en jus ou en comprimés, a révélé une réduction significative de la fréquence des infections urinaires.

LA SANTÉ PAR LES PLANTES

Cannelier

Cinnamomum zeylanicum, C. aromaticum
Lauracées

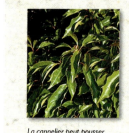

La cannelier peut pousser jusqu'à 500 m d'altitude dans les forêts tropicales.

Le cannelier est un arbre à feuillage persistant de 5 à 8 m de haut. Il possède des feuilles simples et coriaces de 20 cm de long environ. Les fleurs, à 6 pétales, sont regroupées en grappes. La plante porte des petites baies d'un brun-rouge très foncé. Les variétés les plus utilisées sont le cannelier de Ceylan, *Cinnamomum zeylanicum*, et le cannelier de Chine, *C. aromaticum*.

Écorce séchée.

■ PARTIES UTILISÉES

L'**écorce** et les **feuilles**. On prélève l'écorce secondaire du cannelier de Ceylan et l'écorce totale du cannelier de Chine. Elles sont récoltées tous les 2 ans sur des arbres ayant au moins 8 ans. Les tuyaux et demi-tuyaux de cannelle (l'écorce séchée) sont utilisés en infusion, en teinture et en poudre, mais on en tire aussi des débris (chips) et, par distillation, de l'huile essentielle. Celle-ci a une couleur brun rougeâtre et une odeur poivrée. Les feuilles fournissent principalement une huile essentielle utilisée en parfumerie et pour les soins de la bouche.

■ COMPOSANTS

L'écorce du cannelier de Ceylan contient une concentration d'huile essentielle de 0,5 à 2 %, avec 65 à 80 % d'aldéhyde cinnamique et jusqu'à 1 % d'eugénol. Celle du cannelier de Chine contient 2 % d'huile essentielle renfermant 90 % d'aldéhyde cinnamique et très peu d'eugénol.

Les chercheurs chinois ont démontré l'effet des préparations à base d'huile essentielle de cannelier de Chine – riche en aldéhyde cinnamique – contre la prolifération des bactéries intestinales de l'homme telles que *Clostridium perfringens*, *Bacteroides fragilis* et *Bifidobacterium bifidum*. Par ailleurs, associée à des extraits d'*Allium tuberosum* et du fruit du cornouiller officinal, cette drogue inhibe la croissance de la bactérie *Escherichia coli* et peut servir de gel conservateur dans des préparations culinaires.

PROPRIÉTÉS VALIDÉES

Il est prouvé que la cannelle, c'est-à-dire l'écorce du cannelier, est un tonique antispasmodique. C'est un stimulant des glandes salivaires, mais aussi de la muqueuse gastrique et de ses glandes ; elle favorise ainsi la digestion, l'expulsion des gaz et traite les spasmes de l'estomac et de l'intestin. Elle agit aussi comme un stimulant cardiaque et respiratoire, mais également utérin et œstrogénique.

INDICATIONS USUELLES

La cannelle se révèle efficace pour soigner la **gastrite**, avec ou sans reflux gastro-œsophagiens, et les **troubles de la digestion** (états nauséeux, éructations, flatulences et ballonnements). Elle permet de calmer l'hyperchlorhydrie gastrique. L'extrait aqueux est utilisé pour traiter l'ulcère gastro-duodénal. Elle est conseillée dans les cas de **perte d'appétit** et de **fatigue légère**.
En usage externe, elle apaise les contractures musculaires, les douleurs articulaires et les névralgies. En tant qu'analgésique et anti-inflammatoire, la cannelle de Chine entre dans la composition du baume du tigre.

PRÉCAUTIONS D'EMPLOI

L'huile essentielle de cannelier est contre-indiquée pendant la grossesse car elle présente des risques d'allergie pour les muqueuses et la peau. Elle ne peut être utilisée que sur avis médical.

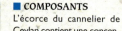

UTILISATIONS

USAGE INTERNE
Gastrite, troubles de la digestion, perte d'appétit, fatigue légère
INFUSION : 1 g d'écorce de cannelier de Chine ou 2 à 4 g d'écorce de cannelier de Ceylan pour 1 tasse d'eau bouillante. Laisser infuser 10 min. 3 ou 4 tasses par jour.
POUDRE : 0,3 à 1,5 g par jour.
EXTRAIT FLUIDE : 0,5 à 1 ml dans un verre d'eau, 3 fois par jour.

Si les symptômes persistent, consulter le médecin.

LES PLANTES DE A à Z

Caroubier

Ceratonia siliqua
Césalpiniacées

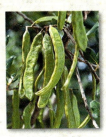

Le caroubier est toujours vert. Pendants et aplatis, ses fruits deviennent rouge-brun foncé à maturité.

Autres noms : caroube, figuier d'Égypte, fève de Pythagore, pain de saint Jean-Baptiste

Grand arbre du pourtour méditerranéen pouvant atteindre 20 m de haut, le caroubier a des feuilles composées comportant 6 à 10 folioles coriaces. Les fleurs sont petites, rougeâtres, dépourvues de corolle et groupées en grappes luisantes. Le fruit (caroube) est une gousse renfermant 8 à 12 graines séparées par des cloisons pulpeuses.

PROPRIÉTÉS VALIDÉES

La farine de caroube sert de base à une préparation absorbante qui est antidiarrhéique et protège la paroi intestinale contre les substances irritantes. Le mucilage, extrait de l'endosperme, et la gomme de caroube, aux propriétés épaississantes, agissent contre le vomissement. Enfin, la gomme de caroube, non digestible, ôte la sensation de faim.

INDICATIONS USUELLES

La farine de caroube est proposée dans le traitement de la **diarrhée** du nourrisson, de l'enfant et de l'adulte et peut être associée à des extraits d'autres plantes. Le mucilage constitue une préparation épaississante à utiliser lors des **vomissements** habituels du nourrisson et de la femme enceinte. En diététique, la gomme de caroube, dénuée de pouvoir nutritif, épaissit les rations et peut être utilisée comme adjuvant des régimes amaigrissants. La farine de caroube, associée à l'aleurone de tournesol et de riz (ou à de l'amidon traité), est employée dans la même indication.

PRÉCAUTIONS D'EMPLOI

À ce jour, aucun effet indésirable toxique n'a été signalé pour les préparations à base de caroubier prises à des doses thérapeutiques. Un surdosage peut toutefois entraîner une occlusion intestinale.

■ PARTIES UTILISÉES
Le **fruit** et les **graines**. Celles-ci, ramollies par trempage, sont débarrassées de leur enveloppe et du germe, puis l'albumen, broyé, sert à obtenir la gomme de caroube. La farine de caroube est obtenue par dessiccation et broyage de la pulpe du mésocarpe du fruit.

■ COMPOSANTS
La graine contient près de 90 % de galactomannanes (polymères formés de mannose et de galactose), de la cellulose, de l'hémicellulose et de la pectine. L'endosperme est riche en mucilage, tandis que la pulpe du fruit renferme 40 à 50 % de sucres solubles, des cyclitols et des tanins aux propriétés antidiarrhéiques.

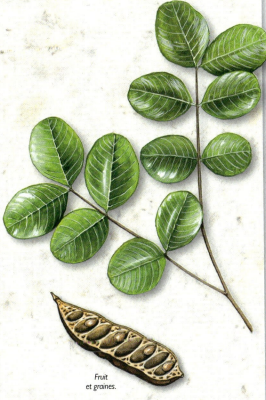

Fruit et graines.

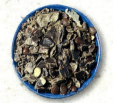

Graines séchées.

La constance de la masse de la graine du caroubier est telle qu'elle est à l'origine du carat, l'unité de poids utilisée par les joailliers (1 carat = 0,2 g). Les solutions de gomme de caroube sont très utilisées dans l'industrie agroalimentaire, notamment en tant que gélifiants, dans la composition des produits lactés ou congelés (crèmes, glaces…).

UTILISATIONS

USAGE INTERNE

Diarrhée

FARINE DE CAROUBE :
Adulte : 20 à 30 g par jour dans de l'eau ou du lait tièdes. Afin d'éviter l'irritation du pharynx, ajouter à ce mélange 15 % d'amidon.
Nourrisson : ajouter 1 % de farine.

Vomissements

GOMME DE CAROUBE :
Adulte : 1 cuill. à soupe dans un verre d'eau. À boire le soir.
Nourrisson : 1 g de gomme de caroube pour 10 cl de lait, à chaque biberon.

Si les symptômes persistent, consulter le médecin.

Carvi

Carum carvi
Apiacées

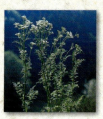

Le carvi est très répandu dans les prairies, les pâturages et sur les pentes montagneuses.

Autres noms : cumin des prés, anis bâtard

Plante herbacée que l'on cultive comme annuelle ou bisannuelle, le carvi peut atteindre 0,70 à 1 m de haut. Il porte des feuilles glabres, longues de 20 cm et découpées en lanières. Ses fleurs, blanches ou rosées, sont groupées en ombelles. Les petits fruits secs sont des akènes allongés (3 à 7 mm), bruns et aromatiques.

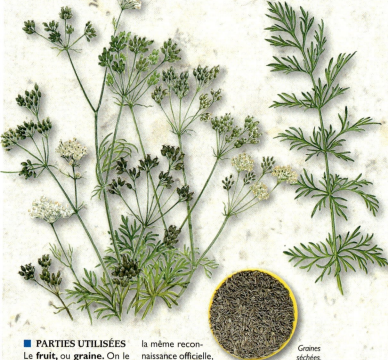

Graines séchées.

■ PARTIES UTILISÉES
Le **fruit**, ou **graine**. On le recueille juste avant la complète maturité, en juillet-août. La graine a une odeur caractéristique et une saveur brûlante. Elle est de ce fait souvent confondue avec le vrai cumin (*Cuminum cyminum*) et entre comme condiment sous le faux nom de cumin dans la préparation de certains mets (pain, fromage, gâteau…). Les fruits figurent dans toutes les pharmacopées européennes. L'huile essentielle que renferme la graine bénéficie de la même reconnaissance officielle, sauf en Suisse. On utilise le carvi sous forme d'infusion de graines ou en cures à base de gouttes d'huile essentielle (sur ordonnance médicale).

■ COMPOSANTS
L'huile essentielle de carvi renferme entre 50 et 85 % de carvone, qui lui donne sa saveur particulière. Cette molécule est une cétone terpénique à l'activité antiseptique intestinale. L'huile essentielle contient aussi environ 20 % de limonène.

Plante apéritive, le carvi entre dans la préparation de liqueurs et de spiritueux. Ainsi, le fameux kummel, liqueur aromatisée au cumin des prés, est fort apprécié en Russie, en Allemagne et dans la plupart des pays d'Europe centrale pour ses propriétés digestives.

PROPRIÉTÉS VALIDÉES
La graine de carvi favorise la sécrétion des sucs gastriques et, de ce fait, peut soulager les douleurs dues à une digestion difficile. La graine a aussi un effet carminatif, bénéfique dans le traitement des aérophagies, des ballonnements et des spasmes intestinaux. Enfin, grâce à la forte teneur de son huile essentielle en carvone, le carvi a des propriétés antiseptiques sur l'intestin.

INDICATIONS USUELLES
En médecine arabe traditionnelle, le carvi est utilisé pour lutter contre l'incontinence urinaire chez l'enfant. En Europe, il entre depuis longtemps dans la composition d'infusions en mélange (en particulier carvi, fenouil, anis vert à parts égales) destinées au traitement des **troubles gastriques** fonctionnels, des spasmes intestinaux (**ballonnements, météorisme**) ou encore des **infections intestinales**.

PRÉCAUTIONS D'EMPLOI
Aucun effet toxique n'ayant été signalé à ce jour, la plante, excepté l'huile essentielle, est utilisable sans avis médical. Cependant, comme d'autres plantes de cette famille – coriandre, cumin, aneth… –, le carvi peut être à l'origine de diverses réactions allergiques (rhino-conjonctivites, manifestations digestives…).

UTILISATIONS

USAGE INTERNE
Troubles gastriques, ballonnements, météorisme, infections intestinales
INFUSION : 1 cuill. à café d'un mélange carvi-fenouil-anis pour 25 cl d'eau bouillante. Laisser infuser 2 à 3 min. À boire en 2 ou 3 fois avant les repas.
Ou : 1 à 5 g de graines de carvi broyées à laisser infuser 10 à 15 min dans 1 tasse d'eau bouillante. À boire en 2 ou 3 fois avant les repas.

Si les symptômes persistent, consulter le médecin.

Cascara

Rhamnus purshiana
Rhamnacées

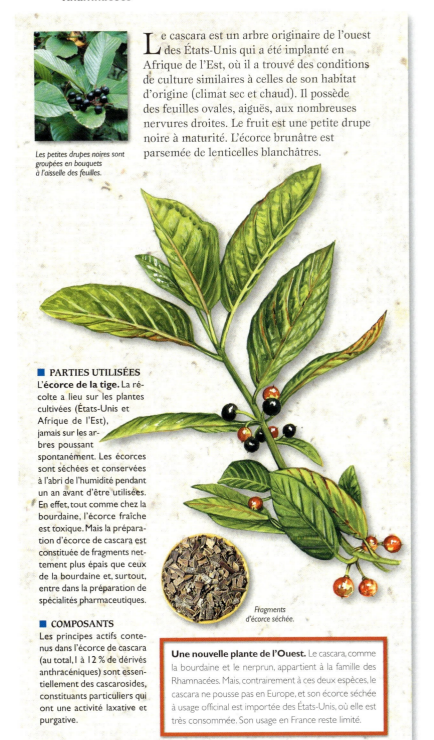

Les petites drupes noires sont groupées en bouquets à l'aisselle des feuilles.

Le cascara est un arbre originaire de l'ouest des États-Unis qui a été implanté en Afrique de l'Est, où il a trouvé des conditions de culture similaires à celles de son habitat d'origine (climat sec et chaud). Il possède des feuilles ovales, aiguës, aux nombreuses nervures droites. Le fruit est une petite drupe noire à maturité. L'écorce brunâtre est parsemée de lenticelles blanchâtres.

PROPRIÉTÉS VALIDÉES

Selon les doses consommées, l'écorce de cascara est un laxatif ou un purgatif. L'effet laxatif est lié à une action sur l'absorption de l'eau et des électrolytes et sur le péristaltisme intestinal (mouvements de contraction de l'intestin permettant d'en évacuer le contenu).

INDICATIONS USUELLES

L'écorce de cascara est prescrite dans le traitement symptomatique de la constipation occasionnelle selon des règles bien précises à définir lors de la prescription médicale. On trouve parmi les spécialités proposées de nombreuses associations admises mais non recommandées (associations avec d'autres plantes laxatives : laxatifs mécaniques, cholérétiques, spasmolytiques intestinaux…).

PRÉCAUTIONS D'EMPLOI

Du fait de la puissance de son action et de ses éventuels effets secondaires, le cascara est déconseillé sans avis médical. Les infusions en vrac sont à proscrire, de même que les associations avec d'autres produits laxatifs. La période d'utilisation est limitée à 8-10 jours. L'administration est contre-indiquée chez les enfants de moins de 10 ans et déconseillée chez les enfants de 10 à 15 ans, ainsi qu'en cas de grossesse et d'allaitement. Lors d'une utilisation prolongée, il apparaît une sorte de dépendance, la « maladie des laxatifs », entraînant douleurs abdominales, troubles électrolytiques, comportant en particulier la baisse du potassium sanguin.

UTILISATIONS

L'écorce de cascara ne peut être utilisée que sur prescription médicale. Certaines formes disponibles doivent être pourvues d'une AMM (autorisation de mise sur le marché propre aux médicaments). La dose journalière recommandée correspond à 250 mg de cascaroside A.

■ PARTIES UTILISÉES

L'écorce de la tige. La récolte a lieu sur les plantes cultivées (États-Unis et Afrique de l'Est), jamais sur les arbres poussant spontanément. Les écorces sont séchées et conservées à l'abri de l'humidité pendant un an avant d'être utilisées. En effet, tout comme chez la bourdaine, l'écorce fraîche est toxique. Mais la préparation d'écorce de cascara est constituée de fragments nettement plus épais que ceux de la bourdaine et, surtout, entre dans la préparation de spécialités pharmaceutiques.

■ COMPOSANTS

Les principes actifs contenus dans l'écorce de cascara (au total, 1 à 12 % de dérivés anthracéniques) sont essentiellement des cascarosides, constituants particuliers qui ont une activité laxative et purgative.

Fragments d'écorce séchée.

Une nouvelle plante de l'Ouest. Le cascara, comme la bourdaine et le nerprun, appartient à la famille des Rhamnacées. Mais, contrairement à ces deux espèces, le cascara ne pousse pas en Europe, et son écorce séchée à usage officinal est importée des États-Unis, où elle est très consommée. Son usage en France reste limité.

LA SANTÉ PAR LES PLANTES

Cassis

Ribes nigrum
Grossulariacées

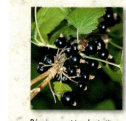

Réunis en grappes, les petits fruits noirs du cassis ont une grande valeur nutritive.

Autres noms : cassissier, groseillier noir

Le cassis est un arbrisseau répandu dans toute l'Europe, excepté dans les régions septentrionales. Il peut atteindre 1,30 m de haut. Ses feuilles, lobées, portent des glandes sécrétrices jaunes sur leur face inférieure. Les fleurs, petites et vertes, sont réunies en grappes lâches et pendantes. Le fruit, qui a le même nom que la plante, est une baie noire odorante, surmontée des restes du calice.

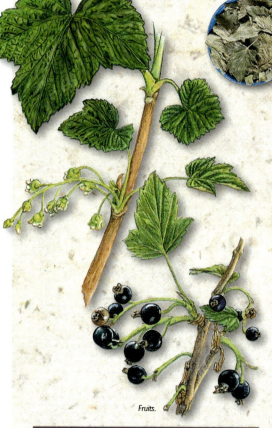

Feuilles séchées.

Fruits.

■ PARTIES UTILISÉES
Le **fruit** et la **feuille**. Leur intérêt réside dans leurs propriétés vitaminiques P. La feuille a une action anti-rhumatismale. Le fruit est récolté à maturité, en cours d'été, et mis à sécher avec précaution car il a tendance à s'abîmer rapidement. La feuille est récoltée en avril-mai, avant la floraison.
Le **bourgeon**. Il est réputé en gemmothérapie pour son activité anti-inflammatoire. On consomme le cassis en infusion et sous forme d'extraits ou de poudre ; le fruit et la feuille entrent dans la composition de spécialités pharmaceutiques.

■ COMPOSANTS
Le fruit est riche en sucres et en acides organiques ; il contient des polyphénols (flavonoïdes et anthocyanes), qui ont une action sur le système veineux. La feuille contient une faible quantité d'huile essentielle, des flavonoïdes et des proanthocyanidols, auxquels le cassis devrait ses propriétés anti-inflammatoires.

Les propriétés antirhumatismales des feuilles de cassis sont mises à profit depuis longtemps. On étudie aujourd'hui l'huile extraite des graines de cassis qui, riche en acides alpha- et gamma-linoléniques, serait intéressante dans le traitement des carences en acides gras polysaturés et permettrait d'améliorer l'activité immunitaire, notamment celle des personnes âgées.

PROPRIÉTÉS VALIDÉES
De nombreuses recherches effectuées sur l'animal ont démontré que la feuille avait des effets hypotenseurs (qui seraient dus aux flavonoïdes) et anti-inflammatoires. Les mêmes recherches ont mis en évidence l'action protectrice du fruit sur les vaisseaux capillaires.
Chez l'homme, l'efficacité des anthocyanosides contenus dans la feuille de cassis a été prouvée dans l'insuffisance veineuse, ce qui rend le cassis intéressant en phlébologie et en gynécologie. La plante peut également améliorer l'acuité visuelle.

INDICATIONS USUELLES
La feuille est prescrite comme dépuratif, en cas d'**affection veineuse ou artérielle** ou d'**infection urinaire.** Mais sa meilleure indication est sans conteste le traitement des **crises rhumatismales,** parfois en association avec d'autres plantes (saule, harpagophyton…). Le fruit entre dans la composition de médicaments améliorant la circulation veineuse.

PRÉCAUTIONS D'EMPLOI
Aucune toxicité n'a été signalée à ce jour lors de l'utilisation de la plante aux doses thérapeutiques.

UTILISATIONS

USAGE INTERNE
Affection veineuse ou artérielle, infection urinaire, crises rhumatismales
INFUSION : 5 g de feuilles séchées pour 1 litre d'eau bouillante. Laisser infuser 5 min. 2 à 3 tasses par jour.
GÉLULES DOSÉES À 340 MG DE POUDRE DE FEUILLE ASSOCIÉE À L'HARPAGOPHYTON ET AU SAULE : 2 matin, midi et soir.
EXTRAIT AQUEUX DE FEUILLE ASSOCIÉ AU BOLDO ET AU BOULEAU : 15 à 30 gouttes de solution buvable dans un verre d'eau, 2 ou 3 fois par jour.

Si les symptômes persistent, consulter le médecin.

Centaurée (petite)

Centaurium erythraea (Erythraea centaurium)
Gentianacées

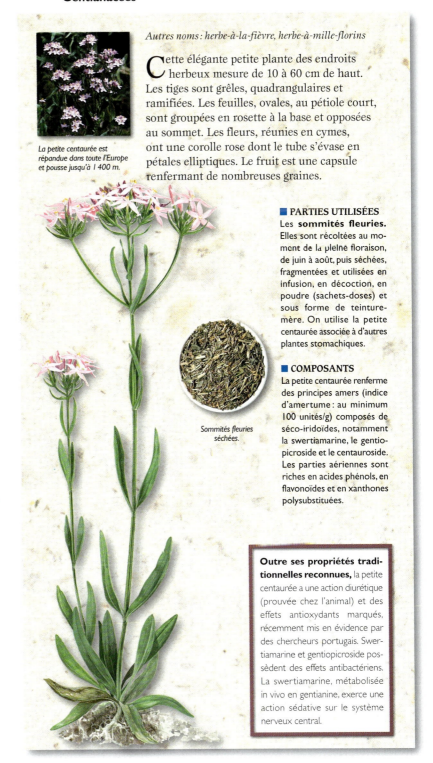

La petite centaurée est répandue dans toute l'Europe et pousse jusqu'à 1 400 m.

Sommités fleuries séchées.

Autres noms : herbe-à-la-fièvre, herbe-à-mille-florins

Cette élégante petite plante des endroits herbeux mesure de 10 à 60 cm de haut. Les tiges sont grêles, quadrangulaires et ramifiées. Les feuilles, ovales, au pétiole court, sont groupées en rosette à la base et opposées au sommet. Les fleurs, réunies en cymes, ont une corolle rose dont le tube s'évase en pétales elliptiques. Le fruit est une capsule renfermant de nombreuses graines.

■ PARTIES UTILISÉES
Les **sommités fleuries.** Elles sont récoltées au moment de la pleine floraison, de juin à août, puis séchées, fragmentées et utilisées en infusion, en décoction, en poudre (sachets-doses) et sous forme de teinture-mère. On utilise la petite centaurée associée à d'autres plantes stomachiques.

■ COMPOSANTS
La petite centaurée renferme des principes amers (indice d'amertume : au minimum 100 unités/g) composés de séco-iridoïdes, notamment la swertiamarine, le gentiopicroside et le centauroside. Les parties aériennes sont riches en acides phénols, en flavonoïdes et en xanthones polysubstituées.

PROPRIÉTÉS VALIDÉES
Les séco-iridoïdes de la petite centaurée sont toniques et stimulent l'appétit en augmentant les sécrétions gastriques. L'expérimentation sur l'animal a démontré que l'extrait aqueux des parties aériennes possédait des propriétés anti-inflammatoires et aidait à combattre la fièvre.

INDICATIONS USUELLES
Par voie orale, la petite centaurée combat le **manque d'appétit**. Elle est aussi employée contre la **dyspepsie chronique**, l'**achylie** (absence de sécrétion d'un suc digestif), l'atonie intestinale et les **flatulences**. On l'utilise pour ses effets toniques durant la convalescence et en cas d'**asthénie**, en association avec l'anis vert, la camomille, le fenouil et la menthe poivrée.
En usage externe, la plante sert à préparer des lotions capillaires utilisées contre les **poux** et la **chute des cheveux**.

PRÉCAUTIONS D'EMPLOI
L'usage prolongé de la petite centaurée peut entraîner une irritation des muqueuses gastro-intestinales. Les cures ne doivent pas dépasser une dizaine de jours. La plante est contre-indiquée en cas d'inflammation des voies digestives.

UTILISATIONS

USAGE INTERNE
Manque d'appétit, dyspepsie chronique, achylie, flatulences, asthénie
INFUSION : 1 g de plante séchée pour 1 tasse d'eau bouillante. Laisser infuser 15 min. 3 tasses par jour avant les repas. À boire tiède ou froid.
POUDRE (sachet-dose) : 1 ou 2 g par prise, 2 ou 3 fois par jour.
TEINTURE-MÈRE : 30 gouttes dans un verre d'eau, 3 fois par jour.

USAGE EXTERNE
Poux, chute des cheveux
DÉCOCTION : 30 à 50 g de plante séchée pour 1 litre d'eau. Laisser bouillir 2 à 3 min. 1 ou 2 frictions par jour.

Si les symptômes persistent, consulter le médecin.

Outre ses propriétés traditionnelles reconnues, la petite centaurée a une action diurétique (prouvée chez l'animal) et des effets antioxydants marqués, récemment mis en évidence par des chercheurs portugais. Swertiamarine et gentiopicroside possèdent des effets antibactériens. La swertiamarine, métabolisée in vivo en gentianine, exerce une action sédative sur le système nerveux central.

LA SANTÉ PAR LES PLANTES

Chardon-Marie

Silybum marianum (Carduus marianus)
Astéracées

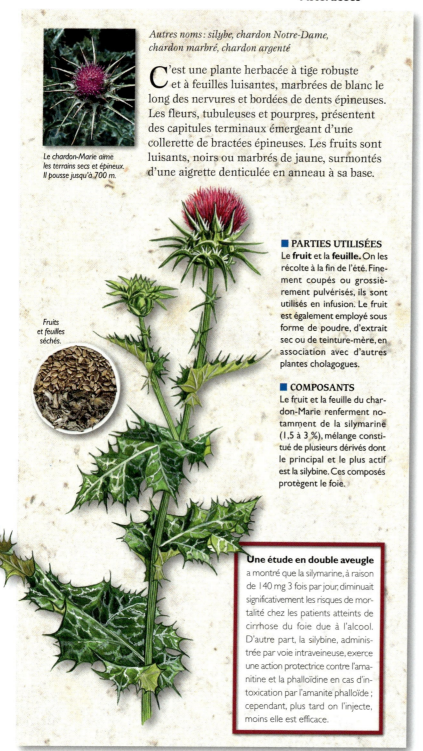

Le chardon-Marie aime les terrains secs et épineux. Il pousse jusqu'à 700 m.

Autres noms : silybe, chardon Notre-Dame, chardon marbré, chardon argenté

C'est une plante herbacée à tige robuste et à feuilles luisantes, marbrées de blanc le long des nervures et bordées de dents épineuses. Les fleurs, tubuleuses et pourpres, présentent des capitules terminaux émergeant d'une collerette de bractées épineuses. Les fruits sont luisants, noirs ou marbrés de jaune, surmontés d'une aigrette denticulée en anneau à sa base.

Fruits et feuilles séchés.

■ PARTIES UTILISÉES
Le **fruit** et la **feuille**. On les récolte à la fin de l'été. Finement coupés ou grossièrement pulvérisés, ils sont utilisés en infusion. Le fruit est également employé sous forme de poudre, d'extrait sec ou de teinture-mère, en association avec d'autres plantes cholagogues.

■ COMPOSANTS
Le fruit et la feuille du chardon-Marie renferment notamment de la silymarine (1,5 à 3 %), mélange constitué de plusieurs dérivés dont le principal et le plus actif est la silybine. Ces composés protègent le foie.

Une étude en double aveugle a montré que la silymarine, à raison de 140 mg 3 fois par jour, diminuait significativement les risques de mortalité chez les patients atteints de cirrhose du foie due à l'alcool. D'autre part, la silybine, administrée par voie intraveineuse, exerce une action protectrice contre l'amanitine et la phalloïdine en cas d'intoxication par l'amanite phalloïde ; cependant, plus tard on l'injecte, moins elle est efficace.

PROPRIÉTÉS VALIDÉES
La silymarine supprime ou diminue l'effet des substances qui induisent une nécrose ou une cirrhose du foie. La silybine détoxifie le foie, car elle est antioxydante et régénératrice hépatique. Des composés analogues à la silybine sont hypolypidémiants.

INDICATIONS USUELLES
La teinture-mère favorise l'évacuation de la bile et calme les spasmes. L'infusion est recommandée dans les **troubles digestifs légers** et dans les **troubles de la fonction biliaire**. Le chardon-Marie est utilisé en traitement complémentaire des **hépatites chroniques** et de la **cirrhose**. Il est souvent associé à d'autres plantes comme la chélidoine, l'artichaut ou le boldo.

PRÉCAUTIONS D'EMPLOI
Aucune toxicité ni aucune interférence avec d'autres médicaments ne sont connues à ce jour. La plante est cependant déconseillée pendant la grossesse et l'allaitement, et contre-indiquée en cas d'obstruction des voies biliaires.

UTILISATIONS

USAGE INTERNE
Troubles digestifs légers, troubles de la fonction biliaire
INFUSION : 1 cuill. à café de feuilles par tasse. Laisser infuser 10 min ; filtrer. 3 tasses par jour avant les repas.
TEINTURE-MÈRE : 30 gouttes dans un verre d'eau, 3 fois par jour avant les repas.
Hépatites chroniques, cirrhose
EXTRAIT SEC TITRÉ À 140 MG DE SILYMARINE : 3 gélules par jour au moment des repas.

Si les symptômes persistent, consulter le médecin.

Chélidoine

Chelidonium majus
Papavéracées

PROPRIÉTÉS VALIDÉES

La plante agit sur la sécrétion de la bile et son évacuation vers l'intestin. On a démontré aussi qu'elle possédait un effet antispasmodique sur le tractus digestif supérieur. Légèrement analgésique et hypnotique, la chélidoine a, de plus, de remarquables propriétés antibactériennes et antivirales. L'extrait de racine inhibe l'augmentation du cholestérol sérique, lors de régimes alimentaires trop riches en graisses. En usage externe, le suc frais et ses préparations sont verrucides par activation d'une enzyme inhibant la croissance des cellules. Enfin, son action GABA-ergique (voir encadré) se révèle aujourd'hui très prometteuse dans les affections du système nerveux.

INDICATIONS USUELLES

La chélidoine est principalement prescrite dans le traitement des **troubles hépato-biliaires** et pour lutter contre les **désordres nerveux**. L'extrait sec est efficace contre les bactéries et les **verrues**.
En usage externe, elle intervient dans le traitement des **verrues** et du **psoriasis**.

PRÉCAUTIONS D'EMPLOI

Pour certains chercheurs, la chélidoine présenterait des risques de toxicité : à ce jour, un cas isolé d'hépatotoxicité a été publié. Ce risque semble cependant peu probable aux doses normales.

UTILISATIONS

USAGE INTERNE
Troubles hépato-biliaires, désordres nerveux
INFUSION : 1 cuill. à café de plante sèche pour 1 tasse d'eau bouillante. Laisser infuser 10 min ; filtrer. 3 tasses par jour (c'est-à-dire 2 à 5 g par jour, soit 10 à 30 mg d'alcaloïdes exprimés en chélidoine).
Verrues
EXTRAIT SEC : 100 mg, 2 fois par jour.

USAGE EXTERNE
Verrues, psoriasis
SUC FRAIS : en application locale, 1 à 3 fois par jour.

Si les symptômes persistent, consulter le médecin.

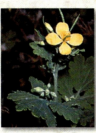

Couverte de poils, la chélidoine s'orne de mai à juillet de petites fleurs jaunes à 4 pétales.

Autres noms : herbe-aux-verrues, herbe-à-la-vue, grande éclaire

La plante affectionne les lieux humides tels que fossés et décombres, pour y dresser sa tige de 20 à 80 cm. Ses feuilles, profondément découpées, sont assemblées par 5 ou 7 le long du pétiole. Le fruit, une capsule étroite, est glabre et bosselé. Cassée, la plante laisse s'écouler un latex jaune virant à l'orange brun au contact de l'air.

■ PARTIES UTILISÉES

La **plante entière.** Elle est mise à sécher lorsqu'elle est en fleur, mais son suc (latex) est exploité frais. En usage interne, l'infusion de chélidoine seule est de moins en moins utilisée. On préfère la consommer dans un mélange pour tisane de plantes destinées à soulager le foie, ou en extrait sec. La chélidoine est souvent associée au curcuma, à l'absinthe ou au pissenlit, par exemple, dans des préparations à absorber en gouttes.

■ COMPOSANTS

La chimie de la plante, complexe, mais bien étudiée, reconnaît trois grands principes actifs : la benzophénantridine ou chélidoine, à l'activité antispasmodique, la protopine et enfin la protoberbérine, ou coptisine, également antispasmodique. La coptisine est l'alcaloïde majeur de la plante entière, la chélidoine celui de la racine. On trouve aussi dans la plante divers acides organiques, ainsi que des caroténoïdes.

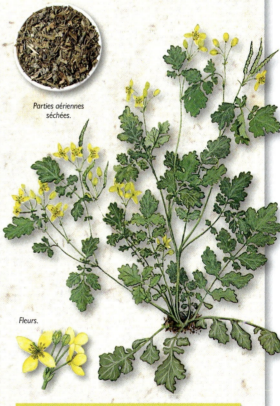

Parties aériennes séchées.

Fleurs.

> **D'après la médecine traditionnelle asiatique,** les « plantes du foie », telle la chélidoine, ont des effets calmants sur le système nerveux. Ces fonctions sont liées à la présence de protopine, susbtance GABA-ergique, c'est-à-dire qui agit sur le récepteur GABA, neuromédiateur principal du système nerveux. La chélidoine pourrait jouer un rôle important dans les troubles comportementaux ou neurologiques.

LA SANTÉ PAR LES PLANTES

Chêne

Quercus robur
Fagacées

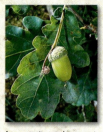

Avec sa petite cupule écailleuse, le gland du chêne a une forme caractéristique.

Autres noms : chêne rouvre, chêne blanc, drille, châgne

Arbre de très grande taille – il peut atteindre 50 m de haut –, à feuillage ramassé par touffes, le chêne est commun dans les forêts de tout l'hémisphère Nord. Les feuilles, caduques, sont ovales et lobées. Les fleurs femelles sont insérées à l'aisselle des feuilles, les fleurs mâles groupées en chatons grêles pendants. Le fruit (ou gland) est un akène brun clair en forme d'œuf.

■ **PARTIES UTILISÉES**
L'**écorce** des jeunes rameaux. Elle est récoltée au printemps, finement coupée ou grossièrement pulvérisée et transformée ensuite en décoction, en teinture-mère ou en infusion. On l'utilise en association avec d'autres plantes astringentes, telles que l'hamamélis, la myrtille et la tormentille.

■ **COMPOSANTS**
L'écorce de chêne renferme des tanins (environ 10 à 20 %), notamment de la catéchine, de l'épicatéchine et de la gallocatéchine, connus pour leur action astringente. C'est le chêne âgé de 9 à 10 ans qui en contient la plus grande quantité.

Écorce de jeunes rameaux fragmentée.

Fleurs femelles, à l'aisselle des feuilles, et fleurs mâles, en chatons pendants.

Élevé en fût de chêne : un gage de qualité. Des œnologues ont étudié l'influence des composants du bois de chêne servant à fabriquer certains tonneaux sur le précieux jus de la treille. Ils ont pu établir une corrélation entre les caractéristiques du chêne et les qualités des vins et eaux-de-vie qui vieillissent dans ces fûts.

PROPRIÉTÉS VALIDÉES
L'écorce de chêne est reconnue pour ses propriétés antioxydantes et astringentes, ainsi que pour son action contre le prurit et le développement des virus.

INDICATIONS USUELLES
Par voie interne et à faibles doses, l'écorce de chêne peut être employée pour soigner les **diarrhées aiguës non spécifiques** et favoriser la digestion. En usage externe, elle est utilisée en bain contre la **transpiration excessive des pieds,** les **inflammations cutanées** et comme traitement complémentaire des fissures anales. On en fait aussi des compresses pour soigner les **engelures,** les **gerçures,** l'**eczéma humide** et freiner les **petites hémorragies.**
En gargarismes et bains de bouche, elle a de bons effets sur les inflammations légères des gencives et des muqueuses.

PRÉCAUTIONS D'EMPLOI
Le chêne rouvre ne présente aucun effet secondaire toxique connu à ce jour. Cependant, mieux vaut éviter tout contact avec les yeux, ainsi que les bains par immersion totale en cas de blessure sévère, de dermatite aiguë, de poussée fébrile et de maladie infectieuse.

UTILISATIONS

USAGE INTERNE
Diarrhées aiguës non spécifiques
INFUSION : 10 g d'écorce pulvérisée pour 1 tasse d'eau bouillante. 4 à 5 tasses par jour.

USAGE EXTERNE
Transpiration excessive des pieds, inflammations cutanées, engelures, gerçures, eczéma humide, petites hémorragies
BAINS ET COMPRESSES : 100 g d'écorce pulvérisée pour 1 litre d'eau. Faire bouillir pendant 20 min ; filtrer. Baigner les pieds ou les mains 3 ou 4 fois par jour. Ou appliquer localement des compresses imbibées de la solution.
TEINTURE-MÈRE DILUÉE À 10 % : faire des bains ou appliquer des compresses 3 ou 4 fois par jour.

Si les symptômes persistent, consulter le médecin.

Chicorée

Cichorium intybus
Astéracées

Autres noms : chicorée amère, chicorée commune, écoubette, cheveux-de-paysan, yeux-de-chat

La chicorée est une plante herbacée vivace pouvant atteindre 1 m de haut, commune dans les terrains vagues et sur les bords des chemins. Les tiges, dressées et ramifiées, portent des feuilles profondément découpées, velues sur la face inférieure. Les fleurs, groupées en capitules, sont bleues, parfois roses ou blanches. Toute la plante sécrète un latex.

PROPRIÉTÉS VALIDÉES

On a démontré que la chicorée stimulait l'appétit et favorisait la sécrétion biliaire, grâce à ses principes amers, les lactones sesquiterpéniques. On attribue à ces mêmes lactones des effets bénéfiques dans le traitement de l'ulcère gastrique. Les acides phénols des sommités ont des qualités diurétiques. Enfin, la plante agit contre l'hyperlipémie et l'hypercholestérolémie.

INDICATIONS USUELLES

Excellent draineur hépatique et rénal, la chicorée est prescrite principalement dans le traitement des **troubles du foie et des reins**. Elle favorise la sécrétion biliaire, combat efficacement certains symptômes de troubles digestifs (**ballonnements, éructations, lenteur digestive, flatulences...**). On l'utilise également en traitement adjuvant des dermatoses et de la goutte.

PRÉCAUTIONS D'EMPLOI

À ce jour, aucune toxicité particulière n'a été signalée lors de l'emploi de la chicorée, même en cas d'utilisation prolongée.

■ PARTIES UTILISÉES

Les **racines**. On les récolte en toute saison pour un emploi à l'état frais, en septembre pour être conservées. Elles sont coupées en petits tronçons et mises à sécher au soleil ou en étuve. La plante entière possède les mêmes effets bénéfiques que la racine. Ainsi, les feuilles, récoltées au moment de la floraison, sont utilisées en infusion. Les racines, une fois torréfiées, servent à préparer un succédané de café.

Racines séchées.

■ COMPOSANTS

La racine et les parties aériennes de la chicorée contiennent un latex et 45 à 60 % d'inuline, un principe amer. Les racines renferment des lactones sesquiterpéniques, des triterpènes et des acides phénols.

L'inuline, présente dans la racine de chicorée, agit comme un prébiotique, c'est-à-dire qu'elle fournit un milieu favorable au développement des bactéries nécessaires au bon fonctionnement de l'intestin. Elle pourrait ainsi avoir une action préventive vis-à-vis de différentes pathologies. On a démontré qu'elle pouvait aussi diminuer le taux des lipides sanguins.

UTILISATIONS

USAGE INTERNE
Troubles du foie et des reins, ballonnements, éructations, lenteur digestive, flatulences
Utiliser la plante entière plutôt que la seule racine.
DÉCOCTION : 15 à 30 g de racine, feuilles et fleurs séchées pour 1 litre d'eau. Faire bouillir 5 min. 1 tasse midi et soir avant les repas.

Si les symptômes persistent, consulter le médecin.

LA SANTÉ PAR LES PLANTES

Chrysanthellum
Chrysanthellum indicum
Astéracées

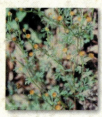

Originaire du Pérou et de Bolivie, le chrysanthellum est particulièrement abondant en Afrique.

Autre nom : camomille d'or

Le chrysanthellum est une herbacée annuelle, à tige grêle et à feuilles alternes très découpées. Ses fleurs, jaune à jaune orangé, sont groupées en petits capitules à longue tige. Très récemment encore, *Chrysanthellum indicum* était confondu avec *C. americanum*, dont les propriétés sont différentes et qui possède des feuilles entières, de nombreuses bractées et des akènes (fruits) ailés.

■ PARTIES UTILISÉES
La **plante entière**. Récoltée à l'état sauvage en début de floraison, elle est séchée, puis utilisée en infusion ou sous forme de poudre de plante ou d'extrait entrant dans la fabrication de gélules.

■ COMPOSANTS
Les constituants actif sont composés de flavonoïdes particuliers (flavones, flavanones, chalcones aurones...) ainsi que de saponosides triterpéniques (chrysantellines). Ces constituants, outre leurs affinités avec le foie, régulent le taux de lipides dans le sang et facilitent la circulation sanguine.

Dans les années 1980, le chrysanthellum a fait l'objet de nombreux travaux prometteurs qui révélaient, d'une part, sa remarquable action protectrice sur le foie et le système vasculaire et, d'autre part, sa capacité à lutter contre les calculs et à faire baisser le taux de cholestérol. Malheureusement, ces travaux n'ont pas été jugés suffisamment convaincants pour que cette plante soit officiellement reconnue comme phytomédicament.

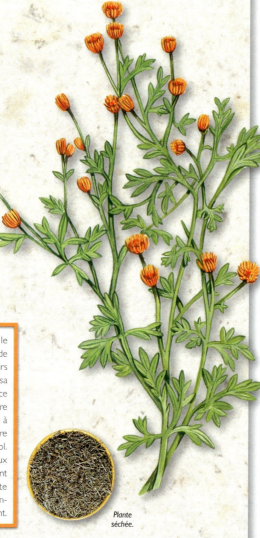

Plante séchée.

PROPRIÉTÉS VALIDÉES
Les données pharmacologiques ont mis en évidence l'action hépatoprotectrice et anticœdémateuse du chrysanthellum chez le rat et la souris (ainsi que, pour cette dernière, une nette activité analgésique, antioxydante et anti-radicaux libres). Chez l'homme, on dispose de données encourageantes : baisse de la cholestérolémie, efficacité dans certains cas de lithiase (calculs), action sur la microcirculation périphérique ainsi que sur la perméabilité et la résistance des vaisseaux sanguins.

INDICATIONS USUELLES
Le chrysanthellum est utilisé dans les **suites d'atteintes hépatiques** (hépatite, cirrhose, intoxication hépatique), l'insuffisance biliaire et l'**excès de cholestérol** ; il vient également compléter le traitement de certains calculs rénaux et de l'insuffisance veineuse.
En usage externe, la plante entre dans la composition de produits cosmétologiques luttant contre le vieillissement cutané.

PRÉCAUTIONS D'EMPLOI
Si aucune toxicité n'a été signalée à ce jour, on manque toutefois d'un certain recul. Le chrysanthellum pouvant provoquer une colite biliaire bénigne et réversible, l'avis médical est conseillé.

UTILISATIONS

USAGE INTERNE
Suites d'atteintes hépatiques, excès de cholestérol
EXTRAIT SEC : 300 mg 2 fois par jour, avant les repas.

Si les symptômes persistent, consulter le médecin.

LES PLANTES DE A À Z

Cimicifuga
Cimicifuga racemosa (Actaea racemosa)
Renonculacées

PROPRIÉTÉS VALIDÉES

L'extrait de cimicifuga contient des actifs favorisant la production d'œstrogènes. Son action hormonale est surtout liée à la formononétine, qui agit comme un œstrogène faible. Elle réduit notablement les bouffées de chaleur, soigne le prurit vulvaire, les inflammations génitales ainsi que les troubles liés à la ménopause. Elle a également des effets diurétiques et antispasmodiques.

INDICATIONS USUELLES

Le cimicifuga est prescrit pour traiter les problèmes gynécologiques – règles douloureuses, absence de règles, flux trop abondant – et apaiser les manifestations désagréables du syndrome prémenstruel. Il est utilisé pour atténuer les troubles de la ménopause (bouffées de chaleur, dépression). Enfin, il présente un intérêt dans les cas d'hypertension artérielle et de nervosisme.

PRÉCAUTIONS D'EMPLOI

Aucun effet toxique n'a été signalé à ce jour, même après 6 mois de traitement continu. Cependant, un traitement à base de cimicifuga ne peut être entrepris que sur prescription médicale et est contre-indiqué en cas de grossesse ou d'allaitement.

Autre nom : actée à grappes noires

Le cimicifuga est originaire de l'est de l'Amérique du Nord, où on l'appelle *black cohosh*. Chaque plan porte une tige ramifiée qui se dresse jusqu'à 2 m de haut. Les fleurs sont regroupées sur des épis. La racine comporte de nombreuses et fortes radicelles. Le cimicifuga pousse dans les zones ombragées, à la lisière des bois et en bordure des champs.

Blanches et odorantes, les fleurs du cimicifuga forment de longs épis.

■ PARTIES UTILISÉES

La **racine.** Elle est déterrée en automne après la maturation des fruits. Une fois coupée et séchée, elle est utilisée pour la fabrication d'extrait sec (2 % de triterpènes glucosidiques), d'extrait fluide, de teintures, qui doivent être titrées en isoflavones, et de poudre.

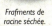

Frafments de racine séchée.

■ COMPOSANTS

La racine est riche en composants aux effets proches de ceux des œstrogènes. Il s'agit de glucosides à triterpènes (actéine, cimicifugoside), qui ont aussi des propriétés anti-inflammatoires et anti-oxydantes, et surtout, d'un isoflavone découvert récemment, la formononétine (à noyau aromatique). La racine contient aussi des tanins, utiles pour la cicatrisation des tissus.

> **Dans la médecine chinoise traditionnelle,** le cimicifuga était utilisé pour lutter contre les inflammations, la douleur et la fièvre. Les Amérindiens, qui le connaissaient aussi, le nommaient « racine de squaw » et y recouraient pour apaiser les troubles menstruels et les douleurs de l'accouchement. La science moderne a reconnu à cette plante des effets œstrogéniques. Des études effectuées sur des rats diabétiques ont par ailleurs mis en évidence une activité antihyperglycémique.

UTILISATIONS

Que ce soit sous forme d'extrait sec ou fluide, de poudre ou de toute autre préparation pharmaceutique, seul le médecin est à même de déterminer un traitement à base de cimicifuga.

Citronnier

Citrus medica var. limonium
Rutacées

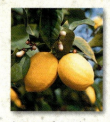

Le citronnier fut sans doute introduit par les Arabes sur le pourtour méditerranéen au XIIe siècle.

Autre nom : limon

Ce petit arbre de 9 à 10 m de haut a un tronc droit, vert pâle, qui se divise en rameaux nombreux, parfois épineux. Les feuilles, ovales, en forme de fer de lance, sont d'un vert luisant. Les fleurs, blanches à l'intérieur des pétales, rouge violacé à l'extérieur, sont réunies en bouquets terminaux délicatement parfumés. Le fruit – le citron –, qui contient une pulpe très acide, est couronné par un petit mamelon conique. L'écorce, épaisse, ridée, est d'un jaune pâle caractéristique.

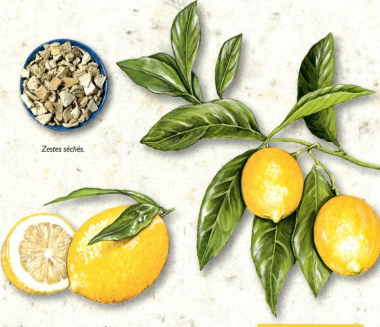

Zestes séchés.

PROPRIÉTÉS VALIDÉES

Les flavonoïdes du fruit et de la feuille exercent une action hypotensive et protègent les vaisseaux capillaires. Elles ont aussi des propriétés antiallergiques et anti-inflammatoires. On a ainsi démontré que l'administration régulière de jus de citron, mais aussi d'orange et de pamplemousse, faisait augmenter les taux sanguins de corticostérone et d'ACTH (anti-inflammatoires naturels). Chez le rat, ces jus de fruits diminuent la synthèse de l'acide urique. L'huile essentielle, par sa concentration en limonène et en citrals, a un effet anti-infectieux marqué.

INDICATIONS USUELLES

La consommation régulière de jus de citron peut servir de traitement de fond en cas d'**artériosclérose** et de **fragilité veineuse et capillaire**. On la prescrit aussi pour prévenir ou soigner **rhume, grippe, angine, pharyngite**, ainsi que les problèmes digestifs. Le citron est également utilisé comme adjuvant contre la goutte et les rhumatismes du fait de ses propriétés anti-inflammatoires.

PRÉCAUTIONS D'EMPLOI

La présence de citrals (des aldéhydes) dans le citron peut le rendre caustique pour la peau, et les coumarines risquent d'entraîner une photosensibilisation.

UTILISATIONS

USAGE INTERNE
Artériosclérose, fragilité veineuse et capillaire
TRAITEMENT DE FOND : consommation régulière de jus de citron dans l'alimentation.
TRAITEMENT DES CRISES AIGUËS : 2 cl de jus pour 5 cl d'eau chaude, avec éventuellement une gousse d'ail écrasée. À boire 3 fois par jour.

USAGE EXTERNE
Rhume, grippe, angine, pharyngite
GARGARISMES : 2 cl de jus dans 2 cl d'eau chaude. 3 ou 4 fois par jour.
NÉBULISATION : pour parfumer et désinfecter l'air ambiant.

Si les symptômes persistent, consulter le médecin.

■ PARTIES UTILISÉES
Le **fruit** et les **feuilles**. En phytothérapie, on utilise soit le fruit entier, soit seulement le zeste ou les pépins. En aromathérapie, on emploie l'huile essentielle, qui peut être tirée du zeste par expression ou des feuilles par hydrodistillation. Fruits et feuilles se récoltent en hiver. Certaines méthodes agricoles permettent aujourd'hui d'obtenir des fruits d'été, mais elles ont l'inconvénient d'épuiser l'arbre.

■ COMPOSANTS
Le fruit du citronnier est très riche en vitamine C. Il renferme de nombreux flavonoïdes (présents également dans les feuilles) et des caroténoïdes, auxquels les agrumes doivent leur couleur. Le citron contient aussi des coumarines. L'huile essentielle qu'on en extrait est riche en monoterpènes et sesquiterpènes, dont le limonène (80 %), ainsi qu'en citrals, responsables de l'odeur citronnée.

> **La vitamine C** contenue dans un jus de citron est mieux assimilée que l'acide ascorbique. Pour une même dose ingérée (500 mg), l'apport en vitamine C est supérieur de 35 % à celui du produit de synthèse. Cette plus grande biodisponibilité serait due aux flavonoïdes du citron.

LES PLANTES DE A À Z

Condurango
Marsdenia condurango (Gonolobus condurango)
Asclépiadacées

PROPRIÉTÉS VALIDÉES
Le condurango stimule les sécrétions gastriques et l'appétit. Il a des effets toniques et sédatifs gastriques.

INDICATIONS USUELLES
L'écorce de condurango est utilisée comme stomachique et amer en cas d'**inappétence**, de **dyspepsie** ou de gastrite. Les préparations pharmaceutiques sont employées contre les **vomissements dus à la grossesse**, les **douleurs d'estomac** (aiguës ou chroniques) et comme tonique en période de **convalescence**. Le condurango est alors utilisé en association avec la petite centaurée, le genévrier et la gentiane.

PRÉCAUTIONS D'EMPLOI
À fortes doses, le condurango provoque une salivation exagérée, des vomissements, des diarrhées, des troubles de la coordination motrice, une accélération du pouls et de la respiration, ainsi qu'un état de faiblesse.

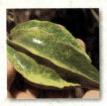
Le fruit du condurango est couvert de plusieurs ailettes longitudinales.

Autres noms : liane du condor, tue-chien

Cette liane, qui ressemble à la vigne, s'accroche au tronc des arbres et va chercher la lumière à leur sommet. Elle a des feuilles en forme de cœur et des fruits qui ont l'aspect d'une navette de 10 cm de long ; ses fleurs, à couronnes campanulées, sont disposées en inflorescences ombelliformes.

■ PARTIES UTILISÉES
L'écorce. Récoltée du printemps au début de l'été ou en automne, elle est séchée, fragmentée, finement coupée ou grossièrement pulvérisée. On l'utilise ensuite en décoction ou sous forme d'extrait sec (gélules), d'extrait fluide, de teinture, de teinture-mère ou de vin médicinal. Le condurango est utilisé seul ou en association avec d'autres plantes facilitant la digestion gastrique.

■ COMPOSANTS
L'écorce de condurango renferme des condurango-glucosides, ou condurangines (1,8 %), constituants amers apparentés aux saponosides, des condurangamines A et B (dérivés du prégnane), des cyclitols (conduritols) ainsi que des flavonoïdes.

Dans la cordillère des Andes, les feuilles de cette liane connue sous le nom de *condurangu* sont aujourd'hui encore utilisées pour guérir les morsures de serpents venimeux.

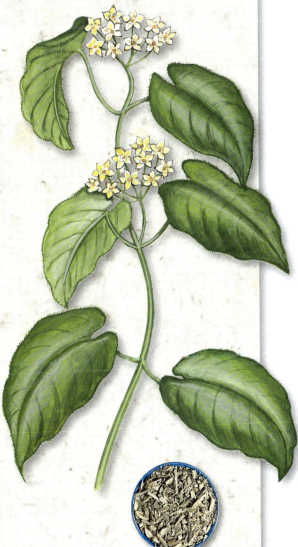
Écorce séchée.

UTILISATIONS

USAGE INTERNE
Inappétence, dyspepsie, douleurs d'estomac, convalescence
DÉCOCTION : placer 1,5 g d'écorce finement coupée dans 25 cl d'eau froide, porter à ébullition, filtrer après refroidissement complet. 1 verre 30 min avant les repas.
GÉLULES DOSÉES À 100 MG D'EXTRAIT SEC : 1 ou 2 gélules 3 fois par jour, 30 min avant les repas.
EXTRAIT FLUIDE : 20 gouttes dans un verre d'eau avant chaque repas.
TEINTURE-MÈRE : 25 gouttes dans un verre d'eau, 3 fois par jour.
VIN MÉDICINAL : 1 à 2 cuill. à soupe ou 1 verre à liqueur 30 min avant les repas.

Vomissements dus à la grossesse
EXTRAIT FLUIDE : 20 gouttes dans un verre d'eau après les repas.

Si les symptômes persistent, consulter le médecin.

LA SANTÉ PAR LES PLANTES

Coquelicot
Papaver rhoeas
Papavéracées

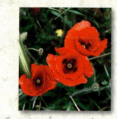

La fleur du coquelicot a 4 grands pétales d'un rouge écarlate avec une tache noire à la base.

Autres noms : pavot des moissons, coquelourde, pavot-coq

Plante herbacée annuelle, velue, de 25 à 80 cm de haut, le coquelicot pousse spontanément au bord des champs. Les feuilles glabres, très découpées, sont groupées en rosettes importantes. Les fleurs, à 2 sépales caducs, poilus et verts, sont longuement pédonculées. Le fruit est une capsule ovale renfermant des petites graines noires.

Fruit.

■ PARTIES UTILISÉES
Les **pétales**. Récoltés avec précaution en mai et juin, puis séchés avec soin, ils sont utilisés sous forme d'infusion, de poudre (gélules) ou employés pour la préparation de sirops. On emploie les fleurs de coquelicot en mélange avec d'autres plantes aux qualités identiques telles que le tilleul, la lavande et la passiflore.

■ COMPOSANTS
Les pétales de coquelicot renferment des mucilages (responsables d'un effet antitussif) et des glycosides anthocyaniques, dérivés de la cyanidine. Bien qu'en faible quantité (0,07 %), la rhoeadine est le plus important des alcaloïdes contenus dans les pétales. Les fruits de la plante ne sont pas utilisés car ils contiennent des alcaloïdes toxiques. Ne jamais les mâcher.

Pétales de fleurs séchés.

Le nom de cette plante, qui signifie « crête de coq », évoque les formes écarlates qui bordent les champs de blé en juin. La fleur de coquelicot a fait partie de l'alimentation humaine et était largement utilisée pour ses propriétés tinctoriales (laine, soie, cuir, papier…). L'extrait fluide des pétales, riche en glucosides anthocyaniques, est utilisé comme colorant, notamment pour le sirop de Desessartz.

PROPRIÉTÉS VALIDÉES
La fleur de coquelicot, grâce à la présence de rhoeadine, calme la toux. Elle possède aussi des effets antispasmodiques et neurosédatifs.

INDICATIONS USUELLES
En usage interne, le coquelicot peut être utilisé dans les cas d'**éréthisme cardiaque** (tendance aux palpitations) de l'adulte sur un cœur sain. Il est employé dans le traitement symptomatique des états neurotoniques des adultes et des enfants, notamment en cas d'**insomnie légère**. Des préparations à base de pétales de coquelicot constituent un traitement efficace de la **toux sèche** et agissent contre l'**enrouement**. La fleur de coquelicot est souvent associée à d'autres plantes comme la mauve ou la guimauve dans la même indication.

PRÉCAUTIONS D'EMPLOI
Quelques cas d'intoxication ont été rapportés chez l'enfant après l'ingestion de sirop de coquelicot. Les fleurs peuvent également être responsables d'intoxications du bétail.

UTILISATIONS

USAGE INTERNE
Éréthisme cardiaque, toux sèche, enrouement
INFUSION : 2 cuill. à café (environ 1,5 g) de fleurs par tasse d'eau bouillante. Laisser infuser 10 min, filtrer. 2 à 3 tasses par jour. Sucrer éventuellement avec du miel.
Insomnie légère
INFUSION : 1 tasse le soir au coucher (même préparation que ci-dessus).
GÉLULES DE POUDRE (posologie adulte) : 1 ou 2 au coucher.

Si les symptômes persistent, consulter le médecin.

LES PLANTES DE A À Z

Coriandre
Coriandrum sativum
Apiacées

PROPRIÉTÉS VALIDÉES

Diverses études ont démontré que l'activité bénéfique de la plante reposait principalement sur les qualités de son huile essentielle. Celle-ci est en effet dotée de propriétés antispasmodiques : elle aide à réguler les sécrétions de l'appareil digestif et favorise l'expulsion des gaz intestinaux. On attribue également au fruit une action antibactérienne et antimycosique.

INDICATIONS USUELLES

La coriandre est efficace contre les **troubles digestifs** (éructations, ballonnements, digestion difficile…). Elle est également recommandée dans le traitement des **diarrhées** infectieuses banales (gastro-entérites, entérocolites…). On l'utilise surtout, dans ces indications, comme traitement de complément pour lutter contre les douleurs spasmodiques de l'appareil digestif.

PRÉCAUTIONS D'EMPLOI

À ce jour, aucune toxicité particulière de la graine de coriandre n'a été relevée, même lors d'une utilisation prolongée.

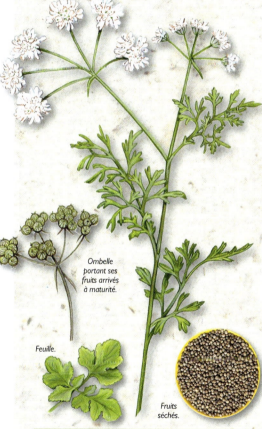

Les ombelles de la coriandre regroupent 3 à 8 petites fleurs blanches ou roses.

Autres noms : punaise mâle, persil chinois, persil arabe

Cette plante herbacée annuelle, pouvant atteindre 0,60 m de haut, est reconnaissable à son odeur forte. Ses feuilles, divisées en segments ovales, dentées sur les feuilles inférieures, rappellent celles du persil plat. Les petites fleurs, blanches, parfois roses, sont disposées en ombelles. Les fruits, petits et globuleux, sont ridés.

Ombelle portant ses fruits arrivés à maturité.

Feuille.

Fruits séchés.

■ PARTIES UTILISÉES

Les fruits. On les récolte à maturité, quand ils commencent à jaunir. Comme pour l'anis, il faut couper les ombelles de coriandre le matin de bonne heure, pour préserver les propriétés bénéfiques de la plante. Après séchage au soleil, on bat les ombelles pour recueillir les fruits. On extrait de ces fruits une huile essentielle qui est rarement utilisée à l'état pur. Elle entre dans la composition de certaines liqueurs et de l'eau de mélisse des Carmes. Les fruits, écrasés après séchage, sont utilisés en infusion. On en tire également une teinture-mère. Les feuilles sont peu employées en phytothérapie. Feuilles fraîches et fruits sont utilisés comme condiments, notamment dans la cuisine méditerranéenne.

■ COMPOSANTS

Le fruit, fortement oléagineux (il contient jusqu'à 25 % d'huile grasse), renferme des acides phénols hydrosolubles (dérivés des acides caféique et chlorogénique) et des aldéhydes aliphatiques, qui donnent à la plante son odeur caractéristique. L'huile essentielle de coriandre contient une grande proportion de linalol et un peu de camphre.

L'action bénéfique de la graine de coriandre sur le métabolisme des graisses a été démontrée par des chercheurs indiens. Ils ont constaté que, chez des souris recevant une alimentation riche en graisses, l'addition de graines de coriandre entraînait une baisse significative du taux de cholestérol total et des triglycérides sanguins ainsi qu'une augmentation du bon cholestérol (HDL), qui exerce une action protectrice sur le métabolisme.

UTILISATIONS

USAGE INTERNE
Troubles digestifs, diarrhées
INFUSION : 10 à 30 g de fruits écrasés pour 1 litre d'eau. Laisser infuser 10 min. 1 tasse après chaque repas (la pharmacopée marocaine préconise la même infusion pour les états grippaux).
TEINTURE-MÈRE : 40 gouttes dans un verre d'eau, 3 fois par jour.

Si les symptômes persistent, consulter le médecin.

Courge

Cucurbita pepo
Cucurbitacées

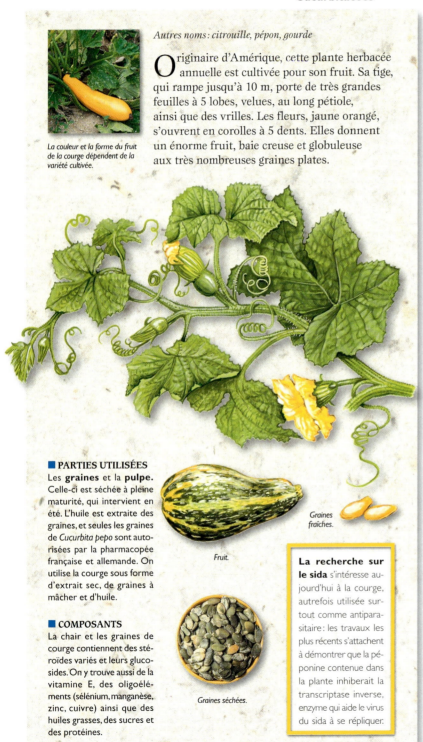

La couleur et la forme du fruit de la courge dépendent de la variété cultivée.

Autres noms : citrouille, pépon, gourde

Originaire d'Amérique, cette plante herbacée annuelle est cultivée pour son fruit. Sa tige, qui rampe jusqu'à 10 m, porte de très grandes feuilles à 5 lobes, velues, au long pétiole, ainsi que des vrilles. Les fleurs, jaune orangé, s'ouvrent en corolles à 5 dents. Elles donnent un énorme fruit, baie creuse et globuleuse aux très nombreuses graines plates.

■ **PARTIES UTILISÉES**
Les **graines** et la **pulpe**. Celle-ci est séchée à pleine maturité, qui intervient en été. L'huile est extraite des graines, et seules les graines de *Cucurbita pepo* sont autorisées par la pharmacopée française et allemande. On utilise la courge sous forme d'extrait sec, de graines à mâcher et d'huile.

■ **COMPOSANTS**
La chair et les graines de courge contiennent des stéroïdes variés et leurs glucosides. On y trouve aussi de la vitamine E, des oligoéléments (sélénium, manganèse, zinc, cuivre) ainsi que des huiles grasses, des sucres et des protéines.

Graines fraîches.

Fruit.

Graines séchées.

La recherche sur le sida s'intéresse aujourd'hui à la courge, autrefois utilisée surtout comme antiparasitaire : les travaux les plus récents s'attachent à démontrer que la péponine contenue dans la plante inhiberait la transcriptase inverse, enzyme qui aide le virus du sida à se répliquer.

PROPRIÉTÉS VALIDÉES

Depuis longtemps, la courge est recommandée comme émollient, laxatif doux et vermifuge. Ces qualités ont été démontrées par divers travaux. De plus, les oligoéléments présents dans cette plante pourraient expliquer ses propriétés anti-inflammatoires. La courge reste un vermifuge de choix dans le traitement des parasitoses de l'enfant : non toxique, elle ne présente aucun risque particulier. Enfin, on a mis en évidence une action, par les stérols, inhibant la fixation de la substance responsable de l'affection des cellules prostatiques.

INDICATIONS USUELLES

On préconise l'utilisation de la courge sous ses différentes formes pharmacologiques dans les cas de **constipation** et de **parasitoses** – notamment d'infestation par le ténia (ver solitaire). Elle est prescrite également pour traiter les **troubles fonctionnels de la prostate** et les **troubles de la miction**.

PRÉCAUTIONS D'EMPLOI

Aucune toxicité n'a été constatée à ce jour. On n'a relevé que peu d'effets indésirables (4 % dans une étude portant sur 2 245 patients). Néanmoins, il convient toujours de faire poser le diagnostic par un médecin, car une hypertrophie bénigne de la prostate peut cacher un cancer.

UTILISATIONS

USAGE INTERNE
Constipation, parasitoses, troubles fonctionnels de la prostate, troubles de la miction
GÉLULES DOSÉES À 500 MG D'EXTRAIT SEC : 2 gélules par jour au moment des repas.
GRAINES À MÂCHER : mâcher 3 à 5 cuill. à soupe de semence mondée 1 fois par jour pendant 3 jours. Faire suivre d'un purgatif (en cas d'infestation par le ténia).
TEINTURE-MÈRE DE GRAINE : 150 gouttes par jour dans un verre d'eau.

Si les symptômes persistent, consulter le médecin.

LES PLANTES DE A À Z

Cumin
Cuminum cyminum
Apiacées

Autres noms : anis âcre, faux anis

Originaire d'Asie (Inde, Chine et Japon), le cumin est une plante herbacée annuelle d'environ 40 à 50 cm de haut, dont la tige grêle est divisée en lanières filiformes. Les fruits, ou graines, sont des akènes allongés, striés, mesurant environ 5 mm. Ils sont droits et non recourbés comme ceux du carvi, que l'on confond souvent avec le cumin.

Les fleurs du cumin sont blanches ou roses, groupées par 3 ou 5, en ombelles.

PROPRIÉTÉS VALIDÉES
Peu de propriétés du cumin ont été démontrées par des études scientifiques. Seules ses qualités de carminatif et d'antispasmodique intestinal ont pu jusqu'à présent être établies.

INDICATIONS USUELLES
En usage interne, le cumin est particulièrement indiqué dans les cas de **digestion difficile**, de **flatulences** et d'**infections intestinales**. On le prescrit également pour traiter les engorgements des seins au cours de l'allaitement.
En usage externe, le cumin entre dans la composition de diverses préparations utilisées pour frictionner les **articulations douloureuses**.

PRÉCAUTIONS D'EMPLOI
À fortes doses, l'huile essentielle de cumin s'est révélée toxique, entraînant notamment une excitation nerveuse.

■ PARTIES UTILISÉES
Les **fruits**. Cultivée en Inde et au Proche-Orient, la plante produit ses fruits en été. La récolte se fait à la main. On utilise les fruits entiers ou broyés en infusion. L'essence du fruit est incolore ou jaune pâle, avec une odeur musquée caractéristique, à saveur amère aromatique. Par distillation, on obtient 2,5 à 4 % d'huile essentielle. Outre son utilisation comme plante médicinale, le cumin entre dans la composition de quelques célèbres mélanges d'épices tels le colombo, le curry de Madras ou le ras-el-hanout.

■ COMPOSANTS
L'huile essentielle contenue dans le fruit du cumin est composée de près de 40 % d'aldéhyde cuminique.

Fruits séchés.

Ombelle de fruits.

Fruits.

> **Des études sur le cumin** ont montré que l'huile essentielle extraite des fruits de la plante exerçait une action antiplaquettaire et pourrait avoir un effet protecteur sur le système cardio-vasculaire. Par ailleurs, selon des travaux réalisés à l'Institut du cancer de Madras, en Inde, le cumin agirait contre les cancers du foie et de l'estomac chez le rat.

UTILISATIONS

USAGE INTERNE
Digestion difficile, flatulences, infections intestinales
INFUSION : 1 cuill. à café de fruits pour 25 cl d'eau bouillante. Laisser infuser 2 à 3 min. Ou encore 1 à 5 g de fruits broyés à laisser infuser 10 à 15 min dans 1 tasse d'eau bouillante. Une demi-tasse avant les principaux repas.

USAGE EXTERNE
Articulations douloureuses
POMMADES ET GELS : frictionner lentement 1 ou 2 fois par jour.

Si les symptômes persistent, consulter le médecin.

Curcuma

Curcuma longa
Zingibéracées

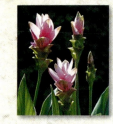

Les fleurs de curcuma forment des épis au cœur de la plante.

Le curcuma est une plante herbacée, vivace par son rhizome et dont les feuilles, oblongues et pointues, sont portées par un long pédoncule. Les fleurs sont regroupées en épis qui naissent près du sol, au cœur de la plante. Le rhizome, cylindrique, présente parfois des prolongements en forme de doigt. Le curcuma est cultivé en Asie tropicale, en Afrique et aux Antilles.

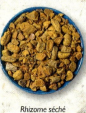

Rhizome séché et fragmenté.

■ PARTIES UTILISÉES
Le **rhizome**. Coupé en morceaux, puis bouilli avant d'être séché, il contient au moins 5 % d'huile essentielle et 1 % de curcumine. En phytothérapie, on emploie le curcuma le plus souvent en poudre et en teinture, plus rarement sous forme d'infusion.

■ COMPOSANTS
Le rhizome de curcuma contient des curcuminoïdes, dont la curcumine, ainsi qu'une huile essentielle (2 à 7 %). Il renferme également trois molécules colorantes aux propriétés anti-inflammatoires (curcumine, déméthoxycurcumine et bisdéméthoxycurcumine).

Aromatique et digestive, la plante serait aussi antirhumatismale. Des recherches récentes, menées sur des animaux, ont démontré en effet que les curcumines extraites du rhizome du curcuma agissaient comme des anti-inflammatoires aussi puissants que les anti-inflammatoires non stéroïdiens, et sans en avoir les effets secondaires. Les mêmes études ont également mis en évidence l'efficacité des curcumines dans le traitement des cancers de l'animal.

PROPRIÉTÉS VALIDÉES
L'huile essentielle du curcuma exerce une action stimulante sur la sécrétion de la bile tandis que les curcumines en facilitent l'élimination. Les curcuminoïdes ont une forte activité anti-inflammatoire. Enfin, le curcuma possède une propriété antioxydante.

INDICATIONS USUELLES
Le rhizome de curcuma est prescrit dans le traitement des indigestions et de l'acidité gastrique. Il est recommandé en cas de **troubles de la digestion** d'origine hépato-biliaire. Il est souvent utilisé pour stimuler l'appétit.

PRÉCAUTIONS D'EMPLOI
Le curcuma peut être utilisé sans avis médical. Cependant, à fortes doses, il peut irriter la muqueuse gastrique et provoquer des nausées et des vomissements. La plante est contre-indiquée en cas d'obstruction des voies biliaires.

UTILISATIONS

USAGE INTERNE
Troubles de la digestion
INFUSION : 0,5 à 1 g de rhizome grossièrement pulvérisé pour une tasse d'eau bouillante. Laisser infuser 5 à 10 min ; filtrer. 2 à 4 tasses par jour.
TEINTURE-MÈRE : 35 gouttes dans un verre d'eau après chaque repas.

Si les symptômes persistent, consulter le médecin.

Cyprès
Cupressus sempervirens
Cupressacées

Plante typiquement méditerranéenne, le cyprès est cultivé à des fins ornementales, ou planté en haies comme coupe-vent. L'arbre, à l'écorce gris rougeâtre, porte des petites feuilles triangulaires, opposées, imbriquées sur 4 rangs et couvrant tout le rameau. Les inflorescences femelles produisent des fruits (les cônes) formés d'écailles arrondies et charnues devenant gris jaunâtre à maturité.

Les cônes de cyprès sont appelés noix ou galbules.

PROPRIÉTÉS VALIDÉES
Les oligomères flavanoliques sont des inhibiteurs enzymatiques. Cette propriété, mise en évidence in vitro, permet d'expliquer leur rôle d'angioprotecteurs dans le traitement des maladies veineuses.

INDICATIONS USUELLES
Du fait de son efficacité dans le traitement de toutes les manifestations de l'insuffisance veineuse, le cône de cyprès est prescrit en cas de **jambes lourdes, varices** et **hémorroïdes**. Le cyprès est souvent utilisé en association avec le marron d'Inde ou l'hamamélis.

PRÉCAUTIONS D'EMPLOI
Jusqu'à présent, aucune toxicité n'a été signalée lors de l'emploi du cône de cyprès, même en cures prolongées.

■ PARTIES UTILISÉES
Les **cônes**. Récoltés encore verts, ils sont utilisés sous forme d'infusion, de poudre ou d'extrait entrant dans des spécialités pharmaceutiques (gélules, comprimés, solutions buvables). On les retrouve également dans la composition de gels et de pommades destinés à l'usage externe.

■ COMPOSANTS
Les cônes de cyprès renferment principalement des proanthocyanidols dimères et oligomères flavanoliques, qui agissent comme toniques veineux : ils possèdent en effet une activité dite phlébotonique, c'est-à-dire qu'ils activent la circulation sanguine périphérique. Ces cônes contiennent également une faible quantité d'huile essentielle ainsi que des acides diterpéniques.

UTILISATIONS

USAGE INTERNE
Jambes lourdes, varices, hémorroïdes
INFUSION : 1 sachet-dose dans 1 tasse d'eau bouillante. 4 à 5 tasses par jour, avant ou entre les repas.
GÉLULES DE POUDRE : 1 gélule matin, midi et soir, au moment des repas.
COMPRIMÉS : 2 à 3 comprimés par jour au moment des repas.
SOLUTIONS BUVABLES : 40 à 60 gouttes à diluer dans un peu d'eau. 2 ou 3 fois par jour avant les repas.

USAGE EXTERNE
Jambes lourdes, varices
GELS, POMMADES : en applications légères sur les régions variqueuses, de bas en haut jusqu'à pénétration, le soir au coucher.

Si les symptômes persistent, consulter le médecin.

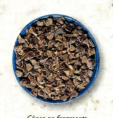
Cônes en fragments séchés.

Efficaces contre l'insuffisance veineuse, les proanthocyanidols sont principalement extraits du cyprès, de la vigne rouge et du pin. Ces substances font partie d'une catégorie de tanins dérivés du catéchol (en faible quantité dans le cyprès), pouvant s'associer par deux (dimères) ou à plusieurs (oligomères et polymères). Seuls les polymères sont des tanins au sens strict. Dimères et oligomères flavanoliques sont aussi des antioxydants naturels très intéressants dans la prévention des maladies cardio-vasculaires.

Desmodium

Desmodium adscendens
Fabacées

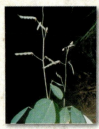

Les fruits du desmodium sont des gousses articulées longues d'une vingtaine de millimètres.

Autre nom : amor seco

Le desmodium est une plante herbacée des zones équatoriales d'Afrique et d'Amérique latine, au port rampant ou se dressant contre les troncs d'arbres. Ses feuilles, composées, comportent 3 folioles longues de 1,5 à 5 cm et larges de 1 à 3 cm. Les petites fleurs, blanches ou violacées, au port lâche, sont groupées à l'extrémité des tiges.

■ PARTIES UTILISÉES

Les **parties aériennes**. Elles sont récoltées en Afrique équatoriale, à la fin de la grande saison des pluies (juin-juillet). Après séchage et dessiccation sous abri, la plante est coupée en tronçons. On utilise le desmodium en décoction de plante séchée. On trouve dans le commerce des décoctions concentrées à diluer dans de l'eau ou des gélules à base de poudre de plante. Mais cette dernière présentation est peu utilisée car il est difficile d'obtenir un dosage intéressant sous cette forme.

■ COMPOSANTS

Les parties aériennes de la plante comportent des composés stéroliques, des flavonoïdes, dont l'isovitexine, des saponines, comme la sojasaponine, et des anthocyanes.

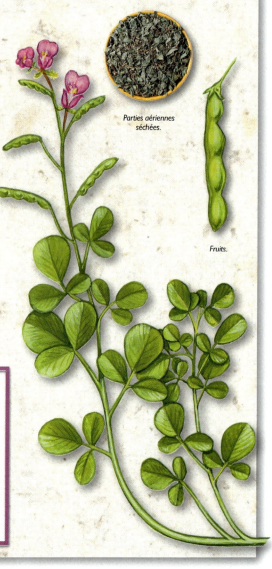

Parties aériennes séchées.

Fruits.

> **En Afrique, le desmodium est utilisé** pour traiter l'asthme : il est démontré que trois saponines qu'il renferme possèdent bien une activité spécifique sur les muscles respiratoires. La plante est aussi utilisée avec succès sur la « jaunisse » qui, en Afrique, correspond souvent à la phase initiale des hépatites virales.

PROPRIÉTÉS VALIDÉES

Des travaux menés dans les années 1990 sur des animaux de laboratoire (rats, souris et cobayes) ont confirmé l'expérience de la médecine traditionnelle africaine et amérindienne, qui connaît et utilise de longue date les effets antiallergiques, anticonvulsivants et hépatoprotecteurs du desmodium.

INDICATIONS USUELLES

Par son action protectrice et régénératrice des cellules hépatiques, le desmodium permet de lutter contre certaines agressions d'origine virale ou chimique que peut subir le foie au cours d'une **intoxication hépatique d'origine alcoolique ou médicamenteuse** (chimiothérapie).
De bons résultats ont également été obtenus dans le traitement de certaines **allergies,** en particulier celles dites primaires, dues à la présence dans le sang d'immunoglobulines E.

PRÉCAUTIONS D'EMPLOI

À ce jour, l'expérimentation sur l'animal n'a pu démontrer aucune toxicité du desmodium, même à très fortes doses. Cependant, certains patients ont signalé l'apparition, en cours de traitement, de troubles digestifs tels que nausées et diarrhées.

UTILISATIONS

USAGE INTERNE
Intoxication hépatique d'origine alcoolique ou médicamenteuse, allergies
DÉCOCTION : 8 à 10 g de plante séchée pour 1 litre ou 1,25 litre d'eau. Faire bouillir 15 min, filtrer et boire dans la journée.
DÉCOCTION CONCENTRÉE (en pharmacie) : 2 cl par jour, soit 2 cuill. à café midi et soir, à délayer dans un peu d'eau.

Si les symptômes persistent, consulter le médecin.

Droséra

Drosera rotundifolia, D. intermedia, D. anglica
Droséracées

Propriétés validées

Les extraits alcooliques et la plumbagone contenus dans la plante ont des propriétés antispasmodiques. Les préparations à base de droséra possèdent un effet antitussif renforcé par l'action des naphtoquinones sur la croissance des germes (streptocoque, staphylocoque, pneumocoque...). Le droséra est de plus un expectorant léger.

Indications usuelles

Le droséra est prescrit dans le traitement des affections des voies respiratoires : **spasmes bronchiques, bronchite, toux d'irritation, coqueluche**, souvent en association avec le coquelicot et le thym (sous forme de sirop). En usage externe, les extraits de plante fraîche sont efficaces contre les **verrues**.

Précautions d'emploi

La plante provoque parfois des irritations de la peau et des muqueuses. Elle peut aussi être à l'origine de nausées et de diarrhées sanguinolentes. En usage interne, il est préférable d'éviter sa consommation à jeun et en cas d'ulcère gastro-intestinal, et d'utiliser des préparations diluées.

UTILISATIONS

USAGE INTERNE
Spasmes bronchiques, bronchite, toux d'irritation, coqueluche

TEINTURE : faire macérer pendant 10 jours 50 g de plante fraîche dans 25 cl d'alcool à 60°. Enfant : 5 à 10 gouttes dans un verre d'eau, 2 ou 3 fois par jour. Adulte : 10 à 20 gouttes dans un verre d'eau, 2 ou 3 fois par jour.
TEINTURE-MÈRE : 10 gouttes dans un verre d'eau, 3 fois par jour.
INFUSION : 10 g de plante séchée pour 1 litre d'eau bouillante. Laisser infuser pendant 10 min, filtrer. 2 tasses par jour.

USAGE EXTERNE
Verrues
SUC FRAIS : appliquer directement sur les verrues 1 ou 2 fois par jour.

Si les symptômes persistent, consulter le médecin.

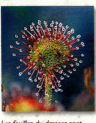

Les feuilles du droséra sont couvertes de poils rougeâtres et irritants qui emprisonnent poussières et insectes.

Autres noms : rosée-du-soleil, herbe-à-la-rosée, rossolis

Cette petite plante insectivore de 5 à 30 cm de haut a des tiges dressées, grêles, partant d'une rosette de feuilles à long pétiole ; la forme du limbe varie selon l'espèce. Les fleurs, de couleur blanche, sont disposées en petites grappes. Le fruit est une capsule. Plante rare, le droséra est protégé en France. Il pousse jusqu'à 2 000 m d'altitude.

■ PARTIES UTILISÉES
La **plante entière**. Le droséra est récolté au moment de la floraison, de juin à septembre, et peut être utilisé frais. Une fois séché et fragmenté, il est employé en infusion et sous forme de teinture ou de teinture-mère. On associe souvent le droséra à d'autres plantes antitussives.

■ COMPOSANTS
Les droséras cités ici renferment des dérivés naphtoquinoniques (0,14 à 0,22 %), notamment la 7-méthyl-juglone, et de faibles quantités de plumbagone, de drosérone et de 8-hydroxy-drosérone. Leur composition se caractérise par la présence d'enzymes protéolytiques et de mucilages.

Les droséras font cailler le lait grâce à leurs enzymes protéolytiques – celles-là mêmes qui leur permettent de digérer les insectes dont ils se nourrissent. Mais ces plantes voraces réservent d'autres surprises : on extrait de leurs feuilles deux principes colorants, l'un jaune et l'autre rouge, utilisés autrefois en confiserie.

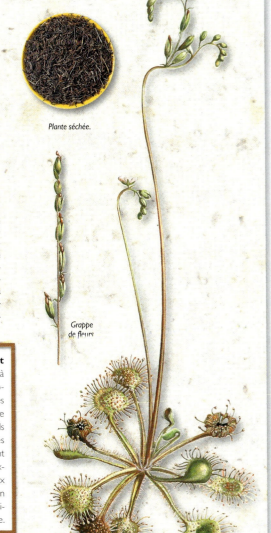

Plante séchée.

Grappe de fleurs

LA SANTÉ PAR LES PLANTES

Échinacée

Echinacea angustifolia, E. purpurea, E. pallida
Astéracées

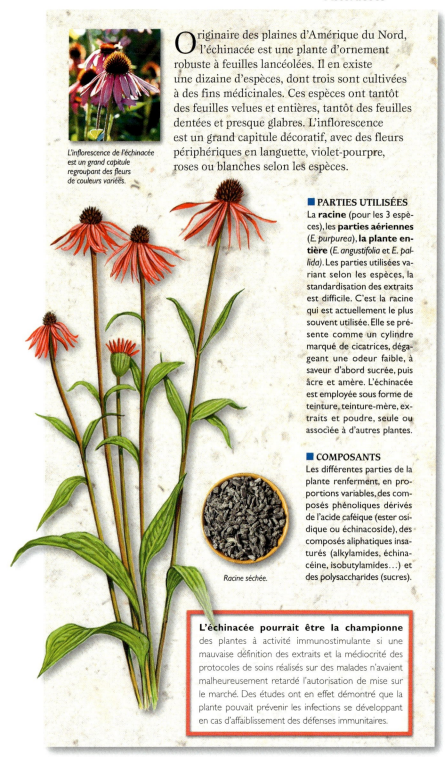

L'inflorescence de l'échinacée est un grand capitule regroupant des fleurs de couleurs variées.

Racine séchée.

Originaire des plaines d'Amérique du Nord, l'échinacée est une plante d'ornement robuste à feuilles lancéolées. Il en existe une dizaine d'espèces, dont trois sont cultivées à des fins médicinales. Ces espèces ont tantôt des feuilles velues et entières, tantôt des feuilles dentées et presque glabres. L'inflorescence est un grand capitule décoratif, avec des fleurs périphériques en languette, violet-pourpre, roses ou blanches selon les espèces.

■ PARTIES UTILISÉES
La **racine** (pour les 3 espèces), les **parties aériennes** (*E. purpurea*), **la plante entière** (*E. angustifolia* et *E. pallida*). Les parties utilisées variant selon les espèces, la standardisation des extraits est difficile. C'est la racine qui est actuellement le plus souvent utilisée. Elle se présente comme un cylindre marqué de cicatrices, dégageant une odeur faible, à saveur d'abord sucrée, puis âcre et amère. L'échinacée est employée sous forme de teinture, teinture-mère, extraits et poudre, seule ou associée à d'autres plantes.

■ COMPOSANTS
Les différentes parties de la plante renferment, en proportions variables, des composés phénoliques dérivés de l'acide caféique (ester osidique ou échinacoside), des composés aliphatiques insaturés (alkylamides, échinacéine, isobutylamides…) et des polysaccharides (sucres).

L'échinacée pourrait être la championne des plantes à activité immunostimulante si une mauvaise définition des extraits et la médiocrité des protocoles de soins réalisés sur des malades n'avaient malheureusement retardé l'autorisation de mise sur le marché. Des études ont en effet démontré que la plante pouvait prévenir les infections se développant en cas d'affaiblissement des défenses immunitaires.

PROPRIÉTÉS VALIDÉES
On a pu démontrer que l'administration d'échinacée permettait d'augmenter la résistance contre les infections, et en particulier contre la grippe. Dans l'attente d'une validation officielle de ses propriétés immunostimulantes, la plante reste un simple adjuvant dans le traitement de maladies infectieuses ou immunodépendantes.

INDICATIONS USUELLES
On prescrit l'échinacée pour son activité immunostimulante efficace en cas d'affaiblissement des défenses de l'organisme dans les **rhinite, grippe, bronchite** et autres affections des bronches. La plante peut être également administrée, avec prudence et sous assistance médicale, lors d'une chimiothérapie entraînant une immunodépression.

PRÉCAUTIONS D'EMPLOI
L'échinacée ne semble à ce jour pas présenter de toxicité ou d'effets secondaires. Cependant, il est préférable de disposer d'un avis médical préalable pour éviter de passer à côté d'une pathologie grave qui nécessiterait la mise en œuvre de traitements plus lourds. L'échinacée ne dispense pas, en effet, des traitements par antibiotiques et autres agents anti-infectieux. Son administration par voie parentérale (c'est-à-dire autre que digestive) est déconseillée en raison de risques de réactions allergiques.

UTILISATIONS

USAGE INTERNE
Rhinite, grippe, bronchite
GÉLULES DOSÉES À 325 MG DE POUDRE DE RACINE :
1 à 3 par jour avec un verre d'eau, avant les repas.
En prévention : 2 gélules par jour.

Si les symptômes persistent, consulter le médecin.

Églantier

Rosa canina
Rosacées

Propriétés validées

Grâce à leur teneur en vitamine C, les préparations à base de cynorrhodon sont toniques et renforcent les défenses immunitaires. Par sa richesse en tanins, l'églantier est utilisé comme astringent et antidiarrhéique. Sa teneur en pectines et en acides organiques explique son effet diurétique. Ces acides stimulent également la sécrétion d'acide gastrique.

Indications usuelles

Le cynorrhodon est administré comme fortifiant dans les maladies infectieuses et au cours des convalescences. On l'utilise pour prévenir et soigner les **refroidissements**, les **infections grippales** et les avitaminoses (notamment les **carences en vitamine C**), ainsi qu'en cas de fièvre, de **fatigue générale** et de **diarrhée**.

Précautions d'emploi

Aucun effet indésirable n'a été rapporté à ce jour pour les préparations à base d'églantier prises à des doses thérapeutiques.

UTILISATIONS

USAGE INTERNE
Refroidissements, infections grippales, carences en vitamine C, fatigue générale
INFUSION : 2 à 2,5 g de cynorrhodon fragmenté pour 1 tasse d'eau bouillante. Laisser infuser 10 min, filtrer. 3 à 4 tasses par jour.
GÉLULES DOSÉES À 50-200 MG D'EXTRAIT SEC : 1 ou 2 gélules avec un grand verre d'eau, 3 fois par jour, avant les repas.
TEINTURE-MÈRE : 40 gouttes dans un verre d'eau, 3 fois par jour, avant les repas.

Diarrhée
DÉCOCTION : 30 à 50 g de cynorrhodon fragmenté pour 1 litre d'eau bouillante. Faire bouillir 5 min à feu doux, laisser infuser 15 min, filtrer. Consommer à volonté (surtout au petit déjeuner).

Si les symptômes persistent, consulter le médecin.

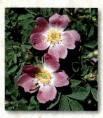

Les fleurs de l'églantier, ou églantines, solitaires ou groupées en corymbes, sont rose clair ou blanchâtres.

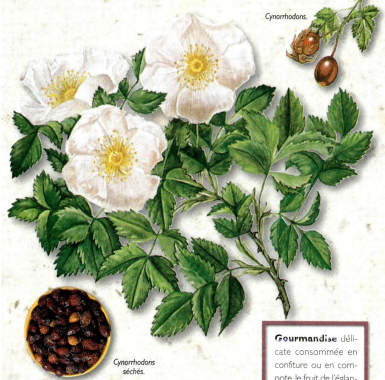

Autres noms : rosier des chiens, rosier sauvage, rosier des haies

Cet arbrisseau touffu de 1 à 3 m de haut, à rameaux couverts d'aiguillons, porte des feuilles composées de folioles elliptiques et dentées. À maturité, le réceptacle de la fleur devient rouge et pulpeux : c'est le cynorrhodon. C'est dans sa pulpe que se trouvent les véritables fruits (akènes hérissés de poils raides). Il persiste tout l'hiver sur les branches.

Cynorrhodons.

Cynorrhodons séchés.

■ PARTIES UTILISÉES
Le **cynorrhodon**. Constitué par le réceptacle floral et le reste des sépales séchés de l'églantier, il est récolté en été (de juin à septembre), séché, fragmenté ou pulvérisé. On l'utilise en infusion, en décoction, sous forme de teinture-mère ou d'extrait sec. L'églantier est souvent associé à d'autres plantes toniques.

■ COMPOSANTS
Le cynorrhodon est riche en acide L-ascorbique, ou vitamine C (0,2 à 1,2 %), et en vitamine B2. Il renferme également des pectines (15 %), des acides organiques (notamment acides malique et citrique) et des tanins hydrolysables (dérivés de l'acide gallique). On y trouve aussi des composés phénoliques (proanthocyanidines…).

Gourmandise délicate consommée en confiture ou en compote, le fruit de l'églantier n'en possède pas moins de sérieuses qualités médicinales. Il serait même, selon une étude allemande récente, efficace contre l'arthrite – dont il atténuerait la douleur tout en améliorant la mobilité des articulations atteintes.

LA SANTÉ PAR LES PLANTES

Éleuthérocoque

Eleutherococcus senticosus ou Acanthopanax senticosus

Araliacées

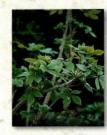

Originaire de Chine et de Corée, l'éleuthérocoque forme des buissons épineux sous le couvert forestier.

Autres noms : racine de la taïga, ginseng de Sibérie, buisson-du-diable

L'éleuthérocoque est un arbuste épineux de 2 à 3 m de haut. Les tiges et les branches, couvertes d'une écorce grise, portent des feuilles palmées et composées. Les fleurs, petites et globuleuses, sont isolées ou associées par 2 ou 3 sur un pédoncule glabre. On distingue les fleurs femelles (jaunes), les fleurs mâles (violettes) et les fleurs hermaphrodites (jaunâtres).

■ PARTIES UTILISÉES

La **racine**. Elle est récoltée au moment où elle est le plus riche en principes actifs : soit en automne, juste avant la chute des feuilles, soit au printemps, lorsque la végétation redémarre. Certains chercheurs russes préconisent également l'utilisation des feuilles, mais cet usage reste pour l'instant controversé. La racine est utilisée en extrait sec, en poudre ou en teinture-mère. On la prescrit plus rarement sous forme d'infusion.

■ COMPOSANTS

La racine d'éleuthérocoque renferme des polysaccharides, des hétéroglycanes (éleuthéranes), aux propriétés immunostimulantes, des éleuthérosides A à G (daucostérol, glucoside de coumarine, syringarésinol...), des éleuthérosides I à M (saponines), des polysaccharides, des éleuthéranes et des substances diverses.

Des chercheurs néerlandais, effectuant des études sur la racine d'éleuthérocoque, ont soumis les larves d'un gastéropode, *Lymnaea stagnalis*, à diverses agressions extérieures. Ils ont constaté ainsi que l'extrait de racine administré aux larves pendant 20 à 76 h les protégeait contre le choc thermique et la toxicité de certains métaux (cuivre, cadmium).

Racine séchée.

PROPRIÉTÉS VALIDÉES

On a démontré l'effet stimulant de la racine d'éleuthérocoque sur le système nerveux central ainsi que sur les glandes surrénales et séminales. Elle aide aussi l'organisme à s'adapter à des situations de stress physique ou psychique, au froid et aux radiations... Enfin, elle a une action immunostimulante, en particulier sur les lymphocytes, et hypoglycémiante.

INDICATIONS USUELLES

Les médecins russes, qui ont été les premiers à mettre en évidence l'intérêt thérapeutique de la plante, l'ont utilisée pour ses capacités à lutter contre le **stress** et ses propriétés adaptogènes. Prescrite pour les mêmes indications en Europe occidentale, elle l'est aussi dans le traitement de l'**asthénie** (fatigue) avec hypotension artérielle. De plus, grâce à ses propriétés immunostimulantes, la plante trouve sa place dans la prévention des **affections virales**.

PRÉCAUTIONS D'EMPLOI

À ce jour, la plante ne présente aucune toxicité aiguë ni chronique. Elle peut être utilisée sans avis médical mais, comme les contre-indications sont nombreuses, il est plus prudent d'en référer au médecin. En effet, l'éleuthérocoque ne doit pas être administré à la femme enceinte ou sous contraceptif oral. De même, il est interdit aux enfants avant l'âge de la puberté. Enfin, on le déconseille en cas d'hypertension artérielle, d'obésité, de palpitations, de mastopathie (affection mammaire) ainsi qu'aux personnes nerveuses ou insomniaques.

UTILISATIONS

USAGE INTERNE
Stress, asthénie, affections virales
GÉLULES DOSÉES À 0,45 G DE POUDRE : 2 gélules 2 fois par jour avec un grand verre d'eau.
GÉLULES DOSÉES À 50 MG D'EXTRAIT SEC : 4 à 6 par jour avec un grand verre d'eau.
TEINTURE-MÈRE : 25 à 150 gouttes par jour dans un verre d'eau, selon l'intensité des troubles.

Si les symptômes persistent, consulter le médecin.

Épilobe

Epilobium parviflorum, E. angustifolium

Onagracées

Autres noms : épilobe à petites feuilles (Epilobium parviflorum), *épilobe en épi* (E. angustifolium)

Parmi la dizaine de variétés d'épilobes répandues en Europe, deux sont utilisées pour leurs qualités médicinales : *Epilobium parviflorum*, petite plante herbacée à fleurs rose pâle, aux feuilles poilues en forme de fer de lance, et *E. angustifolium*, aux feuilles étroites, plutôt glabres, et portant de grandes fleurs en épi.

Epilobium angustifolium se distingue par ses grandes fleurs roses.

PROPRIÉTÉS VALIDÉES

La tâche du prescripteur n'est pas simple : il lui faut choisir entre *Epilobium angustifolium*, qui contient des tanins macrocycliques très actifs mais dont les propriétés n'ont pas été validées, et *E. parviflorum*, à petites fleurs, qui engendre, grâce aux œnothéines, des améliorations symptomatiques dans l'hypertrophie bénigne de la prostate.

INDICATIONS USUELLES

L'épilobe est prescrit dans le traitement de l'hypertrophie bénigne de la prostate. Il permet de réduire le nombre des mictions nocturnes, favorisant ainsi le repos du patient. Le débit urinaire est également amélioré. Il reste toutefois essentiel de s'assurer, par les examens médicaux nécessaires, du caractère bénin de l'affection.

PRÉCAUTIONS D'EMPLOI

La plante est en général bien tolérée ; aucun effet secondaire n'a été relevé à ce jour. Elle ne peut cependant être utilisée que sur avis médical.

■ PARTIES UTILISÉES

Les **fleurs** et les **feuilles**. Elles sont récoltées à la fin de la floraison, qui a lieu de juin à septembre. Une fois séchées, elles sont utilisées sous forme d'infusion, de poudre ou de teinture-mère.

■ COMPOSANTS

C'est à ses flavonoïdes et à ses tanins que l'épilobe doit ses effets bénéfiques. Les flavonoïdes sont des glucosides flavoniques dérivés du myricétol et solubles dans l'eau. Le composé flavonoïde majeur d'*Epilobium parviflorum* est le myricitroside, celui d'*E. angustifolium* est le quercétol-glucuronide. Tous deux contiennent du bêta-sitostérol et de l'acide gallique. Les deux variétés renferment les mêmes tanins : des œnothéines A et B, qui constituent des ellagitanins.

Fruit de l'épilobe : ce silique délivre des graines à aigrettes longues et soyeuses.

Feuilles et fleurs séchées.

L'hybridation des deux variétés d'épilobes retenues par la pharmacopée est fréquente, ce qui ne simplifie pas l'identification des plantes. Inutile d'essayer de cueillir des fleurs au cours de promenades dans les bois ou en montagne, où l'espèce se rencontre souvent : la récolte est vraiment une affaire de spécialistes…

UTILISATIONS

Que ce soit sous forme d'infusion ou de toute autre préparation pharmaceutique, seul le médecin est à même de déterminer un traitement à base d'épilobe.

Épine-vinette

Berberis vulgaris
Berbéridacées

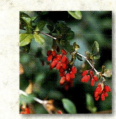

Les petits fruits de l'épine-vinette, rouges et allongés, apparaissent à la fin de l'été.

Autres noms : petite vigne, berbéris vulgaire

L'épine-vinette est un arbuste touffu et épineux, d'environ 3 m de haut, répandu dans toute l'Europe. L'écorce, un peu cannelée, est grisâtre ; le bois est jaune vif. Les feuilles, entières et ovales, ont un bord découpé en fines dents terminées par une soie raide. Les fleurs, jaune clair, sont regroupées en grappes pendantes et dégagent une odeur désagréable. Le fruit est une baie rouge corail.

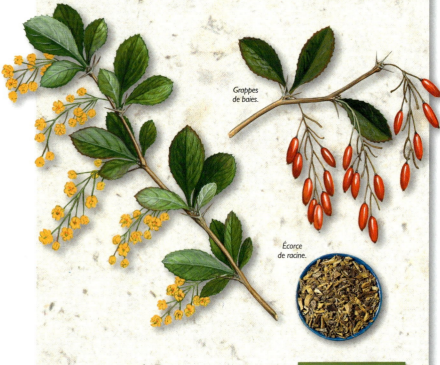

Grappes de baies.

Écorce de racine.

PROPRIÉTÉS VALIDÉES

La berbérine et la berbamine, qui sont des antiamibiens reconnus, possèdent un effet sur la sécrétion de la bile. L'épine-vinette atténue ainsi les douleurs provoquées par les calculs biliaires. C'est un tonique amer qui ouvre l'appétit ou stimule la digestion, selon le moment où on le prend, avant ou après les repas.

INDICATIONS USUELLES

L'épine-vinette est traditionnellement utilisée en cas d'insuffisance hépatique. Elle est ainsi efficace pour faciliter l'évacuation de la bile et soulager les **douleurs vésiculaires**. En usage externe, l'épine-vinette, du fait de l'activité anti-inflammatoire de la berbérine, est recommandée dans le traitement des **inflammations oculaires**.

PRÉCAUTIONS D'EMPLOI

La présence d'alcaloïdes, particulièrement dans les racines, rend l'épine-vinette toxique. Elle ne doit donc pas être administrée aux femmes enceintes. La présence de berbérine, mais surtout de berbamine, peut entraîner de l'hypotension artérielle par un effet curarisant.

■ PARTIES UTILISÉES

L'**écorce de la racine**, les **feuilles** et les **baies**. Ces dernières sont cueillies à maturité en septembre, les feuilles en mai-juin, tandis que l'écorce est récoltée en automne. L'écorce de la racine est généralement utilisée en décoction ; les feuilles servent à la préparation d'une teinture-mère. Les baies, quant à elles, entrent dans la composition de certains collyres.

■ COMPOSANTS

Toute la plante contient un alcaloïde, la berbérine, de la berbamine (toutes les deux ont des propriétés bactéricides) et un colorant. La berbérine, qui est un ammonium quaternaire, représente jusqu'à 3 % de l'écorce de racine. Les fruits renferment, en plus de la berbérine, des saponines, des acides organiques, tels l'acide malique et l'acide tartrique, ainsi que divers sucres.

Des études récentes menées en Bulgarie ont confirmé in vitro l'activité anti-inflammatoire de la berbérine extraite de la racine de l'épine-vinette. La plante est d'ailleurs couramment utilisée en Europe centrale pour soigner les rhumatismes et les affections douloureuses.

UTILISATIONS

USAGE INTERNE
Douleurs vésiculaires

DÉCOCTION : 5 g d'écorce de racine pour 1 tasse d'eau. Faire bouillir 5 min, puis laisser infuser encore 10 min. 3 tasses par jour.
TEINTURE-MÈRE : 20 gouttes dans un verre d'eau, 2 ou 3 fois par jour.
EXTRAIT HYDROALCOOLIQUE : 50 gouttes dans un verre d'eau 2 fois par jour, au moment des repas.

USAGE EXTERNE
Inflammations oculaires

Collyres (en pharmacie).

Si les symptômes persistent, consulter le médecin.

Erysimum

Erysimum officinale (Sisymbrium officinale)
Brassicacées

PROPRIÉTÉS VALIDÉES

Les composés soufrés de l'essence contenus dans l'erysimum provoquent une action réflexe qui se traduit par une sécrétion des voies respiratoires supérieures (bronches). Elles facilitent l'expectoration, possèdent des propriétés mucolytiques et calment la toux.

INDICATIONS USUELLES

L'erysimum est utilisé pour soigner les états d'**aphonie** (perte plus ou moins complète de la voix). La plante a également montré son efficacité pour combattre l'**enrouement**, apaiser les irritations dues à la **laryngite** ou à la **pharyngite**. Elle est également indiquée dans les cas d'**inflammations des voies pulmonaires**.

PRÉCAUTIONS D'EMPLOI

L'emploi d'erysimum n'est pas indiqué chez les enfants. Chez l'adulte, un surdosage peut provoquer un ralentissement, voire d'autres perturbations, du rythme cardiaque.

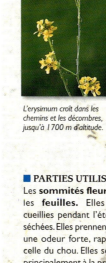

L'erysimum croît dans les chemins et les décombres, jusqu'à 1 700 m d'altitude.

Autres noms : sisymbre officinal, herbe-aux-chantres

Plante annuelle ou bisannuelle, l'erysimum présente des tiges velues d'environ 60 cm de haut. Elles portent des feuilles découpées, irrégulières, et de petites fleurs jaunes, dont les pétales disposés en croix sont caractéristiques de la famille des Brassicacées. Les fruits sont des siliques allongées, réunies en très longues grappes étroites.

■ PARTIES UTILISÉES

Les **sommités fleuries** et les **feuilles.** Elles sont cueillies pendant l'été, puis séchées. Elles prennent alors une odeur forte, rappelant celle du chou. Elles servent principalement à la préparation d'infusion, de teinture-mère et entrent dans la composition de sirops contre la toux.

■ COMPOSANTS

L'erysimum contient une sorte d'huile essentielle, riche en principes odorants soufrés, appelés glucosinolates, et qui facilitent l'expectoration.

Feuilles séchées.

La plante doit son nom populaire d'herbe-aux-chantres à son efficacité dans le traitement de l'aphonie des chanteurs (chantres). Par ailleurs, on a découvert que ses graines renfermaient de petites quantités de cardénolides, substances aux propriétés cardiotoniques proches de celles de la digitale. Une autre variété d'erysimum qui pousse dans le Caucase, utilisée par la médecine traditionnelle russe, en contient davantage.

UTILISATIONS

USAGE INTERNE
Aphonie
GARGARISMES : 3 ou 4 par jour avec de l'infusion (voir ci-dessous).
Enrouement, laryngite, pharyngite, inflammations des voies pulmonaires
INFUSION : 5 g de plante séchée pour 1 tasse d'eau bouillante. Laisser infuser 10 min. 2 à 4 tasses par jour.
TEINTURE-MÈRE : 30 gouttes dans un verre d'eau, 3 ou 4 fois par jour.

Si les symptômes persistent, consulter le médecin.

Eschscholtzia

Eschscholtzia californica
Papavéracées

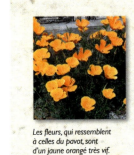
Les fleurs, qui ressemblent à celles du pavot, sont d'un jaune orangé très vif.

Autre nom : pavot de Californie

Cette plante annuelle de 40 à 50 cm de haut est vivace dans son pays d'origine (États-Unis) et annuelle ou bisannuelle en Europe. Les tiges, couchées puis dressées, sont couvertes de feuilles glauques découpées en fines lanières, et sont terminées par des fleurs solitaires. Le fruit est une capsule linéaire en forme de silique s'ouvrant par 2 valves à maturité.

■ PARTIES UTILISÉES
Les **parties aériennes**. Elles sont récoltées de juillet à septembre, puis mises à sécher et fragmentées. On les utilise ensuite en infusion, sous forme d'extrait fluide, d'extrait sec en gélules ou de teinture-mère. L'eschscholtzia est souvent associé à d'autres plantes sédatives.

Fleurs et feuilles séchées.

■ COMPOSANTS
Comme toutes les Papavéracées, l'eschscholtzia renferme de nombreux alcaloïdes, dont les plus importants sont l'eschscholtzine, la californidine et la protopine. Cette plante contient également des flavonoïdes, notamment du rutoside, et différents caroténoïdes auxquels elle doit sa couleur.

Fruit.

> **Eschscholtzia** serait un mot créé par Chamisso, poète, écrivain et botaniste franco-allemand, qui baptisa cette plante en l'honneur du médecin naturaliste allemand Eschscholtz. L'eschscholtzia, qui pousse principalement sur le littoral californien, est cultivée en Europe depuis 1790.

PROPRIÉTÉS VALIDÉES
Sa teneur en alcaloïdes confère à l'eschscholtzia des propriétés spasmolytiques et légèrement analgésiques. Les préparations à base d'eschscholtzia aident à s'endormir plus rapidement et améliorent la qualité du sommeil.

INDICATIONS USUELLES
Par voie orale, les préparations à base d'eschscholtzia sont employées dans le traitement des **troubles du sommeil**, particulièrement les difficultés d'endormissement, et du **surmenage nerveux** – la plante est alors utilisée seule ou en association avec la valériane, la passiflore et la mélisse. Enfin, on préconise l'eschscholtzia pour soigner les névropathies, ainsi que l'**énurésie** chez les enfants.

PRÉCAUTIONS D'EMPLOI
L'eschscholtzia ne présente pas à ce jour d'effets indésirables s'il est utilisé aux doses thérapeutiques recommandées.

UTILISATIONS

USAGE INTERNE
Troubles du sommeil, surmenage nerveux, énurésie (enfant)
INFUSION : 1 cuill. à café de plante séchée par tasse d'eau bouillante. Laisser infuser 10 min. 1 à 2 tasses le soir.
EXTRAIT FLUIDE : 1 à 2 ml le soir dans un verre d'eau.
GÉLULES DOSÉES À 50-75 MG D'EXTRAIT SEC : 1 ou 2 au coucher.
TEINTURE-MÈRE : 45 à 75 gouttes le soir dans un verre d'eau.

Si les symptômes persistent, consulter le médecin.

LES PLANTES DE A À Z

Eucalyptus
Eucalyptus globulus
Myrtacées

PROPRIÉTÉS VALIDÉES

Grâce à son huile essentielle, l'eucalyptus traite efficacement les affections de l'appareil respiratoire. Il augmente les sécrétions en agissant directement sur les cellules bronchiques et en détruisant le mucus. Il a donc une activité antitussive que renforce une action antiseptique, car il inhibe le développement des bactéries et des champignons. Ses vertus hypoglycémiantes – qui font baisser le taux de glucose dans le sang –, dues aux flavonoïdes, ont été mises en évidence expérimentalement.

INDICATIONS USUELLES

Antitussives, expectorantes et antiseptiques, les feuilles d'eucalyptus sont utilisées essentiellement pour soigner les **affections bronchiques**, les **maux de gorge**, la **toux**, le **rhume** et le **nez bouché**.

PRÉCAUTIONS D'EMPLOI

L'ingestion d'huile essentielle peut entraîner des troubles rénaux. L'eucalyptus est contre-indiqué chez les enfants de moins de 3 ans et chez les femmes enceintes ou qui allaitent.

UTILISATIONS

USAGE INTERNE
Affections bronchiques, maux de gorge, toux
POUDRE : 4 à 10 g par jour.
TEINTURE-MÈRE : 50 gouttes dans un verre d'eau, 4 à 6 fois par jour.
SIROP : 30 à 110 g par jour.

USAGE EXTERNE
Affections bronchiques, maux de gorge, toux
BAUME ET POMMADE : frictionner la poitrine et la gorge 1 ou 2 fois par jour.
HUILE ESSENTIELLE : frictionner la poitrine et la gorge 1 fois par jour.

Rhume, nez bouché
INHALATIONS à partir d'une infusion de feuilles ou de l'huile essentielle.
SOLUTIONS POUR PULVÉRISATIONS NASALES (teinture).

Si les symptômes persistent, consulter le médecin.

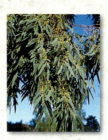

Les feuilles des rameaux âgés ont une forme et une odeur caractéristiques.

Autres noms : eucalyptus globuleux, gommier bleu

Originaire d'Australie, l'eucalyptus est un grand arbre de 30 à 100 m de haut, au tronc lisse, bleu-gris. Les feuilles qui se développent sur les jeunes rameaux sont opposées, ovales, sans pétiole ni odeur, tandis que celles que portent les branches âgées sont aromatiques, alternes, étroites, allongées et pointues. Les boutons floraux ressemblent à de petites urnes.

■ PARTIES UTILISÉES
Les **feuilles**. Seules celles qui poussent sur les rameaux âgés sont récoltées, de préférence en été, puis séchées. Très riches en huile essentielle, elles sont aussi employées sous forme d'infusion, de teinture, de soluté buvable et de gélules. Elles entrent également dans la composition de baumes et de pommades pour un usage local.

■ COMPOSANTS
Les feuilles contiennent des flavonoïdes – hypoglycémiants – et surtout une huile essentielle abondante (de 0,5 à 3,5 %), riche en cinéole (1,8 %), ou eucalyptol, antiseptique.

> **Le genre *Eucalyptus*** comporte de très nombreuses espèces, qui diffèrent notamment par la composition de leur huile essentielle. C'est pourquoi il faut toujours préciser le nom scientifique de la plante, et même son type chimique, afin d'utiliser l'espèce la mieux adaptée.

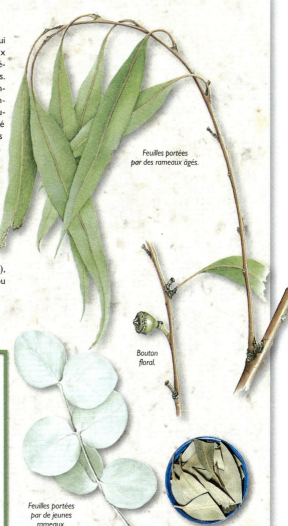

Feuilles portées par des rameaux âgés.

Bouton floral.

Feuilles portées par de jeunes rameaux.

Feuilles séchées.

LA SANTÉ PAR LES PLANTES

Eupatoire
Eupatorium cannabinum
Astéracées

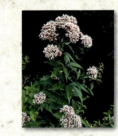

L'eupatoire est répandue dans toute l'Europe, mais aussi en Asie et en Afrique du Nord.

Autres noms : eupatoire chanvrine, eupatoire à feuilles de chanvre

L'eupatoire est une plante herbacée vivace, très commune sur les terrains humides, au bord des rivières ou des lacs. Elle peut dépasser 1 m de haut. La tige et les feuilles sont poilues et rougeâtres. La plante porte en été des capitules de fleurs en forme de tubes rose clair ou rougeâtres. Les fruits sont des akènes surmontés d'une aigrette blanche.

Fruits.

■ PARTIES UTILISÉES
La **plante entière.** La récolte des racines et des feuilles se fait au printemps, avant la floraison, celles des fleurs en fin de floraison. Racines, fleurs et feuilles sont rarement utilisées fraîches, car elles ont alors une odeur et un goût désagréables. Après séchage, on les consomme en infusion ou sous forme de teinture-mère.

■ COMPOSANTS
Les feuilles contiennent l'huile essentielle, qui confère à la plante son odeur caractéristique, et des principes amers, regroupés sous le nom d'euparine. L'un d'eux, l'eupatoriopicrine, possède des propriétés antitumorales actuellement à l'étude. On trouve également dans les feuilles des saponines, des tanins, des flavonoïdes, des alcaloïdes pyrrolizidiniques ainsi qu'une résine. Les racines contiennent elles aussi une huile essentielle, de l'euparine et des alcaloïdes pyrrolizidiniques.

Feuilles séchées.

> **Des travaux réalisés sur le rat** avec des extraits d'eupatoire ont permis de confirmer ses effets cholérétiques et cholagogues (stimulant la formation et l'excrétion de la bile) ainsi qu'une action protectrice pour le foie, ceci en raison de ses propriétés antinécrotiques vis-à-vis de substances hépatotoxiques.

PROPRIÉTÉS VALIDÉES
Comme elle facilite l'élimination, l'eupatoire a des effets bénéfiques sur les troubles fonctionnels du foie et des reins. Son huile essentielle augmente la résistance générale de l'organisme lors des agressions d'origine virale – telle la grippe – qui ne nécessitent généralement pas une antibiothérapie. On reconnaît de plus à l'eupatoire des qualités laxatives et dépuratives.

INDICATIONS USUELLES
L'eupatoire est recommandée en cas de **troubles hépatiques et rénaux** fonctionnels ainsi que comme traitement complémentaire des affections virales (grippe, rhino-pharyngite…). On la prescrit aujourd'hui dans le traitement des affections cutanées liées à l'insuffisance biliaire **(prurits)** ou à un mauvais fonctionnement du foie, et dans celui de certaines affections de la peau telles que la **couperose** ou l'**acné rosacée**.

PRÉCAUTIONS D'EMPLOI
Aucun effet secondaire n'a été signalé à ce jour, mais, en raison de la présence d'alcaloïdes pyrrolizidiniques susceptibles d'être toxiques à fortes doses, il est indispensable de ne pas dépasser les doses prescrites.

UTILISATIONS

USAGE INTERNE
Troubles hépatiques et rénaux
INFUSION : 30 g de racine pour 50 cl d'eau bouillante. Laisser infuser 10 min. Boire en 2 fois dans la journée à petites gorgées.
TEINTURE-MÈRE : 20 gouttes dans un verre d'eau, 3 fois par jour.

USAGE EXTERNE
Prurits, couperose, acné rosacée
TEINTURE-MÈRE OU DÉCOCTION : en applications locales sous forme de lavages ou de compresses (1 à 2 cuill. à soupe pour 1 litre d'eau bouillie).

Si les symptômes persistent, consulter le médecin.

Euphraise
Euphrasia officinalis
Scrofulariacées

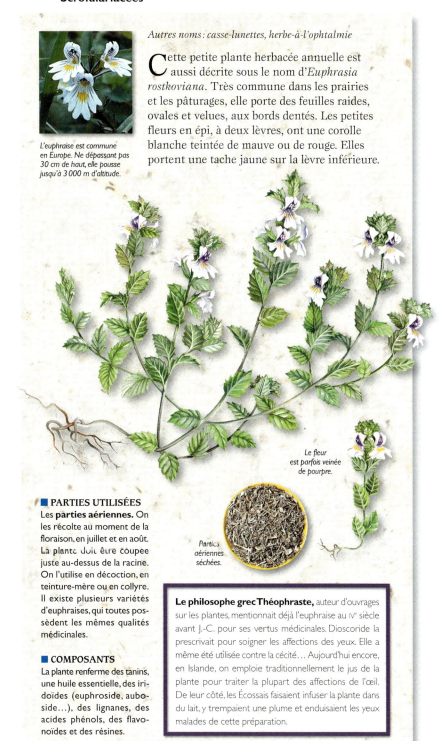

L'euphraise est commune en Europe. Ne dépassant pas 30 cm de haut, elle pousse jusqu'à 3 000 m d'altitude.

Autres noms : casse-lunettes, herbe-à-l'ophtalmie

Cette petite plante herbacée annuelle est aussi décrite sous le nom d'*Euphrasia rostkoviana*. Très commune dans les prairies et les pâturages, elle porte des feuilles raides, ovales et velues, aux bords dentés. Les petites fleurs en épi, à deux lèvres, ont une corolle blanche teintée de mauve ou de rouge. Elles portent une tache jaune sur la lèvre inférieure.

La fleur est parfois veinée de pourpre.

Parties aériennes séchées.

■ PARTIES UTILISÉES
Les **parties aériennes**. On les récolte au moment de la floraison, en juillet et en août. La plante doit être coupée juste au-dessus de la racine. On l'utilise en décoction, en teinture-mère ou en collyre. Il existe plusieurs variétés d'euphraises, qui toutes possèdent les mêmes qualités médicinales.

■ COMPOSANTS
La plante renferme des tanins, une huile essentielle, des iridoïdes (euphroside, auboside...), des lignanes, des acides phénols, des flavonoïdes et des résines.

Le philosophe grec Théophraste, auteur d'ouvrages sur les plantes, mentionnait déjà l'euphraise au IVe siècle avant J.-C. pour ses vertus médicinales. Dioscoride la prescrivait pour soigner les affections des yeux. Elle a même été utilisée contre la cécité... Aujourd'hui encore, en Islande, on emploie traditionnellement le jus de la plante pour traiter la plupart des affections de l'œil. De leur côté, les Écossais faisaient infuser la plante dans du lait, y trempaient une plume et enduisaient les yeux malades de cette préparation.

PROPRIÉTÉS VALIDÉES
On reconnaît à l'euphraise officinale des effets astringents dus à la présence de tanins. En outre, les iridoïdes qu'elle contient lui confèrent des propriétés anti-inflammatoires. Enfin, l'euphraise est légèrement tonique.

INDICATIONS USUELLES
La plante est emblématique de la pathologie oculaire externe : **blépharite** (inflammation des paupières), **kératite** (inflammation de la cornée), **orgelet, conjonctivite** simple, infectieuse aiguë ou chronique, **fatigue oculaire, larmoiement**. Pour ces indications, elle est souvent prescrite en collyre à base de décoction ou d'infusion de plantain, bleuet et camomille mélangés. Elle est recommandée aussi pour traiter le **rhume** avec écoulement nasal abondant. Par ailleurs, l'euphraise entre dans la composition du British Herbal Tobacco, préparation pharmaceutique anglaise que l'on donne à fumer, pour ses propriétés anti-inflammatoires, aux malades atteints de bronchite.

PRÉCAUTIONS D'EMPLOI
Aucun effet indésirable n'a été jusqu'à présent décrit pour l'euphraise. La plante peut être utilisée sans danger aux doses prescrites.

UTILISATIONS

USAGE INTERNE
Rhume
TEINTURE-MÈRE : 5 gouttes dans un verre d'eau 2 ou 3 fois par jour.

USAGE EXTERNE
Blépharite, kératite, orgelet, conjonctivite, fatigue oculaire, larmoiement
COLLYRE À 2 % DE DÉCOCTION : 1 instillation 3 fois par jour.

Si les symptômes persistent, consulter le médecin.

LA SANTÉ PAR LES PLANTES

Fenouil doux

Foeniculum vulgare var. dulce

Apiacées

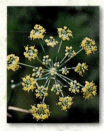

Le fenouil doux est cultivé pour l'usage alimentaire, notamment dans les pays méditerranéens.

Autres noms : fenouil de Malte, fenouil de Florence, fenouil des vignes

Grande herbe vivace, aux feuilles découpées en lanières filiformes et aux ombelles de fleurs blanches, le fenouil doux a une odeur d'anis. Il ne faut pas le confondre avec la variété amère, beaucoup plus fréquente à l'état sauvage. Le fruit, vert-jaune, petit, a 5 côtes très marquées et possède une saveur pénétrante et sucrée.

Fruit et racine séchés.

■ PARTIES UTILISÉES

Le **fruit** et la **racine.** Le fruit est récolté à maturité. On en extrait industriellement l'anéthole, utilisé aussi bien en pharmacie qu'en parfumerie. En phytothérapie, il s'emploie en infusion, en gélules de poudre ou en soluté buvable d'extrait fluide. La racine est parfois proposée en pharmacie comme dépuratif ; elle se présente en sachets-doses pour infusion.

■ COMPOSANTS

Le fruit de fenouil doux contient une quantité relativement importante d'huile essentielle riche en anéthole (80 % et plus) – également présent dans les essences d'anis, de badiane et d'estragon. La standardisation lui impose des limites en estragole et en fenchone, constituant caractéristique du fenouil amer.

Produit toxique à haute dose, l'anéthole de fenouil est pourtant d'un usage largement répandu dans l'alimentation et l'agro-alimentaire, où il fait l'objet de dosages étudiés. Il est également présent dans de nombreux apéritifs, à consommer avec d'autant plus de modération qu'il s'agit de boissons alcoolisées...

Propriétés validées

Comme l'anis, le fenouil doit son action à sa teneur en anéthole. L'activité œstrogénique attribuée à ce composant reste faible : elle pourrait être due au stilbène, un composé que l'on suppose issu de la transformation de l'anéthole et dont la présence n'a pu encore être démontrée. En revanche, diverses expérimentations ont prouvé que l'anéthole stimulait les contractions intestinales, les sécrétions respiratoires et l'expectoration.

Indications usuelles

Le fruit du fenouil est traditionnellement utilisé pour stimuler la digestion, traiter les symptômes des **troubles digestifs** (flatulences, ballonnements épigastriques, éructations) et soulager la douleur qui les accompagne. La racine est admise comme **dépuratif**, c'est-à-dire qu'elle est censée faciliter l'élimination urinaire et intestinale des déchets de l'organisme.

Précautions d'emploi

L'anéthole existe sous deux formes isomères (de composition chimique identique mais aux propriétés différentes), dont l'une est nettement plus toxique que l'autre. Une dose journalière maximale de 2,5 mg par kilo de poids a donc été établie. L'essence de fenouil est soumise aux mêmes restrictions de vente que l'huile essentielle d'anis : elle ne peut être délivrée en pharmacie que sur ordonnance.

UTILISATIONS

USAGE INTERNE
Troubles digestifs
INFUSION DE FRUIT : 1 cuill. à café de fruit séché pour 20 cl d'eau, 3 fois par jour après les repas.
SOLUTÉ BUVABLE : 1 sachet-dose, 3 fois par jour.
Dépuratif
INFUSION DE RACINE : 1 sachet-dose par tasse d'eau bouillante, 3 fois par jour (1 à jeun, 1 après les repas de midi et du soir).

Si les symptômes persistent, consulter le médecin.

LES PLANTES DE A À Z

Fenugrec
Trigonella foenum-graecum
Fabacées

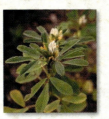

Originaire des bords de la mer Noire, le fenugrec est aujourd'hui cultivé en Ukraine et en France.

Autres noms : trigonelle, sénégrain

Herbacée annuelle, poilue ou glabre, à tige dressée, atteignant 50 cm de haut, le fenugrec porte des feuilles pétiolées composées à 3 folioles ovales et dentées. Les fleurs, axillaires, seules ou groupées par deux, sont triangulaires, jaunes à violet clair. La gousse, recourbée, mesure jusqu'à 20 cm de long et renferme de nombreuses graines brunâtres.

PROPRIÉTÉS VALIDÉES

Le fenugrec a des propriétés multiples : riche en substances mucilagineuses, il a sur le cœur une action à la fois tonique, diurétique et hypotensive ; il réduit le taux de glycémie par sa teneur en coumarine et en acide nicotinique ; grâce à sa richesse en fibres et en saponines, il fait baisser le taux de cholestérol et de triglycérides ; il aide à lutter contre l'asthénie (fatigue sans cause organique) et possède des vertus hormonales antiandrogéniques.

INDICATIONS USUELLES

Par sa richesse en glucides et en protides, le fenugrec est d'une aide précieuse sur le plan nutritionnel. C'est pour cette raison que la phytothérapie le préconise souvent pour lutter contre l'**amaigrissement** et l'**anorexie**. En usage externe, il est efficace contre les **inflammations cutanées**.

PRÉCAUTIONS D'EMPLOI

Le fenugrec n'est pas toxique, mais il contient des stéroïdes contre-indiqués pour les enfants avant la fin de la puberté et ne doit pas être administré aux femmes enceintes ou qui allaitent.

■ PARTIES UTILISÉES

Les **graines.** On les détache des gousses, cueillies à maturité en août-septembre. Elles sont ensuite utilisées sous forme de poudre (comprimés), d'extrait fluide ou de teinture-mère.

■ COMPOSANTS

Les graines contiennent des mucilages (30 %), des fibres (50 %), des glucides, des protides, de la lécithine, des acides linoléique et linolénique, des nucléoprotéines, de l'inositophosphate de calcium et de magnésium, du phosphore, des composés stéroïdiens et un grand nombre de sapogénines stéroïdiennes (diosgénine, yangogénine…). On y trouve aussi de la coumarine et de la trigonelline (un alcaloïde).

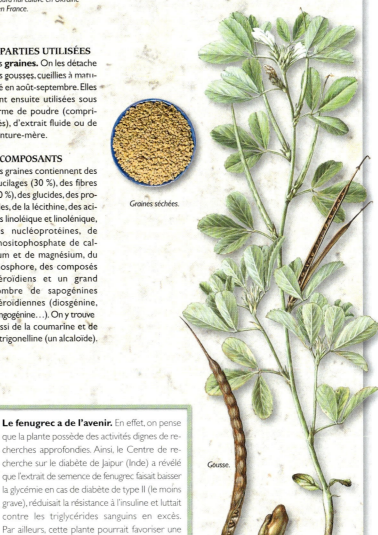

Graines séchées.

Gousse.

Graine.

Le fenugrec a de l'avenir. En effet, on pense que la plante possède des activités dignes de recherches approfondies. Ainsi, le Centre de recherche sur le diabète de Jaipur (Inde) a révélé que l'extrait de semence de fenugrec faisait baisser la glycémie en cas de diabète de type II (le moins grave), réduisait la résistance à l'insuline et luttait contre les triglycérides sanguins en excès. Par ailleurs, cette plante pourrait favoriser une croissance harmonieuse et ralentir la fonte des muscles chez les personnes âgées.

UTILISATIONS

USAGE INTERNE
Amaigrissement, anorexie
POUDRE : 2 g dans un peu d'eau, 3 fois par jour.
EXTRAIT FLUIDE OU TEINTURE-MÈRE : 30 gouttes dans un verre d'eau, 3 fois par jour.
(Attention, ces solutions sont amères.)
EXTRAIT SEC EN COMPRIMÉS : 500 mg 4 fois par jour.
SIROP : 1 cuill. à café 3 fois par jour.

USAGE EXTERNE
Inflammations cutanées
CATAPLASMES DE POUDRE : appliquer sur la partie atteinte et remplacer toutes les 3 à 4 h.

Si les symptômes persistent, consulter le médecin.

LA SANTÉ PAR LES PLANTES

Ficaire

Ranunculus ficaria
Renonculacées

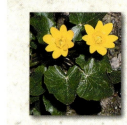

Les fleurs jaune vif de la ficaire lui ont valu son nom populaire de bouton-d'or.

Autres noms : petite chélidoine, bouton-d'or, herbe-aux-hémorroïdes

La ficaire est une plante herbacée, vivace, de 10 à 30 cm de haut. Luisantes, d'un vert vif, ses feuilles en forme de cœur sont prolongées par un long pétiole engainant. Les fleurs, d'un jaune doré éclatant, s'épanouissent en mars-avril. Les racines sont des tubercules allongés et renflés. Le fruit est un akène.

PROPRIÉTÉS VALIDÉES

La ficaire est reconnue pour ses propriétés vasoconstrictrices dans le traitement des troubles circulatoires.

INDICATIONS USUELLES

La ficaire est essentiellement prescrite en usage externe, dans le traitement des **hémorroïdes**.

PRÉCAUTIONS D'EMPLOI

La ficaire est considérée à ce jour comme une plante faiblement toxique. Cependant, comme de nombreuses Renonculacées, elle est irritante, voire rubéfiante, c'est-à-dire qu'elle peut entraîner une congestion passagère de la peau et qu'un simple contact peut provoquer des ampoules. Cette action puissante est due à la présence de la protoanéimonine. Ces effets secondaires amènent les thérapeutes à renoncer à son utilisation en usage interne et à la réserver à l'usage externe.

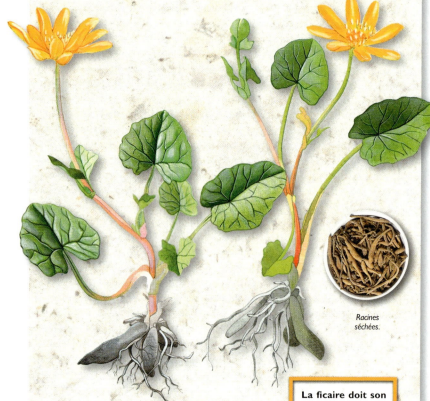

Racines séchées.

■ **PARTIES UTILISÉES**
Les **racines** et les **feuilles**. Elles sont prélevées au printemps, avant la floraison, puis mises à sécher à l'ombre. Racines et feuilles entrent dans la composition de préparations pharmaceutiques à usage externe telles que pommades, onguents et suppositoires.

■ **COMPOSANTS**
La ficaire est riche en hétérosides du groupe des saponosides – qui sont des vasoconstricteurs –, avec comme principale saponine la protoanéimonine, qui possède une action très irritante. La plante renferme également de l'huile essentielle, des tanins et de la vitamine C.

> **La ficaire doit son nom** à ses tubercules, qui ont une forme de figue. Leur efficacité contre les hémorroïdes est connue de longue date. Dans certaines régions, on les portait comme amulettes pour prévenir l'apparition de ces troubles.

UTILISATIONS

USAGE EXTERNE
Hémorroïdes
POMMADES, ONGUENTS OU SUPPOSITOIRES DOSÉS À 10 % D'EXTRAIT : 2 applications par jour.

Si les symptômes persistent, consulter le médecin.

Figuier

Ficus carica

Moracées

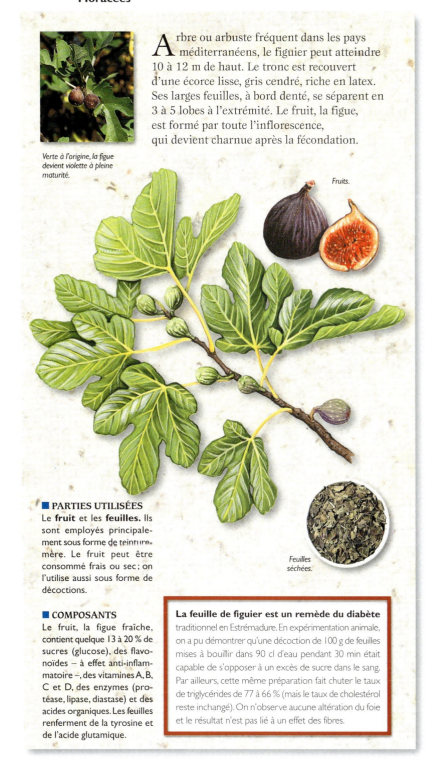

Verte à l'origine, la figue devient violette à pleine maturité.

Arbre ou arbuste fréquent dans les pays méditerranéens, le figuier peut atteindre 10 à 12 m de haut. Le tronc est recouvert d'une écorce lisse, gris cendré, riche en latex. Ses larges feuilles, à bord denté, se séparent en 3 à 5 lobes à l'extrémité. Le fruit, la figue, est formé par toute l'inflorescence, qui devient charnue après la fécondation.

Fruits.

Feuilles séchées.

PROPRIÉTÉS VALIDÉES

Le fruit, très riche en sucres, est un nutriment exceptionnel que l'on appréciait déjà dans les zones sahariennes il y a 10 000 ans. Il a un effet laxatif reconnu. Les principes actifs contenus dans le fruit et les feuilles ont des vertus digestives, émollientes, calmantes, anti-inflammatoires, drainantes et expectorantes. Les feuilles, par leur action sur les triglycérides, ont aussi des propriétés antidiabétiques.

INDICATIONS USUELLES

On prescrit généralement le figuier pour traiter les problèmes de digestion lente et les troubles du transit. Il est également efficace comme expectorant dans les cas d'**encombrement des voies respiratoires**. Les bourgeons sont utilisés en macérat glycériné comme traitement des **gastrites**.
Traditionnellement, le suc laiteux du figuier (latex) est employé en usage externe pour calmer des douleurs légères. Enfin, le fruit soulage les aphtes buccaux et calme la **toux**.

PRÉCAUTIONS D'EMPLOI

Le figuier n'a pas de toxicité connue à ce jour, même en cas d'utilisation prolongée. Cependant, il faut prendre garde à son effet laxatif.

UTILISATIONS

USAGE INTERNE
Encombrement des voies respiratoires
TEINTURE-MÈRE : 50 gouttes dans un verre d'eau, 2 fois par jour.
DÉCOCTION : 80 à 100 g de figues sèches pour 1 litre d'eau bouillante. Laisser macérer 20 min, puis filtrez. À boire dans la journée.
Gastrites
MACÉRAT GLYCÉRINÉ DE BOURGEONS : 75 gouttes matin et soir dans un verre d'eau.

USAGE EXTERNE
Toux
GARGARISMES : 2 gargarismes par jour avec la décoction ci-dessus.

Si les symptômes persistent, consulter le médecin.

■ PARTIES UTILISÉES
Le **fruit** et les **feuilles**. Ils sont employés principalement sous forme de teinture-mère. Le fruit peut être consommé frais ou sec ; on l'utilise aussi sous forme de décoctions.

■ COMPOSANTS
Le fruit, la figue fraîche, contient quelque 13 à 20 % de sucres (glucose), des flavonoïdes – à effet anti-inflammatoire –, des vitamines A, B, C et D, des enzymes (protéase, lipase, diastase) et des acides organiques. Les feuilles renferment de la tyrosine et de l'acide glutamique.

La feuille de figuier est un remède du diabète traditionnel en Estrémadure. En expérimentation animale, on a pu démontrer qu'une décoction de 100 g de feuilles mises à bouillir dans 90 cl d'eau pendant 30 min était capable de s'opposer à un excès de sucre dans le sang. Par ailleurs, cette même préparation fait chuter le taux de triglycérides de 77 à 66 % (mais le taux de cholestérol reste inchangé). On n'observe aucune altération du foie et le résultat n'est pas lié à un effet des fibres.

LA SANTÉ PAR LES PLANTES

Fragon épineux
Ruscus aculeatus
Liliacées

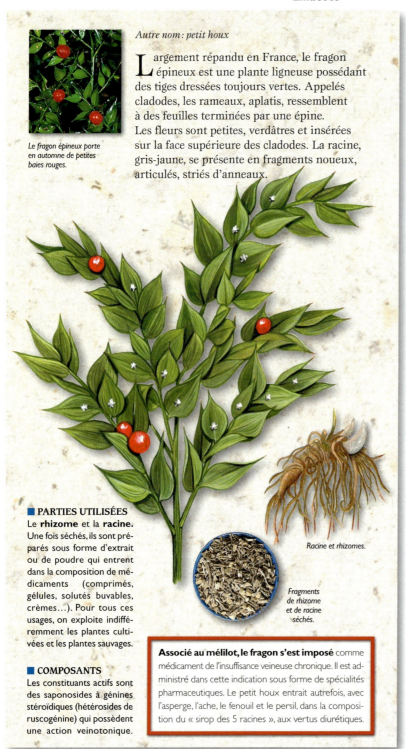

Le fragon épineux porte en automne de petites baies rouges.

Autre nom : petit houx

Largement répandu en France, le fragon épineux est une plante ligneuse possédant des tiges dressées toujours vertes. Appelés cladodes, les rameaux, aplatis, ressemblent à des feuilles terminées par une épine. Les fleurs sont petites, verdâtres et insérées sur la face supérieure des cladodes. La racine, gris-jaune, se présente en fragments noueux, articulés, striés d'anneaux.

Racine et rhizomes.

Fragments de rhizome et de racine séchés.

■ **PARTIES UTILISÉES**
Le **rhizome** et la **racine**. Une fois séchés, ils sont préparés sous forme d'extrait ou de poudre qui entrent dans la composition de médicaments (comprimés, gélules, solutés buvables, crèmes…). Pour tous ces usages, on exploite indifféremment les plantes cultivées et les plantes sauvages.

■ **COMPOSANTS**
Les constituants actifs sont des saponosides à génines stéroïdiques (hétérosides de ruscogénine) qui possèdent une action veinotonique.

Associé au mélilot, le fragon s'est imposé comme médicament de l'insuffisance veineuse chronique. Il est administré dans cette indication sous forme de spécialités pharmaceutiques. Le petit houx entrait autrefois, avec l'asperge, l'ache, le fenouil et le persil, dans la composition du « sirop des 5 racines », aux vertus diurétiques.

PROPRIÉTÉS VALIDÉES
On a pu démontrer en expérimentation animale l'activité veinotonique du fragon, due à un mécanisme alpha-adrénergique qui met en jeu les récepteurs du système lymphatique. Administrés par voie orale, les saponosides contenus dans la plante ont un effet vasoconstricteur cutané. Chez l'homme, de nombreuses études ont mis en évidence l'intérêt du fragon en cas d'insuffisance veineuse des membres inférieurs et dans le traitement de la crise hémorroïdaire. La plante agit aussi dans les incidences veineuses du syndrome prémenstruel, de la contraception orale et de la grossesse.

INDICATIONS USUELLES
Le fragon épineux est recommandé pour traiter le **syndrome prémenstruel** et soulager les symptômes liés à l'insuffisance veino-lymphatique **(jambes lourdes, varices, hémorroïdes)**. On l'associe alors parfois à d'autres protecteurs veineux tels que le mélilot et l'hamamélis. C'est aussi un bon remède contre les **crampes** et les **œdèmes**.

PRÉCAUTIONS D'EMPLOI
Aucune toxicité du fragon épineux n'a été signalée à ce jour, même en cas d'utilisation prolongée.

UTILISATIONS

USAGE INTERNE
Syndrome prémenstruel, jambes lourdes, varices, hémorroïdes, crampes, œdèmes
GÉLULES DOSÉES À 50 MG DE POUDRE : 3 par jour au moment des repas, avec un grand verre d'eau.
EXTRAIT EN AMPOULES BUVABLES : 2 ou 3 par jour dans un verre d'eau au moment des repas.

USAGE EXTERNE
Hémorroïdes
POMMADES RECTALES : en application locale, 1 fois par jour.
Jambes lourdes, varices
CRÈMES : appliquer en massage, 1 fois par jour, en remontant des chevilles jusqu'aux cuisses.

Si les symptômes persistent, consulter le médecin.

LES PLANTES DE A À Z

Frêne élevé

Fraxinus excelsior
Oléacées

PROPRIÉTÉS VALIDÉES

Les feuilles de frêne ont une action anti-inflammatoire reconnue, en particulier dans le cadre d'un traitement antirhumatismal. Elles possèdent également des propriétés diurétiques. L'écorce est recommandée pour son action fébrifuge.

INDICATIONS USUELLES

Les feuilles de frêne sont utilisées contre la **lithiase rénale**, les **rhumatismes** et les **crises de goutte**, ainsi que les **œdèmes** et la **rétention d'eau**. Elles constituent un excellent traitement d'appoint pour combattre l'**obésité**. L'écorce est prescrite en cas de **fièvre**.
Une infusion de feuilles de frêne associées à des feuilles de cassis, de menthe et de reine-des-prés constitue une boisson tonique et rafraîchissante.

PRÉCAUTIONS D'EMPLOI

Aucune toxicité de la plante (feuilles et écorce) n'a été signalée à ce jour, même en cas d'utilisation prolongée.

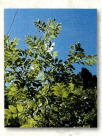

Commun dans toute l'Europe, le frêne pousse le plus souvent dans les bois frais.

Autres noms : frêne commun, quinquina d'Europe, langue-d'oiseau.

Ce grand arbre de 8 à 25 m de haut possède un tronc droit, à l'écorce lisse et grisâtre. Les feuilles, opposées, comprennent entre 9 et 15 folioles ovales dentées. Les fleurs, brunâtres, groupées en panicules latérales, apparaissent avant les feuilles, en avril-mai. Le fruit – appelé samare –, coriace et aplati, possède une aile membraneuse ; il ne contient qu'une graine.

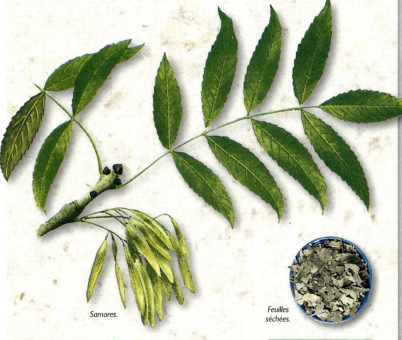

Samares.

Feuilles séchées.

UTILISATIONS

USAGE INTERNE

Lithiase rénale, rhumatismes, crises de goutte, œdèmes, rétention d'eau, obésité
INFUSION : 10 à 20 g de feuilles séchées pour 1 litre d'eau bouillante. Laisser infuser 10 min ; filtrer. 0,5 à 1 litre par jour.
GÉLULES DOSÉES À 300 MG DE POUDRE : 2 le matin, 2 à midi, 2 le soir, avec un grand verre d'eau.

Fièvre
TEINTURE-MÈRE : 50 gouttes dans un verre d'eau 3 fois par jour.
DÉCOCTION : 50 g d'écorce séchée pour 1 litre d'eau bouillante. Laisser bouillir 10 min ; filtrer. 3 à 4 tasses par jour, jusqu'à ce que la fièvre diminue.

Si les symptômes persistent, consulter le médecin.

■ **PARTIES UTILISÉES**
Les **feuilles** et l'**écorce**. Les feuilles sont récoltées en juin-juillet. Après la récolte, on détache les folioles du pétiole commun, puis on les étale en couches minces à l'ombre et dans un endroit ventilé. Les feuilles séchées peuvent être utilisées en infusion, ou réduites en poudre et présentées en gélules. L'écorce, dont on fait des décoctions, est récoltée au printemps sur les jeunes branches.

■ **COMPOSANTS**
Les molécules actives sont des iridoïdes, des tanins catéchiques et galliques, des flavonols sous forme hétérosidique et des hétérosides coumariniques, aux effets antirhumatismaux. L'action diurétique de la plante serait due à la présence de mannitol et de sels de potassium.

Quinine d'Europe, tel était le nom sous lequel l'écorce était utilisée autrefois pour ses qualités toniques et fébrifuges. On préparait dans les campagnes des infusions de feuilles de frêne additionnées de sucre, que l'on consommait après fermentation pour leurs propriétés rafraîchissantes.

Fucus

Fucus vesiculosus
Fucacées

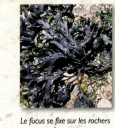

Le fucus se fixe sur les rochers au moyen de crampons.

Autres noms : varech vésiculeux, goémon, laitue marine

Cette algue abondante sur les côtes rocheuses est formée de lames foliacées brunes ou verdâtres pouvant atteindre 1 m de long. Ces lames épaisses sont parcourues par une nervure médiane. À leur extrémité se trouvent des renflements, ou flotteurs, qui correspondent aux organes sexuels.

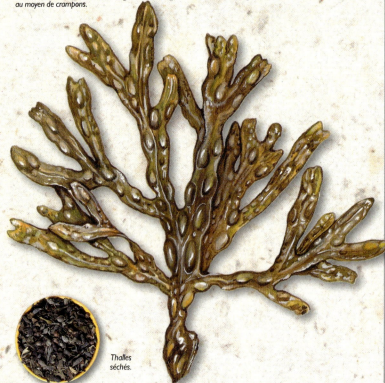

Thalles séchés.

■ PARTIES UTILISÉES
Le **thalle** (feuille de l'algue). La récolte se fait sur les côtes de la Manche et de l'Atlantique ; les algues sont ramassées sur la plage ou arrachées des rochers avant d'être mises à sécher au soleil. Elles sont utilisées sous forme de poudre, gélules, comprimés, suspensions buvables, gels et crèmes de massage. Elles entrent également dans la fabrication d'excipients à usage pharmaceutique.

■ COMPOSANTS
Le constituant principal du fucus est l'acide alginique (polymère résultant de l'assemblage linéaire de dérivés acides de sucres). Les sels dérivés de l'acide, les alginates, donnent des solutions aqueuses colloïdales visqueuses. Le fucus renferme également de l'iode et des phénols.

> **Le fucus renforce l'élasticité de la peau.** Des travaux récents ont révélé l'effet bénéfique de l'algue sur les fibres du collagène cutané : l'application quotidienne d'un extrait d'algue sur la peau a amélioré de façon significative l'épaisseur et l'élasticité de l'épiderme. Le fucus pourrait donc avoir, dans les prochaines années, un avenir prometteur en cosmétologie.

PROPRIÉTÉS VALIDÉES
Les alginates extraits du fucus exercent une action mécanique de protection sur la muqueuse gastrique. L'alginate de calcium est, de plus, hémostatique (il arrête les saignements).

INDICATIONS USUELLES
Le fucus est prescrit à titre de coupe-faim contre l'**obésité**.
En usage externe, on le recommande pour hydrater les **peaux sèches**.

PRÉCAUTIONS D'EMPLOI
Le fucus ne doit pas être employé en cas de dysfonctionnement thyroïdien, car un apport supplémentaire d'iode peut aggraver la pathologie et perturber le traitement médicamenteux. Son usage prolongé entraîne d'ailleurs parfois des réactions d'intolérance qui se manifestent notamment par une dilatation douloureuse de la glande thyroïde et disparaissent dès que l'on cesse d'en prendre. Le fucus peut aussi accentuer l'acné. L'algue est par ailleurs déconseillée en cas de grossesse ou d'allaitement, ainsi que chez les enfants de moins de 12 ans.

UTILISATIONS

USAGE INTERNE
Obésité
INFUSION : 1 sachet-dose dans 20 cl d'eau bouillante. Laisser infuser 10 min.
1 à 3 fois par jour.
GÉLULES DOSÉES À 390 MG DE POUDRE : 1 gélule 15 min avant les principaux repas avec un grand verre d'eau.
GÉLULES DOSÉES À 200 MG D'EXTRAIT SEC : 1 gélule à midi avec un grand verre d'eau.
SUSPENSION BUVABLE : 1 unidose par jour diluée dans un verre d'eau.

USAGE EXTERNE
Peaux sèches
GELS, CRÈMES DE MASSAGE : en application locale.

Si les symptômes persistent, consulter le médecin.

LES PLANTES DE A À Z

Fumeterre
Fumaria officinalis
Fumariacées

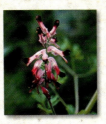

Le pétale supérieur de la fleur de la fumeterre est en éperon, le pétale inférieur en spatule.

Autres noms : herbe-à-la-jaunisse, fleur de terre, fiel de terre

Cette plante herbacée annuelle est répandue en Europe, en Afrique du Nord et en Asie. Fréquente au bord des chemins et sur les vieux murs, elle porte des inflorescences en grappes de 10 à 20 fleurs rosées ou violacées, rehaussées de lie-de-vin. Les feuilles, finement découpées, sont portées par une tige atteignant 70 cm de haut. Les fruits sont des siliques ovoïdes.

■ PARTIES UTILISÉES
Les **sommités fleuries.** Elles sont récoltées du printemps à l'été, puis mises à sécher. On utilise la plante en infusion ou sous forme de poudre, d'extrait sec ou de teinture. La fumeterre entre aussi dans la composition de divers médicaments, et figure dans le sirop de rhubarbe composé.

■ COMPOSANTS
La fumeterre recèle 30 alcaloïdes, qui représentent environ 0,4 % de la plante (l'un d'entre eux, la protopine, est le principe actif le plus intéressant). Mais elle compte en tout une centaine de composants, parmi lesquels on peut encore citer des flavonoïdes, des acides organiques, dont l'acide fumarique, des mucilages…

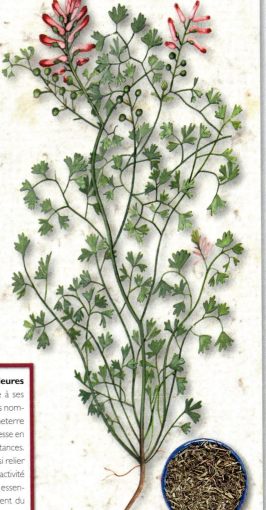

Sommités fleuries séchées.

> **Classée parmi les meilleures** plantes médicinales grâce à ses propriétés validées et à ses nombreuses indications, la fumeterre doit sa réputation à sa richesse en différentes classes de substances. Mais il faut sans doute aussi relier ses effets bénéfiques à son activité sur les récepteurs GABA, essentiels dans le fonctionnement du système nerveux.

PROPRIÉTÉS VALIDÉES
On a démontré l'activité régulatrice de la fumeterre sur le flux biliaire. La plante est dépurative, diurétique, hypotensive. Elle exerce également une action spasmolytique, anticholinergique et antihistaminique. Comme la chélidoine, elle a une action sur les récepteurs GABA, neuromédiateurs qui « dirigent » les autres neuromédiateurs du système nerveux.

INDICATIONS USUELLES
Grâce à la protopine qu'elle contient, la fumeterre est principalement active sur la musculature lisse, permettant la régulation des **troubles gastro-intestinaux ou d'origine biliaire** (lithiase, dyspepsie, dyskinésie et états nauséeux). Des **troubles du rythme cardiaque** à l'**hypertension artérielle** en passant par l'**asthme**, cette plante s'avère très utile par ses propriétés sédatives. En usage externe, la fumeterre est prescrite pour traiter le **psoriasis**, l'**eczéma** et les **dartres**.

PRÉCAUTIONS D'EMPLOI
La fumeterre semble à ce jour ne présenter aucune contre-indication, ni demander de précautions particulières.

UTILISATIONS

USAGE INTERNE
Troubles gastro-intestinaux ou d'origine biliaire, troubles du rythme cardiaque, hypertension artérielle, asthme
INFUSION : 2 cuill. à café de sommités fleuries pour 15 cl d'eau bouillante. Laisser infuser 10 min, filtrer. 1 tasse 30 min avant les repas et, en cas de crise douloureuse, entre les repas.
TEINTURE : 30 à 50 gouttes dans un verre d'eau, 30 min avant les repas.
GÉLULES DOSÉES À 400 MG DE POUDRE : 3 à 6 par jour avec un grand verre d'eau.
GÉLULES DOSÉES À 250 MG D'EXTRAIT SEC : 3 ou 4 par jour avec un grand verre d'eau.

USAGE EXTERNE
Psoriasis, eczéma, dartres
COMPRESSES : imbiber un linge d'infusion (voir ci-dessus) et appliquer 2 ou 3 fois par jour.

Si les symptômes persistent, consulter le médecin.

105

Galanga
Alpinia officinarum
Zingibéracées

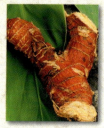

La racine du galanga est très appréciée en cuisine pour son goût épicé.

Autre nom : galanga de Chine

Cette grande plante herbacée a de longues feuilles en forme de fer de lance pouvant mesurer jusqu'à 30 cm. L'inflorescence, en épi, qui s'élève à 1,50 m au-dessus du sol, regroupe des fleurs en forme de tube qui s'évasent en corolles à 3 lobes d'un beau blanc souvent veiné de pourpre. Son odeur, délicatement aromatique, rappelle celle du gingembre.

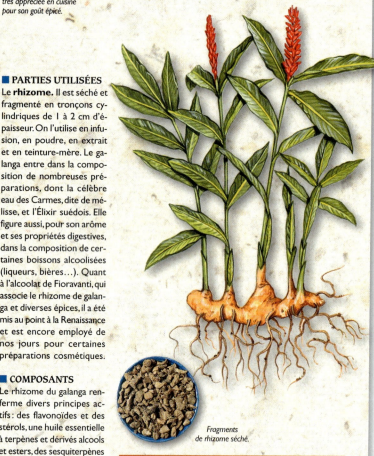

Fragments de rhizome séché.

■ PARTIES UTILISÉES

Le **rhizome**. Il est séché et fragmenté en tronçons cylindriques de 1 à 2 cm d'épaisseur. On l'utilise en infusion, en poudre, en extrait et en teinture-mère. Le galanga entre dans la composition de nombreuses préparations, dont la célèbre eau des Carmes, dite de mélisse, et l'Élixir suédois. Elle figure aussi, pour son arôme et ses propriétés digestives, dans la composition de certaines boissons alcoolisées (liqueurs, bières…). Quant à l'alcoolat de Fioravanti, qui associe le rhizome de galanga et diverses épices, il a été mis au point à la Renaissance et est encore employé de nos jours pour certaines préparations cosmétiques.

■ COMPOSANTS

Le rhizome du galanga renferme divers principes actifs : des flavonoïdes et des stérols, une huile essentielle à terpènes et dérivés alcools et esters, des sesquiterpènes et des composés aromatiques. Il contient de 0,5 à 1 % d'huile essentielle.

Les études récentes menées sur la plante permettent d'espérer de nouvelles utilisations de ce classique de la médecine traditionnelle asiatique. En effet, le fait d'avoir découvert que les substances aromatiques du galanga lui conféraient des propriétés anti-inflammatoires, antifongiques et antitumorales entraîne des recherches dans les laboratoires de l'industrie pharmaceutique.

PROPRIÉTÉS VALIDÉES

Stimulant digestif, le rhizome de galanga a également des propriétés antispasmodiques et anti-inflammatoires. Il est efficace comme antiseptique antibactérien et dans le traitement des mycoses (champignons). Enfin, il exerce une action antitumorale actuellement à l'étude.

INDICATIONS USUELLES

En usage interne, le galanga est utilisé depuis longtemps dans le traitement des **troubles digestifs** (lourdeurs et lenteurs de la digestion) et du **manque d'appétit**. En usage externe, on prescrit l'alcoolat de Fioravanti comme antiseptique pour traiter les **irritations** et les **infections cutanées**, y compris celles du cuir chevelu. Les dentistes le recommandent en cas de douleurs dentaires.

PRÉCAUTIONS D'EMPLOI

Le rhizome de galanga et ses dérivés n'ont révélé à ce jour ni toxicité ni effets secondaires.

UTILISATIONS

USAGE INTERNE
Troubles digestifs, manque d'appétit

INFUSION : 1/2 cuill. à café de poudre ou 1 cuill. à café de rhizome séché pour 25 cl d'eau bouillante. Laisser infuser 5 à 10 min, filtrer. 1 tasse 30 min avant les principaux repas.
GÉLULES DOSÉES À 400 MG DE POUDRE : 3 à 6 par jour au moment des repas.
TEINTURE-MÈRE : 30 à 50 gouttes dans un verre d'eau, de jus de fruits ou une tisane digestive, 2 ou 3 fois par jour avant les repas.
APÉRITIF OU VIN DIGESTIF : 20 g de rhizome de galanga, 10 g d'écorce de cannelle, 10 g de graines d'anis, fenouil, carvi, cumin et coriandre mélangées pour 1 bouteille de vin rouge de Bordeaux (on peut aussi ajouter de l'écorce d'orange amère et/ou de la vanille). Faire macérer pendant 2 à 4 semaines. 1 verre avant ou après les repas.

USAGE EXTERNE
Irritations et infections cutanées

ALCOOLAT DE FIORAVANTI : en application locale, 1 ou 2 fois par jour. En massage du cuir chevelu, 1 ou 2 fois par jour.

Si les symptômes persistent, consulter le médecin.

Galéga
Galega officinalis
Fabacées

Autres noms : herbe-aux-chèvres, faux indigo

Le galéga est une grande plante vivace herbacée formant une touffe dressée de près de 1 m de haut. La tige porte des feuilles composées pouvant compter jusqu'à 19 folioles. Les fleurs, papilionacées, sont groupées en jolies grappes bleues, rose lilas ou blanches. Le fruit est une gousse de 2 à 3 cm de long, bosselée et striée sur les deux faces, qui s'ouvre en spirale pour libérer les graines.

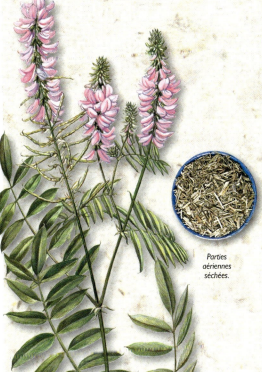

Le galéga est répandu dans toute l'Europe centrale et méridionale, ainsi qu'en Asie Mineure.

Parties aériennes séchées.

PROPRIÉTÉS VALIDÉES

On a pu mettre en évidence les propriétés hypoglycémiantes et diurétiques du galéga. De plus, cette plante facilite la sécrétion de lait chez la femme et favorise la transpiration.

INDICATIONS USUELLES

En usage interne, on prescrit le galéga pour traiter divers troubles digestifs et pour stimuler l'activité des glandes surrénales et du pancréas. Le galéga est également recommandé pour son action diurétique et comme traitement complémentaire du diabète, à condition que le suivi biologique soit parfaitement respecté. Enfin, des extraits de galéga ont une action favorable sur la lactation. La plante est d'ailleurs recommandée comme galactogogue en médecine vétérinaire.

En usage externe, certaines préparations cosmétiques utilisées pour favoriser le raffermissement des seins sont à base de galéga.

PRÉCAUTIONS D'EMPLOI

L'usage du galéga est bénéfique aux doses normales, mais une consommation excessive de la plante, en particulier de la graine, peut entraîner des accidents hypoglycémiques. Son utilisation sans avis médical est absolument déconseillée – il y a risque d'interaction avec d'autres traitements médicamenteux –, et son usage ne peut se substituer à un traitement déjà établi. Notons que les extraits destinés à favoriser la sécrétion de lait vendus dans le commerce sont parfaitement dosés.

■ PARTIES UTILISÉES

Les **parties aériennes** fleuries. La récolte se fait au moment de la floraison, qui intervient de juillet à septembre. Les graines, qui renferment également des principes actifs, ne sont plus guère employées, car elles peuvent être toxiques en cas de surdosage. Une fois séchées, les fleurs du galéga sont prescrites sous forme d'infusion, de poudre ou de teinture-mère.

■ COMPOSANTS

La galégine (une guanidine) ainsi que ses dérivés se trouvent dans la plante entière, et la graine en renferme une quantité importante (jusqu'à 0,5 %). La plante contient aussi du chrome, des flavonoïdes et des tanins qui agissent sur l'agrégation plaquettaire et la coagulation.

Riche en chrome, le galéga peut aider à lutter contre le diabète dit de type II, qui est parfois traité par un complexe de chrome, facteur de tolérance au glucose. Il s'agit sans doute d'une fraction du récepteur membranaire à laquelle se lie l'insuline, qui ne peut agir malgré sa concentration. En outre, la galégine est elle-même hypoglycémiante.

UTILISATIONS

Que ce soit sous forme d'infusion ou de toute autre préparation pharmaceutique, seul le médecin est à même de déterminer un traitement à base de galéga.

LA SANTÉ PAR LES PLANTES

Garcinia

Garcinia cambogia

Clusiacées

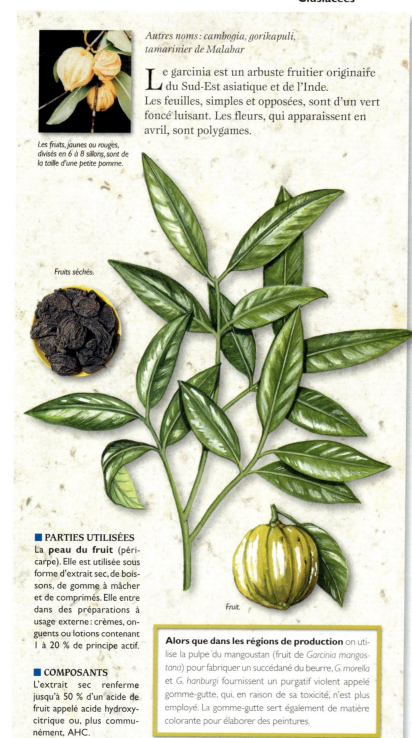

Autres noms : cambogia, gorikapuli, tamarinier de Malabar

Le garcinia est un arbuste fruitier originaire du Sud-Est asiatique et de l'Inde. Les feuilles, simples et opposées, sont d'un vert foncé luisant. Les fleurs, qui apparaissent en avril, sont polygames.

Les fruits, jaunes ou rouges, divisés en 6 à 8 sillons, sont de la taille d'une petite pomme.

Fruits séchés.

Fruit.

■ PARTIES UTILISÉES
La **peau du fruit** (péricarpe). Elle est utilisée sous forme d'extrait sec, de boissons, de gomme à mâcher et de comprimés. Elle entre dans des préparations à usage externe : crèmes, onguents ou lotions contenant 1 à 20 % de principe actif.

■ COMPOSANTS
L'extrait sec renferme jusqu'à 50 % d'un acide de fruit appelé acide hydroxycitrique ou, plus communément, AHC.

Alors que dans les régions de production on utilise la pulpe du mangoustan (fruit de *Garcinia mangostana*) pour fabriquer un succédané du beurre, *G. morella* et *G. hanburgi* fournissent un purgatif violent appelé gomme-gutte, qui, en raison de sa toxicité, n'est plus employé. La gomme-gutte sert également de matière colorante pour élaborer des peintures.

PROPRIÉTÉS VALIDÉES
L'acide hydroxycitrique extrait du péricarpe du fruit agit sur l'absorption et la synthèse des graisses. Il bloque la transformation des sucres en graisses, obligeant ainsi l'organisme à brûler ses propres réserves, et fait office de coupe-faim. En diminuant l'assimilation des glucides et des lipides, il exerce également une action antidiabétique et régule le taux de cholestérol dans le sang. Enfin, il fait monter la température du corps.

INDICATIONS USUELLES
On peut recommander l'extrait de péricarpe de fruit dans les cas d'**obésité légère**, et comme traitement complémentaire – et exclusivement complémentaire – du cholestérol et du diabète. Comme tous les acides AHA contenus dans les fruits, l'acide hydroxycitrique (AHC) du garcinia est parfois utilisé contre les **rides** et l'**acné**.

PRÉCAUTIONS D'EMPLOI
Aux doses thérapeutiques usuelles, aucune contre-indication concernant le garcinia n'est connue à ce jour. Il est toutefois préférable de ne pas l'utiliser en cas de grossesse ou d'allaitement.

UTILISATIONS

USAGE INTERNE
Obésité légère
GÉLULES DOSÉES À 400 MG D'EXTRAIT SEC : 2 gélules avec un verre d'eau, 30 à 45 min avant les principaux repas.

USAGE EXTERNE
Rides, acné
CRÈMES, LOTIONS CONTENANT 1 À 20 % D'ACIDE HYDROXYCITRIQUE : 1 ou 2 applications par jour.

Si les symptômes persistent, consulter le médecin.

Gattilier

Vitex agnus-castus
Verbénacées

Autre nom : agnus-castus

Cet arbuste méditerranéen pousse dans toutes les zones à climat subtropical. Ses branches, qui se dressent jusqu'à 3 à 5 m de haut, sont touffues et ramifiées aux extrémités ; elles portent de grandes feuilles vertes à 5-9 folioles. Les fruits sont des baies rouge et jaune renfermant 4 graines.

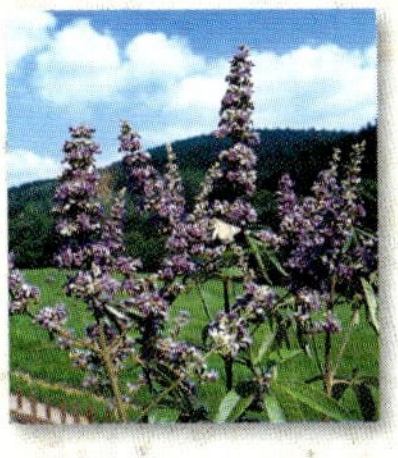

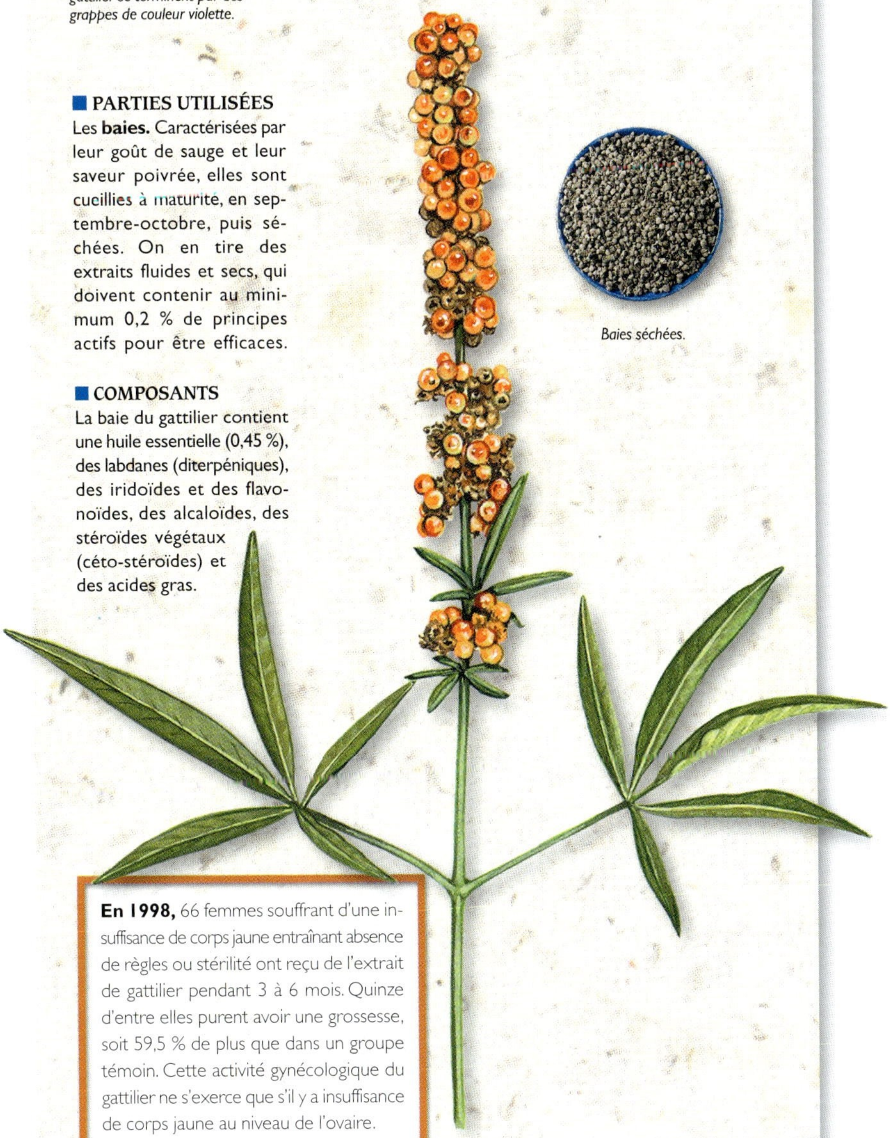

Les jeunes branches du gattilier se terminent par des grappes de couleur violette.

Baies séchées.

PROPRIÉTÉS VALIDÉES

Les effets du gattilier ont essentiellement un caractère hormonal. Il exerce en effet une action lutéotrope, c'est-à-dire qu'il agit sur la sécrétion du corps jaune (glande intervenant dans le cycle menstruel). Il provoque aussi une inhibition de la lactation (induite par le stress) chez l'animal en réduisant le taux de prolactine, l'hormone qui déclenche la production de lait. Ce phénomène s'opère par l'intermédiaire de la dopamine, qui freine la sécrétion de prolactine par l'hypophyse.

INDICATIONS USUELLES

Le gattilier est particulièrement adapté pour traiter divers problèmes hormonaux, surtout lorsqu'ils tiennent à une **insuffisance de corps jaune** ou à un excès de prolactine : **syndrome prémenstruel** avec rétention d'eau ; faiblesse ou **absence des règles**, cycles sans ovulation ; troubles des règles après contraception ; certains cas de **stérilité** ; **douleurs des seins**, notamment à la puberté ou à la ménopause.

PRÉCAUTIONS D'EMPLOI

L'utilisation du gattilier n'entraîne aucun effet toxique connu à ce jour. Bien que son usage soit autorisé sans prescription médicale, il est préférable, en raison de la spécificité de son action, de demander l'avis du médecin.

■ PARTIES UTILISÉES

Les **baies**. Caractérisées par leur goût de sauge et leur saveur poivrée, elles sont cueillies à maturité, en septembre-octobre, puis séchées. On en tire des extraits fluides et secs, qui doivent contenir au minimum 0,2 % de principes actifs pour être efficaces.

■ COMPOSANTS

La baie du gattilier contient une huile essentielle (0,45 %), des labdanes (diterpéniques), des iridoïdes et des flavonoïdes, des alcaloïdes, des stéroïdes végétaux (céto-stéroïdes) et des acides gras.

En 1998, 66 femmes souffrant d'une insuffisance de corps jaune entraînant absence de règles ou stérilité ont reçu de l'extrait de gattilier pendant 3 à 6 mois. Quinze d'entre elles purent avoir une grossesse, soit 59,5 % de plus que dans un groupe témoin. Cette activité gynécologique du gattilier ne s'exerce que s'il y a insuffisance de corps jaune au niveau de l'ovaire.

UTILISATIONS

Insuffisance de corps jaune : syndrome prémenstruel, absence de règles, stérilité, douleur des seins
GÉLULES DOSÉES À 250 MG D'EXTRAIT SEC : 2 le matin et 2 le soir avec un verre d'eau.
EXTRAIT FLUIDE : 100 gouttes par jour dans un verre d'eau.
EXTRAIT ALCOOLIQUE 1/5 : 50 gouttes au coucher.

Si les symptômes persistent, consulter le médecin.

LA SANTÉ PAR LES PLANTES

Genêt à balais

Cytisus scoparius
Fabacées

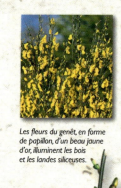

Les fleurs du genêt, en forme de papillon, d'un beau jaune d'or, illuminent les bois et les landes siliceuses.

Autres noms : genêt commun, brande, genette, genettier

Commun dans toute l'Europe, le genêt est une plante vivace pouvant atteindre 2 m de haut. Ses tiges sont divisées en rameaux dressés, verts et anguleux. Les feuilles sont petites, simples au sommet, trifoliées à la base des tiges. La floraison a lieu en mai-juin. Le fruit est une gousse aplatie et velue qui noircit à maturité.

■ PARTIES UTILISÉES
Les **sommités fleuries**. Elles sont récoltées au tout début de la floraison (mai-juin). Leur séchage est délicat : il doit s'effectuer rapidement pour éviter le noircissement de la fleur et lui conserver toutes ses propriétés. Les fleurs séchées sont utilisées en infusion, en teinture ou sous forme d'extrait fluide. Le genêt à balais est employé aussi en association avec d'autres plantes diurétiques.

■ COMPOSANTS
Les fleurs sont riches en caroténoïdes et en flavonoïdes (1 % de scoparosides), substances qui lui donnent sa couleur. Elles renferment des amines aromatiques (tyramine, tyrosine, dopamine). Elles contiennent des alcaloïdes en faibles quantités (spartéine et lupanine).

Fleurs séchées.

La spartéine, substance caractéristique du genêt, est extraite des rameaux, où elle est plus abondante que dans les fleurs. Elle entre dans la préparation de divers médicaments régulateurs du rythme cardiaque. Elle a aussi une activité stimulante du muscle utérin. On lui attribue traditionnellement une action protectrice vis-à-vis du venin de vipère.

PROPRIÉTÉS VALIDÉES
Les flavonoïdes contenus dans la fleur exercent un effet diurétique qui favorise l'élimination des chlorures. La spartéine possède une action sédative du système nerveux et régulatrice du rythme cardiaque. La tyramine présente des propriétés vasoconstrictrices. Les préparations à base de genêt facilitent la circulation sanguine.

INDICATIONS USUELLES
Les fleurs du genêt sont utilisées pour leur effet diurétique dans le traitement des œdèmes d'origine cardiaque ou rénale, et des **oliguries** causées par des fièvres éruptives. Elles ont une action cardiosédative et participent au soin des **troubles modérés du rythme cardiaque**. Enfin, on recommande les préparations à base de genêt en cas de troubles veineux (**varices**) ou d'**insuffisance veineuse**. La plante est utilisée en association avec le genévrier et le viburnum dans la même indication.

PRÉCAUTIONS D'EMPLOI
La toxicité du genêt est due à la spartéine (teneur variable selon les parties de la plante) : à doses élevées, des troubles (vomissements, vertiges, palpitations) peuvent survenir. Il convient de n'utiliser que des préparations standardisées et d'éviter les extraits de genêt pendant la grossesse ou en cas d'hypertension. La présence de tyramine peut entraîner une interaction médicamenteuse avec certains antidépresseurs.

UTILISATIONS

USAGE INTERNE
Oliguries, troubles modérés du rythme cardiaque, varices, insuffisance veineuse
INFUSION : 1 à 2 g de fleurs séchées dans 25 cl d'eau bouillante. Laisser infuser 10 min puis filtrer. 4 tasses par jour.
TEINTURE : 2 à 8 gouttes dans un verre d'eau, 2 ou 3 fois par jour.
EXTRAIT FLUIDE : 100 à 150 gouttes par jour, en potion.

Si les symptômes persistent, consulter le médecin.

LES PLANTES DE A À Z

Genévrier

Juniperus communis
Cupressacées

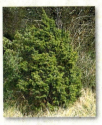

Le genévrier a un port tantôt étalé, tantôt érigé en fuseau. Il pousse dans les terres pauvres de l'hémisphère Nord.

Autres noms : genièvre, genibre, thériaque des paysans

Cet arbuste touffu, à croissance très lente, peut atteindre 3 m de haut. Les tiges dressées portent des feuilles persistantes en forme d'aiguilles courtes et piquantes. En avril-mai apparaissent des fleurs jaunes, en petits chatons à l'aisselle des feuilles. Les fruits, les baies de genièvre, sont des cônes fructifères charnus, noir bleuâtre, qui se recouvrent de cire à maturité.

PROPRIÉTÉS VALIDÉES

Les baies de genièvre favorisent la digestion. L'huile essentielle favorise la diurèse grâce à la teneur de la baie en terpinène-4-ol. En usage externe, cette huile a des propriétés antinévralgiques et antirhumatismales.

INDICATIONS USUELLES

La baie de genièvre est prescrite comme diurétique dans le traitement des **troubles urinaires** bénins, des œdèmes, de l'arthrite et des rhumatismes chroniques. À faibles doses, elle est indiquée pour stimuler l'appétit et traiter les flatulences et la **dyspepsie**. En usage externe, l'huile essentielle est efficace contre les **rhumatismes** et les **névralgies**. L'infusé ajouté à l'eau du bain a un effet relaxant qui soulage **tendinites** et **myalgies**.

PRÉCAUTIONS D'EMPLOI

Les préparations à base de baies de genièvre sont à éviter pendant la grossesse, en cas d'inflammation aiguë des voies urinaires (néphrites) et d'insuffisance rénale. Un usage prolongé (plus de 6 semaines consécutives) ou un surdosage peuvent entraîner une difficulté à la miction, de l'albuminurie et des douleurs rénales.

UTILISATIONS

USAGE INTERNE
Troubles urinaires
DÉCOCTION : 10 g de baies pour 75 cl d'eau bouillante. Laisser bouillir 20 min puis filtrer. 2 ou 3 tasses par jour.
Dyspepsie
INFUSION : 0,5 à 2 g de baies écrasées pour une tasse d'eau bouillante. Laisser infuser 10 min ; filtrer. 1 tasse 15 min avant les repas.
TEINTURE : 10 à 20 gouttes dans un petit verre d'eau sucrée, 3 fois par jour.

USAGE EXTERNE
Rhumatismes, névralgies, tendinites, myalgies
INFUSION : 10 à 20 cl dans l'eau du bain.
HUILE ESSENTIELLE : diluée à 3 à 5 % dans une huile végétale. En frictions 2 ou 3 fois par jour.

Si les symptômes persistent, consulter le médecin.

■ PARTIES UTILISÉES

Les **baies**. Elles ne parviennent à maturité qu'après 3 ans et sont récoltées en octobre-novembre. On les utilise entières, écrasées (sous forme d'infusion ou de décoction), pulvérisées (gélules), en teinture ou sous forme d'huile essentielle. Les baies de genièvre sont souvent associées à d'autres plantes diurétiques telles que la bugrane et la solidago.

■ COMPOSANTS

Les baies renferment une huile essentielle (0,5 à 2 %) riche en monoterpènes (notamment en terpinène-4-ol). Le fruit contient aussi des principes amers qui sont à l'origine de l'effet eupeptique.

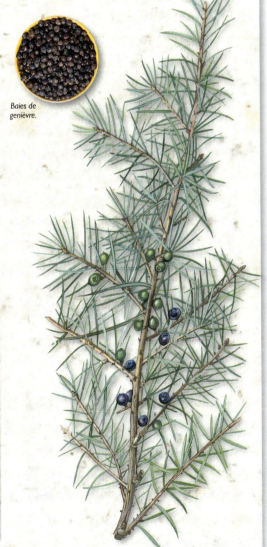

Baies de genièvre.

Remède du diabète ?

Selon des études menées sur la souris, la baie de genièvre aurait une action significative de réduction du taux de sucre dans le sang, tant chez les sujets sains que chez les souris diabétiques. Cette action, qui pourrait avoir des applications en clinique humaine, s'explique par une augmentation de la consommation périphérique du glucose.

LA SANTÉ PAR LES PLANTES

Gentiane jaune
Gentiana lutea
Gentianacées

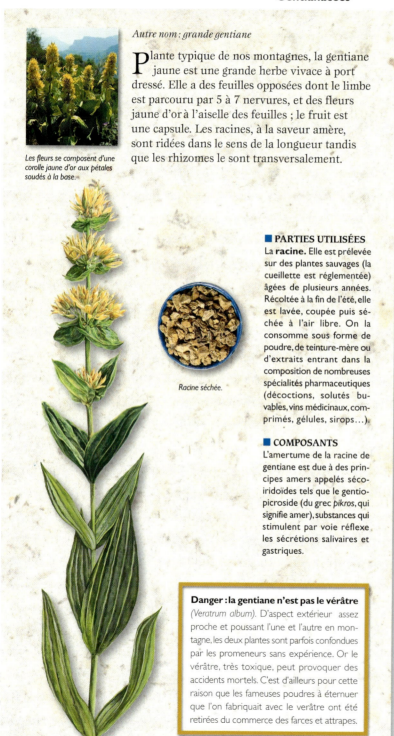

Les fleurs se composent d'une corolle jaune d'or aux pétales soudés à la base.

Racine séchée.

Autre nom : grande gentiane

Plante typique de nos montagnes, la gentiane jaune est une grande herbe vivace à port dressé. Elle a des feuilles opposées dont le limbe est parcouru par 5 à 7 nervures, et des fleurs jaune d'or à l'aisselle des feuilles ; le fruit est une capsule. Les racines, à la saveur amère, sont ridées dans le sens de la longueur tandis que les rhizomes le sont transversalement.

■ PARTIES UTILISÉES
La **racine**. Elle est prélevée sur des plantes sauvages (la cueillette est réglementée) âgées de plusieurs années. Récoltée à la fin de l'été, elle est lavée, coupée puis séchée à l'air libre. On la consomme sous forme de poudre, de teinture-mère ou d'extraits entrant dans la composition de nombreuses spécialités pharmaceutiques (décoctions, solutés buvables, vins médicinaux, comprimés, gélules, sirops...).

■ COMPOSANTS
L'amertume de la racine de gentiane est due à des principes amers appelés séco-iridoïdes tels que le gentiopicroside (du grec *pikros*, qui signifie amer), substances qui stimulent par voie réflexe les sécrétions salivaires et gastriques.

Danger : la gentiane n'est pas le vérâtre
(*Veratrum album*). D'aspect extérieur assez proche et poussant l'une et l'autre en montagne, les deux plantes sont parfois confondues par les promeneurs sans expérience. Or le vérâtre, très toxique, peut provoquer des accidents mortels. C'est d'ailleurs pour cette raison que les fameuses poudres à éternuer que l'on fabriquait avec le vérâtre ont été retirées du commerce des farces et attrapes.

PROPRIÉTÉS VALIDÉES
Les substances contenues dans la gentiane stimulent par voie réflexe les sécrétions salivaires et gastriques, et cela à très faible dose. Une expérience toute simple le prouve : le seul fait de broyer la racine fait saliver et ouvre l'appétit même si l'on se trouve éloigné de la pièce où a lieu l'opération...

INDICATIONS USUELLES
La gentiane est un tonique amer utilisé en cas de **douleurs gastriques**, de **digestion lente** et de **perte d'appétit**, cette dernière indication étant d'ailleurs la principale que l'on ait retenue traditionnellement, puisque la gentiane entre de longue date dans la confection de liqueurs apéritives.

PRÉCAUTIONS D'EMPLOI
Bien que la gentiane soit une plante inoffensive, des effets secondaires sont possibles, en particulier des maux de tête occasionnels. La gentiane est par ailleurs contre-indiquée en cas d'ulcère gastro-duodénal. En raison des risques de confusion avec le vérâtre, la récolte doit être réservée aux spécialistes.

UTILISATIONS

USAGE INTERNE
Douleurs gastriques, digestion lente, perte d'appétit,
GÉLULES, COMPRIMÉS : 1 à 4 avant les principaux repas.
SOLUTÉS BUVABLES, VINS MÉDICINAUX, SIROPS : 1 à 4 cuill. à soupe avant les principaux repas.
TEINTURE-MÈRE : 30 gouttes dans un verre d'eau après les principaux repas.

Si les symptômes persistent, consulter le médecin.

Gingembre
Zingiber officinale
Zingibéracées

PROPRIÉTÉS VALIDÉES

Le gingembre a un effet remarquable sur la muqueuse gastrique – qu'il est capable, par exemple, de protéger contre l'agression de l'alcool. Par son action sédative sur l'estomac, il réduit les nausées et les vomissements. Le zingérol et le shogaol contenus dans le rhizome ont un effet antipyrétique et analgésique. L'extrait aqueux de gingembre fait décroître les taux de phospholipides et d'acides gras du sang, de même que les taux de cholestérol et de triglycérides sanguins.

INDICATIONS USUELLES

L'efficacité du gingembre sur les troubles fonctionnels de l'appareil digestif est connue depuis longtemps. La plante est prescrite dans le traitement des **gastrites**, des **nausées** et des **vomissements,** de même que pour ses effets bénéfiques sur les **insuffisances biliaire et pancréatique.**
En usage externe, on prescrit l'huile essentielle de gingembre contre les **rhumatismes.**

PRÉCAUTIONS D'EMPLOI

À ce jour, on n'a pas relevé de toxicité aiguë ou chronique lors de la prise de rhizome de gingembre aux doses habituellement prescrites. Par contre, on a noté, en cas de surdosage, des crampes intestinales et un blocage de l'activité de l'estomac.

UTILISATIONS

USAGE INTERNE
Gastrites, nausées, vomissements, insuffisances biliaire et pancréatique
POUDRE DE RHIZOME : 0,5 à 1,5 g par jour.
EXTRAIT FLUIDE : 0,6 à 1,8 g par jour dans un verre d'eau.
TEINTURE-MÈRE : 60 à 100 gouttes par jour dans un verre d'eau.

USAGE EXTERNE
Rhumatismes
CRÈME À BASE DE POUDRE DE RHIZOME OU D'HUILE ESSENTIELLE : en application locale 2 ou 3 fois par jour.

Si les symptômes persistent, consulter le médecin.

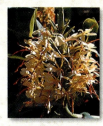

Plante des pays chauds, le gingembre est cultivé en Inde, en Chine et à la Jamaïque.

Cette plante vivace, qui atteint 1,30 m de haut, porte de longues feuilles en fer de lance. Les inflorescences en épi regroupent des fleurs vertes puis pourpres, munies d'une lèvre supérieure violette tachée de jaune qui rappelle la fleur de l'orchidée. La plante, ne produisant ni fruit ni graine, se multiplie par son rhizome, gris, rugueux et articulé en anneaux bien marqués. Séché et moulu, le rhizome donne une épice très utilisée dans la cuisine asiatique.

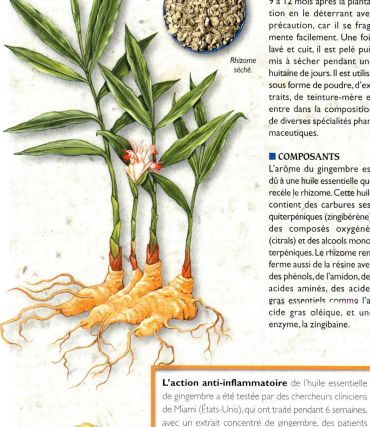

Rhizome séché.

Rhizome.

■ PARTIES UTILISÉES
Le **rhizome.** On le récolte 9 à 12 mois après la plantation en le déterrant avec précaution, car il se fragmente facilement. Une fois lavé et cuit, il est pelé puis mis à sécher pendant une huitaine de jours. Il est utilisé sous forme de poudre, d'extraits, de teinture-mère et entre dans la composition de diverses spécialités pharmaceutiques.

■ COMPOSANTS
L'arôme du gingembre est dû à une huile essentielle que recèle le rhizome. Cette huile contient des carbures sesquiterpéniques (zingibérène), des composés oxygénés (citrals) et des alcools monoterpéniques. Le rhizome renferme aussi de la résine avec des phénols, de l'amidon, des acides aminés, des acides gras essentiels comme l'acide gras oléique, et une enzyme, la zingibaïne.

L'action anti-inflammatoire de l'huile essentielle de gingembre a été testée par des chercheurs cliniciens de Miami (États-Unis), qui ont traité pendant 6 semaines, avec un extrait concentré de gingembre, des patients atteints d'ostéoarthrite du genou. Sur les 247 patients traités, 63 % ont vu s'atténuer leurs symptômes, le contrôle se faisant par la mesure de la douleur à la marche et en position debout. Chez d'autres qui recevaient de l'acétaminophène, le taux de réduction n'était que de 50 %.

LA SANTÉ PAR LES PLANTES

Ginkgo
Ginkgo biloba
Ginkgoacées

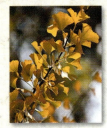

Les feuilles du ginkgo, caduques, deviennent jaune d'or à l'automne.

Autre nom : arbre-aux-quarante-écus

Intermédiaire entre les fougères et les plantes supérieures, cet « arbre relique » d'origine chinoise fut introduit en Europe au milieu du XVIIIe siècle pour ses qualités ornementales. Le ginkgo est une espèce dioïque, c'est-à-dire qu'il existe des pieds mâles et des pieds femelles, ces derniers donnant des fruits à l'odeur désagréable. Ses feuilles sont bilobées, entières ou divisées, et à l'aspect strié.

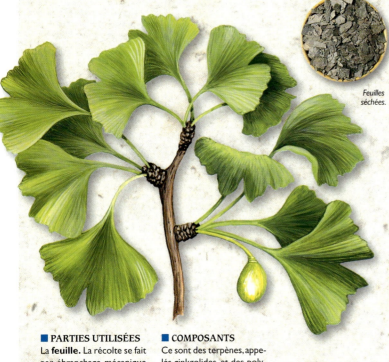

Feuilles séchées.

■ PARTIES UTILISÉES
La **feuille.** La récolte se fait par ébranchage mécanique de jeunes sujets plantés en ligne. L'extrait de ginkgo sert de base à diverses spécialités pharmaceutiques et à des médicaments contre le vieillissement. Le ginkgo fait d'ailleurs aujourd'hui l'objet de cultures destinées à l'industrie pharmaceutique, notamment en France (dans la région de Bordeaux) et aux États-Unis (en Caroline du Sud).

■ COMPOSANTS
Ce sont des terpènes, appelés ginkgolides, et des polyphénols, constitués surtout de flavonoïdes (biflavones).

Présent sur terre depuis l'ère primaire, le ginkgo a fait l'objet d'importants travaux de pharmacologie moderne. Les essais menés sur l'homme avec un extrait standardisé en flavonoïdes et en ginkgolides ont mis en évidence son efficacité en cas d'insuffisance cérébrale. Chez des sujets âgés, l'administration de 120 à 160 mg d'extrait par jour pendant 12 semaines a eu un effet bénéfique sur la difficulté de concentration, l'altération de la mémoire, les troubles de l'humeur ou l'apathie...

PROPRIÉTÉS VALIDÉES
L'expérimentation animale a révélé une action positive des flavonoïdes du ginkgo sur le système circulatoire : augmentation du tonus veineux, diminution de la perméabilité capillaire, augmentation de l'irrigation cérébrale, « piégeage » des radicaux libres... Les ginkgolides, en particulier, sont des inhibiteurs du PAF-acéther, médiateur impliqué dans la coagulation et les premières phases de l'athérogenèse (formation de microdépôts de graisse dans les artères).

INDICATIONS USUELLES
L'extrait de ginkgo combat les symptômes liés à l'**insuffisance vasculaire cérébrale** et aux troubles de la sénescence comme les modifications de l'humeur, la **perte de mémoire**... Il est également efficace en cas de troubles vasculaires périphériques tels que les **vertiges,** les acouphènes et les acrocyanoses (bleuissement permanent des extrémités des membres).

PRÉCAUTIONS D'EMPLOI
Le ginkgo est une plante inoffensive. Par voie orale, les effets secondaires sont rares et assez bénins (maux de tête, troubles digestifs...). L'administration parentérale (c'est-à-dire par une voie autre que digestive) peut en revanche provoquer des accidents graves, mais elle n'a pas cours en France.

UTILISATIONS

USAGE INTERNE
Insuffisance vasculaire cérébrale
TEINTURE-MÈRE : 100 gouttes 2 fois par jour dans un verre d'eau.
Perte de mémoire, vertiges
EXTRAIT SEC : 50 à 100 mg 3 fois par jour avant les repas.

Si les symptômes persistent, consulter le médecin.

LES PLANTES DE A À Z

Ginseng
Panax ginseng
Araliacées

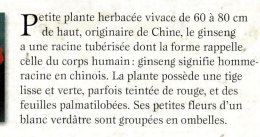

Petite plante herbacée vivace de 60 à 80 cm de haut, originaire de Chine, le ginseng a une racine tubérisée dont la forme rappelle celle du corps humain : ginseng signifie homme-racine en chinois. La plante possède une tige lisse et verte, parfois teintée de rouge, et des feuilles palmatilobées. Ses petites fleurs d'un blanc verdâtre sont groupées en ombelles.

Les baies du ginseng, d'un rouge vif à maturité, apparaissent en grosses boules.

PROPRIÉTÉS VALIDÉES

Après des études prometteuses sur l'animal, de multiples expériences effectuées au cours des dernières décennies ont mis en évidence des actions intéressantes chez l'homme. Anabolisant – il stimule la synthèse des protéines –, le ginseng peut aussi améliorer les performances mentales, comme l'ont montré des tests psychotechniques, et faire baisser le taux de glycémie.

INDICATIONS USUELLES

Le ginseng est aujourd'hui considéré comme un important adaptogène, c'est-à-dire qu'il peut combattre les effets du **stress**, physiologique ou psychique. On l'utilise traditionnellement pour traiter l'**asthénie** (état de fatigue sans cause organique) ou faciliter la convalescence. On l'emploie seul ou associé à des remèdes stimulants (thé, kola) et à des vitamines.

PRÉCAUTIONS D'EMPLOI

Le ginseng ne présente manifestement aucun caractère toxique à ce jour, mais son utilisation prolongée peut entraîner des effets secondaires analogues à ceux que provoque un surdosage en corticoïdes. Il est conseillé de ne pas dépasser l'équivalent de 2 g de poudre par jour, de limiter le traitement à 3 mois et de ne pas prendre de ginseng pendant la grossesse. La plante est également déconseillée aux enfants non pubères, ainsi qu'aux personnes atteintes de nervosisme ou d'obésité, et à celles souffrant d'insomnie ou d'hypertension artérielle.

UTILISATIONS

USAGE INTERNE
Stress, asthénie
GÉLULES DOSÉES À 250 MG DE POUDRE OU 25 À 50 MG D'EXTRAIT SEC :
2 le matin, 2 à midi, avec un grand verre d'eau.
SOLUTÉ BUVABLE DOSÉ À 0,4 % AU MINIMUM DE GINSÉNOSIDES RB1, RB2 ET RG1 :
1 ampoule midi et soir, de préférence avant le repas.

Si les symptômes persistent, consulter le médecin.

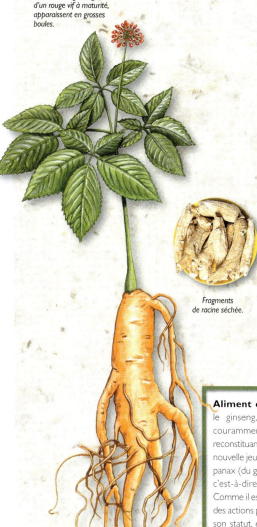

Fragments de racine séchée.

■ PARTIES UTILISÉES
La **racine.** Prélevée en septembre-octobre sur des plants âgés de 4 à 6 ans, elle peut être blanche, si elle est séchée, ou rouge, si elle est ébouillantée. Sur les lieux de production (Chine, Corée, Japon), il en existe de nombreuses variétés de qualités et de prix différents, sans doute plus ou moins riches en principes actifs. C'est une drogue souvent trafiquée et quelquefois souillée par des composants chimiques étrangers.

■ COMPOSANTS
La racine de ginseng renferme en moyenne 3 à 8 % de saponosides triterpéniques – les ginsénosides –, à l'origine des propriétés toniques de la plante. Ces ginsénosides comptent au moins 14 composés, dont certains, majoritaires (appelés Rb1, Rb2 et Rg1), sont des éléments de référence.

> **Aliment ou médicament ?** En Asie, le ginseng, unanimement apprécié et couramment utilisé comme tonique et reconstituant, a la réputation d'apporter une nouvelle jeunesse – d'où son appellation de panax (du grec *pan*, tout, et *akos*, remède), c'est-à-dire remède universel, panacée. Comme il est difficile de mettre en évidence des actions proprement pharmacologiques, son statut, en Europe, relève plutôt de la diététique. En France, cependant, il est reconnu comme médicament phytothérapique d'utilisation traditionnelle.

Giroflier

Syzygium aromaticum (Eugenia caryophyllata)
Myrtacées

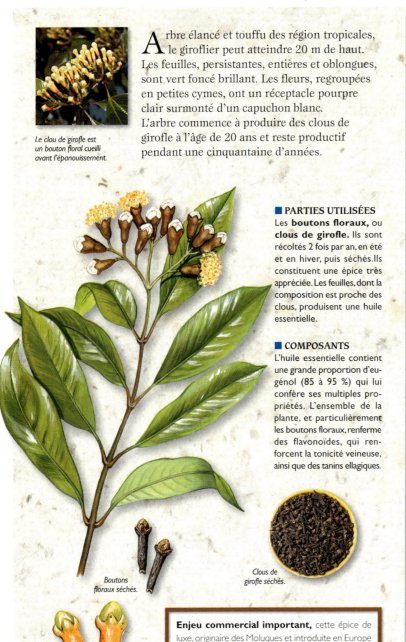

Le clou de girofle est un bouton floral cueilli avant l'épanouissement.

Arbre élancé et touffu des région tropicales, le giroflier peut atteindre 20 m de haut. Les feuilles, persistantes, entières et oblongues, sont vert foncé brillant. Les fleurs, regroupées en petites cymes, ont un réceptacle pourpre clair surmonté d'un capuchon blanc. L'arbre commence à produire des clous de girofle à l'âge de 20 ans et reste productif pendant une cinquantaine d'années.

■ **PARTIES UTILISÉES**
Les **boutons floraux**, ou **clous de girofle.** Ils sont récoltés 2 fois par an, en été et en hiver, puis séchés. Ils constituent une épice très appréciée. Les feuilles, dont la composition est proche des clous, produisent une huile essentielle.

■ **COMPOSANTS**
L'huile essentielle contient une grande proportion d'eugénol (85 à 95 %) qui lui confère ses multiples propriétés. L'ensemble de la plante, et particulièrement les boutons floraux, renferme des flavonoïdes, qui renforcent la tonicité veineuse, ainsi que des tanins ellagiques.

Boutons floraux séchés.
Clous de girofle séchés.
Boutons floraux frais.

Enjeu commercial important, cette épice de luxe, originaire des Moluques et introduite en Europe par les Arabes, fit l'objet au XVIIIe siècle d'une mainmise de la part des commerçants hollandais. Ils en acquirent le monopole en faisant garder leurs plantations par des soldats et en détruisant toutes les autres sources de production situées autour de la mer des Moluques, qu'ils contrôlaient.

PROPRIÉTÉS VALIDÉES

Par leur forte teneur en eugénol, le clou de girofle et son huile essentielle possèdent des propriétés antioxydantes, anti-inflammatoires, antibactériennes et antifongiques puissantes ainsi que des vertus analgésiques. Par ailleurs, l'eugénol et son acétate inhibent l'agrégation plaquettaire tandis que l'acétyl-eugénol exerce une action antispasmodique marquée. Du fait de son effet sédatif puissant, l'eugénol peut avoir, en cas de surdosage (notamment d'huile essentielle), un effet dépresseur sur le système nerveux central.

INDICATIONS USUELLES

Les clous de girofle ont des effets antimicrobiens : ils étaient autrefois employés pour assurer la conservation de la viande. En usage médicinal, ils sont prescrits (le plus souvent en mélange avec d'autres plantes) contre les ballonnements, les **gastrites**, les **dyspepsies**, la fatigue, les **douleurs rhumatismales** et les **maux de dents**. L'huile essentielle, antiseptique et anesthésique, soulage aussi les maux de dents. Sur prescription médicale, et dans le cadre de l'aromathérapie, elle peut également être proposée dans le traitement des infections digestives, ORL, respiratoires et uro-génitales.

PRÉCAUTIONS D'EMPLOI

Du fait du caractère caustique de l'eugénol sur les muqueuses et la peau, l'huile essentielle doit être absorbée sous forme de gélules gastrorésistantes, et sur prescription médicale. Son application cutanée, à effectuer après dilution dans une huile végétale, relève également de la décision du médecin traitant.

UTILISATIONS

USAGE INTERNE
Gastrites, dyspepsies, douleurs rhumatismales
CLOUS DE GIROFLE : 1 à 3 g par jour en décoction.
Maux de dents
CLOUS DE GIROFLE : mastiquer un clou 3 ou 4 fois par jour.

Si les symptômes persistent, consulter le médecin.

Grémil

Lithospermum officinale
Borraginacées

PROPRIÉTÉS VALIDÉES

Les propriétés anticonceptionnelles sont attribuées à l'acide lithospermique, qui agirait par blocage des hormones gonadotropes. En expérimentation animale, le grémil entraîne, chez le rat, une inhibition de la sécrétion thyroïdienne.
Des propriétés hypoglycémiantes ont également été mises en évidence.

INDICATIONS USUELLES

Longtemps prescrit pour dissoudre les calculs rénaux et guérir ainsi la « maladie de la pierre », le grémil est aujourd'hui surtout utilisé pour ses propriétés contraceptives. On le recommande également lors des **troubles des règles** (dysménorrhée) ou dans les formes d'**hypothyroïdie légère**.

PRÉCAUTIONS D'EMPLOI

Lors d'études préalables sur la toxicité du grémil, on a administré la dose journalière de 240 mg d'extrait sec lyophilisé pendant 6 à 8 semaines, et aucun effet secondaire n'a été signalé. Cependant, l'utilisation du grémil est contre-indiquée lors de la grossesse et en cas d'insuffisance hépatique, hypophysaire ou thyroïdienne.

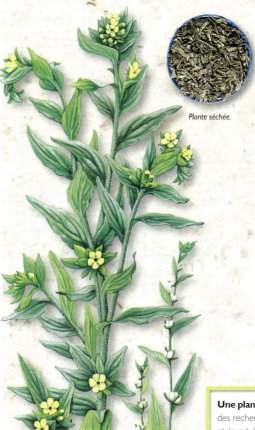

Le grémil est fréquent sur les pentes ensoleillées et les terrains calcaires.

Plante séchée.

Autres noms : millet du soleil, herbe-aux-perles

Répandue dans toute l'Europe, cette plante vivace, qui atteint 50 à 80 cm de haut, possède une souche épaisse et ligneuse. Ses tiges dressées, robustes, portent des feuilles en forme de fer de lance, vert sombre sur le dessus, plus pâles en dessous. Ses petites fleurs blanc crème, solitaires, sont disposées en grappes à l'aisselle des feuilles. Le fruit est un tétrakène blanc nacré, dur, luisant et perlé.

■ PARTIES UTILISÉES

La plante entière. Feuilles, fleurs, racines et graines sont utilisées pour leurs effets bénéfiques. La récolte s'effectue après la floraison, qui a lieu en juin et juillet. On commercialise le grémil comme plante médicinale sous forme d'infusion, d'extraits et de teinture-mère.

■ COMPOSANTS

Les parties aériennes sont riches en sels minéraux, en mucilages et en pigments. Les racines renferment des sucres, des minéraux, de l'acide myristique, des flavonoïdes et un pigment rouge. La présence de lithospermoside a été signalée. Les feuilles contiennent de l'acide lithospermique. La graine, ou semence, renferme 17 à 20 % d'huile, des phospholipides (1 à 3 %) ainsi que de l'acide lithospermique.

Une plante contraceptive ? D'après des recherches effectuées sur la souris et le rat, le grémil aurait en effet des propriétés contraceptives. On a réalisé ces travaux après avoir constaté que, dans certaines tribus amérindiennes, les femmes consomment des tisanes de racine d'une espèce botanique voisine du grémil, *Lithospermum ruderale*, afin de se préserver des grossesses trop rapprochées.

UTILISATIONS

USAGE INTERNE
Troubles des règles, hypothyroïdie légère
INFUSION : 50 g de plante séchée pour 50 cl d'eau bouillante. Laisser infuser 10 min ; filtrer. À consommer dans la journée.
GÉLULES D'EXTRAIT SEC : 3 gélules 2 ou 3 fois par jour au moment des repas.
TEINTURE-MÈRE : 30 à 50 gouttes dans un verre d'eau 3 fois par jour (sur conseil médical).

Si les symptômes persistent, consulter le médecin.

Guarana

Paullinia cupana var. sorbilis

Sapindacées

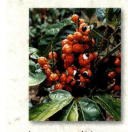

Le guarana est cultivé au Brésil, en basse Amazonie.

Originaire d'Amérique du Sud, le guarana est une plante grimpante à tige cannelée et à grandes feuilles composées de 5 folioles ovales. Les fleurs, verdâtres, sont réunies en grappes. Les fruits, rouge vif, se composent de capsules renfermant une graine noire, volumineuse, entourée d'une peau rouge et charnue qui lui donne l'apparence d'un œil.

Graines débarrassées de leur tégument.

■ PARTIES UTILISÉES

La **graine**. Récoltée à maturité, elle est grillée et débarrassée de son tégument, puis broyée avec de l'eau pour former une pâte, le guarana, qui, roulée en bâton, est soumise au fumage. On utilise cette préparation traditionnelle d'Amérique du Sud pour sa richesse en caféine. De saveur astringente et amère, elle est râpée avant utilisation. Les graines peuvent également être desséchées et torréfiées, réduites en poudre et proposées en gélules.

■ COMPOSANTS

Le guarana fait partie des plantes médicinales à bases puriques : le principal composant – la caféine, stimulant du système nerveux central – est présent ici dans une proportion de 3,5 à 5 %. Il est accompagné de petites quantités de théobromine et de théophylline. Le guarana est enfin riche en amidon, substance de réserve, et en tanins agissant contre la diarrhée.

En Amérique du Sud, et notamment au Brésil, le guarana sert à préparer une boisson très appréciée pour ses propriétés rafraîchissantes et toniques. D'autres boissons stimulantes comme le thé, le café et le chocolat contiennent elles aussi des bases puriques, notamment la caféine. Il a été constaté que, outre leurs effets stimulants, les boissons à base de guarana pouvaient jouer un rôle sur la dégradation des graisses.

PROPRIÉTÉS VALIDÉES

Elles sont liées à la caféine et à ses dérivés. Les tanins que la plante contient n'ont pas d'effet retard susceptible de ralentir l'action de la caféine. De ce fait, l'effet observé est celui de la caféine libre : augmentation de la puissance de contraction du cœur avec diminution ou augmentation de la fréquence cardiaque selon les doses ; augmentation de la diurèse, de la lipolyse, de la glycolyse ; augmentation de la sécrétion gastrique, inhibition de l'agrégation plaquettaire. On a récemment découvert dans les graines la présence d'un inhibiteur de la testostérone 5 alpha-réductase.

INDICATIONS USUELLES

En dehors de la fabrication de boissons utilisées à des fins stimulantes, le guarana est prescrit dans le traitement de l'**asthénie** (état de fatigue sans cause organique), comme traitement complémentaire des **régimes amaigrissants** et en cas de **diarrhée légère**.

PRÉCAUTIONS D'EMPLOI

La plante est sans danger mais, à dose élevée (supérieure à 100 mg), la caféine peut entraîner des effets secondaires – tachycardie, douleurs d'estomac, nausées, maux de tête, nervosité, insomnie, tremblements – variables selon les individus. Prise à dose excessive, elle augmente le risque d'avortement ou d'accouchement prématuré. Enfin, on peut rappeler que la caféine est inscrite sur la liste des substances dopantes.

UTILISATIONS

USAGE INTERNE

Asthénie
GÉLULES À 400 MG D'EXTRAIT SEC : 3 à 6 par jour au moment des repas.

Régimes amaigrissants
GÉLULES À 200 MG D'EXTRAIT SEC : 2 à 4 par jour.

Diarrhée légère
POUDRE : 2 cuill. à café rases pour 25 cl d'eau bouillante. Laisser infuser 15 min. 2 à 3 tasses par jour.

Si les symptômes persistent, consulter le médecin.

Gugul
Commiphora mukul
Burséracées

Autres noms : guggul, bdellium indien, oliban indien

Buisson ou petit arbre à branches épineuses dont l'écorce se détache par fragments, le gugul est originaire d'Inde. Les fleurs sont disposées en panicules à l'extrémité des tiges, les sépales portent des poils glanduleux et les pétales sont de couleur brun-rouge. Le fruit est une drupe ovoïde, rouge à maturité.

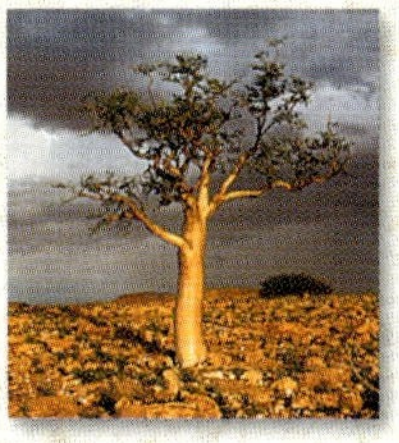

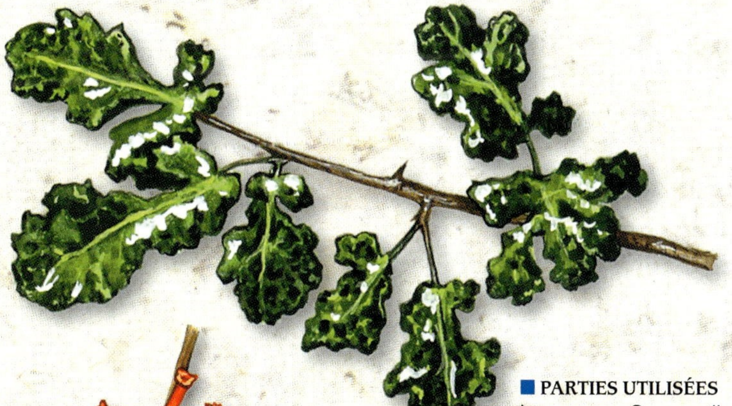

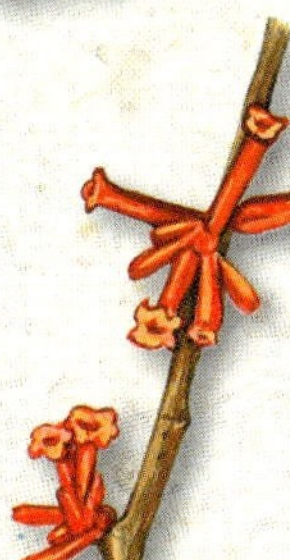

Pas plus haut que 2 m, le gugul affectionne les terrains secs et arides.

PROPRIÉTÉS VALIDÉES

Tandis que le gugulipide exerce une action hypolipidémiante, les gugulstérones provoquent une diminution du cholestérol et des triglycérides, en stimulant sans doute la fonction thyroïdienne.

INDICATIONS USUELLES

En France, seul le produit purifié (gugulipide), standardisé à 25 mg de gugulstérones par comprimé et résultant de l'extraction de la gomme par l'acétate d'éthyle, est commercialisé. Proposé seul ou associé à d'autres plantes (ispaghul, prêle), il sert à traiter les troubles lipidiques (hyperlipidémie) et à lutter contre l'excès de cholestérol et de triglycérides. En Inde et dans les pays anglo-saxons, il existe aujourd'hui toute une gamme de produits à base de gugul pour remédier à ces troubles.

PRÉCAUTIONS D'EMPLOI

La gomme brute peut provoquer des démangeaisons et des diarrhées. Le gugulipide, en principe bien toléré, doit être utilisé avec prudence en cas d'affection hépatique et de troubles intestinaux. Le gugul est déconseillé chez la femme enceinte. On ne doit le prendre que sous surveillance médicale, une fois la pathologie (hyperlipidémie, obésité…) diagnostiquée.

Fleurs.

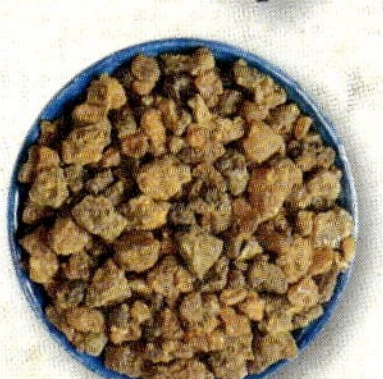

Gomme séchée.

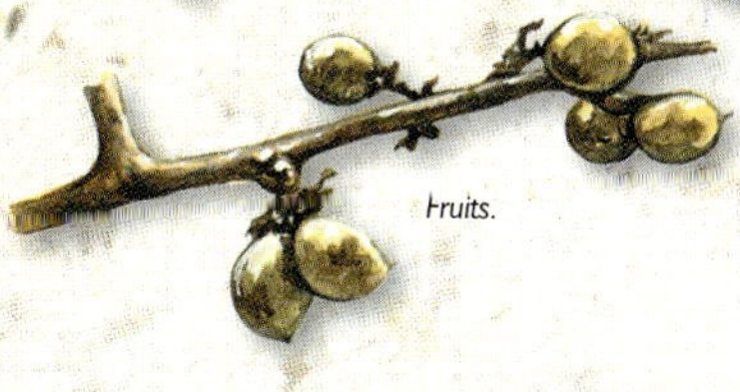

Fruits.

■ PARTIES UTILISÉES

La **gomme.** On recueille ce composé résineux (visqueux, gluant et odorant à l'état frais) entre novembre et janvier, 7 à 15 jours après avoir pratiqué des incisions sur le tronc. Chaque arbre produit de 200 à 500 g de gomme sèche. La récolte se fait sur des arbres sauvages, ce qui pose des problèmes d'approvisionnement. On trouve sur le marché des gélules de poudre ou de gomme brute, ainsi que des comprimés.

■ COMPOSANTS

La gomme du gugul contient 3 éléments : la gomme elle-même, composée de sucres ; la résine ; et une huile essentielle, à l'origine de son odeur. La fraction résineuse, ou gugulipide, renferme le principe actif, hypocholestérolémiant. Elle contient des stéroïdes dont les plus intéressants sont les gugulstérones et les gugulstérols.

> **L'efficacité du gugulipide** dans la lutte contre les taux élevés de mauvais cholestérol (LDL) et de triglycérides n'a été démontrée que récemment, et son principe actif, de nature stérolique, a été identifié. C'est en 2002 que le mécanisme hypolipidémiant de la gugulstérone a révélé son mystère : il met en œuvre un nouveau récepteur hormonal qui pourrait favoriser le développement d'hypocholestérolémiants.

UTILISATIONS

Que ce soit sous forme de gélules, de comprimés ou de toute autre préparation pharmaceutique, seul le médecin est à même de déterminer un traitement à base de gugul.

LA SANTÉ PAR LES PLANTES

Gui
Viscum album
Viscacées

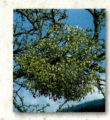

Le gui enfonce une pseudo-racine dans l'arbre et se développe en formant de grosses touffes.

Autres noms : bois de la Sainte-Croix, vert de pommier

Très commun en France et dans toute l'Europe, le gui est un sous-arbrisseau vivant en parasite sur les branches de différents arbres (pommiers, peupliers…). Ses tiges ramifiées portent des feuilles persistantes et coriaces. Les fleurs, jaunâtres, sont groupées à l'aisselle des feuilles et au sommet des rameaux. Le fruit est une baie translucide et charnue.

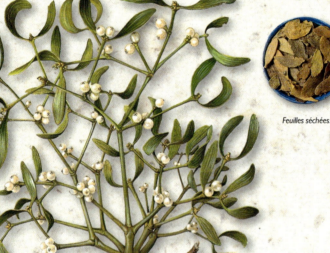

Feuilles séchées.

PROPRIÉTÉS VALIDÉES
Les propriétés hypotensives du gui ont pu être vérifiées en expérimentation animale et résulteraient d'un ensemble de principes actifs, aucune substance responsable de cette activité n'ayant pu être isolée. Son action immunostimulante et cytostatique a pu en revanche être attribuée aux viscotoxines et aux lectines. En clinique humaine, on a étudié son activité supposée sur la prolifération cellulaire et l'athérosclérose, mais les résultats obtenus restent encore décevants.

INDICATIONS USUELLES
En France, le gui est utilisé pour prévenir l'athérosclérose ainsi que pour lutter contre l'hypertension artérielle, en association avec des traitements conventionnels. En Allemagne, plusieurs laboratoires commercialisent des spécialités aux propriétés cytostatiques et immunostimulantes.

PRÉCAUTIONS D'EMPLOI
La toxicité des constituants de la feuille de gui (viscotoxines et lectines surtout) a été démontrée. Les baies contiennent elles aussi des principes actifs qui ne sont pas sans danger. Autant de réserves qui font du gui une plante à ne prendre que sur avis médical.

■ **PARTIES UTILISÉES**
Les **feuilles**. Récoltées en automne, elles sont séchées rapidement et prennent alors une teinte jaune-vert. En dépit de leur désagréable saveur amère, elles sont traditionnellement utilisées en infusion ainsi que sous forme d'extraits ou de poudre entrant dans la composition de gélules et autres spécialités pharmaceutiques.

■ **COMPOSANTS**
Outre la choline, les principes actifs intéressants sont des viscotoxines de nature polypeptidique et des lectines, glycoprotéines spécifiques (viscumines) aux propriétés agglutinantes.

En Allemagne, des propriétés antitumorales ont été attribuées au gui par la médecine dite anthroposophique (école de Rudolf Steiner). Sous l'impulsion de cette école, on a entrepris des travaux de recherche pour tenter de prouver que le gui possédait des propriétés cytostatiques (c'est-à-dire stabilisant le développement cellulaire) et immunostimulantes. Mais la toxicité des viscotoxines et des lectines que la plante renferme et le manque d'essais cliniques fiables doivent inciter à la plus grande prudence pour l'utiliser dans ce domaine.

UTILISATIONS
Que ce soit sous forme d'infusion ou de toute autre préparation pharmaceutique, seul le médecin est à même de déterminer un traitement à base de gui.

LES PLANTES DE A À Z

Guimauve
Althaea officinalis
Malvacées

PROPRIÉTÉS VALIDÉES
Grâce aux mucilages qu'elle contient, la guimauve a une action sédative qui calme l'inflammation aiguë des muqueuses. Elle est, de fait, efficace sur la toux sans être expectorante. Sa concentration élevée en glucides et, notamment, en polysaccharides lui confère un effet immunostimulant.

INDICATIONS USUELLES
La guimauve apaise les **toux** sèches, irritatives et spasmodiques **liées à la laryngite, à la trachéite ou à la bronchite**, ou encore la toux du fumeur.
En usage externe, elle est prescrite, du fait de ses effets hydratants et adoucissants, pour traiter les **inflammations de la bouche**, les **abcès dentaires**, les **furoncles**, les brûlures, l'**acné**…

PRÉCAUTIONS D'EMPLOI
Même si l'on ne signale à ce jour aucun effet secondaire, il faut noter que la guimauve peut devenir toxique lorsqu'elle est mise en présence de substances qui précipitent les mucilages : alcool, tanins ou fer. Il convient de ne pas utiliser l'extrait de guimauve avec d'autres médications, car il peut modifier leur absorption. En cas de toux prolongée, il est nécessaire avant tout traitement personnel de faire établir le diagnostic par le médecin.

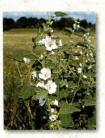

Les fleurs délicates de la guimauve sont situées à l'aisselle des feuilles.

Autre nom : mauve blanche

Cette plante herbacée vivace peut atteindre jusqu'à 1 m de haut. Les feuilles, ovales et inégalement dentées, sont regroupées en fascicules veloutés. Les fleurs sont formées d'un calice et d'une corolle dont les 5 pétales sont blanc rosé. La racine est blanche et épaisse.

■ PARTIES UTILISÉES
La **racine**. Elle est récoltée en automne, à partir de la deuxième année de plantation. Après séchage, elle est utilisée sous forme d'infusion par macération à froid, de poudre, d'extrait et de sirop confectionné à partir de décoction concentrée. En été, on peut aussi récolter des fleurs fraîches pour faire des infusions.

■ COMPOSANTS
La racine contient de 25 à 35 % de mucilages (substance émolliente et anti-inflammatoire), des glucides avec 35 % d'amidon, de la pectine, des sucres et des sels minéraux.

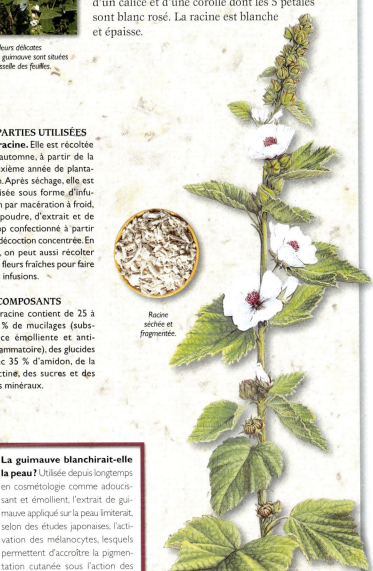

Racine séchée et fragmentée.

La guimauve blanchirait-elle la peau ? Utilisée depuis longtemps en cosmétologie comme adoucissant et émollient, l'extrait de guimauve appliqué sur la peau limiterait, selon des études japonaises, l'activation des mélanocytes, lesquels permettent d'accroître la pigmentation cutanée sous l'action des ultraviolets B. Ainsi, une action « blanchissante » s'ajouterait à l'effet hydratant de la plante.

UTILISATIONS

USAGE INTERNE
Toux liées à la laryngite, à la trachéite ou à la bronchite
INFUSION : 10 g de racine séchée pour 1 litre d'eau bouillante. Laisser infuser 10 min, filtrez.
2 tasses par jour.
POUDRE, EXTRAIT SEC : 6 g par jour.

USAGE EXTERNE
Inflammations de la bouche, abcès dentaires, furoncles, acné
COMPRESSES : imbiber un linge d'infusion (voir ci-dessus). Appliquer plusieurs fois par jour.

Si les symptômes persistent, consulter le médecin.

LA SANTÉ PAR LES PLANTES

Hamamélis

Hamamelis virginiana
Hamamélidacées

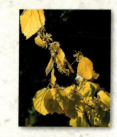

Les feuilles de l'hamamélis sont rudes au toucher.

Autres noms : hamamélis de Virginie, noisetier des sorcières

Arbuste originaire d'Amérique du Nord et poussant dans les forêts humides, l'hamamélis, qui peut atteindre 5 m de haut, a un aspect qui rappelle le noisetier. Les branches, ramifiées, portent des feuilles alternes, entières et ovales. Les fleurs sont jaunâtres et groupées en bouquets axillaires. Les fruits sont de petites capsules.

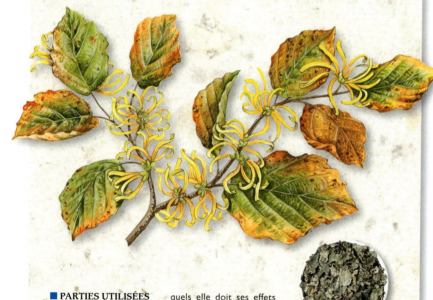

Feuilles séchées.

■ PARTIES UTILISÉES
Les **feuilles**. Récoltées au cours de l'été, avant leur brunissement, elles sont séchées dans un endroit frais et aéré, à l'abri de la lumière. L'hamamélis est cultivé en Europe, notamment en France, dans l'Ardèche. On le trouve sous forme d'infusion, de poudre, d'extrait sec, d'extrait fluide et de teinture-mère. Il entre aussi dans la composition de bains de bouche, de gels et de pommades.

■ COMPOSANTS
La feuille séchée contient plus de 10 % de tanins galliques et catéchiques, auxquels elle doit ses effets vasoconstricteurs veineux, ainsi que des flavonoïdes et une faible proportion d'huile essentielle.

> **On a longtemps pensé que l'hamamélis,** riche en tanins, contenait essentiellement des tanins dérivés de l'acide gallique, dont l'hamamélitanin. Or des études phytochimiques récentes ont démontré que l'hamamélitanin était surtout abondant dans l'écorce de tige séchée, où il s'accompagne de proanthocyanidols. Des essais sur des organes isolés et sur des systèmes cellulaires ont révélé qu'un extrait d'écorce riche en proanthocyanidols possédait une action antibactérienne et antivirale. Cependant, en Europe, l'habitude de n'utiliser que la feuille est restée.

PROPRIÉTÉS VALIDÉES
Des expérimentations, en particulier sur l'animal, démontrent que l'extrait de feuille d'hamamélis augmente la résistance des veines, diminue la perméabilité capillaire et possède des propriétés anti-inflammatoires. Chez l'homme, cet extrait n'a été testé que par voie locale. Il a révélé des effets vasoconstricteurs et agit, entre autres, sur l'herpès labial et l'eczéma.

INDICATIONS USUELLES
L'hamamélis s'utilise par voie orale et locale pour traiter l'**insuffisance veineuse** accompagnée de jambes lourdes et de crises d'**hémorroïdes**. En outre, il entre dans la composition de bains de bouche destinés à l'**hygiène buccale**. Par voie locale, la plante permet de traiter certaines affections de l'œil (gêne, irritation).

PRÉCAUTIONS D'EMPLOI
L'hamamélis semble n'avoir aucun effet toxique découvert à ce jour, mais il peut provoquer des allergies de contact.

UTILISATIONS

USAGE INTERNE
Insuffisance veineuse, hémorroïdes
INFUSION : 10 g pour 1 litre d'eau. Laisser infuser 5 à 10 min. 1 à 2 tasses par jour.
GÉLULES DOSÉES À 290 MG DE POUDRE : 1 ou 2 le matin, le midi et le soir.
EXTRAIT SEC : 1 sachet-dose par jour dans un verre d'eau.
EXTRAIT FLUIDE : 2 à 6 g par jour dans un verre d'eau.
TEINTURE-MÈRE : 50 à 100 gouttes par jour dans un verre d'eau.
Hygiène buccale
INFUSION : 10 g pour 1 litre d'eau bouillante. Laisser infuser 5 à 10 min. Se rincer la bouche, puis avaler. 1 à 2 tasses par jour.

USAGE EXTERNE
Insuffisance veineuse, hémorroïdes
GEL OU POMMADE : en massage léger, 1 fois par jour.

Si les symptômes persistent, consulter le médecin.

Harpagophyton
Harpagophytum procumbens
Pédaliacées

PROPRIÉTÉS VALIDÉES
Les propriétés anti-inflammatoires de l'harpagophyton et son activité analgésique ont été mises en évidence chez l'animal. Chez l'homme, une étude effectuée sur plus de 600 patients atteints d'arthrose a révélé un taux d'efficacité situé entre 42 et 85 % selon le type d'arthrose. Récemment, l'efficacité de la plante a été démontrée tant sur l'impotence que sur la douleur.

INDICATIONS USUELLES
En usage interne, l'harpagophyton est aujourd'hui la première plante conseillée en cas de **rhumatismes bénins,** et, en usage interne comme en usage externe, pour traiter les **douleurs articulaires légères.**

PRÉCAUTIONS D'EMPLOI
Généralement bien toléré, l'harpagophyton peut néanmoins provoquer des diarrhées. Son usage est déconseillé en cas de grossesse ou d'allaitement.

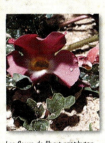

Les fleurs de l'harpagophyton sont d'un rouge violacé profond.

Autres noms: griffe-du-diable, racine de Windhoek

Plante vivace à tiges rampantes et à feuilles opposées, l'harpagophyton est originaire des zones semi-désertiques de Namibie, du Bostwana et d'Afrique du Sud. Ses fleurs, solitaires, sont en tube évasé. Les fruits, en capsules, se prolongent par des aiguillons terminés par une couronne de crochets acérés.

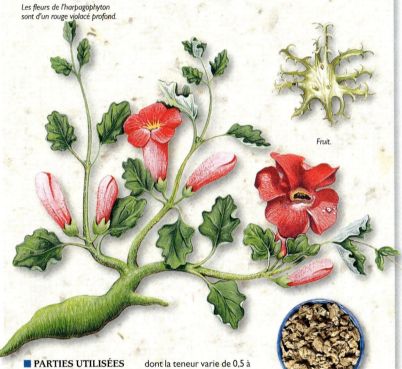

Fruit.

Racines secondaires séchées.

UTILISATIONS

USAGE INTERNE
Rhumatismes bénins, douleurs articulaires légères
INFUSION. 1 sachet-dose dans 20 cl d'eau bouillante, 1 à 3 fois par jour (pour atténuer l'amertume, sucrer avec du miel).
GÉLULES DOSÉES À 435 MG DE POUDRE : 2 gélules 3 fois par jour à la fin des repas, avec un grand verre d'eau.
SOLUTÉ BUVABLE : 1 sachet dans un verre d'eau, 2 fois par jour aux repas.

USAGE EXTERNE
Douleurs articulaires légères
POMMADE, CRÈME, GEL : en massage doux, 2 fois par jour.

Si les symptômes persistent, consulter le médecin.

■ **PARTIES UTILISÉES**
Les **racines secondaires.** Récoltées en automne, elles sont séchées puis coupées en rondelles. Seules les plantes sauvages sont utilisées en phytothérapie, ce qui met en péril la survie de l'espèce. L'harpagophyton est proposé sous forme d'infusion, de poudre et de soluté buvable, mais aussi de pommades, de gels et de crèmes à utiliser par voie locale.

■ **COMPOSANTS**
Ce sont des iridoïdes (glucosides monoterpéniques) ; le principal est l'harpagoside, dont la teneur varie de 0,5 à 3 %. Il est important de choisir des préparations contenant au minimum 1,5 à 2 % d'harpagosides.

L'un des travaux les plus récents sur l'action analgésique et anti-inflammatoire de l'harpagophyton a été mené en France pendant 4 mois sur 122 patients souffrant d'arthrose chronique. Dans cette étude en double aveugle, on a comparé son action à celle d'anti-inflammatoires classiques. L'harpagophyton a entraîné une diminution notable des douleurs et des raideurs, et a permis de réduire – voire de supprimer – l'usage des médicaments antalgiques et anti-inflammatoires.

Hélichryse

Helichrysum arenarium
Astéracées

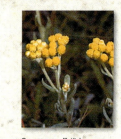

On rencontre l'hélichryse dans l'est de la France, sur les pelouses sèches et les terrains sablonneux siliceux.

Autres noms : gnaphale des sables, immortelle des sables, perlière des sables

Cette herbe vivace, de 20 à 50 cm de haut, porte des feuilles en forme de fer de lance, simples, couvertes de poils blancs. Les fleurs, tubuleuses, jaunes, groupées en capitules disposés en corymbe, sont entourées à la base de bractées d'un jaune d'or brillant. La plante produit de petits fruits secs (akènes), bruns, en tubercules, parés d'une aigrette.

Sommités fleuries séchées.

■ PARTIES UTILISÉES

Les sommités fleuries. Elles sont récoltées peu avant la pleine floraison et mises à sécher. La saveur en est légèrement amère et toute la plante dégage un arôme caractéristique. On utilise l'hélichryse en infusion de fleurs séchées et sous forme de poudre et de teinture-mère. On en extrait également une huile essentielle. Enfin, l'hélichryse entre dans la composition de gels et de crèmes.

■ COMPOSANTS

L'hélichryse renferme de nombreux principes actifs : des flavonoïdes (apigénine, lutéoline...), des flavanols (quercétine, kaempférol), des flavanones (naringénine) et leurs dérivés (hélichrysine A et B), des glucosides (chalcones). La plante contient également des tanins, des phénols particuliers (arénol) et diverses substances anti-infectieuses (isoarénol, complexe arénarine).

D'après des recherches récentes, la richesse en composants de l'hélichryse devrait permettre de donner à la plante des applications thérapeutiques plus larges que celles qui lui sont attribuées aujourd'hui. L'hélichryse pourrait en effet avoir des propriétés antiradicalaires et anti-inflammatoires.

PROPRIÉTÉS VALIDÉES

On a pu démontrer que l'hélichryse, grâce à l'arénol, à l'isoarénol et au complexe arénarine qu'elle renferme, avait des propriétés antimicrobiennes et antifongiques. La plante stimule également la sécrétion biliaire et les sécrétions gastriques et pancréatiques par le kaempférol et la naringénine. La quercétine accroîtrait la fonction antitoxique du foie. Enfin, la plante est un antispasmodique.

INDICATIONS USUELLES

L'hélichryse est habituellement prescrite dans le traitement des **troubles de la sécrétion biliaire**. Grâce à son action antispasmodique, elle est recommandée en cas de **troubles dyspeptiques** tels que les spasmes de la vésicule biliaire et de l'intestin. Son action anti-inflammatoire lui vaut des applications en cosmétologie, où elle allie ses propriétés antiseptiques à ses effets sur la microcirculation, et elle entre dans la composition de diverses spécialités adoucissantes et cicatrisantes des **plaies non douloureuses**.

PRÉCAUTIONS D'EMPLOI

Bien que reconnue sans danger à ce jour, l'hélichryse est contre-indiquée si le sujet présente des calculs de la vésicule biliaire ou s'il existe une obstruction des voies hépato-biliaires. Dans ce cas, consulter un médecin avant tout traitement.

UTILISATIONS

USAGE INTERNE
Troubles de la sécrétion biliaire, troubles dyspeptiques
INFUSION : 1 cuill. à café de fleurs séchées pour 15 cl d'eau bouillante. Laisser infuser 10 min ; filtrer. 3 tasses par jour.
POUDRE : 1 à 3 g par jour avec un verre d'eau.
TEINTURE-MÈRE : 30 à 50 gouttes dans un verre d'eau, 3 fois par jour.

USAGE EXTERNE
Plaies non douloureuses
GELS, CRÈMES : appliquer 1 ou 2 fois par jour.

Si les symptômes persistent, consulter le médecin.

Houblon

Humulus lupulus
Cannabacées

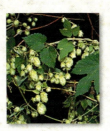
Le houblon pousse jusqu'à 1 500 m d'altitude dans les haies et les forêts d'Europe.

Plante grimpante et vivace, le houblon possède une tige volubile et des feuilles palmées, profondément divisées en 3 ou 5 lobes aigus et dentés. Les sexes sont séparés : les fleurs femelles sont constituées d'une large bractée foliacée à la base de laquelle s'insèrent 2 pistils ; très nombreuses et groupées, elles constituent, par recouvrement des bractées, une inflorescence en cône.

PROPRIÉTÉS VALIDÉES

L'action sédative et hypnotique du houblon – surtout l'huile essentielle et ses composés oxygénés – a été vérifiée sur la souris. L'action bactéricide et bactériostatique est due aux principes amers (humulone et lupulone) ; ce sont les dérivés liposolubles qui donnent les meilleurs résultats. On reconnaît enfin au houblon une activité œstrogénique due à un ensemble de composés agissant en synergie.

INDICATIONS USUELLES

Considéré comme mineur dans l'arsenal phytothérapique des plantes calmantes, le houblon est cependant digne d'intérêt. Il peut agir contre l'**insomnie**, en association avec d'autres plantes comme la valériane. Enfin, son efficacité est officiellement reconnue contre les **troubles nerveux** des adultes et des enfants.

PRÉCAUTIONS D'EMPLOI

Quelques données expérimentales chez l'animal évoquent une toxicité des principes amers (humulone, lupulone). Par ailleurs, on a parfois remarqué des incidences à effet sédatif sur le comportement nerveux des ouvriers travaillant dans les brasseries. Néanmoins, à ce jour, les préparations phytothérapiques disponibles sur le marché ne présentent pas de risque particulier.

■ PARTIES UTILISÉES
Les **cônes** (inflorescences femelles). De couleur jaunâtre, ils ont, après dessiccation, une saveur aromatique et amère. Surtout utilisés dans la fabrication de la bière, ils le sont aussi en pharmacie (sous forme d'infusion, de poudre ou d'extraits) et en balnéothérapie (comme calmant).

■ COMPOSANTS
La saveur aromatique de la plante est due à la présence d'une huile essentielle constituée de carbures mono- et sesquiterpéniques et de composés oxygénés. Les composés responsables de l'amertume sont la lupulone, l'humulone et leurs dérivés.

UTILISATIONS

USAGE INTERNE
Insomnie
INFUSION : 10 g de cônes pour 1 litre d'eau bouillante. Laisser infuser 10 min. 1 tasse le soir au coucher.
GÉLULES : 2 au dîner, 2 au coucher, avec un verre d'eau.
TEINTURE-MÈRE OU EXTRAIT FLUIDE : 50 à 100 gouttes le soir dans un verre d'eau.

USAGE EXTERNE
Troubles nerveux
INFUSION (voir ci-dessus) : 1 litre dans un bain chaud de 20 min.

Si les symptômes persistent, consulter le médecin.

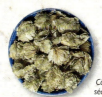
Cônes séchés.

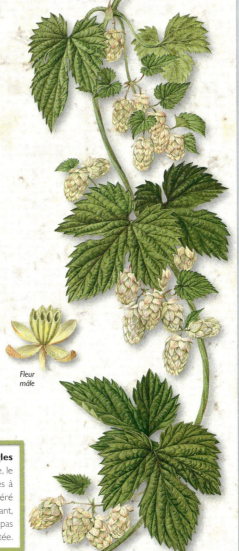
Fleur mâle

Contre les douleurs des règles et les troubles de la ménopause, le houblon, parmi d'autres plantes à phyto-œstrogènes, est considéré comme digne d'intérêt. Cependant, cette application de la plante n'a pas encore été officiellement exploitée.

LA SANTÉ PAR LES PLANTES

Hydrastis
Hydrastis canadensis
Renonculacées

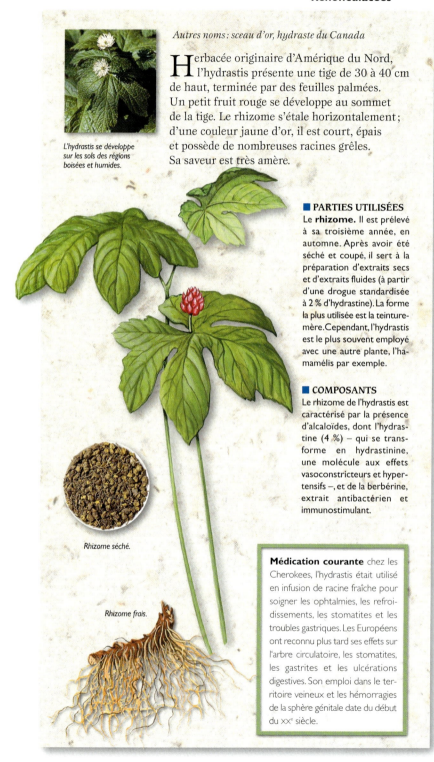

L'hydrastis se développe sur les sols des régions boisées et humides.

Autres noms : sceau d'or, hydraste du Canada

Herbacée originaire d'Amérique du Nord, l'hydrastis présente une tige de 30 à 40 cm de haut, terminée par des feuilles palmées. Un petit fruit rouge se développe au sommet de la tige. Le rhizome s'étale horizontalement ; d'une couleur jaune d'or, il est court, épais et possède de nombreuses racines grêles. Sa saveur est très amère.

■ **PARTIES UTILISÉES**
Le **rhizome**. Il est prélevé à sa troisième année, en automne. Après avoir été séché et coupé, il sert à la préparation d'extraits secs et d'extraits fluides (à partir d'une drogue standardisée à 2 % d'hydrastine). La forme la plus utilisée est la teinture-mère. Cependant, l'hydrastis est le plus souvent employé avec une autre plante, l'hamamélis par exemple.

■ **COMPOSANTS**
Le rhizome de l'hydrastis est caractérisé par la présence d'alcaloïdes, dont l'hydrastine (4 %) – qui se transforme en hydrastinine, une molécule aux effets vasoconstricteurs et hypertensifs –, et de la berbérine, extrait antibactérien et immunostimulant.

Rhizome séché.

Rhizome frais.

Médication courante chez les Cherokees, l'hydrastis était utilisé en infusion de racine fraîche pour soigner les ophtalmies, les refroidissements, les stomatites et les troubles gastriques. Les Européens ont reconnu plus tard ses effets sur l'arbre circulatoire, les stomatites, les gastrites et les ulcérations digestives. Son emploi dans le territoire veineux et les hémorragies de la sphère génitale date du début du XXe siècle.

PROPRIÉTÉS VALIDÉES
La puissance des composants de cette plante a fait rapidement connaître ses propriétés hémostatiques et hypertensives.
Les alcaloïdes qu'elle contient ont aussi pour effet de stimuler les muscles de l'utérus au cours de l'accouchement. Enfin, elle possède une action immunologique en augmentant l'immunoglobuline.

INDICATIONS USUELLES
L'hydrastis est efficace pour traiter les troubles liés à l'insuffisance veineuse, plus particulièrement en gynécologie, où elle est prescrite dans les métrorragies (hémorragie entre les règles). Souvent associée à un autre veinotrope comme l'hamamélis, elle intervient dans le traitement des hémorroïdes, des varices et des jambes lourdes.

PRÉCAUTIONS D'EMPLOI
L'hydrastine est toxique à forte dose : il y a alors risque d'hypertension et de convulsions ; c'est pourquoi la plante n'est délivrée que sur prescription médicale.

UTILISATIONS
Que ce soit sous forme de teinture-mère ou de toute autre préparation pharmaceutique, seul le médecin est à même de déterminer un traitement à base d'hydrastis.

LES PLANTES DE A À Z

Hydrocotyle indien
Centella asiatica
Apiacées

PROPRIÉTÉS VALIDÉES
Par voie interne, l'hydrocotyle possède une action bénéfique en cas d'insuffisance veino-lymphatique et dans les problèmes de cicatrisation. En usage externe, c'est un complément efficace dans le traitement des ulcères variqueux, des petites plaies et brûlures bénignes.

INDICATIONS USUELLES
La plante entière est utile dans les manifestations de l'**insuffisance veineuse** (fragilité capillaire, jambes lourdes, hémorroïdes). Elle intervient en outre dans le traitement des **cicatrices** et en appoint dans celui des affections dermatologiques. En usage externe, on l'utilise pour soigner les **lésions cutanées** (escarres, brûlures légères, érythème solaire…).

PRÉCAUTIONS D'EMPLOI
Hormis quelques rares cas d'allergie signalés, la plante ne présente à ce jour aucun inconvénient aux doses prescrites.

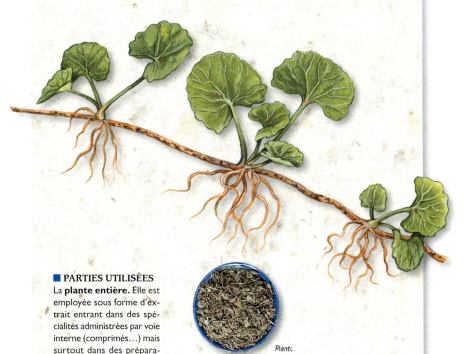

L'hydrocotyle affectionne les zones marécageuses des régions chaudes.

Autres noms : centella, écuelle d'eau, hydrocotyle européen, gotu kola, herbe-aux-grenouilles

Cette plante d'origine tropicale se rencontre notamment à Madagascar et en Asie (Chine, Indonésie). Herbacée vivace de petite taille, elle est facilement reconnaissable à ses feuilles entières, au limbe arrondi et crénelé, ainsi qu'à ses ombelles simples composées de fleurs blanches.

Plante séchée.

■ PARTIES UTILISÉES
La **plante entière**. Elle est employée sous forme d'extrait entrant dans des spécialités administrées par voie interne (comprimés…) mais surtout dans des préparations à usage local (dont des pommades), réputées efficaces pour la cicatrisation des plaies superficielles.

■ COMPOSANTS
Les principes actifs sont des saponosides, dont l'asiaticoside et le madécassoside, responsables de l'action cicatrisante. La plante entière renferme également des traces d'huile essentielle et des flavonoïdes, ces derniers possédant une action veinotonique.

Des travaux effectués à Madagascar sur l'action de l'hydrocotyle avaient permis la confection d'une préparation spécialisée qui fut longtemps considérée comme le médicament premier dans le soin des escarres. Depuis, son efficacité sur la cicatrisation est confirmée à la fois chez l'homme et chez l'animal : les saponosides de l'hydrocotyle stimuleraient en effet la synthèse du collagène et des mucopolysaccharides (sucres). En Inde, la plante est préconisée dans les maladies de peau et l'épilepsie ; en Chine, elle est prescrite contre la diarrhée, les ulcères et l'eczéma.

UTILISATIONS

USAGE INTERNE
Insuffisance veineuse, cicatrices
COMPRIMÉS TITRÉS À 10 MG D'EXTRAIT : 3 à 6 par jour avec un grand verre d'eau.

USAGE EXTERNE
Lésions cutanées
POMMADE : 1 à 2 applications par jour en massages prolongés après désinfection de la lésion.

Si les symptômes persistent, consulter le médecin.

Hypoxis

Hypoxis rooperi
Hypoxidacées

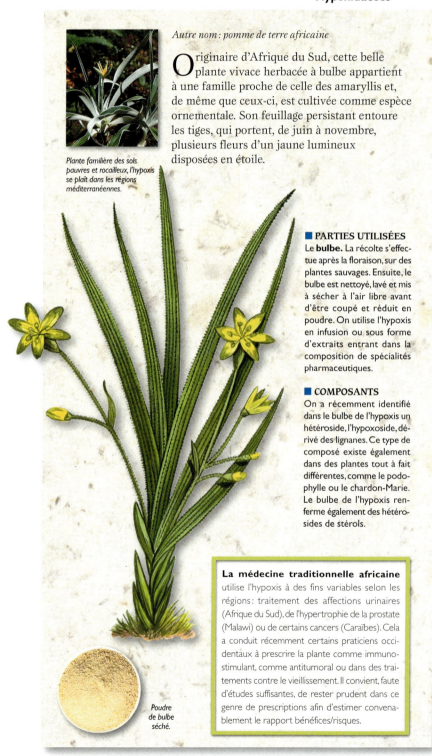

Plante familière des sols pauvres et rocailleux, l'hypoxis se plaît dans les régions méditerranéennes.

Autre nom : pomme de terre africaine

Originaire d'Afrique du Sud, cette belle plante vivace herbacée à bulbe appartient à une famille proche de celle des amaryllis et, de même que ceux-ci, est cultivée comme espèce ornementale. Son feuillage persistant entoure les tiges, qui portent, de juin à novembre, plusieurs fleurs d'un jaune lumineux disposées en étoile.

■ PARTIES UTILISÉES

Le **bulbe.** La récolte s'effectue après la floraison, sur des plantes sauvages. Ensuite, le bulbe est nettoyé, lavé et mis à sécher à l'air libre avant d'être coupé et réduit en poudre. On utilise l'hypoxis en infusion ou sous forme d'extraits entrant dans la composition de spécialités pharmaceutiques.

■ COMPOSANTS

On a récemment identifié dans le bulbe de l'hypoxis un hétéroside, l'hypoxoside, dérivé des lignanes. Ce type de composé existe également dans des plantes tout à fait différentes, comme le podophylle ou le chardon-Marie. Le bulbe de l'hypoxis renferme également des hétérosides de stérols.

Poudre de bulbe séché.

La médecine traditionnelle africaine utilise l'hypoxis à des fins variables selon les régions : traitement des affections urinaires (Afrique du Sud), de l'hypertrophie de la prostate (Malawi) ou de certains cancers (Caraïbes). Cela a conduit récemment certains praticiens occidentaux à prescrire la plante comme immunostimulant, comme antitumoral ou dans des traitements contre le vieillissement. Il convient, faute d'études suffisantes, de rester prudent dans ce genre de prescriptions afin d'estimer convenablement le rapport bénéfices/risques.

PROPRIÉTÉS VALIDÉES

On a démontré que l'hypoxoside était capable de s'opposer à la multiplication des cellules et, de ce fait, à leur prolifération. En effet, le roopérol, qui est un produit de conversion de l'hypoxoside, peut in vitro détruire des cellules. D'autres propriétés des lignanes contenues dans le bulbe de l'hypoxis ont été mises en évidence : elles sont antifongiques, antibactériennes et antinutritives.
Les hétérosides de stérols ont une action bénéfique sur l'hypertrophie de la prostate.

INDICATIONS USUELLES

À l'heure actuelle, il semble que les partenaires européens de la santé – en particulier les Allemands – se soient mis d'accord pour une utilisation minimale des extraits d'hypoxis, réservés uniquement au traitement de l'hypertrophie bénigne de la prostate. Les expérimentations menées jusqu'à ce jour paraissent en effet insuffisantes pour envisager d'autres indications.

PRÉCAUTIONS D'EMPLOI

Les essais préliminaires menés sur l'homme ont démontré l'absence de toxicité apparente de l'hypoxis. Mais nous manquons encore de recul, et la plus grande prudence s'impose avec ce type de plante et les composés chimiques qu'elle renferme. C'est pourquoi la plante n'est délivrée que sur ordonnance médicale.

UTILISATIONS

Que ce soit sous forme d'infusion ou de toute autre préparation pharmaceutique, seul le médecin est à même de déterminer un traitement à base d'hypoxis.

Hysope
Hyssopus officinalis
Lamiacées

PROPRIÉTÉS VALIDÉES

L'hysope a des effets bénéfiques sur l'asthme et les spasmes. Grâce à son action antispasmodique, elle peut calmer les douleurs de l'estomac. Elle a de plus des propriétés fongicides et hypertensives. En usage externe, elle permet de réguler la transpiration.

INDICATIONS USUELLES

En usage interne, l'hysope est recommandée pour traiter l'**asthme** et la **bronchite**. Elle est aussi prescrite pour ses effets toniques en cas de grande fatigue.
En usage externe, on utilise l'huile essentielle dans les suites de **traumatismes** et pour traiter les **ecchymoses** et les **cicatrices**.

PRÉCAUTIONS D'EMPLOI

L'hysope ne présente à ce jour aucun caractère toxique. Cependant, l'huile essentielle ne doit pas être administrée par voie interne car elle est neurotoxique.

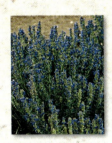

La floraison de l'hysope s'échelonne de juillet à septembre. La plante entière est fortement aromatique.

Autre nom : hyope

L'hysope est une plante vivace commune dans le sud de l'Europe, sur le pourtour méditerranéen et en Asie occidentale. Ce petit arbrisseau, qui atteint 50 à 60 cm de haut, a des tiges carrées très ramifiées. Les feuilles, en fer de lance, courtes et étroites, sont d'un vert vif. Les fleurs, bleu vif ou violacées, sont groupées en un épi de 10 cm de long. Elles sont toutes tournées du même côté.

■ PARTIES UTILISÉES

Les **sommités fleuries**. On les cueille pendant toute la période de floraison. Les fleurs donnent, par distillation, une huile essentielle jaune foncé, amère et épicée, dont l'odeur rappelle celle de la tanaisie. On utilise généralement l'hysope en infusion et l'huile essentielle sous forme de préparations à usage externe.

Sommités fleuries séchées.

■ COMPOSANTS

La partie fleurie de l'hysope contient de 0,3 à 1 % d'huile essentielle, des alpha- et bêtapinènes, du camphène et des alcools sesquiterpéniques. Elle renferme également des tanins et des flavonoïdes, ainsi que des acides caféique, rosmarinique et ursolique.

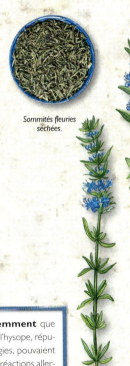

On a découvert récemment que certaines plantes comme l'hysope, réputées agir contre les allergies, pouvaient déclencher elles aussi des réactions allergiques. Des chercheurs espagnols qui travaillaient sur les immoglobulines E ont démontré qu'il existait, au sein de la famille des Lamiacées, des allergies croisées (une personne allergique à une plante sera allergique à une plante voisine qui contient les mêmes principes actifs). Il en est ainsi pour l'hysope, le thym, l'origan, la menthe poivrée, la sauge officinale et la lavande.

UTILISATIONS

USAGE INTERNE
Asthme, bronchite
INFUSION : 2 cuill. à café de fleurs séchées pour 1 tasse d'eau bouillante. Laisser infuser 5 à 10 min. 3 tasses par jour.

USAGE EXTERNE
Traumatismes, ecchymoses, cicatrices
PRÉPARATIONS À BASE D'HUILE ESSENTIELLE : 2 ou 3 applications par jour.

Si les symptômes persistent, consulter le médecin.

Igname sauvage

Dioscorea villosa
Dioscoréacées

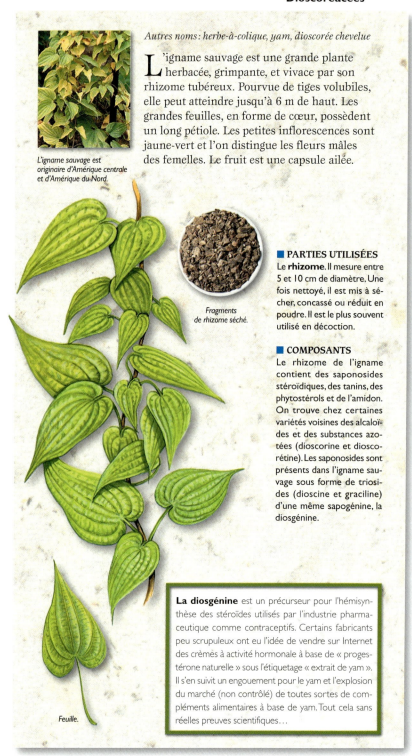

L'igname sauvage est originaire d'Amérique centrale et d'Amérique du Nord.

Fragments de rhizome séché.

Feuille.

Autres noms : herbe-à-colique, yam, dioscorée chevelue

L'igname sauvage est une grande plante herbacée, grimpante, et vivace par son rhizome tubéreux. Pourvue de tiges volubiles, elle peut atteindre jusqu'à 6 m de haut. Les grandes feuilles, en forme de cœur, possèdent un long pétiole. Les petites inflorescences sont jaune-vert et l'on distingue les fleurs mâles des femelles. Le fruit est une capsule ailée.

■ PARTIES UTILISÉES
Le **rhizome**. Il mesure entre 5 et 10 cm de diamètre. Une fois nettoyé, il est mis à sécher, concassé ou réduit en poudre. Il est le plus souvent utilisé en décoction.

■ COMPOSANTS
Le rhizome de l'igname contient des saponosides stéroïdiques, des tanins, des phytostérols et de l'amidon. On trouve chez certaines variétés voisines des alcaloïdes et des substances azotées (dioscorine et dioscorétine). Les saponosides sont présents dans l'igname sauvage sous forme de triosides (dioscine et graciline) d'une même sapogénine, la diosgénine.

La diosgénine est un précurseur pour l'hémisynthèse des stéroïdes utilisés par l'industrie pharmaceutique comme contraceptifs. Certains fabricants peu scrupuleux ont eu l'idée de vendre sur Internet des crèmes à activité hormonale à base de « progestérone naturelle » sous l'étiquetage « extrait de yam ». Il s'en suit un engouement pour le yam et l'explosion du marché (non contrôlé) de toutes sortes de compléments alimentaires à base de yam. Tout cela sans réelles preuves scientifiques…

PROPRIÉTÉS VALIDÉES
La dioscine présenterait des propriétés anti-inflammatoires par inactivation de l'enzyme phospholipase A2. Chez la souris, cette enzyme inhibe l'œdème de l'oreille induit expérimentalement. Les travaux de recherche ont confirmé par ailleurs l'usage traditionnel au Texas de la racine d'igname contre les affections rhumatismales.
Enfin, lors d'une étude clinique, au cours de laquelle on administrait à certaines patientes de l'igname et à d'autres un placebo, aucun effet n'a été observé sur les symptômes liés à la ménopause. Les compléments et crèmes à base d'igname n'ont pas non plus prouvé leur efficacité.

INDICATIONS USUELLES
Dans le sud des États-Unis, on utilise l'igname sauvage comme remède contre les coliques et les **troubles digestifs**, ainsi que dans le traitement des **douleurs rhumatismales**, ovariennes et menstruelles. En France, la plante est rarement utilisée, sauf sous forme homéopathique.

PRÉCAUTIONS D'EMPLOI
Bien que la plante ne présente à ce jour aucune toxicité, elle est déconseillée aux femmes enceintes ou qui allaitent.

UTILISATIONS

USAGE INTERNE
Troubles digestifs
DÉCOCTION : 1 à 2 g de rhizome par tasse. Faire bouillir 15 à 20 min ; filtrer. 1 à 2 tasses par jour.
Douleurs rhumatismales
POUDRE : 1 cuill. à café dans un peu d'eau, 2 fois par jour.

Si les symptômes persistent, consulter le médecin.

LES PLANTES DE A à Z

Ispaghul
Plantago ovata
Plantaginacées

PROPRIÉTÉS VALIDÉES
Non absorbé par l'organisme, le mucilage est responsable d'une amélioration sensible du transit et de la consistance des selles. L'association avec un laxatif stimulant (tel le séné) est à éviter ; l'ispaghul est en effet à utiliser seul et en première intention.

INDICATIONS USUELLES
L'ispaghul est indiqué comme laxatif mécanique doux dans le traitement symptomatique de la **constipation**.

PRÉCAUTIONS D'EMPLOI
De façon générale, l'utilisation d'un laxatif sur une longue durée est à déconseiller : il faut donc exclure tout usage prolongé de l'ispaghul sans avis médical. Il est en outre particulièrement contre-indiqué en cas de douleurs abdominales de cause inconnue, d'occlusion intestinale, de fécalome ou encore dans certaines affections de l'intestin et du côlon (comme la maladie du gros intestin). Parallèlement, il est nécessaire d'adopter une hygiène diététique, c'est-à-dire une alimentation riche en fibres, de boire beaucoup (particulièrement pour les personnes âgées), de pratiquer une activité physique et de veiller à aller régulièrement à la selle.

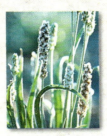

L'ispaghul est une plante herbacée mesurant 20 à 40 cm de haut.

Autres noms : psyllium de l'Inde, plantain de l'Inde

Originaire d'Asie occidentale et d'Inde, l'ispaghul est une herbe annuelle de petite taille, très ramifiée, à tiges dressées. Il présente des feuilles linéaires à nervures parallèles, au limbe lancéolé, denté et poilu. Les fleurs, blanches, sont réunies en épis cylindriques. La graine, de teinte gris rosé, est ovale, en forme de petit bateau, et mesure 2 mm de long.

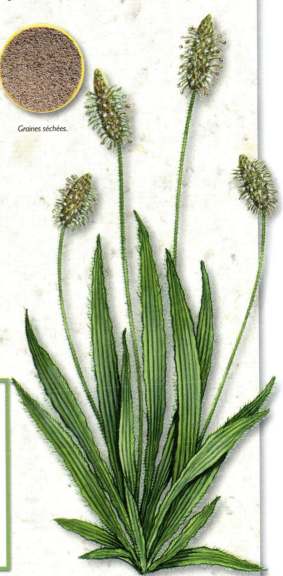

Graines séchées.

■ PARTIES UTILISÉES
La **graine** et son **tégument**. Récoltés à maturité en Inde et au Pakistan dans des champs cultivés, les fruits sont battus et leurs graines séchées au soleil. Celles-ci sont ensuite utilisées sous forme de poudre, solutions buvables, granulés… à titre de laxatif mécanique.

■ COMPOSANTS
L'activité laxative est liée à la présence d'un mucilage acide dont la teneur peut atteindre 30 %. La graine contient en outre des protéines et des lipides, ainsi que de l'aucuboside et des stérols.

> **La composition** de l'ispaghul, qui appartient au genre *Plantago*, le rapproche du psyllium – ce qui explique son surnom de psyllium de l'Inde –, bien que ses graines soient plus riches en mucilage. Si l'intérêt qu'il suscite provient en grande part de son caractère exotique, il élargit néanmoins la gamme des laxatifs à effet de lest.

UTILISATIONS

USAGE INTERNE
Constipation
GÉLULES DOSÉES À 350 MG DE POUDRE : 1 gélule matin, midi et soir, avec un grand verre d'eau.
SACHET DE POUDRE POUR SOLUTION BUVABLE : 1 à 2 au cours du dîner, à diluer dans un grand verre d'eau.
GRANULÉS : 3 cuill. à café au cours des principaux repas, avec un grand verre d'eau.

Si les symptômes persistent, consulter le médecin.

Jujubier
Zizyphus jujuba
Rhamnacées

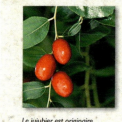

Le jujubier est originaire de Chine, du Japon et d'Asie du Sud-Est, où il est toujours cultivé.

Autres noms : gingeolier, dindoulier, chichourlier, guinourlier, croc-de-chien

Ce petit arbre atteignant 6 à 8 m de haut, répandu dans toute la région méditerranéenne, a un tronc gerçuré à écorce brune et des rameaux épineux. Les feuilles sont alternes, ovales et crénelées, et les fleurs, jaunes, sont disposées en cymes courtes. Le fruit, le jujube, est une drupe dont la pulpe entoure un noyau muni d'une seule graine.

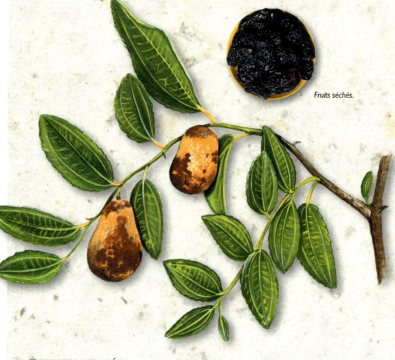

Fruits séchés.

PROPRIÉTÉS VALIDÉES
On a mis en évidence l'action antimicrobienne, anti-inflammatoire et fébrifuge du jujubier, ainsi que des propriétés sédatives, antidiabétiques et immunomodulatrices. Le fruit exerce de plus une action astringente.

INDICATIONS USUELLES
Par voie orale, le fruit du jujubier est employé comme antalgique dans l'**enrouement** et les affections inflammatoires du pharynx telle la **pharyngite**. Il est utilisé comme émollient en cas de **toux** et de **bronchite**. Son action astringente en fait un remède efficace contre la **diarrhée**, seul ou en association avec le caroubier et la guimauve, également émollients.

PRÉCAUTIONS D'EMPLOI
Les fruits du jujubier sont consommés depuis très longtemps sans qu'aucun effet toxique n'ait encore été mentionné.

■ PARTIES UTILISÉES
Le **fruit**. La récolte a lieu en septembre-octobre, dès que les jujubes ont pris une teinte brune. Ils sont ensuite séchés, débarrassés de la graine puis utilisés en décoction et sous forme de pâte à base de farine de jujube. Le jujubier peut être utilisé en association avec d'autres plantes émollientes, telles que le caroubier et la guimauve.

■ COMPOSANTS
La pulpe du jujube est riche en substances pectiques, notamment zizyphus-pectine A et zizyphus-arabinane, aux propriétés émollientes. Il renferme également des flavonoïdes, des acides triterpéniques, des saponosides et de la vitamine C.

> **Le jujube fait partie des quatre fruits pectoraux,** avec les dattes, les figues et les raisins secs, souvent réunis dans une même décoction. Il entre également dans l'alimentation de certaines tribus nomades asiatiques, qui, avec les jujubes secs, préparent une farine servant à confectionner des galettes à la fois nutritives et de saveur très agréable.

UTILISATIONS

USAGE INTERNE
Enrouement, pharyngite, toux, bronchite, diarrhée
DÉCOCTION : 30 à 50 g de fruits grossièrement broyés pour 1 litre d'eau. Faire bouillir 30 min, filtrer ; boire à volonté.
PÂTE PECTORALE : faire bouillir pendant 30 min 500 g de farine de jujube dans 3,5 litres d'eau, filtrer et faire décanter ; recueillir la partie liquide, dissoudre dans celle-ci 3 kg de gomme arabique pulvérisée et 2 kg de sucre blanc. Porter à ébullition et faire cuire à feu doux en remuant, jusqu'à obtention d'une pâte à consistance épaisse. Verser dans un moule huilé peu profond. Consommer à volonté.

Si les symptômes persistent, consulter le médecin.

LES PLANTES DE A À Z

Karkadé
Hibiscus sabdariffa
Malvacées

PROPRIÉTÉS VALIDÉES

Les fleurs de karkadé possèdent des propriétés diurétiques et protectrices du système circulatoire. Elles favorisent la baisse de la tension artérielle et ont aussi des effets antibactériens. On les utilise pour apaiser les spasmes et les états inflammatoires des voies respiratoires supérieures (nez, gorge…).

INDICATIONS USUELLES

Les fleurs de karkadé sont connues pour stimuler l'appétit en cas de **fatigue** et pour faciliter la prise de poids. La plante est également employée pour fluidifier les mucosités en cas d'**inflammation des voies respiratoires** et comme laxatif doux. On leur attribue de plus une activité apaisante dans les **spasmes gastro-intestinaux** et utérins. Pour cette même indication, le karkadé est associé à d'autres plantes, comme l'églantier et la mauve.
En usage externe, les fleurs sont utilisées en compresses pour traiter **abcès** et **eczémas suintants**.

PRÉCAUTIONS D'EMPLOI

Aucun effet indésirable toxique n'a été signalé à ce jour aux doses thérapeutiques, à l'exception de réactions d'hypersensibilité individuelle.

UTILISATIONS

USAGE INTERNE
Fatigue, inflammation des voies respiratoires, spasmes gastro-intestinaux
INFUSION : 1 cuill. à soupe de plante séchée pour 1 litre d'eau bouillante, laisser infuser 10 min ; ou 1 sachet-dose dans 20 cl d'eau bouillante, 1 à 3 tasses par jour.
GÉLULES DOSÉES À 50 MG D'EXTRAIT SEC : 1 ou 2 gélules, 3 fois par jour.

USAGE EXTERNE
Abcès, eczémas suintants
COMPRESSES : 15 g de fleurs séchées pour 1 litre d'eau bouillante ; laisser frémir environ 20 min. Imbiber un linge de cette décoction et appliquer 2 ou 3 fois par jour.

Si les symptômes persistent, consulter le médecin.

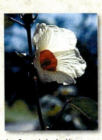

Les fleurs du karkadé ont 5 sépales et un calicule très divisé, qui deviennent rouges et charnus.

Autres noms : hibiscus gombo, thé rose, thé Karak, oseille rouge de Guinée, thé de l'Empire

Plante annuelle se développant dans les régions subtropicales, le karkadé présente une tige dressée très ramifiée à la base et pouvant atteindre 2 m de haut. Les feuilles, grandes et isolées, sont entières à ovoïdes à la base ; sur la tige, elles sont palmées, à 3 folioles. Le fruit est une capsule.

■ PARTIES UTILISÉES
Le **calice** et le **calicule des fleurs**. Récoltées au moment de la fructification, les fleurs sont séchées, puis finement coupées ou grossièrement pulvérisées et utilisées en infusion, en décoction, sous forme de sachets-doses ou d'extrait sec. Le calice et les calicules secs doivent contenir au moins 13,5 % d'acides calculés en acide citrique.
Le karkadé, qui est souvent prescrit avec d'autres plantes, entre dans la composition de tisanes de fruits.

■ COMPOSANTS
Les fleurs ont une forte teneur en acides organiques, dits acides de fruits (acides citrique, ascorbique, tartrique, malique…). Elles contiennent également des mucilages, doués d'un effet antitussif, et des anthocyanosides, qui protègent les vaisseaux sanguins.

Fleurs séchées.

Une étude récente menée en Iran sur plus de 30 patients présentant une hypertension modérée a mis en évidence une diminution significative de leur pression artérielle, et cela 15 jours après administration d'un extrait standardisé à base de fleurs de karkadé.

LA SANTÉ PAR LES PLANTES

Kava
Piper methysticum
Pipéracées

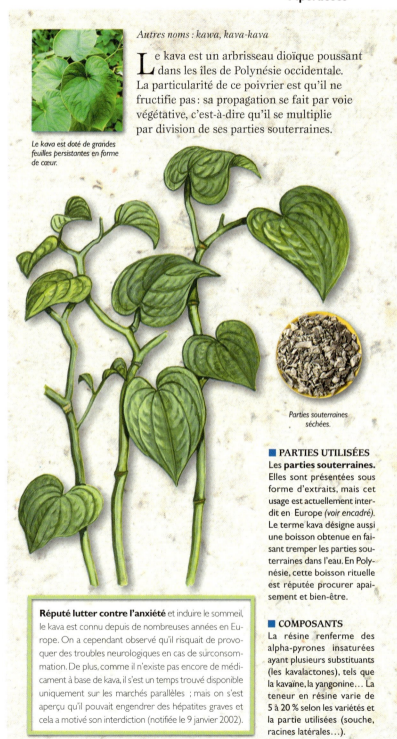

Le kava est doté de grandes feuilles persistantes en forme de cœur.

Autres noms : kawa, kava-kava

Le kava est un arbrisseau dioïque poussant dans les îles de Polynésie occidentale. La particularité de ce poivrier est qu'il ne fructifie pas : sa propagation se fait par voie végétative, c'est-à-dire qu'il se multiplie par division de ses parties souterraines.

Parties souterraines séchées.

■ PARTIES UTILISÉES
Les **parties souterraines**. Elles sont présentées sous forme d'extraits, mais cet usage est actuellement interdit en Europe *(voir encadré)*. Le terme kava désigne aussi une boisson obtenue en faisant tremper les parties souterraines dans l'eau. En Polynésie, cette boisson rituelle est réputée procurer apaisement et bien-être.

■ COMPOSANTS
La résine renferme des alpha-pyrones insaturées ayant plusieurs substituants (les kavalactones), tels que la kavaïne, la yangonine… La teneur en résine varie de 5 à 20 % selon les variétés et la partie utilisées (souche, racines latérales…).

Réputé lutter contre l'anxiété et induire le sommeil, le kava est connu depuis de nombreuses années en Europe. On a cependant observé qu'il risquait de provoquer des troubles neurologiques en cas de surconsommation. De plus, comme il n'existe pas encore de médicament à base de kava, il s'est un temps trouvé disponible uniquement sur les marchés parallèles ; mais on s'est aperçu qu'il pouvait engendrer des hépatites graves et cela a motivé son interdiction (notifiée le 9 janvier 2002).

PROPRIÉTÉS VALIDÉES
De nombreuses expérimentations sur des animaux ont nettement montré le pouvoir sédatif du kava et de ses extraits. Chez l'homme, son efficacité en ce domaine a été mise en évidence chez des malades souffrant d'angoisses non psychotiques : les principes actifs (kavalactones) se fixent sur les structures limbiques, une région du cerveau contrôlant la motricité, l'humeur et la régulation du rythme veille-sommeil.

INDICATIONS USUELLES
Du fait de ses propriétés sédatives, le kava intervenait autrefois dans le traitement de divers états anxieux. Toutefois, on a constaté une trentaine de cas d'atteinte hépatique en Allemagne et en Suisse chez des personnes ayant consommé des produits à base de cette plante : ils ont entraîné quatre décès ainsi que quatre transplantations hépatiques. Ces faits sont à l'origine de l'interdiction des différentes préparations contenant du kava à des fins thérapeutiques.

PRÉCAUTIONS D'EMPLOI
La commercialisation anarchique de ce type de produit – qui n'a à ce jour aucun statut de médicament – en officine, en supermarché, dans les magasins diététiques ainsi que sur Internet est susceptible d'entraîner des accidents lourds de conséquences, notamment en cas de mauvais usage (absorption de doses supérieures à celles préconisées, interactions médicamenteuses…).

UTILISATIONS

La délivrance et l'utilisation du kava sont aujourd'hui interdites en Europe en raison de la toxicité des extraits de cette plante pour le foie.

Kolatier
Cola nitida
Sterculiacées

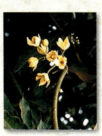

Les fleurs du kolatier, dépourvues de corolle, sont groupées en petites grappes à l'aisselle des feuilles.

Autres noms : kola, cola

Originaire d'Afrique tropicale, le kolatier est cultivé notamment dans les zones équatoriales d'Afrique de l'Ouest. On admet, à côté de *Cola nitida*, d'autres espèces telles que *C. acuminata*. Le fruit est formé de 5 follicules disposés en étoile et renfermant chacun 5 ou 6 grosses graines : les noix de kola. Celles-ci durcissent à l'état sec et prennent une teinte un peu rougeâtre à l'intérieur tandis que leur surface, lisse, est brun acajou foncé.

PROPRIÉTÉS VALIDÉES

Elles sont liées pour une grande part à la forte teneur en caféine, stimulant nerveux central favorisant la vigilance et la vivacité intellectuelle. Légèrement hypertensive, elle possède un effet vasodilatateur coronarien et augmente le rythme cardio-respiratoire. Elle est aussi légèrement diurétique et participe à la lipolyse (dissolution des lipides). On lui reconnaît un effet dit de tolérance, c'est-à-dire qu'il faut en augmenter régulièrement les doses pour obtenir les mêmes résultats. Elle favorise enfin l'insomnie. L'action de la graine de kola ne peut toutefois être réduite à celle de la caféine, dont les effets sont largement modulés par sa combinaison avec des tanins. La théophylline, que renferment également les graines, agit sur les systèmes broncho-pulmonaire et respiratoire.

INDICATIONS USUELLES

Officiellement reconnue comme stimulant physique et intellectuel, la graine de kola est utilisée dans les **asthénies** fonctionnelles. Elle est aussi particulièrement efficace en cas de **surmenage** ainsi que durant la convalescence.

PRÉCAUTIONS D'EMPLOI

Certains effets secondaires (tachycardie, céphalées, nervosité, insomnie, tremblements…) peuvent survenir à forte dose. Il faut également noter que la caféine figure sur la liste des substances dopantes interdites.

■ PARTIES UTILISÉES

Les **graines**. Cueillis avant maturité, les follicules sont ouverts et les graines laissées en tas ou plongées dans l'eau pour éliminer le tégument pulpeux. On les utilise sous forme de poudre ou d'extrait dans différentes spécialités pharmaceutiques (gélules, solutés buvables, granulés, gels de massage…). Dans les zones de culture du kolatier, la graine, riche en caféine, est mâchée encore fraîche comme stimulant.

■ COMPOSANTS

Les graines renferment, outre de l'amidon en abondance, des polyphénols auxquels sont combinées de nombreuses bases puriques, principalement de la caféine, dont la teneur peut atteindre 2,5 % de la noix sèche.

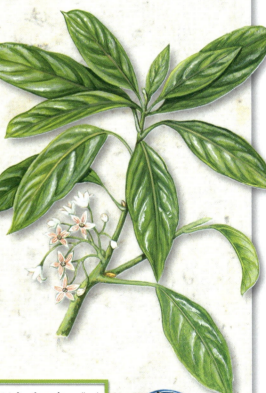

Graines séchées.

UTILISATIONS

USAGE INTERNE
Asthénies, surmenage
GÉLULES DE POUDRE DOSÉES À 450 MG OU GÉLULES D'EXTRAIT SEC DOSÉES À 200 MG : 2 le matin et 2 à midi, avec un verre d'eau.
SOLUTÉ BUVABLE : 1 sachet par jour, dilué dans de l'eau ou du jus de fruits, de préférence au moment des repas.
GRANULÉS : 1 cuill. à soupe le matin et 1 à midi, avant les repas.

Si les symptômes persistent, consulter le médecin.

> **L'emploi de la caféine est très répandu :** celle-ci entre dans la composition de nombreux stimulants du système nerveux central (thé, café, cacao, kola, maté, guarana…) et les espèces végétales qui en contiennent sont largement réparties sur plusieurs continents (Asie, Afrique, Amérique du Sud…). Pour certains, c'est un stimulant physique et intellectuel, mais son action dépend de la nature de la combinaison sous laquelle elle existe. Dans le cas de la graine de kolatier, la caféine se révèle peu nocive et a des effets prolongés.

Konjac

Amorphophallus konjac
Aracées

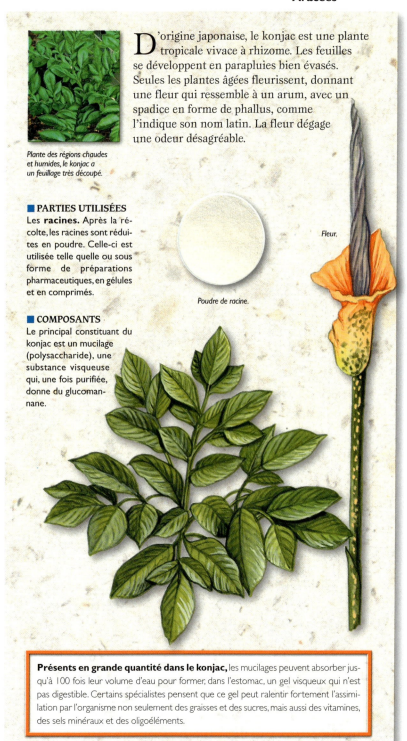

Plante des régions chaudes et humides, le konjac a un feuillage très découpé.

D'origine japonaise, le konjac est une plante tropicale vivace à rhizome. Les feuilles se développent en parapluies bien évasés. Seules les plantes âgées fleurissent, donnant une fleur qui ressemble à un arum, avec un spadice en forme de phallus, comme l'indique son nom latin. La fleur dégage une odeur désagréable.

Fleur.

Poudre de racine.

■ PARTIES UTILISÉES
Les **racines.** Après la récolte, les racines sont réduites en poudre. Celle-ci est utilisée telle quelle ou sous forme de préparations pharmaceutiques, en gélules et en comprimés.

■ COMPOSANTS
Le principal constituant du konjac est un mucilage (polysaccharide), une substance visqueuse qui, une fois purifiée, donne du glucomannane.

Présents en grande quantité dans le konjac, les mucilages peuvent absorber jusqu'à 100 fois leur volume d'eau pour former, dans l'estomac, un gel visqueux qui n'est pas digestible. Certains spécialistes pensent que ce gel peut ralentir fortement l'assimilation par l'organisme non seulement des graisses et des sucres, mais aussi des vitamines, des sels minéraux et des oligoéléments.

PROPRIÉTÉS VALIDÉES
Le glucomannane du konjac agit comme un laxatif de type mécanique : ce mucilage, gonflé de liquide, augmente de volume et ramollit le contenu intestinal, favorisant ainsi son évacuation. De la même façon, c'est un excellent coupe-faim naturel car, absorbé avec une bonne quantité d'eau, il gonfle et remplit l'estomac, procurant une impression de satiété.
Il est utilisé plus rarement en usage externe pour ses vertus apaisantes.

INDICATIONS USUELLES
Le konjac est prescrit comme laxatif dans le traitement de la **constipation** avec selles dures. En tant que coupe-faim, il peut être utilisé pour traiter les cas de **surcharge pondérale** légère.

PRÉCAUTIONS D'EMPLOI
Il est préférable de consommer le konjac sous forme de poudre, à condition de boire abondamment afin d'éviter la formation d'une boule caoutchouteuse dure susceptible d'obstruer les intestins (risque d'occlusion).
À fortes doses, les glucomannanes peuvent provoquer nausées et diarrhées.
Ces substances, désignés par le code E425, sont utilisées comme épaississants, émulsifiants ou gélifiants dans de nombreux aliments (desserts, charcuteries, brioches...). Les confiseries gélifiées qui en contenaient ont fait l'objet d'une interdiction de mise sur le marché suite au décès de plusieurs enfants par étouffement dû à la consistance du produit (arrêté du 11 décembre 2001).

UTILISATIONS

USAGE INTERNE
Constipation
POUDRE : 0,5 g à 2 g dilués dans un grand verre d'eau, 20 à 40 min après les repas.
Surcharge pondérale
POUDRE : même posologie que ci-dessus, mais avant les repas.

Si les symptômes persistent, consulter le médecin.

LES PLANTES DE A À Z

Kudzu

Pueraria lobata

Fabacées

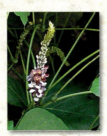

Le kudzu porte de jolies grappes de fleurs roses mellifères.

Autre nom : kakou

Originaire d'Asie, le kudzu est une plante des régions semi-tropicales. Il peut atteindre plusieurs dizaines de mètres et porte des feuilles pétiolées à 3 ou 5 lobes, vert foncé. Ses racines, beige jaunâtre, sont cylindriques et fibreuses. Le fruit est une gousse contenant des graines noires de la taille d'un haricot. La plante émet des rejets qui assurent la stabilisation des sols déboisés.

PROPRIÉTÉS VALIDÉES

On a pu démontrer que le kudzu exerçait une action protectrice du foie, antioxydante et active sur le métabolisme de l'alcool (sans blocage du métabolisme de l'acétaldéhyde). La plante a également des effets œstrogéno-mimétiques sur le système hormonal.

INDICATIONS USUELLES

Le kudzu est prescrit dans la prévention des pathologies liées au stress cellulaire pour son action protectrice contre les **affections hépatiques**. On le recommande aussi pour corriger les **désordres hormonaux de la ménopause**. Il est également efficace dans les cures de **désintoxication alcoolique** (prévention des rechutes, traitement, entretien de la désaccoutumance).

PRÉCAUTIONS D'EMPLOI

L'usage alimentaire quotidien du kudzu est la garantie de son innocuité jusqu'à ce jour. Cependant, selon les affections ciblées, consultation et suivi médical restent nécessaires.

■ PARTIES UTILISÉES

La **racine** et les **feuilles.** On récolte la racine de préférence après la période de croissance, de décembre à mars. Les feuilles sont récoltées pour l'extraction industrielle de principes actifs. La plante est surtout utilisée à des fins alimentaires : on fait cuire les tubercules frais et les feuilles pour les consommer en bouillie ou en gelée, et le kudzu entre dans de nombreuses préparations culinaires. Sur le plan thérapeutique, on l'utilise en décoction et sous forme de poudre, d'extraits fluide ou sec.

■ COMPOSANTS

La plante contient de nombreux principes actifs : des flavonoïdes (isoflavones, daïdzéine, daïdzine, génistéine, formononétine, puerarine), des coumarines et leurs dérivés, du bêtasitostérol, des saponines (triterpènes glucosides), des protéines, des sucres, des fibres, des minéraux.

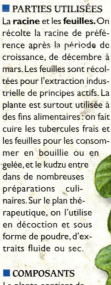

Racine concassée.

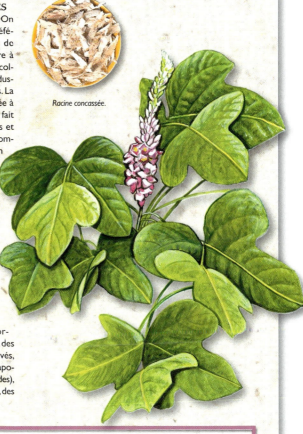

UTILISATIONS

USAGE INTERNE

Affections hépatiques, désordres hormonaux de la ménopause, désintoxication alcoolique

DÉCOCTION LONGUE AVEC RÉDUCTION : 10 g de racines concassées dans 50 cl d'eau bouillante. Faire réduire doucement de moitié à feu doux ; filtrer. 1/2 tasse, 4 fois par jour.
POUDRE : 500 mg, 3 à 6 fois par jour.
EXTRAIT SEC : 300 mg, 3 à 6 fois par jour.
EXTRAIT FLUIDE : 60 gouttes dans un verre d'eau, 3 à 6 fois par jour.

Si les symptômes persistent, consulter le médecin.

Présent dans la pharmacopée chinoise dès 200 av. J.-C., le kudzu est utilisé comme anti-infectieux, antispasmodique et régulateur de la température corporelle. La médecine chinoise lui attribue aussi des effets contre l'hypertension artérielle, l'arythmie cardiaque. Mais son utilisation la plus importante est d'ordre alimentaire. Comme le riz ou le soja, le kudzu est consommé sous forme de bouillies, de galettes, de tofus… Des études récentes démontrent son intérêt potentiel en cardiologie, en hormonologie, concernant la circulation sanguine périphérique (notamment cérébrale) et en cancérologie.

LA SANTÉ PAR LES PLANTES

Lamier blanc

Lamium album
Lamiacées

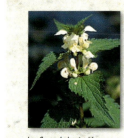

Les fleurs du lamier blanc attirent quantité d'abeilles, car elles contiennent de nombreux sucs.

Autres noms : ortie blanche, ortie morte, ortie folle, herbe archangélique

Très commun en Asie et en Europe – excepté dans les régions méditerranéennes –, le lamier blanc est une plante herbacée vivace, de 40 cm de haut, à tige creuse, carrée et velue. Les feuilles, dentelées, en forme de cœur, portent à leur aisselle une couronne de fleurs blanches, à la lèvre supérieure jaunâtre. Le fruit, dont l'odeur est forte et la saveur légèrement amère, est petit et sec.

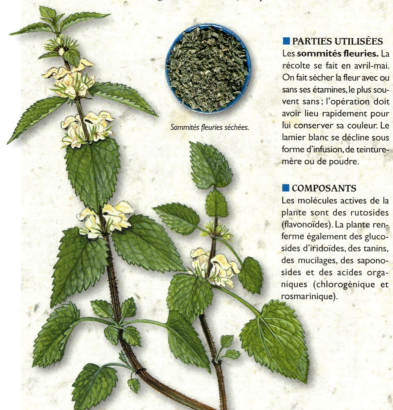

Sommités fleuries séchées.

■ PARTIES UTILISÉES
Les **sommités fleuries.** La récolte se fait en avril-mai. On fait sécher la fleur avec ou sans ses étamines, le plus souvent sans ; l'opération doit avoir lieu rapidement pour lui conserver sa couleur. Le lamier blanc se décline sous forme d'infusion, de teinture-mère ou de poudre.

■ COMPOSANTS
Les molécules actives de la plante sont des rutosides (flavonoïdes). La plante renferme également des glucosides d'iridoïdes, des tanins, des mucilages, des saponosides et des acides organiques (chlorogénique et rosmarinique).

PROPRIÉTÉS VALIDÉES
Le lamier blanc est efficace contre l'hypertension artérielle, favorise l'élimination et est reconnu pour ses propriétés anti-inflammatoires.

INDICATIONS USUELLES
Le lamier est prescrit lors des **troubles urinaires** et digestifs (**diarrhée**, flatulences, gastrite, ballonnements), et en cas d'**insomnie**. En usage externe, on l'utilise pour éliminer les pellicules et calmer les démangeaisons du cuir chevelu. Il agit contre les **inflammations de la peau et des muqueuses** et constitue un bon remède contre la **leucorrhée**. Enfin, la plante entre dans la composition de diverses spécialités prescrites dans le traitement de troubles nerveux divers, d'inflammations des systèmes circulatoire, digestif, urinaire et pulmonaire, et pour stimuler le système lymphatique.

PRÉCAUTIONS D'EMPLOI
Dans l'état actuel des connaissances, ni effet secondaire ni trace de toxicité n'ont été relevés.

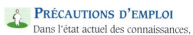

UTILISATIONS

USAGE INTERNE
Troubles urinaires
INFUSION : 2 cuill. à café de fleurs séchées pour 15 cl d'eau bouillante. Laisser infuser 5 min, filtrer, sucrer avec du miel. 3 tasses par jour.
Diarrhée, insomnie
TEINTURE-MÈRE : 30 gouttes dans un verre d'eau, 3 à 6 fois par jour.
POUDRE : jusqu'à 3 g par jour.

USAGE EXTERNE
Inflammations de la peau et des muqueuses
COMPRESSES : 2 cuill. à café de fleurs séchées pour 10 cl d'eau bouillante. Laisser infuser 10 min. Imbiber un linge de cette infusion et appliquer 2 ou 3 fois par jour.
Leucorrhée
INJECTION VAGINALE : 1 ou 2 par jour avec l'infusion ci-dessus.
BAIN DE SIÈGE : 3 cuill. à soupe de fleurs séchées pour 50 cl d'eau bouillante. Laisser infuser 10 min. Ajouter à l'eau du bain de siège.

Si les symptômes persistent, consulter le médecin.

La médecine populaire a depuis longtemps recours au lamier blanc, que ce soit contre les problèmes respiratoires, les troubles digestifs et uro-génitaux, les contusions ou les varices. Certaines de ces affections sont encore traitées par cette plante, mais il faut cependant admettre que nombre de ses indications usuelles n'ont pu être démontrées par la médecine moderne. Par ailleurs, attention ! malgré son autre nom d'ortie blanche, le lamier blanc ne doit pas être confondu avec l'ortie dioïque (*Urtica dioica*).

Laurier commun

Laurus nobilis
Lauracées

PROPRIÉTÉS VALIDÉES

Le laurier a une activité reconnue dans les états fébriles et les rhumatismes. L'huile essentielle est antalgique, antibactérienne, antivirale et fongicide.

INDICATIONS USUELLES

En usage interne, la plante est utilisée traditionnellement dans le traitement des **troubles digestifs** (ballonnements, digestion lente, éructations) et en cas de **transpiration insuffisante**. On préconise l'huile essentielle (uniquement sous contrôle médical) en cas de grippe, d'infections ORL et de candidose. En usage externe, elle aide à calmer la douleur des **stomatites** et des **aphtes**. Le beurre de laurier est efficace contre les douleurs articulaires et les **rhumatismes**.

PRÉCAUTIONS D'EMPLOI

Ni effet secondaire ni trace de toxicité n'ont été relevés à ce jour en ce qui concerne les feuilles de laurier. En revanche, l'huile essentielle peut provoquer des allergies en usage externe, et son utilisation par voie interne ne peut se faire que sur prescription médicale.

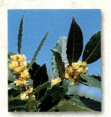

Les fleurs du laurier commun sont groupées en petites ombelles axillaires. Elles apparaissent en avril-mai.

Autres noms : laurier-sauce, laurier d'Apollon

Le laurier est un arbre dioïque de 2 à 10 m de haut, poussant spontanément dans la région méditerranéenne et souvent cultivé dans d'autres régions comme arbre ornemental. Ses feuilles, alternes, persistantes, sont coriaces, entières, elliptiques, lancéolées et d'odeur agréable. Ses fleurs sont d'un blanc jaunâtre. Le fruit est une baie ovoïde noire de la grosseur d'une cerise et ne renfermant qu'une graine.

■ PARTIES UTILISÉES

Les **feuilles** et les **baies**. Récoltées en été sur les jeunes branches, les feuilles sont mises à sécher pour être ensuite utilisées en infusion. Elles fournissent également une huile essentielle riche en cinéole (une substance aromatique). Les baies sont récoltées à maturité, en octobre-novembre, et donnent une huile appelée beurre de laurier.

■ COMPOSANTS

Les feuilles renferment, outre des tanins et des principes amers, 1 % d'huile essentielle. Celle-ci est plus abondante dans les baies (2 à 3 %), qui, de plus, renferment le beurre de laurier, solide à température ambiante, et composé d'acides laurique, oléique, palmitique et linoléique.

> **Des scientifiques japonais,** spécialistes en recherche fondamentale, étudient actuellement l'activité du cinéole (constituant principal de l'huile essentielle de laurier) dans la lutte contre le cancer, en particulier la leucémie. Les propriétés médicinales du laurier, arbre consacré à Apollon, étaient déjà connues des Anciens, qui employaient des pommades à base de feuilles de laurier pour soigner les rhumatismes.

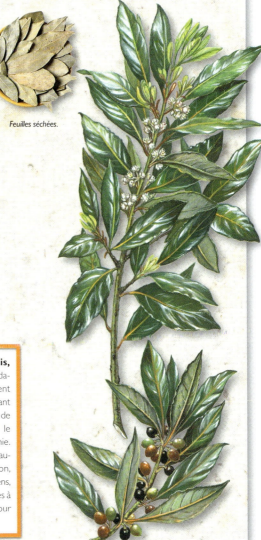

Feuilles séchées.

UTILISATIONS

USAGE INTERNE
Troubles digestifs, transpiration insuffisante
INFUSION : 5 à 10 g de feuilles séchées pour 1 litre d'eau bouillante. Laisser infuser 10 min, filtrer. 2 à 3 tasses par jour.

USAGE EXTERNE
Stomatites, aphtes
HUILE ESSENTIELLE : diluer à 50 % dans une huile végétale. Appliquer 3 ou 4 fois par jour (procéder à un test préalable pour déceler une éventuelle réaction allergique).
Rhumatismes
BEURRE DE LAURIER : appliquer 2 ou 3 fois par jour.

Si les symptômes persistent, consulter le médecin.

LA SANTÉ PAR LES PLANTES

Lavande
Lavandula officinalis
Lamiacées

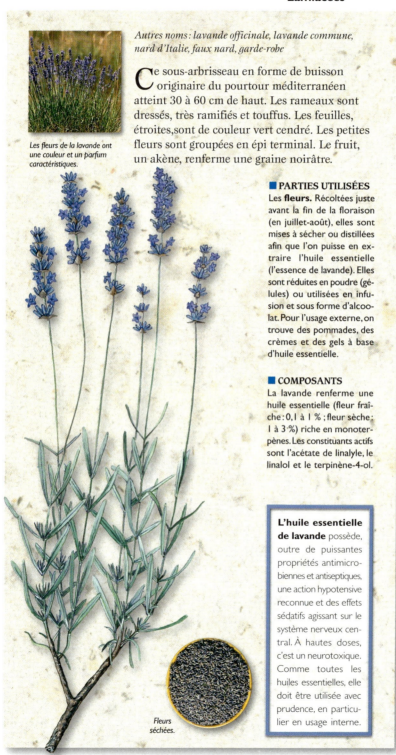

Les fleurs de la lavande ont une couleur et un parfum caractéristiques.

Fleurs séchées.

Autres noms : lavande officinale, lavande commune, nard d'Italie, faux nard, garde-robe

Ce sous-arbrisseau en forme de buisson originaire du pourtour méditerranéen atteint 30 à 60 cm de haut. Les rameaux sont dressés, très ramifiés et touffus. Les feuilles, étroites, sont de couleur vert cendré. Les petites fleurs sont groupées en épi terminal. Le fruit, un akène, renferme une graine noirâtre.

■ PARTIES UTILISÉES
Les **fleurs**. Récoltées juste avant la fin de la floraison (en juillet-août), elles sont mises à sécher ou distillées afin que l'on puisse en extraire l'huile essentielle (l'essence de lavande). Elles sont réduites en poudre (gélules) ou utilisées en infusion et sous forme d'alcoolat. Pour l'usage externe, on trouve des pommades, des crèmes et des gels à base d'huile essentielle.

■ COMPOSANTS
La lavande renferme une huile essentielle (fleur fraîche : 0,1 à 1 % ; fleur sèche : 1 à 3 %) riche en monoterpènes. Les constituants actifs sont l'acétate de linalyle, le linalol et le terpinène-4-ol.

L'huile essentielle de lavande possède, outre de puissantes propriétés antimicrobiennes et antiseptiques, une action hypotensive reconnue et des effets sédatifs agissant sur le système nerveux central. À hautes doses, c'est un neurotoxique. Comme toutes les huiles essentielles, elle doit être utilisée avec prudence, en particulier en usage interne.

PROPRIÉTÉS VALIDÉES
La lavande exerce une activité sédative et anxiolytique reconnue. Elle présente également des propriétés intéressantes pour calmer les spasmes, faciliter la digestion ou encore améliorer l'évacuation de la bile.

INDICATIONS USUELLES
La lavande est prescrite en cas de **nervosité** et de **troubles légers du sommeil,** ainsi que pour combattre le **manque d'appétit** ou les **problèmes intestinaux d'origine nerveuse.** L'alcoolat de lavande est efficace contre les **infections cutanées bénignes** et les **piqûres d'insectes**. En balnéothérapie, elle est employée dans le traitement des **problèmes circulatoires** et de la **dystonie neurovégétative.**

PRÉCAUTIONS D'EMPLOI
Il est préférable de ne pas administrer la plante chez la femme enceinte ou celle qui allaite. L'huile essentielle ne doit être absorbée que sur prescription médicale.

UTILISATIONS

USAGE INTERNE
Nervosité
INFUSION : 5 g de fleurs pour 1 litre d'eau bouillante. Laisser infuser 5 min. 3 à 4 tasses par jour entre les repas.
Troubles légers du sommeil
INFUSION (voir ci-dessus) : 1 grande tasse au coucher.
GÉLULES DOSÉES À 300 MG DE POUDRE : 1 ou 2 au coucher.
Manque d'appétit, problèmes intestinaux d'origine nerveuse
INFUSION : 1 à 2 cuill. à café de fleurs séchées pour 15 cl d'eau bouillante. Laisser infuser 10 min, filtrer. 3 à 4 tasses par jour, dont 1 au coucher.

USAGE EXTERNE
Infections cutanées bénignes, piqûres d'insectes
ALCOOLAT : 100 g de fleurs macérées dans 0,5 litre d'alcool à 30°. 2 ou 3 applications par jour.
Problèmes circulatoires, dystonie neurovégétative
ADDITIF POUR LE BAIN : 20 à 100 g de fleurs pour 20 litres d'eau tiède.

Si les symptômes persistent, consulter le médecin.

Lespedeza

Lespedeza capitata
Fabacées

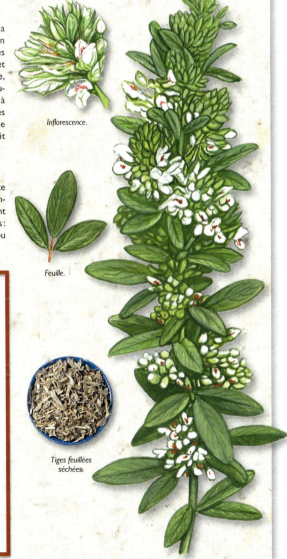

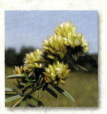

Les inflorescences du lespedeza forment des boules compactes.

Sous-arbrisseau originaire d'Amérique du Nord, le lespedeza est une plante vivace dont les tiges atteignent environ 1 m de haut et portent des feuilles alternes, trifoliolées, à folioles entières elliptiques et soyeuses. Les fleurs sont de couleur blanc crémeux à jaune. Le fruit est une petite gousse ovale et aplatie.

PROPRIÉTÉS VALIDÉES

De nombreux travaux en expérimentation animale et quelques essais en clinique humaine ont confirmé l'action diurétique du lespedeza, due surtout aux flavonoïdes qu'il contient. Ils ont établi aussi que la plante avait la capacité de faire baisser le taux d'urée dans le sang. En outre, on a découvert une action préventive sur l'athérome due à l'ensemble des polyphénols que la plante renferme (action antioxydante et antiradicaux libres).

INDICATIONS USUELLES

Les tiges feuillées du lespedeza sont classiquement utilisées comme diurétique, dans le traitement des **troubles légers de l'élimination rénale** et des **néphrites**, mais elle sont également indiquées dans celui de l'**urémie**, pour faire baisser un taux d'urée un peu élevé. On les utilise aussi dans les protocoles de **prévention des athéromes**.

PRÉCAUTIONS D'EMPLOI

Aucun effet toxique du lespedeza n'a été signalé à ce jour. C'est une plante généralement très bien tolérée.

■ PARTIES UTILISÉES

Les **tiges feuillées**. La plante peut être cultivée en France. On fauche les tiges deux fois par an, en juin et septembre. Après la récolte, les tiges sont réunies en bouquets et mises à sécher à l'air libre. Elles sont utilisées principalement sous forme de teinture et d'extrait liquide.

■ COMPOSANTS

Le lespedeza est une plante à polyphénols, mais son principal constituant appartient à la classe des flavonoïdes : c'est le lespecapitoside, ou isoorientine.

Inflorescence.

Feuille.

Tiges feuillées séchées.

D'importants travaux de recherche sur l'effet diurétique du lespedeza et son action sur l'urémie ont été menés afin de constituer un dossier de demande d'autorisation de mise sur le marché, faisant ressortir parmi ses indications la baisse du taux d'urée. Le dossier n'ayant pu aboutir du fait de la complexité des formalités, la plante a été reléguée dans la catégorie peu reluisante des diurétiques aqueux. Elle mérite pourtant beaucoup mieux !

UTILISATIONS

USAGE INTERNE
Troubles légers de l'élimination rénale, néphrites, urémie, prévention des athéromes
TEINTURE-MÈRE : 50 à 250 gouttes par jour dans un verre d'eau.
EXTRAIT LIQUIDE : 1 cuill. à café, 1 à 4 fois par jour.

Si les symptômes persistent, consulter le médecin.

Lierre commun

Hedera helix
Araliacées

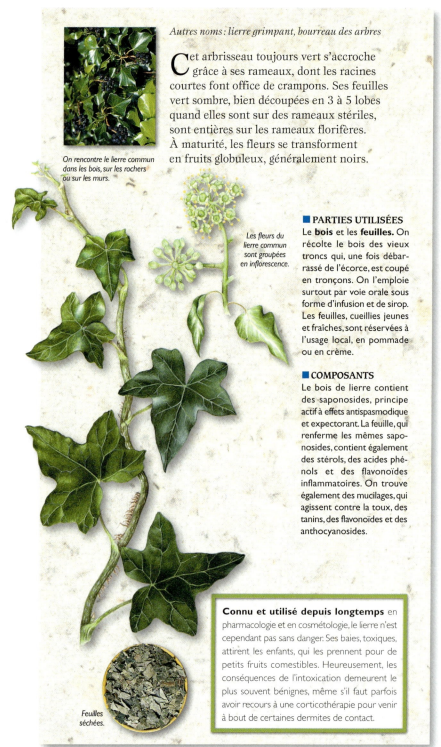

On rencontre le lierre commun dans les bois, sur les rochers ou sur les murs.

Les fleurs du lierre commun sont groupées en inflorescence.

Feuilles séchées.

Autres noms : lierre grimpant, bourreau des arbres

Cet arbrisseau toujours vert s'accroche grâce à ses rameaux, dont les racines courtes font office de crampons. Ses feuilles vert sombre, bien découpées en 3 à 5 lobes quand elles sont sur des rameaux stériles, sont entières sur les rameaux florifères. À maturité, les fleurs se transforment en fruits globuleux, généralement noirs.

■ PARTIES UTILISÉES
Le **bois** et les **feuilles**. On récolte le bois des vieux troncs qui, une fois débarrassé de l'écorce, est coupé en tronçons. On l'emploie surtout par voie orale sous forme d'infusion et de sirop. Les feuilles, cueillies jeunes et fraîches, sont réservées à l'usage local, en pommade ou en crème.

■ COMPOSANTS
Le bois de lierre contient des saponosides, principe actif à effets antispasmodique et expectorant. La feuille, qui renferme les mêmes saponosides, contient également des stérols, des acides phénols et des flavonoïdes inflammatoires. On trouve également des mucilages, qui agissent contre la toux, des tanins, des flavonoïdes et des anthocyanosides.

Connu et utilisé depuis longtemps en pharmacologie et en cosmétologie, le lierre n'est cependant pas sans danger. Ses baies, toxiques, attirent les enfants, qui les prennent pour de petits fruits comestibles. Heureusement, les conséquences de l'intoxication demeurent le plus souvent bénignes, même s'il faut parfois avoir recours à une corticothérapie pour venir à bout de certaines dermites de contact.

PROPRIÉTÉS VALIDÉES
On a démontré que le bois de lierre était un antispasmodique capable de lever le spasme provoqué par l'acétylcholine. Chez l'animal, des extraits de feuilles de lierre se sont révélés expectorants et antifongiques. L'extrait de feuille est également antibactérien et aurait des propriétés antitumorales.

INDICATIONS USUELLES
En usage interne, le bois de lierre est recommandé dans le traitement symptomatique de la **toux** au cours des **bronchites aiguës bénignes**. En usage externe, le bois de lierre et les feuilles sont utilisés comme traitement d'appoint dans les **régimes amaigrissants** ou sous forme de crème adoucissante dans le soin des **dermatoses prurigineuses**. On utilise aussi le lierre en cosmétologie dans des spécialités anticellulite.

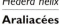 PRÉCAUTIONS D'EMPLOI
La plante n'a pas de toxicité connue, mais il existe des risques de dermites de contact chez les personnes qui la manipulent lors de la récolte et de la préparation.

UTILISATIONS

USAGE INTERNE
Toux, bronchites aiguës bénignes
INFUSION : 1 sachet-dose pour 20 cl d'eau bouillante. Laisser infuser 5 min.
1 à 2 tasses par jour au moment des repas.
SIROP D'EXTRAITS : 1 à 3 cuill. à soupe par jour.

USAGE EXTERNE
Régimes amaigrissants, dermatoses prurigineuses
SPÉCIALITÉS SOUS FORME DE CRÈME OU DE GEL : en application locale 2 ou 3 fois par jour.

Si les symptômes persistent, consulter le médecin.

Lin

Linum usitatissimum
Linacées

PROPRIÉTÉS VALIDÉES

Les graines de lin ont des propriétés laxatives. Il a été également démontré que, grâce à un effet sur les œstrogènes, elles exerçaient une action bénéfique sur les cancers du sein et du côlon. Enfin, en raison des mucilages contenus dans la graine, elles sont depuis longtemps utilisées sous forme de farine dans le traitement des inflammations de la peau.

INDICATIONS USUELLES

La graine de lin est recommandée dans le traitement de la **constipation chronique** et dans les **troubles fonctionnels du côlon** suite à un abus de laxatifs. Elle est prescrite également lors des **inflammations des muqueuses gastrique et intestinale** et de la diverticulite. En usage externe, on l'emploie pour soulager les **inflammations articulaires**, les **dermatoses** douloureuses, les ulcères, les **prurits**, les **contusions**…

PRÉCAUTIONS D'EMPLOI

Aucune toxicité particulière n'a été à ce jour relevée dans l'usage de la plante. Attention cependant aux farines périmées. Ne pas utiliser en cas d'occlusion intestinale.

UTILISATIONS

USAGE INTERNE
Constipation chronique, troubles fonctionnels du côlon, inflammations des muqueuses gastrique et intestinale

MACÉRATION : 15 à 20 g de graines pour 1 litre d'eau froide. Laisser macérer 1 nuit ; filtrer. 1 verre le matin à jeun, puis 4 à 5 verres dans la journée, en dehors des repas.
GRAINES ENTIÈRES : 15 à 20 graines accompagnées d'un grand verre d'eau, 3 fois par jour.

USAGE EXTERNE
Inflammations articulaires, dermatoses, prurits, contusions

CATAPLASME : verser lentement de l'eau (la moins calcaire possible) sur de la farine de lin jusqu'à obtenir une pâte onctueuse ; faire réchauffer à feu doux et étaler tiède sur une gaze en 1 cm d'épaisseur. Appliquer 1 à 3 fois par jour.

Si les symptômes persistent, consulter le médecin.

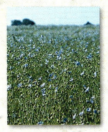

Portées par les ramifications grêles de la tige, les fleurs du lin ne s'épanouissent qu'au soleil.

Autres noms : lin cultivé, lin domestique, lin des fileurs

Répandu dans toute l'Europe, le lin est une plante herbacée annuelle, parfois vivace, atteignant environ 1 m de haut. Élancée et gracieuse, elle porte des feuilles entières, lancéolées et très étroites. Les fleurs, isolées, atteignent 3 cm de diamètre et portent 5 pétales d'un beau bleu pâle caractéristique. Les fruits sont des capsules globuleuses brun clair, divisées en 10 loges contenant chacune 1 graine huileuse.

■ PARTIES UTILISÉES

Les **graines**. La récolte s'effectue généralement de manière industrielle, à maturité des fruits, en cours d'été. Les fruits sont ensuite écrasés pour permettre la libération des graines, dont on extrait une huile abondante. En phytothérapie, on utilise soit les graines, entières ou broyées, soit la farine, obtenue par pulvérisation des graines après extraction de l'huile.

■ COMPOSANTS

La graine contient 35 à 45 % d'huile, très riche en acides gras insaturés oméga-3. On y trouve aussi des protéines (albumine), des mucilages localisés sur l'enveloppe de la graine, des phytostérols, des lignanes et des hétérosides cyanogènes. La consommation de ces derniers, des précurseurs du cyanure, ne présente aucun danger, car l'acidité de l'estomac stoppe la transformation des hétérosides en cyanure.

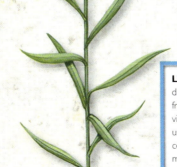

Graines séchées.

L'huile de lin à usage alimentaire est interdite à la vente en France en raison de sa grande fragilité à l'oxydation : c'est une huile qui rancit vite. Elle est toutefois commercialisée pour cet usage dans d'autres pays européens. Du fait de cette rapidité de l'huile à rancir, il est recommandé d'acheter les graines en petite quantité et de préférer la farine « déshuilée ».

LA SANTÉ PAR LES PLANTES

Lithothamne

Lithothamnion corallioides
Corallinacées

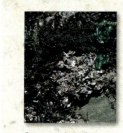
Cette petite algue calcaire ressemble à du corail.

Le lithothamne est une petite algue rouge calcaire qui vit dans les fonds marins sans être fixée sur le sable. Longue de 2 à 3 cm, elle possède un thalle (appareil végétatif) à branches ramifiées ayant une consistance pierreuse due à une forte imprégnation de ses parois par du calcaire, ce qui la fait ressembler à un petit corail. Elle est exploitée sur les côtes des Cornouailles et de l'Irlande, ainsi qu'en Bretagne.

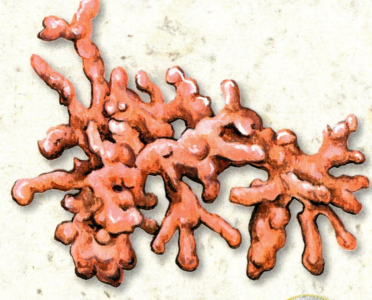

PROPRIÉTÉS VALIDÉES

Le grand atout du lithothamne est sa richesse en calcium, élément essentiel pour la croissance et la solidité du squelette. Le calcium intervient aussi dans la transmission de l'influx nerveux, l'excitabilité musculaire, la coagulation du sang, l'activation des réactions enzymatiques, la sécrétion d'hormones et le fonctionnement des membranes cellulaires. Son rôle est majeur dans la prévention de l'ostéoporose et des troubles associés, comme l'hypertension.

INDICATIONS USUELLES

En usage interne, le lithothamne est prescrit pour neutraliser l'acidité gastrique (traitement symptomatique des **douleurs de l'œsophage, de l'estomac et du duodénum**) et comme apport de calcium dans le traitement des **carences calciques** (croissance, grossesse, allaitement, ostéoporose).
En usage externe, l'algue est utilisée sous forme de cataplasmes de boues marines dans le traitement de l'**arthrite**. Elle entre enfin dans des préparations pour bains, recommandées en cas de **mauvaise circulation** et de **fatigue musculaire**.

PRÉCAUTIONS D'EMPLOI

Il n'existe pas de toxicité du lithothamne connue à ce jour.

UTILISATIONS

■ **PARTIES UTILISÉES**
L'**algue entière**. La récolte se fait au moyen de bateaux munis d'un système de succion. L'algue est lavée puis séchée à l'air chaud pour activer sa déshydratation jusqu'à ce qu'elle atteigne une teneur en eau inférieure à 1 %. Elle est ensuite finement broyée et conditionnée en vrac. Elle est utilisée par voie orale en gélules de poudre et on en fait des préparations à diluer dans le bain (poudres, sachets, liquides). On inclut aussi l'algue dans la composition de spécialités en mélange pour sa teneur en carbonate de calcium.

■ **COMPOSANTS**
Cette algue contient essentiellement des matières minérales, dont près d'un tiers de carbonate de calcium et environ 10 % de carbonate de magnésium.

Poudre.

Un complément alimentaire intéressant. On a récemment découvert que le lithothamne, utilisé depuis fort longtemps dans l'agriculture et la culture maraîchère pour enrichir les sols trop pauvres, pouvait avoir d'autres applications. Son emploi s'est étendu récemment à l'alimentation humaine et animale. Sa richesse en calcium, en magnésium et en oligoéléments en fait un complément alimentaire riche en minéraux.

USAGE INTERNE
Douleurs de l'œsophage, de l'estomac et du duodénum, carences calciques
POUDRE : 2 gélules matin et soir (1,22 g de calcium sous forme de carbonate par jour).
SPÉCIALITÉS PHARMACEUTIQUES (lithothamne en association avec d'autres produits) : en général, 300 mg par prise, 3 fois par jour.

USAGE EXTERNE
Arthrite
CATAPLASMES DE BOUES MARINES.
Mauvaise circulation, fatigue musculaire
SPÉCIALITÉS PHARMACEUTIQUES POUR BAINS.

Si les symptômes persistent, consulter le médecin.

Lotier

Lotus corniculatus
Fabacées

Propriétés validées
Les nitrilosides et les flavonoïdes que contient le lotier possèdent des propriétés sédatives. Ils agissent comme antispasmodiques et hypnotiques légers et ont une action sur les nerfs (spasmophilie) ou les états légèrement dépressifs.

Indications usuelles
Le lotier est prescrit dans le traitement des **troubles du sommeil** d'origine nerveuse, des palpitations cardiaques légères, de l'angoisse et de l'émotivité… Il est également recommandé pour lutter contre les **états anxio-dépressifs** légers.

Précautions d'emploi
Administré aux doses thérapeutiques contrôlées, le lotier n'a pas d'effets secondaires connus à ce jour.

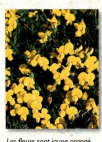

Les fleurs sont jaune orangé, veinées de pourpre.

Autres noms : lotier corniculé, lotier cornu, fourchette, pied-de-poule, pantoufles- (ou sabots-) du-petit-Jésus, cornette, trèfle cornu

Plante vivace herbacée de petite taille (30 à 40 cm de haut), le lotier peut pousser jusqu'à 3 000 m d'altitude. Ses tiges, légèrement couchées, portent des feuilles à 3 folioles et des petites fleurs groupées en couronnes incomplètes au sommet d'un long pédoncule. Le fruit (gousse) s'ouvre et se tord en spirale.

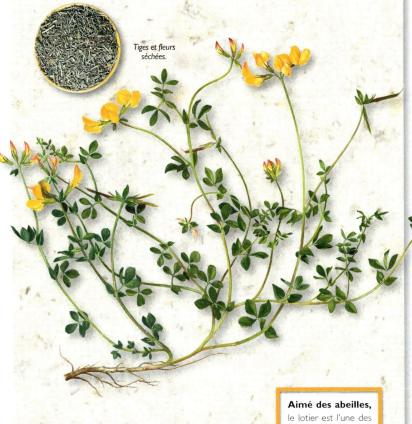

Tiges et fleurs séchées.

UTILISATIONS

USAGE INTERNE
Troubles du sommeil
INFUSION : 1 cuill. à café pour 1 tasse d'eau bouillante. 1 tasse entre 17 et 18 h et 1 le soir au coucher.
TEINTURE-MÈRE : 20 gouttes dans un demi-verre d'eau entre 17 et 18 h, puis 50 gouttes dans un demi-verre d'eau au coucher.
En cas de réveil nocturne, prendre 20 gouttes dans un demi-verre d'eau.
GÉLULES DOSÉES À 0,2 G D'EXTRAIT SEC : 1 entre 17 et 18 h et 1 le soir au coucher.

États anxio-dépressifs légers
INFUSION : 1 cuill. à café de plante séchée pour 1 tasse d'eau bouillante. 1 tasse le matin, 1 à midi et 1 le soir au coucher.
TEINTURE-MÈRE : 20 gouttes dans un demi-verre d'eau le matin et le midi, 50 gouttes dans un demi-verre d'eau au coucher.
GÉLULES DOSÉES À 0,2 G D'EXTRAIT SEC : 1 le matin, 1 à midi et 1 le soir au coucher.

Si les symptômes persistent, consulter le médecin.

■ **PARTIES UTILISÉES**
La **tige fleurie**, parfois la **fleur seule**. La récolte a lieu au moment de la floraison, de mai à août. Après séchage, la plante est utilisée en infusion, teinture-mère et gélules d'extrait sec.

■ **COMPOSANTS**
La tige fleurie renferme des nitrilosides et des flavonoïdes, pigments qui donnent à la plante sa couleur jaune. Elle contient aussi des composés phénoliques.

> **Aimé des abeilles,** le lotier est l'une des meilleures plantes à miel d'altitude. Il constitue d'autre part un très bon fourrage et se retrouve souvent associé aux mélanges de graines semées dans les prairies.

LA SANTÉ PAR LES PLANTES

Luzerne
Medicago sativa
Fabacées

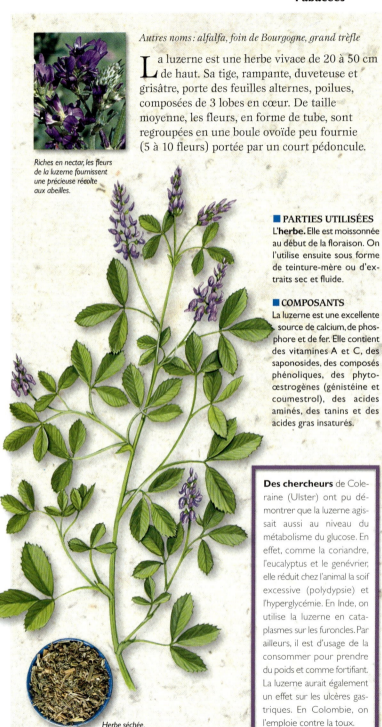

Riches en nectar, les fleurs de la luzerne fournissent une précieuse récolte aux abeilles.

Autres noms : alfalfa, foin de Bourgogne, grand trèfle

La luzerne est une herbe vivace de 20 à 50 cm de haut. Sa tige, rampante, duveteuse et grisâtre, porte des feuilles alternes, poilues, composées de 3 lobes en cœur. De taille moyenne, les fleurs, en forme de tube, sont regroupées en une boule ovoïde peu fournie (5 à 10 fleurs) portée par un court pédoncule.

■ PARTIES UTILISÉES
L'**herbe**. Elle est moissonnée au début de la floraison. On l'utilise ensuite sous forme de teinture-mère ou d'extraits sec et fluide.

■ COMPOSANTS
La luzerne est une excellente source de calcium, de phosphore et de fer. Elle contient des vitamines A et C, des saponosides, des composés phénoliques, des phyto-œstrogènes (génistéine et coumestrol), des acides aminés, des tanins et des acides gras insaturés.

Des chercheurs de Coleraine (Ulster) ont pu démontrer que la luzerne agissait aussi au niveau du métabolisme du glucose. En effet, comme la coriandre, l'eucalyptus et le genévrier, elle réduit chez l'animal la soif excessive (polydypsie) et l'hyperglycémie. En Inde, on utilise la luzerne en cataplasmes sur les furoncles. Par ailleurs, il est d'usage de la consommer pour prendre du poids et comme fortifiant. La luzerne aurait également un effet sur les ulcères gastriques. En Colombie, on l'emploie contre la toux.

Herbe séchée.

PROPRIÉTÉS VALIDÉES
La luzerne a montré son efficacité comme fortifiant. Du fait de sa grande richesse en vitamine C, elle agit aussi comme antiscorbutique. Grâce à la présence de stachydrine et de 1-homostachydrine – des phyto-œstrogènes –, elle favorise la lactation et régularise les règles. Elle a également des propriétés diurétiques.
L'extrait de luzerne stoppe et filtre les radiations solaires. Il évite les coups de soleil. En cosmétologie, on l'utilise pour nourrir la peau et combattre son vieillissement.

INDICATIONS USUELLES
Très peu de données permettent de valider des indications cliniques. Cependant, la phytothérapie utilise traditionnellement la luzerne pour traiter la **fatigue**, l'**épuisement** et les états de convalescence, ainsi que les troubles urinaires avec présence de calculs, le **nervosisme** et la **maigreur chez l'enfant**. On y recourt aussi pour remédier aux désordres des règles et favoriser la lactation.

PRÉCAUTIONS D'EMPLOI
Bien que la luzerne ne présente aucune toxicité connue à ce jour, il est prudent de demander l'avis du médecin avant usage et de ne pas dépasser les doses conseillées. Ne pas utiliser en cas de lupus érythémateux connu.

UTILISATIONS

USAGE INTERNE
Fatigue, épuisement, nervosisme, maigreur chez l'enfant
TEINTURE-MÈRE : 50 gouttes dans un verre d'eau, le matin et à midi.

Si les symptômes persistent, consulter le médecin.

LES PLANTES DE A À Z

Lycope
Lycopus europaeus
Lamiacées

PROPRIÉTÉS VALIDÉES

Le lycope agit sur les métabolismes de l'iode et la libération de la thyroxine. Il exerce une action antigonadotrope et antiprolactinémique. Il s'oppose au glucagon et possède un effet inhibiteur sur l'ovulation. Les tanins qu'il renferme lui confèrent des propriétés antitussives et antihémorragiques.

INDICATIONS USUELLES

Le lycope est prescrit contre les troubles du fonctionnement de la thyroïde (hyperthyroïdie) et ceux du rythme cardiaque (tachycardie due à la perte de poids qu'entraîne l'hyperthyroïdie). On le recommande aussi en cas de dérèglements hormonaux gynécologiques consécutifs à l'hyperthyroïdie (troubles des règles, mastopathie, mastodynie).

PRÉCAUTIONS D'EMPLOI

Le lycope n'a pas de toxicité directe connue, mais les affections qu'il soulage ne peuvent être soignées sans avis médical. C'est pourquoi seul le médecin décidera du traitement et des doses. La plante ne doit être administrée ni à la femme enceinte ni à l'enfant avant la puberté, pas plus qu'au sujet souffrant d'un goitre ou d'une hypothyroïdie. L'administration de lycope peut modifier certains examens diagnostiques, en particulier ceux qui utilisent les isotopes radioactifs (cartographie thyroïdienne).

UTILISATIONS

Que ce soit sous forme d'infusion ou de toute autre préparation pharmaceutique, seul le médecin est à même de déterminer un traitement à base de lycope.

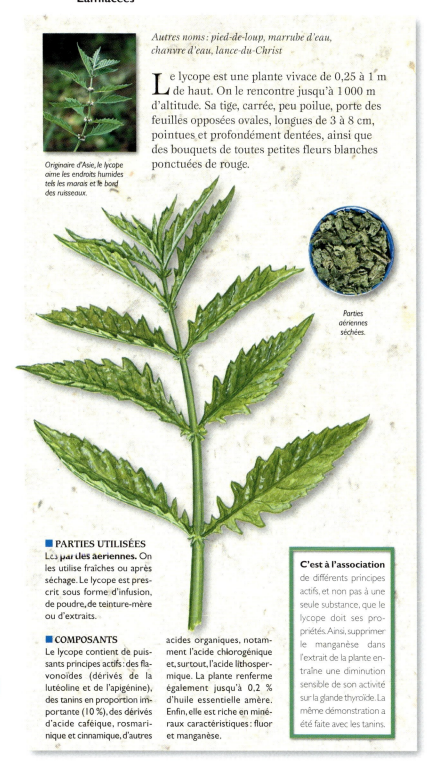

Autres noms : pied-de-loup, marrube d'eau, chanvre d'eau, lance-du-Christ

Le lycope est une plante vivace de 0,25 à 1 m de haut. On le rencontre jusqu'à 1 000 m d'altitude. Sa tige, carrée, peu poilue, porte des feuilles opposées ovales, longues de 3 à 8 cm, pointues et profondément dentées, ainsi que des bouquets de toutes petites fleurs blanches ponctuées de rouge.

Originaire d'Asie, le lycope aime les endroits humides tels les marais et le bord des ruisseaux.

Parties aériennes séchées.

■ PARTIES UTILISÉES
Les parties aériennes. On les utilise fraîches ou après séchage. Le lycope est prescrit sous forme d'infusion, de poudre, de teinture-mère ou d'extraits.

■ COMPOSANTS
Le lycope contient de puissants principes actifs : des flavonoïdes (dérivés de la lutéoline et de l'apigénine), des tanins en proportion importante (10 %), des dérivés d'acide caféique, rosmarinique et cinnamique, d'autres acides organiques, notamment l'acide chlorogénique et, surtout, l'acide lithospermique. La plante renferme également jusqu'à 0,2 % d'huile essentielle amère. Enfin, elle est riche en minéraux caractéristiques : fluor et manganèse.

> **C'est à l'association** de différents principes actifs, et non pas à une seule substance, que le lycope doit ses propriétés. Ainsi, supprimer le manganèse dans l'extrait de la plante entraîne une diminution sensible de son activité sur la glande thyroïde. La même démonstration a été faite avec les tanins.

LA SANTÉ PAR LES PLANTES

Maïs

Zea mays
Poacées

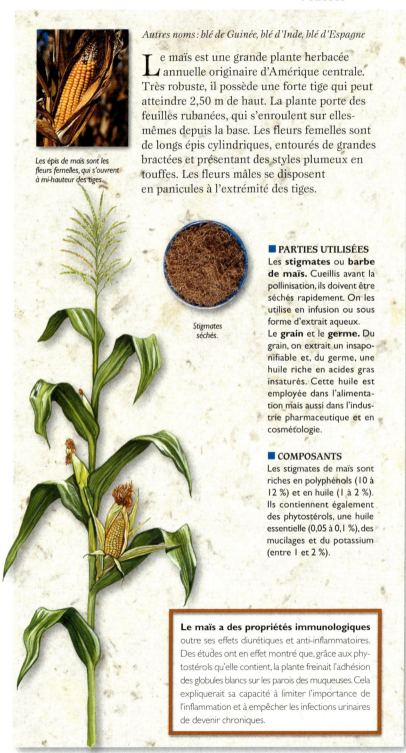

Les épis de maïs sont les fleurs femelles, qui s'ouvrent à mi-hauteur des tiges.

Autres noms : blé de Guinée, blé d'Inde, blé d'Espagne

Le maïs est une grande plante herbacée annuelle originaire d'Amérique centrale. Très robuste, il possède une forte tige qui peut atteindre 2,50 m de haut. La plante porte des feuilles rubanées, qui s'enroulent sur elles-mêmes depuis la base. Les fleurs femelles sont de longs épis cylindriques, entourés de grandes bractées et présentant des styles plumeux en touffes. Les fleurs mâles se disposent en panicules à l'extrémité des tiges.

Stigmates séchés.

■ **PARTIES UTILISÉES**
Les **stigmates** ou **barbe de maïs**. Cueillis avant la pollinisation, ils doivent être séchés rapidement. On les utilise en infusion ou sous forme d'extrait aqueux.
Le **grain** et le **germe**. Du grain, on extrait un insaponifiable et, du germe, une huile riche en acides gras insaturés. Cette huile est employée dans l'alimentation mais aussi dans l'industrie pharmaceutique et en cosmétologie.

■ **COMPOSANTS**
Les stigmates de maïs sont riches en polyphénols (10 à 12 %) et en huile (1 à 2 %). Ils contiennent également des phytostérols, une huile essentielle (0,05 à 0,1 %), des mucilages et du potassium (entre 1 et 2 %).

Le maïs a des propriétés immunologiques outre ses effets diurétiques et anti-inflammatoires. Des études ont en effet montré que, grâce aux phytostérols qu'elle contient, la plante freinait l'adhésion des globules blancs sur les parois des muqueuses. Cela expliquerait sa capacité à limiter l'importance de l'inflammation et à empêcher les infections urinaires de devenir chroniques.

PROPRIÉTÉS VALIDÉES
Les stigmates de maïs ont essentiellement des propriétés diurétiques, bien que la plante possède également des effets anti-inflammatoires. L'insaponifiable de maïs est efficace dans la pathologie des gencives.

INDICATIONS USUELLES
Les stigmates de maïs sont surtout prescrits, en usage interne, pour leur action sur les maladies urinaires : **cystite, inflammation des voies urinaires, œdèmes rénaux, lithiase rénale.** On les recommande aussi en cas de goutte. Les radicelles de maïs étaient également réputées être efficaces contre les affections des artères coronaires, mais elles sont rarement prescrites dans ce sens aujourd'hui. On conseille l'insaponifiable dans le traitement des gingivopathies. En cosmétologie, le maïs est retenu comme adoucissant, revitalisant, hydratant et antirides.

PRÉCAUTIONS D'EMPLOI
Aucune toxicité de la plante n'a été relevée à ce jour, même lors d'une utilisation prolongée.

UTILISATIONS

USAGE INTERNE
Cystite, inflammation des voies urinaires, œdèmes rénaux, lithiase rénale
La dose journalière est de 4 à 6 g de stigmates séchés.
INFUSION : 1 cuill. à café de stigmates pour 1 tasse d'eau. Porter rapidement à ébullition et laisser infuser 5 min.
GÉLULES DOSÉES À 150 MG D'EXTRAIT SEC : 2 à 4 par jour.

Si les symptômes persistent, consulter le médecin.

Marjolaine
Origanum majorana
Lamiacées

PROPRIÉTÉS VALIDÉES
La marjolaine est reconnue comme antidiarrhéique et antiseptique externe, ainsi que comme antalgique, notamment en pathologie dentaire. Elle a aussi des effets bénéfiques sur le système digestif, en particulier sur l'estomac, et stimule l'élimination rénale. La plante a également une action expectorante, antispasmodique et sédative. Enfin, elle favorise la lactation et la sudation.

INDICATIONS USUELLES
La plante est prescrite dans les spasmes intestinaux avec **flatulences, météorisme, nausées**, et dans les **troubles nerveux légers** à symptomatologie psychosomatique (palpitations, problèmes digestifs). Elle est indiquée pour stimuler l'appétit et entre dans la composition de diverses préparations sédatives de la toux. En usage externe, on recommande son huile essentielle dans le traitement des douleurs articulaires, ainsi qu'en bains de bouche contre les aphtes.

PRÉCAUTIONS D'EMPLOI
La plante n'a pas d'effet secondaire particulier signalé à ce jour.
En ce qui concerne l'utilisation de l'huile essentielle de marjolaine, il est préférable de demander conseil au médecin.

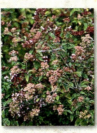

Originaire du bassin méditerranéen, la marjolaine est appréciée comme aromate en cuisine.

Autres noms : grand origan, marjolaine des jardins

C'est une petite plante vivace aromatique, qui peut atteindre jusqu'à 60 cm de haut. Ses petites feuilles sont veloutées ; ses fleurs, blanches ou rosées, groupées en épis globuleux, sont serrées avec de larges bractées concaves. Commune autour du bassin méditerranéen, la marjolaine est cultivée en Espagne, en Hongrie et en Afrique du Nord.

■ PARTIES UTILISÉES
Les **sommités fleuries**. Elles sont récoltées en cours de floraison, de juillet à septembre. On obtient par extraction 500 g d'huile essentielle pour 100 kg de fleurs fraîches. L'huile essentielle, jaune à jaune verdâtre, a une odeur camphrée très pénétrante rappelant celle de la cardamome.
La marjolaine est prescrite soit en infusion, soit sous forme de poudre, de teinture ou d'huile essentielle.

■ COMPOSANTS
Les sommités fleuries contiennent 1 % d'huile essentielle riche en terpinène-4-ol, en alpha-terpinéol, en hydrates de sabinène et en linalol. La plante renferme des amers et des tanins, des flavonoïdes, du zinc et du manganèse.

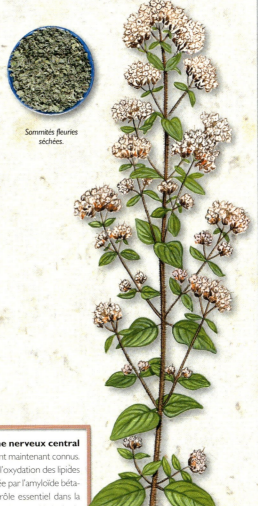

Sommités fleuries séchées.

Les effets sur le système nerveux central de l'extrait de marjolaine sont maintenant connus. Il semble que celui-ci inhibe l'oxydation des lipides dans les neurones provoquée par l'amyloïde bêta-protéine, laquelle joue un rôle essentiel dans la maladie d'Alzheimer. Cette propriété de la marjolaine en fait une plante dont l'exploitation mérite d'être reconsidérée.

UTILISATIONS

USAGE INTERNE
Flatulences, météorisme, nausées, troubles nerveux légers
INFUSION : 1 cuill. à soupe de plante séchée pour 1 tasse d'eau bouillante. 3 tasses par jour.
POUDRE : 1 à 2 g à répartir dans la journée.
TEINTURE : 20 gouttes dans un grand verre d'eau ou de jus de fruits, 3 fois par jour.

Si les symptômes persistent, consulter le médecin.

LA SANTÉ PAR LES PLANTES

Marronnier d'Inde

Aesculus hippocastanum
Hippocastanacées

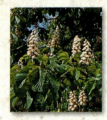

Les fleurs du marronnier, groupées en grappes de cyme, sont délicatement parfumées.

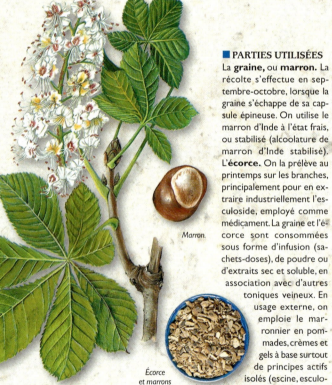

Marron.

Écorce et marrons broyés.

Autre nom : châtaignier de cheval

Le marronnier d'Inde est un grand arbre originaire d'Asie Mineure mesurant de 15 à 30 m de haut. Il porte des feuilles composées, à 5 ou 7 folioles allongées, pointues au sommet, aux bords dentés. Les fleurs possèdent 5 pétales blancs teintés de rouge et de jaune. Le fruit est une capsule épineuse contenant une grosse graine, le marron.

■ PARTIES UTILISÉES

La **graine**, ou **marron**. La récolte s'effectue en septembre-octobre, lorsque la graine s'échappe de sa capsule épineuse. On utilise le marron d'Inde à l'état frais, ou stabilisé (alcoolature de marron d'Inde stabilisé). L'**écorce**. On la prélève au printemps sur les branches, principalement pour en extraire industriellement l'esculoside, employé comme médicament. La graine et l'écorce sont consommées sous forme d'infusion (sachets-doses), de poudre ou d'extraits sec et soluble, en association avec d'autres toniques veineux. En usage externe, on emploie le marronnier en pommades, crèmes et gels à base surtout de principes actifs isolés (escine, esculoside et dérivés).

■ COMPOSANTS

La graine renferme des saponosides, prescrits en mélange sous le nom d'escine, aux propriétés vasoconstrictrices, anti-œdémateuses et anti-inflammatoires. L'écorce est riche en coumarines, surtout en esculoside, aux propriétés vitaminiques P.

Chèvres et porcs sont très friands de marrons d'Inde, dont ils semblent aimer la forte amertume. Le marronnier d'Inde porte le nom latin d'*hippocastanum*, « châtaignier de cheval », parce que les Turcs utilisaient la graine pour revigorer les chevaux poussifs. Originaire non pas d'Inde mais d'Asie Mineure, l'arbre est arrivé au cours du XVIIIe siècle dans nos régions, où il occupe aujourd'hui avenues, parcs et jardins.

Propriétés validées

Bien qu'elles renferment des principes actifs différents, la graine et l'écorce de marronnier d'Inde ont des propriétés complémentaires efficaces dans le traitement de l'insuffisance veineuse et de la fragilité capillaire. Des travaux récents ont mis en évidence l'action de l'escine – vasoconstricteur extrait de la graine – en tant qu'anti-inflammatoire et facteur augmentant le tonus veineux. L'esculoside contenu dans l'écorce diminue la perméabilité des capillaires et augmente leur résistance.

Indications usuelles

Le marronnier d'Inde est prescrit dans le traitement des **hémorroïdes** et de l'**insuffisance veineuse et capillaire**, souvent en association avec d'autres plantes veinotoniques comme l'hamamélis, l'hydrastis et le viburnum.

Précautions d'emploi

En usage interne, le marronnier d'Inde est réputé toxique, même si la toxicité des saponosides est très faible. Il est déconseillé aux jeunes enfants et aux femmes enceintes ou qui allaitent et peut engendrer nausées et troubles gastriques. Le traitement doit toujours être de courte durée. En usage externe, cette plante semble dénuée d'inconvénients, hormis de rares réactions allergiques signalées.

UTILISATIONS

USAGE INTERNE
Hémorroïdes, varices, insuffisance veineuse et capillaire
INFUSION : 1 sachet-dose dans 20 cl d'eau bouillante, 1 à 3 fois par jour après les repas.
GÉLULES DOSÉES À 75 MG D'EXTRAIT SEC : 2 ou 3 par jour, au moment des repas.
EXTRAIT SOLUBLE STABILISÉ : 50 gouttes dans un verre d'eau, 3 fois par jour.
INTRAIT® : 250 mg 2 fois par jour.

USAGE EXTERNE
Hémorroïdes
POMMADES, CRÈMES, GELS : 2 ou 3 applications par jour.

Si les symptômes persistent, consulter le médecin.

Marrube

Marrubium vulgare
Lamiacées

PROPRIÉTÉS VALIDÉES

Grâce à ses principes amers, notamment la marrubiine, le marrube a des propriétés eupeptiques (facilitant la digestion) et toniques générales. Les sommités fleuries de la plante favorisent l'expectoration et ont une action fluidifiante sur les bronches; elles possèdent en outre une activité anti-inflammatoire des voies respiratoires. Enfin, l'acide marrubique facilite la sécrétion biliaire.

INDICATIONS USUELLES

Le marrube est utilisé comme tonique amer en cas d'inappétence ou de **troubles digestifs légers**. On l'emploie également contre la **toux rebelle** et l'**inflammation des voies respiratoires**. Les sommités fleuries sont prescrites comme cholérétique dans les **troubles de la sécrétion biliaire**. En usage externe, le marrube est recommandé dans le traitement des **ulcérations** et des **plaies suppurantes** ou qui cicatrisent mal.

PRÉCAUTIONS D'EMPLOI

Aucun effet toxique n'a été signalé pour l'instant aux doses thérapeutiques. En revanche, à des doses élevées, la marrubiine peut provoquer des troubles du rythme cardiaque.

UTILISATIONS

USAGE INTERNE

Troubles digestifs légers, toux rebelle, inflammation des voies respiratoires
TEINTURE : 10 à 20 gouttes dans un verre d'eau, 2 ou 3 fois par jour, avant les repas.
SIROP : 3 g d'extrait hydroalcoolique à mélanger dans 200 g de sirop simple. 2 à 3 cuill. à soupe par jour entre les repas.

Troubles de la sécrétion biliaire
INFUSION : 1 cuill. à soupe de plante séchée pour 1 tasse d'eau bouillante. Laisser infuser 10 min. 4 à 5 tasses par jour.

USAGE EXTERNE

Ulcérations, plaies suppurantes
COMPRESSES : 30 à 60 g de plante séchée pour 1 litre d'eau bouillante. Faire bouillir 3 min, laisser infuser 10 min. Imbiber un linge de cette décoction et appliquer 1 ou 2 fois par jour.

Si les symptômes persistent, consulter le médecin.

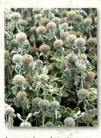

Le marrube a de petites fleurs blanches, à 2 lèvres, qui dégagent un parfum légèrement musqué.

Autres noms : marrube blanc, herbe-à-la-Vierge, herbe-aux-crocs

Cette herbacée vivace commune sur les bords des chemins est originaire des régions méditerranéennes mais s'est acclimatée dans des régions plus froides. Ses tiges, mesurant de 30 à 60 cm, sont dressées, quadrangulaires, velues et cotonneuses ; elles portent des feuilles opposées, gaufrées et crénelées. Les fleurs sont disposées en verticilles à l'aisselle des bractées. La plante produit de petits fruits secs.

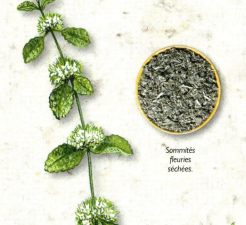

Sommités fleuries séchées.

■ PARTIES UTILISÉES

Les **sommités fleuries**. Récoltées en début de floraison (mai-juin), puis séchées et fragmentées, elles sont utilisées en infusion, en décoction, en teinture, en teinture-mère ou en extrait.

■ COMPOSANTS

Les sommités fleuries recèlent des diterpènes amers dont la marrubiine, la pré-marrubiine et l'acide marrubique. Le marrube contient également des flavonoïdes, des acides phénols, des traces d'huile essentielle ainsi que des mucilages aux propriétés antitussives.

Un remède d'avenir ?

De récentes études, conduites en expérimentation animale et portant sur des extraits ou des composés issus du marrube, ont permis de mettre en évidence d'intéressantes activités antioxydantes, hypoglycémiantes, antihypertensives et anti-inflammatoires. Ces propriétés laissent à penser que la plante pourrait devenir un remède efficace contre l'hypertension, l'inflammation et l'obésité.

LA SANTÉ PAR LES PLANTES

Maté

Ilex paraguaryensis
Aquifoliacées

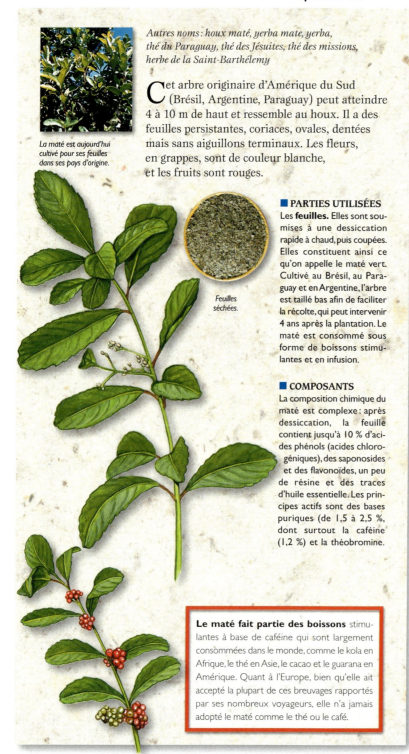

La maté est aujourd'hui cultivé pour ses feuilles dans ses pays d'origine.

Autres noms : houx maté, yerba mate, yerba, thé du Paraguay, thé des Jésuites, thé des missions, herbe de la Saint-Barthélemy

Cet arbre originaire d'Amérique du Sud (Brésil, Argentine, Paraguay) peut atteindre 4 à 10 m de haut et ressemble au houx. Il a des feuilles persistantes, coriaces, ovales, dentées mais sans aiguillons terminaux. Les fleurs, en grappes, sont de couleur blanche, et les fruits sont rouges.

Feuilles séchées.

■ PARTIES UTILISÉES

Les **feuilles**. Elles sont soumises à une dessiccation rapide à chaud, puis coupées. Elles constituent ainsi ce qu'on appelle le maté vert. Cultivé au Brésil, au Paraguay et en Argentine, l'arbre est taillé bas afin de faciliter la récolte, qui peut intervenir 4 ans après la plantation. Le maté est consommé sous forme de boissons stimulantes et en infusion.

■ COMPOSANTS

La composition chimique du maté est complexe : après dessiccation, la feuille contient jusqu'à 10 % d'acides phénols (acides chlorogéniques), des saponosides et des flavonoïdes, un peu de résine et des traces d'huile essentielle. Les principes actifs sont des bases puriques (de 1,5 à 2,5 %, dont surtout la caféine (1,2 %) et la théobromine.

Le maté fait partie des boissons stimulantes à base de caféine qui sont largement consommées dans le monde, comme le kola en Afrique, le thé en Asie, le cacao et le guarana en Amérique. Quant à l'Europe, bien qu'elle ait accepté la plupart de ces breuvages rapportés par ses nombreux voyageurs, elle n'a jamais adopté le maté comme le thé ou le café.

PROPRIÉTÉS VALIDÉES

Toutes les études menées sur la caféine démontrent que c'est un stimulant du système nerveux central, augmentant la vigilance, les capacités intellectuelles, etc. ; c'est aussi un stimulant cardio-respiratoire. Elle entraîne une élévation des dépenses d'énergie en augmentant d'environ 10 % le métabolisme de base. Mais la plante n'agit pas sur l'organisme que par la caféine. La quantité importante de théobromine et la présence d'acides phénols, de saponosides et de flavonoïdes modulent l'activité de cette dernière. Quoi qu'il en soit, on a pu montrer que l'infusion de maté favorisait la mobilisation des lipides, d'où son intérêt pour lutter contre l'obésité.

INDICATIONS USUELLES

Du fait de leur action stimulante, les feuilles de maté sont utilisées dans le traitement de l'**asthénie** fonctionnelle. Le maté est également prescrit comme diurétique en cas de **troubles rénaux.** On le recommande enfin comme traitement complémentaire des régimes amaigrissants.

PRÉCAUTIONS D'EMPLOI

Seules des études épidémiologiques récentes effectuées en Amérique du Sud ont mis en évidence une corrélation possible entre la consommation d'infusions de maté et un risque accru de cancer du poumon. On a noté aussi les habituels effets secondaires qu'entraîne l'absorption à doses élevées de caféine. Il faut rappeler que celle-ci est inscrite sur la liste des substances dopantes interdites.

UTILISATIONS

USAGE INTERNE
Asthénie, troubles rénaux
INFUSION : 5 g de feuilles séchées dans 1 litre d'eau bouillante. Laisser infuser 5 min ; filtrer.
1 à 3 tasses par jour – de préférence avant 17 h pour éviter la difficulté d'endormissement.

Si les symptômes persistent, consulter le médecin.

LES PLANTES DE A À Z

Matricaire
Chamomilla recutita
Astéracées

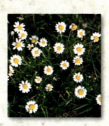

Les fleurs des capitules de la matricaire sont blanches et étroites à la périphérie, et jaunes et tubulaires au centre.

Autres noms : camomille allemande, camomille sauvage

La matricaire est une plante herbacée annuelle, de 40 cm de haut, à odeur aromatique. Elle est très répandue dans toute l'Europe. Les feuilles, d'un vert jaunâtre, sont divisées en fines lanières. Les fleurs sont réunies en capitules possédant un réceptacle conique et creux, ce qui permet de distinguer la matricaire de la camomille romaine.

PROPRIÉTÉS VALIDÉES
Anti-inflammatoire et antispasmodique digestif, le capitule de la matricaire est officiellement reconnu dans le traitement symptomatique des troubles digestifs. En usage externe, il exerce une action adoucissante et antiprurigineuse sur les états inflammatoires de la peau et des muqueuses.

INDICATIONS USUELLES
La matricaire est particulièrement efficace dans le traitement de certains troubles digestifs : **spasmes gastriques ou intestinaux, ballonnements, lenteur digestive, éructations, flatulences.** On l'utilise aussi pour stimuler l'appétit. En usage externe, elle est conseillée en complément des traitements adoucissants et antiprurigineux des **affections dermatologiques**, contre l'**irritation oculaire** et pour l'**hygiène buccale**.

PRÉCAUTIONS D'EMPLOI
La plante est considérée à ce jour comme totalement dénuée de toxicité. Cependant, on a relevé certaines réactions allergiques (dermatites de contact) dues aux lactones sesquiterpéniques.

■ PARTIES UTILISÉES
Le **capitule.** Récoltée en pleine floraison à l'état sauvage en Europe de l'Est, la matricaire fait l'objet, en Europe occidentale, de cultures de variétés sélectionnées. Après la cueillette, la plante est mise à sécher à l'abri. Les capitules séchés ont une odeur forte et une saveur très amère. On utilise la matricaire sous forme d'infusion, d'extrait (gélules) et de soluté. Elle entre également dans la composition de différentes spécialités pharmaceutiques et de soins pour le corps.

■ COMPOSANTS
L'amertume du capitule de la matricaire est due aux lactones sesquiterpéniques. Le capitule renferme plusieurs principes actifs dont une huile essentielle, de couleur bleue, riche en azulènes et en bisabolols (sesquiterpènes), et des polyphénols (essentiellement des flavonoïdes).

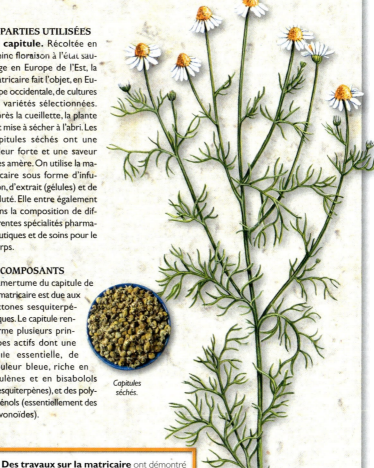

Capitules séchés.

UTILISATIONS

USAGE INTERNE
Spasmes gastriques ou intestinaux, ballonnements, lenteur digestive, éructations, flatulences
INFUSION : 1 sachet-dose dans 1 tasse d'eau bouillante. Laisser infuser 10 min.
3 tasses par jour, avant les repas.

USAGE EXTERNE
Affections dermatologiques, irritation oculaire, hygiène buccale
SPÉCIALITÉS PHARMACEUTIQUES : pommades, collyres, collutoires, pastilles, bains de bouche.
COSMÉTOLOGIE : shampooings (pour blondir les cheveux) et préparations pour protéger la peau du soleil.

Si les symptômes persistent, consulter le médecin.

Des travaux sur la matricaire ont démontré l'action anti-inflammatoire conjuguée de l'azulène et du bisabolol. L'activité spasmolytique, expérimentée sur l'animal, est due à la fois aux flavonoïdes et au bisabolol. D'où l'intérêt d'utiliser de la matricaire contenant ces deux constituants.

Mauve

Malva sylvestris
Malvacées

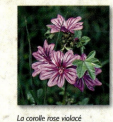

La corolle rose violacé des fleurs de la mauve est veinée de pourpre.

Autres noms : fromageon, fouassier, fausse guimauve

Plante herbacée très commune en Europe, la mauve se rencontre fréquemment sur les talus et les remblais. Elle possède une tige dressée, rameuse, portant des feuilles longuement pétiolées aux lobes dentés en forme de palme. Ses fleurs, plutôt grandes, ont des pétales échancrés. Le fruit est composé de plusieurs akènes rangés en cercle.

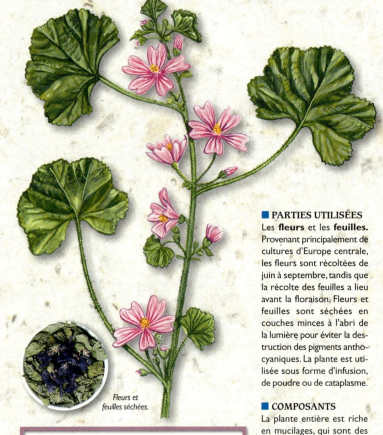

Fleurs et feuilles séchées.

■ PARTIES UTILISÉES
Les **fleurs** et les **feuilles**. Provenant principalement de cultures d'Europe centrale, les fleurs sont récoltées de juin à septembre, tandis que la récolte des feuilles a lieu avant la floraison. Fleurs et feuilles sont séchées en couches minces à l'abri de la lumière pour éviter la destruction des pigments anthocyaniques. La plante est utilisée sous forme d'infusion, de poudre ou de cataplasme.

■ COMPOSANTS
La plante entière est riche en mucilages, qui sont des dérivés de sucres (polysaccharides) dont l'hydrolyse ne produit que des sucres (mucilages neutres) à l'origine de leurs propriétés émollientes et pectorales. La mauve contient, en outre, des pigments anthocyaniques responsables de la couleur des fleurs.

Réputée pour son activité sédative sur les bronches, la mauve entrait dans la composition de la traditionnelle « tisane des 7 fleurs », où figurait également le tussilage, considéré aujourd'hui comme toxique pour le foie en raison de ses alcaloïdes pyrrolizidiniques. Mais d'autres perspectives s'ouvrent pour la mauve puisque des travaux récents montrent que les polysaccharides qu'elle contient lui confèrent une action immunostimulante.

PROPRIÉTÉS VALIDÉES
Il n'existe pas d'étude pharmacologique complète permettant de valider les propriétés attribuées à la plante. Seules des études récentes effectuées in vitro chez la souris ont pu mettre en évidence une activité immunostimulante de la fraction polysaccharidique (expériences réalisées sur un extrait de racine de guimauve, de composition voisine de celle de la mauve).

INDICATIONS USUELLES
En usage interne, fleurs et feuilles sont utilisées dans le traitement symptomatique de la **constipation** et des **colites spasmodiques**. Mais la mauve est surtout prescrite comme sédatif dans les **affections bronchiques** pour ses effets sur la **toux**. En usage externe, la mauve est un adoucissant antiprurigineux recommandé en dermatologie dans les **affections cutanées**. On la conseille aussi comme antalgique dans les **affections de la cavité buccale**.

PRÉCAUTIONS D'EMPLOI
Aucune toxicité de la plante n'a été à ce jour signalée, même en cas d'utilisation prolongée.

UTILISATIONS

USAGE INTERNE
Constipation, colites spasmodiques
INFUSION : 10 à 15 g de fleurs séchées pour 1 litre d'eau bouillante. Laisser infuser 10 min ; filtrer. 3 à 4 tasses par jour.

Affections bronchiques, toux
INFUSION : 5 g de plante sèche pour 1 litre d'eau. Laisser bouillir 5 min ; filtrer. 1 à 3 tasses par jour.
GÉLULES DOSÉES À 250 MG DE POUDRE : 3 à 5 par jour dans un grand verre d'eau.

USAGE EXTERNE
Affections cutanées, affections de la cavité buccale
DÉCOCTION (concentrée) : 30 g de fleurs et/ou de feuilles séchées pour 1 litre d'eau bouillante. Laisser infuser 10 min. À utiliser en application locale (prurit, peau sèche), en gargarismes ou en bains de bouche (inflammations buccales, enrouement…) plusieurs fois par jour.

Si les symptômes persistent, consulter le médecin.

LES PLANTES DE A À Z

Melaleuca
Melaleuca alternifolia
Myrtacées

PROPRIÉTÉS VALIDÉES

L'huile essentielle de melaleuca possède des propriétés antibactériennes particulièrement actives sur les staphylocoques dorés, les champignons et les trichomonas. En Europe continentale, elle est utilisée pour son pouvoir anti-infectieux, particulièrement efficace sur la sphère ORL, l'appareil respiratoire, les infections de la peau et celles des voies urinaires (colibacilloses). On l'emploie aussi en gynécologie. En Grande-Bretagne, elle entre dans la composition de nombreux produits détergents. Quant aux populations australes, elles utilisent les feuilles de melaleuca, en macération et en inhalation, pour traiter le refroidissement, la congestion pulmonaire, le rhume et la sinusite.

INDICATIONS USUELLES

L'huile essentielle de melaleuca est prescrite pour traiter la grippe, la rhinite, la sinusite, la pharyngite, la vulvite et les infections gynécologiques externes. Elle est également efficace contre les mycoses cutanées, particulièrement le **pied d'athlète**. Elle est enfin très appréciée dans les dentifrices.

PRÉCAUTIONS D'EMPLOI

Bien que l'huile essentielle de melaleuca ne présente à ce jour aucune toxicité notoire, le traitement par voie orale ne peut se faire que sur prescription médicale.

UTILISATIONS

USAGE INTERNE
Uniquement sur prescription médicale.

USAGE EXTERNE
Pied d'athlète
CRÈME CONTENANT 1 À 2 % D'HUILE ESSENTIELLE : 2 ou 3 applications par jour pendant 15 à 30 jours.

Si les symptômes persistent, consulter le médecin.

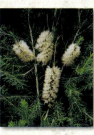

Blanches et solitaires, les fleurs du melaleuca sont dans l'axe des feuilles.

Autres noms : tea tree, arbre à thé

Cet arbuste, originaire du nord de l'Australie, appartient à la même famille que le cajeput et le niaouli, et peut atteindre 6 m de haut. Ses feuilles sont alternes, étroites et glabres, disposées irrégulièrement. Le melaleuca, nommé *tea tree* (arbre à thé) en phytothérapie, est cultivé pour son huile essentielle, tout comme d'autres espèces telles *Leptospermum scoparium*, *Kunzea ericoides* ou *Baecka*.

■ **PARTIES UTILISÉES**
La **feuille**. Elle est récoltée tous les 18 mois à 2 ans sur de jeunes arbustes (1,75 m de haut). Le melaleuca s'utilise surtout sous forme d'huile essentielle.

■ **COMPOSANTS**
L'huile essentielle contenue dans la feuille de melaleuca est riche en terpinène-4-ol, ainsi qu'en alpha- et gamma-terpinène

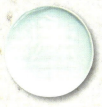

Huile essentielle.

Pendant la Seconde Guerre mondiale, alors que débutait à peine l'ère de la pénicilline, le pouvoir antibactérien de l'huile essentielle de melaleuca servit à des fins surprenantes. Diluée à raison de 1 % dans l'huile utilisée en mécanique, elle permettait de diminuer le risque d'infection en cas de blessures provoquées par la manipulation des métaux.

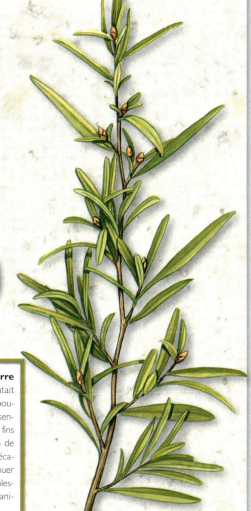

LA SANTÉ PAR LES PLANTES

Mélilot officinal
Melilotus officinalis
Fabacées

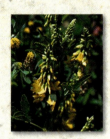

Le mélilot affectionne les sols calcaires, les champs, les terrains vagues, les vignes et les voies ferrées.

Autres noms : mélilot des champs, herbe-aux-puces, luzerne bâtarde, petit trèfle jaune, couronne royale

Le mélilot officinal est une plante herbacée annuelle ou bisannuelle, de 30 à 90 cm de haut, répandue dans toute l'Europe et l'Asie septentrionale. Il se dresse sur des tiges vertes et cannelées et porte des feuilles formées de 3 folioles à bords dentés. Les fleurs, très petites, jaunes et odorantes, sont disposées en grappes allongées. Le fruit est une petite gousse ovoïde d'un brun jaunâtre.

■ PARTIES UTILISÉES
Les **sommités fleuries**. Elles sont récoltées en juillet puis séchées. On les utilise en infusion, en décoction, en poudre ou extrait sec et sous forme de teinture-mère. Le mélilot entre dans la composition de diverses spécialités pharmaceutiques, en association avec d'autres plantes veinotoniques, telles que l'hamamélis, le marron d'Inde et la myrtille.

■ COMPOSANTS
Le mélilot renferme des coumarines, en particulier du mélilotoside (aux propriétés veinotoniques), et des flavonoïdes. En cas de contamination fongique, il peut élaborer du dicoumarol, un composé anticoagulant.

> **Le dicoumarol,** qui se forme dans le mélilot mal conservé, est à l'origine d'un syndrome hémorragique observé dès 1922 et affectant le bétail. Toutefois, ce n'est que 20 ans plus tard qu'il a été identifié comme le composé responsable de cette intoxication. Le dicoumarol et ses dérivés sont maintenant préparés par synthèse comme anticoagulants, offrant là l'exemple d'une molécule d'origine végétale servant de modèle à la synthèse de médicaments.

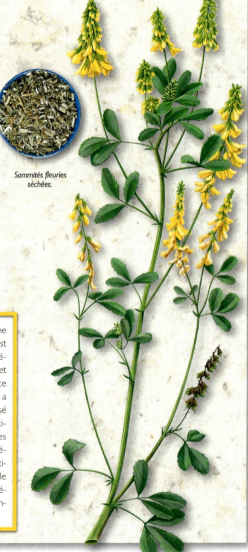

Sommités fleuries séchées.

PROPRIÉTÉS VALIDÉES
Le mélilot est doué de propriétés veinotoniques, antiœdémateuses et vasculo-protectrices. Il régule la fonction hépatique et exerce un effet régulateur de la fonction lymphatique, ainsi qu'une action anticoagulante. Ses flavonoïdes lui confèrent des propriétés diurétiques et antispasmodiques.

INDICATIONS USUELLES
Le mélilot agit sur les troubles de la circulation veineuse et l'insuffisance veino-lymphatique (**hémorroïdes, jambes lourdes, varices, œdèmes**). Il est employé dans le traitement des **troubles digestifs** (ballonnements, digestion lente, flatulences) et comme diurétique. On peut alors l'associer à d'autres plantes (marronnier d'Inde, vigne rouge). En usage externe, on l'utilise en cas d'**irritation oculaire** due à des causes diverses (effort visuel soutenu, atmosphère enfumée), de **foulure**, de **contusion** et de **saignement** superficiel.

PRÉCAUTIONS D'EMPLOI
Le dicoumarol est à l'origine d'intoxications qui ont été observées chez le bétail. L'hépatotoxicité de la coumarine pure – qui peut provoquer un léger effet narcotique – ne se manifeste qu'à fortes doses.

UTILISATIONS

USAGE INTERNE
Hémorroïdes, jambes lourdes, varices, œdèmes, troubles digestifs
INFUSION : 1 à 2 cuill. de fleurs séchées par tasse d'eau bouillante. Laisser infuser 5 min ; filtrer. 3 à 4 tasses par jour.
GÉLULES DE POUDRE DOSÉES À 50 MG :
1 ou 2 gélules, 3 fois par jour aux repas.
TEINTURE-MÈRE : 35 gouttes dans un verre d'eau, 3 fois par jour aux repas.

USAGE EXTERNE
Irritation oculaire, saignement
COMPRESSES : 20 g de fleurs séchées pour 10 cl d'eau. Laisser bouillir 15 min, imbiber un linge, appliquer 2 ou 3 fois par jour.
Foulure, contusion
COMPRESSES CHAUDES (voir ci-dessus) :
2 ou 3 applications par jour.

Si les symptômes persistent, consulter le médecin.

Mélisse

Melissa officinalis
Lamiacées

PROPRIÉTÉS VALIDÉES

Les propriétés antispasmodiques et digestives de la mélisse ont été vérifiées expérimentalement. Son huile essentielle est antibactérienne et antifongique. On a par ailleurs démontré que l'extrait aqueux possédait des propriétés antivirales, intéressantes notamment dans le traitement de l'herpès. Mais c'est l'activité sédative qui est apparue comme étant la plus prometteuse : chez l'homme, l'effet positif de la mélisse sur les symptômes psychosomatiques a été mis en évidence.

INDICATIONS USUELLES

On prescrit essentiellement la mélisse pour son action antispasmodique dans le traitement des troubles digestifs : **digestion lente, ballonnements, éructations, flatulences.** La plante est utilisée également dans le traitement des **troubles mineurs du sommeil** chez les adultes et les enfants. Elle est associée à d'autres plantes telles que le tilleul, l'aubépine ou la passiflore dans la même indication.

PRÉCAUTIONS D'EMPLOI

Aucune toxicité de la mélisse n'a été signalée à ce jour. Cependant, il est préférable d'en éviter l'usage prolongé du fait de son action antigonadotrope (elle freine l'activité des glandes sexuelles).

UTILISATIONS

USAGE INTERNE
Digestion lente, ballonnements, éructations, flatulences, troubles mineurs du sommeil
INFUSION : 5 g de feuilles séchées pour 1 litre d'eau bouillante, 1 tasse midi et soir après les repas.
GÉLULES DE POUDRE DOSÉES À 200 MG : 3 par jour avant les repas (2 chez les enfants).
EXTRAIT SOLUBLE : 50 gouttes dans un verre d'eau, 3 fois par jour.

Si les symptômes persistent, consulter le médecin.

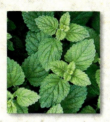

Si l'on froisse les feuilles de la mélisse, il s'en dégage une odeur citronnée caractéristique.

Autres noms : céline, citronnade, citronnelle, piment des abeilles, thé de France

Plante herbacée vivace, la mélisse pousse spontanément dans diverses régions du sud de l'Europe. Elle forme une touffe, à tige dressée, ramifiée, velue, pouvant atteindre 70 cm de haut. Les feuilles opposées, ovales, crénelées, possèdent des nervures saillantes. Les fleurs, groupées à l'aisselle des feuilles, sont blanches ou rosées. Les fruits sont petits et bruns.

■ PARTIES UTILISÉES

Les **feuilles.** Elles sont récoltées au moment de la floraison (de juillet à septembre), puis séchées à l'air libre. La mélisse est principalement utilisée sous forme d'infusion et de poudre (gélules). Elle entre dans la composition de certaines spécialités, dont la célèbre eau de mélisse des Carmes et l'alcoolat de mélisse. Tous deux ont toutefois perdu de leur attrait aujourd'hui...

■ COMPOSANTS

La feuille de mélisse contient des composés non volatils, des polyphénols (flavonoïdes et acides phénols, dont l'acide rosmarinique) et une huile essentielle en faible quantité, riche en citral (géranial et néral).

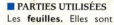

Feuilles séchées.

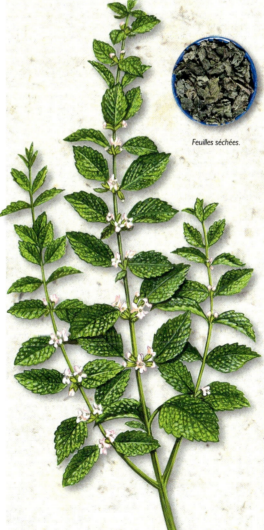

Présentée en feuilles séchées, la mélisse ne pose aucun problème d'identification. Il n'en va pas de même pour l'huile essentielle qui, en raison de ses excellentes propriétés antibactériennes et antifongiques, est souvent coupée de produits moins coûteux (huile essentielle de citronnelle, dérivés de synthèse…).

LA SANTÉ PAR LES PLANTES

Menthe poivrée

Mentha x. piperita
Lamiacées

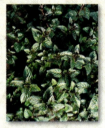

Cette variété de menthe exhale une odeur poivrée, à laquelle elle doit son nom.

Autres noms : menthe anglaise, menthe de Hongrie

La menthe poivrée est une plante vivace d'une grande vigueur qui peut atteindre environ 60 cm de haut. Elle possède des tiges quadrangulaires violacées ou pourprées, des feuilles simples opposées, dentées, ovales et terminées en pointe. La plante porte des fleurs de couleur pourpre, groupées en épis très serrés et disposées en verticilles.

■ **PARTIES UTILISÉES**
Les **feuilles,** fraîches ou séchées. La récolte s'effectue au début de la floraison, en été, quand les feuilles ont le plus de qualités aromatiques. On utilise la menthe poivrée en infusion et sous forme d'huile essentielle. Elle entre dans la composition de spécialités diverses.

■ **COMPOSANTS**
La menthe poivrée est riche en acides phénols (7 %) : acide rosmarinique et dérivés de l'acide caféique. Elle contient une très forte proportion de flavonoïdes, parfois plus de 17 %, et des tanins. On extrait 10 à 30 ml d'huile essentielle par kilo de plante séchée. Sa composition varie selon les conditions climatiques et l'époque de la récolte ; elle contient surtout du menthol (30 à 50 %), de la menthone (15 à 35 %) et de l'acétate de menthyle (10 %).

Plante « moderne » créée au XVIIe siècle par l'hybridation de trois menthes (*rotundifolia*, *longifolia*, *aquatica*), *Mentha piperita* est stérile, et on la multiplie par voie végétative. Les feuilles des autres menthes ont les mêmes propriétés que celles de la menthe poivrée et s'utilisent de la même façon. Leurs huiles essentielles, dont la composition diffère selon les variétés, sont toutes, du fait de leur richesse en cétones, potentiellement neurotoxiques.

Feuille.
Fleur.
Feuilles séchées.

PROPRIÉTÉS VALIDÉES
Antispasmodique digestif puissant grâce à l'huile essentielle et aux flavonoïdes qu'elle contient, la plante a aussi des propriétés antioxydantes. Elle est sédative à faibles doses et tonique à fortes doses. L'huile essentielle a un effet légèrement antalgique et antiprurigineux. Le menthol exerce en outre le rôle de décongestionnant nasal dont le mécanisme est controversé mais dont les effets ont été validés.

INDICATIONS USUELLES
On prescrit la menthe poivrée par voie orale dans le traitement des troubles digestifs fonctionnels (**ballonnements, digestion lente, éructations, flatulences, paresse vésiculaire**). En usage externe, elle est recommandée comme adoucissant et antiprurigineux dans diverses **affections dermatologiques**. On l'emploie aussi en inhalation (**rhume**) et en bains de bouche pour les **affections buccales**.

PRÉCAUTIONS D'EMPLOI
L'usage de la feuille de menthe fraîche ou séchée ne présente pas de risque. Par contre, on ne doit utiliser l'huile essentielle par voie orale que sous contrôle médical. Il faut éviter son emploi chez le petit enfant, en raison du risque de spasme laryngé.

UTILISATIONS

USAGE INTERNE
Ballonnements, digestion lente, éructations, flatulences, paresse vésiculaire
INFUSION : 1 cuill. à soupe de feuilles séchées pour 15 cl d'eau bouillante. Laisser infuser 10 à 15 min. 1 tasse après chaque repas. Pour un effet tonifiant : 2 tasses. Pour un effet sédatif : 1 tasse le soir.

USAGE EXTERNE
Rhume, affections buccales
INHALATIONS OU BAINS DE BOUCHE : 1 poignée de feuilles dans 1 bol d'eau bouillante.
Affections dermatologiques
HUILE ESSENTIELLE DILUÉE À 5 % DANS UNE HUILE DE NOYAU : en application locale.

Si les symptômes persistent, consulter le médecin.

LES PLANTES DE A À Z

Ményanthe
Menyanthes trifoliata
Ményanthacées

PROPRIÉTÉS VALIDÉES
Le ményanthe est traditionnellement utilisé pour ouvrir l'appétit et favoriser la prise de poids. Il stimule les sécrétions gastriques et salivaires, et inhibe la biosynthèse des prostaglandines et des leucotriènes B4 – cette capacité d'inhibition lui assure des propriétés anti-inflammatoires très intéressantes.
On a beaucoup étudié les propriétés fébrifuges que la médecine traditionnelle lui attribuait, mais sans résultat probant. Il en est de même pour ses effets emménagogues (qui favorisent le flux menstruel).

INDICATIONS USUELLES
Le ményanthe est une plante apéritive vraie, aussi est-il essentiellement prescrit contre l'**inappétence**, la **constipation** et la **digestion lente**.

PRÉCAUTIONS D'EMPLOI
Il semble n'y avoir à ce jour aucune contre-indication particulière à l'usage du ményanthe, son amertume limitant les risques d'excès, qui peut entraîner des vomissements.

UTILISATIONS

USAGE INTERNE
Inappétence, constipation, digestion lente
INFUSION : 2,5 g de feuilles et sommités fleuries pour 50 cl d'eau bouillante. Laisser infuser 15 min. 3 tasses par jour.
DÉCOCTION : 1 à 2 cuill. à café de rhizome râpé pour 25 cl d'eau froide. Faire bouillir 5 min. Laisser reposer 5 à 15 min, filtrer. 1 tasse non sucrée 15 à 30 min avant les repas.
MACÉRATION À FROID : même quantité que pour la décoction, laisser reposer 5 à 6 h. 1 tasse non sucrée 15 à 30 min avant les repas.
GÉLULES DE POUDRE DOSÉES À 350-400 MG : 3 à 6 à répartir dans la journée.

Si les symptômes persistent, consulter le médecin.

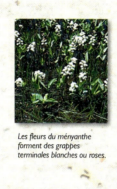
Les fleurs du ményanthe forment des grappes terminales blanches ou roses.

Autres noms : trèfle des marais, trèfle-à-la-fièvre

Plante commune en Europe, le ményanthe se plaît dans les lieux humides – étangs, fossés, mares… Cette herbe vivace à tiges rampantes, courtes et charnues, et à rhizomes écailleux, porte des feuilles divisées en 3 folioles ovales. La fleur a une corolle en entonnoir, avec 5 étamines violacées et 5 pétales triangulaires poilus à l'intérieur. Le fruit est une capsule globuleuse à 2 valves, contenant des graines ovoïdes d'un jaune brillant.

■ PARTIES UTILISÉES
Les feuilles. On les récolte en début de floraison (mai-juin), ou, dans certaines régions, à la fin de l'été, puis on les met à sécher dans un local bien ventilé. Les feuilles, très amères, peuvent s'employer fraîches. On les utilise aussi en infusion, en décoction ou sous forme de poudre et de teinture.

■ COMPOSANTS
La plante renferme de nombreux principes actifs, dont des flavonoïdes (rutoside, hyperoside) et des substances acides. Les amers sont des dérivés d'iridoïdes : menthiafoline, loganoside.

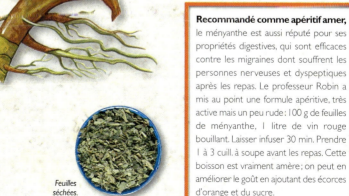
Feuilles séchées.

Recommandé comme apéritif amer, le ményanthe est aussi réputé pour ses propriétés digestives, qui sont efficaces contre les migraines dont souffrent les personnes nerveuses et dyspeptiques après les repas. Le professeur Robin a mis au point une formule apéritive, très active mais un peu rude : 100 g de feuilles de ményanthe, 1 litre de vin rouge bouillant. Laisser infuser 30 min. Prendre 1 à 3 cuill. à soupe avant les repas. Cette boisson est vraiment amère ; on peut en améliorer le goût en ajoutant des écorces d'orange et du sucre.

LA SANTÉ PAR LES PLANTES

Millepertuis
Hypericum perforatum
Hypéricacées

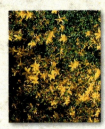

Les fleurs du millepertuis, à 5 pétales jaunes, ont des étamines munies de 3 styles rouge foncé.

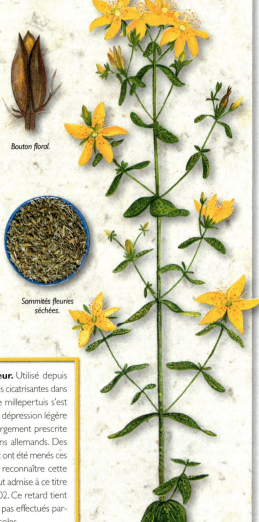

Bouton floral.

Sommités fleuries séchées.

Autres noms : *herbe de la Saint-Jean, chasse-diable, herbe-à-mille-trous*

Plante herbacée vivace répandue dans toute l'Europe, le millepertuis peut atteindre 60 cm de haut. Il possède une tige dressée portant des feuilles opposées, sans tige, dont le limbe comporte de nombreuses ponctuations transparentes bordées de points noirs appelés trous. La floraison a lieu de juin à septembre. Les fruits sont des capsules.

■ PARTIES UTILISÉES
Les **sommités fleuries**. Récoltées en pleine floraison, elles sont mises à sécher en bouquets. Comme il y a de nombreux hybrides et espèces voisines, des problèmes d'identification se posent, d'autant que leur composition chimique n'est pas identique. Le millepertuis entre dans la fabrication de certaines spécialités pharmaceutiques.

■ COMPOSANTS
La constitution du millepertuis est complexe. À côté d'une petite quantité d'huile essentielle et de flavonoïdes se trouvent des dérivés du phloroglucinol (hyperforine) et de la dianthrone responsables de la couleur rouge des styles (hypericine).

Un nouvel antidépresseur. Utilisé depuis longtemps pour ses propriétés cicatrisantes dans le traitement des brûlures, le millepertuis s'est révélé avoir une action sur la dépression légère et modérée ; la plante est largement prescrite dans ce but par les médecins allemands. Des essais cliniques fort nombreux ont été menés ces dernières années pour faire reconnaître cette indication, mais la plante ne fut admise à ce titre en France que le 2 mars 2002. Ce retard tient au fait que les essais ne sont pas effectués partout selon les mêmes protocoles.

PROPRIÉTÉS VALIDÉES
Au cours de travaux sur les extraits de millepertuis, on a démontré chez l'animal une activité antiseptique et antivirale due à l'hypericine et à ses dérivés. L'action psychotrope du millepertuis a récemment retenu l'attention : les effets antidépresseurs de la plante s'expliquent par une inhibition des enzymes de la monoamine oxydase, privilégiant l'action de l'hypericine. On a également découvert l'intérêt de molécules comme l'hyperforine, capable d'agir sur d'autres sites cérébraux.

INDICATIONS USUELLES
Jusqu'en 2002, la réglementation précisait que les emplois du millepertuis devaient être limités à l'usage local, comme adoucissant et antiprurigineux en cas d'affection dermatologique, de brûlures peu étendues, ainsi que comme antalgique buccal. Aujourd'hui, ces indications ont été étendues à la voie orale pour soigner les manifestations dépressives légères et transitoires : états de **lassitude nerveuse** accompagnés d'une perte d'intérêt et de **troubles du sommeil.**

PRÉCAUTIONS D'EMPLOI
Des précautions sont nécessaires du fait de la présence d'hypericine, connue pour ses propriétés photosensibilisantes. Par voie orale, de nombreuses interactions médicamenteuses ont été mises en évidence : la prise de spécialités pharmaceutiques à base de millepertuis est déconseillée en cas de traitement contenant de la digoxine ou de la théophylline, ou de prise d'un contraceptif oral, d'un antidépresseur ou d'un antimigraineux de la famille des triptans.

UTILISATIONS

USAGE INTERNE
Lassitude nerveuse, troubles du sommeil
INFUSION : 1 cuill. à café de plante séchée pour 1 tasse d'eau bouillante. Laisser infuser 5 min ; filtrer. 2 tasses par jour au moment des repas.

Si les symptômes persistent, consulter le médecin.

Moutarde noire

Brassica nigra
Brassicacées

PROPRIÉTÉS VALIDÉES

Le sinigroside contenu dans la graine de moutarde noire possède des propriétés rubéfiantes et révulsives externes, entraînant une congestion qui peut être intense, une vasodilatation améliorant la circulation locale et un effet sédatif de la douleur en cas d'inflammation. Par voie interne, la moutarde noire stimule l'appétit en augmentant les sécrétions intervenant dans la digestion.

INDICATIONS USUELLES

En usage interne, la moutarde noire est recommandée à faible dose comme digestif en cas d'**inappétence** ou de **digestion difficile**. En usage externe, les préparations à base de moutarde noire sont utilisées en cataplasmes comme révulsif en cas de **bronchite**, de **douleurs rhumatismales et articulaires** et dans les **affections grippales**.

PRÉCAUTIONS D'EMPLOI

L'application de cataplasmes en concentrations trop élevées ou en contact prolongé peut entraîner des douleurs violentes, une détérioration irréversible du tissu cutané, la formation de vésicules et une nécrose, notamment chez les sujets hypersensibles. Ces préparations sont contre-indiquées en cas de troubles graves de la circulation et de troubles veineux, en particulier de varices.

UTILISATIONS

USAGE INTERNE
Inappétence, digestion difficile
INFUSION : 1 cuill. à café (1,5 g) de sommités fleuries dans 1 tasse d'eau bouillante. Laisser infuser 5 min ; filtrer. 3 tasses par jour.

USAGE EXTERNE
Bronchite, douleurs rhumatismales et articulaires, affections grippales
CATAPLASMES : 50 g de farine de moutarde noire fraîche et 200 g de farine de lin. Ajouter de l'eau tiède en quantité suffisante pour obtenir une pâte épaisse, puis l'enfermer dans une toile. Appliquer ce cataplasme sur la poitrine, le dos ou à l'endroit douloureux pendant une dizaine de minutes. Chez l'enfant, ne pas dépasser 3 à 5 min.

Si les symptômes persistent, consulter le médecin.

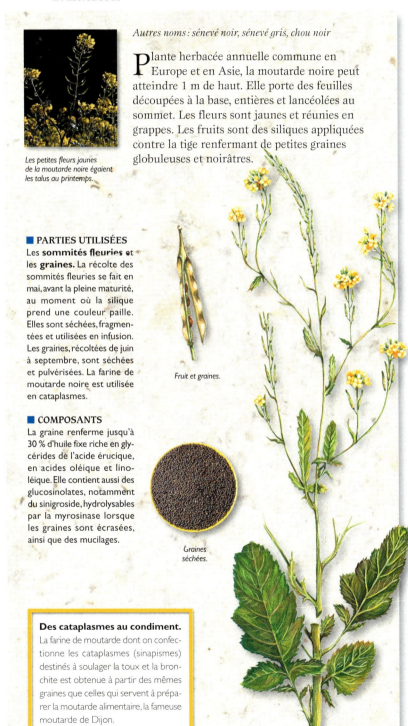

Les petites fleurs jaunes de la moutarde noire égaient les talus au printemps.

Autres noms : sénevé noir, sénevé gris, chou noir

Plante herbacée annuelle commune en Europe et en Asie, la moutarde noire peut atteindre 1 m de haut. Elle porte des feuilles découpées à la base, entières et lancéolées au sommet. Les fleurs sont jaunes et réunies en grappes. Les fruits sont des siliques appliquées contre la tige renfermant de petites graines globuleuses et noirâtres.

■ PARTIES UTILISÉES
Les **sommités fleuries** et les **graines**. La récolte des sommités fleuries se fait en mai, avant la pleine maturité, au moment où la silique prend une couleur paille. Elles sont séchées, fragmentées et utilisées en infusion. Les graines, récoltées de juin à septembre, sont séchées et pulvérisées. La farine de moutarde noire est utilisée en cataplasmes.

■ COMPOSANTS
La graine renferme jusqu'à 30 % d'huile fixe riche en glycérides de l'acide érucique, en acides oléique et linoléique. Elle contient aussi des glucosinolates, notamment du sinigroside, hydrolysables par la myrosinase lorsque les graines sont écrasées, ainsi que des mucilages.

Fruit et graines.

Graines séchées.

Des cataplasmes au condiment.
La farine de moutarde dont on confectionne les cataplasmes (sinapismes) destinés à soulager la toux et la bronchite est obtenue à partir des mêmes graines que celles qui servent à préparer la moutarde alimentaire, la fameuse moutarde de Dijon.

LA SANTÉ PAR LES PLANTES

Muscadier

Myristica fragrans
Myristicacées

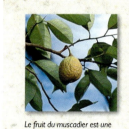

Le fruit du muscadier est une drupe jaune pâle qui contient une graine, la noix muscade.

Arbre des régions tropicales (Indonésie, Réunion, Antilles, Brésil), le muscadier peut atteindre 20 m de haut. Il possède un feuillage persistant vert brillant et fleurit pour la première fois à l'âge de 7 ans. Les fleurs, petites et jaunes, sont réunies en grappes. La noix muscade – qui est l'amande du fruit – se trouve dans une coque à tégument ligneux dur, elle-même recouverte d'une membrane charnue rouge ou orangée, appelée macis.

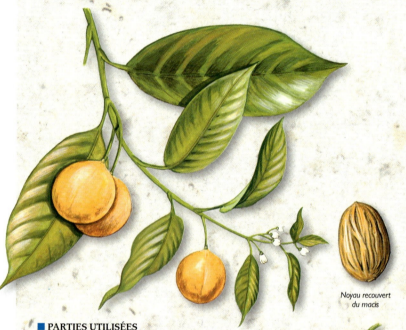

Noyau recouvert du macis

Amande, ou noix muscade.

Fruit frais.

■ PARTIES UTILISÉES
L'**amande du fruit**, ou **noix muscade.** On en extrait, sous l'action de la vapeur d'eau, de 8 à 15 % d'huile essentielle ainsi qu'une substance grasse, le beurre de muscade. L'huile essentielle est incolore, fluide, et possède une odeur aromatique et poivrée, à saveur âcre.

■ COMPOSANTS
La noix muscade contient une huile essentielle constituée principalement de myristicine (éther-oxyde phénolique), ainsi que de sibinène, pinènes, lénimène.

L'activité antithrombotique de la noix muscade, si on la soupçonnait depuis fort longtemps, n'a été que récemment confirmée par des études menées à l'université d'Ibadan (Nigeria). Selon elles, l'extrait de muscade, qui a aussi des propriétés anti-inflammatoires, agirait contre la formation de caillots dans les vaisseaux sanguins.

PROPRIÉTÉS VALIDÉES
La myristicine contenue dans l'huile essentielle du muscadier est narcotique et toxique, ce qui limite son utilisation à un usage externe. La noix muscade est utilisée comme épice pour ses vertus digestives. Des propriétés antiagrégantes ont été mises en évidence.

INDICATIONS USUELLES
La noix muscade est une épice reconnue de longue date pour faciliter la digestion. Son huile essentielle, réputée tonique et aphrodisiaque, est peu employée en raison de ses effets secondaires. On la réserve exclusivement à l'usage externe, en massages et frictions, pour traiter les **douleurs articulaires**, les **rhumatismes**, les **tendinites** ou les **traumatismes musculaires**.

PRÉCAUTIONS D'EMPLOI
L'huile essentielle de noix muscade ne doit jamais être utilisée en usage interne, car elle est susceptible de provoquer des irritations du tube digestif et des vertiges, des maux de tête et des hallucinations. En usage externe, on se gardera de l'employer de manière prolongée et à fortes doses si l'on veut éviter des irritations cutanées.

UTILISATIONS

USAGE EXTERNE
Douleurs articulaires, rhumatismes, tendinites, traumatismes musculaires
HUILE ESSENTIELLE : diluée à 1 % dans de l'huile végétale, une crème ou une préparation pour bain. 1 à 3 applications par jour ou 1 bain par jour.

Si les symptômes persistent, consulter le médecin.

Myrrhe

Commiphora myrrha
Burséracées

PROPRIÉTÉS VALIDÉES

La myrrhe a une action antiseptique particulièrement efficace dans le traitement des affections des muqueuses buccales et laryngées. En usage externe, elle a également des vertus cicatrisantes et anti-infectieuses. Les composants de l'huile essentielle ont une action anti-inflammatoire et analgésique.

INDICATIONS USUELLES

La myrrhe est prescrite en usage externe pour soigner les petites plaies. Elle est également très efficace pour apaiser les maux de gorge et pour traiter les affections de la bouche (**gingivites**, **stomatites**, **lésions dues aux prothèses dentaires**) comme celles du pharynx.

PRÉCAUTIONS D'EMPLOI

La myrrhe est conseillée en usage externe uniquement. Aucun toxicité n'a été signalée à ce jour, mais il faut en éviter une utilisation prolongée, des manifestations d'allergie pouvant survenir.

UTILISATIONS

USAGE EXTERNE
Gingivites, stomatites, lésions dues aux prothèses dentaires
TEINTURE (pure ou diluée) : 1 cuill. à café dans un verre d'eau, à utiliser en bains de bouche, en gargarismes ou en applications sur les zones lésées, 1 à 3 fois par jour.

Si les symptômes persistent, consulter le médecin.

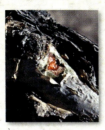

À la saison des pluies, l'écorce de la myrrhe, qui a été incisée, laisse s'écouler une gomme brun-rouge.

Le *Commiphora*, ou arbre à myrrhe, pousse principalement en Somalie et en Afrique de l'Est. Ce petit arbre épineux possède un tronc tordu et épais dont l'écorce a une couleur allant de l'orangé au gris. Les feuilles, minuscules, possèdent 2 folioles épineuses à leur extrémité. Les branches portent des petites fleurs blanches ou vertes.

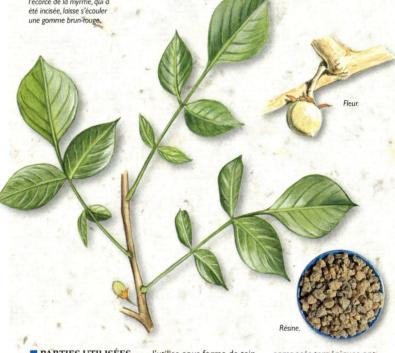

Fleur.

Résine.

■ **PARTIES UTILISÉES**
La **résine**. À la saison des pluies, on pratique dans l'écorce une double incision par laquelle s'écoule des canaux sécréteurs un liquide épais, blanchâtre, qui devient jaune puis brun-rouge. C'est ce liquide, une oléorésine, qui constitue la myrrhe (qui signifie amertume en hébreu). Celle-ci est conservée sous forme de masses globuleuses et irrégulières, plus ou moins fissurées, translucides, se brisant facilement. Son odeur est très aromatique, sa saveur âcre et légèrement amère. On l'utilise sous forme de teinture à 20 % diluée dans de l'alcool à 90°.

■ **COMPOSANTS**
La myrrhe renferme une huile essentielle dont les composés terpéniques ont des effets anti-inflammatoires et sont responsables de l'odeur caractéristique du bois. La résine (50 à 60 %) est riche en alcools et en acides triterpéniques.

> **La myrrhe entrait dans la composition de la potion** donnée au Christ avant la crucifixion. Cette plante était connue pour ses effets cicatrisants ; elle était aussi utilisée dans la Rome antique pour traiter les affections abdominales du bétail et, en Perse, pour soigner les yeux. Des auteurs florentins ont récemment montré la forte action dans l'anesthésie locale et les effets antimicrobiens et antifongiques des tripertènes qu'elle contient.

Myrte

Myrtus communis
Myrtacées

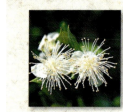

Cet arbuste natif du maquis méditerranéen possède des rameaux dressés et poilus. Ses feuilles persistantes, d'un vert brillant criblé de points glanduleux, ont un limbe ovale et pointu. Ses fleurs, munies d'un long pédoncule, sont blanches et leur odeur est agréable. Le fruit est une baie d'un noir bleuté de la taille d'un pois.

Les fleurs du myrte, blanches et odorantes, naissent à l'aisselle des feuilles.

Feuilles séchées.

Rameau portant des baies.

■ PARTIES UTILISÉES
Les **feuilles** et les **fruits**. Toute la plante est aromatique, mais ce sont surtout les feuilles et les fruits que l'on utilise, parfois les fleurs. Les feuilles, récoltées au printemps et séchées au soleil, deviennent rouges par oxydation ; elles restent vertes si le séchage se fait à l'ombre. Elles sont employées en infusion et sous forme de poudre ou d'huile essentielle. Les baies peuvent aussi être mâchées. L'alcool de myrte, préparé à partir des baies, est très prisé en Corse et en Sardaigne.

■ COMPOSANTS
Les feuilles renferment une petite quantité d'huile essentielle composée d'un alcool sesquiterpénique particulier, le myrténol. Les baies, plus riches en huile essentielle, contiennent aussi du tanin et des acides organiques.

Des études récentes sur le myrte, effectuées au Maroc, ont validé les usages traditionnels de la plante, qui, pour des raisons obscures, n'a pas encore retenu l'attention des médecins phytothérapeutes européens. Pourtant, ses propriétés antiseptiques et décongestionnantes, intéressantes dans le traitement des maladies respiratoires et génito-urinaires, pourraient être davantage exploitées aujourd'hui.

PROPRIÉTÉS VALIDÉES
On a pu démontrer les propriétés antiseptiques de la plante, qui sont intéressantes notamment dans le traitement des affections respiratoires et des troubles intestinaux. Le myrte a également une action stimulante, astringente, décongestionnante et adoucissante utilisée en dermatologie. L'huile essentielle est active contre les poux.

INDICATIONS USUELLES
Le myrte est prescrit en usage interne pour traiter les **affections pulmonaires** et les leucorrhées. En usage externe, il est utilisé pour soigner les infections purulentes, les **abcès** et **furoncles,** ainsi que d'autres affections cutanées.

PRÉCAUTIONS D'EMPLOI
La plante ne présente à ce jour aucune toxicité. Mais il convient de rester prudent dans l'utilisation des huiles essentielles : ce sont des concentrés de principes actifs qui peuvent être irritants pour les voies digestives.

UTILISATIONS

USAGE INTERNE
Affections pulmonaires
INFUSION : 10 g de feuilles séchées pour 1 litre d'eau bouillante ; laisser infuser 10 min ; filtrer. 2 tasses par jour.
DÉCOCTION : 10 g de feuilles séchées pour 1 litre d'eau ; faire bouillir 10 min ; filtrer. 2 tasses par jour.

USAGE EXTERNE
Abcès, furoncles
COMPRESSES : imbiber un linge de la décoction ci-dessus. Appliquer 2 ou 3 fois par jour.

Si les symptômes persistent, consulter le médecin.

Myrtille

Vaccinium myrtillus
Éricacées

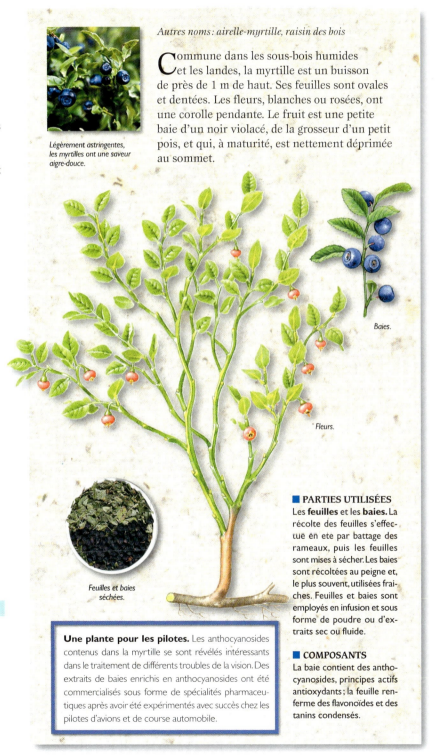

Légèrement astringentes, les myrtilles ont une saveur aigre-douce.

Autres noms : airelle-myrtille, raisin des bois

Commune dans les sous-bois humides et les landes, la myrtille est un buisson de près de 1 m de haut. Ses feuilles sont ovales et dentées. Les fleurs, blanches ou rosées, ont une corolle pendante. Le fruit est une petite baie d'un noir violacé, de la grosseur d'un petit pois, et qui, à maturité, est nettement déprimée au sommet.

Baies.

Fleurs.

Feuilles et baies séchées.

PROPRIÉTÉS VALIDÉES

L'expérimentation animale a permis de démontrer que les anthocyanosides contenus dans les baies exerçaient une action intéressante sur les petits vaisseaux sanguins : ils en augmentent la résistance et en diminuent la perméabilité. Ils s'opposent à la formation d'amas de plaquettes sanguines et protègent le collagène contre l'action des ions superoxydes. D'autre part, ils facilitent la régénération du pigment rétinien et améliorent l'adaptation de l'œil à l'obscurité. Ils ont aussi un effet protecteur sur la muqueuse gastrique. Les feuilles, quant à elles, ont des propriétés hypoglycémiantes.
La plupart de ces effets ont été cliniquement confirmés sur l'homme.

INDICATIONS USUELLES

La myrtille est fréquemment prescrite dans le traitement de l'**insuffisance veineuse** et lymphatique. En phlébologie, on la recommande en cas de fragilité capillaire. Elle est également prescrite en proctologie (problèmes d'hémorroïdes, par exemple) et en gynécologie. En ophtalmologie, elle est utilisée pour sa capacité à soigner certains **troubles de la vision.** Elle améliore en particulier la vision crépusculaire.

PRÉCAUTIONS D'EMPLOI

À ce jour, la myrtille ne présente ni toxicité ni effets secondaires connus, même en cas d'utilisation prolongée.

■ PARTIES UTILISÉES

Les **feuilles** et les **baies**. La récolte des feuilles s'effectue en été par battage des rameaux, puis les feuilles sont mises à sécher. Les baies sont récoltées au peigne et, le plus souvent, utilisées fraîches. Feuilles et baies sont employées en infusion et sous forme de poudre ou d'extraits sec ou fluide.

■ COMPOSANTS

La baie contient des anthocyanosides, principes actifs antioxydants ; la feuille renferme des flavonoïdes et des tanins condensés.

Une plante pour les pilotes. Les anthocyanosides contenus dans la myrtille se sont révélés intéressants dans le traitement de différents troubles de la vision. Des extraits de baies enrichis en anthocyanosides ont été commercialisés sous forme de spécialités pharmaceutiques après avoir été expérimentés avec succès chez les pilotes d'avions et de course automobile.

UTILISATIONS

USAGE INTERNE
Insuffisance veineuse, troubles de la vision
COMPRIMÉS DOSÉS À 100 MG D'EXTRAIT SEC : 3 à 6 par jour, avec un verre d'eau.
EXTRAIT FLUIDE : 50 gouttes dans un verre d'eau avant les repas.

Si les symptômes persistent, consulter le médecin.

LA SANTÉ PAR LES PLANTES

Nénuphar

Nymphaea alba, Nuphar luteum

Nymphéacées

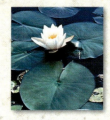

Les fleurs odorantes et laiteuses du nénuphar blanc s'épanouissent à la surface de l'eau.

Autres noms du nénuphar blanc : lis d'eau, herbe-aux-moines, nymphéa ; du nénuphar jaune : jaunet d'eau

Plantes aquatiques à rhizomes souterrains, tiges submergées et feuilles flottantes, les nénuphars blanc *(Nymphea alba)* et jaune *(Nuphar luteum)* ont des fleurs odorantes dont le calice a 5 sépales verts à l'extérieur, blancs dedans. Chez le nénuphar blanc, la fleur atteint 12 cm de diamètre. La fleur du nénuphar jaune, de 4 à 5 cm de diamètre, a des pétales charnus. Les fruits sont subconiques chez le nénuphar jaune, et globuleux chez le blanc.

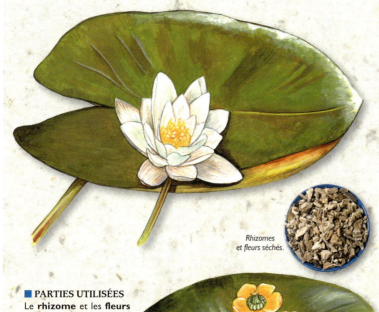

Rhizomes et fleurs séchés.

Fleurs de nénuphar blanc (en haut) et de nénuphar jaune (ci-dessus).

■ **PARTIES UTILISÉES**
Le **rhizome** et les **fleurs** chez le nénuphar blanc. Le **rhizome seul** chez le nénuphar jaune. Fleurs et rhizomes sont utilisés, séchés, en infusion et en décoction.

■ **COMPOSANTS**
Les rhizomes renferment des alcaloïdes sesquiterpéniques de structure complexe et bien connue des scientifiques (nupharine, nuphacristine, nuphamine, et surtout thiobinupharidine et dérivés), des tanins astringents, des flavonoïdes et de la vitamine C en abondance.

Connu depuis longtemps pour ses propriétés anaphrodisiaques, le nénuphar jaune « destructeur des plaisirs et poison de l'amour » entrait dans des préparations médicinales, des philtres et des sirops capables d'apaiser les passions et même de faire dormir. On consommait parfois son rhizome en légume.

PROPRIÉTÉS VALIDÉES

Le nénuphar blanc possède des propriétés sédatives, antidiarrhéiques, hypotensives et anaphrodisiaques. On le recommande aussi contre les inflammations de la peau et de la muqueuse bucco-pharyngée. Il inhibe la croissance de champignons à l'origine de différentes affections. Les alcaloïdes du nénuphar jaune ont des propriétés antibiotiques efficaces dans le traitement de certaines affections vaginales.

INDICATIONS USUELLES

En usage interne, le nénuphar blanc est prescrit pour traiter les **états d'excitation** (nymphomanie, excitation sexuelle chez l'homme) et la **diarrhée,** et le nénuphar jaune comme antibiotique dans certaines affections génitales (trichomoniases). En usage externe, on utilise les deux nénuphars pour traiter les **crevasses** et les **gerçures,** comme cicatrisant sur les brûlures superficielles, et en cas d'**érythème solaire et fessier**.

PRÉCAUTIONS D'EMPLOI

Aucun effet secondaire n'a été relevé à ce jour. À noter cependant que l'utilisation abusive de nénuphar blanc, sur une durée prolongée, pourrait entraîner une irréversible perte de la libido.

UTILISATIONS

USAGE INTERNE
Nénuphar blanc
États d'excitation, diarrhée
INFUSION : 5 g de fleurs sèches pour 25 cl d'eau bouillante. Laisser infuser 20 min. 2 à 3 tasses par jour.
DÉCOCTION : 5 g de rhizome séché pour 20 cl d'eau bouillante. Laisser bouillir 15 min. 2 à 3 tasses par jour.
Nénuphar jaune
Uniquement sur prescription médicale.

USAGE EXTERNE
Nénuphars blanc et jaune
Crevasses, gerçures, brûlures, érythème solaire et fessier
COMPRESSES : imbiber un linge de la décoction ci-dessus. Appliquer 3 à 6 fois par jour.

Si les symptômes persistent, consulter le médecin.

LES PLANTES DE A À Z

Noyer
Juglans regia
Juglandacées

PROPRIÉTÉS VALIDÉES
Grâce à leur action astringente, les feuilles de noyer ont des effets antidiarrhéiques. La juglone et l'huile essentielle qu'elles contiennent confèrent à la plante une activité antifongique. En usage externe, la feuille renforce la kératine des cellules de l'épiderme.

INDICATIONS USUELLES
La feuille de noyer est traditionnellement utilisée pour traiter la **diarrhée** et les **déséquilibres de la flore intestinale**. Elle est aussi prescrite pour améliorer la circulation veineuse et lymphatique. En usage externe, elle est recommandée dans le traitement des problèmes de peau comme l'**acné**, l'**eczéma**, les **infections** et **ulcères cutanés**, ainsi que pour réguler une sudation trop importante.

PRÉCAUTIONS D'EMPLOI
Le noyer ne présente à ce jour aucun caractère toxique lorsqu'il est utilisé aux doses thérapeutiques.

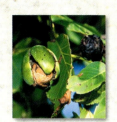

Originaire d'Asie Mineure, le noyer est fréquent en Europe, dans les régions tempérées.

Autres noms : noyer royal, goguier, calottier, écalonnier

Arbre à l'écorce lisse gris clair, le noyer atteint 15 à 25 m de haut. Ses feuilles, d'abord rouges, puis vertes, ont 7 à 9 folioles terminales. Les fleurs mâles, groupées en chatons allongés, pendent au bout des rameaux de l'année précédente. Les fleurs femelles, en épis courts, sont portées par les pousses de l'année. Les fruits sont des drupes entourées d'une gaine lisse, verte puis brune. La noix est ligneuse et dure.

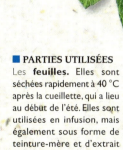

Feuilles séchées.

Fleur femelle.

Fruit et sa noix.

Fleur mâle.

■ PARTIES UTILISÉES
Les **feuilles**. Elles sont séchées rapidement à 40 °C après la cueillette, qui a lieu au début de l'été. Elles sont utilisées en infusion, mais également sous forme de teinture-mère et d'extrait fluide. La préparation doit contenir au moins 2 % de flavonoïdes, exprimés en hypéroside.

■ COMPOSANTS
La feuille de noyer contient des tanins (ellagitanins) pour 10 %, de la juglone et de l'hydrojuglone, des flavonoïdes (quercétine, hypéroside pour 0,2 %, quercitrine...), des acides gallique, caféique et néochlorogénique, une huile essentielle (0,01 % à 0,03 %), et de l'acide ascorbique (0,85 à 1 %).

> **L'activité antibactérienne de la juglone du noyer** a été mise en évidence en laboratoire. De même, des chercheurs de Clermont-Ferrand ont montré que l'extrait de coque de noix, et en particulier la juglone qu'il contient, avait une activité antitumorale. La même substance aurait des effets sédatifs, augmenterait l'activité motrice de l'animal et allongerait la durée du sommeil, sans pour autant affecter le système nerveux.

UTILISATIONS

USAGE INTERNE
Diarrhée, déséquilibres de la flore intestinale
INFUSION : 10 g de feuilles séchées pour 1 litre d'eau bouillante. Laisser infuser 15 min. 3 à 5 tasses par jour.

USAGE EXTERNE
Acné, eczéma, infections et ulcères cutanés
CRÈME, GEL OU SAVON CONTENANT 1 À 3 % DE TEINTURE OU D'EXTRAIT FLUIDE.

Si les symptômes persistent, consulter le médecin.

La Santé par les plantes

Olivier
Olea europaea
Oléacées

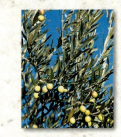

L'olivier est cultivé dans la plupart des pays méditerranéens.

Autres noms : olivier franc, boutaillon, bouteillon, boucellaou, mouraou, ampoullaou

L'olivier est un arbre typiquement méditerranéen, au tronc gris, tortueux et crevassé, et dont la taille avoisine les 10 m. Les feuilles sont persistantes, lancéolées, coriaces, vert grisâtre dessus, blanc argenté dessous. Les fleurs, blanches, sont disposées en petites grappes dressées. Le fruit (olive) est une drupe ovoïde, verte puis noire, à noyau dur fusiforme.

Fleur.

■ PARTIES UTILISÉES
Les **feuilles** et les **fruits**. Les feuilles sont récoltées au moment de leur plein développement, avant la formation des boutons floraux (mars-avril). Elles sont séchées, fragmentées et utilisées en infusion et sous forme d'extraits et de teinture-mère. Associées avec d'autres plantes, elles entrent dans la composition de préparations hypotensives. Les olives sont cueillies en novembre-décembre. L'huile, obtenue par expression à froid à partir du fruit mûr, est utilisée par voie orale ou en crème et en liniment.

■ COMPOSANTS
La feuille contient des sécoiridoïdes, notamment de l'oleuropéoside, à effet hypotenseur. Elle renferme aussi des triterpènes et des flavonoïdes. L'huile d'olive est riche en acides gras monoinsaturés (acide oléique) et polyinsaturés (acides linoléique et linolénique) ainsi qu'en vitamine E.

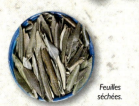

Feuilles séchées.

Peut-être l'un des premiers arbres cultivés par les hommes, l'olivier était déjà connu des Égyptiens plus de 2 000 ans avant notre ère. C'est un arbre typique du pourtour méditerranéen, dont il serait originaire. Cet arbre rustique et pluriséculaire est un symbole de sagesse, de puissance et de paix.

PROPRIÉTÉS VALIDÉES
Grâce à l'oleuropéoside, les feuilles sont hypotensives, vasodilatatrices des coronaires et régulatrices du rythme cardiaque ; elles ont des vertus diurétiques et hypoglycémiantes. Outre des propriétés laxatives légères, l'huile d'olive stimule la sécrétion de la bile, dont elle favorise l'élimination. En usage externe, c'est un adoucissant et un émollient.

INDICATIONS USUELLES
La feuille d'olivier, efficace contre l'**hypertension artérielle modérée**, est souvent associée à l'aubépine. L'extrait peut être utilisé comme adjuvant dans les **formes légères de diabète** (au cours de la grossesse ou en cas d'obésité). L'huile d'olive est employée comme laxatif dans le traitement de la **lithiase biliaire**.
Elle entre aussi dans la composition de crèmes contre les **coups de soleil** et de liniments pour soulager les **brûlures**.

PRÉCAUTIONS D'EMPLOI
À ce jour, la feuille de l'olivier ne présente aucun effet toxique et l'huile d'olive n'occasionne aucun effet indésirable aux doses préconisées.

UTILISATIONS

USAGE INTERNE
Hypertension artérielle modérée, formes légères de diabète
INFUSION : 20 feuilles séchées pour 30 cl d'eau. Faire bouillir 30 s et laisser infuser 10 min ; filtrer ; Au moins 3 tasses par jour, au cours des repas.
TEINTURE-MÈRE : 40 gouttes dans un verre d'eau, 3 fois par jour.
GÉLULES DOSÉES À 50 MG D'EXTRAIT SEC : 1 ou 2 gélules, 3 fois par jour au moment des repas, avec un grand verre d'eau.
Lithiase biliaire
HUILE D'OLIVE : 5 cl en plusieurs fois, loin des repas, à titre préventif. 5 à 15 cl comme sédatif pendant la crise.

USAGE EXTERNE
Coups de soleil, brûlures
CRÈMES, LINIMENTS À BASE D'HUILE D'OLIVE : plusieurs applications par jour.

Si les symptômes persistent, consulter le médecin.

Onagre
Oenothera biennis
Onagracées

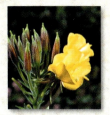

Les fleurs de l'onagre s'ouvrent le soir, de juin à septembre. La plante pousse jusqu'à 1 000 m d'altitude.

Autres noms : onagre bisannuelle, herbe-aux-ânes

Grande plante bisannuelle originaire d'Amérique du Nord et très commune en Europe, l'onagre dresse sa tige tachetée de rouge jusqu'à 1,50 m de haut. Elle présente des racines charnues, renflées, et des feuilles velues, lancéolées et ondulées. Elle possède de grandes fleurs en épi, éphémères, jaunes, à 4 pétales. Le fruit est une longue capsule épaisse, dressée, sessile et contenant près de 600 petites graines.

PROPRIÉTÉS VALIDÉES

Les acides gras, notamment l'acide gammalinolénique, jouent un rôle important dans la synthèse des prostaglandines (PGE), substances qui régulent plusieurs fonctions hormonales et protègent la membrane cellulaire. Les PGE exercent une action sur les hormones sexuelles féminines (œstrogènes, progestérone et prolactine) et maintiennent la souplesse et l'élasticité de la peau en contrôlant la sécrétion de sébum. Elles influencent également la libération des neurotransmetteurs cérébraux. D'autre part, la prostaglandine1 contrôle les mécanismes vasodilatateurs et possède, enfin, une action anti-inflammatoire.

INDICATIONS USUELLES

L'huile d'onagre présente des résultats remarquables dans le traitement du **syndrome prémenstruel**, et en particulier pour soulager les douleurs mammaires. On la préconise souvent pour traiter l'**eczéma** et soulager les états inflammatoires liés à l'**arthrite rhumatoïde**. Son action protectrice du tissu cutané la rendant efficace pour prévenir le **vieillissement de la peau,** elle entre dans la préparation de certains cosmétiques.

PRÉCAUTIONS D'EMPLOI

Hormis une possible prise de poids, aucun effet secondaire n'a été constaté à ce jour. L'huile d'onagre est cependant contre-indiquée en cas d'épilepsie et au cours de la grossesse.

■ PARTIES UTILISÉES

Les **graines.** On en extrait par pression à froid une huile qui, en capsules molles, a un usage pharmaceutique et, dans l'alimentation, peut servir d'assaisonnement.

■ COMPOSANTS

Les graines renferment, dans une proportion de 25 %, une huile riche en acides gras essentiels – acide linolénique (65 à 80 %) – et en acides gras insaturés – acide gammalinolénique (8 à 14 %) –, des protéines (15 %), des fibres, des lectines, ainsi que des matières minérales, riches en calcium. L'insaponifiable (2 %) est composé en majorité de bêtasitostérol et de citrostadiénol.

Graines.

Les indiens Pieds-Noirs utilisaient les racines ou les sommités florales de l'onagre, bouillies dans du miel, pour en faire un sirop calmant la toux. Les racines peuvent agrémenter les repas et être servies comme légume d'accompagnement. Les feuilles, qui se mangent aussi crues, en salade, ont par ailleurs des propriétés cicatrisantes.

UTILISATIONS

USAGE INTERNE

Syndrome prémenstruel
CAPSULES MOLLES : 2 capsules de 500 mg, 3 fois par jour, les 10 derniers jours du cycle.

Eczéma, arthrite rhumatoïde
CAPSULES MOLLES : 2 capsules de 500 mg, 3 fois par jour au cours des repas, avec un verre d'eau.

Vieillissement de la peau
CAPSULES MOLLES : 1 ou 2 capsules de 500 mg par jour au cours du repas, avec un verre d'eau.

Si les symptômes persistent, consulter le médecin.

LA SANTÉ PAR LES PLANTES

Oranger amer
Citrus aurantium
Rutacées

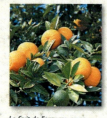

Le fruit de l'oranger amer contient un suc acide qui le rend impropre à la consommation.

Autres noms : oranger bigarade, bigaradier

Petit arbre originaire de l'Inde, l'oranger amer est cultivé largement dans toute la région méditerranéenne. Le tronc est ramifié, les feuilles sont ovales, entières, assez coriaces et luisantes, dotées d'un pétiole ailé caractéristique. Les fleurs sont blanches, très odorantes et groupées à l'aisselle des feuilles. Le fruit ressemble à celui de l'oranger doux, en plus petit.

■ PARTIES UTILISÉES
La **feuille**, la **fleur**, le **zeste**. Récoltées au moment de la taille, puis séchées à l'air libre, les feuilles, dont la saveur est amère, se consomment surtout en infusion. Les fleurs, fortement parfumées, sont cueillies le matin, avant leur épanouissement complet, et séchées en couches fines, à l'abri du soleil. Elles servent à préparer l'eau de fleur d'oranger. Le zeste, ou écorce, à forte odeur et de saveur très amère, est récolté sur le fruit frais à peine mûr, puis séché à l'air libre. On en extrait de l'huile essentielle, qui rentre dans la fabrication de teinture d'écorce, et des flavonoïdes. Il est riche en vitamine C.

■ COMPOSANTS
Les feuilles se composent, entre autres, d'une faible quantité d'huile essentielle, appelée néroli, constituée de limonène (carbure terpénique) et de nérol (alcool terpénique) ainsi que de flavonoïdes (hespéridoside) et de principes amers (comme la limonine). Les fleurs renferment une quantité infime d'huile essentielle à limonène, nérol et anthranylate de méthyle (ester), ce dernier étant responsable de leur odeur. Elles contiennent aussi de nombreux flavonoïdes (naringoside, notamment), dont la teneur est fixée à 0,8 % au minimum.

Fleurs et feuilles séchées.

Le fruit du bigaradier, l'orange amère, n'est pas comestible, contrairement aux autres *Citrus* de la famille des Rutacées, mais il fournit des essences diverses, aux propriétés différentes suivant les organes utilisés : la feuille produit l'essence de petit grain bigarade et la fleur, l'essence de néroli bigarade. Quant à l'écorce, ou zeste, elle donne l'essence d'orange amère, largement utilisée en liquoristerie.

PROPRIÉTÉS VALIDÉES
Malgré l'absence d'expérimentations pharmacologiques sur les parties utilisées de l'oranger amer, il ressort que les principes amers, comme la limonine des feuilles, favorisent la digestion au niveau gastrique. Les flavonoïdes, extraits à l'état de complexes – les citroflavonoïdes – ou à l'état de composés isolés purs – les hespéridosides –, sont préconisés comme toniques veineux.

INDICATIONS USUELLES
Les fleurs de l'oranger amer s'utilisent pour lutter contre la **nervosité** et traiter les **troubles du sommeil** passagers. Les feuilles s'emploient également comme sédatif léger, mais aussi comme stimulant en cas de **digestion lente**.

PRÉCAUTIONS D'EMPLOI
Les fleurs et les feuilles de l'oranger amer ne présentent aucune contre-indication connue à ce jour.

UTILISATIONS

USAGE INTERNE

Nervosité, troubles du sommeil
EAU DE FLEUR D'ORANGER : 20 g de fleurs séchées pour 15 cl d'eau bouillante ou d'infusion sucrée, le soir, au coucher.

Digestion lente
INFUSION : 5 g de feuilles séchées pour 1 litre d'eau bouillante ; laisser infuser 5 min. 3 tasses par jour, après les repas.

Si les symptômes persistent, consulter le médecin.

LES PLANTES DE A À Z

Origan
Origanum vulgare
Lamiacées

PROPRIÉTÉS VALIDÉES
Les propriétés antispasmodiques, antibactériennes et antifongiques du thymol et du carvacrol ont été démontrées. On préconise la plante en infusion au cours des affections bronchiques et dans le traitement symptomatique des troubles digestifs. L'huile essentielle est antiseptique.

INDICATIONS USUELLES
L'origan aide à atténuer l'**aérophagie** et les **fermentations intestinales** et se révèle un antitussif et un expectorant efficaces en cas de **bronchite**. L'huile essentielle seule est tonique et stimulante et agit contre les infections urinaires, pulmonaires et intestinales. En usage externe, l'origan entre dans la composition de pommades et d'huiles de massage antalgiques efficaces contre les **rhumatismes** et les **maux de tête**.

PRÉCAUTIONS D'EMPLOI
À fortes doses, la plante pourrait être un excitant, aussi faut-il en réserver l'usage aux adultes. L'huile essentielle ne doit pas être absorbée sans avis médical. Localement, elle est irritante pour la peau et les muqueuses.

UTILISATIONS

USAGE INTERNE
Aérophagie, fermentations intestinales
INFUSION : 20 g de sommités fleuries pour 1 litre d'eau bouillante. Laisser infuser 10 min. 1 tasse après chaque repas.
Bronchite
INFUSION (voir ci-dessus) : 3 à 4 tasses par jour.

USAGE EXTERNE
Rhumatismes, maux de tête
HUILE DE MASSAGE : faire macérer à chaud pendant 30 min 100 g de sommités fleuries dans 50 cl d'huile d'olive. Filtrer et appliquer 3 ou 4 fois par jour sur les zones douloureuses, y compris le front et les tempes.

Si les symptômes persistent, consulter le médecin.

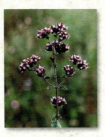

Les fleurs de l'origan fournissent aux abeilles un nectar abondant et parfumé.

Autres noms : marjolaine sauvage, thym des bergers

Plante vivace de 30 à 80 cm de haut, aux tiges rougeâtres et velues. Les feuilles, opposées, ovales, sont pointues à l'extrémité. Les fleurs, rose-pourpre ou blanches, apparaissent en glomérules terminaux. La floraison a lieu de juillet à septembre. L'origan est commun en France et pousse dans les lieux secs, y compris en montagne ; seuls les sols siliceux semblent ne pas lui convenir.

■ PARTIES UTILISÉES
Les **sommités fleuries**. Celles qui sont utilisées en phytothérapie proviennent en majorité de Grèce. La récolte se fait de préférence au début de la floraison et sera ensuite mise à sécher et utilisée en infusion. Avec ces mêmes sommités fleuries, on prépare une huile essentielle par hydrodistillation.

■ COMPOSANTS
Les composants principaux sont ceux de l'huile essentielle ; il s'agit majoritairement de composés phénoliques, notamment le thymol et le carvacrol.

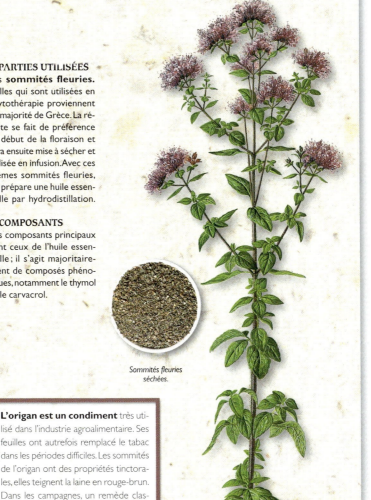

Sommités fleuries séchées.

L'origan est un condiment très utilisé dans l'industrie agroalimentaire. Ses feuilles ont autrefois remplacé le tabac dans les périodes difficiles. Les sommités de l'origan ont des propriétés tinctoriales, elles teignent la laine en rouge-brun. Dans les campagnes, un remède classique du torticolis consiste à chauffer des tiges fraîches et à les enrouler en compresses autour du cou.

LA SANTÉ PAR LES PLANTES

Orthosiphon

Orthosiphon stamineus
Lamiacées

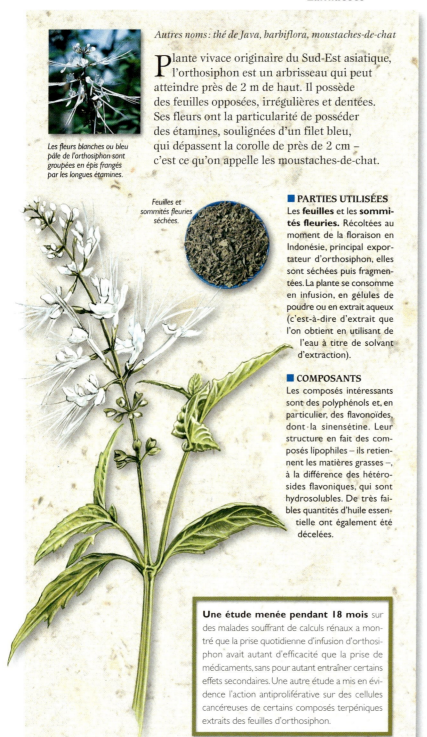

Les fleurs blanches ou bleu pâle de l'orthosiphon sont groupées en épis frangés par les longues étamines.

Feuilles et sommités fleuries séchées.

Autres noms : thé de Java, barbiflora, moustaches-de-chat

Plante vivace originaire du Sud-Est asiatique, l'orthosiphon est un arbrisseau qui peut atteindre près de 2 m de haut. Il possède des feuilles opposées, irrégulières et dentées. Ses fleurs ont la particularité de posséder des étamines, soulignées d'un filet bleu, qui dépassent la corolle de près de 2 cm – c'est ce qu'on appelle les moustaches-de-chat.

■ PARTIES UTILISÉES
Les **feuilles** et les **sommités fleuries**. Récoltées au moment de la floraison en Indonésie, principal exportateur d'orthosiphon, elles sont séchées puis fragmentées. La plante se consomme en infusion, en gélules de poudre ou en extrait aqueux (c'est-à-dire d'extrait que l'on obtient en utilisant de l'eau à titre de solvant d'extraction).

■ COMPOSANTS
Les composés intéressants sont des polyphénols et, en particulier, des flavonoïdes, dont la sinensétine. Leur structure en fait des composés lipophiles – ils retiennent les matières grasses –, à la différence des hétérosides flavoniques, qui sont hydrosolubles. De très faibles quantités d'huile essentielle ont également été décelées.

Une étude menée pendant 18 mois sur des malades souffrant de calculs rénaux a montré que la prise quotidienne d'infusion d'orthosiphon avait autant d'efficacité que la prise de médicaments, sans pour autant entraîner certains effets secondaires. Une autre étude a mis en évidence l'action antiproliférative sur des cellules cancéreuses de certains composés terpéniques extraits des feuilles d'orthosiphon.

PROPRIÉTÉS VALIDÉES
En expérimentation animale, on a pu démontrer que l'administration d'orthosiphon entraînait une légère augmentation de la diurèse. Chez le rat, un extrait aqueux absorbé par voie orale provoque une élimination significative des ions. Les flavonoïdes particuliers de cette plante posséderaient quant à eux un léger effet antiradicalaire – ils agiraient contre les radicaux libres en excès.
Chez l'homme, diverses observations ont mis en évidence, outre une élimination accrue de l'eau, une augmentation de l'excrétion de l'urée et de l'acide urique. Un effet positif sur la lithiase rénale a également été observé dans certains cas.

INDICATIONS USUELLES
L'orthosiphon est prescrit en cas d'**insuffisance biliaire**, de **calculs rénaux ou biliaires** et d'**élimination urinaire insuffisante**. En raison de sa double fonction de drainage (vésiculaire et urinaire) on l'utilise souvent comme complément des régimes amaigrissants.

PRÉCAUTIONS D'EMPLOI
Aucune toxicité n'a été signalée à ce jour lorsque la plante est utilisée à des doses thérapeutiques.

UTILISATIONS

USAGE INTERNE
Insuffisance biliaire, calculs rénaux ou biliaires, élimination urinaire insuffisante
INFUSION : 5 g pour 1 litre d'eau bouillante. Laisser infuser 5 min. 1 à 3 tasses par jour, la dernière prise se faisant plusieurs heures avant le coucher.
GÉLULES DOSÉES À 150 MG D'EXTRAIT AQUEUX OU À 325 MG DE POUDRE :
2 gélules avec un grand verre d'eau, matin, midi et soir, au moment des repas.

Si les symptômes persistent, consulter le médecin.

172

Ortie dioïque

Urtica dioïca
Lamiacées

Propriétés validées

Les feuilles d'ortie sont diurétiques. Les racines agissent sur l'inflammation, stimulent la production de lymphocytes et ont une action antiproliférative sur le tissu prostatique. Enfin, des chercheurs italiens viennent de mettre en évidence, sur l'animal, un effet hypotenseur de l'extrait de racine d'ortie.

Indications usuelles

Les feuilles sont efficaces contre les **douleurs rhumatismales**, les **troubles du sommeil ou de l'appétit** et la **fatigue intellectuelle et physique**. On prescrit les racines en complément du traitement des **troubles de la miction d'origine prostatique**. En usage externe, elles traitent les **peaux grasses**, l'**alopécie** et les **pellicules**.

Précautions d'emploi

Les feuilles peuvent provoquer des réactions allergiques en cas d'usage prolongé. S'il existe des troubles prostatiques, la prise de racine exige un suivi médical.

UTILISATIONS

USAGE INTERNE
Douleurs rhumatismales, troubles du sommeil ou de l'appétit, fatigue intellectuelle et physique

INFUSION : 3 cuill. à soupe de feuilles séchées pour 50 cl d'eau bouillante. Laisser infuser 10 min. 4 à 6 tasses par jour.
JUS FRAIS : 2 cl 2 fois par jour.
GÉLULES DE POUDRE DOSÉES À 500 MG : 3 à 6 par jour.
EXTRAIT SEC : 250 mg 2 ou 3 fois par jour.
TEINTURE : 30 à 50 gouttes dans un verre d'eau, 3 à 6 fois par jour.

Troubles de la miction d'origine prostatique

INFUSION : 1 cuill. à soupe de racines pour 50 cl d'eau bouillante. Laisser infuser 10 min. 4 tasses par jour.
GÉLULES DE POUDRE DOSÉES À 300 MG : 3 à 6 par jour.
EXTRAIT FLUIDE : 30 à 60 gouttes dans un verre d'eau, 3 à 6 fois par jour.

USAGE EXTERNE
Peaux grasses, alopécie, pellicules
BOUILLIE DE FEUILLES : en cataplasmes, 2 fois par jour.

Si les symptômes persistent, consulter le médecin.

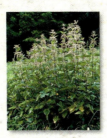

Les fleurs de l'ortie dioïque sont insérées à l'aisselle des feuilles en longues grappes vertes ou jaunes.

Autres noms : grande ortie, ortie vivace, ortie commune

L'ortie dioïque est une plante très commune dans les fossés, les clairières et les décombres. Cette plante herbacée se dresse en tiges robustes de 0,60 à 1 m de haut. Ses feuilles sont ovoïdes, vert sombre, couvertes de poils urticants. Les fleurs femelles, verdâtres, et les fleurs mâles, jaunâtres, sont portées par des tiges différentes. Le fruit est un akène beige-brun, à odeur de graine de carotte.

■ PARTIES UTILISÉES
Les **feuilles**, les **racines** et les **graines**. Chacune de ces parties de la plante possède des propriétés particulières liées à sa composition. On les utilise sous forme d'infusion, de jus, de poudre, d'extrait sec et de teinture.

■ COMPOSANTS
Les feuilles renferment des flavonoïdes, des minéraux (calcium, potassium, silicium, fer, magnésium), des acides caféique et chlorogénique, et d'autres substances (sitostérol, acides aminés libres, vitamines B…). Les racines sont riches en lectines, glycanes, galacturonanes, lignanes, tanins et stérols. Les graines, enfin, contiennent des protéines, des mucilages et 30 % d'huile grasse.

Feuilles séchées.

L'ortie était autrefois considérée comme magique, souveraine pour vaincre la peur ou attraper les poissons à la main… Dioscoride lui trouvait des vertus aphrodisiaques après macération des graines dans du vin additionné de raisins secs. Aujourd'hui encore, dans certaines campagnes, on la consomme en potage.

Paliure

Paliurus spina-Christi
Rhamnacées

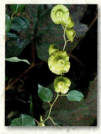

Les fruits du paliure sont entourés d'une aile ronde plissée.

Autres noms : épine-du-Christ, argalon, arnède, grande ortie

Commun sur les sols calcaires d'Europe méridionale et d'Asie occidentale, le paliure est un arbrisseau à tiges épineuses pouvant atteindre 2 à 5 m de haut. Les feuilles, ovales, sont pourvues à la base de 2 stipules qui se transforment en épines. En automne, après la chute des feuilles, l'arbrisseau devient un buisson épineux. Les fruits, secs, sont formés de 3 noyaux soudés.

■ PARTIES UTILISÉES
Les **fruits**. Naturellement secs, les fruits sont récoltés au mois de juin et encore séchés à l'air libre, à l'abri du soleil. Ils sont utilisés tels quels en infusion ou transformés en spécialités pharmaceutiques sous forme d'extraits.

■ COMPOSANTS
Le principe actif essentiel mis en évidence est un dérivé flavonique – qui donne aux fleurs leur coloration jaune –, lequel est un glucoside de lutéolol. Du rutoside a également été caractérisé.

Doté d'épines très dissuasives, le paliure était utilisé pour former des haies défensives. La plante aurait, selon la légende, servi à tresser la couronne d'épines du Christ. Cependant, le sujet prête à de nombreuses controverses et certains auteurs affirment que la couronne aurait plutôt été confectionnée avec du jujubier de Palestine (*Ziziphus africana*)…

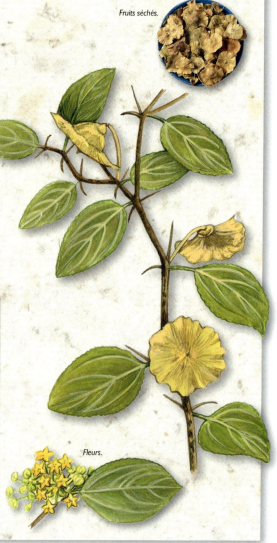

Fruits séchés.

Fleurs.

PROPRIÉTÉS VALIDÉES
L'extrait de paliure a surtout une activité diurétique. Outre cette action, il a aussi des effets azoturiques, c'est-à-dire qu'il agit sur l'élimination urinaire de certains composés azotés tels que l'urée.

INDICATIONS USUELLES
Le paliure est habituellement prescrit pour traiter les **troubles de l'élimination rénale**. On le préconise dans le traitement des **infections urinaires**, la prévention des calculs rénaux, l'**hypertension artérielle**.

PRÉCAUTIONS D'EMPLOI
À ce jour, aucun effet toxique n'a été signalé aux doses thérapeutiques, mais l'usage du paliure est déconseillé chez la femme enceinte et celle qui allaite.

UTILISATIONS

USAGE INTERNE
Troubles de l'élimination rénale, infections urinaires, hypertension artérielle
INFUSION : 30 g de fruits séchés pour 1 litre d'eau bouillante. Laisser infuser 10 min. 3 à 4 tasses dans la journée, entre les repas.
EXTRAIT HYDROALCOOLIQUE À 30 ° VOLUME : 30 gouttes dans un peu d'eau, 3 fois par jour avant les repas.

Si les symptômes persistent, consulter le médecin.

LES PLANTES DE A à Z

Palmier de Floride
Serenoa repens (Sabal serrulata)
Palmées

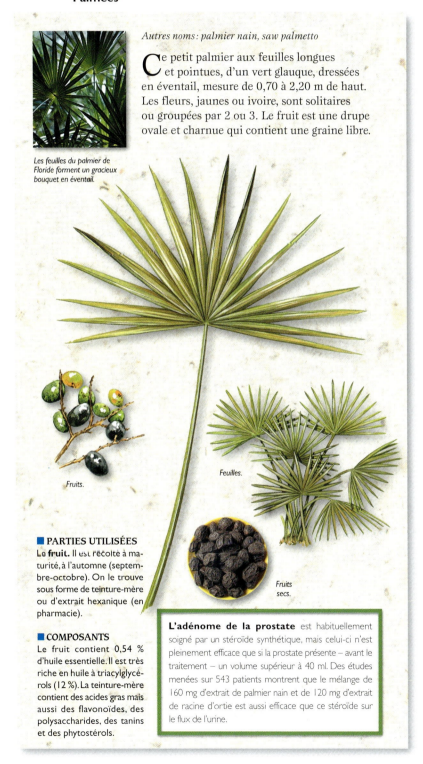

Les feuilles du palmier de Floride forment un gracieux bouquet en éventail.

Autres noms : palmier nain, saw palmetto

Ce petit palmier aux feuilles longues et pointues, d'un vert glauque, dressées en éventail, mesure de 0,70 à 2,20 m de haut. Les fleurs, jaunes ou ivoire, sont solitaires ou groupées par 2 ou 3. Le fruit est une drupe ovale et charnue qui contient une graine libre.

Fruits.

Feuilles.

Fruits secs.

PROPRIÉTÉS VALIDÉES
On a pu démontrer que l'extrait hexanique du fruit de ce palmier nain exerce une action bénéfique sur la prostate et les mécanismes qui régissent son fonctionnement. Il possède en effet sur la prostate des propriétés antiandrogéniques – c'est-à-dire qu'il inhibe les hormones sexuelles mâles –, anti-inflammatoires et diurétiques, facilitant l'élimination rénale et améliorant le débit urinaire.

INDICATIONS USUELLES
L'extrait de fruit du palmier de Floride est prescrit dans le traitement de l'**adénome bénin de la prostate,** sous réserve que cette tumeur ne nécessite pas encore une intervention chirurgicale. L'association de cet extrait à un traitement à base de médicaments de synthèse n'entraîne aucune contre-indication.

PRÉCAUTIONS D'EMPLOI
Le palmier nain de Floride, utilisé aux doses thérapeutiques, n'a pas d'effet toxique connu à ce jour.

■ PARTIES UTILISÉES
Le fruit. Il est récolté à maturité, à l'automne (septembre-octobre). On le trouve sous forme de teinture-mère ou d'extrait hexanique (en pharmacie).

■ COMPOSANTS
Le fruit contient 0,54 % d'huile essentielle. Il est très riche en huile à triacylglycérols (12 %). La teinture-mère contient des acides gras mais aussi des flavonoïdes, des polysaccharides, des tanins et des phytostérols.

L'adénome de la prostate est habituellement soigné par un stéroïde synthétique, mais celui-ci n'est pleinement efficace que si la prostate présente – avant le traitement – un volume supérieur à 40 ml. Des études menées sur 543 patients montrent que le mélange de 160 mg d'extrait de palmier nain et de 120 mg d'extrait de racine d'ortie est aussi efficace que ce stéroïde sur le flux de l'urine.

UTILISATIONS

USAGE INTERNE
Adénome bénin de la prostate
TEINTURE AU 1/10 : 10 gouttes 3 fois par jour. La dose moyenne quotidienne est de 1 à 2 g de drogue, ou 320 mg d'extrait lipophile.

Si les symptômes persistent, consulter le médecin.

LA SANTÉ PAR LES PLANTES

Papayer
Carica papaya
Caricacées

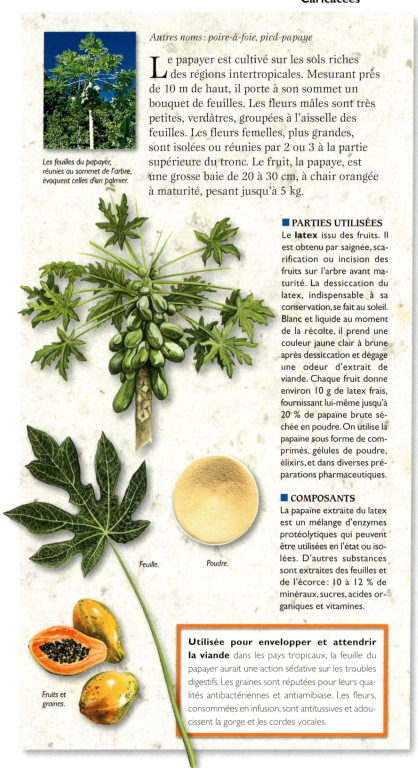

Les feuilles du papayer, réunies au sommet de l'arbre, évoquent celles d'un palmier.

Autres noms : poire-à-foie, pied-papaye

Le papayer est cultivé sur les sols riches des régions intertropicales. Mesurant près de 10 m de haut, il porte à son sommet un bouquet de feuilles. Les fleurs mâles sont très petites, verdâtres, groupées à l'aisselle des feuilles. Les fleurs femelles, plus grandes, sont isolées ou réunies par 2 ou 3 à la partie supérieure du tronc. Le fruit, la papaye, est une grosse baie de 20 à 30 cm, à chair orangée à maturité, pesant jusqu'à 5 kg.

■ **PARTIES UTILISÉES**
Le **latex** issu des fruits. Il est obtenu par saignée, scarification ou incision des fruits sur l'arbre avant maturité. La dessiccation du latex, indispensable à sa conservation, se fait au soleil. Blanc et liquide au moment de la récolte, il prend une couleur jaune clair à brune après dessiccation et dégage une odeur d'extrait de viande. Chaque fruit donne environ 10 g de latex frais, fournissant lui-même jusqu'à 20 % de papaïne brute séchée en poudre. On utilise la papaïne sous forme de comprimés, gélules de poudre, élixirs, et dans diverses préparations pharmaceutiques.

■ **COMPOSANTS**
La papaïne extraite du latex est un mélange d'enzymes protéolytiques qui peuvent être utilisées en l'état ou isolées. D'autres substances sont extraites des feuilles et de l'écorce : 10 à 12 % de minéraux, sucres, acides organiques et vitamines.

Feuille. *Poudre.* *Fruits et graines.*

Utilisée pour envelopper et attendrir la viande dans les pays tropicaux, la feuille du papayer aurait une action sédative sur les troubles digestifs. Les graines sont réputées pour leurs qualités antibactériennes et antiamibiase. Les fleurs, consommées en infusion, sont antitussives et adoucissent la gorge et les cordes vocales.

PROPRIÉTÉS VALIDÉES
La papaïne a une action antiparasitaire ainsi que des effets sédatifs sur l'appareil digestif. Elle permet la digestion des protéines, des graisses et des sucres, selon l'acidité de l'estomac. Enfin, elle a des propriétés antiœdémateuses et cicatrisantes.

INDICATIONS USUELLES
Le papayer est utilisé dans le traitement de certains troubles digestifs (insuffisance gastrique, migraine digestive, ballonnements, insuffisance pancréatique). Il est employé contre divers parasites intestinaux (oxyure, ascaris, ankylostome...) et dans le traitement de problèmes vasculaires (ulcères variqueux, hémorroïdes) et dermatologiques (abcès, plaies et affections cutanées diverses).

PRÉCAUTIONS D'EMPLOI
Bien qu'aucune toxicité de la plante n'ait été signalée à ce jour, l'activité puissante de la papaïne impose une utilisation sur prescription médicale uniquement. Des réactions allergiques peuvent survenir, ainsi que des modifications des facteurs de coagulation.

UTILISATIONS
Que ce soit sous forme de gélules ou de toute autre préparation pharmaceutique, seul le médecin est à même de déterminer un traitement à base de papayer.

LES PLANTES DE A À Z

Passiflore

Passiflora incarnata
Passifloracées

PROPRIÉTÉS VALIDÉES

L'action antispasmodique de la passiflore est, semble-t-il, due aux flavonoïdes et aux bêtacarbolines qu'elle contient. Ses effets sédatifs et anxiolytiques pourraient s'expliquer par sa teneur – pourtant très faible – en maltol, dépresseur, et en bêtacarbolines. Ces dernières stimulent le système nerveux central.

INDICATIONS USUELLES

La passiflore s'emploie habituellement en cas d'**insomnie**, de **troubles du sommeil** et de l'**endormissement**, d'anxiété, de **dystonie neurovégétative** (troubles nerveux) avec **palpitations** et de troubles digestifs d'origine nerveuse. Elle sert aussi à lutter contre la **nervosité**, particulièrement chez l'enfant.

PRÉCAUTIONS D'EMPLOI

À ce jour, aucune toxicité de la passiflore utilisée aux doses thérapeutiques n'a été signalée.

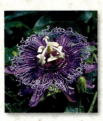

La fleur de la Passion doit son nom à ses organes évoquant les instruments de la passion du Christ.

Autres noms : liane officinale, granadille

Cet arbuste grimpant originaire d'Amérique du Sud porte des feuilles trilobées et dentées se fixant par des vrilles. Les grandes fleurs, solitaires, ont 5 pétales blancs, surmontés d'une couronne de filaments pourpres ou roses, et des étamines à sacs orangés. Le fruit, de teinte verdâtre ou brunâtre, ovoïde et à chair jaune, ressemble à une petite pomme aplatie.

■ **PARTIES UTILISÉES**
Les **parties aériennes**. Elles sont récoltées à la fin de l'été, puis séchées. La passiflore est utilisée en infusion et sous forme de teinture-mère, d'extrait fluide ou de poudre.

■ **COMPOSANTS**
Outre un infime pourcentage de maltol, la passiflore contient à l'état de traces des bêtacarbolines du groupe des alcaloïdes indoliques de type harmane (la passiflorine) et jusqu'à 2,5 % de flavonoïdes divers.

L'activité sédative de la passiflore a été découverte en 1867 mais reste douteuse aux yeux de certains chercheurs en raison du faible taux de ses principes actifs, qui doivent agir en synergie. Pourtant, une récente étude a donné des résultats assez intéressants pour que l'on envisage des essais à plus grande échelle. Il ne faut pas confondre cette plante médicinale avec une variété voisine qui donne le fruit de la Passion ou grenadille.

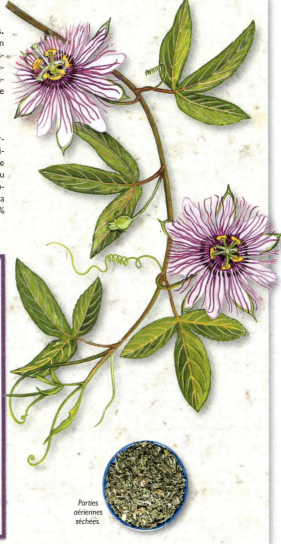

Parties aériennes séchées.

UTILISATIONS

USAGE INTERNE

Insomnie, troubles du sommeil
INFUSION : 1 cuill à café de plante séchée dans 1 tasse d'eau bouillante. Laisser infuser 5 à 10 min et filtrer. 1 tasse au coucher.
TEINTURE-MÈRE : 25 à 75 gouttes dans un verre d'eau.
POUDRE : 2 g le soir au coucher.

Troubles de l'endormissement
INFUSION (voir ci-dessus) : 2 tasses au coucher.
TEINTURE-MÈRE : 50 gouttes dans un verre d'eau.
POUDRE : 4 g le soir au coucher.

Dystonie neurovégétative, palpitations, nervosité
INFUSION (voir plus haut) : 1 tasse, 3 fois par jour.
TEINTURE-MÈRE : 25 gouttes dans un verre d'eau, 3 fois par jour.
POUDRE : 2 g, 3 fois par jour, peu de temps avant les repas.

Si les symptômes persistent, consulter le médecin.

Pensée sauvage

Viola tricolor
Violacées

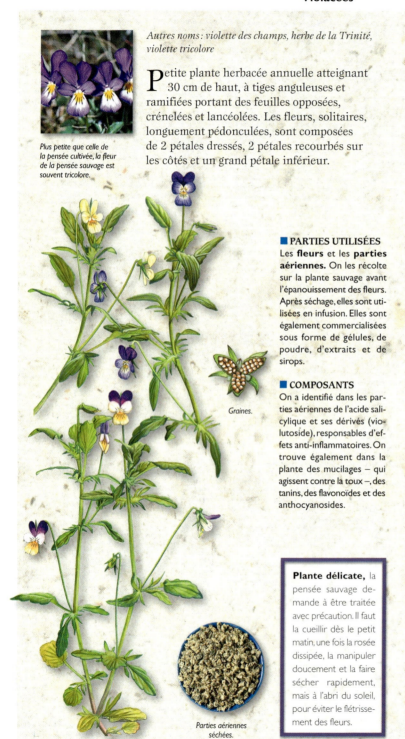

Plus petite que celle de la pensée cultivée, la fleur de la pensée sauvage est souvent tricolore.

Autres noms : violette des champs, herbe de la Trinité, violette tricolore

Petite plante herbacée annuelle atteignant 30 cm de haut, à tiges anguleuses et ramifiées portant des feuilles opposées, crénelées et lancéolées. Les fleurs, solitaires, longuement pédonculées, sont composées de 2 pétales dressés, 2 pétales recourbés sur les côtés et un grand pétale inférieur.

■ PARTIES UTILISÉES
Les **fleurs** et les **parties aériennes**. On les récolte sur la plante sauvage avant l'épanouissement des fleurs. Après séchage, elles sont utilisées en infusion. Elles sont également commercialisées sous forme de gélules, de poudre, d'extraits et de sirops.

■ COMPOSANTS
On a identifié dans les parties aériennes de l'acide salicylique et ses dérivés (violutoside), responsables d'effets anti-inflammatoires. On trouve également dans la plante des mucilages – qui agissent contre la toux –, des tanins, des flavonoïdes et des anthocyanosides.

Graines.

Parties aériennes séchées.

Plante délicate, la pensée sauvage demande à être traitée avec précaution. Il faut la cueillir dès le petit matin, une fois la rosée dissipée, la manipuler doucement et la faire sécher rapidement, mais à l'abri du soleil, pour éviter le flétrissement des fleurs.

PROPRIÉTÉS VALIDÉES
La pensée sauvage, qui contient de l'acide salicylique, a une activité anti-inflammatoire utilisée en dermatologie et en rhumatologie. Les effets adoucissants des mucilages qu'elle contient calment la toux.

INDICATIONS USUELLES
En usage interne, la plante est prescrite contre la toux. Elle entre également dans le traitement des rhumatismes, de la goutte et de l'artériosclérose. C'est aussi un excellent traitement d'appoint contre l'**eczéma**, l'**impétigo**, l'**acné** et le **prurit**. En usage externe, elle est utilisée pour traiter les états séborrhéiques de la peau, notamment les **séborrhées du cuir chevelu** chez l'enfant (dermatite séborrhéique légère).

PRÉCAUTIONS D'EMPLOI
La pensée sauvage ne doit pas être prescrite chez les jeunes enfants par voie orale. Il faut éviter de la consommer fraîche car elle peut se révéler légèrement toxique.

UTILISATIONS

USAGE INTERNE
Eczéma, impétigo, acné, prurit
INFUSION : 1,5 g de parties aériennes séchées pour 1 tasse d'eau bouillante. Laisser infuser 10 min ; filtrer. 3 fois par jour, entre les repas.
POUDRE : 1 à 2 g en 3 prises, au moment des repas.
EXTRAIT SEC : 200 à 400 mg en 3 prises, au moment des repas.

USAGE EXTERNE
Acné, séborrhées du cuir chevelu
COMPRESSES : imbiber une compresse stérile de l'infusion de 20 à 30 g de fleurs fraîches pour 50 cl d'eau. Appliquer sur les parties concernées matin et soir.

Si les symptômes persistent, consulter le médecin.

Pervenche (petite)

Vinca minor
Apocynacées

PROPRIÉTÉS VALIDÉES

En expérimentation animale et en clinique humaine, on a démontré l'activité stimulante de la vincamine sur le flux sanguin cérébral et son oxygénation. L'administration de vincamine entraîne également une amélioration des symptômes neurologiques liés à la sénescence. Ce principe actif a aussi un effet hypotenseur et vasodilatateur favorisant l'irrigation du cerveau et limitant la fragilité capillaire.

INDICATIONS USUELLES

La petite pervenche est surtout prescrite dans le traitement des troubles psychocomportementaux de la **sénescence** (troubles de la vigilance, de la mémoire, vertiges…) ainsi qu'en cas d'**insuffisance circulatoire cérébrale**.

PRÉCAUTIONS D'EMPLOI

À ce jour, aucune toxicité n'a été signalée concernant l'utilisation de la petite pervenche aux doses préconisées. Cependant, les extraits de la plante ne peuvent être délivrés que sur prescription médicale.

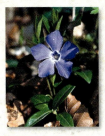

Les fleurs de la petite pervenche apparaissent de février à mai.

Autres noms: violette des sorcières, buis bâtard

Plante herbacée vivace indigène des sous-bois, la petite pervenche possède des tiges sarmenteuses couchées et des tiges florifères dressées. Ses feuilles, entières et opposées, sont persistantes, luisantes et coriaces. Au printemps apparaissent les fleurs, solitaires, de couleur bleu violacé, à long pédoncule, et dont la corolle forme un tube à la base. Le fruit est constitué de 2 follicules.

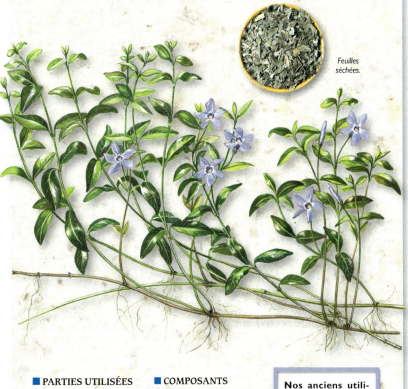

Feuilles séchées.

■ PARTIES UTILISÉES

Les feuilles. Elles sont récoltées avant la floraison (au cours de la période où la teneur en alcaloïdes est maximale), puis séchées à l'air libre. En dépit de leur saveur amère, elles sont utilisées en infusion. Transformées en poudre ou en extraits, elles entrent dans la composition de spécialités pharmaceutiques.

■ COMPOSANTS

Les principes actifs sont des alcaloïdes de nature indolique, dont le principal est la vincamine, largement utilisée dans l'industrie pharmaceutique.

Nos anciens utilisaient la petite pervenche pour son astringence et son action antidermatosique. Ce n'est que récemment que des travaux ont révélé les propriétés de ses alcaloïdes dans l'amélioration de la circulation cérébrale.

UTILISATIONS

USAGE INTERNE
Sénescence, insuffisance circulatoire cérébrale
GÉLULES DE POUDRE DOSÉES À 290 MG :
1 gélule matin, midi et soir, au moment des repas.

Si les symptômes persistent, consulter le médecin.

LA SANTÉ PAR LES PLANTES

Piloselle

Hieracium pilosella
Astéracées

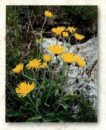

Les fleurs jaune soufre de la piloselle sont réunies en un capitule porté par une longue tige.

Autres noms : herbe-à-l'épervier, oreille-de-souris, oreille-de-chat, veluette

Petite herbe vivace à rejets rampants, la piloselle est commune en Europe, en Asie et en Afrique du Nord. Ses feuilles, ovales et allongées, réunies en rosette, sont munies de longs poils sur les deux faces. La tige florifère est terminée par un unique capitule de fleurs de couleur jaune soufre.

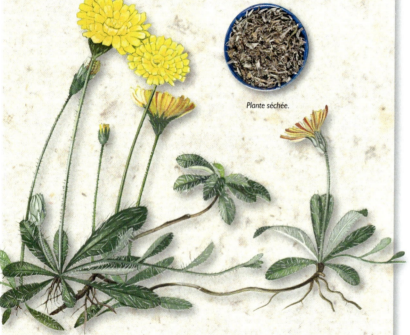

Plante séchée.

PROPRIÉTÉS VALIDÉES

Grâce à leurs propriétés diurétiques, les flavonoïdes contenus dans la piloselle favorisent l'élimination urinaire des chlorures et de l'urée. La coumarine stimule quant à elle la sécrétion biliaire. L'ombelliférone, coumarine présente dans la piloselle, a une action antibiotique (notamment contre les différentes espèces de *Brucella*). Cette propriété présente surtout un intérêt en médecine vétérinaire *(voir encadré)*.

INDICATIONS USUELLES

Du fait de son action favorisant l'élimination rénale, la piloselle est surtout prescrite dans le traitement de la **rétention d'eau** ou de l'**œdème des membres inférieurs**.

PRÉCAUTIONS D'EMPLOI

Aux doses préconisées, aucune toxicité n'a été signalée à ce jour pour la piloselle, même en cas d'utilisation prolongée.

■ **PARTIES UTILISÉES**
La **plante entière**. Elle est récoltée à l'état sauvage au moment de la floraison et mise à sécher en bouquets à l'air libre. La piloselle est utilisée sous forme d'infusion, de poudre ou d'extrait sec (gélules), ou encore d'extrait fluide (solutés buvables...). La plante entre également dans la composition de diverses préparations pharmaceutiques.

■ **COMPOSANTS**
Tous les organes de la plante contiennent une coumarine, l'ombelliférone, présente à l'état d'hétéroside dans la plante fraîche et accompagnée de flavonoïdes et d'acides phénols.

Utilisée comme diurétique en clinique humaine, la piloselle a trouvé récemment de nouvelles indications en médecine vétérinaire. Des études phytochimiques, assorties de nombreux essais pharmacologiques, ont permis de mettre en évidence ses propriétés bactériostatiques et, surtout, une action particulière sur les brucelloses, maladies qui frappent le bétail et qui peuvent se communiquer à l'homme par contagion directe ou par voie digestive.

UTILISATIONS

USAGE INTERNE
Rétention d'eau, œdème des membres inférieurs
INFUSION : 5 à 10 g de plante séchée pour 1 litre d'eau bouillante. Laisser infuser 10 min, filtrer. 1 tasse le matin et le midi.
GÉLULES DOSÉES À 200 MG D'EXTRAIT SEC : 2 gélules le matin et le midi, au moment des repas, avec un grand verre d'eau.
EXTRAIT FLUIDE : 30 gouttes, 3 fois par jour, à diluer dans un demi-verre d'eau.

Si les symptômes persistent, consulter le médecin.

Piment

Capsicum frutescens (C. annuum)
Solanacées

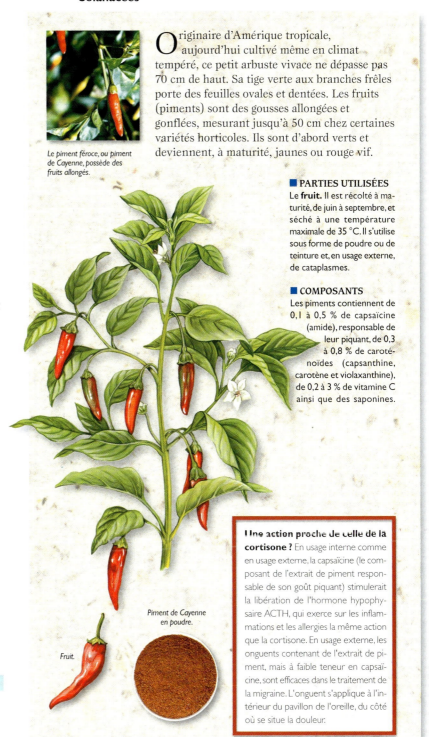

Le piment féroce, ou piment de Cayenne, possède des fruits allongés.

Originaire d'Amérique tropicale, aujourd'hui cultivé même en climat tempéré, ce petit arbuste vivace ne dépasse pas 70 cm de haut. Sa tige verte aux branches frêles porte des feuilles ovales et dentées. Les fruits (piments) sont des gousses allongées et gonflées, mesurant jusqu'à 50 cm chez certaines variétés horticoles. Ils sont d'abord verts et deviennent, à maturité, jaunes ou rouge vif.

PROPRIÉTÉS VALIDÉES

Le piment stimule les sécrétions gastriques et le péristaltisme intestinal (contractions qui favorisent l'évacuation du contenu de l'intestin). En usage externe, il a, selon l'importance des doses utilisées, une action analgésique et anti-inflammatoire, ou révulsive et congestionnante.

INDICATIONS USUELLES

Les propriétés spécifiques de la capsaïcine permettent de traiter, en application locale, toutes sortes de symptômes douloureux et inflammatoires : myalgies (douleurs musculaires), arthralgies (douleurs articulaires), lumbagos, arthrites, affections nerveuses consécutives à un herpès et mastodynies (douleurs du sein) postopératoires, notamment. On utilise également le piment en cataplasmes sur le cuir chevelu pour empêcher la chute des cheveux.

PRÉCAUTIONS D'EMPLOI

Bien qu'ils soient mieux tolérés que leurs équivalents à la moutarde, les cataplasmes à base de piment ne doivent pas être utilisés sans avis médical. Il en est de même pour les pommades confectionnées avec la plante et pour les préparations aux extraits de piment.

■ PARTIES UTILISÉES

Le **fruit**. Il est récolté à maturité, de juin à septembre, et séché à une température maximale de 35 °C. Il s'utilise sous forme de poudre ou de teinture et, en usage externe, de cataplasmes.

■ COMPOSANTS

Les piments contiennent de 0,1 à 0,5 % de capsaïcine (amide), responsable de leur piquant, de 0,3 à 0,8 % de caroténoïdes (capsanthine, carotène et violaxanthine), de 0,2 à 3 % de vitamine C ainsi que des saponines.

Piment de Cayenne en poudre.

Fruit.

Une action proche de celle de la cortisone ? En usage interne comme en usage externe, la capsaïcine (le composant de l'extrait de piment responsable de son goût piquant) stimulerait la libération de l'hormone hypophysaire ACTH, qui exerce sur les inflammations et les allergies la même action que la cortisone. En usage externe, les onguents contenant de l'extrait de piment, mais à faible teneur en capsaïcine, sont efficaces dans le traitement de la migraine. L'onguent s'applique à l'intérieur du pavillon de l'oreille, du côté où se situe la douleur.

UTILISATIONS

Que ce soit sous forme de poudre ou de toute autre préparation pharmaceutique, seul le médecin est à même de prescrire un traitement à base de piment.

Pin sylvestre

Pinus sylvestris
Pinacées

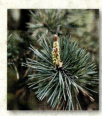
Les cônes mâles et femelles se développent sur les jeunes rameaux. Les cônes femelles donneront les pommes de pin.

Autres noms : pin du Nord, pin de Russie, pin de Riga

Ce conifère résineux, pouvant dépasser 30 m de haut, a des feuilles, ou aiguilles, réunies par paires. Les bourgeons se développent au bout des branches, les organes reproducteurs, sur les rameaux. Les cônes mâles sont riches en pollen. Les cônes femelles, allongés et dressés, contiennent les ovules. Après fécondation, ils s'arrondissent et s'inclinent vers le bas. Les graines sont libérées au printemps suivant.

■ PARTIES UTILISÉES
Les **bourgeons**, la **résine** et les **aiguilles**. On cueille les bourgeons jeunes, en mars-avril, pour en extraire une huile essentielle. On les utilise aussi séchés. Ils entrent dans la composition de spécialités. La résine fournit par distillation l'essence de térébenthine, qui sert à préparer pommades et baumes. Les aiguilles donnent des huiles essentielles employées par l'industrie pharmaceutique.

■ COMPOSANTS
L'huile essentielle tirée des bourgeons est riche en pinène et en phellandrène, en vitamine C et en résine. La résine est riche en terpènes. Les aiguilles contiennent, outre une huile essentielle, des dérivés flavonoïques et un peu de vitamine C.

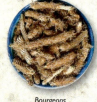
Bourgeons séchés.

Attention aux confusions. Comme tous les conifères, le pin sylvestre excrète une matière collante et incolore, la térébenthine, qui devient jaune d'or par oxydation. Elle est constituée de résine (terpènes) et d'huile essentielle dite essence de térébenthine. Mais c'est la térébenthine du pin maritime, et non celle du pin sylvestre, qui est exploitée à des fins industrielles.

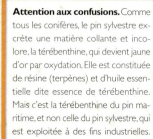

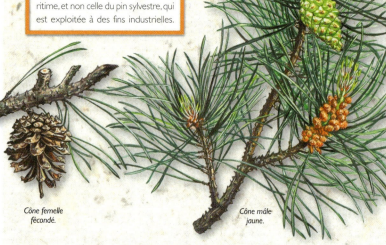
Cône femelle fécondé. *Cône mâle jaune.*

PROPRIÉTÉS VALIDÉES
Les bourgeons de pin ont des propriétés antitussives et expectorantes. Ils favorisent la décongestion des voies respiratoires supérieures. Appliquée sur la peau, l'essence de térébenthine stimule la circulation sanguine périphérique. Elle possède aussi une action anti-inflammatoire.

INDICATIONS USUELLES
Les bourgeons sont prescrits, sous forme d'infusion, dans le traitement de la **bronchite** chronique, de la **toux** et de la **laryngite**. L'huile essentielle d'aiguilles de pin est recommandée en usage externe, sous forme de préparations pharmaceutiques, comme traitement complémentaire du **rhume** et du **refroidissement**. L'essence de térébenthine est efficace, en applications locales, contre les **douleurs rhumatismales**.

PRÉCAUTIONS D'EMPLOI
Jusqu'ici, les bourgeons de pin sylvestre (dits bourgeons de sapin) n'ont présenté aucune toxicité. En revanche, l'emploi d'huiles essentielles pures se fait uniquement sur prescription médicale.

UTILISATIONS

USAGE INTERNE
Bronchite, toux
INFUSION : 20 g de bourgeons pour 1 litre d'eau bouillante. Laisser infuser 10 min. Filtrer. 4 à 5 tasses par jour.

USAGE EXTERNE
Laryngite
INFUSION (voir ci-dessus) : en gargarismes, 4 à 5 fois par jour.
Rhume, refroidissement
INHALATIONS D'INFUSION (voir ci-dessus) : 3 ou 4 fois par jour.
BAINS : 250 g d'aiguilles de pin séchées dans un sachet en toile, à plonger dans l'eau chaude du bain. Ou laisser infuser 20 min environ 250 g d'aiguilles de pin pour 2 litres d'eau bouillante. Filtrer et ajouter au bain chaud.
Douleurs rhumatismales
POMMADES OU BAUMES À BASE D'ESSENCE DE TÉRÉBENTHINE : appliquer plusieurs fois par jour.

Si les symptômes persistent, consulter le médecin.

Pissenlit
Taxaracum officinale
Astéracées

PROPRIÉTÉS VALIDÉES

Peu d'études expérimentales ont été menées jusqu'à présent sur le pissenlit. Quelques-unes ont cependant montré, chez la souris, des effets cholérétiques (stimulant la sécrétion de la bile) et diurétiques. Son usage prolongé entraîne en outre une diminution du poids corporel de cet animal.

INDICATIONS USUELLES

Les feuilles de pissenlit sont prescrites pour favoriser l'élimination de l'eau en cas de **rétention hydrique**, d'**insuffisance rénale**, de **cellulite** et d'**obésité**. Elles stimulent la sécrétion de la bile et facilitent son évacuation (effet cholagogue). Elles favorisent aussi l'élimination des **calculs rénaux** et biliaires. La racine est recommandée pour faciliter l'élimination digestive et urinaire.

PRÉCAUTIONS D'EMPLOI

À ce jour, aucun cas de toxicité dû au pissenlit n'a été signalé, même lors d'une utilisation prolongée. Cependant, la plante est absolument déconseillée en cas d'occlusion des voies biliaires et requiert l'avis du médecin pour les personnes atteintes de calculs biliaires.

UTILISATIONS

USAGE INTERNE
Rétention hydrique, insuffisance rénale, cellulite, obésité, calculs rénaux
INFUSION : 1 sachet-dose (racine ou feuilles) pour 1 tasse d'eau bouillante. Laisser infuser 10 min. 2 tasses par jour, 1 h après les deux principaux repas.
EXTRAIT BUVABLE : 1 ampoule après le repas de midi.

Si les symptômes persistent, consulter le médecin.

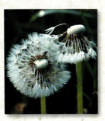

Les fines aigrettes qui surmontent le fruit du pissenlit favorisent la dispersion des graines.

Autres noms : dent-de-lion, laitue-de-chien, florin d'or

Plante herbacée vivace de 10 à 30 cm de haut, le pissenlit est répandu dans les prairies, les champs et sur les talus des chemins. Les feuilles, en rosette à la base, sont profondément découpées en lobes inégaux triangulaires. Les fleurs, disposées en capitules solitaires de fleurs jaunes, apparaissent en avril-mai. Le fruit est un akène surmonté de fines aigrettes.

■ PARTIES UTILISÉES
La **racine** et les **feuilles**. La racine se récolte en mai-juin et en automne ; les feuilles, au printemps. Une fois séché, le pissenlit s'utilise sous forme d'infusion et d'extrait buvable.

■ COMPOSANTS
La racine renferme de l'inuline (jusqu'à 25 %), des principes amers (lactones sesquiterpéniques, triterpènes), des acides phénols et des stérols. Les feuilles contiennent, outre les mêmes principes que la racine, des flavonoïdes, des sels de potassium, des hétérosides de lactones sesquiterpéniques et des coumarines.

> « **Pisse au lit** », qui est à l'origine du nom de la plante, rappelle bien ses propriétés diurétiques liées à la présence de ses composés amers. Grâce à sa richesse en potassium, la plante ne provoque pas, comme d'autres diurétiques, de déficit potassique. Par ailleurs, la racine de pissenlit a montré in vitro une activité hypoglycémiante qui lui permettrait d'intervenir dans le traitement du diabète.

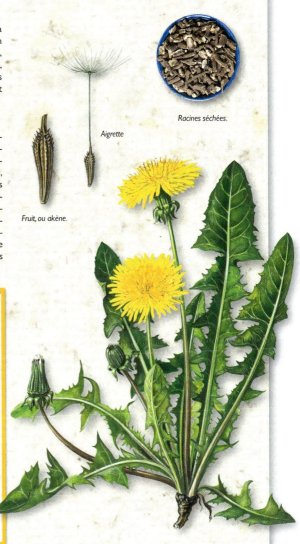

Racines séchées.
Aigrette
Fruit, ou akène.

LA SANTÉ PAR LES PLANTES

Pivoine

Paeonia officinalis, P. albiflora, P. suffruticosa
Paeoniacées

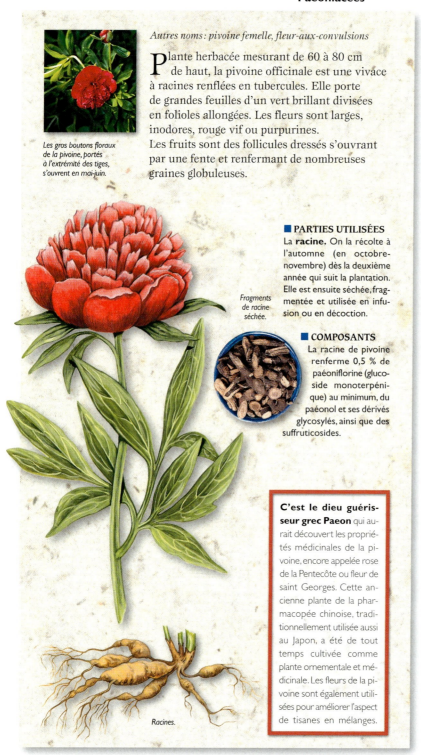

Les gros boutons floraux de la pivoine, portés à l'extrémité des tiges, s'ouvrent en mai-juin.

Autres noms : pivoine femelle, fleur-aux-convulsions

Plante herbacée mesurant de 60 à 80 cm de haut, la pivoine officinale est une vivace à racines renflées en tubercules. Elle porte de grandes feuilles d'un vert brillant divisées en folioles allongées. Les fleurs sont larges, inodores, rouge vif ou purpurines. Les fruits sont des follicules dressés s'ouvrant par une fente et renfermant de nombreuses graines globuleuses.

Fragments de racine séchée.

■ PARTIES UTILISÉES
La **racine**. On la récolte à l'automne (en octobre-novembre) dès la deuxième année qui suit la plantation. Elle est ensuite séchée, fragmentée et utilisée en infusion ou en décoction.

■ COMPOSANTS
La racine de pivoine renferme 0,5 % de paéoniflorine (glucoside monoterpénique) au minimum, du paéonol et ses dérivés glycosylés, ainsi que des suffruticosides.

Racines.

C'est le dieu guérisseur grec Paeon qui aurait découvert les propriétés médicinales de la pivoine, encore appelée rose de la Pentecôte ou fleur de saint Georges. Cette ancienne plante de la pharmacopée chinoise, traditionnellement utilisée aussi au Japon, a été de tout temps cultivée comme plante ornementale et médicinale. Les fleurs de la pivoine sont également utilisées pour améliorer l'aspect de tisanes en mélanges.

PROPRIÉTÉS VALIDÉES
La paéoniflorine contenue dans la pivoine officinale a des effets analgésiques, anti-inflammatoires, antispasmodiques et sédatifs. Le paéonol a une activité antibactérienne et antiagrégante plaquettaire (il s'oppose à la formation d'amas de plaquettes sanguines).

INDICATIONS USUELLES
La pivoine est utilisée comme analgésique et anti-inflammatoire dans le traitement des **rhumatismes**. Elle est employée pour lutter contre les **spasmes gastro-intestinaux**, les **aménorrhées** et les **dysménorrhées**. Elle est aussi indiquée dans le traitement des **troubles nerveux** en rapport avec une hyperexcitabilité du système sympathique. Associée à d'autres plantes, comme la badiane ou l'armoise commune, elle entre dans la composition de préparations ayant les mêmes indications.
En usage externe, la racine de pivoine est utilisée dans le traitement de l'**eczéma atopique** et des **douleurs rhumatismales**.

PRÉCAUTIONS D'EMPLOI
En cas de surdosage, les racines peuvent entraîner des gastro-entérites. Leur consommation est déconseillée chez la femme enceinte et celle qui allaite.

UTILISATIONS

USAGE INTERNE
Rhumatismes, spasmes gastro-intestinaux, aménorrhées, dysménorrhées
DÉCOCTION : 2 à 3 g de racines fragmentées pour 1 tasse d'eau. Faire bouillir 15 min ; filtrer. 1 tasse avant les repas.
Troubles nerveux
INFUSION : 1 cuill. à café de racines fragmentées dans 1 tasse d'eau bouillante. Laisser infuser 5 à 10 min, filtrer. 3 tasses par jour.

USAGE EXTERNE
Eczéma atopique, douleurs rhumatismales
COMPRESSES : imbiber un linge de décoction (voir ci-dessus) et faire 2 ou 3 applications par jour.

Si les symptômes persistent, consulter le médecin.

LES PLANTES DE A À Z

Plantain

Plantago major, P. lanceolata
Plantaginacées

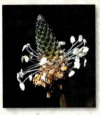

Les petites fleurs blanches du plantain sont regroupées en épis dressés.

Autres noms : langue-d'agneau, herbe-aux-charpentiers

Plante vivace à feuilles en rosette et à limbe ovale, brusquement rétréci en pétiole ailé chez le grand plantain *(Plantago major)* et en fer de lance chez le plantain lancéolé *(P. lanceolata)*. Les fleurs se présentent en épis cylindriques ou ovoïdes, portés par des tiges ramifiées. *P. major* et *P. lanceolata*, deux espèces très communes en Europe, poussent sur les talus et les terrains vagues.

PROPRIÉTÉS VALIDÉES

Les iridoïdes du plantain ont un rôle anti-inflammatoire reconnu. Les extraits préparés à froid sont antibactériens in vitro, grâce à l'action des iridoïdes et du verbascoside. Une activité bronchodilatatrice a été mise en évidence chez le cobaye, tandis que, en clinique humaine, les recherches ont montré l'efficacité de l'extrait aqueux contre la bronchite chronique. L'aucuboside, enfin, a des propriétés antibactériennes et antitussives.

INDICATIONS USUELLES

Par voie interne, le plantain est indiqué dans le traitement des affections broncho pulmonaires, notamment **asthme** et **bronchite**, ainsi que dans celui de la **pharyngite**, de la **laryngite** et de toutes les manifestations d'allergie respiratoire. En usage externe, il s'emploie comme adoucissant pour calmer les démangeaisons, les **piqûres d'insectes**, ainsi que pour traiter les **crevasses**, les écorchures et les gerçures. Il est prescrit aussi dans le traitement de certaines **irritations oculaires**.

PRÉCAUTIONS D'EMPLOI

Il n'existe à ce jour aucune contre-indication à l'usage médicinal du plantain aux doses préconisées.

■ PARTIES UTILISÉES
Les **feuilles**. Récoltées de juin à septembre, elles sont séchées et servent de base, pour les deux espèces, à l'élaboration de remèdes adoucissants, plutôt utilisés en application locale. Le plantain se prend aussi en infusion et sous forme de gélules et de collyres.

■ COMPOSANTS
Les feuilles du grand plantain comme celles du plantain lancéolé renferment des iridoïdes (aucuboside) et des composés polyphénoliques (flavonoïdes et esters comme le verbascoside). Le plantain contient également des mucilages, notamment dans ses graines.

> **Le plantain n'a pas livré tous ses secrets** phytochimiques. Selon une étude récente publiée en Suède, l'injection à la souris de polysaccharides pectiniques extraits des feuilles de la plante la protégerait contre l'infection par le streptocoque de la pneumonie.

UTILISATIONS

USAGE INTERNE
Asthme, bronchite, pharyngite, laryngite
INFUSION : 1 sachet-dose dans une tasse d'eau bouillante. Laisser infuser 5 min. 1 à 3 tasses par jour, en dehors des repas.
GÉLULES DOSÉES À 280 MG DE POUDRE : 1 gélule matin, midi et soir, avant le repas.
EXTRAIT FLUIDE : 30 gouttes 3 fois par jour.

USAGE EXTERNE
Piqûres d'insectes, crevasses
CRÈME À 4 % D'EXTRAIT.
Irritations oculaires
COLLYRE : 1 ou 2 gouttes dans chaque œil, 2 ou 3 fois par jour.

Si les symptômes persistent, consulter le médecin.

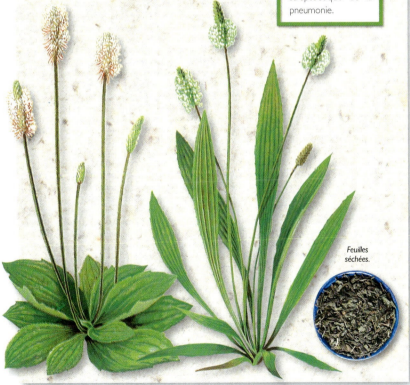

Feuilles séchées.

Poivrier

Piper nigrum
Pipéracées

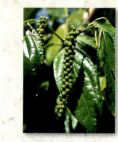

Les inflorescences du poivrier sont des épis allongés opposés aux feuilles.

Le poivrier est une liane vivace grimpante à tige ligneuse cultivée en Asie du Sud-Est, au Brésil, en Afrique et dans l'océan Indien. Les feuilles sont simples, alternes, à limbe ovale lancéolé et épais. Les rameaux latéraux portent des racines permettant la fixation de la liane. Les petites fleurs sont hermaphrodites ou unisexuées. Les fruits, ou grains, de couleur verte, deviennent bruns à maturité. Ils mesurent de 6 à 8 mm de diamètre.

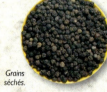

Grains séchés.

■ PARTIES UTILISÉES

Le **grain**. Le fruit, ou grain, est cueilli à maturité sur les plantes âgées de 3 ans au minimum. Le fruit mûr séché au soleil devient du poivre noir. Immergé plusieurs jours dans de l'eau de mer, puis débarrassé de son épicarpe et de la partie externe du mésocarpe, il se transforme en poivre blanc. Le grain contient une huile essentielle jaune verdâtre fortement odorante, à saveur douce, chaude et parfumée. Le poivre peut s'utiliser en grains, mais c'est surtout l'huile essentielle qui est employée en phytothérapie.

■ COMPOSANTS

Le grain de poivre contient jusqu'à 2,5 % d'huile essentielle, riche en phellandrène, limonène et pinène, de 5 à 9 % d'amide (pipérine), de l'acétylcholine et de la choline.

Alors que la médecine indienne utilise le poivre depuis plus de 3 000 ans, on a récemment découvert de nouvelles vertus à ce petit fruit. En effet, des chercheurs ont constaté qu'il renforçait l'action de nombreuses autres substances (médicaments, remèdes phytothérapiques, épices). Ainsi, il rend plus efficaces des antibiotiques comme les tétracyclines, un antiépileptique comme la phénitoïne, mais aussi le curcuma prescrit en phytothérapie. Ce pouvoir de stimulation est lié à la teneur du poivre en pipérine.

PROPRIÉTÉS VALIDÉES

Par voie orale, le poivre stimule la digestion et les sécrétions gastriques. Il a des effets antispasmodiques et induit une baisse de la tension artérielle. Ses principes actifs augmentent l'utilisation de l'oxygène par les tissus et stimulent la glande thyroïde. La pipérine renforce l'efficacité des autres principes actifs. En application locale, le poivre est rubéfiant (responsable d'une forte irritation passagère) et anesthésiant.

INDICATIONS USUELLES

Le poivre (*Piper nigrum* et *P. longum*) entre dans de nombreuses associations médicinales ayurvediques, où il a de multiples applications inconnues des Occidentaux. En Europe, on l'utilise par voie interne pour soigner les troubles digestifs, notamment la **digestion lente**.
En usage externe, l'huile essentielle est employée dans des préparations destinées à soigner les **rhumatismes**.

PRÉCAUTIONS D'EMPLOI

Les grains de poivre noir ou blanc ne présentent aucun danger et peuvent avoir une action médicinale. L'huile essentielle pure, en revanche, ne doit être utilisée que sur prescription médicale.

UTILISATIONS

USAGE INTERNE
Digestion lente
INFUSION : 3 g de grains de poivre pour 15 cl d'eau bouillante. Aromatiser avec de la menthe. Laisser infuser 5 à 10 min, puis filtrer. 2 ou 3 fois par jour.

USAGE EXTERNE
Rhumatismes
CRÈME À BASE D'HUILE ESSENTIELLE : frictionner les parties douloureuses 2 ou 3 fois par jour.

Si les symptômes persistent, consulter le médecin.

LES PLANTES DE A À Z

Polygala de Virginie
Polygala senega
Polygalacées

PROPRIÉTÉS VALIDÉES

Grâce aux saponosides qu'elle renferme et qui favorisent l'élimination des mucosités, la racine du polygala a une activité expectorante reconnue. Elle stimule la sécrétion salivaire et la transpiration, ainsi que l'élimination rénale de l'eau. On a pu démontrer qu'elle avait des effets anti-inflammatoires et laxatifs. Enfin, l'absorption de polygala permet de réduire les taux de glucose, de cholestérol et de triglycérides dans le sang.

INDICATIONS USUELLES

La racine de polygala est prescrite pour traiter la **toux** et les **inflammations bronchiques**. On l'administre sous forme de sirop aux enfants en cas de **constipation légère** et de **toux grasse**. Les propriétés anti-inflammatoires de la plante, récemment découvertes, devraient permettre de l'utiliser dans de nouvelles applications : eczéma et psoriasis. On étudie de plus son action antirejet des greffes et le rôle qu'elle pourrait jouer dans le traitement de certains diabètes non insulinodépendants.

PRÉCAUTIONS D'EMPLOI

La toxicité du polygala est très faible. On note rarement, et seulement en cas de doses excessives ou de cures prolongées, des manifestations digestives (nausées…). La racine peut être utilisée fraîche, mais elle se révèle irritante par voie orale.

UTILISATIONS

USAGE INTERNE
Toux, inflammations bronchiques
DÉCOCTION : 0,5 g de racine pour 15 cl d'eau ou 1 cuill. à café pour 75 cl. 2 ou 3 tasses par jour.
INFUSION : 10 g de racine pour 1 litre d'eau bouillante. Infuser 10 min. 3 à 4 tasses par jour.
GÉLULES DOSÉES À 40 MG DE POUDRE : 3 à 6 par jour.
TEINTURE : 30 à 40 gouttes dans un verre d'eau, 3 à 6 fois par jour.
EXTRAIT FLUIDE : 20 gouttes, 2 à 4 fois par jour.
Constipation légère, toux grasse chez l'enfant
SIROP : 3 ou 4 cuill. à café par jour.

Si les symptômes persistent, consulter le médecin.

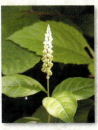

Les petites fleurs blanches du polygala, à 5 sépales, sont groupées en épis serrés.

Autre nom : laitier

Cette petite plante herbacée possède plusieurs tiges de 20 à 30 cm de haut, qui partent d'une racine renflée en une souche noueuse. Les tiges portent des feuilles alternes lancéolées et se terminent en épi floral. Le fruit est une capsule membraneuse. La graine présente une excroissance charnue blanche.

■ PARTIES UTILISÉES

La **racine**. À l'automne, après avoir arraché les parties souterraines, on enlève les tiges pour ne conserver que la racine, qui renferme les principes actifs. Elle est séchée avant d'être utilisée en décoction, infusion, et sous forme de teinture, d'extrait fluide, de poudre. Elle entre également dans la préparation de sirops.

■ COMPOSANTS

Les saponosides, dérivés de présénégine, aux propriétés expectorantes, sont abondants. On trouve des dérivés de xanthones, des traces d'huile essentielle et d'harmane, un acide triterpénique, et des lipides.

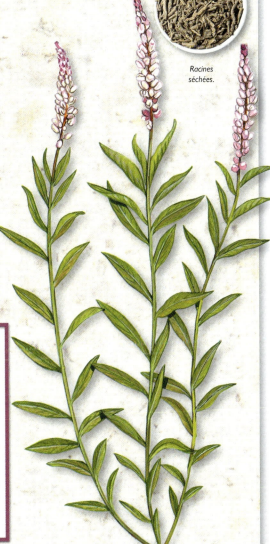

Racines séchées.

Polygala senega doit son nom à une tribu indienne d'Amérique du Nord, les Senekas, qui l'utilisait pour soigner les morsures de serpents et lutter contre divers autres poisons. Mais tous les polygalas n'ont pas les mêmes propriétés et ne sont pas utilisables. Certaines espèces d'Asie et d'Afrique du Nord portent le nom d'herbe-au-lait car elles ont la réputation de favoriser la lactation.

LA SANTÉ PAR LES PLANTES

Pourpier
Portulaca oleracea
Portulacacées

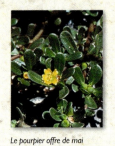

Le pourpier offre de mai à octobre de petites fleurs jaune vif.

Autres noms : porcelaine, pied-de-poulet, porchane

Originaire d'Asie, le pourpier est présent dans les régions tempérées chaudes d'Afrique et d'Amérique. Cette plante herbacée, glabre, de 30 cm de haut, a une tige charnue et rampante. Elle porte de petites feuilles vert sombre ovales, épaisses et brillantes. Ses fleurs ont 5 ou 6 pétales. Le pourpier se consomme cuit pour sa saveur délicatement acidulée.

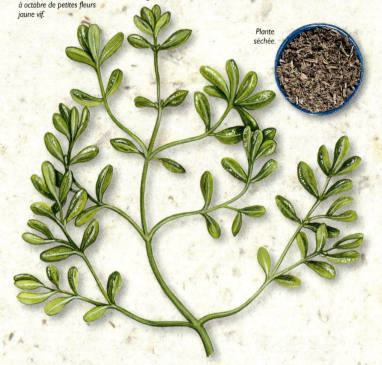

Plante séchée.

■ PARTIES UTILISÉES
La **plante entière**. Récoltée en été, elle peut être soit séchée puis réduite en poudre, soit utilisée fraîche en décoction, soit consommée cuite.

■ COMPOSANTS
Le pourpier est riche en acides gras essentiels (plus de 15 % du poids de la plante), et notamment en acides alphalinoléniques et oméga-3. Ainsi, 100 g de feuilles fraîches contiennent 300 à 400 mg d'acides gras. La plante contient également des vitamines C (500 mg pour 100 g) et E (150 à 250 mg pour 100 g), du bêta-carotène, du glutathion, des catécholamines, noradrénaline et dopamine, quelques alcaloïdes, du potassium et de la pectine.

Consommé comme aliment et condiment dans de nombreux pays, le pourpier est une excellente plante médicinale du fait de l'activité précieuse des oméga-3 dans la prévention et le traitement de nombreuses affections. En Chine, il est utilisé contre la diarrhée. Au Congo, il est administré comme calmant. Au Nigeria, on l'emploie comme décontractant musculaire. Au Guatemala, il intervient dans le traitement des gastrites ; au Sahara, dans la prévention du diabète…

PROPRIÉTÉS VALIDÉES
Le pourpier est le végétal le plus riche en acides gras oméga-3, habituellement contenus dans les huiles de poisson. Il a de ce fait des propriétés anti-inflammatoires et antiagrégantes (favorisant la circulation sanguine et empêchant les dépôts qui peuvent altérer les artères). Sa forte teneur en vitamines C et E, en bêtacarotène et en glutathion lui confère également une activité antioxydante et immunostimulante. Par son action sur les taux de glycérides et de cholestérol sanguins, il protège les artères.

INDICATIONS USUELLES
En usage interne, le pourpier est prescrit dans le traitement préventif des **affections cardiaques** et des **troubles cardio-vasculaires**. Toujours en prévention, il est également recommandé dans le traitement du vieillissement. En usage externe, on l'emploie pour dénouer les **contractures musculaires**.

PRÉCAUTIONS D'EMPLOI
Consommée cuite, la plante fraîche ne présente aucun inconvénient à ce jour. À doses inadaptées, les extraits secs de feuilles peuvent provoquer quelques effets digestifs indésirables.

UTILISATIONS

USAGE INTERNE
Affections cardiaques, troubles cardio-vasculaires
GÉLULES DE POUDRE DOSÉES À 200 MG : 2 ou 3 par jour, avec un grand verre d'eau.
PLANTE FRAÎCHE : cuire à la vapeur et consommer chaude ou froide.

USAGE EXTERNE
Contractures musculaires
COMPRESSES OU CATAPLASMES : 100 g de plante fraîche pour 10 cl d'eau froide, porter à ébullition et laisser frémir pendant 15 à 30 min. 1 ou 2 applications par jour sur les zones douloureuses.

Si les symptômes persistent, consulter le médecin.

LES PLANTES DE A À Z

Prêle
Equisetum arvense
Équisétacées

PROPRIÉTÉS VALIDÉES
Les études menées sur la tige stérile de prêle n'ont jusqu'à présent pu démontrer qu'une faible activité diurétique.

INDICATIONS USUELLES
Les utilisations habituelles de la prêle n'ont toujours pas de fondement scientifique véritable. La plante est employée communément, sous forme d'infusion, comme diurétique dans le traitement des **problèmes rénaux**, des **rhumatismes**, de l'**obésité**. Elle est recommandée comme reminéralisant en cas d'**ostéoporose** ou de **fracture osseuse**, et intervient dans le traitement de la **spasmophilie**.
En usage externe, elle s'utilise comme cicatrisant hémostatique et pour lutter contre la cellulite.

PRÉCAUTIONS D'EMPLOI
À ce jour, la prêle est totalement dépourvue de toxicité et d'effets secondaires.

Autre nom : queue-de-cheval

Cette plante des terrains sablonneux est présente partout dans le monde, sauf en Australie. Elle possède une tige fertile qui se fane pour laisser place à des tiges stériles, plus hautes. À chaque nœud, la prêle porte de petites feuilles triangulaires, soudées en verticilles terminés par un épi fructifère. Il ne faut pas la confondre avec la prêle des marais, *Equisetum palustre*, toxique.

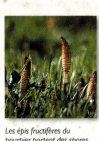
Les épis fructifères du pourpier portent des spores.

■ PARTIES UTILISÉES
La **tige stérile**. Elle est cueillie de juin à août, sur des plants dépourvus de taches brunes, révélatrices de parasites. Une fois séchée, la tige n'est utilisable que si elle reste verte. La prêle s'emploie surtout sous forme de poudre et dans des préparations à base de plante fraîche ; mais elle est aussi employée en poudre, en extrait fluide ou sec et en teinture-mère. La plante sèche se consomme en infusion ou en macération.

■ COMPOSANTS
La tige de la prêle contient des matières minérales, dont la silice (silicates et silicium organique), des glucosides flavoniques, des acides organiques et de la nicotine.

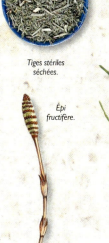
Tiges stériles séchées.
Épi fructifère.
Tige fertile.
Tige stérile.

Selon la phytothérapie française, la prêle aurait une action bénéfique sur la structure osseuse, permettant de prévenir l'ostéoporose et de favoriser la cicatrisation des fractures. Cette activité serait liée à sa concentration en silice. L'extrait de prêle peut s'employer en application locale pour traiter la perte des cheveux grâce à l'effet de certains de ses composants sur la circulation sanguine.

UTILISATIONS

USAGE INTERNE
Problèmes rénaux, rhumatismes, obésité, ostéoporose, fracture osseuse, spasmophilie
INFUSION : 2 à 4 g de plante sèche pour 20 cl d'eau bouillante. Laisser infuser de 10 à 15 min. 3 tasses par jour.
MACÉRATION À FROID : 2 à 4 g de plante sèche pour 20 cl d'eau froide. Laisser macérer 12 h, filtrer. Boire en 2 fois dans la journée.
POUDRE : 2 g, 3 fois par jour.
EXTRAIT FLUIDE : 25 gouttes dans un verre d'eau, 4 fois par jour.

Si les symptômes persistent, consulter le médecin.

LA SANTÉ PAR LES PLANTES

Prunier d'Afrique

Pygeum africanum
Rosacées

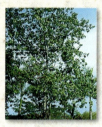

Le prunier d'Afrique pousse dans plusieurs pays de ce continent, entre 1 000 et 2 500 m d'altitude.

Le prunier d'Afrique peut atteindre 30 m de haut, et son tronc, 1 m de diamètre. Il porte des feuilles persistantes, épaisses et coriaces. Les fleurs sont petites, blanches, réunies en grappes par groupes de cinq. Elles possèdent un pédoncule rouge. Le fruit est un akène globuleux, rouge à maturité. Exposé au soleil, le bois de l'arbre devient rouge vif. L'écorce, fibreuse, va du rouge au brun foncé.

PROPRIÉTÉS VALIDÉES

Les études pharmacologiques mettent en évidence une activité antiœdémateuse, une augmentation de l'élasticité vésicale, une stimulation de la sécrétion prostatique et des modifications des cellules glandulaires. Chez le rat, l'extrait réduit le poids de la prostate tout en stimulant son activité. Administré préventivement, il permet d'inhiber la formation de kystes. Il semble également avoir un effet protecteur sur les testicules et les vésicules séminales. Enfin, il diminue les concentrations plasmatiques en testostérone.
Les essais cliniques montrent une activité contre la polyurie nocturne et les symptômes de l'hypertrophie bénigne de la prostate. L'extrait aurait aussi un effet hypolipidémiant.

INDICATIONS USUELLES

Les infusions de feuilles ou d'écorce sont utilisées en Afrique comme antipyrétique, dans le traitement du paludisme et comme émollient contre les gastrites. En phytothérapie, on prescrit l'écorce contre l'**hypertrophie bénigne** et les **troubles de la prostate**.

PRÉCAUTIONS D'EMPLOI

Quelques effets indésirables dus à l'extrait de prunier d'Afrique ont été recensés : troubles digestifs, nausées, constipation ou diarrhée. Cet extrait est déconseillé aux hypertendus, aux enfants et aux femmes enceintes.

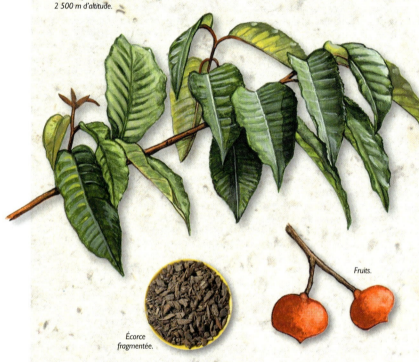

Écorce fragmentée.
Fruits.

■ **PARTIES UTILISÉES**
L'**écorce** et les **feuilles**. À l'aide d'un solvant organique, on obtient à partir de l'écorce du prunier d'Afrique un extrait lipidostérolique utilisé sous une forme lyophilisée. L'écorce dégage par ailleurs une faible odeur d'acide cyanhydrique. Elle est aussi employée, comme les feuilles, en infusion par la médecine traditionnelle africaine.

■ **COMPOSANTS**
L'extrait renferme une fraction lipidique (62 % d'acides gras), des phytostérols (11 % de bêtasitostérol et de campestérol), des acides triterpéniques pentacycliques (6 % d'acide ursolique et d'acide oléanolique...). On y trouve enfin des alcanols linéaires (n-tétracosanol et n-docosanol).

Originaire des montagnes d'Afrique centrale, *Pygeum africanum* fournit un bois d'œuvre d'excellente qualité. Son exploitation à des fins médicinales remonte à 1967, date du dépôt d'un brevet pour l'autorisation d'un médicament contre l'hyperplasie bénigne de la prostate. Cependant, le prunier d'Afrique n'est toujours pas inscrit à la Pharmacopée française.

UTILISATIONS

USAGE INTERNE
Hypertrophie bénigne et troubles de la prostate
EXTRAIT LYOPHILISÉ D'ÉCORCE CONTENANT 13 % DE STÉROLS : 100 à 200 mg par jour en 2 prises, au moment des repas.

Si les symptômes persistent, consulter le médecin.

LES PLANTES DE A À Z

Psyllium
Plantago afra (P. psyllium)
Plantaginacées

PROPRIÉTÉS VALIDÉES
Aucune étude approfondie n'a été menée sur le psyllium. Cependant, il est établi d'une manière générale que les mucilages exercent un effet protecteur sur la muqueuse intestinale et favorisent la rétention d'eau.

INDICATIONS USUELLES
Le psyllium est utilisé comme laxatif doux dans le traitement des symptômes de la **constipation.** Il agit également sur les **douleurs intestinales** d'origine digestive.

PRÉCAUTIONS D'EMPLOI
Comme tous les laxatifs, le psyllium doit faire l'objet d'un traitement de courte durée, accompagné d'une alimentation riche en fibres, d'une quantité d'eau importante (particulièrement chez les personnes âgées) et d'une activité physique. Le psyllium est déconseillé en cas d'occlusion intestinale ou de douleurs abdominales sans cause établie, de fécalome (rétention importante de matières fécales) ou de certaines maladies de l'intestin et du côlon.

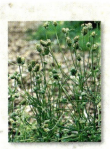
Les petites fleurs blanchâtres du psyllium sont portées par des tiges grêles.

Autres noms : herbe-aux-puces, pucier

Le psyllium est une variété de plantain des régions méditerranéennes sablonneuses. Cette herbe annuelle de petite taille possède des tiges dressées à feuilles opposées ou verticillées. Les inflorescences sont des épis grêles, à bractées courtes. Le fruit est une capsule et renferme des graines brunes, luisantes, ovoïdes, ressemblant à des puces (*psulla* en latin), d'où son nom.

■ **PARTIES UTILISÉES**
Les **graines.** Cueillies à maturité, les capsules sont séchées au soleil, puis on en extrait les graines par battage au fléau. Le psyllium est cultivé en Provence, en Italie, en Espagne et au Maroc. Il s'utilise au naturel et sous forme de spécialités à base de graines ou de poudre de graines.

■ **COMPOSANTS**
La graine de psyllium renferme des matières dites de réserve, lipides et stérols, un iridoïde (aucuboside) et, surtout, un mucilage de type acide (10 à 35 %).

La richesse en mucilages des graines de psyllium et leur teneur réduite en iridoïdes en font un laxatif efficace. Mieux vaut recourir, dans un premier temps, à ce traitement mécanique plutôt qu'à des produits laxatifs stimulants et irritants. Et, surtout, il faut éviter d'associer plusieurs produits laxatifs.

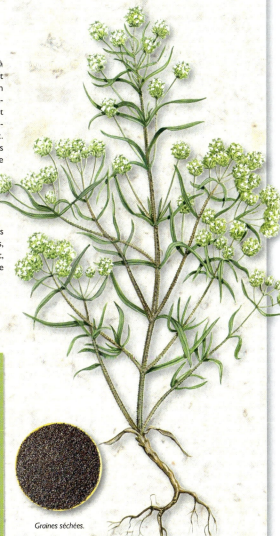
Graines séchées.

UTILISATIONS

USAGE INTERNE
Constipation, douleurs intestinales
GRAINES (en sachets) : 1 à 2 cuill. à soupe, le soir, avec un demi-verre d'eau.
POUDRE (effervescente ou non) : 1 sachet 1 à 3 fois par jour dans un grand verre d'eau, avant les repas.

Si les symptômes persistent, consulter le médecin

LA SANTÉ PAR LES PLANTES

Quinquina rouge
Cinchona succirubra
Rubiacées

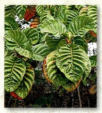

Originaire d'Amérique du Sud, le quinquina fait l'objet de cultures en Indonésie.

Autres noms : quina, poudre des Jésuites

Arbre des climats tropicaux de plus 20 m de haut, le quinquina rouge porte de longues feuilles, opposées, elliptiques, légèrement rougeâtres sur la face inférieure. Les fleurs, rose clair, ont une corolle tubulaire. Le côté externe de l'écorce du tronc varie du gris au gris-brun, avec de nombreuses taches claires, le côté interne, du brun rougeâtre au jaune fauve.

■ PARTIES UTILISÉES
L'**écorce**. Elle est récoltée en automne, à partir de la sixième année après la plantation, séchée, fragmentée et utilisée sous forme de poudre, de décoction, d'extrait sec, de teinture ou de vin médicinal.

■ COMPOSANTS
L'écorce de quinquina est riche en alcaloïdes (de 5 à 15 %), principalement quinine (de 30 à 60 %), quinidine et leurs dérivés déméthoxylés. Elle a une teneur élevée en tanins catéchiques (8 %) et contient des principes amers triterpéniques (quinovosides et acide quinovique).

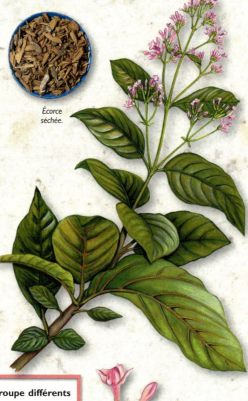

Écorce séchée.

Fleurs.

Écorce.

Le genre *Cinchona* regroupe différents arbres dont l'écorce est nommée quinquina. Si *C. succirubra* donne le quinquina rouge, aux propriétés anti-infectieuses, *C. officinalis* fournit le quinquina gris, employé pour confectionner des liqueurs. Mais c'est à partir du quinquina jaune, provenant de *C. calisaya*, et surtout du quinquina de Ledger, issu de *C. ledgeriana*, que l'on extrait deux molécules de première importance en thérapeutique : la quinine, qui permet de lutter contre le paludisme, et la quinidine, médicament de la prévention de l'arythmie cardiaque.

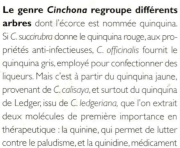

PROPRIÉTÉS VALIDÉES
L'écorce de quinquina rouge est un tonique amer, qui stimule les sécrétions gastriques et l'appétit. Elle exerce une action anti-infectieuse et, grâce à sa teneur en tanins, un effet astringent. Par ailleurs, la quinine et la quinidine (présentes dans le quinquina rouge mais extraites d'autres espèces de quinquinas) combattent respectivement les fièvres paludéennes et les irrégularités du rythme cardiaque.

INDICATIONS USUELLES
Le quinquina s'utilise en cas d'**inappétence**, d'**asthénie** et de **troubles digestifs**. Il combat les **états fébriles** et s'emploie comme anti-infectieux pour traiter les **affections grippales**. En usage externe, l'écorce, à effet astringent, soigne les **escarres** et les **plaies atones** (c'est-à-dire stabilisées). Le quinquina est souvent associé à d'autres plantes fébrifuges, comme la reine-des-prés et le saule blanc.

PRÉCAUTIONS D'EMPLOI
Il faut éviter de prendre du quinquina en même temps que des anticoagulants, car il potentialise leur action. Les préparations au quinquina sont contre-indiquées pendant la grossesse et en cas d'hypersensibilité à la quinine et à la quinidine.

UTILISATIONS

USAGE INTERNE
Inappétence, asthénie, troubles digestifs
TEINTURE : de 2 à 4 g dans un verre d'eau, 2 à 4 fois par jour.
VIN MÉDICINAL : 1 à 2 cuill. à soupe, 3 fois par jour.
États fébriles, affections grippales
DÉCOCTION : 0,5 g d'écorce finement coupée pour 1 tasse d'eau. Laisser bouillir 2 à 3 min. Laisser infuser 10 min, sucrer légèrement. 2 ou 3 tasses par jour, 30 min avant les repas.
GÉLULES DOSÉES À 150 MG D'EXTRAIT SEC : 2 ou 3 par jour.

USAGE EXTERNE
Escarres, plaies atones
DÉCOCTION : 30 g d'écorce hachée pour 1 litre d'eau. En lavages, 1 ou 2 fois par jour.

Si les symptômes persistent, consulter le médecin

LES PLANTES DE A À Z

Radis noir
Raphanus sativus var. niger
Brassicacées

PROPRIÉTÉS VALIDÉES
Le radis noir a des propriétés cholagogues, c'est-à-dire qu'il augmente la quantité et la fluidité de la bile. Il a une activité antispasmodique sur les muscles lisses des voies biliaires et stimule les contractions intestinales, d'où son action laxative. Grâce à la raphanine contenue dans son huile essentielle, c'est aussi un antibactérien.

INDICATIONS USUELLES
Le radis noir est prescrit pour traiter les **troubles du flux biliaire** et la **constipation**. En favorisant la circulation de la bile, il prévient l'apparition des calculs biliaires.

PRÉCAUTIONS D'EMPLOI
Efficace pour éviter les calculs biliaires, le radis noir est en revanche contre-indiqué en cas de présence de ces mêmes calculs et d'obstruction des voies biliaires. Il peut avoir certains effets secondaires (irritation de la muqueuse gastrique, aigreurs d'estomac, diarrhées). Les composés soufrés de son huile essentielle pourraient parfois entraîner une inflammation de la thyroïde.

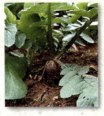

Les feuilles et la racine du radis noir dégagent une odeur sulfurée et piquante.

Autres noms : raifort des Parisiens, gros raifort noir

Cette plante potagère est une herbacée bisannuelle aux feuilles alternes, rudes au toucher, qui peut atteindre 80 cm de haut. La racine pivotante est charnue. Elle est noire à l'extérieur et sa chair est blanche. Les fleurs, blanches ou rosées, à 4 pétales, sont réunies en grappes. Le fruit, court, renflé et spongieux, est une silique.

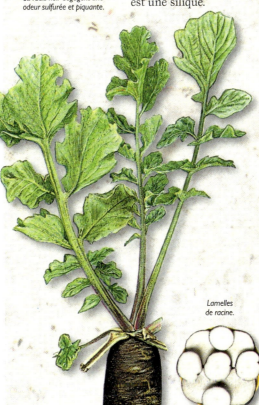

Lamelles de racine.

■ PARTIES UTILISÉES
La **racine.** Elle est prélevée à l'automne, quand la plante a emmagasiné le maximum de matières actives. Elle est utilisée ensuite sous forme d'extrait liquide ou d'extrait sec (gélules).

■ COMPOSANTS
Le radis noir contient une huile essentielle riche en principes odorants soufrés appelés glucosinolates, en isothiocyanate de sulforaphène et en raphanine ; ces derniers donnent au radis noir ses propriétés antiseptiques et antibactériennes. Elle contient aussi de la vitamine C, des provitamines du groupe B et des minéraux (calcium et arsenic), ainsi que des sucres (glucides).

Comme le cresson, le chou et le navet, le radis noir est riche en glucosinolates et isothiocyanates, composés soufrés capables d'inhiber, en laboratoire, le développement des cancers. Des études ont montré que la consommation de légumes renfermant des isothiocyanates semblait corrélée avec une moindre incidence de cancers.

UTILISATIONS

USAGE INTERNE
Troubles du flux biliaire, constipation
JUS DE RACINES FRAÎCHES : 1 cuill. à soupe de jus dilué dans un verre d'eau, 3 fois par jour.
GÉLULES DOSÉES À 100 MG D'EXTRAIT SEC : 2 le matin à jeun.

Si les symptômes persistent, consulter le médecin.

Raifort

Armoracia rusticana
Brassicacées

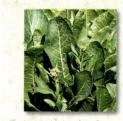
Les pétioles du raifort ressemblent à ceux de l'oseille.

Autres noms: cranson rustique, moutarde des Capucins, moutarde des Allemands, moutardelle, cran de Bretagne, cran des Anglais, herbe-aux-cuillers, herbe-au-scorbut

Plante vivace de 30 à 90 cm de haut, le raifort est originaire d'Europe septentrionale. Sa tige à plusieurs rameaux porte d'amples feuilles et s'achève par des fleurs blanches, en forme d'épis. Les fruits sont de courtes siliques rondes et gonflées. La racine, épaisse et charnue, est de couleur blanche, brune à l'extérieur.

■ PARTIES UTILISÉES

La **racine**. Généralement récoltée à l'automne, elle mesure parfois plusieurs dizaines de centimètres. On la retrouve sous forme d'extraits et de teinture, rarement utilisés. Elle entre dans la composition de spécialités pharmaceutiques et est aussi employée en cuisine. Sa saveur est âcre et piquante.

■ COMPOSANTS

Le raifort contient une huile essentielle riche en principes odorants du groupe des glucosinolates, qui, par hydrolyse (une réaction avec l'eau), donnent naissance à de nombreux principes actifs soufrés, notamment allyle-sénévols et isothiocyanate d'allyle. Le raifort contient deux fois plus de vitamine C que le citron, des vitamines du groupe B et des sels minéraux (potassium, calcium, fer, phosphore…).

Fragments de racine séchée.

Racine.

Si les jardiniers bio l'emploient aujourd'hui contre la moniliose et la fonte des semis, le raifort fut longtemps utilisé en cuisine comme épice; ainsi, dans les pays d'Europe de l'Est, il reste un condiment largement consommé à la place de la moutarde. Déjà connu des Romains pour ses vertus médicinales, le raifort était utilisé au Moyen Âge en cataplasmes pour soigner les rhumatismes. Les marins au long cours avaient coutume d'en emporter en grandes quantités pour se protéger du scorbut.

PROPRIÉTÉS VALIDÉES

Grâce à la présence d'huile essentielle à dérivés soufrés, le raifort a des vertus digestives et dépuratives.
Sa forte teneur en vitamine C le rend efficace dans le traitement du scorbut.
En outre, il possède des propriétés rubéfiantes, c'est-à-dire qu'il provoque un échauffement passager de la peau et des muqueuses.

INDICATIONS USUELLES

Même s'il est de moins en moins prescrit, le raifort est traditionnellement utilisé pour stimuler et faciliter la digestion : il rend en effet les mets gras (graisses animales et végétales) plus digestes. Il est également employé dans les cas de toux et de bronchite, car il fluidifie les sécrétions.

PRÉCAUTIONS D'EMPLOI

Éviter d'utiliser le jus de raifort pur ainsi que la teinture-mère ou les extraits. L'action rubéfiante de la plante pouvant parfois provoquer un afflux sanguin et des inflammations, on évitera de la donner aux enfants et aux sujets sensibles. L'huile essentielle peut entraîner, au contact de la peau, des rougeurs et des irritations importantes.

UTILISATIONS

Il existe de nombreuses spécialités pharmaceutiques contenant du raifort (sirops en cas de toux ou de bronchite, notamment). Mais l'utilisation médicinale du jus de raifort pur ne doit se faire que sur prescription médicale.

Réglisse
Glycyrrhiza glabra
Fabacées

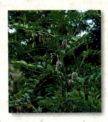

La réglisse est originaire d'Europe méridionale et d'Orient.

Autres noms : régalisse, bois doux, bois sucré

Cet arbrisseau vivace d'environ 1 m de haut possède des feuilles alternes composées de 7 à 17 paires de folioles, d'un vert vif. Les fleurs, petites, se présentent en grappes d'une couleur variant du bleu pâle au lilas. Les rhizomes, parfois très étendus, forment des rejets épais et allongés. Le fruit est une gousse aplatie et bosselée, longue de 1,5 à 2,5 cm, qui renferme jusqu'à 5 graines brunâtres.

PROPRIÉTÉS VALIDÉES

Grâce à sa teneur en glycyrrhizine et en acide glycyrrhétinique, la réglisse intervient dans le traitement des ulcères gastriques et des inflammations, agit comme expectorant et antitussif, stimule les défenses immunitaires et aide à lutter contre la plaque dentaire et les caries. Dotée d'une légère activité œstrogène, la plante permet aussi, grâce à ses flavonoïdes, de protéger les cellules du foie et de s'opposer à l'action des radicaux libres. Elle sert, enfin, d'antispasmodique.

INDICATIONS USUELLES

La racine de réglisse est utilisée pour traiter divers **troubles digestifs** (ballonnement épigastrique, digestion lente, eructations, flatulences). Elle calme la toux (sèche, exclusivement), apaise les douleurs liées aux affections de la bouche et du pharynx, et sert d'adjuvant dans le traitement de l'ulcère gastrique ou de la gastrite.

PRÉCAUTIONS D'EMPLOI

Un traitement à la réglisse doit s'accompagner d'un régime alimentaire pauvre en sel et ne jamais dépasser 4 à 6 semaines. La dose journalière maximale est fixée à 100 mg de glycyrrhizine. Attention donc à ne pas faire une consommation excessive de boissons ou de friandises à la réglisse. Par ailleurs, son usage est contre-indiqué en cas d'hypertension, d'insuffisance cardiaque (prise de digitaliques), de grossesse ou de pathologies impliquant une difficile élimination du sel (l'insuffisance hépatique, par exemple).

■ PARTIES UTILISÉES

La **racine**. La récolte s'effectue sur des plants âgés de 3 ans, en octobre. Elle peut être délicate en raison de la présence de stolons pouvant atteindre 2 m de long et qu'il ne faut pas abîmer. Une fois lavées, les racines sont séchées au soleil. Elles ne se conservent pas plus de 3 ans. Elles se présentent en tronçons bruts ou hachés, en poudre (infusions, macérations) ou sous forme de suc.

■ COMPOSANTS

La racine contient 10 % de polysaccharides (glucides), des coumarines, un faible taux de phytostérols (œstriol notamment), des flavonoïdes (0,5 à 2 %), des saponosides (2 à 15 %) – surtout de la glycyrrhizine dont l'hydrolyse donne l'acide glycyrrhétinique – et des traces d'huile essentielle responsable de l'arôme de la plante.

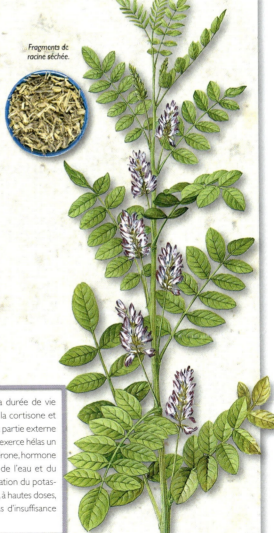

Fragments de racine séchée.

> **La réglisse** augmente la durée de vie des hormones, telles que la cortisone et le cortisol, sécrétées par la partie externe de la glande surrénale. Elle exerce hélas un effet identique sur l'aldostérone, hormone qui favorise la rétention de l'eau et du sodium, et empêche la fixation du potassium. Elle est donc toxique, à hautes doses, en particulier dans les cas d'insuffisance cardiaque et hépatique.

UTILISATIONS

USAGE INTERNE
Troubles digestifs
DÉCOCTION : 1 à 1,5 g de racine mondée pour 1 tasse d'eau froide. Porter à ébullition et laisser bouillir pendant 10 min à 15 min. 2 tasses par jour au moment des repas, 1 mois sur 2.
AUTRES FORMES ET AUTRES INDICATIONS : uniquement sur prescription médicale.

Si les symptômes persistent, consulter le médecin.

La Santé par les plantes

Reine-des-prés
Filipendula ulmaria (Spiraea ulmaria)
Rosacées

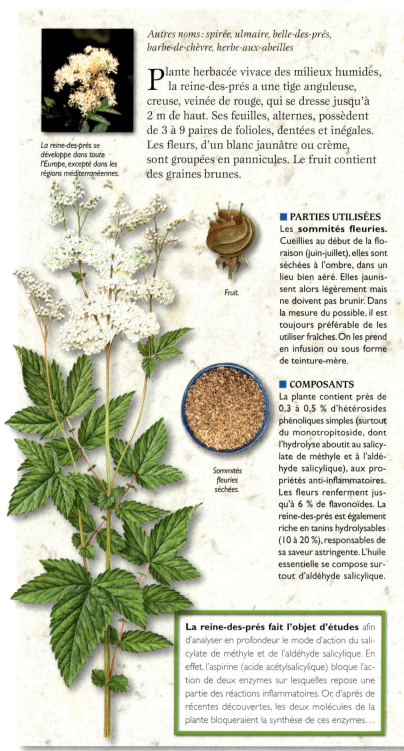

La reine-des-prés se développe dans toute l'Europe, excepté dans les régions méditerranéennes.

Autres noms : spirée, ulmaire, belle-des-prés, barbe-de-chèvre, herbe-aux-abeilles

Plante herbacée vivace des milieux humides, la reine-des-prés a une tige anguleuse, creuse, veinée de rouge, qui se dresse jusqu'à 2 m de haut. Ses feuilles, alternes, possèdent de 3 à 9 paires de folioles, dentées et inégales. Les fleurs, d'un blanc jaunâtre ou crème, sont groupées en panicules. Le fruit contient des graines brunes.

Fruit.

Sommités fleuries séchées.

■ PARTIES UTILISÉES
Les **sommités fleuries**. Cueillies au début de la floraison (juin-juillet), elles sont séchées à l'ombre, dans un lieu bien aéré. Elles jaunissent alors légèrement mais ne doivent pas brunir. Dans la mesure du possible, il est toujours préférable de les utiliser fraîches. On les prend en infusion ou sous forme de teinture-mère.

■ COMPOSANTS
La plante contient près de 0,3 à 0,5 % d'hétérosides phénoliques simples (surtout du monotropitoside, dont l'hydrolyse aboutit au salicylate de méthyle et à l'aldéhyde salicylique), aux propriétés anti-inflammatoires. Les fleurs renferment jusqu'à 6 % de flavonoïdes. La reine-des-prés est également riche en tanins hydrolysables (10 à 20 %), responsables de sa saveur astringente. L'huile essentielle se compose surtout d'aldéhyde salicylique.

La reine-des-prés fait l'objet d'études afin d'analyser en profondeur le mode d'action du salicylate de méthyle et de l'aldéhyde salicylique. En effet, l'aspirine (acide acétylsalicylique) bloque l'action de deux enzymes sur lesquelles repose une partie des réactions inflammatoires. Or, d'après de récentes découvertes, les deux molécules de la plante bloqueraient la synthèse de ces enzymes...

PROPRIÉTÉS VALIDÉES
Anti-inflammatoire grâce à ses dérivés salicylés, la reine-des-prés agit aussi comme stimulant de la transpiration. Les flavonoïdes lui octroient des propriétés antispasmodiques et, par leur action conjuguée avec les hétérosides phénoliques, lui permettent de faciliter l'évacuation de la bile. Toujours grâce à ses flavonoïdes, mais surtout à sa richesse en sels potassiques, elle s'avère être un diurétique efficace. Enfin, elle doit ses vertus astringentes et cicatrisantes à ses tanins.

INDICATIONS USUELLES
Préconisée pour traiter les **états grippaux** et la fièvre, soulager les **maux de tête** et de dents, la plante apaise aussi les **douleurs articulaires** mineures des **rhumatismes** et de la goutte. Elle est souvent prescrite pour faciliter les fonctions d'élimination urinaire dans l'**obésité**. Elle aide également à la cicatrisation des **plaies** et des **ulcères**.

PRÉCAUTIONS D'EMPLOI
Bien que non toxique, la reine-des-prés, plante à principes salicylés, est contre-indiquée en cas d'allergie ou d'intolérance à l'aspirine.

UTILISATIONS

USAGE INTERNE
États grippaux, maux de tête, rhumatismes, obésité
INFUSION : 1 cuill. à soupe de sommités séchées pour 1 tasse d'eau à peine frémissante (au-dessus de 90°, les salicylates s'éliminent), laisser infuser 10 min. 3 ou 4 tasses par jour (la première à jeun).
TEINTURE-MÈRE : 40 gouttes dans un verre d'eau, 3 ou 4 fois par jour.

USAGE EXTERNE
Douleurs articulaires
COMPRESSES : imbiber un linge d'infusion (voir ci-dessus) et appliquer 3 ou 4 fois par jour.
Plaies, ulcères
COMPRESSES : faire une décoction avec 40 à 50 g de sommités séchées pour 50 cl d'eau, laisser frémir 20 min. Imbiber un linge, appliquer 3 ou 4 fois par jour.

Si les symptômes persistent, consulter le médecin.

LES PLANTES DE A À Z

Rhubarbe de Chine

Rheum palmatum
Polygonacées

PROPRIÉTÉS VALIDÉES

Selon les doses consommées, les parties souterraines de la rhubarbe de Chine sont soit laxatives, soit purgatives. Les principes actifs sont transformés en formes actives à leur arrivée dans le côlon. De nombreuses observations chez l'homme ont mis en évidence les propriétés laxatives de la plante, dues à une action sur l'absorption de l'eau et des électrolytes, ainsi qu'à une stimulation des muscles intestinaux.

INDICATIONS USUELLES

La rhubarbe est extrêmement efficace pour traiter les symptômes de la constipation occasionnelle. Mais il faut respecter dans tous les cas la prescription médicale.

PRÉCAUTIONS D'EMPLOI

La rhubarbe de Chine est totalement déconseillée sans avis médical.
Les précautions d'emploi sont multiples : il faut limiter le nombre de laxatifs pris en association ; la période d'utilisation est limitée à 8 ou 10 jours ; l'administration est contre-indiquée chez l'enfant de moins de 10 ans, déconseillée entre 10 et 15 ans ainsi qu'en cas de grossesse ou d'allaitement.
Des mesures d'hygiène et de diététique doivent être associées au traitement.
Attention : plusieurs effets secondaires en cas d'utilisation prolongée ont été décrits. Il peut se développer une sorte de dépendance et une affection appelée maladie des laxatifs, qui entraîne une colite avec diarrhées et douleurs abdominales, mélanose (pigmentation) du côlon et du rectum, et des troubles électrolytiques accompagnés d'une baisse du potassium sanguin.

UTILISATIONS

La rhubarbe de Chine se prend exclusivement sur prescription médicale. Attention : il existe dans le commerce de nombreuses préparations qui ne sont pas munies d'une autorisation de mise sur le marché (AMM) ; elles sont à proscrire, ainsi que les formes en vrac.

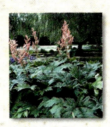

La rhubarbe de Chine aime la proximité de l'eau. Les fleurs apparaissent en juillet-août.

Autre nom : rhubarbe médicinale

Grande plante herbacée, la rhubarbe de Chine présente de larges feuilles découpées, réunies en bouquets, qui possèdent un pétiole très charnu. Le rhizome est épais et volumineux. Les petites fleurs, blanches, verdâtres ou rougeâtres, sont regroupées en un large panicule. Le fruit est un akène à 3 ailes.

■ PARTIES UTILISÉES

Le **rhizome**. Il est prélevé en automne, puis séché. La rhubarbe se cultive en Europe occidentale mais, généralement, le rhizome provient de Chine et de Corée et se présente en fragments recouverts d'une poudre jaune-brun, dont l'odeur aromatique est caractéristique. Le rhizome de la rhubarbe de Chine est utilisé en infusion et en poudre.

■ COMPOSANTS

Les principes actifs sont des dérivés anthracéniques (2 à 5 %) constitués en majorité, dans le rhizome séché, d'hétérosides d'anthraquinones (formes oxydées).

Préconisée par la médecine chinoise pour « éliminer la chaleur », la rhubarbe dite de Chine ne doit pas être confondue avec le rhapontic ou rhubarbe des jardins, parfois appelé rhubarbe en France. Les pétioles du rhapontic, dont on fait de délicieuses compotes et confitures, renfermant une certaine quantité d'oxalate, une consommation excessive peut être irritante pour les reins.

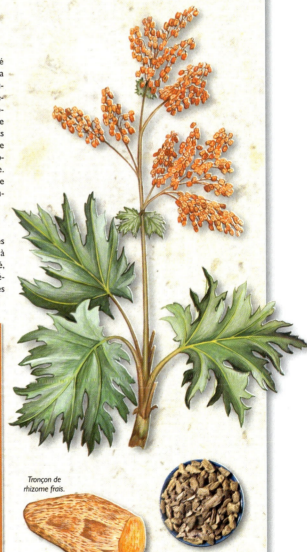

Tronçon de rhizome frais.

Fragments de rhizome séché.

LA SANTÉ PAR LES PLANTES

Romarin
Rosmarinus officinalis
Lamiacées

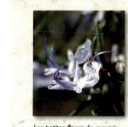
Les petites fleurs du romarin sont bleu pâle ou mauve, tachetées de violet.

Autres noms : herbe-aux-couronnes, rosée de mer, rose marine, romarin des troubadours, bouquet-de-la-Vierge

Arbrisseau aromatique touffu et rameux, d'environ 1 m de haut, le romarin – commun dans tout le bassin méditerranéen –, possède des feuilles persistantes opposées, étroites, presque en forme d'aiguille, blanches et duveteuses sur la face inférieure. Les fleurs, qui apparaissent en mai-juin, sont disposées en épis vers le sommet des rameaux.

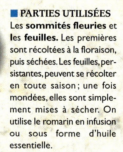
Feuilles séchées.
Fleur.

■ PARTIES UTILISÉES
Les **sommités fleuries** et **les feuilles**. Les premières sont récoltées à la floraison, puis séchées. Les feuilles, persistantes, peuvent se récolter en toute saison ; une fois mondées, elles sont simplement mises à sécher. On utilise le romarin en infusion ou sous forme d'huile essentielle.

■ COMPOSANTS
Le romarin est riche en principes actifs. Il contient des flavonoïdes (diosmétine, genkwanine), des acides phénols, notamment l'acide rosmarinique (2 à 3 %), des diterpènes phénoliques tricycliques (acide carnosolique, rosmadial, carnosol) et des phytostérols. Son huile essentielle (1 à 2,5 %) renferme du cinéole, du camphre, du camphène, de la verbénone et de l'alphapinène.

> **Les propriétés immunostimulantes** de la plante tout comme son action sur la fonction hépato-biliaire et sur le système nerveux central devraient lui valoir une place de choix dans la pharmacopée et le statut de plante adaptogène, c'est-à-dire qui aide le corps à résister et les organes à mieux fonctionner. Ce n'est pas encore le cas, peut-être parce que le romarin est une plante trop familière à nos yeux pour être vraiment prise au sérieux…

PROPRIÉTÉS VALIDÉES
La puissance des composants du romarin (huile essentielle, acide rosmarinique, flavonoïdes…) lui confère des propriétés stimulantes, en particulier sur le fonctionnement de la vésicule biliaire. Par ailleurs, la plante favorise l'élimination des éléments toxiques du foie. Elle a également des vertus diurétiques, expectorantes et anti-inflammatoires. Douée de propriétés spasmolytiques, elle calme les spasmes d'origine digestive. Grâce à l'action de ses nombreux polyphénols, elle exerce aussi une importante activité antioxydante.

INDICATIONS USUELLES
Le romarin est prescrit dans le soin des troubles digestifs liés à une insuffisance de la fonction biliaire : **dyspepsie, crampes, ballonnements, constipation**. Il peut être utilisé dans les **infections bronchiques et ORL** (grippe, bronchite…) et il est recommandé en cas de grande fatigue. En usage externe, il apaise les **douleurs rhumatismales** et inflammatoires.

PRÉCAUTIONS D'EMPLOI
L'huile essentielle de romarin est déconseillée en usage interne et contre-indiquée chez l'enfant et la femme enceinte.

UTILISATIONS

USAGE INTERNE
Dyspepsie, crampes, ballonnements, constipation
INFUSION : 1 cuill. à café de plante séchée pour 1 tasse d'eau bouillante. Laisser infuser 10 min. 3 tasses par jour après les repas.
Infections bronchiques et ORL
INFUSION : 2 cuill. à café de plante séchée pour 1 tasse d'eau bouillante. Laisser infuser 10 min. 3 tasses par jour.

USAGE EXTERNE
Rhumatismes
INFUSION : 50 g pour 1 litre d'eau. Laisser infuser 30 min puis ajouter à l'eau du bain.
HUILE ESSENTIELLE DILUÉE À 5 % DANS UNE HUILE À NOYAUX : en frictions sur les zones articulaires douloureuses.

Si les symptômes persistent, consulter le médecin.

Ronce

Rubus fructicosus
Rosacées

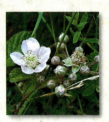

Les fleurs de la ronce, blanches ou rosées, ressemblent à de petites roses simples.

Autres noms : mûrier sauvage, mûrier des haies, mûrier de renard, catimuron, aronce, éronce

Plante vivace, ligneuse, à longues tiges flexibles munies d'aiguillons, la ronce se rencontre dans les haies et les sous-bois. Ses feuilles sont divisées en folioles ovales et dentées, avec une nervure médiane couverte de fines épines. Les fleurs sont disposées en grappes terminales. Le fruit, la mûre, est composé, globuleux, noir à maturité.

PROPRIÉTÉS VALIDÉES

Sa richesse en tanins confère à la ronce des vertus astringentes. La plante a une action protectrice des vaisseaux capillaires. Elle possède également des propriétés antibactériennes.

INDICATIONS USUELLES

En usage interne, les feuilles de ronce sont prescrites dans le traitement de la **diarrhée légère**.

En usage externe, elles s'emploient comme antiseptique en cas d'**ulcérations de la gorge**, d'**aphtes**, de **stomatite** et de **gingivite**, et aussi pour panser les **ulcères atones** (stabilisés) et les **plaies rebelles**. Dans ces indications, la ronce peut être associée à l'aigremoine, à l'hamamélis et au caroubier.

PRÉCAUTIONS D'EMPLOI

À ce jour, les feuilles de ronce ne présentent pas d'effets indésirables lorsqu'elles sont utilisées aux doses thérapeutiques.

■ PARTIES UTILISÉES

Les **feuilles**. La récolte s'effectue au printemps, avant la floraison. Les feuilles, choisies de préférence jeunes, fines et tendres, sont séchées puis fragmentées. Elles s'utilisent en infusion ou en décoction. Dans certains cas, en usage externe, on les emploie fraîches.

■ COMPOSANTS

La feuille de ronce est riche en tanins (de 5 à 14 % de gallotanins et d'ellagitanins) aux propriétés astringentes. Elle contient également des acides organiques, notamment citrique et isocitrique, des triterpènes pentacycliques et des flavonoïdes.

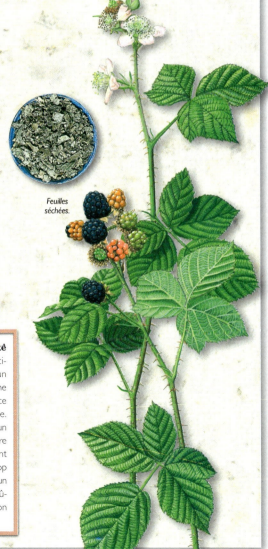

Feuilles séchées.

> **Connue dans l'Antiquité** pour ses propriétés médicinales, la ronce a plus d'un emploi. Dotées d'un arôme plaisant, les baies de la ronce ont une saveur astringente. Elles servent à préparer un breuvage voisin du thé, à faire des confitures et entrent dans la composition du sirop de mûre. Elles constituent un succédané des fruits du mûrier noir pour la préparation du suc de mûre officinal.

UTILISATIONS

USAGE INTERNE
Diarrhée légère
INFUSION : 1,5 g de feuilles séchées pour 1 tasse d'eau bouillante. Laisser infuser 10 min. 3 tasses par jour entre les repas.

USAGE EXTERNE
Ulcérations de la gorge, aphtes, stomatite, gingivite
BAINS DE BOUCHE, GARGARISMES : faire une décoction avec 10 g de feuilles séchées pour 10 cl d'eau. Faire bouillir 2 à 3 min ; laisser infuser 15 min, sucrer au miel. 2 bains de bouche ou gargarismes par jour.
Ulcères atones, plaies rebelles
COMPRESSES : imbiber un linge de décoction (voir ci-dessus). Appliquer 1 ou 2 fois par jour.

Si les symptômes persistent, consulter le médecin.

LA SANTÉ PAR LES PLANTES

Safran

Crocus sativus
Iridacées

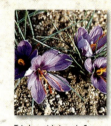

Tubuleuse à la base, la fleur du safran s'élargit en une cloche dressée violette.

Autres noms : safran du Gâtinais, safran d'automne

Originaire d'Orient, le safran est une petite plante à bulbe cultivée pour ses qualités aromatiques. En septembre-octobre éclosent 1 ou 2 fleurs violettes entourées de 2 bractées membraneuses. Le style s'épanouit en 3 stigmates rouge orangé, élargis en cornets aussi longs que les pétales. Les feuilles linéaires, vert clair, apparaissent lorsque les fleurs sont déjà écloses.

Stigmates séchés.

Stigmate.

Style.

■ PARTIES UTILISÉES
Les **stigmates**. La récolte, entièrement manuelle, est délicate ; elle consiste à détacher les stigmates entre le pouce et l'index, en ne conservant qu'une faible proportion de style. Après séchage, on les utilise comme condiment, en vrac ou réduits en poudre. Sous forme d'extrait, ils entrent dans la composition de sirops ou de gels à usage pharmaceutique.

■ COMPOSANTS
Le safran contient un principe amer, la picrocrocine, utilisé comme stimulant digestif, ainsi qu'une petite quantité d'huile essentielle riche en safranal (un aldéhyde voisin du citral) pouvant être responsable de l'activité sédative de la plante. Sa coloration est due à des caroténoïdes (crocine, crocétine).

Des chercheurs indiens ont démontré que le safran possédait une activité antioxydante. Par ailleurs, on a découvert que, chez l'animal, certains des composants de la plante (lectines, crocine) se révélaient capables d'empêcher le développement d'un cancer, ce qui pourrait ouvrir à la plante des perspectives dans le traitement des affections cancéreuses.

PROPRIÉTÉS VALIDÉES
Quelques préparations pharmaceutiques à base de safran jouissent d'une renommée certaine, tels l'élixir de Garrus et différents sirops de dentition auxquels on attribue traditionnellement une action sédative. Cependant, cet effet n'a pas encore pu être vérifié expérimentalement. Par ailleurs, le coût élevé de cette épice constitue un obstacle à une utilisation en pharmacie.

INDICATIONS USUELLES
Sédatif nerveux, le safran est utilisé pour soulager les **douleurs de la poussée dentaire** chez l'enfant.
En médecine chinoise, classé parmi les plantes dites « à saveur douce et de nature sèche », le safran est prescrit, pour son action sédative, dans le traitement de différents types de mélancolies, en cas d'aménorrhée ainsi que contre les douleurs abdominales.

PRÉCAUTIONS D'EMPLOI
À fortes doses, c'est-à-dire au-delà de 5 g, le safran aurait des effets toxiques. La plante est donc déconseillée par voie orale.

UTILISATIONS

USAGE EXTERNE
Douleurs de la poussée dentaire
SIROP, GEL : en application locale sur les gencives, en frictions douces pendant 2 à 3 min au moment des douleurs.

Si les symptômes persistent, consulter le médecin.

Salicaire

Lythrum salicaria
Lythracées

PROPRIÉTÉS VALIDÉES

En expérimentation animale, on a pu démontrer l'activité antidiarrhéique de la salicaire. Cette propriété est liée à la présence de tanins dimères qui permettent, grâce à un mécanisme d'échange d'ions, une rétention de liquide au niveau du côlon, limitant par là même les effets de certaines toxines. Cette activité antidiarrhéique est complétée par une action antivirale, d'où l'intérêt de la plante dans le traitement des diarrhées virales.

INDICATIONS USUELLES

L'indication première de la salicaire reste le traitement symptomatique de la **diarrhée légère**, notamment chez l'enfant. Toutefois, sa richesse en polyphénols la fait retenir dans le traitement des manifestations de l'**insuffisance veineuse**.

PRÉCAUTIONS D'EMPLOI

Jusqu'à présent, aucune toxicité n'a été signalée à propos de la salicaire lorsqu'elle est utilisée aux doses thérapeutiques.

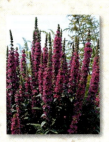

La salicaire pousse jusqu'à 1 400 m d'altitude, au bord des fossés et des plans d'eau.

Autres noms : salicaire à épis, lysimaque rouge

La salicaire est une herbe vivace très commune sur les terrains humides. Les tiges, quadrangulaires et dressées, portent des feuilles lancéolées, opposées ou réunies par 3. Elle possède de belles inflorescences axillaires de couleur rose violacé qui expliquent son usage comme plante ornementale. Il ne faut pas la confondre avec l'épilobe, d'aspect assez semblable.

■ PARTIES UTILISÉES

Les **sommités fleuries**. C'est la partie de la plante la plus riche en principes actifs (tanins). Les inflorescences, récoltées en pleine floraison, sont mises à sécher en bouquets suspendus tête en bas dans une pièce bien ventilée. Une fois grossièrement pulvérisées, elles sont utilisées sous forme d'infusion ou d'extrait fluide.

■ COMPOSANTS

La salicaire se caractérise par sa richesse en polyphénols, efficaces contre l'insuffisance veineuse. Elle renferme des flavonoïdes particuliers, voisins de ceux de la passiflore, des anthocyanes et, surtout, plus de 10 % de tanins, dérivés dimères de l'acide gallique, au pouvoir radioprotecteur et antidiarrhéique.

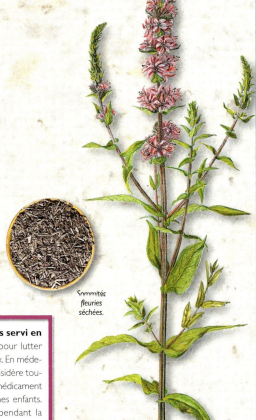

Sommités fleuries séchées.

> **La salicaire a longtemps servi en médecine vétérinaire** pour lutter contre la diarrhée des veaux. En médecine traditionnelle, on la considère toujours comme un excellent médicament contre la diarrhée des jeunes enfants. Des recherches menées pendant la Seconde Guerre mondiale ont également mis en évidence un pouvoir radioprotecteur (antiradiations par action contre les radicaux libres) dû aux tanins que contient la plante.

UTILISATIONS

USAGE INTERNE
Diarrhée légère
DÉCOCTION : 10 g de plante séchée pour 1 litre d'eau. Laisser bouillir 10 min ; filtrer. 2 ou 3 tasses par jour.
Diarrhée légère, insuffisance veineuse
EXTRAIT FLUIDE : 50 gouttes dans un verre d'eau 3 fois par jour, pendant 2 jours au maximum.

Si les symptômes persistent, consulter le médecin.

Salsepareille

Smilax sarsaparilla
Liliacées

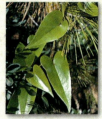

La salsepareille, large liane pouvant atteindre 50 m de long, pousse sur les arbres des forêts tropicales.

Liane d'Amérique du Sud et d'Amérique centrale, *Smilax sarsaparilla* a une cousine en Europe méditerranéenne, *S. aspera*, et une autre en Chine, *S. china*. Le rhizome, de grande taille, porte des racines de plus de 1 m de long. Les tiges sont armées d'épines acérées. Les feuilles, vertes, cordées et longues de 35 cm, présentent des vrilles latérales sur leur pétiole. Les fleurs, d'un blanc verdâtre, se développent à l'aisselle des feuilles supérieures.

■ PARTIES UTILISÉES
La **racine** et le **rhizome**. Ils sont déterrés tout au long de l'année. La salseparelle se présente sous forme d'extrait alcoolique, de teinture ou de teinture-mère.

■ COMPOSANTS
Racine et rhizome contiennent des hydrates de carbone, des saponines de structure stéroïdique (de 2 à 4 %), des phytostérols, du carotène, de l'acide ascorbique et des sels minéraux – potassium (1,25 %), calcium et magnésium (0,3 % environ).

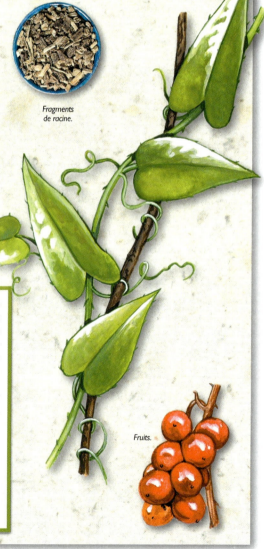

Fragments de racine.

Fruits.

La salseparelle est un aphrodisiaque... ou, tout au moins, elle est reconnue comme telle à travers le monde : de l'Argentine à la Chine en passant par le Mexique, l'Inde, la Malaisie et la Turquie, la plante est recherchée pour ses effets bénéfiques sur la libido. Ces inestimables vertus seraient liées à la présence de stéroïdes, qui ont des propriétés anabolisantes. On trouve d'ailleurs un grand nombre d'espèces de salseparelle en Amérique du Sud et en Amérique centrale.

PROPRIÉTÉS VALIDÉES
On reconnaît à la salseparelle une action irritante sur les muqueuses ORL et bronchiques – ce qui en fait un expectorant –, ainsi que sur les muqueuses rénales, ce qui en fait un diurétique provoquant notamment l'élimination de l'acide urique par les reins. Elle est également laxative.

INDICATIONS USUELLES
Utilisée depuis longtemps par les Amérindiens, la salseparelle joue avant tout un rôle dépuratif. En Amérique du Sud, elle sert à traiter les rhumatismes et passe pour être aphrodisiaque. En Europe, elle s'utilise en cas de pathologies cutanées – **psoriasis, prurigo, eczéma, dermatose chronique** – et, en urologie, pour traiter les **calculs rénaux** ou l'**excès d'urée** ; on la préconise aussi contre les troubles intestinaux tels que **constipation, colopathie chronique** et **dyspepsie**. La salseparelle peut en outre servir de traitement adjuvant en cas d'inappétence. Enfin, elle est prescrite en même temps que d'autres plantes pour en favoriser l'absorption.

PRÉCAUTIONS D'EMPLOI
Aux doses préconisées, la salseparelle ne présente à ce jour aucune toxicité. Elle peut cependant provoquer certains effets secondaires bénins, tels que gastralgies et troubles intestinaux.

UTILISATIONS

USAGE INTERNE
Psoriasis, prurigo, eczéma, dermatose chronique, calculs rénaux, excès d'urée, constipation, colopathie chronique, dyspepsie
TEINTURE-MÈRE : 10 à 50 gouttes dans un verre d'eau, 2 fois par jour.

Si les symptômes persistent, consulter le médecin.

LES PLANTES DE A À Z

Santal

Santalum album
Santalacées

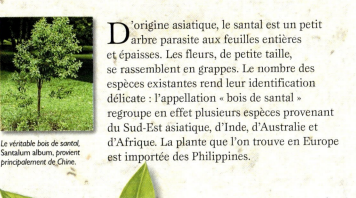

Le véritable bois de santal, Santalum album, *provient principalement de Chine.*

D'origine asiatique, le santal est un petit arbre parasite aux feuilles entières et épaisses. Les fleurs, de petite taille, se rassemblent en grappes. Le nombre des espèces existantes rend leur identification délicate : l'appellation « bois de santal » regroupe en effet plusieurs espèces provenant du Sud-Est asiatique, d'Inde, d'Australie et d'Afrique. La plante que l'on trouve en Europe est importée des Philippines.

PROPRIÉTÉS VALIDÉES

Le bois de santal est peu utilisé en phytothérapie occidentale, qui lui reconnaît cependant des propriétés diurétiques. Il est en revanche très prisé en médecine chinoise, où il est classé parmi les plantes dites « à saveur piquante et de nature tiède », notamment en qualité d'antidouleur. Par ailleurs, les santalols qu'il renferme ont une action antiseptique efficace dans les infections urinaires.

INDICATIONS USUELLES

L'huile essentielle de santal a longtemsp été un remède utilisé en cas de blennorragie et de cystite. Aujourd'hui détrôné par les antibiotiques, ce végétal a toutefois conservé des emplois en phytothérapie, qui l'utilise comme diurétique pour lutter contre la rétention d'eau et l'œdème des membres inférieurs. En médecine chinoise, il sert à apaiser les douleurs d'origine gastrique et la migraine.
En usage externe, le santal est particulièrement efficace contre les douleurs gingivo-dentaires aiguës.

PRÉCAUTIONS D'EMPLOI

Même si aucune toxicité n'a été à ce jour signalée, l'usage du bois de santal ne peut se faire que sur prescription médicale.

■ **PARTIES UTILISÉES**
Le **cœur du bois.** La récolte peut avoir lieu toute l'année, mais la meilleure se fait en été. De couleur jaunâtre et à l'odeur très subtile, le bois de santal est morcelé en bûches, en lamelles ou en copeaux. Réduit en poudre, il est ensuite employé en parfumerie et en phyto-aromathérapie sous forme de gélules, d'infusion, de décoction et d'extraits. L'huile essentielle entre dans la composition de baumes.

■ **COMPOSANTS**
Le bois de santal contient un colorant, la santaline, qui explique sa couleur rouge. Son huile essentielle est, quant à elle, riche en alcools sesquiterpéniques, les santalols.

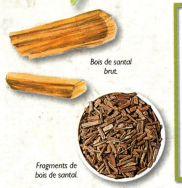

Bois de santal brut.

Fragments de bois de santal.

L'huile essentielle de *Santalum album* est traditionnellement utilisée en Inde pour traiter les maladies inflammatoires et éruptives de la peau. Une étude menée sur l'animal montre en effet qu'elle freine le développement des tumeurs cutanées et une étude in vitro a mis en évidence son action contre deux virus de l'herpès. Or il existe dans le commerce de nombreux bois de santal provenant d'espèces asiatiques, australiennes ou africaines. Leur huile essentielle n'a pas les mêmes propriétés que celle de *S. album*.

UTILISATIONS

Que ce soit sous forme d'infusion ou de toute autre préparation pharmaceutique, seul le médecin est à même de déterminer un traitement à base de santal.

LA SANTÉ PAR LES PLANTES

Sarriette des montagnes

Satureja montana

Lamiacées

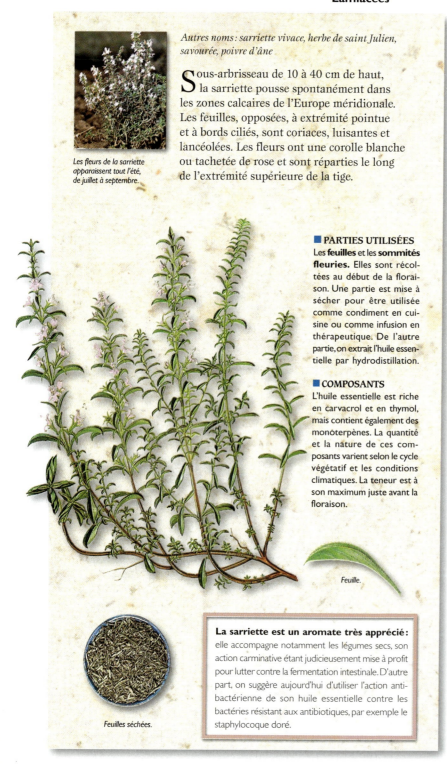

Les fleurs de la sarriette apparaissent tout l'été, de juillet à septembre.

Autres noms : sarriette vivace, herbe de saint Julien, savourée, poivre d'âne

Sous-arbrisseau de 10 à 40 cm de haut, la sarriette pousse spontanément dans les zones calcaires de l'Europe méridionale. Les feuilles, opposées, à extrémité pointue et à bords ciliés, sont coriaces, luisantes et lancéolées. Les fleurs ont une corolle blanche ou tachetée de rose et sont réparties le long de l'extrémité supérieure de la tige.

■ **PARTIES UTILISÉES**

Les **feuilles** et les **sommités fleuries**. Elles sont récoltées au début de la floraison. Une partie est mise à sécher pour être utilisée comme condiment en cuisine ou comme infusion en thérapeutique. De l'autre partie, on extrait l'huile essentielle par hydrodistillation.

■ **COMPOSANTS**

L'huile essentielle est riche en carvacrol et en thymol, mais contient également des monoterpènes. La quantité et la nature de ces composants varient selon le cycle végétatif et les conditions climatiques. La teneur est à son maximum juste avant la floraison.

Feuille.

Feuilles séchées.

La sarriette est un aromate très apprécié : elle accompagne notamment les légumes secs, son action carminative étant judicieusement mise à profit pour lutter contre la fermentation intestinale. D'autre part, on suggère aujourd'hui d'utiliser l'action antibactérienne de son huile essentielle contre les bactéries résistant aux antibiotiques, par exemple le staphylocoque doré.

PROPRIÉTÉS VALIDÉES

C'est surtout à son huile essentielle que la sarriette doit ses propriétés thérapeutiques. Traditionnellement utilisée pour ses vertus toniques et digestives, la plante entre aussi dans la composition de préparations pharmaceutiques antibactériennes, antifongiques et spasmolytiques intestinales.

INDICATIONS USUELLES

Par voie orale, l'infusion de sarriette lutte contre les **éructations**, les **flatulences**, la **diarrhée**, et stimule la digestion. On prescrit l'huile essentielle pour soigner la **bronchite** et la **cystite**.
En usage local, l'infusion de sarriette exerce une action antiseptique recommandée pour le traitement des **petites plaies**, des **mycoses cutanées**, des **aphtes**, du **muguet** et de l'**angine**.

PRÉCAUTIONS D'EMPLOI

Les feuilles et les sommités fleuries de la sarriette utilisées en infusion ne présentent aucun danger. En revanche, l'huile essentielle risque, en usage externe, d'irriter la peau. Par voie orale, on ne doit la prendre que sur prescription médicale.

UTILISATIONS

USAGE INTERNE
Éructations, flatulences, diarrhée
INFUSION : 20 g de sommités séchées pour 1 litre d'eau bouillante. Laisser infuser 10 min, filtrer. 2 à 3 tasses par jour.
Bronchite, cystite
Huile essentielle, sur prescription médicale.

USAGE EXTERNE
Petites plaies
INFUSION : 30 g de sommités séchées pour 1 litre d'eau bouillante. Laisser infuser 10 min. Nettoyer ensuite directement la plaie.
Mycoses cutanées
COMPRESSES : imbiber un linge de l'infusion ci-dessus et appliquer localement.
Aphtes, muguet, angine
GARGARISMES : 3 ou 4 fois par jour avec l'infusion ci-dessus.

Si les symptômes persistent, consulter le médecin.

Sauge officinale
Salvia officinalis (S. hortensis)
Lamiacées

Propriétés validées

Grâce à sa teneur en flavonoïdes et à son huile essentielle, la sauge a une action antispasmodique sur l'appareil digestif. Les cétones contenus dans son huile essentielle lui confèrent des propriétés bactéricides et antifongiques. Antioxydante grâce à sa composition en flavonoïdes, en acide rosmarinique et en diterpènes, elle agit aussi sur la formation de la plaque dentaire. La sauge possède enfin une activité œstrogénique connue depuis longtemps mais toujours mal expliquée.

Indications usuelles

La sauge est prescrite dans le traitement des problèmes liés aux **troubles digestifs** (ballonnements épigastriques, digestion lente, éructations, flatulences). Elle agit contre l'**asthénie** consécutive à une maladie infectieuse et contre l'**hypersudation nocturne,** notamment celle de la périménopause et de la ménopause. Par voie externe, la sauge est anti-infectieuse et cicatrisante en cas d'aphtes, de gingivite, d'amygdalite et d'ulcères à la jambe d'origine variqueuse.

Précautions d'emploi

Alors que, sans en prolonger l'utilisation, les feuilles ne présentent pas de danger particulier, l'usage interne de l'huile essentielle de sauge officinale est proscrit en raison de sa teneur élevée en cétones neurotoxiques, particulièrement chez les enfants et la femme enceinte. En revanche l'huile essentielle de sauge sclarée semble à ce jour dépourvue de toxicité mais ne possède pas les effets liés à l'activité des cétones.

UTILISATIONS

USAGE EXTERNE
Troubles digestifs, asthénie, hypersudation nocturne

INFUSION : 20 g de feuilles séchées pour 1 litre d'eau bouillante. Laisser infuser 10 min. 1 à 2 tasses par jour.

Si les symptômes persistent, consulter le médecin.

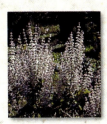

Les fleurs de la sauge sclarée, à corolle bleu-violet, sont groupées en épis.

Autres noms : grande sauge, sauge de Catalogne

Originaire des régions méditerranéennes, cette plante vivace atteignant 70 cm de haut est fortement ramifiée, ligneuse à la base. Les tiges forment des rameaux quadrangulaires dressés et velus. Les feuilles, épaisses, oblongues, de couleur gris-vert, aux bords denticulés, sont rugueuses et velues sur les 2 faces. La sauge sclarée *(S. sclarea),* d'aspect différent, possède les mêmes propriétés thérapeutiques.

■ PARTIES UTILISÉES
Les **feuilles.** Récoltées en été, un peu avant la floraison, ou en automne, elles sont mises à sécher suspendues ou sur des claies, au sec et à l'abri de la lumière. La sauge s'utilise sous forme d'infusion, de décoction, d'extrait fluide, d'extrait sec ou de teinture-mère.

■ COMPOSANTS
Les feuilles de sauge contiennent des flavonoïdes (de 1 à 3 %), des triterpènes (acides oléanique et ursolique), des diterpènes de type abiétane (carnosol, rosmanol…), des acides phénols (acide rosmarinique) et de l'huile essentielle, caractérisée par la présence de cinéole, de camphre et de cétones monoterpéniques bicycliques, les thuyones. Outre la sauge officinale et la sauge sclarée, la pharmacopée française utilise la sauge d'Espagne *(S. lavandulifolia),* aux propriétés identiques mais dont l'huile essentielle ne contient pas de cétones.

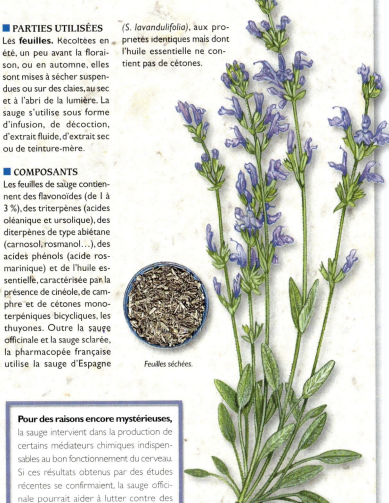

Feuilles séchées.

Pour des raisons encore mystérieuses, la sauge intervient dans la production de certains médiateurs chimiques indispensables au bon fonctionnement du cerveau. Si ces résultats obtenus par des études récentes se confirmaient, la sauge officinale pourrait aider à lutter contre des affections d'origine cérébrale.

Saule

Salix alba
Salicacées

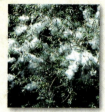

Les chatons femelles du saule produisent à maturité des graines plumeuses dispersées par le vent.

Autres noms : saule blanc, saule commun, saule argenté, osier blanc, obier

Les saules sont des arbres dioïques de 10 à 25 m de haut, communs en Europe le long des cours d'eau et dans les lieux humides. Le tronc, à écorce gerçurée, est souvent creux. Les rameaux sont flexibles avant maturité, et les feuilles, lancéolées, finement dentées et soyeuses. Les fleurs, jaunes ou verdâtres, sont groupées en chatons dressés.

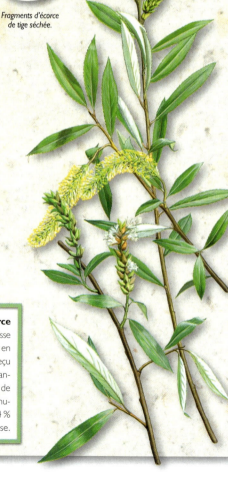

Fragments d'écorce de tige séchée.

■ PARTIES UTILISÉES
L'**écorce de tige** et les **chatons**. Récoltée en mars, l'écorce est coupée finement ou grossièrement pulvérisée, pour être utilisée en décoction. Elle est également employée sous forme de gélules de poudre, de teinture et d'extraits fluides, souvent associés à d'autres plantes anti-inflammatoires telles que l'harpagophyton et le cassis. Les chatons, récoltés en mai, se prennent en infusion.

■ COMPOSANTS
On a mis en évidence dans l'écorce de saule des dérivés salicylés (glucosides de phénols), notamment salicoside ou salicine (teneur – de 1,5 à 11 % – variable selon les 3 espèces officinales en France : *Salix alba, S. purpurea, S. viminalis*. On y trouve aussi des tanins catéchiques connus pour leurs propriétés astringentes. Les chatons contiennent des traces de substances œstrogènes.

L'arthrose soulagée par l'écorce de saule. C'est du moins ce que laisse espérer une étude récente réalisée en Allemagne sur 78 patients qui ont reçu pendant 2 semaines de l'extrait standardisé d'écorce de saule. L'usage de l'extrait a entraîné une nette diminution des douleurs chez au moins 14 % des personnes souffrant d'arthrose.

PROPRIÉTÉS VALIDÉES
Grâce au salicoside qu'elle contient, l'écorce de saule possède des propriétés anti-inflammatoires, antirhumatismales, analgésiques et fébrifuges. Ce même composant est responsable d'une activité antiseptique et d'une légère inhibition de l'agrégation plaquettaire.

INDICATIONS USUELLES
L'écorce est prescrite en cas de **fièvre** et de **grippe**. Elle est utilisée comme antalgique dans le traitement des **maux de tête**, des **états douloureux** et des **rhumatismes**. Les chatons ont une action bénéfique sur les **spasmes utérins** et l'**insomnie**.
En usage externe, l'écorce agit sur les douleurs, les **ulcérations** et les **blessures**.

PRÉCAUTIONS D'EMPLOI
Utilisée à fortes doses, l'écorce de saule peut entraîner nausées et diarrhées. Elle ne doit pas être administrée aux personnes souffrant d'asthme ou d'un ulcère gastro-duodénal ni à celles allergiques aux salicylates. Les tanins peuvent entraîner des effets gastro-intestinaux.

UTILISATIONS

USAGE INTERNE
Fièvre, grippe, maux de tête, états douloureux, rhumatismes
DÉCOCTION : 2 à 3 g d'écorce pour 1 tasse d'eau. Laisser bouillir 10 min ; filtrer. 1 tasse avant chaque repas.
GÉLULES DE POUDRE DOSÉES À 260 MG : 3 par jour avec un verre d'eau avant chaque repas.
TEINTURE MÈRE : 40 gouttes dans un verre d'eau, 3 fois par jour.

Spasmes utérins
INFUSION : 5 g de chatons pour 1 tasse d'eau bouillante. Laisser infuser 10 min ; filtrer. 1 tasse avant chaque repas.

Insomnie
INFUSION (voir ci-dessus) : 1 tasse d'eau au coucher.

USAGE EXTERNE
Ulcérations, blessures
COMPRESSES : imbiber un linge de décoction (voir ci-dessus). Appliquer 2 ou 3 par jour.

Si les symptômes persistent, consulter le médecin.

LES PLANTES DE A À Z

Schizandra

Schizandra chinensis
Schizandracées

PROPRIÉTÉS VALIDÉES

Les lignanes et leurs dérivés sont de plus en plus importants pour les nutritionnistes, qui estiment qu'ils ont un rôle protecteur à jouer contre le cancer de la prostate, du côlon et du sein. On étudie l'éventuelle interaction des composants du schizandra avec les récepteurs aux œstrogènes, ainsi que leur activité antioxydante et antienzymatique.

INDICATIONS USUELLES

Le schizandra est recommandé pour ses propriétés protectrices du foie, car il réduit l'oxydation des lipides hépatiques. Il assure une **protection cellulaire** et **musculaire**. Il intervient en cas d'**hypercholestérolémie** comme complément dans les régimes destinés à faire baisser le taux de cholestérol dans le sang. Stimulant l'activité des antioxydants, le schizandra a une action sur les défenses immunitaires.

PRÉCAUTIONS D'EMPLOI

Aucune toxicité n'a été relevée à ce jour chez le schizandra. Cependant, ses indications concernent des pathologies qui nécessitent un suivi médical.

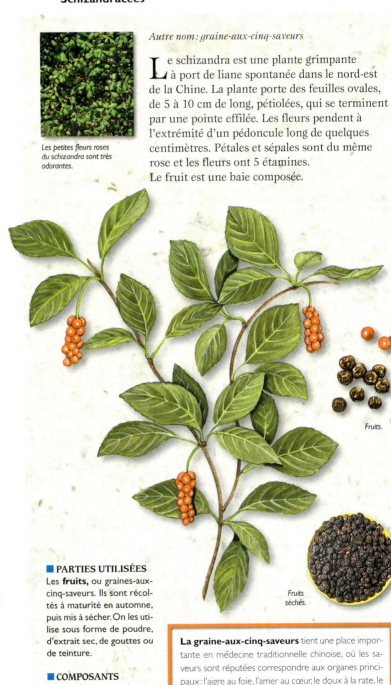

Les petites fleurs roses du schizandra sont très odorantes.

Autre nom : graine-aux-cinq-saveurs

Le schizandra est une plante grimpante à port de liane spontanée dans le nord-est de la Chine. La plante porte des feuilles ovales, de 5 à 10 cm de long, pétiolées, qui se terminent par une pointe effilée. Les fleurs pendent à l'extrémité d'un pédoncule long de quelques centimètres. Pétales et sépales sont du même rose et les fleurs ont 5 étamines. Le fruit est une baie composée.

Fruits.

Fruits séchés.

■ PARTIES UTILISÉES
Les **fruits**, ou graines-aux-cinq-saveurs. Ils sont récoltés à maturité en automne, puis mis à sécher. On les utilise sous forme de poudre, d'extrait sec, de gouttes ou de teinture.

■ COMPOSANTS
Les principes actifs des graines-aux-cinq-saveurs sont des dérivés de lignanes : schizandrine, schizantérine et divers gomisines.

La graine-aux-cinq-saveurs tient une place importante en médecine traditionnelle chinoise, où les saveurs sont réputées correspondre aux organes principaux : l'aigre au foie, l'amer au cœur, le doux à la rate, le piquant au poumon, le salé, enfin, au rein. C'est pourquoi le schizandra jouit, dans la pharmacopée chinoise, d'un grand prestige pour son action globale.

UTILISATIONS

USAGE INTERNE
Protection cellulaire et musculaire, hypercholestérolémie
POUDRE DE FRUITS SÉCHÉS : 3 à 9 g par jour, en 3 prises.
EXTRAIT SEC : 1 à 3 g par jour, en 3 à 6 prises.
TEINTURE : 20 à 40 gouttes dans un verre d'eau, 3 fois par jour.

Si les symptômes persistent, consulter le médecin.

Séné de l'Inde

Cassia angustifolia
Césalpiniacées

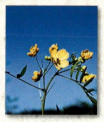

Les fleurs du séné de l'Inde ont une corolle de pétales jaunes veinés de brun.

Autres noms : séné de Tinnevelly, faux cannelier

Sous-arbrisseau originaire des régions subdésertiques, le séné peut atteindre 2 m de haut. Il porte des feuilles composées présentant un nombre pair de folioles lancéolées. Les fleurs, jaunes, irrégulières, ont un calice en quinconce et des étamines en partie stériles. Le fruit est une gousse aplatie, parcheminée, contenant de 6 à 8 graines.

■ **PARTIES UTILISÉES**
Les **feuilles** et les **gousses**. La récolte a lieu en septembre. Feuilles et gousses sont séchées au soleil. Elles s'utilisent telles quelles, en infusion ou en macération.

■ **COMPOSANTS**
Le séné renferme essentiellement des flavonoïdes (surtout dérivés du kaempférol), des mucilages et des anthraquinones, hétérosides dianthroniques dont les composés principaux sont les sennosides A et B.

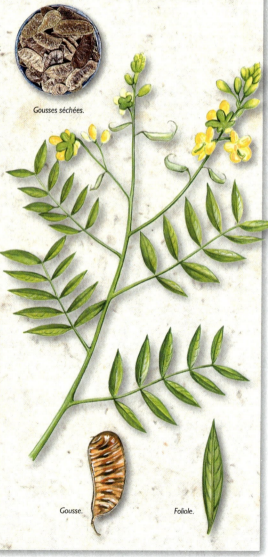

Gousses séchées.

Gousse. *Foliole.*

Nombre d'espèces de *Cassia* s'utilisent comme *C. angustifolia* : *C. fistula* au Sri Lanka, *C. didymobotrya* et *C. italica* en Afrique tropicale et, surtout, *C. sena*, appelé séné d'Alexandrie. Les propriétés laxatives du séné semblent avoir été découvertes au Xe siècle par les Arabes, qui ont introduit la plante un peu plus tard en Europe.

PROPRIÉTÉS VALIDÉES
Laxatif lorsqu'il est utilisé aux doses thérapeutiques habituelles, le séné devient purgatif à des doses plus élevées. Il agit 10 à 12 h après la prise.

INDICATIONS USUELLES
Le séné s'emploie dans le traitement symptomatique de la constipation, lorsque les mesures diététiques – alimentation riche en fibres (fruits, légumes, pain complet), boissons abondantes, etc. – demeurent inefficaces.

PRÉCAUTIONS D'EMPLOI
Un traitement par le séné ne doit jamais dépasser 8 à 10 jours. Il ne faut pas associer plus de deux remèdes contenant les mêmes principes anthraquinoniques. Le séné est contre-indiqué en cas de grossesse, d'allaitement, de traitement digitalique et chez l'enfant de moins de 12 ans. Il est formellement déconseillé en cas de maladie inflammatoire du côlon, en particulier en phase aiguë (qui s'accompagne habituellement de diarrhées), d'un syndrome occlusif ou de douleurs abdominales inexpliquées.

UTILISATIONS

Que ce soit sous forme d'infusion ou de toute autre préparation pharmaceutique, seul le médecin est à même de déterminer un traitement à base de séné.

LES PLANTES DE A À Z

Serpolet
Thymus serpyllum
Cannabacées

PROPRIÉTÉS VALIDÉES

Il n'existe quasiment pas de données pharmacologiques probantes ni d'études cliniques à propos du serpolet. Cependant, les propriétés antispasmodiques et antiseptiques de cette plante apparaissent justifiées par l'usage. Il faut noter en outre que le serpolet entre comme expectorant dans le sirop d'ipéca composé (sirop de Dessessartz) et fait partie de la composition de l'alcoolat vulnéraire (employé en usage externe contre les petites blessures).

INDICATIONS USUELLES

Par voie orale, le serpolet intervient dans le traitement symptomatique des troubles digestifs tels que **ballonnements, digestion lente, éructations** et **flatulences**, ainsi que dans celui de la **toux**.
En usage externe, il est efficace en cas de **nez bouché** ou de **rhume**, ainsi que de **rhumatismes** et d'**entorse**.

PRÉCAUTIONS D'EMPLOI

Aucune toxicité n'a été signalée à ce jour quand le serpolet est utilisé aux doses thérapeutiques. L'usage de l'huile essentielle en usage interne reste cependant du ressort du médecin traitant.

UTILISATIONS

USAGE INTERNE
Ballonnements, digestion lente, éructations, flatulences, toux
INFUSION : 1 sachet-dose dans 1 tasse d'eau bouillante. Laisser infuser 5 min. 3 tasses par jour.
Toux
SIROP : 1 à 3 cuill. à café par jour.

USAGE EXTERNE
Nez bouché, rhume
SOLUTION POUR INHALATION : 5 à 10 gouttes d'huile essentielle (pure ou en mélange à parts égales avec d'autres huiles essentielles comme celle d'eucalyptus) dans un bol d'eau chaude. Inhaler 1 à 3 fois par jour.
Rhumatismes, entorse
LINIMENT À BASE DE TEINTURE ALCOOLIQUE : 3 applications par jour.

Si les symptômes persistent, consulter le médecin.

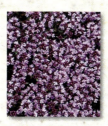

Entre avril et septembre, le serpolet est entièrement recouvert de petites fleurs roses ou pourpres.

Autres noms : thym sauvage, pillolet, serpoulet, serpoule

Petite herbe vivace très commune en France, le serpolet aime les terrains arides, plutôt calcaires, les maquis et les coteaux ensoleillés. Il se caractérise par ses tiges grêles et couchées, se redressant à leur extrémité ; les feuilles sont étroites, ovales, oblongues ou arrondies. Les fleurs, roses ou pourpres, rarement blanches, sont très odorantes et groupées en glomérules.

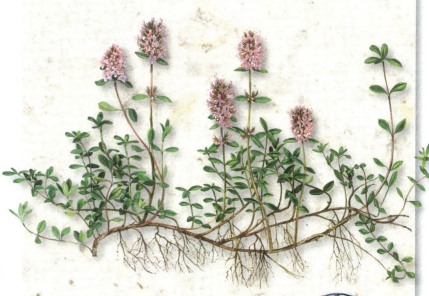

■ **PARTIES UTILISÉES**
Les feuilles et **les sommités fleuries**. Facilement récolté à l'état sauvage dans de nombreuses régions de France, le serpolet est utilisé, séché, en infusion, ainsi que sous forme d'huile essentielle ou d'extrait entrant notamment dans des solutions pour inhalation.

■ **COMPOSANTS**
La plante renferme une petite quantité d'huile essentielle. Celle-ci est constituée de thymol et de carvacrol (phénols à propriétés antiseptiques), ainsi que de linalol. Toutefois, sa composition, et donc ses propriétés, peut varier en fonction des sous-espèces et des variétés.

Feuilles séchées.

Thym ou serpolet ? C'est la grande question. Il faut regarder les feuilles : celles du serpolet sont plus larges que celles du thym vulgaire, et planes au lieu d'être enroulées sur les bords. En outre, même si le serpolet est une espèce collective comportant de nombreuses sous-espèces d'aspect variable, les feuilles ne sont jamais blanches et cotonneuses en dessous comme celles du thym.

Soja
Glycine soja
Fabacées

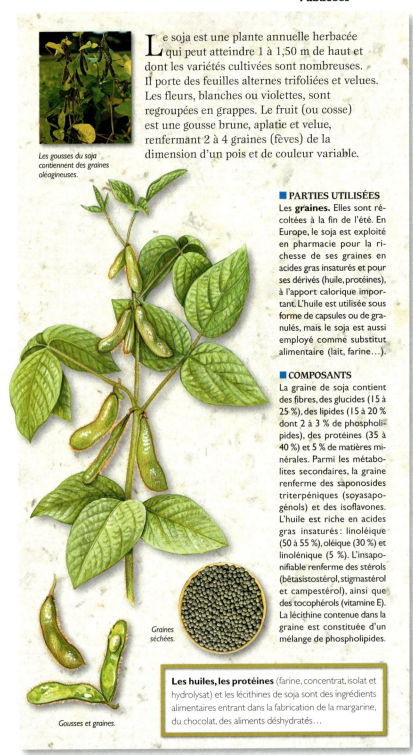

Les gousses du soja contiennent des graines oléagineuses.

Graines séchées.

Gousses et graines.

Le soja est une plante annuelle herbacée qui peut atteindre 1 à 1,50 m de haut et dont les variétés cultivées sont nombreuses. Il porte des feuilles alternes trifoliées et velues. Les fleurs, blanches ou violettes, sont regroupées en grappes. Le fruit (ou cosse) est une gousse brune, aplatie et velue, renfermant 2 à 4 graines (fèves) de la dimension d'un pois et de couleur variable.

■ PARTIES UTILISÉES
Les **graines**. Elles sont récoltées à la fin de l'été. En Europe, le soja est exploité en pharmacie pour la richesse de ses graines en acides gras insaturés et pour ses dérivés (huile, protéines), à l'apport calorique important. L'huile est utilisée sous forme de capsules ou de granulés, mais le soja est aussi employé comme substitut alimentaire (lait, farine…).

■ COMPOSANTS
La graine de soja contient des fibres, des glucides (15 à 25 %), des lipides (15 à 20 % dont 2 à 3 % de phospholipides), des protéines (35 à 40 %) et 5 % de matières minérales. Parmi les métabolites secondaires, la graine renferme des saponosides triterpéniques (soyasapogénols) et des isoflavones. L'huile est riche en acides gras insaturés : linoléique (50 à 55 %), oléique (30 %) et linolénique (5 %). L'insaponifiable renferme des stérols (bêtasistostérol, stigmastérol et campestérol), ainsi que des tocophérols (vitamine E). La lécithine contenue dans la graine est constituée d'un mélange de phospholipides.

Les huiles, les protéines (farine, concentrat, isolat et hydrolysat) et les lécithines de soja sont des ingrédients alimentaires entrant dans la fabrication de la margarine, du chocolat, des aliments déshydratés…

PROPRIÉTÉS VALIDÉES
L'intérêt nutritionnel est évalué selon la valeur biologique et l'indice chimique des protéines. Le soja reste l'une des bases de l'alimentation des Asiatiques sous forme de lait (tonyu) et de fromage coagulé (tofu) ou fermenté (tempeh, miso, natto)… En pharmacologie, les protéines, l'huile et les fibres de soja réduisent le taux de cholestérol sanguin ; l'intérêt du soja dans la prévention des maladies cardio-vasculaires ne fait plus de doute. Enfin, les isoflavones auraient des effets œstrogéniques, mais la non-toxicité de ces composés n'est pas encore démontrée.

INDICATIONS USUELLES
Le soja est préconisé en complément alimentaire dans le traitement de l'**hypercholestérolémie** et comme aliment de substitution en cas d'intolérance au lait de vache. Il est utilisé dans les régimes hyperprotéinés. On recommande l'emploi de l'huile de soja en **prévention des risques cardio-vasculaires**. Sur prescription médicale, le soja est enfin indiqué pour atténuer les symptômes de la ménopause.

PRÉCAUTIONS D'EMPLOI
Les graines de soja crues sont impropres à la consommation. De plus, les phyto-œstrogènes contenus dans les produits diététiques à base de soja pour nourrissons et enfants en bas âge constituent un facteur de risque non négligeable car ils les exposent à des doses importantes de substances œstrogéno-mimétiques.

UTILISATIONS

USAGE INTERNE
Hypercholestérolémie
PRÉPARATIONS ALIMENTAIRES : 30 à 40 g de protéines par jour.
Prévention des risques cardio-vasculaires
CAPSULES MOLLES DOSÉES À 500 MG D'HUILE OU DE LÉCITHINE : 4 à 6 par jour. Ces capsules peuvent être remplacées par 2 à 3 cuill. à café de granulés par jour.

Si les symptômes persistent, consulter le médecin.

Souci

Calendula officinalis

Astéracées

PROPRIÉTÉS VALIDÉES

Le souci a des propriétés antiseptiques et antibactériennes contre le staphylocoque et les trichomonas. Il a par ailleurs montré des capacités anti-inflammatoires et antiœdémateuses au cours d'essais sur le rat, tandis que des expérimentations sur le lapin révélaient une action cicatrisante.

INDICATIONS USUELLES

En usage externe, le souci constitue un traitement d'appoint adoucissant et antiprurigineux. Grâce à son action antiseptique, anti-inflammatoire et cicatrisante, il est recommandé dans le traitement des **affections de la peau et de la cavité buccale**. On l'utilise pour soigner **crevasses, petites plaies, piqûres d'insectes, érythème solaire**. La plante entre dans la composition de préparations à usage dermatologique et dans la fabrication de produits cosmétiques.

PRÉCAUTIONS D'EMPLOI

L'usage externe du souci ne présente aucun danger à ce jour. En revanche, l'absorption de la plante – quelle qu'en soit la forme – n'est possible que sous contrôle médical.

Autres noms : souci des jardins, fleur-de-tous-les-mois, fleur de calendule, calendula

Plante herbacée annuelle originaire du pourtour méditerranéen, aux tiges robustes et anguleuses, le souci est cultivé pour ses qualités ornementales et médicinales. Il porte des feuilles dépourvues de tiges (sessiles). Les fleurs sont groupées en gros capitules munis de bractées velues à 3 dents, d'un jaune orangé éclatant.

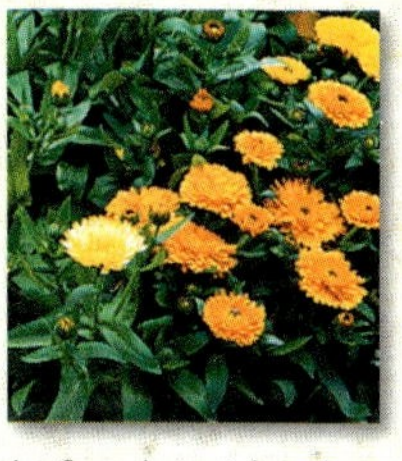

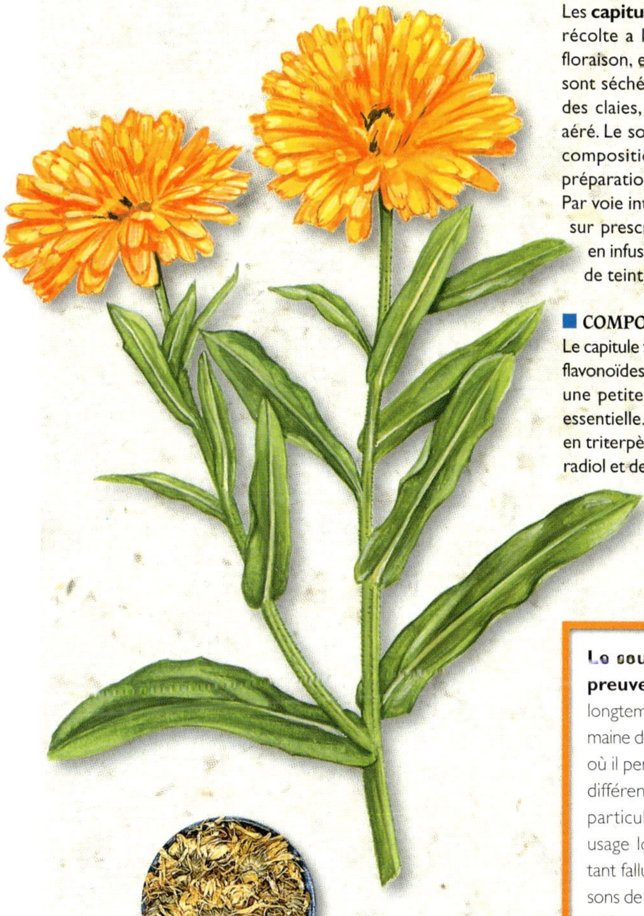

Les fleurs du souci, de couleur chatoyante, ont un parfum caractéristique.

■ PARTIES UTILISÉES

Les **capitules floraux**. Leur récolte a lieu en début de floraison, en juin. Les fleurs sont séchées à l'ombre, sur des claies, dans un endroit aéré. Le souci entre dans la composition de multiples préparations à usage local. Par voie interne, on l'utilise, sur prescription médicale, en infusion et sous forme de teinture-mère.

■ COMPOSANTS

Le capitule floral contient des flavonoïdes, des carotènes et une petite quantité d'huile essentielle. Sa teneur élevée en triterpènes (esters de faradiol et de taraxastérol) serait responsable de son activité anti-inflammatoire.

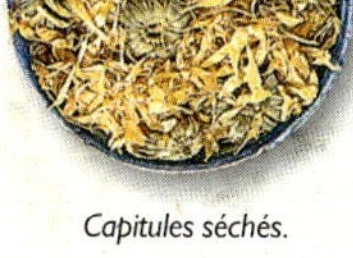

Capitules séchés.

Le souci a fait ses preuves depuis bien longtemps dans le domaine dermatologique, où il permet de traiter différentes affections, particulièrement en usage local. Il a pourtant fallu, pour des raisons de pur marketing, utiliser le nom botanique de *Calendula* pour lui donner ses lettres de noblesse en cosmétologie.

UTILISATIONS

USAGE EXTERNE

Affections de la peau, crevasses, petites plaies, piqûres d'insectes, érythème solaire

COMPRESSES : 5 g de capitules séchés pour 1 litre d'eau bouillante. Laisser infuser 5 min. Imbiber un linge de cette infusion et appliquer 3 ou 4 fois par jour.

Affections de la cavité buccale

GARGARISMES : infusion (voir ci-dessus) chaude mais non bouillante, 2 ou 3 fois par jour.

Si les symptômes persistent, consulter le médecin.

LA SANTÉ PAR LES PLANTES

Sureau noir
Sambucus nigra
Caprifoliacées

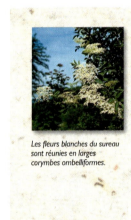

Les fleurs blanches du sureau sont réunies en larges corymbes ombelliformes.

Autres noms : suseau, susier, hautbois, grand sureau

Cet arbrisseau, qui peut atteindre 6 m de haut, porte des grandes feuilles opposées, formées de 5 à 7 folioles ovales, lancéolées et dentées. Les fleurs, petites, blanc crème, ont une odeur désagréable à l'état frais. Les branches possèdent une écorce verruqueuse noirâtre à l'extérieur et verte à l'intérieur. Lorsqu'ils sont mûrs, les fruits sont noirs, gorgés de jus violet foncé.

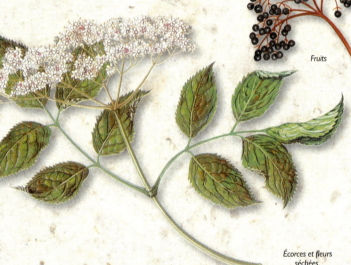

Fruits

Écorces et fleurs séchées.

■ **PARTIES UTILISÉES**
La **fleur** et l'**écorce interne.** Cueillies fin juin, à plein épanouissement, et une fois séchées, les fleurs sont utilisées en infusion ou en décoction. L'écorce interne, utilisée fraîche, apparaît lorsqu'on racle doucement l'épiderme noirâtre. On l'emploie de moins en moins.

■ **COMPOSANTS**
La fleur contient des tanins, des sels de potassium, du mucilage, des acides phénols et des flavonoïdes (0,8 %). L'écorce renferme des traces de lectines et d'un pseudo-alcaloïde, la sambucine. Les fruits, surtout réservés à la préparation de sirops et de confitures, présentent une proportion importante d'anthocyanosides, de l'acide folique et des vitamines A, B et C. La plante renferme des traces de sambunigrine.

> Les fleurs du sureau rouge (*Sambucus racemosa*) et du sureau hièble (*Sambucus ebulus*) ont les mêmes propriétés que celles du sureau noir. Le sureau rouge se distingue par des fleurs en épis pyramidaux et des fruits rouges. Le sureau hièble n'est pas un arbre : dépourvu d'écorce, c'est un herbacé, peu ramifié, de 1 à 2 m de haut. Si ses fleurs et ses fruits ressemblent à ceux du sureau noir, ses ombelles sont plus petites.

PROPRIÉTÉS VALIDÉES
Grâce à leur mucilage, les fleurs de sureau favorisent la fluidification des sécrétions bronchiques (action émolliente). Leur teneur en nitrates de potassium, en flavonoïdes (notamment en rutine), ainsi qu'en acides phénols leur confère une activité diurétique. Les fruits en jus sont purgatifs et sudorifiques.

INDICATIONS USUELLES
La fleur est utilisée pour favoriser l'élimination urinaire et digestive, et sert d'adjuvant en cas de **surpoids**. On la recommande, dans les **états grippaux**, pour activer la sudation. En usage externe, elle s'emploie pour soigner la **laryngite**, la **pharyngite** et la **stomatite**. En usage interne, l'écorce, aux effets purgatifs, est recommandée pour traiter les **rhumatismes.**

PRÉCAUTIONS D'EMPLOI
Aucun cas de toxicité liée au sureau noir, malgré la présence, à teneur infime, de sambunigrine, n'a été constaté à ce jour. *Attention :* la consommation de fruits crus ou pas assez cuits provoque nausées et vomissements.

UTILISATIONS

USAGE INTERNE
Surpoids
INFUSION : 2 à 5 g de fleurs (soit de 1 à 3 cuill. à café) pour 1 tasse d'eau bouillante. Laisser infuser de 5 à 10 min. Jusqu'à 5 tasses par jour.
États grippaux
INFUSION : 3 g de fleurs de sureau en association avec 3 g de fleurs de tilleul pour 1 tasse d'eau bouillante. 6 à 8 tasses par jour.
Rhumatismes
DÉCOCTION : 2 poignées d'écorces pour 1 litre d'eau bouillante ; laisser bouillir jusqu'à réduction de moitié. À boire en 3 fois le matin, à jeun.

USAGE EXTERNE
Laryngite, pharyngite, stomatite
DÉCOCTION : 50 g de fleurs pour 1 litre d'eau bouillante. Faire bouillir 5 min, puis laisser infuser jusqu'à ce que le liquide soit à température modérée. En gargarismes ou bains de bouche, 4 à 6 fois par jour, notamment après les repas.

Si les symptômes persistent, consulter le médecin.

LES PLANTES DE A À Z

Tamarinier
Tamarindus indica
Césalpiniacées

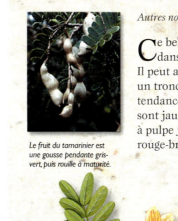

Le fruit du tamarinier est une gousse pendante gris-vert, puis rouille à maturité.

Autres noms : tamarin, jutay

Ce bel arbre, originaire de l'Inde, est cultivé dans de nombreuses régions tropicales. Il peut atteindre de 20 à 25 m de haut, possède un tronc assez court et des branches qui ont tendance à s'infléchir jusqu'au sol. Les fleurs sont jaunâtres, striées de rouge. Le fruit, à pulpe jaune brunâtre, contient 5 à 10 graines rouge-brun, lisses et brillantes.

PROPRIÉTÉS VALIDÉES
Grâce à l'acide tartrique, aux sels et à la pectine qu'elle contient, la pulpe du fruit (appelée tamarin) a une action laxative douce. Sa capacité d'absorption de l'eau provoque une augmentation de la masse d'eau dans le bol intestinal et entraîne ainsi une évacuation naturelle.

INDICATIONS USUELLES
Le fruit du tamarinier est recommandé dans le traitement de la **constipation aiguë ou chronique,** chez les adultes comme chez les enfants. Agissant à la manière d'un purgatif léger, il permet d'améliorer les digestions difficiles.

PRÉCAUTIONS D'EMPLOI
Aucune toxicité n'a été jusqu'à présent signalée lors de l'utilisation de la plante aux doses thérapeutiques.

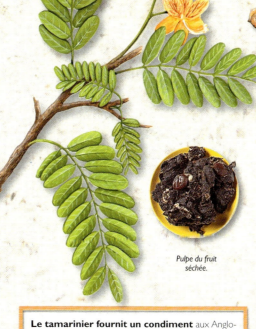

Fruit.

Pulpe du fruit séchée.

■ PARTIES UTILISÉES
La **pulpe du fruit.** Celui-ci est récolté de juin à octobre. On utilise la pulpe fraîche (sans les graines) ou sous forme d'extrait sec, ainsi que le jus, obtenu en faisant tremper la pulpe dans de l'eau chaude et en la pressant ensuite.

■ COMPOSANTS
La pulpe, qui représente 40 % de la gousse, est riche en pectine et en sucres simples (de 20 à 40 %). Parmi les acides organiques et les sels qu'elle renferme, l'acide tartrique et le bitartrate de potassium sont les plus importants. Des composés terpéniques lui donnent une légère odeur aromatique. Contrairement à une idée répandue, le tamarin ne contient pas de vitamine C.

UTILISATIONS

USAGE INTERNE
Constipation aiguë ou chronique
PULPE FRAÎCHE DÉBARRASSÉE DES GRAINES : 10 à 50 g par jour, selon l'effet recherché et les réactions individuelles.
EXTRAIT SEC (en gélules ou en poudre) : 1 à 2 g par jour, à prendre avec un grand verre d'eau ou une infusion, après le repas du soir.

Si les symptômes persistent, consulter le médecin.

Le tamarinier fournit un condiment aux Anglo-Saxons, qui utilisent la pulpe du fruit dans la préparation du curry, du chutney et de diverses sauces. Dans les pays africains, feuilles et fleurs sont consommées en salade ou en soupe. La graine fournit une huile et une farine importantes pour l'industrie alimentaire. Alors que la pulpe est réputée laxative, l'écorce est astringente, car riche en tanins, et peut servir comme antidiarrhéique.

Théier

Camellia sinensis
Théacées

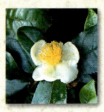

Le théier est cultivé en Asie du Sud-Est, en Afrique et en Amérique.

Originaire de Chine et d'Inde, le théier est un arbuste qui peut atteindre 20 m de haut mais qui, dans les plantations, est taillé pour ne pas dépasser 1,50 m. Très ramifié, il porte des feuilles persistantes, alternes, entières, ovales et à bords dentés – les dents étant recourbées en forme de griffes. Les fleurs sont blanches et odorantes ; le fruit est une capsule à plusieurs loges.

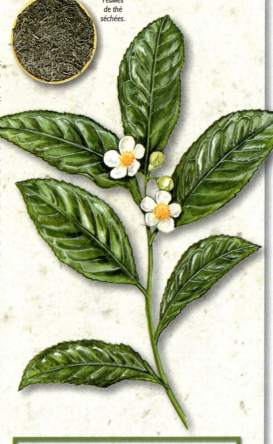

Feuilles de thé séchées.

■ **PARTIES UTILISÉES**
Les **feuilles.** Elles donnent du thé vert ou noir selon qu'elles sont séchées rapidement ou ont subi un début de fermentation. Les feuilles de thé sont récoltées toute l'année, le plus souvent à la main. La qualité aromatique de la feuille décroît de haut en bas : le bourgeon terminal est plus parfumé que les jeunes feuilles basales. Le thé est consommé sous forme d'infusion, seul ou en mélange avec d'autres plantes (menthe, citron…), et entre dans la composition de préparations pharmaceutiques (poudre, extraits…).

■ **COMPOSANTS**
Les composants les plus importants sont des bases puriques (2 à 4 %) ayant un effet stimulant sur le système nerveux central (caféine), ainsi que des polyphénols responsables de l'astringence des préparations : acides phénols, flavonoïdes et, surtout, des catéchols à propriétés antioxydantes. Lors de la fermentation, on observe une modification des polyphénols et de l'arôme.

Les récentes recherches sur les bienfaits du thé mettent surtout en avant l'activité antioxydante des polyphénols, qui préviendraient certains cancers (prostate, pancréas, côlon et rectum) par inhibition d'une enzyme, l'urokinase, nécessaire à la progression des tumeurs. La caféine pourrait aussi protéger les os chez les femmes âgées et prévenir les maladies cardio-vasculaires.

PROPRIÉTÉS VALIDÉES
On a pu démontrer que les effets stimulants des feuilles de thé étaient liés à la caféine. Il en est de même pour leur action sur la diurèse. Des propriétés antioxydantes – dues à la présence de polyphénols dans les feuilles – ont également été prouvées.

INDICATIONS USUELLES
Le théier est traditionnellement utilisé par voie orale dans le traitement symptomatique des diarrhées et de l'**asthénie** en raison de son action stimulante. On l'emploie également comme adjuvant des régimes amaigrissants dans les cas de **surcharge pondérale,** car il favorise l'élimination rénale. En usage externe, il est recommandé comme adoucissant et antiprurigineux pour soigner les affections dermatologiques.

PRÉCAUTIONS D'EMPLOI
Certaines personnes étant plus sensibles que d'autres à l'action de la caféine, il est préférable de ne pas consommer de thé après 17 h afin d'éviter les problèmes d'endormissement. Néanmoins, le thé contient 2 à 3 fois moins de caféine que le café, et on estime qu'il est mieux supporté. Il convient de noter que les préparations à base de caféine figurent sur la liste des produits dopants.

UTILISATIONS

USAGE INTERNE
Asthénie, surcharge pondérale
INFUSION : 1 cuill. à café de thé noir ou de thé vert pour 1 tasse d'eau bouillante. Laisser infuser 10 min. 2 tasses par jour.
GÉLULES DE POUDRE DOSÉES À 150 MG : 1 gélule 2 fois par jour.
EXTRAIT AQUEUX OU HYDROALCOOLIQUE : 1 sachet-dose par jour dans un grand verre d'eau.

Si les symptômes persistent, consulter le médecin.

LES PLANTES DE A À Z

Thym vulgaire
Thymus vulgaris
Lamiacées

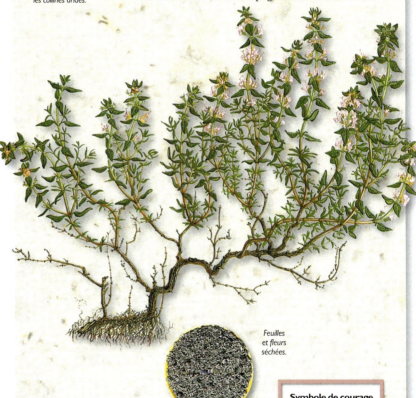

Plante très résistante, le thym pousse à l'état sauvage sur les collines arides.

Feuilles et fleurs séchées.

PROPRIÉTÉS VALIDÉES
Le thym agit comme un décontractant musculaire ; cette action serait due aux flavonoïdes. Son huile essentielle est antiseptique : cette propriété a été démontrée in vitro sur divers champignons, levures et bactéries. Elle est également antispasmodique.

INDICATIONS USUELLES
L'activité antispasmodique du thym est utilisée pour traiter les désordres de la digestion : **digestion lente, ballonnements, éructations, flatulences, vésicule parresseuse...** On le prescrit aussi souvent pour apaiser la **toux** et les enrouements passagers.
En usage local, il est employé en cas de rhume pour dégager le nez. Il est également conseillé pour soigner les **petites plaies**.

PRÉCAUTIONS D'EMPLOI
Auncune toxicité n'a été signalée à ce jour concernant le thym vulgaire utilisé aux doses préconisées. Toutefois, l'usage de l'huile essentielle ne peut se faire sans prescription médicale.

Autres noms : thym commun, farigoule, barigoule, frigoule, pote

Ce petit sous-arbrisseau vivace, aux tiges dressées et ramifiées, porte de petites feuilles enroulées sur les bords, ce qui est l'une des façons de le distinguer du serpolet. Les fleurs, regroupées en épis, sont roses ou blanches. Son odeur caractéristique est indissociable de la campagne méditerranéenne.

UTILISATIONS

USAGE INTERNE
Digestion lente, ballonnements, éructations, flatulences, vésicule parresseuse, toux
INFUSION : 1 sachet-dose dans 1 tasse d'eau bouillante. Laisser infuser 5 min. 3 tasses par jour.
GÉLULES DE POUDRE DOSÉES À 325 MG : 3 par jour avec un grand verre d'eau.

USAGE EXTERNE
Petites plaies
POMMADE OU SOLUTION ANTISEPTIQUE ET CICATRISANTE : plusieurs applications par jour.

Si les symptômes persistent, consulter le médecin.

■ **PARTIES UTILISÉES**
Les **feuilles** et les **tiges fleuries** sont récoltées en début de floraison puis séchées avec précaution à l'abri du soleil. Elles sont utilisées en infusion et sous forme de poudre (gélules) ou d'extraits en spécialités pharmaceutiques (sirops).
Une autre espèce est admise : le thym d'Espagne (*Thymus zygis*), dont l'huile essentielle est riche en thymol.

■ **COMPOSANTS**
Les feuilles et les tiges fleuries séchées contiennent des flavonoïdes et 0,5 à 2 % d'huile essentielle. L'huile essentielle des thyms à phénols (les thyms pharmaceutiques) contient 50 à 60 % de thymol et de carvacrol.

Symbole de courage dans la Grèce ancienne, le thym conserva cette réputation dans l'Occident médiéval. Ainsi, à l'époque des croisades, les damoiselles offraient aux chevaliers partant défendre la chrétienté contre les Infidèles des écharpes brodées d'abeilles voletant près d'une branche de thym.

LA SANTÉ PAR LES PLANTES

Tilleul

Tilia cordata, *T. platyphyllos* et leurs hybrides
Tiliacées

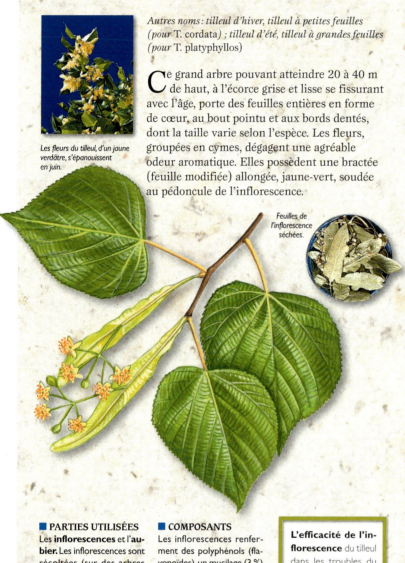

Les fleurs du tilleul, d'un jaune verdâtre, s'épanouissent en juin.

Autres noms : tilleul d'hiver, tilleul à petites feuilles (pour T. cordata*) ; tilleul d'été, tilleul à grandes feuilles (pour* T. platyphyllos*)*

Ce grand arbre pouvant atteindre 20 à 40 m de haut, à l'écorce grise et lisse se fissurant avec l'âge, porte des feuilles entières en forme de cœur, au bout pointu et aux bords dentés, dont la taille varie selon l'espèce. Les fleurs, groupées en cymes, dégagent une agréable odeur aromatique. Elles possèdent une bractée (feuille modifiée) allongée, jaune-vert, soudée au pédoncule de l'inflorescence.

Feuilles de l'inflorescence séchées.

■ PARTIES UTILISÉES
Les **inflorescences** et l'**aubier**. Les inflorescences sont récoltées (sur des arbres sauvages ou cultivés) lorsque les deux tiers des fleurs sont épanouies, puis séchées en couches minces à l'abri du soleil. L'aubier (écorce débarrassée de sa couche externe, le suber, et bois sous-jacent) est récolté sur des arbres sauvages et séché dans des hangars aérés. On emploie les inflorescences en infusion, et l'aubier sous forme de poudre ou d'extrait.

■ COMPOSANTS
Les inflorescences renferment des polyphénols (flavonoïdes), un mucilage (3 %) et une très petite quantité d'huile essentielle, dont certains constituants ont une activité sédative. L'aubier a une composition complexe (acides phénols, tanins…) ; on y trouve également du phloroglucinol.

L'efficacité de l'inflorescence du tilleul dans les troubles du sommeil n'est plus à démontrer. Quant à l'aubier, on a découvert dans les années 1960 qu'il contenait du phloroglucinol, un composé possédant des propriétés spasmolytiques ; ce qui a ouvert au tilleul de nouvelles perspectives thérapeutiques.

PROPRIÉTÉS VALIDÉES
L'expérimentation animale a démontré l'activité sédative des inflorescences ainsi que l'action spasmolytique de l'aubier.
En clinique humaine, on a mis en évidence une action stimulante de l'aubier sur la sécrétion biliaire.

INDICATIONS USUELLES
En usage interne, les inflorescences sont prescrites pour traiter les **troubles mineurs du sommeil**. En usage externe, elles sont recommandées en dermatologie comme adoucissant et antiprurigineux, et contre les **crevasses, gerçures, piqûres d'insectes, irritations cutanées**.
L'aubier est prescrit, par voie orale, comme dépuratif et comme stimulant de la sécrétion et de l'élimination de la bile en cas d'**insuffisance hépatique digestive**, de **calculs biliaires** et de **ballonnements**.

PRÉCAUTIONS D'EMPLOI
Aucune toxicité n'a été signalée à ce jour quand la plante est consommée aux doses thérapeutiques.

UTILISATIONS

USAGE INTERNE
Troubles mineurs du sommeil
INFUSION : 5 g d'inflorescences séchées pour 1 litre d'eau bouillante. Laisser infuser 5 min. 1 tasse le soir pour faciliter l'endormissement.
Insuffisance hépatique digestive, calculs biliaires, ballonnements
GÉLULES DE POUDRE D'AUBIER : 1 matin, midi et soir, avec un grand verre d'eau.

USAGE EXTERNE
Crevasses, gerçures, piqûres d'insectes, irritations cutanées
SOLUTION À BASE D'INFLORESCENCES : en application locale plusieurs fois par jour.

Si les symptômes persistent, consulter le médecin.

LES PLANTES DE A À Z

Tussilage
Tussilago farfara
Astéracées

PROPRIÉTÉS VALIDÉES

Les fleurs de tussilage contiennent des flavonoïdes aux propriétés antispasmodiques. Associés aux phytostérols, ces mêmes flavonoïdes deviennent également anti-inflammatoires. Les mucilages donnent aux fleurs des effets adoucissants et expectorants. Les tanins leur confèrent une action antiseptique.

INDICATIONS USUELLES

Les fleurs de tussilage s'utilisent en cas d'inflammation des bronches, de toux sèche ou encore pour traiter les irritations aiguës et chroniques de la bouche et du pharynx.

PRÉCAUTIONS D'EMPLOI

En raison de la présence d'alcaloïdes pyrrolizidiniques, dont on connaît mal la toxicité, il est vivement recommandé de ne pas prolonger le traitement par les fleurs de tussilage au-delà de 4 à 6 semaines consécutives. Le tussilage est contre-indiqué chez la femme enceinte ou celle qui allaite.

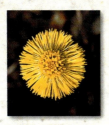

Les capitules du tussilage ont une agréable odeur qui rappelle celle de la cire.

Autres noms : pas-d'âne, pas-de-cheval, pied-de-cheval, herbe de saint Quirin, taconnet, herbe-aux-pattes

Plante vivace haute de 30 cm au maximum, originaire d'Europe et d'Asie, le tussilage offre au printemps, bien avant les feuilles, des capitules de fleurs jaunes portés par une hampe écailleuse. Les larges feuilles, fines, palmées et lobées, sont recouvertes d'une pubescence cotonneuse blanche sur la face inférieure.

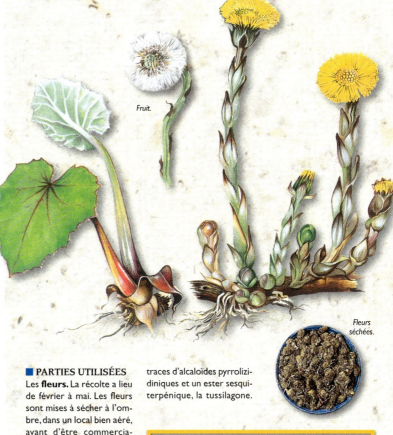

Fruit.

Fleurs séchées.

■ PARTIES UTILISÉES

Les **fleurs**. La récolte a lieu de février à mai. Les fleurs sont mises à sécher à l'ombre, dans un local bien aéré, avant d'être commercialisées. Elles s'utilisent telles quelles, en infusion.

■ COMPOSANTS

Les fleurs de tussilage contiennent de 6 à 10 % de mucilage acide, 5 % environ de tanins, des flavonoïdes, des caroténoïdes, des triterpènes, des phytostérols, des traces d'alcaloïdes pyrrolizidiniques et un ester sesquiterpénique, la tussilagone.

Le tussilage est-il dangereux ? La question de la toxicité des alcaloïdes pyrrolizidiniques sur le foie divise les phytothérapeutes : pour les uns, les alcaloïdes représentent la millionième partie de la plante (1 mg pour 1 kg), ce qui rendrait l'infusion bien inoffensive. Pour les autres, cette teneur, si faible soit-elle, doit inciter à proscrire l'usage de la plante. En réalité, les cas de toxicité invoqués restent exceptionnels.

UTILISATIONS

Que ce soit sous forme d'infusion ou de toute autre préparation pharmaceutique, seul le médecin est en mesure de déterminer un traitement à base de tussilage.

LA SANTÉ PAR LES PLANTES

Valériane
Valeriana officinalis
Valérianacées

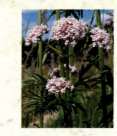

La valériane offre tout l'été sa floraison blanche, rose ou rouge.

Autres noms : herbe-aux-coupures, herbe-à-la-femme-battue, guérit-tout, herbe-au-loup, herbe-aux-chats

Plante herbacée vivace qui aime les lieux humides mais s'accommode aussi des lieux secs, la valériane a une tige dressée et cannelée qui peut atteindre 2 m de haut. Ses feuilles sont groupées en rosette à la base, opposées le long de la tige, pennées et dentées. Réunies à l'extrémité de la tige en cymes ombelliformes, ses fleurs lui donnent des allures d'ombellifère.

Fruit.

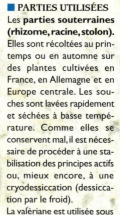

Rhizomes, racines et stolons séchés.

■ PARTIES UTILISÉES
Les **parties souterraines** (rhizome, racine, stolon). Elles sont récoltées au printemps ou en automne sur des plantes cultivées en France, en Allemagne et en Europe centrale. Les souches sont lavées rapidement et séchées à basse température. Comme elles se conservent mal, il est nécessaire de procéder à une stabilisation des principes actifs ou, mieux encore, à une cryodessiccation (dessiccation par le froid).
La valériane est utilisée sous forme de poudre en gélules, d'extraits aqueux ou hydroalcooliques (titre inférieur à 30°), de suspensions et de solutions buvables.

■ COMPOSANTS
Les constituants impliqués dans l'activité de la valériane sont des iridoïdes (les valépotriates) et des sesquiterpènes (acides valéréniques).

Star des tranquillisants végétaux, la valériane a fait l'objet d'innombrables travaux, notamment en France et en Allemagne. Ses propriétés ont été dans un premier temps attribuées aux valépotriates, mais, selon de récentes études, la plante devrait plutôt son action de neuromédiateur à ses acides valéréniques.

PROPRIÉTÉS VALIDÉES
Des expériences menées sur l'animal ont mis en évidence l'activité de la valériane sur le système nerveux central ainsi que ses effets antispasmodiques. En clinique humaine, et notamment en gériatrie, plusieurs études ont été menées sur des patients insomniaques ou souffrant de troubles nerveux. On a constaté que, d'une façon générale, la valériane raccourcissait le temps d'endormissement et améliorait la qualité du sommeil.

INDICATIONS USUELLES
La valériane est prescrite dans le traitement des **troubles neurovégétatifs** et des **troubles légers du sommeil** chez l'adulte et l'enfant. Elle est souvent associée à d'autres plantes sédatives, comme la passiflore ou l'aubépine.

PRÉCAUTIONS D'EMPLOI
Aucune toxicité de la valériane n'a été signalée jusqu'ici, même à doses élevées. Elle est cependant déconseillée au cours de la grossesse ou lors de l'allaitement.

UTILISATIONS

USAGE INTERNE
Troubles neurovégétatifs, troubles légers du sommeil
GÉLULES DE POUDRE : 2 par jour pendant le repas avec un grand verre d'eau (troubles neurovégétatifs) ou 2 avant le dîner et 2 au coucher (troubles légers du sommeil).
GÉLULES DOSÉES À 50-100 MG D'EXTRAIT SEC : 2 gélules 3 fois par jour.
EXTRAIT AQUEUX OU HYDROALCOOLIQUE TITRÉ À MOINS DE 30° D'ALCOOL, SUSPENSION OU SOLUTION BUVABLE : 1 ou 2 fois par jour (troubles neurovégétatifs) plus 1 fois au coucher (troubles légers du sommeil).

Si les symptômes persistent, consulter le médecin.

LES PLANTES DE A À Z

Verge d'or
Solidago virgaurea
Astéracées

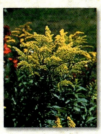

Les capitules floraux de la verge d'or, disposés en grappes, ont un parfum de miel.

Autres noms : verge dorée, solidage des bois, herbe-des-juifs

Herbe vivace souvent vigoureuse atteignant 1 m de haut, à tige ronde et rouge, la verge d'or est commune en Europe, en Afrique du Nord, en Asie et en Amérique. Les feuilles sont ovales, allongées, velues et plus ou moins dentées. Les fleurs, jaunes, sont ligulées à la périphérie et tubuleuses au centre. Le fruit est un akène jaune pâle à aigrette.

PROPRIÉTÉS VALIDÉES

Les tanins de la verge d'or sont astringents et antidiarrhéiques. Sa teneur en léiocarposide lui confère des effets anti-inflammatoires, analgésiques et diurétiques. Les flavonoïdes qu'elle contient réduisent la perméabilité des vaisseaux sanguins et augmentent leur résistance, favorisant la circulation veineuse. Enfin, la présence de virgaurasaponines lui donne des propriétés antifongiques.

INDICATIONS USUELLES

Par voie orale, on prescrit la verge d'or dans le traitement de l'**inflammation et de l'infection des voies urinaires**, de la **lithiase urinaire** (action curative et préventive), **de l'élimination urinaire insuffisante**.
En usage externe, les extraits de sommités fleuries favorisent la cicatrisation des **plaies** et des **ulcérations**.

PRÉCAUTIONS D'EMPLOI

À ce jour, aucun effet indésirable toxique n'a été signalé aux doses thérapeutiques. En cas de néphrite chronique, consulter un médecin avant d'utiliser des préparations à base de verge d'or.

■ PARTIES UTILISÉES
Les **sommités fleuries**. Récoltées d'août à octobre, elles sont mises à sécher, puis fragmentées. Elles s'utilisent en infusion, en décoction et sous forme de teinture-mère et de sirop.

■ COMPOSANTS
Les sommités fleuries contiennent une huile essentielle (de 0,1 à 0,7 %), des tanins catéchiques (10-15 %) aux vertus astringentes, des flavonoïdes (1,5 à 2 % ; quercitrine, rutine), ainsi que des saponosides triterpéniques (virgauréosaponines) et des acides phénols (virgauréoside A et léiocarposide).

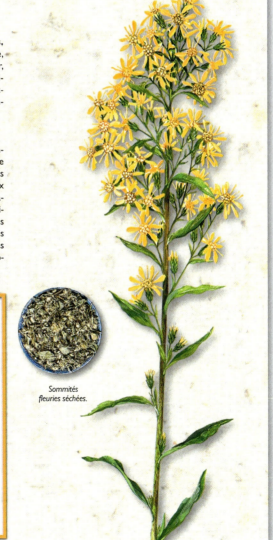

Sommités fleuries séchées.

> **Le nom de la verge d'or** vient de la disposition de ses fleurs en grappes allongées. Elle doit son appellation latine, *Solidago* (« Je consolide »), à son action cicatrisante sur les plaies. Des chercheurs ont récemment montré que la verge d'or renfermait aussi des composants aux effets analgésiques, ce qui justifie pleinement son usage traditionnel contre la douleur.

UTILISATIONS

USAGE INTERNE
Inflammation et infection des voies urinaires, lithiase urinaire, élimination urinaire insuffisante
INFUSION : 1,5 à 3 g de sommités fleuries pour 1 tasse d'eau bouillante. Laisser infuser 10 à 15 min, filtrer. 3 à 5 tasses par jour.
DÉCOCTION : 1,5 à 3 g de sommités fleuries pour 1 tasse d'eau froide. Porter à ébullition, filtrer. 3 à 5 tasses par jour.
TEINTURE-MÈRE : 30 à 60 gouttes dans un verre d'eau, 2 fois par jour.

USAGE EXTERNE
Plaies, ulcérations
COMPRESSES : 50 g de plante pour 1 litre d'eau bouillante, laisser bouillir 2 min. Imbiber un linge de cette décoction et appliquer 2 fois par jour.

Si les symptômes persistent, consulter le médecin.

Vergerette du Canada

Erigeron canadensis (Conyza canadensis)
Astéracées

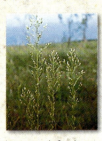

La vergerette du Canada est présente partout où la végétation naturelle a été détruite par l'homme.

Autres noms : érigère du Canada, conyze du Canada, fausse camomille, herbe-des-François

Cette herbacée à tige unique, feuillue et velue, se dresse jusqu'à 1 m de haut. Les feuilles, alternes, vert cendré, sont étroites et couvertes de poils ; elles ont un bord entier ou peu denté. Les fleurs, blanches, jaunes au centre, forment une grappe de nombreux et très petits capitules. Les fruits sont des akènes surmontés d'une aigrette.

■ PARTIES UTILISÉES
Les **parties aériennes fleuries**. La floraison de la plante commence en mai, les fleurs sont récoltées au début de l'automne, puis séchées à l'abri de la lumière. Elles sont utilisées en infusion, en décoction et sous forme d'extrait fluide, d'extrait sec ou de poudre, titrée à 0,5 % de flavonoïdes.

■ COMPOSANTS
Les parties aériennes fleuries contiennent une huile essentielle à odeur de cumin, de citron et de térébenthine, constituée de terpènes (limonène, linalol), et qui est à l'origine de l'activité anti-inflammatoire de la plante. Elles comportent également des tanins, de l'acide gallique, des résines, des flavonoïdes et de la choline.

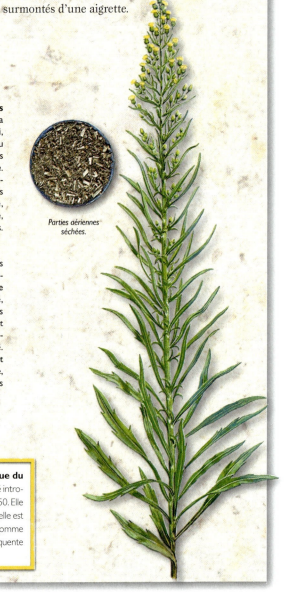

Parties aériennes séchées.

> **Originaire d'Amérique du Nord,** la vergerette a été introduite en Europe vers 1650. Elle s'y est si bien adaptée qu'elle est aujourd'hui considérée comme une mauvaise herbe fréquente sur les sols en jachère.

PROPRIÉTÉS VALIDÉES
Grâce notamment à ses tanins et à ses flavonoïdes, la vergerette du Canada possède des propriétés antidiarrhéiques et diurétiques. Elle favorise également l'élimination de l'acide urique. Son huile essentielle est anti-inflammatoire et décongestionnante.

INDICATIONS USUELLES
La vergerette est utilisée avec succès contre les **rhumatismes.** Elle apaise les douleurs articulaires inflammatoires telles que la polyarthrite et l'**arthrose.** Par son action sur l'élimination de l'acide urique, elle peut prévenir les crises de **goutte.** On l'utilise également pour traiter les diarrhées.

PRÉCAUTIONS D'EMPLOI
La vergerette du Canada n'engendre aucune accoutumance, et aucun effet secondaire n'a été signalé à ce jour. Elle peut même être utilisée de façon prolongée dans le traitement de l'arthrose.

UTILISATIONS

USAGE INTERNE
Rhumatismes, arthrose, goutte
INFUSION : 20 g de plante séchée pour 1 litre d'eau bouillante. Laisser infuser 10 min.
3 tasses par jour après les repas.
DÉCOCTION : 30 g de plante séchée pour 1 litre d'eau bouillante. Laisser bouillir 15 min.
3 tasses par jour après les repas.
GÉLULES DOSÉES À 220 MG DE POUDRE TOTALE CRYOBROYÉE, TITRÉE À 0,5 % DE FLAVONOÏDES :
3 par jour aux repas.
GÉLULES D'EXTRAIT SEC : la dose moyenne journalière est de 200 à 400 mg.
1 à 3 par jour aux repas, avec un verre d'eau.

Si les symptômes persistent, consulter le médecin.

LES PLANTES DE A À Z

Verveine odorante
Aloysia triphylla (Lippia citriodora)
Verbénacées

PROPRIÉTÉS VALIDÉES
Bien que les études menées sur la verveine odorante aient porté principalement sur les propriétés sédatives attribuées à la plante, elles n'ont abouti à aucun résultat intéressant. Au contraire, une étude récente, effectuée chez l'homme, a montré l'absence d'activité sédative et anxiolytique de l'infusion.

INDICATIONS USUELLES
Les feuilles de verveine, au même titre que les sommités fleuries de menthe et de tilleul, sont en vente libre, que ce soit en pharmacie ou dans les magasins d'alimentation. En phytothérapie, elles sont utilisées comme stimulant en cas de **digestion difficile**.

PRÉCAUTIONS D'EMPLOI
À ce jour, aucune toxicité ni aucun effet secondaire n'ont été signalés dans l'usage de la verveine odorante.

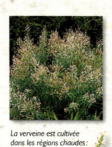

La verveine est cultivée dans les régions chaudes : Europe méridionale, Afrique du Nord...

Autres noms : verveine des Indes, verveine à trois feuilles, aloyse citronnée, citronnelle, thé arabe, herbe Louise

La verveine odorante, arbrisseau pouvant atteindre 1,50 m de haut, est originaire d'Amérique du Sud. Ses feuilles sont allongées et groupées par 3 (d'où le nom de *triphylla*) ou par 4. Les fleurs sont petites et comportent 4 pétales, bleuâtres à l'intérieur et blancs à l'extérieur. Le fruit est une drupe.

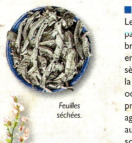

Feuilles séchées.

■ PARTIES UTILISÉES
Les **feuilles**. Récoltées 2 fois par an, en juillet et en octobre, les feuilles sont séchées en couche mince. Une fois sèche, la feuille dégage, si on la froisse, une plaisante odeur citronnée et sert à la préparation d'infusions très agréables à boire. On utilise aussi la verveine odorante sous forme d'huile essentielle en association avec des plantes sédatives.

■ COMPOSANTS
La plante contient des flavonoïdes (flavones particulières) et une huile essentielle en faible quantité dont le principal constituant est le citral (aldéhyde), responsable de l'odeur caractéristique de la plante.

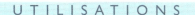

UTILISATIONS

USAGE INTERNE
Digestion difficile
INFUSION : 1 sachet-dose dans 1 tasse d'eau bouillante. Laisser infuser 5 min. 2 tasses par jour après les principaux repas.

Si les symptômes persistent, consulter le médecin.

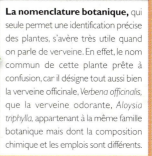

La nomenclature botanique, qui seule permet une identification précise des plantes, s'avère très utile quand on parle de verveine. En effet, le nom commun de cette plante prête à confusion, car il désigne tout aussi bien la verveine officinale, *Verbena officinalis*, que la verveine odorante, *Aloysia triphylla*, appartenant à la même famille botanique mais dont la composition chimique et les emplois sont différents.

Verveine officinale

Verbena officinalis
Verbénacées

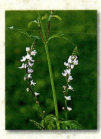

Les fleurs de la verveine officinale, d'un lilas pâle, apparaissent en longs épis effilés au sommet de la plante.

Autres noms : herbe sacrée, herbe-de-sang

La verveine est une plante herbacée de 30 à 70 cm de haut, à tige dressée et ramifiée. Les feuilles sont opposées, de forme ovale et découpées en lobes dentés. Le fruit est une capsule divisée en 4 akènes contenant chacun 1 graine. Il ne faut pas confondre la verveine officinale avec la verveine odorante, *Aloysia triphilla*.

■ PARTIES UTILISÉES
La **partie aérienne**. Elle est cueillie en juillet, au moment de la floraison, puis séchée. La teinture-mère et l'infusion sont les formes les plus utilisées.

■ COMPOSANTS
La branche fleurie contient des iridoïdes (dont le verbénaloside), antispasmodiques et anti-inflammatoires, du bêtasitostérol, des triterpènes – mucilages – et une flavone.

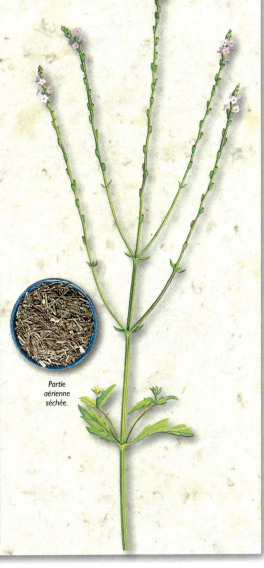

Partie aérienne séchée.

> **Des découvertes pharmacologiques récentes** ont mis en évidence les propriétés immunostimulantes et hormonales de la verveine officinale : certains de ses composants agiraient en interaction avec les prostaglandines, médiateurs de l'activité cellulaire. La verveine officinale, employée par les Celtes et les Germains dans leurs pratiques de magie et de sorcellerie, est une plante que l'on est en train de redécouvrir.

PROPRIÉTÉS VALIDÉES
Les recherches récentes ont permis de mieux cibler les effets de la verveine. Elle est à la fois antitussive, anti-inflammatoire et antispasmodique – elle a notamment un effet relaxant sur l'utérus. Certains de ses composants renforcent le système immunitaire (stimulation de l'interleukine 6). Enfin, elle exerce une action hormonale en influant sur la lactation et en favorisant l'inhibition de la thyréotrope (TSH), l'une des hormones thyroïdiennes. En usage externe, elle est adoucissante, relaxante et cicatrisante.

INDICATIONS USUELLES
Actuellement, on utilise la verveine pour traiter les **états nerveux**, les **crampes**, la **fatigue** et la **grippe**. Elle a aussi montré son efficacité pour soigner les problèmes digestifs et a longtemps été prescrite pour stimuler la lactation.
En usage externe, on l'emploie pour son effet apaisant sur les **érythèmes** solaires ou fessiers, les **crevasses** et les **gerçures**.

PRÉCAUTIONS D'EMPLOI
La verveine est d'usage traditionnel courant, et aucun effet toxique n'a été signalé à ce jour, même après 6 mois de traitement continu. Toutefois, elle ne doit pas être utilisée par la femme enceinte.

UTILISATIONS

USAGE INTERNE
États nerveux, crampes, fatigue, grippe
INFUSION : 1,5 g de plante séchée pour 1 tasse d'eau bouillante. Laisser infuser 10 min.
TEINTURE-MÈRE : 30 à 50 gouttes, 3 fois par jour, dans un verre d'eau.

USAGE EXTERNE
Érythèmes, crevasses, gerçures
COMPRESSES : 1 poignée de plante séchée pour 15 cl d'eau bouillante. Laisser infuser 10 min. Imbiber un linge et appliquer 2 ou 3 fois par jour.

Si les symptômes persistent, consulter le médecin.

Viburnum

Viburnum prunifolium
Caprifoliacées

Propriétés validées

L'écorce de *Viburnum prunifolium* exerce une action spasmolytique – reconnue de longue date – sur le muscle utérin. Elle est également hémostatique et sédative. De nouvelles propriétés de la plante ont récemment été démontrées – anti-inflammatoires, antiulcérogènes, antiagrégantes plaquettaires –, mais elles n'ont pas encore trouvé d'applications pratiques.

Indications usuelles

La plante est prescrite, en usage interne, dans le traitement des troubles liés à la **fragilité capillaire cutanée** (pétéchies, ecchymoses), de l'**insuffisance veineuse** et des **hémorroïdes**. Elle est recommandée en cas de **spasmes gynécologiques** et de **règles douloureuses**.

Précautions d'emploi

Seule limite à l'usage du viburnum : il ne faut pas l'utiliser pour traiter des symptômes dont le diagnostic n'a pas été confirmé.

UTILISATIONS

USAGE INTERNE
Fragilité capillaire cutanée, insuffisance veineuse, hémorroïdes, spasmes gynécologiques, règles douloureuses

INFUSION : 3 cuill. à café rases d'écorce pour 50 cl d'eau bouillante. Laisser infuser 10 min. 2 à 3 tasses par jour.
TEINTURE-MÈRE : 30 à 50 gouttes dans un verre d'eau, 3 à 6 fois par jour.
EXTRAIT FLUIDE : 20 gouttes dans un verre d'eau, 3 fois par jour.
EXTRAIT SEC : 100 à 300 mg, 3 fois par jour.

Si les symptômes persistent, consulter le médecin.

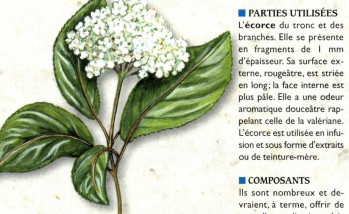

Les petites fleurs blanches du viburnum sont réunies en fausse ombelle.

Autres noms : viorne, viorne douce, buisson-des-cerfs

Originaire du centre et du sud des États-Unis, ce petit arbre est très répandu dans les grandes forêts et sur les pentes sèches et rocheuses. Son tronc tortueux, qui peut atteindre près de 5 m de haut, porte des branches rigides et des rameaux velus, d'abord d'un rouge brillant, puis verts en vieillissant. Les feuilles, ovales à arrondies, à pétiole court, sont glabres et finement dentées.

■ PARTIES UTILISÉES

L'**écorce** du tronc et des branches. Elle se présente en fragments de 1 mm d'épaisseur. Sa surface externe, rougeâtre, est striée en long ; la face interne est plus pâle. Elle a une odeur aromatique douceâtre rappelant celle de la valériane. L'écorce est utilisée en infusion et sous forme d'extraits ou de teinture-mère.

■ COMPOSANTS

Ils sont nombreux et devraient, à terme, offrir de nouvelles applications thérapeutiques. En effet, l'écorce renferme des biflavonoïdes (l'amentoflavone est le plus connu), des triterpènes (amyrines, acide ursolique), des acides organiques (salicylique, chlorogénique, isovalérénique). Elle contient aussi des tanins ainsi que des constituants de classes diverses : sitostérol, esculétol et dérivés coumariniques.

Fragments d'écorce séchée.

Deux cents espèces de viburnum sont recensées, mais quelques-unes seulement sont thérapeutiques : *Viburnum prunifolium*, *V. opulus*, *V. lantana*, *V. phlebotrichum* et *V. dilatatum*. Quant à *V. opulus*, boule-de-neige ou obier, il présente des propriétés intéressantes. Enfin, on recherche actuellement le rôle que pourrait jouer *V. prunifolium* dans le traitement des affections cardio-vasculaires, en particulier de l'hypotension artérielle.

LA SANTÉ PAR LES PLANTES

Vigne rouge
Vitis vinifera tinctoria
Vitacées

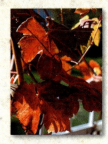

La vigne rouge se plaît sur les sols argileux et riches en silice.

La vigne rouge correspond à des cultivars de vigne dont le feuillage rougit partiellement ou totalement à l'automne (cépages dits des teinturiers). C'est un arbuste sarmenteux, qui grimpe à l'aide de vrilles. Les feuilles, légèrement pétiolées, sont palmées. Les inflorescences, en cymes de fleurs odorantes, apparaissent en mai-juin. Le fruit est une baie contenant 4 graines à tégument dur, recouvrant un endosperme huileux.

PROPRIÉTÉS VALIDÉES
En expérimentation animale, l'action protectrice de la vigne rouge sur les capillaires a pu être mise en évidence : la diminution de la perméabilité serait due à une stabilisation du collagène.
En clinique humaine, les anthocyanosides contenus dans la vigne rouge ont fait l'objet de nombreux travaux qui confirment leur activité dans les troubles dus à l'insuffisance veineuse.

INDICATIONS USUELLES
En usage interne, la feuille de vigne rouge est utilisée dans le traitement des symptômes de l'**insuffisance veineuse** (jambes lourdes), des **hémorroïdes** et des troubles fonctionnels de la fragilité capillaire cutanée (**ecchymoses, pétéchies**). Elle est parfois prescrite contre la diarrhée.
En usage externe, on recommande la vigne rouge en cas de gêne oculaire (irritation des yeux due à la fumée, par exemple).

PRÉCAUTIONS D'EMPLOI
Aucune toxicité de la vigne rouge n'a été signalée à ce jour, même en cas d'utilisation prolongée.

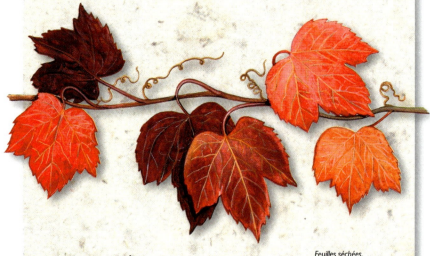

Feuilles séchées.

■ **PARTIES UTILISÉES**
Les **feuilles**. Riches en anthocyanosides responsables de la coloration et des propriétés veinotoniques de la plante, elles sont récoltées à l'automne lorsqu'elles sont rouges. Comme leur teneur en principes actifs peut varier, il est intéressant de déterminer chimiquement le moment précis de la récolte. Les feuilles sont ensuite mises à sécher, à l'air libre et à l'abri du soleil. Elles sont utilisées en infusion et sous forme de poudre, de teinture-mère ou d'extraits.

■ **COMPOSANTS**
La feuille de vigne rouge renferme des polyphénols (dont l'acide chlorogénique), des flavonoïdes (quercétol et kaempférol), des tanins hydrolysables et des tanins condensés. Les anthocyanosides représentent jusqu'à 0,3 % de la feuille sèche. La feuille contient également des acides organiques, des sucres et de la vitamine C.

L'action des polyphénols de la vigne sur la perméabilité des capillaires a fait l'objet de travaux qui ont démontré leur capacité à augmenter la résistance des vaisseaux (action vitaminique P). A également été mise en évidence la nécessité de respecter les conditions de récolte sous peine de voir diminuer les propriétés de la plante. Pour être actifs, les extraits de vigne rouge, comme ceux des autres plantes utilisées en phytothérapie, doivent répondre à certains critères aussi bien d'ordre qualitatif que quantitatif.

UTILISATIONS

USAGE INTERNE
Insuffisance veineuse, hémorroïdes, ecchymoses, pétéchies
INFUSION : 1 sachet-dose dans 20 cl d'eau bouillante. Laisser infuser 10 min. 1 à 3 tasses par jour.
GÉLULES D'EXTRAIT SEC DOSÉES À 50 MG : 3 par jour aux repas, avec un grand verre d'eau.
TEINTURE-MÈRE : 30 à 60 gouttes dans un verre d'eau, 3 fois par jour.

Si les symptômes persistent, consulter le médecin.

LES PLANTES DE A À Z

Violette odorante

Viola odorata
Violacées

PROPRIÉTÉS VALIDÉES

Traditionnellement utilisée pour traiter les affections des voies respiratoires et les inflammations des intestins, la violette odorante a fait l'objet de travaux qui ont démontré ses propriétés mucolytiques expectorantes, émollientes et sudorifiques.

INDICATIONS USUELLES

En usage interne, la violette odorante est recommandée contre les **affections catarrhales des voies respiratoires** (bronchite, par exemple), car elle apaise la toux et facilite, grâce à ses propriétés mucolytiques, l'expectoration.
En usage externe, elle est utilisée pour traiter certaines affections cutanées, comme les **gerçures** et les **crevasses du sein**.

PRÉCAUTIONS D'EMPLOI

La violette odorante ne fait l'objet d'aucune contre-indication connue à ce jour. Cependant, à fortes doses, le rhizome est vomitif.

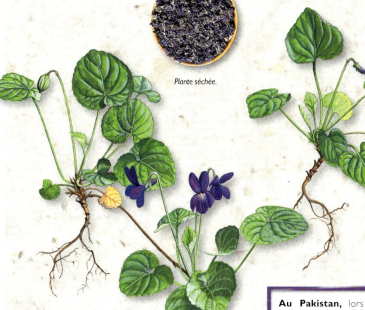

Les fleurs parfumées de la violette odorante se dressent au bout d'un long pétiole.

Autres noms : fleur de mars, viole de carême, violette de mars, jacée de printemps

La violette odorante est une plante herbacée vivace sauvage, commune dans les lieux humides et ombragés. Elle mesure 10 cm de haut. Les feuilles, vertes, en rosette, pétiolées, ovales, prennent une forme de cœur lorsqu'elles sont pleinement développées. Les folioles sont arrondies en forme de rein. Les fleurs ont 5 pétales, le pétale antérieur étant prolongé en éperon. Les fruits sont des capsules.

Plante séchée.

UTILISATIONS

USAGE INTERNE
Affections catarrhales des voies respiratoires
INFUSION : 1 cuill. de fleurs séchées pour 1 tasse d'eau bouillante. Laisser infuser 10 min. 3 tasses par jour.
SIROP DE FLEURS : 100 g de fleurs séchées, 500 g de sucre, 300 g d'eau. 1 cuill. à soupe 2 ou 3 fois par jour, au moment des repas.
TEINTURE-MÈRE : 50 gouttes dans un verre d'eau, 3 fois par jour.

USAGE EXTERNE
Gerçures, crevasses du sein
Application locale de spécialités contenant 3 % de violette odorante.

Si les symptômes persistent, consulter le médecin.

■ **PARTIES UTILISÉES**
La **plante entière** (fleurs surtout, feuilles et rhizome). On récolte le rhizome en août-septembre, tandis que les feuilles et les fleurs sont cueillies au printemps. On utilise la violette odorante en infusion et sous forme de teinture-mère ou de sirop de fleurs.

■ **COMPOSANTS**
Les parties aériennes de la violette odorante renferment une huile essentielle qui contient du salicylate de méthyle, des saponines et des mucilages. La plante est également riche en tanins, en flavonoïdes et en acide ascorbique. La fleur contient des traces d'acide salicylique.

Au Pakistan, lors d'une mission d'étude sur la flore spontanée, une équipe d'ethnopharmacologie a travaillé sur la capacité de certaines plantes sauvages à combattre la fièvre. Parmi ces plantes figurait la violette odorante, dont l'action dans ce domaine soutient avec succès la comparaison avec l'aspirine.

La Santé par les plantes

Withania

Withania somnifera
Solanacées

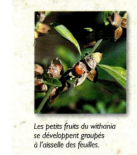
Les petits fruits du withania se développent groupés à l'aisselle des feuilles.

Autres noms : ashwagandha, ashgandh, ginseng indien

Originaire des régions tropicales de l'Inde, le withania est un buisson rameux qui peut atteindre près de 1,20 m de haut. Ses branches sont recouvertes d'un duvet grisâtre. Les feuilles sont oblongues. Les fleurs, à corolle lobée vert-jaune, sont groupées par 4 à 6. Le fruit est une petite baie rouge luisante.

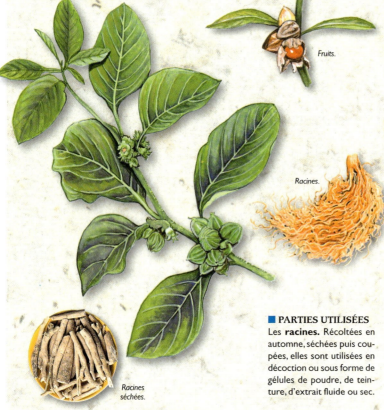
Fruits.
Racines.
Racines séchées.

■ PARTIES UTILISÉES
Les **racines**. Récoltées en automne, séchées puis coupées, elles sont utilisées en décoction ou sous forme de gélules de poudre, de teinture, d'extrait fluide ou sec.

■ COMPOSANTS
Ceux de la racine de withania se caractérisent par un type particulier de stéroïdes appelés withanolides, ou sitoindosides, ainsi que par des stéroïdes lactoniques, les withaférines. Elle renferme des acétylstérylglucosides et des alcaloïdes (notamment de la withasomnine), responsables d'effets sédatifs.

En médecine traditionnelle indienne, le withania est utilisé depuis plus de 2 000 ans. Son nom signifie en sanskrit « ce qui a l'odeur du cheval », référence non à son parfum mais à son pouvoir : la plante donnerait l'énergie et la vitalité de cet équidé. Elle a même la réputation d'être aphrodisiaque. Des recherches récentes ont mis en évidence les intéressantes propriétés antimitotiques (qui empêchent la multiplication des cellules) des withanolides D et E sur des tumeurs expérimentales.

PROPRIÉTÉS VALIDÉES
Le withania a des effets toniques et sédatifs. Employé à fortes doses, il est hypnotique. Grâce aux acétylstérylglucosides qu'elle contient, la racine a des propriétés antistress. Elle favorise la résistance de l'organisme aux agressions et exerce une action bénéfique sur le système immunitaire. Elle possède également, du fait de l'activité des withanolides, des propriétés antiseptiques et anti-inflammatoires.

INDICATIONS USUELLES
La racine de withania est prescrite comme tonique pour lutter contre la **fatigue**, notamment lors des convalescences. La plante est également recommandée, pour ses propriétés sédatives, dans le traitement de l'**insomnie**, de l'**anxiété** et des **troubles nerveux**. Son action anti-inflammatoire permet de l'employer pour soulager les **rhumatismes articulaires**, souvent associée, dans cette dernière indication, avec le ginseng et l'éleuthérocoque.

PRÉCAUTIONS D'EMPLOI
La plante est contre-indiquée chez la femme enceinte ou celle qui allaite. Il est préférable d'éviter de prendre des barbituriques ou des anxiolytiques au cours d'un traitement à base de withania : leur activité peut être renforcée par celle de la plante.

UTILISATIONS

USAGE INTERNE
Fatigue, rhumatismes articulaires
DÉCOCTION : 1 à 2 g de racine pour 1 tasse d'eau. Laisser bouillir 15 min puis infuser 10 min. 2 tasses par jour.
TEINTURE ET EXTRAIT FLUIDE : 40 à 80 gouttes dans un verre d'eau, 3 fois par jour.
Insomnie, anxiété, troubles nerveux
GÉLULES DOSÉES À 350 MG DE POUDRE : 1 ou 2 par jour avec un verre d'eau.
GÉLULES DOSÉES À 125 MG D'EXTRAIT SEC : 1 matin, midi et soir avec un verre d'eau.

Si les symptômes persistent, consulter le médecin.

LES PLANTES DE A À Z

Yohimbe

Pausinystalia yohimbe
Rubiacées

Le yohimbe, grand arbre originaire des forêts d'Afrique tropicale, peut atteindre 30 m de haut. Il porte de grandes feuilles ovales et acuminées, longues de 30 à 40 cm. Les boutons, verts, jaunes ou rosés, s'ouvrent en fleurs odorantes blanches virant au jaune puis au rouge. Le fruit est une capsule aplatie en navette. En s'ouvrant par deux valves, il libère de nombreuses petites graines ailées.

L'écorce du yohimbe se présente en longues plaques de 0,5 à 1 cm d'épaisseur.

PROPRIÉTÉS VALIDÉES

Du fait de son action inhibitrice sélective des récepteurs alpha 2 adrénergiques, la yohimbine possède, administrée à faibles doses, des propriétés hypertensives et, à fortes doses, hypotensives. Elle a aussi une action vasodilatatrice des systèmes vasculaires périphériques, d'où ses effets sur l'impuissance. On a enfin démontré qu'elle entraînait une augmentation du tonus et des mouvements de l'intestin.

INDICATIONS USUELLES

L'écorce de yohimbe entre dans la composition de spécialités utilisées pour traiter l'impuissance masculine, chez le diabétique notamment. Elle est également prescrite en cas d'hypotension, en particulier lorsque celle-ci est liée à la prise de certains antidépresseurs. On l'administre enfin dans le cadre du traitement de la constipation chronique.

PRÉCAUTIONS D'EMPLOI

Les propriétés et les indications de l'écorce de yohimbe nécessitent impérativement une consultation médicale. La maîtrise des doses est importante puisque les effets peuvent s'inverser et entraîner des troubles tensionnels, digestifs et nerveux.

■ PARTIES UTILISÉES

L'écorce du tronc. Détachée à la saison sèche, on la coupe en morceaux que l'on fait ensuite sécher au soleil. On ne récolte pas l'écorce des branches, moins active. La surface externe de l'écorce est quadrillée assez régulièrement de sillons en longueur et de crevasses transversales. La face interne, d'un brun fauve satiné, est finement striée en longueur. L'écorce, inodore, possède une saveur amère et astringente. Elle entre dans la composition de spécialités pharmaceutiques.

■ COMPOSANTS

Le principal composant de la plante est la yohimbine (un alcaloïde) et ses isomères. L'ajmalicine que contient également l'écorce du yohimbe participe à ses effets.

Graine

Fruit ouvert

> **Après avoir été contestées, les vertus du yohimbe** dans le traitement classique de l'impuissance masculine bénéficient d'un regain d'intérêt. Dans le cadre d'une des indications usuelles de la plante, l'impuissance du diabétique, des observations récentes ont montré les effets de la yohimbine sur le système nerveux et les récepteurs spécifiques, alpha 2, altérés par le diabète. Cette action lui confère un effet antidépresseur. Ce pourrait être une nouvelle voie de recherche pour cette plante qui serait alors doublement active sur l'impuissance.

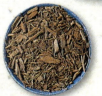

Écorce séchée et fragmentée.

UTILISATIONS

Quelle que soit la forme sous laquelle la préparation pharmaceutique se présente, seul le médecin est à même de déterminer un traitement à base de yohimbe.

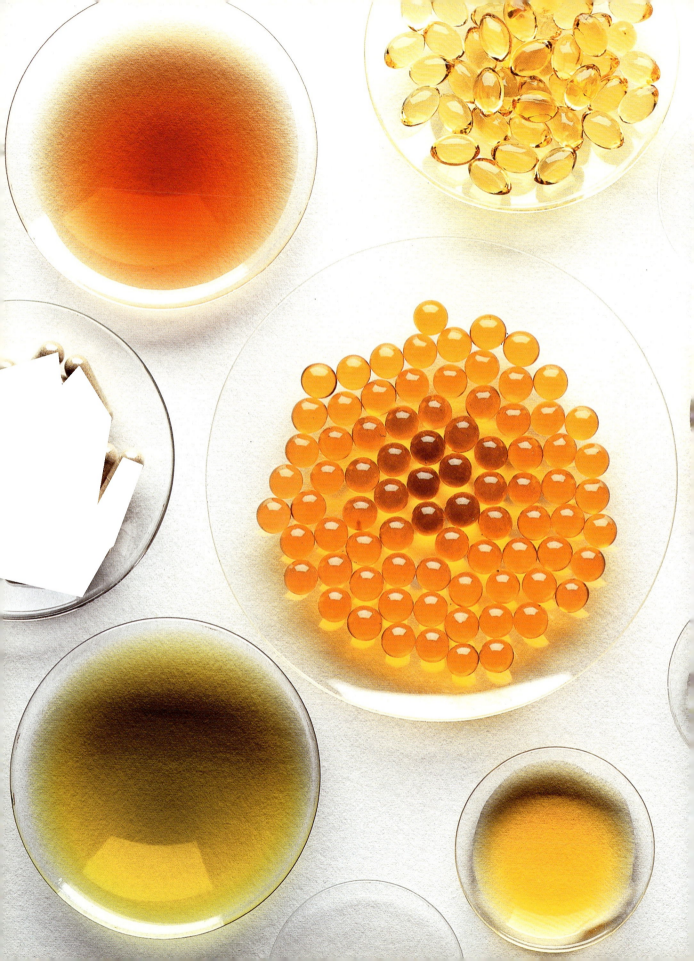

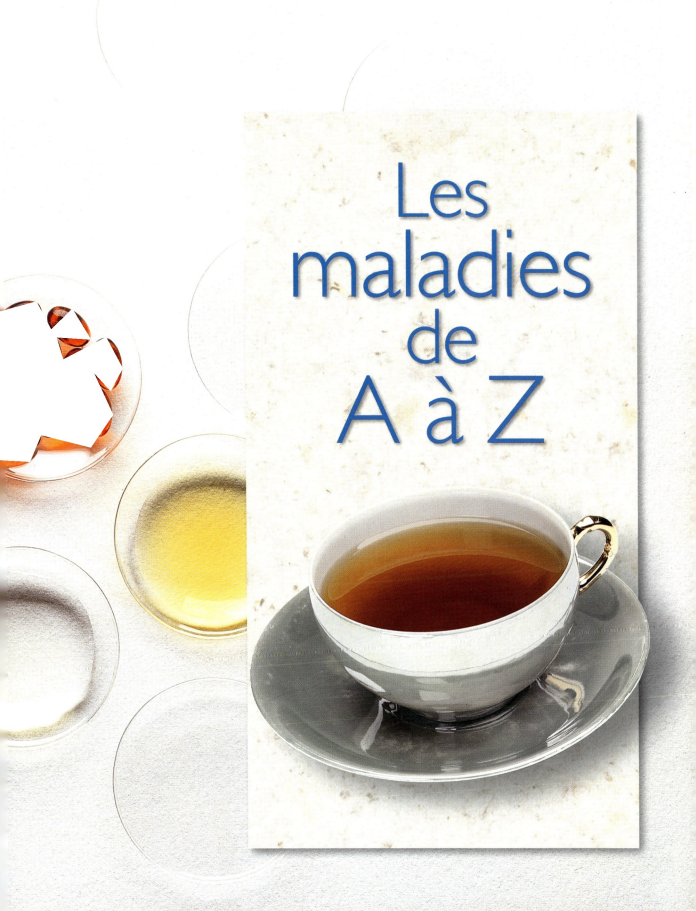

Les maladies de A à Z

Abcès chaud, abcès froid

Qu'est-ce que c'est ?
Abcès chaud : infection localisée, et limitée, dans la peau ou plus en profondeur, y compris au niveau articulaire. Elle est due le plus souvent à un staphylocoque.
Abcès froid : infection qui se développe sans augmentation de la température locale.

SYMPTÔMES
Abcès chaud
- Douleur cuisante au niveau de la peau, avec rougeur intense.
- Peau dure, plus ou moins profondément.
- Sensation d'une accumulation douloureuse sous la peau.

Abcès froid
- Gonflement gênant mais peu douloureux.

Attention ! Consultez le médecin
Un **abcès froid** ne se traitera jamais par la phytothérapie. Dans le cas d'un **abcès chaud**, la phytothérapie ne peut servir qu'à faire mûrir l'abcès. Un tel abcès peut cacher une infection grave comme une tuberculose ou un cancer. Un abcès, même bien soigné, peut donner des fistules. Il faut donc toujours consulter un médecin.

Causes
Un abcès est la conséquence de l'introduction dans la peau d'un germe qui s'infecte. Cela peut se produire après une piqûre superficielle ou profonde, une injection médicale non stérile, mais aussi une injection de drogue faite avec du matériel souillé. Il peut aussi se former après un grattage de la peau ou une séance d'épilation pratiquée dans des conditions d'hygiène insuffisantes. L'abcès froid accompagne surtout l'infection par la brucellose, plus rarement par la tuberculose.

Quelles plantes ?
USAGE INTERNE
- À des fins anti-infectieuses

Plantain : 1 poignée de feuilles pour 50 cl d'eau bouillante, laisser infuser 15 à 30 min. 1 verre toutes les heures.

- Pour soulager l'organisme

Salsepareille : 60 g pour 1 litre d'eau, faire bouillir 10 min et infuser 10 min. Boire le litre dans la journée en 4 fois.
Vous pouvez aussi prendre une infusion de plantes pour faire baisser la fièvre (voir Fièvre).

USAGE EXTERNE
- Pour faciliter l'évacuation du pus

Bouillon-blanc : 3 ou 4 feuilles cuites 5 min dans du lait, à appliquer en compresse ou en cataplasme pendant 30 min.
Farine de fenugrec ou de **lin** : 1 cuill. à soupe pour un demi-verre d'eau à appliquer en compresse ou en cataplasme pendant 30 min.
Bardane : 5 feuilles fraîches (éventuellement racine fraîche bien nettoyée) broyées, en cataplasme ; appliquer pendant 30 min.
Oseille : 10 g de feuilles fraîches broyées, en cataplasme ; appliquer pendant 30 min.

- Si l'abcès vient à mûrir avant que vous ayez pu voir un médecin

Plantain : feuilles fraîches froissées en pansement.

Que faire d'autre ?
– Respectez les règles d'hygiène en vous lavant bien les mains et les ongles avant toute intervention sur la peau.
– Nettoyez abondamment et même, si possible, trempez la partie malade dans une solution de Dakin, ou de l'alcool fort (plus de 40°), ou de l'eau de Javel diluée (1/4 de Javel pour 3/4 d'eau) si vous n'avez rien d'autre sous la main.

Acné

Qu'est-ce que c'est ?
L'acné est une inflammation du follicule pilo-sébacé. Elle peut revêtir différentes formes. La plus simple est une dermatose très fréquente qui touche 90 % des adolescents : apparition sur le visage, le thorax et le dos de petites lésions (points noirs, boutons rouges) qui peuvent laisser des cicatrices. Les formes dites graves sont l'acné conglobata, qui donne un aspect grêlé au visage, et l'acné fulminans, rare, qui associe fièvre et douleurs articulaires et musculaires.

SYMPTÔMES
- Aspect gras et huileux du visage, du thorax, du dos et du cuir chevelu.
- Apparition de points noirs, appelés « comédons ouverts ».
- Présence de points blancs, ou « comédons fermés » ; l'ouverture à l'intérieur du derme de ces microkystes recouverts de peau de couleur normale provoque la formation de papules (inflammation) et de pustules (infection).

Attention ! Consultez le médecin
Une consultation est toujours conseillée car l'acné peut s'installer, s'aggraver et laisser des cicatrices.

Causes
L'acné est due à une sécrétion excessive de sébum par la glande sébacée déclenchée par les hormones androgènes (hormones masculines), au blocage de l'évacuation du sébum par un bouchon et à la prolifération de bactéries en surface ou en profondeur. L'accumulation de sébum provoque des microkystes, qualifiés souvent de bombes à retardement, car si certains s'ouvrent et forment de simples comédons, d'autres finissent par s'infecter.
Les poussées d'acné s'accentuent à la chaleur, après des expositions au soleil (qui semblent améliorer l'état de la peau mais ont en réalité un effet retard), ou avant les règles. Elles peuvent être déclenchées par des médicaments : certains corticoïdes, traitements hormonaux, pilules contraceptives, antiépileptiques, antidépresseurs, etc.

Quelles plantes ?
USAGE INTERNE

Bardane : 5 g de feuilles pour 1 litre d'eau bouillante, faire bouillir 10 min, 1 à 2 tasses midi et soir. En poudre de racine, 2 ou 3 gélules par jour (jusqu'à 5), à prendre avec un grand verre d'eau avant les repas. En teinture-mère, on peut utiliser 100 gouttes par jour.

Pensée sauvage (parties aériennes) : en infusion, 1,5 g pour 1 litre d'eau bouillante, 3 tasses par jour à boire entre les repas. En poudre, 1 ou 2 g par jour en 3 prises. En extrait sec, 200 à 400 mg par jour en 3 prises.

LE SAVIEZ-VOUS ?

Acné :
pourquoi ne pas essayer la bardane ?

La bardane est une plante médicinale qui a été, à tort, un peu délaissée. Si ses fruits munis de crochets peuvent amuser les enfants, ses feuilles et surtout sa racine ont des propriétés antibactériennes et antifongiques avérées. Des études récentes ont même démontré qu'elles contiennent des composés qui sont actifs après exposition aux ultraviolets.

Ortie (racine), associée à la **bardane** et à la **pensée sauvage** : en poudre, 1 gélule matin et soir, en cure de 1 mois.
Pour obtenir un bon drainage de la peau, démarrez avec des doses plus faibles et augmentez suivant la tolérance.

Que faire d'autre ?

– Nettoyez votre peau matin et soir avec des produits doux, non agressifs.
– N'essayez pas d'extirper à tout prix vos comédons.
– Évitez les produits cosmétiques trop gras.
– Ne vous exposez pas au soleil.

Acné rosacée, couperose

Qu'est-ce que c'est ?

Acné rosacée : affection se manifestant par des rougeurs persistantes et une dilatation des vaisseaux sanguins, mais également par des boutons (papules et pustules). Elle survient plus spécialement à la quarantaine chez la femme ayant des troubles circulatoires de type couperose.

Couperose : dilatation des minuscules vaisseaux sanguins du visage, qui se dessinent alors sous forme de petits filets rouges. Elle se complique souvent d'une altération des glandes sébacées.

SYMPTÔMES

- Rougeurs diffuses du visage.
- Rougeurs persistantes.
- Apparition d'un réseau étoilé de fins traits rouge violacé sur les joues, les pommettes, les ailes du nez, le menton.
- Présence de boutons dans le cas de l'acné rosacée.

Attention ! Consultez le médecin

Il est important de consulter un médecin le plus tôt possible pour éviter les effets désagréables et inesthétiques.

Causes

L'**acné rosacée** est favorisée par des affections dues à la présence d'une bactérie dans l'estomac *Helicobacter pylori,* par des troubles neuropsychiques ou par la ménopause. La **couperose** est due à une congestion (un afflux de sang) qui dilate les petits vaisseaux sanguins. Elle est provoquée par de brusques variations de température, le soleil, le froid, le vent, les boissons alcoolisées, les excitants... ou le stress. Les personnes âgées de 30 à 50 ans et ayant le teint clair sont plus souvent affectées.

Quelles plantes ?
Acné rosacée
USAGE INTERNE

Renouée des oiseaux : 15 gouttes de teinture-mère dans un verre d'eau, 3 fois par jour.
Ail : 200 mg d'ail sec broyé 2 fois par jour.
Échinacée : 30 gouttes de teinture-mère 2 fois par jour.
Bardane : 5 à 15 gouttes de teinture-mère dans un verre d'eau, 3 fois par jour.
Marjolaine : en infusion, 1/2 cuill. à café pour 1 tasse d'eau bouillante, 2 fois par jour.
Souci : 40 gouttes de teinture-mère dans un verre d'eau, 3 fois par jour.
USAGE EXTERNE
Pour ces préparations, voir le pharmacien.
Arganier : 1 à 3 % d'huile essentielle dans de l'huile d'amande douce ou dans une crème hydratante.
Melaleuca (tea tree) : 1 % d'huile essentielle dans une crème.
SUR PRESCRIPTION MÉDICALE
Réglisse : antifongique et actif contre *Helicobacter pylori*.

Couperose

Les plantes conseillées (fluidifiantes pour certaines) diminuent le diamètre des vaisseaux sanguins et augmentent la résistance des capillaires : **hamamélis, cyprès, fragon épineux, marron d'Inde, mélilot, achillée millefeuille** et **vigne rouge.** Il est préférable de les utiliser – seules ou en association – sur les conseils du médecin.
USAGE INTERNE
- Pour drainer la peau
Bardane, fumeterre, pensée sauvage, en infusion (voir chacune de ces plantes).
- Pour drainer le foie
Radis noir : 1 ampoule buvable de 10 ml par jour.
Chrysanthellum americanum : 1 gélule de 400 mg de poudre par jour. Demander conseil au médecin.
USAGE EXTERNE
Pour toutes ces préparations, demander conseil au pharmacien.
Huiles de **millepertuis,** d'**achillée millefeuille,** pures ou diluées (1 part pour 3 parts d'huile d'amande douce).
Eau florale de **tilleul,** eau de **rose :** 3 ou 4 fois par jour, en spray sur le visage.
Essence de **romarin :** 1 à 2 % dans une huile ou une crème.
Tepescohuite ou **Mimosa tenuifolia** (reconstituant cutané) : 1 à 5 %, selon l'importance des lésions, dans une crème.
Ginkgo (antiradicalaire) : 1 à 2 % d'extrait dans une crème à liposomes si possible.

Que faire d'autre ?

Adoptez une alimentation pauvre en graisses animales et en sucres rapides.
– Évitez tous les excitants (café ou thé) et les mets épicés.
– Faites une cure de vitamines A, B, C et E.
– Pour vous nettoyer le visage, utilisez des pains dermatologiques sans savon et des produits de cosmétologie adaptés.

Acouphènes

Qu'est-ce que c'est ?

L'acouphène, ou bourdonnement d'oreille, est une sensation auditive non induite par un bruit externe.

Acouphène subjectif : bourdonnements et sifflements, continus ou intermittents, perçus uniquement par le malade.
Acouphène objectif : phénomène dû à des bruits vasculaires de la tête et du cou ou à des contractions musculaires de l'oreille moyenne ou du palais mou (partie arrière du palais) et qui, à l'examen, peuvent être entendus tant par le spécialiste que par le patient.

SYMPTÔMES

- Bruit sourd, intermittent ou continu, ressenti dans les artères du cou, des tempes et dans la partie postérieure de la tête.
- Sensation stridente dans l'oreille, évoquant un sifflement.
- Baisse de l'acuité auditive (perception des sons extérieurs).
- Mauvaise audition de certains sons (aigus ou sourds, selon les cas).

Attention ! Consultez le médecin
La visite chez le médecin est impérative afin de préciser l'origine de l'affection, le traitement étant différent pour chaque type d'acouphène.

Causes

Les causes sont souvent inconnues ; certaines affections de l'oreille moyenne et interne (otite, surdité partielle, maladie de Ménière, atteinte du nerf acoustique, des voies nerveuses supérieures, des centres auditifs...) peuvent entraîner des acouphènes. La présence d'un bouchon dans le conduit auditif externe, des troubles vasculaires (hypertension* artérielle, artériosclérose...) ou encore une congestion de la trompe d'Eustache et des zones ORL peuvent également être à l'origine des acouphènes. Un traumatisme sonore, la prise de médicaments toxiques pour l'oreille ainsi que le stress sont d'autres causes possibles.

Quelles plantes ?

Les plantes peuvent être efficaces contre les acouphènes, mais elles n'agissent que très peu sur la baisse d'audition.

USAGE INTERNE

- Pour agir contre le stress

Passiflore : 150 mg de poudre ou d'extrait sec 3 fois par jour ; ou 50 gouttes d'extrait fluide ou de teinture-mère dans un verre d'eau, 3 fois par jour ; ou encore 1 cuill. à café de plante pour 15 cl d'eau bouillante à laisser infuser 15 min et à boire 3 fois par jour.

USAGE EXTERNE

- Pour lutter contre la congestion de la trompe d'Eustache et des zones ORL

Camomille, souci et baies de **genièvre :** en quantités égales, 1 cuill. de mélange pour 1 tasse d'eau bouillante. Inhaler la vapeur se dégageant de l'infusion puis, quand elle est tiède, effectuer des aspirations nasales.

SUR PRESCRIPTION MÉDICALE

Ginkgo : en extrait sec titré et extrait fluide associés à de l'extrait de **ginseng** titré en ginsénosides. **Cassis** et **myrtille,** pour leurs propriétés vasomotrices, ou encore **calament officinal** et **épine-vinette.** Mélange d'extraits fluides **(réglisse, reine-des-prés, millefeuille, échinacée),** des extraits titrés de tige d'**ananas,** ainsi que du **plantain,** du **grindélia** ou du **polygala,** à titre de draineurs.

Que faire d'autre ?

– Suivez un traitement contre les maladies responsables de vos acouphènes.
– Si un bouchon de cérumen est en cause, faites-le ôter par votre praticien ou utilisez une bougie des Indiens Hopis (chandelle auriculaire artisanale à base de cire d'abeille).
– Protégez-vous contre les bruits inhérents à votre profession.
– Suivez un traitement par acupuncture.

Aérogastrie, aérocolie

Qu'est-ce que c'est ?

Aérogastrie : distension de l'estomac provoquée par l'air ingéré au moment des repas.
Aérocolie : présence trop importante de gaz dans les intestins.

SYMPTÔMES

Aérogastrie

- Éructations.
- Sensation gênante de gonflement au creux de l'estomac, parfois douloureuse.

Aérocolie

- Flatulences et sensation de distension abdominale apparaissant 1 h après les repas.
- Météorisme, ventre ballonné et constipation ; difficulté à expulser les gaz.

Attention ! Consultez le médecin
Les plantes ne remédieront à ces désordres que si le médecin a diagnostiqué une cause anodine à ces troubles.

Causes

L'**aérogastrie** se produit lorsque l'on mange trop vite, que l'on avale de l'air en même temps que les aliments ou que l'on accompagne ses repas de boissons gazeuses. Elle peut être due aussi à une mastication insuffisante ou à une mauvaise denture. Elle touche particulièrement les personnes nerveuses ou spasmophiles qui avalent les aliments de façon désordonnée.

L'**aérocolie** peut succéder à l'ingestion d'aliments provoquant des gaz (ail, petits pois, légumes secs, chou, mets sucrés, trop grande quantité de crudités ou de fruits). Elle peut être due à une activité bactérienne trop importante dans le côlon, ce qui provoque une surabondance de gaz. Les infections intestinales, les pullulations bactériennes et un début de gastro-entérite sont souvent en cause également. L'aérocolie peut enfin être consécutive à la constipation, à une occlusion ou à une paralysie intestinales. Elle est fréquente chez les sujets anxieux ou stressés.

Quelles plantes ?

USAGE INTERNE

Des plantes antispasmodiques, carminatives, digestives et sédatives, en particulier les épices, permettent de réduire les troubles, sauf si ceux-ci proviennent d'une affection nécessitant une intervention chirurgicale (occlusion intestinale, par exemple).

Aérogastrie

Badiane (anis étoilé) : en infusion, 1 cuill. à café de feuilles séchées pour 1 tasse d'eau bouillante. À boire avant et après chaque repas.

Aneth, cumin, fenouil, marjolaine : en infusion, 1 cuill. à café d'un mélange à parts égales pour 1 tasse d'eau bouillante. À boire avant et après chaque repas.

Fumeterre, chélidoine, curcuma : 20 gouttes d'extrait fluide de l'une de ces trois plantes, à prendre avant chaque repas.

Aérocolie

On utilise le même type de plantes que pour l'aérogastrie.

Carvi, camomille romaine, menthe poivrée, mélisse mélangés à parts égales : en infusion, 1 cuill. à café pour 1 tasse d'eau bouillante ; ajouter 2 gouttes d'huile essentielle de **cumin**, de **coriandre** ou de **cardamome** ou 50 gouttes d'extrait de **gingembre**. À prendre en fin de repas.

SUR PRESCRIPTION MÉDICALE

On associe des jeunes pousses de **romarin**, d'**airelle du mont Ida** et de bourgeon de **viorne**. Il est classique de prescrire du magnésium en même temps.

Réglisse, matricaire, angélique : mélange à parts égales d'extraits secs.

Que faire d'autre ?

Aérogastrie

– Mangez lentement, par petites bouchées et en mâchant longuement.
– Évitez le chewing-gum.
– Réduisez votre consommation de glucides.
– Éliminez l'air en excès en prenant du charbon officinal.

Aérocolie

— Adoptez un régime à base de laitages et de protéines digestibles, comme le poisson et les pommes de terre à l'eau.
— Mangez peu de fibres et évitez les boissons gazeuses.
— Pratiquez régulièrement une activité physique, comme la marche.
– Obligez-vous à aller à la selle régulièrement.

Albuminurie

Qu'est-ce que c'est ?

Il s'agit de la présence de protéines, en particulier d'albumine, dans les urines, qui normalement n'en contiennent pas. Les fortes protéinuries (plus de 5 mg/min ou 7 g/24 h) se rencontrent principalement dans les maladies glomérulaires du rein.

SYMPTÔMES

Il n'y a pas de symptôme typique de l'albuminurie. On recherche systématiquement de l'albumine (en procédant à une analyse d'urine) dans les cas de fatigue, de fièvre inexpliquée et de douleurs lombaires, après une angine, dans le suivi d'une hypertension artérielle et dans toute maladie des voies urinaires.

Attention ! Consultez le médecin

L'apparition d'une albuminurie requiert un examen médical spécifique, qui en déterminera la gravité. Les maladies responsables de l'albuminurie seront traitées selon les indications du médecin.

Causes

L'albuminurie peut apparaître à la suite de la prise de certains médicaments : l'huile essentielle impure de baies de genévrier, par exemple, peut provoquer une atteinte rénale avec albuminurie.
Elle peut également être l'un des symptômes de diverses maladies : diabète, hypertension artérielle, certaines atteintes du rein, comme la glomérulonéphrite et le syndrome néphrotique.
Elle peut enfin être causée par des stations debout prolongées ou, simplement, survenir spontanément.

Quelles plantes ?

L'albuminurie se soigne d'abord en traitant les affections qui la provoquent, mais également en favorisant la microcirculation rénale. On utilisera donc des plantes agissant sur la circulation sanguine ou ayant une action diurétique.

USAGE INTERNE

Ginkgo : 220 mg d'extrait standardisé associé à 200 mg par jour d'extrait standardisé de **cassis**, 2 fois par jour. On y adjoindra, pour leur action diurétique, l'une des plantes qui suivent.

Fragon épineux : extrait correspondant à 100 mg de saponosides par jour sous forme d'extrait sec aqueux.

Verge d'or : 30 gouttes d'extrait fluide 2 fois par jour.

Que faire d'autre ?

– Buvez 3 litres d'eau ou d'infusion par jour afin d'augmenter le volume de vos urines.
– Consommez des fruits et légumes diurétiques : pastèque, melon, concombre, betterave rouge, etc.

◆ *Voir aussi Diabète, Hypertension artérielle*

Alcoolisme

Qu'est-ce que c'est ?

L'alcoolisme est un état de dépendance psychique et physique à l'égard de l'alcool, qui se manifeste par une consommation fréquente et excessive de boissons alcoolisées. La quantité quotidienne d'alcool consommée n'est pas déterminante, car la tolérance varie d'un individu à l'autre. Cependant, on admet souvent comme seuil une prise quotidienne supérieure à 1 ml d'alcool pur par kilo de poids, soit 75 cl de vin à 10° pour une personne de 70 kg.

SYMPTÔMES

- Tremblements des extrémités jusqu'à la première prise d'alcool.
- Rougeur du visage.
- Perte de poids.
- Évanouissements.
- Comportement agressif.
- Émotivité exacerbée : rires et pleurs hors de propos.
- Troubles de l'équilibre et de la mémoire.

LE SAVIEZ-VOUS ?

Alcoolisme :
le kudzu favorise la désaccoutumance

Des études réalisées par de nombreuses équipes de chercheurs attestent que, outre ses nombreuses vertus médicinales, le kudzu favorise la désaccoutumance aux drogues grâce aux flavonoïdes présents dans sa racine. Il est conseillé de prendre des décoctions de racine (voir p. 137) en plus du traitement médical prescrit.

- Douleur dans les membres inférieurs (polynévrite).
- Impuissance sexuelle.

<u>Attention ! Consultez le médecin</u>
Le sevrage de l'alcool nécessite une surveillance médicale, voire une hospitalisation.

Causes

L'alcoolisme est souvent causé par une dépression ou des problèmes psychologiques. Les manifestations sociales où l'on boit en groupe (réunions, fêtes, etc.) ainsi que certaines professions peuvent entraîner un comportement alcoolique. Souvent associé au passage à l'âge adulte, l'alcoolisme touche une population de plus en plus jeune.

Quelles plantes ?
Usage interne

- Pour les lendemains difficiles
Quinquina : 50 gouttes d'extrait amer matin et midi.
Gaulthérie (wintergreen) : 1 ou 2 infusions d'écorce par jour.

- Contre l'anxiété et la dépression
Valériane, aubépine, passiflore : 4 à 6 gélules à 50 mg d'extrait sec de chaque plante par jour.

- Pour prévenir la sudation et le delirium tremens dus au sevrage
Mélisse : 6 tasses d'infusion par jour.
Valériane : 6 gélules à 300 mg d'extrait sec par jour.

Trois infusions ont été testées en Chine dans le cadre d'un sevrage naturel. Cette cure, qui peut-être être suivie à domicile, est plus efficace sous contrôle médical.

- Infusion pour favoriser la désintoxication
Chardon-Marie (fruits, 40 g) ;
réglisse (racine, 10 g), **guimauve** (feuilles, 10 g), **aigremoine** (herbe, 10 g), **ortie** (feuilles, 10 g) ;
millefeuille (herbe, 5 g), **fenouil** (fruits, 5 g), **chicorée** (racine, 5 g), **pissenlit** (racine, 5 g) ;
7 g du mélange pour 25 cl d'eau bouillante, laisser infuser 30 min. À prendre au réveil et au coucher.

- Infusion sédative
Mélisse (feuilles, 20 g), **églantier** (fruits, 20 g) ;
millepertuis (herbe, 15 g) ; **valériane** (racine, 10 g), **lavande** (fleurs, 10 g),

houblon (cônes, 10 g) ; **anis** (semence) : 5 g ;
5 g du mélange pour 25 cl d'eau bouillante, 4 fois par jour, dont 1 fois la nuit en cas de réveil.

- Infusion pour prévenir la dépendance
Angélique (racine, 30 g), **aigremoine** (herbe, 30 g) ;
gentiane (racine/rhizome, 10 g), **aubépine** (sommités, 10 g) ;
absinthe (herbe, 5 g), **cannelle de Chine** (écorce, 5 g), **menthe poivrée** (feuilles, 5 g), **trèfle** (feuilles, 5 g) ;
6 g du mélange pour 25 cl d'eau bouillante, 3 fois par jour.

Que faire d'autre ?

– Commencez une psychothérapie individuelle ou de groupe.
– Participez aux réunions d'associations comme celle des Alcooliques anonymes.
– Prenez des vitamines B1, B6, D, E et PP pour remédier aux carences liées à l'alcoolisme.
– Évitez les extraits de plantes ou les cosmétiques (après-rasage, par exemple) contenant de l'alcool.

◆ *Voir aussi Hépatite, cirrhose*

Algodystrophie

Qu'est-ce que c'est ?

L'algodystrophie est une manifestation douloureuse dans une partie d'un membre (épaule, bras, avant-bras, cuisse, pied…) qui est due à une modification des tissus des articulations et autour des articulations. Localement, on note un afflux sanguin excessif. L'algodystrophie est toujours secondaire à une première affection de la zone touchée et peut durer de 3 à 9 mois.

SYMPTÔMES

- Douleur variable, qui peut être très intense.
- Impotence fonctionnelle plus ou moins importante : les mouvements normaux de la partie du membre atteint ne se font qu'au prix d'une douleur très variable en intensité et en forme.
- Hypersensibilité de la peau, qui devient rouge ou pâle.

- Modification de la forme des articulations.

<u>Attention ! Consultez le médecin</u>
Seul un spécialiste peut déterminer s'il s'agit bien d'algodystrophie après un examen radiographique et par scintigraphie.

Causes

Les causes de l'algodystrophie sont encore mal connues. Elle peut se manifester chez des personnes souffrant d'anxiété, d'anémie, d'un déséquilibre neurovégétatif, ou de troubles de la production par l'organisme de lipides et d'acide urique.
On a également constaté chez certains sujets des problèmes cardio-vasculaires avec, parfois, une hypertension artérielle, mais le plus souvent une hypotension. Enfin, l'arthrose, une tendinite ou une entorse peuvent précéder une algodystrophie.

Quelles plantes ?
Usage interne

Menthe poivrée (herbe, 15 g), **passiflore** (herbe, 20 g), **reine-des-prés** (fleurs et feuilles, 30 g) : 1 cuill. à café du mélange pour 1 tasse d'eau bouillante, laisser infuser 15 min, 4 tasses par jour.

Prêle (herbe, 20 g), **galéopsis** (herbe, 20 g), **ortie** (feuilles, 20 g) : 1 cuill. à café du mélange pour 1 tasse d'eau bouillante, laisser infuser 15 min, 2 tasses par jour.

Prêle : 3 gélules à 200 mg de poudre par jour.

LE SAVIEZ-VOUS ?

Algodystrophie :
les effets de la capsaïcine

L'extrait de piment et de paprika (*Capsicum*) comme le venin d'abeille peuvent être bénéfiques dans le traitement des algodystrophies et d'autres affections rhumatologiques. La capsaïcine présente dans les extraits agit sur l'hypophyse : elle stimule la libération de corticostimuline, hormone qui a les mêmes effets sédatifs que la cortisone. Outre son effet analgésique, la capsaïcine inhibe la dilatation des vaisseaux sanguins de la partie atteinte et fait régresser l'œdème inflammatoire.

USAGE EXTERNE

Racine de **consoude** (10 g), écorce de **marron d'Inde** (15 g), **patience** (20 g), **ortie** (30 g) : 1 cuill. à soupe du mélange dans 20 cl d'eau bouillante, laisser infuser 20 min. Imbiber un linge du mélange et laisser en cataplasme sur la partie douloureuse 20 à 30 min. 2 fois par jour.

Huile d'**amande douce** contenant 3 % d'huile essentielle de **menthe**, **lavande** et **cyprès** : 1 ou 2 applications par jour.
Huile contenant 1 g d'huile essentielle de **gaulthérie (wintergreen)** et de **genévrier** pour 10 cl d'huile peroxydée d'**arachide** : 1 ou 2 applications par jour.

SUR PRESCRIPTION MÉDICALE

Quinquina, harpagophyton, reine-des-prés, piscidia, laitue vireuse, millepertuis.

Que faire d'autre ?

– Laissez le membre douloureux au repos.
– Prenez des bains à base de **camomille** (huile essentielle et extrait), de **romarin** (huile essentielle) et d'huile essentielle de **gaulthérie (wintergreen)**.
– Faites une cure de vitamines et d'oligo-éléments : silice, cuivre, manganèse et or.
– Consultez un kinésithérapeute pour une série de massages.

Allaitement (troubles liés à l')

Qu'est-ce que c'est ?

Il peut s'agir d'une sécrétion de lait insuffisante, de l'apparition de crevasses sur les mamelons, d'un engorgement mammaire, d'une lymphangite (inflammation des vaisseaux lymphatiques mammaires) ou encore d'un abcès. Enfin, le sevrage peut être une période difficile.

SYMPTÔMES

Sécrétion de lait insuffisante
- Le bébé pleure de façon anormale et ne grossit pas assez.

Crevasses
- Lésions sur le mamelon pouvant aller de la simple gerçure jusqu'à l'érosion.

Engorgement mammaire
- Le sein est plus volumineux, plus dense et douloureux.

Lymphangite
- Le sein est tendu, chaud, douloureux et marbré.

Abcès
- Le sein est d'abord un peu tendu, douloureux, la fièvre monte à 38 °C ; le mamelon laisse sourdre un peu de lait mêlé à du pus. Puis l'abcès se constitue – on palpe un noyau dur, très douloureux – et la fièvre monte à 39-40 °C. Il peut devenir chronique.

Attention ! Consultez le médecin

Vous devez impérativement voir un médecin en cas de fièvre, de douleurs intenses ou de pus au niveau du mamelon. Pour une lymphangite, il prescrira dans les 24 premières heures des anti-inflammatoires à fortes doses, mais pas d'antibiotiques. Pour un abcès, il préconisera des antibiotiques et des anti-inflammatoires.

Causes

Une **sécrétion de lait insuffisante** peut être liée à des facteurs émotionnels.
Les **crevasses** sont favorisées par une mauvaise mécanique de la succion, des erreurs d'hygiène et par les mamelons trop courts ou ombiliqués.
L'**engorgement mammaire** relève plus d'un trouble de l'excrétion du lait que d'une sécrétion excessive.
La **lymphangite** résulte d'une inflammation des vaisseaux lymphatiques mammaires due à la présence de germes arrivant dans le sein, soit par le mamelon ou l'aréole, soit par le sang à partir d'un foyer infectieux éloigné (urinaire, dentaire, utérin…).
L'**abcès** fait suite à une inflammation mal soignée d'un canal sécrétant le lait, elle-même liée à des crevasses négligées.

Quelles plantes ?

USAGE INTERNE

- Pour améliorer la lactation
Aneth (fruits), **anis** (fruits), **carvi** (fruits), **cumin** (fruits), **fenouil** (graines), **fenugrec** (graines), **galéga** (fleurs), **houblon** (cônes), **orge** (grains séchés germés), **avoine** (partie aérienne) : laisser infuser 2 cuill. à soupe du mélange à parts égales dans 50 cl d'eau bouillante. Boire 1 à 1,5 litre dans la journée.

- Pour traiter l'inflammation due à un engorgement mammaire
Orthosiphon (plante entière) et **reine-des-prés** (sommités fleuries), à parts égales : en infusion, 50 g pour 1 litre d'eau bouillante, ou 1 ou 2 gélules de 200 mg de poudre matin, midi et soir.
Saule blanc (écorce) : 2 cuill. à soupe pour 50 cl d'eau, faire bouillir 20 min.

- Pour faciliter le sevrage en diminuant la lactation
Artichaut (feuilles), **gattilier** (fruits), **mélisse** (feuilles), **lycope** (parties aériennes) : faire infuser 4 cuill. à soupe du mélange dans 50 cl d'eau bouillante. À boire dans la journée.
Canne de Provence (rhizome) : 3 cuill. à soupe pour 50 cl d'eau, faire bouillir 20 min.

USAGE EXTERNE

- Pour les crevasses
Mélange de macérat glycériné de bourgeons de **cassis** (60 ml) et de teinture-mère de **calendula** (60 ml). Enduire préventivement le mamelon après la tétée.
En cas d'érosion, appliquer le mélange suivant (pour 100 g) : 40 % de pâte à l'eau, 10 % de glycérine, 40 % d'oxyde de zinc, 10 % d'eau de rose + 10 gouttes d'huile essentielle de **lavande**.

- Pour une lymphangite
Appliquer des cataplasmes d'argile puis des huiles essentielles de **gaulthérie (wintergreen)**, **lavande**, **pin**, **cajeput**, **melaleuca (tea tree)**, **gingembre**, **térébenthine** (résine), **estragon** (plantes anti-infectieuses et décongestionnantes) diluées à 10 % dans de l'huile d'amande douce. Rincer avant la tétée. Ne pas arrêter l'allaitement, mettre le bébé au sein le plus souvent possible.

- Pour un abcès
Farine de **lin :** 50 g pour 1 litre d'eau. Faire cuire quelques minutes jusqu'à obtention d'une pâte assez souple, appliquer en cataplasme chaud et laisser en place jusqu'à refroidissement. Renouveler. Cesser l'allaitement.

Que faire d'autre ?

– Pour prévenir les crevasses, étirez les mamelons pendant la grossesse pour les tanner et les habituer aux tractions. Au cours du 9e mois, appliquez 3 fois par

semaine en couche épaisse sur les mamelons un mélange de baume du Pérou (10 g), de vaseline (40 g) et de lanoline (40 g).
– Pour une tétée efficace, installez-vous confortablement et de manière que le bébé ouvre grand la bouche et puisse happer toute l'aréole du sein.
– Nettoyez soigneusement vos mamelons avec de l'eau propre bouillie.
– Lavez-vous les mains avant et après chaque tétée, séchez l'aréole avec une compresse propre ou de l'air chaud. Intercalez une compresse douce entre le sein et le soutien-gorge.

Allergie

Qu'est-ce que c'est ?

L'allergie est une réaction anormale du système immunitaire de l'organisme lorsqu'il est mis en contact avec une substance étrangère, dite alors allergène. Celle-ci n'entraîne pas de réactions chez les personnes non allergiques. Les réactions allergiques peuvent être rapides ou retardées de plusieurs heures.

SYMPTÔMES

- Respiration difficile, sifflement respiratoire (asthme), toux.
- Éruption cutanée, démangeaisons, eczéma.
- Écoulement nasal, nez bouché, éternuements, rhume des foins.
- Conjonctivite : les yeux sont rouges, ils pleurent ou picotent.
- Diarrhée en cas d'allergie alimentaire.
- Œdème de Quincke : gonflement à l'intérieur de la gorge.
- Dans les cas les plus graves, syncope lors de la rencontre avec l'allergène (crustacés ou piqûre d'abeille).

Attention ! Consultez le médecin

Un avis médical est indispensable pour déterminer les causes de l'allergie et évaluer son degré de gravité. Consultez immédiatement un médecin en cas de sensation de gonflement de la gorge et du haut du corps, ou de respiration sifflante.

Causes

Les **allergies de contact** sont dues à des plantes, métaux, tissus, etc.
Les **allergies respiratoires** se déclenchent en présence de pollens, poils d'animaux, moisissures, poussières de maison.
Les **allergies internes** sont provoquées par de nombreux aliments et par certains colorants alimentaires. Elles peuvent être particulières, comme l'allergie des voies digestives déclenchée par certaines molécules comme le lactose ou par des médicaments. L'allergie au soleil provient d'un autre mécanisme allergique.
Les personnes exposées font souvent partie de familles déjà touchées par ce type de problèmes, ou sont elles-mêmes allergiques à d'autres substances connues. Le stress, la prise d'alcool peuvent aggraver les symptômes d'allergie. Enfin, il ne faut pas négliger l'importance du psychisme dans le déclenchement de la crise.

Quelles plantes ?

USAGE INTERNE

- Pour diminuer les réactions allergiques digestives

Boldo, artichaut et **menthe** : 1 cuill. à soupe du mélange à parts égales pour 1 tasse d'eau bouillante, laisser infuser 3 min. 1 tasse après chaque repas.

- Pour s'opposer aux symptômes oculaires et nasaux

Oignon : 20 gouttes de teinture-mère dans un verre d'eau, 2 fois par jour.
Plantain : 20 gouttes de teinture-mère dans un verre d'eau, 2 fois par jour.
Sureau noir : 20 gouttes de teinture-mère dans un verre d'eau, 2 fois par jour.

SUR PRESCRIPTION MÉDICALE

Cassis (extrait sec de feuilles), **églantier** (bourgeons), **plantain** (teinture-mère ou extrait sec), **nigelle** (teinture-mère).

Que faire d'autre ?

– Éliminez au maximum les contacts avec les allergènes connus (tapis, tissus épais, matelas, etc.).
– Surveillez votre alimentation : les laitages, les tomates, le chocolat, les œufs sont les plus fréquemment impliqués dans les allergies alimentaires chroniques ; les crustacés sont presque toujours responsables des allergies violentes et brutales.
– Prenez certains nutriments qui permettent d'atténuer des symptômes liés aux allergies : la vitamine C, les flavonoïdes, la vitamine E, les vitamines du groupe B (surtout l'acide pantothénique B5). Mais aussi le calcium, le magnésium et surtout le manganèse, souvent déficient chez les sujets allergiques. Les acides gras essentiels oméga-3 et oméga-6 sont importants. Enfin, il faut recevoir un apport suffisant en vitamine A et en zinc, qui jouent un rôle essentiel dans la production des anticorps neutralisant les allergènes.

◆ *Voir aussi Eczéma*

Alzheimer (maladie d')

Qu'est-ce que c'est ?

La maladie d'Alzheimer est une atteinte du cerveau qui provoque la dégénérescence de certaines cellules nerveuses ; elle s'accompagne d'une détérioration des vaisseaux sanguins qui explique une vitesse d'évolution très variable suivant les personnes. Le cerveau a alors plus de mal à analyser et à utiliser les informations. Cela conduit à une perte des repères, de la mémoire et de l'autonomie. La maladie atteint généralement des personnes de plus de 65 ans, mais peut s'installer avant 50 ans.

SYMPTÔMES

- Dégradation de la mémoire des événements récents.
- Perte du sens du temps.
- Dépression, anxiété.
- Sautes d'humeur.
- Troubles du jugement.

Attention ! Consultez le médecin

Dès 50 ans, voire avant en fonction du contexte familial (Alzheimer familial), si des troubles de la mémoire récente apparaissent, il faut consulter impérativement un médecin : des examens divers permettront le diagnostic.

Causes

L'origine de la maladie d'Alzheimer est très difficile à expliquer : une prédisposition génétique, la répétition d'accidents vasculaires cérébraux, une alimentation carencée en acides gras (dont les acides gras essentiels), le stress, un manque d'œstrogènes, etc. Il reste encore beaucoup à découvrir sur cette affection.

Quelles plantes ?

UsAGE INTERNE

- Traitement préventif

Lapacho (aubier et jeunes tiges) : 2 cuill. à café pour 1 litre d'eau bouillante, faire bouillir 5 min et laisser infuser 15 min. À boire en plusieurs fois dans la journée.

Acérola (baies) : 1 gélule 3 fois par jour.

Cassis : 100 gouttes de macérat glycériné de bourgeons par jour.

Thé vert ou **noir :** 1 cuill. à café par tasse, 1 tasse par jour.

- Traitement une fois la maladie installée

Lécithine de **soja** : jusqu'à 3 g par jour. Maintient une bonne circulation sanguine et favorise le tonus mental.

Ginseng (racine), **schizandra** (baies) : 10 g du mélange pour 1 litre d'eau, faire bouillir 10 à 15 min, à boire dans la journée.

Withania (racine) : 1 cuill. à café pour 1 tasse d'eau, faire bouillir 10 à 15 min, 1 ou 2 fois par jour.

- Plantes anxiolytiques, sédatives et favorisant le sommeil

Mélisse, passiflore, eschscholtzia, tilleul : en infusion (voir chacune de ces plantes).

SUR PRESCRIPTION MÉDICALE

Ginkgo, millepertuis, gentiane et **éleuthérocoque.**

Que faire d'autre ?

– Adoptez une alimentation équilibrée à base de poissons, surtout gras, d'huiles végétales vierges (onagre), de brocolis, de tomates, d'ail, d'oignons, de cresson, d'épinards, de carottes, de baies de cassis, de kiwi, d'orange douce ; ainsi que des aliments antioxydants : chou rouge, melon, citron, blé germé.
– Faites des cures de vitamines A, C, E, de zinc et de sélénium.
– Faites régulièrement de l'exercice.
– Exercez votre mémoire (jeux de société, poèmes, etc.).

Aménorrhée

Qu'est-ce que c'est ?

L'aménorrhée correspond à une absence de règles, indépendante de la grossesse (il faut donc faire un test de grossesse avant d'établir un diagnostic), chez une jeune fille réglée ou en âge de l'être ou chez une femme qui l'est déjà.

SYMPTÔMES

- Non-apparition des règles à la puberté. On parle alors d'aménorrhée primaire.
- Interruption de plus de 3 mois du cycle menstruel chez une personne déjà réglée : c'est l'aménorrhée secondaire.

Attention ! Consultez le médecin

L'aménorrhée nécessite un examen clinique approfondi et plusieurs analyses complémentaires, dont un bilan hormonal complet ainsi qu'un bilan radiologique. Celui-ci comprendra une échographie de l'utérus et des ovaires, plus une radiographie de l'hypophyse pour dépister une éventuelle tumeur.

Causes

L'**aménorrhée primaire** peut être due à un simple retard de la puberté, surtout s'il existe des antécédents familiaux ; à une forte obésité et, dans ce cas, disparaître après une perte de poids ; à des malformations génitales (obstruction de l'hymen, absence de vagin ou d'utérus) ; à des troubles majeurs de la croissance. Enfin, il arrive que l'aménorrhée primaire provienne de certaines anomalies chromosomiques, détectées par un caryotype.

L'**aménorrhée secondaire** peut être provoquée par des problèmes psychologiques (choc émotionnel, anorexie mentale) ; par une activité sportive trop intensive ; par la prise de certains médicaments (neuroleptiques) ; par l'interruption des contraceptifs oraux ; par un curetage, si un mauvais processus cicatriciel a accolé les parois de l'utérus, empêchant ainsi les règles de s'écouler ; par une tumeur de l'hypophyse. Elle survient aussi chez certaines femmes ayant des antécédents familiaux de ménopause précoce.

Quelles plantes ?

USAGE INTERNE

Armoise commune : en infusion, 20 g de feuilles et de sommités fleuries pour 1 litre d'eau bouillante, 3 tasses par jour.

SUR PRESCRIPTION MÉDICALE

Le traitement phytothérapique complémentaire prescrit par le médecin sera fonction du diagnostic et pourra associer des plantes sédatives, œstrogéniques et progestatives, ainsi que des plantes stimulant l'hypophyse ou agissant sur la prolactine.

Que faire d'autre ?

Si l'interruption de vos règles est due à un choc psychologique, pratiquez des techniques de relaxation – exercices de respiration, yoga, massages… – et/ou envisagez une psychothérapie.

LE SAVIEZ-VOUS ?

Contre l'aménorrhée, l'armoise peut être efficace

L'armoise (*Artemisia vulgaris*) est une plante placée sous le signe d'Artémis, déesse grecque protectrice des femmes. Elle était aussi appelée couronne de Saint-Jean, et il est recommandé de la collecter à la veille de ce jour de juin. Ses racines émettent des rejets striés de rouge. Ainsi, selon la théorie des « signatures » a-t-on vu là confirmation de son efficacité concernant certains troubles sanguins de la femme.

Andropause

Qu'est-ce que c'est ?

L'andropause englobe un ensemble de troubles qui peuvent affecter l'homme à partir de 50 ans : diminution de l'appétit sexuel, grande fatigabilité, troubles du caractère et de l'humeur, modifications des phanères (peau et cheveux), prise de poids, formation de graisse principalement autour du nombril (on prend du « ventre »), troubles de la prostate.

SYMPTÔMES

- Prise de poids d'une dizaine de kilos en 10 ans.
- Troubles vasomoteurs (touchant les vaisseaux sanguins).
- Anxiété, tendance dépressive, fragilité psychologique et intellectuelle.
- Concentration et de prise de décision difficiles.
- Insomnie.
- Douleurs articulaires, atrophie (réduction) musculaire.
- Baisse du désir, mais fantasmes érotiques et érections spontanées.

Attention ! Consultez le médecin

L'apparition de problèmes de miction (difficultés à uriner, par exemple) peut indiquer des troubles de la prostate et nécessite un recours médical.

Causes

Dans près de 50 % des cas, une diminution des androgènes (hormones mâles) provoque les dysfonctionnements de l'andropause. Dans le reste des cas, il peut s'agir d'un déséquilibre de l'axe hypothalamo-hypophysaire ou d'une baisse, à partir de 60 ans, du taux de la DHEA, hormone surrénale (sécrétée à partir de l'âge de 7 ans). En règle générale, la sédentarité et l'absence d'activité sportive favorisent les troubles de l'andropause.

Quelles plantes ?

USAGE INTERNE

- En cas d'anxiété ou de tendance dépressive

Ortie piquante (racine) : 10 g de plante pour 1 tasse d'eau, laisser bouillir 10 min, 3 tasses par jour. En traitement de fond.

LE SAVIEZ-VOUS ?

L'andropause
n'est pas une fatalité

Les nombreux troubles de l'andropause n'ont rien d'inéluctable : ce phénomène survient à des âges très variables et seulement 50 % des hommes de 60 ans en présentent des signes cliniques.

Ginkgo (feuilles) et **millepertuis** (sommités fleuries) : en infusion, 1 cuill. à café pour 1 tasse d'eau bouillante, 3 tasses par jour. En alternance pendant 20 jours.

- Pour stimuler la fonction sexuelle

Damiana : 30 gouttes de teinture-mère dans un verre d'eau, 3 fois par jour ; ou 1 cuill. à café de feuilles pour 1 tasse d'eau bouillante, 3 tasses par jour.

Éleuthérocoque (racine) : 30 gouttes de teinture-mère dans un verre d'eau, 3 fois par jour. À alterner avec le **ginseng**.

Ginseng (racine sèche) : 1 g par jour à prendre dans une soupe de légumes.

- Pour lutter contre l'embonpoint

Nopal et **thé vert** : 2 gélules de 300 mg de poudre, 3 fois par jour, au milieu du repas.

- Pour la peau et les cheveux

Onagre et **bourrache** (capsules molles) : en alternance, 1 capsule par jour, pendant 20 jours.

Lin (graines) : 1 cuill. à soupe le matin, 20 jours par mois. Apporte les acides gras essentiels oméga-3 que l'organisme ne synthétise pas.

Que faire d'autre ?

– Suivez un régime alimentaire équilibré en évitant le plus possible les graisses.
– Faites du sport au moins deux fois par semaine.
– Maintenez une activité sexuelle régulière.

Anémie

Qu'est-ce que c'est ?

L'anémie se caractérise par une diminution de l'hémoglobine des globules rouges, qui transporte l'oxygène dans le sang. Le nombre et la qualité de ces derniers dépendent du bon fonctionnement de certains organes ainsi que d'un apport suffisant en vitamines (A, C, B12 et B9, ou acide folique) et, surtout, en fer. L'anémie n'est pas une maladie en elle-même mais la traduction d'autres affections ou troubles ; c'est pourquoi elle peut revêtir différentes formes.

SYMPTÔMES

- Pâleur ou teint grisâtre.
- Hypotension orthostatique (vertiges en se levant).
- Fatigue, abattement, perte d'énergie.
- Palpitations et essoufflement au moindre effort.
- Vertiges.
- Somnolences.
- Maux de tête.

Attention ! Consultez le médecin

L'anémie n'est pas à prendre à la légère : elle peut être banale mais peut aussi être le début d'une affection grave. Une consultation médicale est donc indispensable afin d'en déterminer l'origine.

Causes

Les règles (en particulier les menstruations abondantes, ou ménorragie) sont la principale cause de la carence en fer chez la femme, de même que la grossesse, qui puise dans les réserves de l'organisme. Les affections de l'intestin provoquant des pertes de sang, même internes et cachées (inflammation, gastrite, ulcère, diverticulose…), ainsi que celles qui gênent la bonne résorption du fer et des vitamines (maladies intestinales, ablation chirurgicale d'une partie de l'intestin…) engendrent également de l'anémie.

Quelles plantes ?

Les plantes riches en éléments minéraux (fer, silice…), en vitamines (C, surtout) et en chlorophylle stimulent la production de globules rouges par la moelle osseuse.

USAGE INTERNE

Luzerne : en extrait de feuilles, riche en protéines (500 mg 2 ou 3 fois par jour), en extrait sec (100 mg, 2 fois par jour) ou encore en teinture-mère (30 gouttes 3 fois par jour), quoique la quantité d'éléments nutritifs y soit moindre.

Ortie : décoction (1,5 g par tasse à faire bouillir pendant 5 min, plusieurs tasses par jour), jus de plante fraîche (1 à 2 cuill. à soupe par jour) ou encore teinture-mère (30 gouttes 3 fois par jour), même si elle aussi contient moins d'éléments nutritifs.

Fenugrec : 2 ou 3 cuill. à soupe par jour de semence moulue et réduite en poudre, additionnée d'essence de **citron** ou de **menthe** pour en atténuer la saveur désagréable.

Spiruline (algue bleue d'eau douce, réduite en poudre) : 3 à 5 g par jour, avant les repas,

éventuellement diluée dans un jus de fruits.
Quinquina : en poudre ou en extrait sec, 300 mg par jour.

Que faire d'autre ?

– À titre préventif, adoptez une alimentation suffisamment riche en fer et en vitamines : consommez du cresson (cru ou en potage), des épinards (crus en salade ou cuits à la vapeur), des asperges, du persil (cru), des betteraves rouges, du chou rouge râpé, des potages d'ortie et de poireaux, des fruits secs, des amandes, des pommes, etc.
– Buvez du sirop de mûre, de framboise, d'argousier ou d'églantier.
– Évitez tout aliment susceptible de nuire à l'absorption du fer, comme les légumineuses et céréales (haricots secs, pain, blé, son, maïs, soja), les aliments riches en phosphore (boissons gazeuses, protéines animales en excès...), ou encore les excitants (thé, café...).
– Si ces mesures ne suffisent pas, prenez des compléments en fer et des vitamines.

Angine, rhino-pharyngite

Qu'est-ce que c'est ?

Angine : nom commun de l'amygdalite, c'est-à-dire d'une inflammation du tissu amygdalien. Cette infection s'accompagne d'une hypertrophie des ganglions sous-maxillaires.
Rhino-pharyngite aiguë : infection fréquente du pharynx, avec ou sans les amygdales, qui s'accompagne d'une rhinite (nez bouché ou qui coule) et de fièvre.

SYMPTÔMES

Angine
- Rougeur du pharynx, pas de ganglions, quelquefois une toux légère (angine rouge, souvent virale).
- Fièvre, amygdales rouges puis d'un blanc crémeux et gros ganglions (angine streptococcique).
- Grosses amygdales blanchâtres (mononucléose* infectieuse, angine virale).
- Ulcérations (petites plaies) sur l'une des amygdales (angine de Vincent).
- Vésicules sur le pharynx (aphtose, herpès ou varicelle) avec petite fièvre.

Rhino-pharyngite
- Fièvre plus ou moins importante.
- Douleur au front pouvant irradier jusque dans les gencives.
- Mal de gorge au moment d'avaler.
- Nez qui coule ou nez bouché.

Attention ! Consultez le médecin
Si un mal de gorge dure au-delà de 2 jours ou devient très gênant, il faut faire établir un diagnostic par un médecin. L'angine streptococcique est, en effet, dangereuse en raison de ses complications.

Causes

Les angines et les rhino-pharyngites sont dues le plus souvent à la présence de bactéries banales, de virus, mais aussi de streptocoques. Les angines peuvent être les manifestations de l'herpès*, de l'aphtose, de la mononucléose* infectieuse ou d'autres inflammations et infections rares.

Quelles plantes ?
Angine

Les angines non streptococciques répondent bien à un traitement local et interne par des plantes sans huiles essentielles, comme **plantain, souci, bardane, réglisse, sauge, lichen d'Islande, camomille, échinacée ;** ou des plantes avec des huiles essentielles, comme **thym, eucalyptus, sarriette, niaouli, lavande, melaleuca (tea tree),** etc., prescrites par le médecin.

USAGE INTERNE

Mauve (fleurs, 30 g), **violette** (fleurs, 30 g), **tilleul** (bractées, 30 g), **bouillon-blanc** (fleurs, 30 g) : pour les enfants, 1 cuill. à café pour 1 tasse d'eau bouillante, laisser infuser 15 min, édulcorer avec du *miel d'***acacia** ; 3 tasses par jour.
Églantier (cynorrhodons), avec ou sans écorce de **cannelle :** contre la fatigue, 1 cuill. à café pour 1 tasse d'eau bouillante, laisser infuser 15 min ; 6 tasses par jour.
- Pour prévenir les récidives
Propolis : 3 g par jour (en pharmacie).
Échinacée (dilution de plante fraîche) : 1 g par jour.
- Pour soigner les suites (fatigue)
Argousier (jus) : 1 à 2 cuill. à café avec un peu d'eau, 2 fois par jour.
Acérola (extrait) : 300 mg par jour.
Romarin (macérat glycériné de jeunes pousses) : 1 cuill. à café, 2 fois par jour.
Vanille (extrait) : 25 gouttes dans un verre d'eau, 3 fois par jour.

USAGE EXTERNE

Souci, plantain ou **aigremoine, sauge :** en infusion avec du **thym,** 2 gargarismes par jour (voir chaque plante).
Thym (sommités, 10 g), **ronce** (feuilles, 20 g), **guimauve** (racine, 20 g), **aigremoine** (herbe, 20 g) : 1 cuill. à café du mélange pour 1 tasse d'eau bouillante, 6 gargarismes par jour.

Rhino-pharyngite
USAGE EXTERNE

Préparations à base d'eau physiologique, d'eau de mer, d'eau de **lavande** ou d'infusion de **sureau** et de **bouillon-blanc.**

Que faire d'autre ?

— Buvez abondamment, notamment des eaux diurétiques ou de l'infusion de sureau.
— Prenez régulièrement des bains tièdes pour faire baisser la fièvre ou faites des cures de sudation.
— Privilégiez les aliments contenant de la vitamine C.
— Prévoyez une immunothérapie avec des isovaccins homéopathiques.

Angine de poitrine

Qu'est-ce que c'est ?

L'angine de poitrine, appelée aussi angor, est causée par une insuffisance coronarienne aiguë provoquant l'obstruction d'une ou de plusieurs artères coronaires, celles qui irriguent le muscle cardiaque, ou myocarde. Les symptômes traduisent une souffrance des tissus musculaires du cœur, qui manque de sang et d'oxygène. L'angine de poitrine est le stade précurseur de l'infarctus du myocarde, qui s'accompagne d'une nécrose des tissus du cœur.

SYMPTÔMES

- Douleur d'intensité variable sous le sternum, irradiant dans le cou ou

l'épaule et le membre supérieur gauche. La douleur peut cependant siéger ailleurs, par exemple au niveau de l'estomac ou seulement dans le cou et l'épaule. Elle diminue généralement au repos et disparaît avec la prise de trinitrine sous la langue.
- Vertiges et tendance à l'évanouissement.
- Palpitations.
- Essoufflement à l'effort, pendant lequel la douleur augmente.
- Nausées parfois accompagnées de vomissements.
- Angoisse provoquée par l'ensemble des symptômes.

La crise peut aussi bien survenir au cours d'un effort qu'au repos, ou même pendant le sommeil.

Attention ! Consultez le médecin
Si vous présentez certains de ces symptômes régulièrement, et à plus forte raison s'il existe des antécédents cardiovasculaires dans votre famille, consultez rapidement un médecin. Un traitement par les plantes n'est qu'un complément aux autres traitements et ne peut remplacer un suivi médical régulier.

Causes
Les plus fréquentes sont le stress, le tabac, l'alcool et l'excès de mauvais cholestérol. L'angine de poitrine peut également être due à une mauvaise irrigation des artères du cœur ou à une lésion sur une artère coronaire (artérite). Elle peut enfin survenir à la suite d'une obturation d'une artère du cœur causée par le stress.

Quelles plantes ?
USAGE INTERNE

Aubépine : pour son action bénéfique sur la dilatation des artères et apaisante pour le cœur ; 1 tasse d'infusion et, surtout, 600 mg d'extrait sec (3 gélules) par jour.
Aubépine et **valériane :** très utiles pour les sujets anxieux et stressés ; 3 ou 4 gélules (100 mg d'aubépine, 200 mg de valériane) d'extrait sec par jour.
Ail : sous différentes formes (bulbe frais, comprimés, capsules molles, gélules), il réduira l'artériosclérose et l'hyperlipémie s'il y a lieu. L'ail a aussi un effet antiagrégant plaquettaire et légèrement hypotensif.
Chrysanthellum : 300 mg, 2 fois par jour, d'extrait sec de cette plante antiathérosclérotique, hypolipémiante et antioxydante.
Citron : une cure à base de jus de citron, pur ou dilué, peut être bénéfique, à condition qu'elle n'interfère pas avec un autre traitement fluidifiant du sang. Parlez-en à votre médecin.

Que faire d'autre ?
– Introduisez dans chacun de vos menus des aliments contenant des antioxydants – certaines plantes et la plupart des fruits et légumes frais.
– Arrêtez de fumer (voir Tabagisme).
– Adoptez un régime alimentaire diminuant le cholestérol total, augmentant le bon cholestérol (HDL) et réduisant le mauvais (LDL).
– Si vous êtes soumis à un régime antidiabétique, suivez-le scrupuleusement.
– Évitez les situations stressantes.
– Après une crise d'angine de poitrine, reprenez doucement une activité physique si vous êtes sédentaire.
– À défaut de pratiquer un sport, marchez chaque jour à un rythme plus soutenu que celui d'une promenade, et au moins pendant 45 à 90 min.
– Ne prenez jamais de bain chaud, cela peut être fatal à un sujet qui n'est pas sous traitement médical.

Angoisse, anxiété

Qu'est-ce que c'est ?
L'angoisse est un état de peur dont la raison est le plus souvent méconnue. C'est une réaction d'alarme envers un danger inconnu, accompagnée d'une sensation de malaise pouvant aller jusqu'à la souffrance et l'inhibition des actes. Son intensité va de l'anxiété légère à la terreur. L'anxiété est un état d'angoisse moyenne mais constante dont le sujet ne se rend pas compte.
La peur panique est une angoisse aiguë tellement intense qu'elle paralyse le sujet. Les troubles paniques sont des attaques d'angoisse aiguë imprévisibles, de courte durée, de forte intensité, récidivantes (chez des sujets qui peuvent ne pas éprouver d'angoisse par ailleurs).
L'angoisse se retrouve dans les phobies comme l'agoraphobie et la claustrophobie ; les troubles phobiques sont une peur intense avec tentative d'éviter des objets ou des situations spécifiques. Les troubles obsessionnels compulsifs, le syndrome de sevrage, les psychoses et les démences s'accompagnent aussi d'angoisse ; elle peut être légère mais aussi devenir très intense.

SYMPTÔMES
- Signes neurovégétatifs : sueur, envie d'uriner, sensation d'étouffement, palpitations, bouche sèche ou salivation importante, sensation de chaud ou de froid, douleurs, vertiges, ballonnements, tics...
- Signes typiques : insomnie et, plus rarement, tremblement des extrémités, besoin de s'enfuir, pensées angoissantes.
- L'inhibition ou le blocage concernant les actes de la vie quotidienne n'arrivent que dans les cas très graves.

Attention ! Consultez le médecin
Devant de tels symptômes, seul un médecin pourra confirmer qu'il s'agit bien d'angoisse et quelle est son origine.

Causes
L'angoisse est souvent liée à un problème psychologique ou affectif. Elle peut être causée par des conflits affectifs ou par un sentiment d'insécurité, ou encore annoncer une dépression. C'est parfois le signal d'une affection mentale grave.

Quelles plantes ?
La phytothérapie s'applique aux angoisses modérées, qui se traduisent le plus souvent par de l'insomnie, des palpitations et de légers vertiges.
USAGE INTERNE
- **Préparations sédatives**
Anis (fruits séchés, 15 g), **oranger** (fleurs séchées, 20 g), **menthe poivrée** (feuilles séchées, 10 g), **mélisse** (feuilles séchées, 10 g), passiflore (herbe séchée, 20 g), **valériane** (racine séchée, 25 g) : 1 cuill. à café du

mélange pour 1 tasse d'eau bouillante. 3 tasses par jour.
Aubépine et **valériane** : 3 ou 4 gélules (100 mg d'aubépine, 200 mg de valériane) d'extrait sec par jour.
- À verser dans une infusion
Huiles essentielles de **marjolaine** ou de **tilleul**.
Néroli (huile essentielle d'oranger amer) : 3 gouttes, 3 fois par jour.
Lavande : 5 gouttes, 3 fois par jour.
SUR PRESCRIPTION MÉDICALE
Passiflore (extrait fluide), **valériane** (extrait sec ou soluble), **houblon** (infusion ou gouttes), **eschscholtzia** (extrait sec aqueux), **laitue vireuse** et **lotier corniculé**.

Que faire d'autre ?
— Entreprenez une psychothérapie, une psychanalyse, ou une somatanalyse.
— Faites régulièrement de l'exercice physique et du yoga.
— Consultez un acupuncteur.
— Prenez des oligoéléments (du lithium principalement).

Artérite

Qu'est-ce que c'est ?
L'artérite est une lésion d'une artère provoquée généralement par l'artériopathie et accompagnée d'un phénomène de vieillissement du vaisseau atteint. Les désordres portent sur les artères des membres inférieurs, les gros troncs artériels, les coronaires, les artères du rein et celles du cerveau.

> **LE SAVIEZ-VOUS ?**
>
> **Artérite :**
> **les multiples bienfaits de l'ail**
>
> L'ail a une action sur le sang artériel, en abaissant le taux des lipides, mais également sur la paroi des artères : ses constituants agissent sur la construction de la membrane. Grâce à son effet relaxant sur les muscles lisses artériels, qui entraîne une dilatation des vaisseaux sanguins, l'ail lutte contre l'hypertension artérielle ou l'artérite (en adjuvant du traitement médical de base).

SYMPTÔMES
- Fourmillements dans les jambes.
- Claudication intermittente : une douleur au mollet survient par exemple au bout de 500 m, et le malade doit s'arrêter. Au bout d'un moment, il peut reprendre la marche.
- Pieds froids.
- Faible pilosité de la jambe chez l'homme.
- Escarres et risques de gangrène.

Attention ! Consultez le médecin
Le traitement de l'artérite doit être confié au médecin, même s'il est possible de l'optimiser par des traitements naturels. Par ailleurs, il existe d'autres types d'artérite (artérite rhumatismale, traumatique, etc.) qui échappent à la phytothérapie.

Causes
La principale cause de l'artérite tient à des troubles métaboliques ; les personnes obèses, diabétiques ou dont le taux de cholestérol est trop élevé sont ainsi plus exposées, comme celles souffrant d'hypertension. Une mauvaise hygiène de vie augmente le risque : désordres alimentaires, sédentarité, alcoolisme, tabagisme... L'artérite peut également être d'ordre génétique.

Quelles plantes ?
Le traitement s'applique à corriger le vieillissement de la structure des artères, les troubles dus au cholestérol ou au diabète et ceux de la fluidité du sang (rôle des plaquettes).
SUR PRESCRIPTION MÉDICALE
Le principal traitement préventif consiste d'abord à s'assurer, soit par l'alimentation, soit sous forme de préparations pharmaceutiques, un apport suffisant en acides gras polyinsaturés (utilisation des huiles de colza et d'olive dans l'alimentation et prise de capsules molles d'huile de **bourrache**, d'**onagre**, d'**olive** et de **maïs**) et en antioxydants (vitamine C : **argousier, cassis, églantier, citron, orange, pamplemousse, acérola** ; vitamine E ; protéines du **soja** ; flavonoïdes et anthocyanes : **ginkgo, chrysanthellum**...).
Pour améliorer la fluidité du sang : **ail, saule, mélilot, citron, amandier, cornouiller**.

En traitement antispasmodique pour les artères : **aubépine, angélique, marjolaine, thym, khella**.
En traitement spécifique de l'artérite : **ginkgo** (extrait sec), **pervenche** (extrait fluide ou teinture-mère), **aubépine** (poudre, teinture, extrait fluide, extrait sec), **cassis** (feuilles).

Que faire d'autre ?
– Pratiquez un sport, notamment la marche (rythme soutenu).
– Arrêtez de fumer (voir Tabagisme).
– Éliminez de votre alimentation les graisses animales et saturées, qui sont nocives.
– Consommez moins de sucres.
– Introduisez des antioxydants dans votre alimentation sous forme de fruits frais.

◆ *Voir aussi Diabète, Hypertension artérielle, Lipidiques (troubles), Obésité*

Arthrite

Qu'est-ce que c'est ?
L'arthrite, inflammation d'une ou de plusieurs articulations (polyarthrite) se manifeste essentiellement entre 35 et 55 ans, chez la femme 4 fois plus souvent que chez l'homme.
L'appellation regroupe toute une série de maladies aux origines et aux effets différents : arthrite goutteuse, périarthrite scapulo-humérale, polyarthrite ankylosante, polyarthrite rhumatoïde, ainsi que certaines maladies auto-immunes (l'organisme produit des anticorps contre ses propres articulations).
Dans tous les cas, l'arthrite représente, à long terme, un risque important de destruction de l'os et du cartilage.

SYMPTÔMES
- Douleur articulaire, généralement nocturne, accrue au réveil.
- Rougeur, chaleur, gonflement, mobilité réduite de l'articulation.
- Douleurs dans le gros orteil (goutte).
- Fièvre lors des crises aiguës.
- En cas de polyarthrite, sensation générale de fatigue et de fébrilité.

Attention ! Consultez le médecin

Si vous éprouvez l'un des symptômes précédents, consultez rapidement un médecin.

Causes

L'arthrite peut avoir des origines multiples : atteinte métabolique ; excès d'acide urique, responsable de l'arthrite goutteuse, qui se manifeste par des douleurs du gros orteil ; troubles immunitaires entraînant une production excessive d'anticorps contre certains virus ou microbes (streptocoques) ; surmenage articulaire (périarthrite scapulo-humérale) ; maladie d'un organe en liaison avec l'articulation – le rein est souvent mis en cause dans la périarthrite.
Certains facteurs génétiques (gènes impliqués dans l'apparition de la polyarthrite) ou hormonaux (grossesse) favorisent le développement de l'arthrite.

Quelles plantes ?

USAGE INTERNE

Les plantes utilisées contiennent des substances actives anti-inflammatoires ou des stimulants de la glande surrénale, qui réduisent les symptômes de l'inflammation.

Harpagophyton (teinture-mère) : 30 gouttes dans un verre d'eau, 2 fois par jour en dehors des repas.

Erigeron canadensis (teinture-mère) : 30 gouttes dans un verre d'eau, 2 fois par jour en dehors des repas.

Reine-des-prés (extrait sec) : 200 mg, 2 fois par jour.

Bouleau (extrait sec) : 250 mg, 2 fois par jour.

Cassis (macérat glycériné 1D) : 100 gouttes, 2 fois par jour avant les repas.

USAGE EXTERNE

Pommade à l'**arnica** ou à l'**harpagophyton**, en application anti-inflammatoire.

Que faire d'autre ?

– Appliquez sur la zone enflammée une poche de glace ou des cataplasmes d'argile.
– Essayez de perdre du poids si nécessaire : l'obésité accélère l'évolution de la maladie et constitue un facteur de complication en cas d'intervention chirurgicale.
– Recourez à la kinésithérapie, en dehors des crises aiguës, pour préserver la mobilité de l'articulation.

– Réduisez le handicap au maximum en pratiquant la marche, sans forcer, avec des chaussures adaptées munies, au besoin, de semelles orthopédiques.

Arthrose

Qu'est-ce que c'est ?

L'arthrose est une altération du cartilage articulaire. Elle évolue de façon chronique, et la destruction progressive du cartilage amène, en réaction, une dégradation de l'os sous le cartilage et de la membrane synoviale. L'ensemble de ces phénomènes supprime peu à peu la fonction articulaire.

SYMPTÔMES

- Douleurs mécaniques à l'effort soulagées par le repos.
- Raideur transitoire s'accentuant peu à peu.
- Contractures et atrophies musculaires.
- Craquements, déplacements, relâchement articulaires.
- Épanchement synovial possible. Chaque articulation a ses propres symptômes arthrosiques.

Attention ! Consultez le médecin

Seul le médecin peut poser le diagnostic d'arthrose. Ne traitez pas naturellement si le diagnostic n'est pas certain, car d'autres maladies provoquent des symptômes semblables et ne se soignent pas de la même manière.

LE SAVIEZ-VOUS ?

Arthrose :
le succès de l'harpagophyton

Les Français et les Belges utilisent *Harpagophytum procumbens* contre l'arthrose avec un tel succès que cette plante risque de disparaître du désert namibien. Heureusement, cette espèce a une cousine, *Harpagophytum zeyheri*, qui a les mêmes propriétés. Mais, malgré leurs grandes similitudes du point de vue macroscopique, seule la racine secondaire d'*Harpagophytum procumbens* est reconnue et autorisée par la Pharmacopée européenne.

Causes

Elles sont multiples : l'âge (à partir de 50 ans), les troubles cellulaires, une ancienne fracture d'une articulation, les microtraumatismes cartilagineux, etc. Les troubles du fonctionnement, par malformation ou après une entorse, ou une atteinte inflammatoire des articulations sont parfois à l'origine de l'arthrose.
Les personnes présentant une surcharge pondérale sont particulièrement exposées, tout comme les professionnels ou les sportifs qui sollicitent souvent certaines articulations : genou pour les carreleurs ou les footballeurs, coude pour les utilisateurs d'engins vibrants, rachis lombaire pour les skieurs…

Quelles plantes ?

USAGE INTERNE

Harpagophyton (poudre) : 300 mg, 3 fois par jour.

Reine-des-prés : en infusion.

Reine-des-prés (sommités), **frêne** (feuilles), **ortie** (feuilles), **verge-d'or** (sommités), 30 g de chaque : 1 cuill. à soupe du mélange pour 1 tasse d'eau bouillante, laisser infuser 15 à 20 min. 3 tasses par jour.

USAGE EXTERNE

Huiles essentielles de **gingembre**, de **thym**, de **poivre**, de **genévrier**, de **romarin**, de **muscade**, de **gaulthérie (wintergreen)**, de différentes épices et de **camphre**, en application sur les articulations douloureuses. Extraits d'**arnica**, de **bryone**, d'**harpagophyton**, de **piment**, d'**ortie**, en application ou en balnéothérapie (consulter le pharmacien pour les préparations).

Grande consoude (broyat de racine fraîche lavée) : en cataplasme direct ou à travers un linge fin, pendant 1 h.

SUR PRESCRIPTION MÉDICALE

Contre la douleur et l'inflammation : **vergerette du Canada**, **saule**, **harpagophyton**, **pin** (bourgeons), **cassis** (bourgeons), **ronce** (jeunes pousses), **séquoia** (jeunes pousses), **airelle rouge** (jeunes pousses), **vigne rouge** (bourgeons), **bouleau** (sève), **soja**, **avocat**, éventuellement **maïs**, en extraits (totalement atoxiques).

Pour drainer : **artichaut**, **boldo**, **ronce**, **chiendent**, **maïs**, voire **millepertuis** et **olivier**, seuls ou associés, en teinture-mère, extrait fluide ou infusion.

LES MALADIES DE A À Z

En cas d'insuffisance veineuse du même côté : **vigne rouge, hamamélis** ou extraits de **mélilot.**

Que faire d'autre ?
– Pratiquez un sport qui fait travailler les articulations en douceur, la natation par exemple.
– Maintenez les articulations douloureuses par un bandage adapté.
– Adoptez un régime alimentaire riche en céleri, cresson, persil, raifort et citron (pulpe et jus).
– Faites une cure d'oligoéléments : manganèse, potassium, magnésium, fluor, soufre, cuivre, selon le terrain.

Asthénie

Qu'est-ce que c'est ?
L'asthénie est un affaiblissement de l'état général, avec une diminution de la vitalité de l'organisme et un besoin très net de repos.

SYMPTÔMES
- Lassitude plus ou moins intense.
- Besoin plus ou moins impérieux de dormir.
- Sensation d'engourdissement musculaire avec des douleurs d'intensité variable lorsque l'on sollicite les membres.
- Difficulté de concentration.
- Moindre résistance.

Attention ! Consultez le médecin
Malgré le caractère apparemment banal de la fatigue, il faut avant tout traitement consulter un médecin. Seul celui-ci pourra établir la cause de cette fatigue intense et durable, et éliminer une dépression ou autre maladie psychiatrique, une affection sanguine (anémie, leucémie), une insuffisance de la thyroïde, etc.

Causes
L'asthénie peut être due à une activité physique ou intellectuelle excessive, à un stress trop intense, ou être le résultat d'un épuisement global. Elle survient plus particulièrement à certaines périodes de l'existence : l'adolescence, la grossesse, le grand âge. Mais elle peut aussi être le signe d'une hypothyroïdie*, d'une insuffisance de la glande surrénale, d'un manque de fer ou de calcium, de spasmophilie* et de troubles nerveux.

Quelles plantes ?
USAGE INTERNE

Cannelle : 1 cuill. à café d'écorce pour 15 cl d'eau bouillante, laisser infuser 20 min. 2 fois par jour.

Églantier : en infusion, 1 cuill. à dessert de cynorrhodons secs pour 1 tasse d'eau bouillante, pour les enfants et les personnes âgées. En teinture-mère ou macérat glycériné de jeunes pousses, 100 gouttes dans un verre d'eau par jour pour les adultes.

Cannelle (écorce), **gingembre** (rhizome), **cardamome** (graines), **thé noir,** 30 g de chaque : 1 cuill. à café du mélange pour 1 tasse d'eau bouillante. 2 tasse par jour.

SUR PRESCRIPTION MÉDICALE

Pour désintoxiquer le foie et à titre antiasthénique : **romarin** (teinture-mère ou macérat glycériné de jeunes pousses), **chardon-Marie** (semence), **soja** (jus), **argousier** (jus).
Pour stimuler la glande surrénale : **réglisse** (extrait sec) ; **ginseng** (extrait sec, extrait fluide ou plante pure) ; **éleuthérocoque** (teinture ou extrait sec) ; **quinquina** (extrait fluide, poudre ou extrait sec) ; mélange fait d'extrait fluide de **ginseng, kola, quinquina** à 15 % dans un sirop simple.
En balnéothérapie : huiles essentielles de **romarin, pin** et **citron.**

Que faire d'autre ?
– Faites des exercices de relaxation ou de la sophrologie
– Pratiquez une activité sportive.
– Faites une cure de pollen ou de gelée royale.
– Adoptez une alimentation riche en fruits et pauvre en graisses.
– Prenez si possible des vacances.
– Faites une cure thermale adaptée et/ou de la thalassothérapie.

◆ *Voir aussi Stress*

Asthme

Qu'est-ce que c'est ?
L'asthme est une inflammation des voies aériennes secondaires qui provoque une réaction bronchique importante avec des crises aiguës de gêne respiratoire. Cette obstruction des bronches, diffuse et variable, peut se résoudre spontanément ou sous l'effet du traitement.

SYMPTÔMES
- Gêne respiratoire, en particulier au moment de l'expiration.
- Toux spasmodique chez l'enfant avec absence de fièvre.
- Respiration asphyxiante, sensation d'étouffement.
- Respiration sifflante.
- Crise nocturne avec importante sécrétion.

Attention ! Consultez le médecin
L'asthme peut revêtir des formes graves, qui sont responsables de 500 décès par an. Seul le médecin distinguera, à l'auscultation, l'asthme d'une bronchite, d'une toux, d'une difficulté respiratoire. Il décidera avec le patient du traitement à conduire ; un apport d'oxygène ou une hospitalisation seront peut-être nécessaires.

Causes
L'asthme peut être une manifestation allergique ; l'irritation des bronches tient alors à un allergène (pollen, parfum, pollution…). Il peut être lié à l'effort (après un exercice physique) ou survenir chez des sujets prédisposés (terrain dystonique). Les fumeurs, les personnes âgées et celles qui ont déjà eu une manifestation allergique (eczéma, rhinite allergique…) y sont particulièrement sensibles.

Quelles plantes ?
USAGE INTERNE

Aubépine (fleurs), **lotier** (herbe), **coquelicot** (fleurs), **passiflore** (fleurs et feuilles), **tilleul** (baies), 50 g de chaque : en infusion, 1 cuill. à soupe du mélange pour 1 tasse d'eau bouillante tous les soirs.

Hysope (herbe), **coquelicot** (fleurs),

lobélie (tige fleurie), ***marjolaine, mélilot*** (herbe), 40 g de chaque : en infusion, 3 cuill. à soupe du mélange pour 1 litre d'eau bouillante. 3 ou 4 tasses par jour.

SUR PRESCRIPTION MÉDICALE

Les plantes qui agissent contre l'allergie et contre le spasme bronchique, traitent un état nerveux sous-jacent, rééquilibrent le terrain par les huiles essentielles, drainent l'organisme : ***cassis, réglisse, églantier, plantain (Plantago major), viorne, potentille, lobélie, tilleul, passiflore, valériane, aubépine, nigelle, yerba santa, khella, éphédra*** (plantes sans huiles essentielles) ; ***ail, hysope, lavande, romarin, thym, serpolet, marjolaine, pin*** (plantes à huiles essentielles).

En traitement de fond : ***réglisse, éleuthérocoque, passiflore*** et ***aubépine***.

En début de crise : ***éphédra, lobélie, quebracho, cumin***.

Et, associés, en gemmothérapie : ***cassis, viorne, bouleau, chêne rouvre, châtaignier***.

Pour drainer : ***artichaut*** et ***radis noir*** (chez un hépatique), ***orthosiphon*** et ***pissenlit*** (en cas d'hypertension artérielle ou d'œdème).

Que faire d'autre ?

– Pratiquez une activité sportive régulièrement (en dehors des crises).
– Faites une cure thermale en montagne.
– Prenez des oligoéléments (magnésium, manganèse-cuivre, soufre, lithium…).
– Consultez un allergologue pour suivre un traitement de désensibilisation.
– Faites de la sophrologie.
– Suivez un traitement par acupuncture.

Athérosclérose

Qu'est-ce que c'est ?

L'athérosclérose est une affection des grosses et moyennes artères. Elle est caractérisée par des modifications de la paroi du vaisseau atteint, dues à des dépôts de lipides (athéromes), de glucides complexes, de sang, de plaquettes, de tissus fibreux et de calcaire. L'artère se rigidifie et l'accumulation des dépôts conduit à son obstruction.

SYMPTÔMES

• Troubles de la mémoire, douleurs à la marche, vertiges, hypertension artérielle, ces symptômes dépendant du secteur le plus atteint : cérébral, coronarien, périphérique (membres inférieurs), rénal, etc.
• Calcification des artères, que l'on peut voir à la radiologie.
• Lésions sur la paroi, dues à l'accumulation de lipides, décelables à l'échographie Doppler.

Attention ! Consultez le médecin

L'athérosclérose est un phénomène naturel ; mais on peut retarder son échéance et prévenir les maladies qu'elle entraîne par une alimentation choisie et par la phytothérapie. Le médecin pourra vous indiquer les plantes adaptées à votre cas et les doses à prendre pour éviter d'éventuels effets secondaires.

Causes

L'athérosclérose est due à un vieillissement naturel de l'artère, qu'aggravent des altérations provoquées par l'agression des radicaux libres ou des dépôts de graisses sur la paroi. Certaines personnes présentent plus de risques, notamment celles qui ont de mauvaises habitudes alimentaires, qui fument ou qui ont une consommation d'alcool élevée. L'hypertension artérielle, le diabète, l'obésité favorisent également l'athérosclérose.

Quelles plantes ?

USAGE INTERNE

• À titre préventif
Ail : 900 mg d'extrait frais par jour.
Soja : 100 mg de lécithine 3 fois par jour, ou 20 cl de jus, 3 fois par jour.

SUR PRESCRIPTION MÉDICALE

Pour agir sur le cholestérol : ***chrysanthellum indicum, chardon-Marie, gingembre***.
Pour agir sur la structure des artères : ***cassis, ginkgo, pervenche, myrtille, olivier***, et de nombreuses plantes antioxydantes.
Pour drainer : ***artichaut, orthosiphon, lespedeza***.

Que faire d'autre ?

– Luttez contre la sédentarité en pratiquant une activité physique.
– Limitez les aliments riches en graisses et en sucres rapides.
– Consommez des fruits frais (antioxydants).
– Limitez votre consommation d'alcool.
– Faites une cure de sélénium.

◆ *Voir aussi Diabète, Hypertension artérielle*

Bronchiolite du nourrisson

Qu'est-ce que c'est ?

La bronchiolite est une maladie virale qui touche l'appareil respiratoire du bébé, de sa naissance à l'âge de 1 an, mais surtout dans les 3 premiers mois. Elle provoque une obstruction des bronches de petit calibre (les bronchioles), sévit en hiver sous forme d'épidémies et atteint près d'un tiers des nourrissons.

SYMPTÔMES

• Les 2 premiers jours, symptômes identiques à ceux d'une rhino-pharyngite.
• Vers le troisième jour, toux sèche avec difficulté à respirer et, surtout, respiration plus rapide que d'habitude (polypnée). Le bébé semble respirer par le ventre (« tirage ») et fait un bruit anormal plus ou moins sifflant à chaque respiration (le wheezing).
• Fièvre absente ou peu élevée.

Attention ! Consultez le médecin

Si le bébé respire de plus en plus vite, de plus en plus mal, avec un wheezing plus audible, si sa température monte, s'il est abattu, s'il refuse de manger ou vomit, faites intervenir un médecin rapidement. Si ses mains ou ses pieds bleuissent, si sa voix change, si sa respiration marque des pauses, contactez immédiatement le service des urgences.

Causes

Dans les trois quarts des cas environ, le virus responsable de la bronchiolite est le virus respiratoire syncitial, ou VRS. Par ailleurs, le tabagisme passif et le contact

Les maladies de A à Z

LE SAVIEZ-VOUS ?

Bronchiolite
du nourrisson et asthme

La bronchiolite guérit en 1 semaine environ. Elle conduit rarement à l'asthme, mais une toux persistante peut en être le signe. Les antibiotiques ne s'imposent qu'en cas de surinfection bactérienne et les antitussifs (calmants de la toux) sont contre-indiqués.

avec d'autres nourrissons en période d'épidémie, de novembre à janvier, augmentent le risque de contracter la maladie.

Quelles plantes ?
USAGE INTERNE

- Pour lutter contre la toux et la fièvre

Serpolet (sommités fleuries), **sureau** (fleurs), **coquelicot** (fleurs), **violette** (fleurs), en mélange à parts égales : 1 pincée pour 1 tasse d'eau bouillante, laisser infuser 10 min ; 3 à 4 tasses par jour. Cette infusion favorisera aussi la fluidité des sécrétions.

- Suppositoires

Pour toutes ces préparations, demander conseil au pharmacien ou au médecin.
Serpolet (plante fleurie), huile essentielle.
Eucalyptus (feuilles), huile essentielle.
Pin (aiguilles), huile essentielle 1 goutte.
QSP 1 suppositoire n° 12.
1 suppositoire matin et soir pour les enfants de 6 à 8 kg ; 1 toutes les 8 heures (soit 3 par jour) pour les enfants de plus de 9 kg.

- Macérats glycérinés 1D

De 5 à 20 gouttes par jour, soit 1 goutte par kilo de poids de l'enfant.
Cassis (bourgeons), macérat glycériné. À délayer dans le biberon du matin. Calme l'inflammation des bronches et stimule les réactions générales.
Viorne (bourgeons). À répartir dans les biberons de la journée. Lutte contre les spasmes des bronches.

USAGE EXTERNE

- Pour faire un massage

Niaouli (feuilles, 0,5 g), **lavande** (plante fleurie, 0,5 g), **ravensare** (feuilles, 0,5 g), huile d'**amande douce** (qsp 60 ml) : mélange d'huiles essentielles à faire préparer pour masser la poitrine et le dos du bébé ; utiliser environ 1 cuill. à café, 2 fois par jour.

Que faire d'autre ?

– Recourez impérativement à la kinésithérapie pour désencombrer les bronches du bébé.
– Faites régulièrement boire le nourrisson pour éviter la déshydratation.
– Humidifiez l'air ambiant avec des coupelles contenant quelques gouttes d'huile essentielle d'eucalyptus ou de lavande.

Bronchite aiguë, bronchite chronique

Qu'est-ce que c'est ?

Bronchite aiguë : affection inflammatoire des grosses bronches qui, en général, fait suite à une infection des voies respiratoires supérieures ou à d'autres maladies (rougeole, coqueluche) dont elle constitue l'un des symptômes.

Bronchite chronique : inflammation diffuse des bronches avec une sécrétion excessive de mucus clair ou vert. On parle de bronchite chronique lorsque l'affection survient au moins 3 mois par an et depuis plus de 2 années.

SYMPTÔMES
Bronchite aiguë
- Toux grasse avec expectoration d'un mucus infectieux.
- Fièvre éventuelle.

Bronchite chronique
- Toux permanente à mucus clair en période normale, à mucus vert en cas de surinfection.

Attention ! Consultez le médecin

C'est le médecin qui, en auscultant les poumons, fait le diagnostic. Vous pouvez prendre des infusions de plantes pectorales, mais le traitement et son suivi ne peuvent être assurés que par le médecin.

Causes

La **bronchite aiguë** peut être due à la présence de bactéries banales ou de germes non banals (pyocyanique, pneumocoque, etc.).

La **bronchite chronique** touche de préférence les personnes qui ont été fragilisées par de précédentes affections de l'arbre bronchique. Le tabac et la pollution atmosphérique favorisent l'installation de la maladie.

Quelles plantes ?
Bronchite aiguë
USAGE INTERNE

Marrube (feuilles), **pétasite** (racine), **millepertuis** (herbe), **tussilage** (feuilles), 25 g de chaque : 1 cuill. à soupe du mélange pour 1 tasse d'eau bouillante, laisser infuser 20 min, édulcorer avec du miel. 3 tasses par jour.

USAGE EXTERNE

Baume pectoral aux huiles essentielles (**eucalyptus, pin, térébenthine, lavande,** etc.).

SUR PRESCRIPTION MÉDICALE

Le médecin peut faire ajouter à l'infusion précédente de la teinture-mère de **lierre commun** ou de **plantain.**

Pour drainer les bronches : **grindélia, plantain, marrube, mauve, guimauve, bouillon-blanc, pensée, droséra, hysope, lierre terrestre, lierre commun, polygala, pulmonaire, sapin, menthe pouliot, capillaire, lichen, réglisse, fenouil, iris, primevère, scabieuse, violette :**
sous forme d'infusion, de teinture-mère, d'extrait fluide, mais aussi d'extrait sec.
Pour désinfecter : huiles essentielles (**eucalyptus, thym, pin, niaouli, cajeput, melaleuca [tea tree], origan,** etc.) en suppositoires pour le nourrisson (sauf l'eucalyptus), en suppositoires ou en gouttes pour l'enfant, en gouttes ou en gélules pour l'adulte.

Bronchite chronique
USAGE INTERNE

Fenouil et **lierre commun** (extraits) : à prendre fréquemment ; demander conseil au pharmacien.

Hysope (herbe) : 2 cuill. à café pour 1 verre d'eau bouillante, laisser infuser 10 min. 3 fois par jour.

Lierre terrestre (herbe, 25 g), **sauge** (feuilles, 25 g), **hysope** (herbe, 50 g) : 1 cuill. à café du mélange pour 1 tasse d'eau bouillante. 4 tasses par jour.

• **En cas de surinfection**
Primevère (racine, 10 g), *mélisse* (feuilles, 15 g), *myrte* (feuilles, 20 g), *eucalyptus* (feuilles, 20 g) : 1 cuill. à soupe du mélange pour 1 tasse d'eau bouillante, laisser infuser 20 min. 3 tasses par jour.

SUR PRESCRIPTION MÉDICALE
Huiles essentielles majeures et huiles essentielles de *géranium*, de *serpolet*, de *sarriette*.
Pour drainer les voies respiratoires : *eucalyptus* (extrait fluide), *radis noir, grindélia, lierre commun*, en mélange.
Pour une gêne respiratoire importante : *hysope* (infusion et huile essentielle), *marjolaine* (huile essentielle).
Pour faciliter la respiration : *viorne* (bourgeons), *éphédra, lobélie, quebracho*.
Pour drainer le foie : *bardane, romarin*, ou *orthosiphon* en cas d'œdème.
Pour stimuler les défenses immunitaires : *échinacée, eupatoire, ginseng, souci, guimauve* (racine).

Que faire d'autre ?

– Arrêtez le tabac, ou adoptez les cigarettes contenant des herbes contre la bronchite.
– Faites des séances de gymnastique respiratoire ou de la kinésithérapie respiratoire.
– Luttez contre la sédentarité et l'obésité.
– Faites des cures thermales.

Brûlure, érythème

Qu'est-ce que c'est ?

Brûlure : lésion de la peau ou d'une muqueuse due à la chaleur intense (voire à un froid intense très localisé).
Érythème : rougeur cutanée localisée superficielle.
Les brûlures sont classées selon leur degré de gravité. Brûlure au premier degré : lésion superficielle de l'épiderme ; brûlure au deuxième degré : atteinte plus profonde (épiderme et derme), se traduisant par la formation de cloques ; brûlure au troisième degré : atteinte très profonde, voire carbonisation, avec lésions irréversibles et destruc-

tion des fibres sensitives. Ce dernier stade représente toujours une urgence médicale majeure qui nécessite l'hospitalisation.

SYMPTÔMES

• Brûlure au premier degré : rougeur localisée (érythème).
• Brûlure au deuxième degré : formation de cloques et douleur vive.
• Brûlure au troisième degré : aspect brun, voire carbonisé de la peau, et disparition des douleurs. État de choc.

Causes

Si la **brûlure** est toujours liée à l'exposition à une source de chaleur, l'**érythème** peut avoir plusieurs origines : irritation cutanée locale, frottement, coup de soleil, exposition à des rayons, infection, virose…

Attention ! Consultez le médecin
Toutes les brûlures étendues, profondes et, surtout, non douloureuses (indiquant une atteinte au troisième degré) nécessitent un avis médical.

Quelles plantes ?

Avant tout traitement, souvenez-vous qu'il ne faut pas tenter de faire cicatriser une plaie avant d'être certain de sa propreté et de la disparition de toute inflammation ou infection profondes.

USAGE EXTERNE
Pour les plantes suivantes, vous pouvez utiliser une préparation commerciale ou bien confectionner vous-même votre pommade en incorporant environ 5 % de teinture-mère à une base neutre.

• **Pour une action anti-inflammatoire**
Arnica : en usage local strict sous forme de décoction ou de pommade, pour les plaies non ouvertes.
Millepertuis : la plante fraîche en cataplasme ou sous forme d'huile (mélange à parts égales d'huile d'*amande douce* et d'huile de *millepertuis*), pour les érythèmes et les brûlures.
Camomille : sous forme d'huile ou de pommade, en particulier pour l'érythème irritatif ou solaire.
Aloès : le suc de la plante ou sous forme de gel, en application locale principalement pour les brûlures.
Plantain : en pommade ou le jus de feuilles

fraîches appliqué directement sur la brûlure.
• **Pour une action anti-infectieuse**
Eucalyptus et *lavande* : en pommade pour application locale. Les huiles essentielles, très efficaces, doivent quant à elles faire l'objet d'une prescription médicale.
• **Pour une action cicatrisante**
Mélangez à une crème ou à un gel 3 à 5 % d'extrait liquide des plantes suivantes : *souci* (pour la peau et les muqueuses), *hydrocotyle indien* (stimule le tissu conjonctif), *prêle* (en voie générale et locale) ou encore *aloès*.
• **En traitement de fond**
Certaines plantes favorisent la résolution et la cicatrisation des plaies, comme l'*échinacée*, stimulant immunitaire et anti-infectieux (au moins 55 gouttes de teinture-mère par jour), l'*hydrocotyle indien* (2 comprimés d'extrait sec, 2 fois par jour) ou la *prêle* (en poudre, jusqu'à 3 g par jour).

Que faire d'autre ?

– Appliquez une tulle grasse ou une pellicule d'huile (d'amande par exemple).
– En cas de simple brûlure, appliquez un cataplasme d'argile froid pendant 2 heures, 2 fois par jour.
– Si la plaie est infectée, appliquez ce même cataplasme pendant 1 heure, 4 ou 5 fois par jour.

Cancer

Qu'est-ce que c'est ?

Le cancer est une affection dégénérative d'un organe ou d'un tissu dont les cellules se transforment de façon anarchique. Les cellules du système immunitaire du corps sont incapables de reconnaître les cellules cancéreuses en tant que corps étranger, de les combattre et de les éliminer.

SYMPTÔMES

• Symptômes variables selon l'organe concerné et généralement absents jusqu'à l'apparition d'un signe indiquant une perforation, une compression de l'organe touché.
• Douleurs variables, très importantes dans certains cas.
• Manque d'appétit pour la viande.

- Amaigrissement.
- État d'affaiblissement extrême (cachexie).

Causes
Si la cause est probablement virale, du moins pour certains cancers, il existe des facteurs de risque, dont la consommation d'alcool et de tabac, le contact de certaines matières plastiques ou encore l'ingestion de xéno-œstrogènes (substances toxiques proches des œstrogènes). L'exposition à l'amiante et aux rayons X ainsi que les irradiations radioactives sont également responsables de certains cancers. Enfin, la présence d'aflatoxines (métabolites toxiques issues de champignons) dans l'alimentation ou certaines maladies comme l'hépatite C et la bilharziose peuvent avoir un rôle déclencheur.

Attention ! Consultez le médecin
La phytothérapie, adjuvant éventuel du traitement médical, ne peut traiter le cancer à elle seule. Tout traitement par phytothérapie doit donc être conduit par un médecin, en collaboration avec un cancérologue.

Quelles plantes ?
De nombreuses plantes ont montré des effets anticancéreux chez l'animal ou sur des cultures de tissus, mais la transposition chez l'homme n'est pas toujours possible. Certaines plantes peuvent cependant être utilisées par le patient, en accord avec son médecin.

USAGE INTERNE

Ail : jusqu'à 3 gousses d'ail frais par jour, pour ses propriétés anticancéreuses démontrées.
Lapacho : 2 cuill. à café d'écorce pour 1 litre d'eau bouillante, faire bouillir 5 min puis laisser infuser 15 min. Boire 1 litre par jour pendant 6 semaines ; faire 4 semaines de pause puis reprendre le traitement pendant 6 semaines.
Uncaria tomentosa du Pérou : 20 g dans 1 litre d'eau froide ; porter à 80 °C, puis faire une décoction de 50 min ; filtrer et ajouter de l'eau chaude au filtrat jusqu'à obtenir 1 litre de boisson. Prendre chaque jour 1/16 de litre (62,5 ml) mélangé à 1/16 de litre d'eau, avant le premier repas de la journée.
Thé vert ou **noir :** à boire régulièrement, pour ses propriétés préventives des cancérisations intestinales.

SUR PRESCRIPTION MÉDICALE

Le médecin peut proposer : un traitement par l'**échinacée**, le **reiki** (champignon aux propriétés antiprolifératives), l'**astragale** à feuilles de réglisse, le **gui** (sous sa forme habituelle et sa forme fermentée) ; des draineurs **(ortie, asperge, bouleau, bugrane, poivron d'eau)** ou des plantes stimulant l'organisme (**éleuthérocoque, argousier ; orpin, ganoderma**, etc.).

Que faire d'autre ?
– Privilégiez largement le poisson dans votre alimentation.
– Favorisez également soja, épinards, céleri, asperges, algues, câpres, curry, poivre, et les plantes antioxydatives, en particulier les fruits.

Carie dentaire

Qu'est-ce que c'est ?
La carie est une modification et une dégradation du tissu dentaire (osseux). Elle débute par une altération de l'émail avant d'attaquer la pulpe et le nerf dentaire. Il se produit alors une « rage de dent ». Par la suite, l'infection se propage dans les tissus avoisinants et peut provoquer un abcès.

SYMPTÔMES
- Douleur, dès le premier stade, au contact du sucre, du froid, du chaud et des aliments acides, et à la pression.
- En cas d'atteinte de la pulpe, douleur continue, pulsatile (rythmée par les battements des vaisseaux sanguins).

Attention ! Consultez le médecin
À l'apparition de la moindre douleur, consultez un dentiste pour éviter le risque d'infection.

Causes
La carie dentaire a souvent des origines externes : alimentation acide (consommation de sucre excessive) ou trop molle, notamment. Mais elle peut également provenir de problèmes internes : déminéralisation, ménopause, mauvais état général ou stress.

Quelles plantes ?
USAGE EXTERNE

- Pour lutter contre la plaque dentaire

Réglisse (bâtonnets) : à mâcher, sauf en cas d'hypertension suspectée ou connue et de faible taux de calcium dans le sang.

- Pour assainir la flore buccale

Melaleuca (tea tree) : huile essentielle diluée à 70 % dans 30 % d'huile de pépin de **courge,** reminéralisante. En application sur les gencives.
Souci (teinture-mère) : 50 gouttes dans un verre d'eau ou une ampoule de sérum de Quinton (eau de mer) ajoutée à de l'eau. En bains de bouche.
Thym (feuilles hachées ou poudre) : en brossage, 2 fois par semaine.

- Pour lutter contre la douleur

Clou de **girofle :** placer contre la dent atteinte.

Que faire d'autre ?
– Brossez-vous soigneusement les dents après chaque repas.
– Équilibrez votre alimentation.
– Réduisez ou supprimez le sucre blanc raffiné, pratiquement dépourvu d'éléments minéraux, à la différence du sucre roux.
– Mastiquez bien vos aliments.
– Ne prenez pas systématiquement du fluor : consommé en quantité trop importante, il peut, au lieu d'enrichir les dents en calcium, provoquer des caries.

Cellulite

Qu'est-ce que c'est ?
Le mot cellulite est le terme commun pour désigner l'aspect inesthétique en « peau d'orange » ou « capitonné » de la peau que

---

LE SAVIEZ-VOUS ?

Cellulite :
la caféine peut agir !

À 5 % dans un gel, la caféine renforce l'efficacité des plantes à action locale (lierre, prêle...). Elle constitue par ailleurs un amaigrissant local en modifiant certains processus chimiques dans les cellules adipeuses.

l'on nomme lipodystrophie. Ce trouble, spécifiquement féminin, touche 90 % des femmes après la puberté, n'épargne pas les plus minces et se manifeste principalement au niveau des cuisses, des fesses et de l'abdomen.

SYMPTÔMES

- Augmentation de la masse graisseuse de la hanche et de la cuisse (« culotte de cheval ») jusqu'au genou ou du volume du bras.
- Si la cellulite dépasse le genou, insuffisance veineuse.
- Peau indurée (durcie) présentant des îlots de graisse visibles et douloureux à la pression.

Attention ! Consultez le médecin

La cellulite est du domaine de l'esthétique, mais il est préférable de consulter un médecin ou un chirurgien spécialisé qui décidera de la conduite à suivre.

Causes

La tendance à la cellulite peut être innée ; elle résulte d'un stockage de graisse sous-cutanée avec rétention d'eau et d'un vieillissement du tissu conjonctif, ou elle est provoquée par une prise de poids plus ou moins importante. Enfin, elle trouve un terrain favorable dans le déséquilibre hormonal, en particulier au moment de la puberté et de la ménopause, ou avec la prise de contraceptifs oraux.

Quelles plantes ?

USAGE INTERNE

Ortie : faire infuser un macérat de 100 g de feuilles fraîches dans 1 litre d'eau bouillante. 3 tasses par jour.

Lierre grimpant (feuilles), **hibiscus** (calice), **hamamélis** (feuilles), **maté** (feuilles), en mélange à parts égales : 1 cuill. à café pour 1 tasse d'eau bouillante, faire bouillir 3 min, laisser infuser 10 min. 2 tasses par jour.

USAGE EXTERNE

Choisissez et associez les plantes selon les effets recherchés : **lierre commun, fucus, reine-des-prés, alchémille, clématite, tormentille**, pour désinfiltrer ; **vigne rouge, hamamélis, fragon épineux, cassis**, pour améliorer la circulation ;

orthosiphon, pissenlit, busserole, prêle, ainsi que plantes à caféine, **maté, thé vert** ou **guarana**, pour leurs propriétés désinfiltrantes et stimulantes.

Faire infuser 20 min un mélange de **fucus** et d'**alchémille**, de **vigne rouge** et de **prêle** (3 cuill. à soupe pour 0,5 litre d'eau bouillante). Filtrer. Utiliser en enveloppements humides, ou en bains de la moitié inférieure du corps.

Appliquer en massage des extraits hydroglycoliques de **lierre, fucus, reine-des-prés** et **fragon épineux** mélangés à parts égales dans un gel neutre. Ajouter éventuellement 1 % d'huile essentielle de **romarin** ou de **thym**.

Appliquer pendant 1 heure, une fois par semaine, un cataplasme composé de poudres de **lierre** (10 g), de **fucus** (10 g), de **moutarde** (3 g) et de **lin** (50 g) délayées avec de l'eau chaude en pâte onctueuse. Masser ensuite avec de l'huile de **millepertuis**.

SUR PRESCRIPTION MÉDICALE

Genévrier (extrait fluide) ; **bouleau** (jus) ; **ananas** (extrait sec) ; **pissenlit, piloselle** ou **artichaut** (extraits fluides).

Que faire d'autre ?

– Faites vérifier votre équilibre hormonal.
– Si nécessaire, suivez un régime amaigrissant.
– Consommez des fruits et légumes facilitant l'élimination : pastèque, melon, concombre, radis…
– Faites régulièrement de l'exercice.

Cheveux (chute des)

Qu'est-ce que c'est ?

La tendance à perdre ses cheveux se manifeste par la présence de nombreux cheveux sur l'oreiller, lors du coiffage, etc., et non par l'apparition d'une ou de plusieurs plaques glabres sur le cuir chevelu ; dans ce dernier cas, on parle d'alopécie.

SYMPTÔMES

- Perte de cheveux, avec ou sans la racine.
- Raréfaction générale des cheveux.

LE SAVIEZ-VOUS ?

Cheveux :
les feuilles d'ortie stimulent la repousse

Les Sioux fabriquaient une lotion de feuilles d'ortie qui aidait les cheveux à repousser. Ce *hairwash* des Sioux, mais aussi de populations méditerranéennes, a été analysé par les scientifiques. Grâce aux substances urticantes contenues dans les piquants de la feuille, la lotion stimule la circulation du cuir chevelu. Cet afflux de sang favorise la multiplication des cellules à l'origine du cheveu.

Attention ! Consultez le médecin

Une perte des cheveux n'est pas anodine et nécessite une consultation, car c'est au médecin d'en trouver la cause.

Causes

La chute des cheveux est due à une usure du poil, appelée trychoptylose, et à sa pauvreté en certains minéraux ou en protéines. Elle accompagne souvent les troubles liés à des étapes de la vie – croissance, grossesse – et est parfois liée à un état d'anémie, de fatigue psychique ou à une insuffisance endocrinienne. Elle peut également être provoquée par l'alcoolisme ou la prise de certains médicaments (notamment les anticancéreux), ou être favorisée par un régime végétarien, qui rend les cheveux très fins. Enfin, le froid, l'excès de chaleur (lorsqu'on se fait faire une permanente), la traction… sont autant de traumatismes du cuir chevelu qui affaiblissent le cheveu.

Quelles plantes ?

USAGE INTERNE

- Pour les femmes

Sauge : 1 cuill. à café, pour 15 cl d'eau bouillante, laisser infuser 15 min. 3 fois par jour.

- Pour les hommes

Éleuthérocoque (poudre) : 1 g 2 fois par jour.

Fenugrec (graines) : 1/2 cuill. à café par jour.

Quinquina (poudre) : 1 g 2 fois par jour.

USAGE EXTERNE

- En traitement de fond

Henné (gainant du cheveu), lécithine

de **soja**, ou jaune d'œuf : appliquer 1 fois par semaine.
Eau d'**hamamélis** et eau de **bleuet** : frictionner le cuir chevelu 1 fois par semaine.
Ortie piquante fraîche : faire infuser 3 plantes entières dans 50 cl d'eau bouillante ; frictionner le cuir chevelu 1 fois par semaine pendant 10 min, puis rincer.
Gentiane : mélanger 55 gouttes de teinture-mère à 2 cl d'eau de **lavande** et d'eau de **romarin**. Frictionner le cuir chevelu 1 fois par semaine pendant 10 min, puis rincer.
• Pour réhydrater et nourrir le cuir chevelu
Soja (huile et lécithine), **maïs** (huile), **houblon** et **ginseng** (extraits glycérinés) : mélanger 1 g de chaque à 1 cl de shampooing neutre. Appliquer sur les cheveux mouillés, laisser agir 15 min, puis terminer le shampooing.
Pour se rincer les cheveux, il est possible d'utiliser une décoction de **thym**, qui est un stimulant capillaire : 5 cl pour 2 litres d'eau à faire réduire de moitié.

SUR PRESCRIPTION MÉDICALE
Prêle (poudre ou fraîche), **galéopsis** (teinture-mère), **hydrocotyle indien** (extrait sec titré), lécithine de **soja**.
Pour les femmes : **sauge** (infusion, extrait fluide ou teinture-mère), éventuellement **ginseng**.
Pour les hommes : **éleuthérocoque** (extrait fluide, teinture-mère, ou poudre).

Que faire d'autre ?
– Adoptez une alimentation équilibrée.
– Pensez aux apports en fer, soufre, vitamine A, zinc, cuivre, magnésium, potassium, calcium, fluor.
– Faites une cure de vitamine D.

Cheveux (problèmes de)

Qu'est-ce que c'est ?
État pelliculaire : conséquence d'une desquamation du cuir chevelu, c'est-à-dire une élimination superficielle excessive de l'épiderme.
État séborrhéique du cuir chevelu : résultat d'une production de sébum excessive.

SYMPTÔMES
État pelliculaire sec
• Présence de petites squames (appelées pellicules) blanches et brillantes sur l'ensemble du cuir chevelu.
• Peu ou pas de démangeaisons.
État pelliculaire gras
• Présence de grandes squames, épaisses, jaunâtres et humides.
• Cuir chevelu gras.
• État inflammatoire.
État séborrhéique
• Cheveux lourds et graissant rapidement.
• Démangeaisons entraînant des lésions.
• Mauvaise odeur du cuir chevelu.
• Rougeur du bord du cuir chevelu et des plis de la tête.

Attention ! Consultez le médecin
Malgré l'apparente banalité des pellicules, le médecin doit établir un diagnostic au moins une fois. Il existe en effet d'autres affections ressemblant à l'état pelliculaire : eczéma, psoriasis, ichtyose, teigne microsporique, trichotillomanie (habitude de se tortiller les cheveux) ou présence de poux.

Causes
L'**état pelliculaire** apparaît lorsqu'il y a un renouvellement accéléré des cellules épidermiques, avec des petites zones atteintes de dermite. Il peut être provoqué par : la présence d'un champignon, le pityrosporum ovale ; la pollution ou l'emploi de produits agressifs (coaltar, huile de cade, ou même shampooings trop détergents ou trop fréquents) ; la nervosité chez certaines personnes.
L'**état séborrhéique du cuir chevelu** provient d'une trop grande sécrétion des glandes sébacées et s'accompagne souvent d'une prolifération du pityrosporum ovale et d'une pullulation de micro-organismes qui provoquent une dermite séborrhéique. La production d'acides gras libres entraîne également un rancissement des graisses cutanées.

Quelles plantes ?
État pelliculaire
USAGE INTERNE
Romarin (feuilles), **sauge** (feuilles) et **lavande** (fleurs) : 1 cuill. à café pour 1 tasse d'eau bouillante, laisser infuser 10 min. 2 tasses par jour.
Extrait de **prêle** (poudre ou plante fraîche) : 2 cuill. par jour.
Bardane, salsepareille (racine) et **gingembre** (racine), à parts égales : 1 cuill. à café du mélange pour 1 tasse d'eau bouillante, faire bouillir 3 min et laisser infuser 5 min. 2 tasses par jour.
USAGE EXTERNE
• En traitement de fond
Utiliser des shampooings riches en extrait d'**ortie** (racine + feuilles), en **bois de Panamá**, en **quinquina** ou en **santal**.
Genévrier ou **géranium** : 2 gouttes d'huile essentielle dans un shampooing normal.
Utiliser des lotions à base d'**arnica**, d'**ortie**, de **buis**, de **genévrier**, de **bois de Panamá**, de **busserole**.
Ortie (feuilles), **maïs** (barbes) et **reine-des-prés**, à parts égales : 1 cuill. à soupe du mélange pour 1 tasse d'eau bouillante, laisser infuser 20 min. Frictionner le cuir chevelu, laisser agir 15 min, puis rincer.
• Pour éliminer les germes responsables
Romarin (feuilles) et **genévrier** (baies) : 1 cuill. à café pour 1 tasse d'eau bouillante, ajouter 2 gouttes d'huile essentielle de romarin. Masser le cuir chevelu humidifié, laisser agir 15 min puis rincer.
SUR PRESCRIPTION MÉDICALE
Pour traiter le terrain : **bouleau** (jus) et **sureau** (infusion ou extrait).
Pour drainer et réguler : **bardane, romarin** ou **pensée sauvage**
En sédatif : **angélique** ou **passiflore**.

État séborrhéique
USAGE EXTERNE
Ortie (suc de plante fraîche) : 0,5 cl pour 1 part égale d'eau ; masser le cuir chevelu 2 ou 3 fois par semaine. Ou une préparation (en pharmacie) d'eaux de **tilleul**, de **sauge**, d'**hamamélis**, à parts égales : masser le cuir chevelu 2 fois par jour.
Romarin, vétiver, myrte : 1 goutte d'huile essentielle de chaque pour une pleine main de shampooing neutre ou pour cheveux gras.
Guimauve (racine et feuilles, 30 g), **bois de**

Panamá (20 g), ***alchémille*** (feuilles, 15 g), ***camomille*** (fleurs, 10 g) : 1 cuill. à soupe du mélange pour 1 tasse d'eau bouillante, laisser infuser 30 min. Frictionner, laisser agir 20 min pour nettoyer les cheveux et rincer.
Henné pour les femmes (henné neutre pour les hommes) : ajouter de la poudre d'***ortie*** (la moitié du poids de henné). Humecter le mélange puis l'appliquer au pinceau. Laisser agir 1 heure et terminer en frictionnant à l'eau de ***camomille***.

Que faire d'autre ?
– Choisissez des shampooings neutres ou adaptés à l'état de votre cuir chevelu.
– Prenez des oligoéléments (sélénium, zinc, soufre) et des vitamines A et B (à faibles doses).

Cholécystite

Qu'est-ce que c'est ?
La cholécystite est une inflammation aiguë de la vésicule biliaire. La bile, hypertonique, provoque un appel d'eau vers la vésicule, qui augmente alors de volume et devient inflammatoire.

SYMPTÔMES
- Douleur à droite, sous les côtes (hypochondre droit).
- Fièvre supérieure à 38 °C.
- Fatigue subite et manque d'appétit.
- Contracture abdominale douloureuse.

Attention ! Consultez le médecin
La cholécystite est une affection qui peut devenir grave et se terminer par une perforation de la vésicule biliaire entraînant une péritonite.

Causes
La cholécystite aiguë a souvent pour origine la présence d'un calcul (lithiase). L'obstruction du canal cystique par ce calcul entraîne le stockage de la bile dans la vésicule biliaire. Elle peut aussi être une manifestation d'autres maladies : diabète, cancer de la vésicule, périartérite noueuse, sida, etc., ou accompagner une surinfection de la vésicule.

Quelles plantes ?
USAGE INTERNE
Boire 1,5 litre d'eau par jour, avec du jus de ***citron***, éventuellement 1 cl de jus de ***radis noir*** par jour.
Tilleul (aubier) : décoction de 10 g pour 1 litre par jour, ou 3 grands verres.
Acore (racine), ***basilic*** (herbe), ***centaurée*** (herbe), ***épine-vinette*** (fruits et écorce), à parts égales : 1 cuill. à café du mélange pour 1 tasse d'eau, faire bouillir 3 min et laisser infuser 10 min. 3 ou 4 tasses par jour.
SUR PRESCRIPTION MÉDICALE
Chélidoine (extrait fluide et teinture), et ***fumeterre*** (teinture, extrait fluide ou extrait sec). ***Chardon-Marie*** (extrait sec standardisé). ***Curcuma*** (poudre ou teinture-mère). ***Romarin, girofle, marjolaine*** ou ***lavande, cannelle*** : une association d'huiles essentielles. Élixir de ***papaïne***.

Que faire d'autre ?
– Mettez-vous à la diète.
– Reposez-vous, en position allongée.

Circulation cérébrale (troubles de la)

Qu'est-ce que c'est ?
Les troubles de la circulation cérébrale sont un ensemble de phénomènes affectant les vaisseaux sanguins cérébraux. Ces maladies constituent la troisième cause de décès dans les pays développés et entraînent de multiples invalidités, par ischémie (mort cellulaire) ou par hémorragie.

SYMPTÔMES
- Apparition brutale des troubles, quels qu'ils soient.
- Souvent, hémiplégie (paralysie complète ou partielle d'une moitié du corps).
- Hémianesthésie (insensibilité d'une moitié du corps).
- Aphasie (incapacité à s'exprimer), cécité, agnosie (incapacité à identifier un objet), etc.
- Altération du champ visuel.

Attention ! Consultez le médecin
Au moindre signe de troubles de la motricité, de la sensibilité, de la vue, de l'ouïe ou du toucher, consultez un médecin : une intervention précoce permet souvent d'éviter des séquelles irréversibles.

Causes
L'obstruction, par un caillot sanguin, ou la rupture d'un vaisseau cérébral provoquent une ischémie ou une hémorragie responsables des troubles cérébraux. Ces affections touchent surtout les personnes de plus de 45 ans, les hommes plus que les femmes. L'hypertension artérielle, les maladies cardiaques (insuffisance cardiaque, fibrillation auriculaire...), le diabète, l'excès de cholestérol, le tabagisme, l'alcoolisme, la polyglobulie (augmentation du nombre des globules rouges) et la prise de contraceptifs oraux (pilule) favorisent l'apparition des troubles de la circulation cérébrale.

Quelles plantes ?
La phytothérapie ne peut jouer qu'un rôle de prévention des troubles.
USAGE INTERNE
- Contre l'hypertension artérielle
Ail : 1 ou 2 gousses crues par jour. L'ail fluidifie le sang, réduit les dépôts de graisse dans les vaisseaux, diminue le taux de cholestérol, fait baisser la tension artérielle et prévient l'athérosclérose*.
Olivier (feuilles séchées) : en infusion, 5 g par tasse à café, 3 fois par jour.
- Pour améliorer la circulation dans les petits vaisseaux
Gingembre : 5 g de rhizome séché, en lamelles, par jour, ou 1 cuill. à café de racine fraîche râpée par jour, dans la nourriture. Ne pas utiliser en cas d'hypertension artérielle avérée.
- Pour faciliter la coagulation des plaquettes sanguines
Ginkgo : en infusion, 1 cuill. à café de feuilles par tasse, 3 fois par jour. En extrait fluide de feuilles, 1 cuill. à café par jour dans un grand verre d'eau.
- Pour améliorer la circulation cérébrale
Petite pervenche (feuilles) : 5 g pour 1 tasse d'eau bouillante, laisser infuser 10 min. 3 tasses par jour en cure de 20 jours.
Contre-indiquée pendant la grossesse.

Que faire d'autre ?
– Buvez le jus d'un citron tous les matins.
– Évitez le tabac et l'alcool.
– Adoptez un régime alimentaire méditerranéen, à base d'huile d'olive (de préférence « première pression à froid »).
– Surveillez votre taux de cholestérol.
– Faites du sport au moins 2 fois par semaine.
– Évitez de prendre du poids.

Colite

Qu'est-ce que c'est ?
La colite est soit une inflammation aiguë (infectieuse ou non), soit une inflammation chronique du gros intestin, soit encore, ce qui semble le plus fréquent, l'état d'un côlon dit irritable ou spastique (on parle aussi de colite spasmodique) – qui, étonnamment, ne se caractérise par aucune lésion, malgré la souffrance ressentie par le patient.

SYMPTÔMES
- Douleurs abdominales diverses et diffuses.
- Ballonnements, aérocolie (voir Aérogastrie, aérocolie), flatulences, gaz (odorants ou non), borborygmes (bruits intestinaux).
- Douleurs anales précédant la défécation (ténesme).
- Constipation ou diarrhée (voire alternance des deux).

LE SAVIEZ-VOUS ?

Colite
et régime alimentaire

Les légumineuses ou légumes secs (lentilles, haricots, pois...), parfois délaissés à cause des flatulences qu'ils provoquent, seront plus savoureux et mieux digérés si vous leur ajoutez des plantes carminatives finement hachées telles que sarriette, estragon, sauge, basilic, etc. Il serait d'autant plus dommage de s'en priver que leur richesse en protéines (20 %) associée à celle des céréales (80 %) peut remplacer l'apport en protéines de la viande.

Attention ! Consultez le médecin

Le côlon peut être touché par des pathologies rares mais lourdes comme la maladie de Crohn* ou une recto-colite ulcéro-hémorragique (inflammation sévère du côlon se manifestant par des ulcérations de la muqueuse et des hémorragies). Cet organe peut également, et cela même à un âge peu avancé, être atteint de polypes pouvant dégénérer en cancer ; en France, le cancer du côlon est d'ailleurs au troisième rang dans le classement des cancers par fréquence. Il est donc indispensable de consulter un médecin.

Causes
L'**inflammation aiguë** ou **chronique** peut venir d'une atteinte infectieuse ou immunitaire de l'organe ou d'une perturbation de la flore intestinale.
Le **côlon irritable** (ou **colite spasmodique**) a le plus souvent une cause neuropsychologique (souffrance corporelle née d'un malaise psychique). Mais des erreurs d'ordre alimentaire (par exemple, un excès de fibres) peuvent aussi accentuer les symptômes.

Quelles plantes ?
La phytothérapie peut permettre de combattre les multiples douleurs et dérangements abdominaux.

USAGE INTERNE
- Pour un drainage anti-inflammatoire et antispasmodique
Badiane (racine), **bouillon-blanc** (fleurs), **fenouil** (semence), **lotier** (fleurs), **mélilot** (sommités fleuries), **mélisse** (feuilles), **pissenlit** (racine), **romarin** (sommités fleuries), **mauve** (fleurs), **aubépine** (fleurs), **tilleul** (fleurs), **angélique** (semence), **passiflore** (parties aériennes), à parts égales : 4 cuill. à soupe du mélange pour 1 litre d'eau bouillante, faire bouillir 3 min, puis laisser infuser 10 min. Boire en 3 ou 4 fois au cours de la journée, de préférence 30 min avant ou après les repas, pendant 20 jours. Faire une pause de 8 jours avant d'entreprendre une nouvelle cure si nécessaire.

SUR PRESCRIPTION MÉDICALE
Contre les spasmes : **angélique, camomille, pivoine, valériane, menthe, coriandre, carvi, marjolaine, basilic** et **cardamome**.

Pour faciliter l'évacuation des vents intestinaux : **citron, cumin, fenouil** et **anis**. Pour lutter contre l'inflammation des muqueuses : **camomille, achillée millefeuille, tormentille** et **plantain**. Contre la diarrhée : **fraisier, noyer** et gomme de **caroube**. Contre la constipation : **psyllium, mauve** et **karaya**. Pour agir sur l'état nerveux : **houblon, lotier, passiflore, valériane** et **mélisse**, ou huile essentielle de **lavande**, de marjolaine et d'**oranger amer (néroli)**.
Le médecin envisagera un traitement de fond avec de la **gentiane** et du **condurango**.

Que faire d'autre ?
– Reconstituez et rééquilibrez la flore intestinale avec de la levure de bière, des probiotiques (sous forme de gélules, de sachets...) et des prébiotiques naturels (jus de betterave, banane...).
– Veillez à suivre un régime alimentaire équilibré.
– Limitez votre consommation de végétaux à fibres. Évitez le piment.

Condylome

Qu'est-ce que c'est ?
Le condylome est une infection de la peau et des muqueuses génitales par un virus de la famille des *Human Papilloma Virus* (HPV). Il existe deux sortes de lésions à HPV : les **condylomes acuminés** (dits aussi végétations vénériennes ou crêtes-de-coq), visibles, et les **condylomes plans,** invisibles, qui siègent surtout sur le col de l'utérus et représentent 60 % des atteintes génitales. Sous cette dernière forme, le virus peut avoir une action cancérigène.

SYMPTÔMES
- Souvent, absence de manifestations apparentes.
- Parfois, gêne ou démangeaisons au niveau de la vulve, douleurs lors des rapports sexuels, qui provoquent éventuellement des brûlures ou des saignements.
- Pour certains types de virus, végétations (crêtes-de-coq) sur la vulve ou le périnée.

Attention ! Consultez le médecin

Toute excroissance anormale au niveau génital impose de consulter un médecin. Quant au condylome plan, seul un frottis pratiqué chaque année par un gynécologue permet de dépister ce type d'infection virale. Les traitements font appel au laser ou à la chirurgie pour les lésions du col et à des produits en application externe pour les lésions dermatologiques.

Causes

Les condylomes se transmettent par voie sexuelle dans 95 % des cas. Dans le reste des cas, la contamination peut provenir d'une mauvaise hygiène (mains ou linge mal lavés). L'incubation dure habituellement 3 mois, mais certaines lésions peuvent apparaître plusieurs années après la contamination, lors d'une baisse de l'immunité générale et/ou locale.

Quelles plantes ?

La phytothérapie ne peut que compléter le traitement allopathique. Le traitement par les plantes doit durer de 6 à 12 mois, puis être éventuellement renouvelé, par cures, pour renforcer le terrain.

USAGE INTERNE

- Pour drainer la peau et les muqueuses

Échinacée (parties aériennes), **pensée sauvage** (fleurs), **calendula** (fleurs) : en infusion, 1 cuill. à soupe dans 25 cl d'eau, 5 jours par semaine.

Échinacée, saponaire, bardane (racine) : en décoction brève, 2 cuill. à soupe dans 25 cl d'eau, 5 jours par semaine.

SUR PRESCRIPTION MÉDICALE

Contre les radicaux libres : **pin, raisin, thé, ginkgo, chardon-Marie, romarin**, sources de proanthocyanidols ou OPC. **Palme** (huile), **carotte, pissenlit, persil**, riches en vitamines C et A. **Tournesol, blé** et **autres céréales** (germes), huiles, riches en vitamine E.

Pour stimuler le système immunitaire : **échinacée** (racine), **éleuthérocoque** (racine), **ginseng** (racine).

Pour lutter contre le virus : **saponaire, calendula, origan d'Espagne, sarriette, thym, lavande, géranium, menthe, marjolaine, serpolet**, etc., huiles essentielles, seules ou en association. Les mêmes plantes que ci-dessus seront prescrites pour un usage local (ovules vaginaux) et pour des applications externes (essences en solution, concentration de 10 à 15 %, dans du Labrafil 2125CS).

Que faire d'autre ?

– Demandez à votre partenaire de voir un médecin et de suivre un traitement pour éviter une nouvelle contamination.
– Mieux vaut cesser immédiatement de fumer : le tabac favorise la diffusion du virus.
– Utilisez des préservatifs masculins pendant toute la durée de vos rapports sexuels pour vous protéger contre le virus HPV ainsi que contre les autres maladies sexuellement transmissibles.

Constipation

Qu'est-ce que c'est ?

La constipation se définit par un ralentissement du transit, associé à une déshydratation des selles, et par une difficulté à évacuer les matières fécales.

Constipation atonique : les contractions du côlon sont insuffisantes.

Constipation spasmodique : les spasmes déclenchent douleurs, gaz et inflammation, ce qui peut provoquer le syndrome du côlon irritable (ou colite* spasmodique).

SYMPTÔMES

- Selles rares et dures.
- Défécation difficile.
- Ballonnements et gaz.

Attention ! Consultez le médecin

Si ces symptômes persistent au moins 4 jours de suite, il est préférable de consulter votre médecin.

Causes

La constipation est souvent due à une mauvaise hygiène de vie : alimentation pauvre en fibres, en liquide, manque d'exercice physique, stress et même réticence à aller à la selle. Ainsi, toutes les personnes qui partent de chez elles pour toute la journée, souvent en se dépêchant le matin, sont susceptibles de connaître une constipation atonique ; s'il existe un terrain anxieux, le côlon sera vite spasmé et présentera tous les symptômes du côlon irritable.

La prise de certains médicaments peut favoriser la constipation (anxiolytiques, sédatifs de la toux, anti-inflammatoires…). Enfin, le risque est plus élevé chez les femmes, notamment lors des changements hormonaux (grossesse, ménopause).

Quelles plantes ?

USAGE INTERNE

On peut lutter contre la constipation en ramollissant les selles avec 1 cuill. à soupe d'huile d'**olive** à jeun tous les matins.

On peut également augmenter le bol fécal grâce aux plantes à mucilage.

Son moulu : 1 à 3 cuill. à soupe par jour à mélanger aux aliments.

Lin (graines moulues) : 1 cuill. à soupe 2 ou 3 fois par jour, à prendre avec un verre d'eau, en dehors des repas.

Psyllium, ispaghul (graines) : 1 ou 2 cuill. à soupe, à prendre avec un verre d'eau le soir.

Sterculia (gomme) : 10 g de granulés par jour.

Konjac (racine) : 1 gélule à 250 mg de poudre 3 fois par jour.

Le **séné**, la **bourdaine**, la **cascara**, la **casse**, le **tamarin**, la **rhubarbe** sont couramment utilisés pour leur effet laxatif. Mais ce sont des plantes irritantes pour l'intestin, et donc tout à fait déconseillées de façon répétée.

Que faire d'autre ?

– Buvez beaucoup : au moins 2 litres d'eau par jour.
– Faites régulièrement de l'exercice.
– Consommez plus de fibres alimentaires (légumes cuits, fruits…).
– Ne retardez pas le moment d'aller à la selle et allez-y régulièrement, même sans envie.

Contusion

Qu'est-ce que c'est ?

La contusion est le résultat d'un traumatisme d'une partie du corps provoqué par un choc avec un objet dur. Elle peut se manifester par une tuméfaction de la peau, c'est-à-dire son gonflement, avec ou sans plaie.

Les maladies de A à Z

Elle s'accompagne parfois d'une lésion en profondeur.

SYMPTÔMES
- Gonflement de la peau, bosse.
- Rougeur, avec douleur brûlante.
- Plaie, avec ou sans hématome.
- Écrasement d'une veine, d'une artère, d'un tendon ou d'un nerf.
- Poche de sang sous la peau.

Attention ! Consultez le médecin

En cas de doute, ou s'il y a un risque de fracture ou d'entorse, il est préférable de consulter. Le médecin intervient également si la tuméfaction ne se résorbe pas ou en cas de gros hématome à évacuer.

Causes
Les contusions sont la conséquence soit d'un choc avec un obstacle plat, pointu ou tranchant, soit d'un coup reçu.

Quelles plantes ?
USAGE INTERNE

Ananas (extrait) : 3 ou 4 comprimés par jour.
Harpagophyton et **reine-des-prés** (extraits fluides) : 50 gouttes du mélange, 3 ou 4 fois par jour.

USAGE EXTERNE

Arnica (gel à 10 %) : 3 applications par jour.
Genévrier (crème à 3 % d'huile essentielle) : 3 applications par jour.
Gel alcoolique contenant **arnica** (teinture-mère, 10 %), **reine-des-prés** (teinture-mère, 3 %), **aconit** (teinture-mère, 3 %), **camphre** (huile essentielle, 0,5 %) et/ou **thym** (huile essentielle, 1 %) : 3 applications par jour.
Gel à base de **consoude, harpagophyton** et **menthe** (huile essentielle) : 3 applications par jour.

- Pour calmer une forte douleur
Mélange d'huiles d'**arnica** (30 ml), de **calendula** (30 ml), de **camomille** (30 ml), de **thym** (5 ml) et de **camphre** (5 ml) ; 3 ou 4 applications par jour. On peut y associer de l'huile essentielle de **muscade** (2 ml).
Gel contenant 5 à 10 % de teinture-mère d'**hellébore :** 3 à 5 applications par jour.
En cataplasme : mélange d'**arnica** (poudre de fleurs, 8 g), de **moutarde** (farine, 2 g), de **lin** (farine, 40 g) et d'**argile verte** (150 g) : 1 application par jour, pendant 30 à 60 min, avec ou sans bandage.

Que faire d'autre ?
– Appliquez une vessie de glace sur la zone touchée.
– Prenez un bain d'eau salée à laquelle vous pouvez ajouter 1/2 verre d'alcool camphré.

Coup de soleil

Qu'est-ce que c'est ?
Le coup de soleil est une brûlure provoquée par l'exposition aux rayons UVB et UVA du soleil. Selon son degré de gravité, il provoque une inflammation aiguë de l'épiderme ou un œdème du derme (partie profonde de la peau).

SYMPTÔMES
- Rougeur de la peau avec sensation vive de brûlure.
- Cloques, puis déchirure du derme, et par la suite peau qui pèle.
- Fièvre, nausées, maux de tête dans les cas de coups de soleil graves.

Attention ! Consultez le médecin

Si vous réunissez plusieurs ou l'ensemble des symptômes énumérés ci-dessus, consultez un médecin : toute brûlure sérieuse nécessite des soins rapides.

Causes
Une exposition au soleil sans protection, une peau claire ou fragile (jeunes enfants), la réverbération des rayons sur la neige ou la mer sont les principales causes de coups de soleil. Certains éléments les favorisent : médicaments (certains antibiotiques et anti-acnéiques, notamment) et crèmes dits photosensibilisants ou encore puvathérapie (technique d'utilisation des rayons pour certaines maladies de peau).

Quelles plantes ?
USAGE INTERNE

Jus de **carotte**, jus de **bouleau** et sirop de **sureau** en association.

SUR PRESCRIPTION MÉDICALE

En antalgique : extrait sec de **saule**, ou, en infusion, **verveine officinale, tilleul** et **thé noir**, à parts égales : 1 cuill. à café pour 1 tasse d'eau bouillante, laisser infuser 10 min. 4 tasses par jour.

> **LE SAVIEZ-VOUS ?**
>
> **Coup de soleil :**
> le thé vert protège la peau
>
> Les chercheurs du département de dermatologie de Columbia University (New York) ont montré que l'administration orale d'un extrait à 0,4 ou 0,8 % de thé vert avant et pendant une puvathérapie (utilisation des rayons pour certaines maladies de peau) protège contre les risques de cancer de la peau. La prise de thé vert prévient aussi l'inflammation œdémateuse (enflure) due aux rayonnements. Enfin, l'application sur la peau d'extrait de thé vert protège contre l'érythème (rougeur) souvent lié au soleil ou à un traitement par un photosensibilisant.

USAGE EXTERNE

Les plantes protégeant des UV sont les suivantes : **noyer, quinquina, aloès, hélichryse, camomille**.
On peut utiliser un mélange d'huiles de **millepertuis** (activateur de bronzage), d'**amande douce** et de **calendula** : 30 ml de chaque.
On peut aussi appliquer, seules ou en mélange, les huiles de **camomille**, de **calendula**, de graine d'**argousier**, de **calophyllum** (en pharmacie).

- Pour soigner une simple inflammation
Mélange de poudres de **souci** (5 g), de **camomille** (5 g) et d'ocre du Codex (5 g), auquel on ajoute 35 g de talc officinal.

- Pour traiter la brûlure
Crème fluide additionnée d'un mélange d'extrait hydroglycolique de **souci** (5 g), d'extrait hydroglycolique de **centella** (5 g) et d'huile de **soja** (1 g). Demander au pharmacien de la réaliser ou de fournir une préparation analogue.

- Pour restructurer la peau
Émulsion d'huile de **maïs** (4 g) et d'extrait fluide de **myrtille** (1 g) dans 100 ml de Biafine®.

Que faire d'autre ?
– Protégez votre peau avant toute exposition au soleil et n'abusez pas du bronzage : l'excès peut provoquer un cancer de la peau.
– En cas de peau fragile ou claire, utilisez

impérativement un écran total. Il existe des crèmes toutes prêtes mais vous pouvez en faire préparer par le pharmacien (vaseline avec ou sans huile de vaseline, oxyde de zinc ou sulfate de zinc).

Crampe

Qu'est-ce que c'est ?
On appelle couramment crampe la contracture involontaire, généralement violente et brève, d'un ou de plusieurs muscles striés (ces muscles reliés au squelette et qui permettent les mouvements volontaires).

SYMPTÔMES
- Douleur musculaire.
- Durcissement, contraction du muscle.
- Durée brève ou prolongée (si supérieure à 15 secondes).

Attention ! Consultez le médecin
Seul un médecin est en mesure de distinguer une crampe d'une autre douleur et d'en déterminer la cause exacte. Ne suivez donc aucun traitement sans avoir fait établir un diagnostic précis.

Causes
Souvent provoquée par une simple fatigue musculaire, cette contracture peut avoir d'autres origines : intoxication musculaire par l'acide lactique (entre autres), déséquilibre chimique musculaire, mauvaise oxygénation due à une insuffisance circulatoire passagère, neuropathie ou spasmophilie*.

Quelles plantes ?
Dans la crampe simple, on choisira les plantes en fonction de son origine : mécanique, circulatoire, neurologique, musculaire, métabolique, endocrinienne, toxique ou médicamenteuse (iatrogène).

Usage externe
- Pour des massages
À titre préventif (chez soi ou chez un kinésithérapeute) : huiles de **millepertuis**, d'**arnica**, de **camphre**, huile peroxydée d'**arachide** ; huiles essentielles de **cyprès**, de **genévrier**, de **géranium**, d'**origan**, de **sassafras**.

Pour les crampes d'effort : huiles d'**aconit**, de **jusquiame**, d'**arnica**, en massages centripètes (de l'extérieur vers le centre) et superficiels. Les massages plus profonds doivent être prescrits par un médecin et pratiqués par un masseur.
Pour détendre et soulager les muscles : huiles de massage (en pharmacie) contenant un ou plusieurs des produits suivants : huiles essentielles de **gaulthérie (wintergreen)**, de **camphrier**, de **muscade**, de **pin**, de **thym**, teinture de **millepertuis**.
- Pour des bains
Choisissez avec un pharmacien ou un phytothérapeute un produit contenant des huiles de **millepertuis**, de **thym**, d'aiguilles de **sapin**, de **lavande** et un extrait de **valériane**.

Sur prescription médicale
Extraits fluides de **quinquina** ou de **passiflore**. Teintures : **passiflore** et **anémone** en mélange, **viorne** ; en cas de crampes des membres inférieurs avec mauvaise circulation veineuse : teinture stabilisée de **marron d'Inde** associée à une autre plante. Extrait de **kola**, souvent associé à l'un des traitements précédents.

Que faire d'autre ?
– Mangez du sucre avant un effort.
– Évitez les gestes brusques, surtout si vous êtes nerveux ou spasmophile.
– Utilisez une bande élastique de contention.
– Faites pratiquer un massage décontractant, puis restructurant des muscles.

Crohn (maladie de)

Qu'est-ce que c'est ?
La maladie de Crohn est une inflammation chronique de l'intestin. Elle peut affecter n'importe quelle partie du tube digestif, mais la jonction entre l'iléon (intestin grêle terminal) et le gros intestin semble la zone la plus fréquemment touchée.
La maladie de Crohn s'observe à tout âge, mais frappe davantage les adolescents et les jeunes adultes ainsi que les plus de 60 ans.

SYMPTÔMES
- Spasmes abdominaux douloureux.
- Diarrhées.
- Amaigrissement (par perte d'appétit et réduction de la capacité d'absorption de l'intestin).
- Dans le cas de complications : pertes de sang, abcès chroniques, fistules, occlusion intestinale.
- Certaines complications s'étendent à d'autres parties du corps (inflammation de l'œil, eczéma, ulcère...).

Causes
Les causes demeurent inconnues, mais plusieurs hypothèses évoquent une réponse allergique anormale à des céréales ou à des produits laitiers (favorisée par une alimentation riche en sucres, protéines et graisses). La présence de bactéries et/ou de virus dans les intestins ainsi que des troubles auto-immuns (tant pour l'inflammation locale que pour les complications à distance) peuvent également être responsables.
Il existe enfin certains facteurs favorisants, comme des antécédents familiaux ou encore le tabagisme.

Attention ! Consultez le médecin
Incurable, cette maladie doit toujours faire l'objet d'un suivi médical. Les cas graves sont du ressort de la médecine spécialisée et de la chirurgie, qui peut éventuellement pratiquer l'ablation d'une partie de l'intestin.

Quelles plantes ?
Usage interne
- En traitement anti-inflammatoire
Guimauve : mucilages de la plante obtenus par macération à froid de la racine, 2 cuill. à café pour 25 cl d'eau, à boire au moins 2 fois par jour en continu.
Achillée millefeuille : en infusion, 1,5 g par tasse plusieurs fois par jour. En teinture-mère, 30 gouttes dans un verre d'eau, 3 fois par jour.
- En traitement antiulcéreux et antispasmodique
Réglisse : 1 à 1,5 g de racine mondée pour 1 tasse d'eau froide, porter rapidement à ébullition, laisser bouillir 10 à 15 min puis filtrer. Boire 3 tasses par jour.
Attention, ce traitement est à éviter si vous souffrez d'hypertension et ne doit pas

excéder 1 mois, avec une pause thérapeutique de la même durée.
Camomille matricaire : en infusion de fleurs, 1 cuill. à soupe pour 1 tasse d'eau bouillante, laisser infuser 1 à 3 heures ; 1 tasse avant chaque repas. En extrait sec standardisé, 250 mg 3 fois par jour. En teinture-mère, 30 gouttes dans un verre d'eau 3 fois par jour. Cette plante peut s'utiliser à long terme.

• Contre la diarrhée
Myrtille : 4 cuill. à soupe pour 1 litre d'eau bouillante, laisser bouillir 10 min, filtrer et boire sur la journée.

Que faire d'autre ?

– Adoptez une alimentation équilibrée, peu irritante, avec un apport suffisant de liquides (afin d'éviter toute déshydratation due à la diarrhée).
– Prenez des suppléments de vitamines (D, E, F...) et minéraux (fer, calcium, magnésium, zinc...), ainsi que de l'huile de poisson, riche en acides gras oméga-3, à titre anti-inflammatoire.
– Faites des cures espacées d'argile verte hydratée pour calmer les diarrhées particulièrement importantes et les douleurs intestinales qui y sont liées.

Cystite, urétrite

Qu'est-ce que c'est ?

Cystite : inflammation de la vessie.
Urétrite : inflammation de l'urètre (canal par lequel la vessie se vide).
Les crises sont tantôt soudaines et aiguës, tantôt chroniques. Exceptionnelle chez les hommes, la cystite est très courante chez les femmes, qui ont tendance à ne pas la prendre suffisamment au sérieux.

SYMPTÔMES
• Brûlures à la miction, plus intenses en cas d'urétrite.
• Envies d'uriner fréquentes (surtout en cas d'urétrite), souvent sans besoin réel.
• Urines troubles (présence de sang ou de pus).
• Fréquemment, frissons et fièvre.

Causes

La cystite et l'urétrite sont dues à une inflammation, avec ou sans infection, qui peut être liée à un refroidissement, à une constipation, à une diarrhée, à des rapports sexuels. Chez la femme, la cystite est souvent due à une mauvaise hygiène de la zone vulvaire. Quand il n'y a pas d'infection, on peut parler de cystite à urines claires ; quand il y a infection jusqu'au niveau de la paroi de la vessie, on parle de cystite interstitielle.

Attention ! Consultez le médecin
Même si la plupart des femmes identifient facilement une cystite, il faut faire établir un diagnostic par un médecin pour s'assurer qu'il ne s'agit pas d'un autre type de maladie. En général, il suffit d'un simple examen des urines pour le déterminer. Il n'existe pas de cystite banale et, sans traitement adapté, une inflammation bénigne risque de se transformer en infection plus grave.

Quelles plantes ?
USAGE INTERNE
Bouleau (feuilles), **verge d'or** (herbe), **vergerette du Canada** (sommités) et **hibiscus** (calices), à parts égales : 1 cuill. à soupe du mélange pour 1 tasse d'eau bouillante, laisser infuser 20 min. 3 tasses par jour.

Mélisse, chiendent, verge d'or, courge, busserole, marron d'Inde, marjolaine, basilic, cumin, coriandre, livèche (en pharmacie).
SUR PRESCRIPTION MÉDICALE
Le médecin peut choisir un traitement à base de plantes avec ou sans huiles essentielles seules ou en association, à suivre une dizaine de jours au minimum.
Plantes non aromatiques : **busserole** (extrait fluide, efficace seulement en cas d'urines à pH alcalin), **chiendent** (extrait aqueux), **garance** (teinture-mère, surtout à titre préventif), **buchu** (teinture-mère), **verge d'or** (extrait fluide), 50 gouttes 3 fois par jour.
Plantes à huiles essentielles : **cannelle, genièvre, girofle, myrte, romarin, thym, lavande, cumin, fenouil, sauge officinale, pin sylvestre**, à prendre seules ou en association avec des extraits de **marron d'Inde, hydrastis, myrtille, bardane, aigremoine, bouleau.**

Que faire d'autre ?

– Buvez beaucoup : 1,5 à 2 litres par jour (eau, infusion, jus de fruits, etc.).
– Urinez régulièrement, soit 4 ou 5 fois au moins par jour.
– En cas de constipation, introduisez dans votre alimentation fruits frais et légumes verts, prenez vos repas à heures fixes et buvez abondamment.
– Évitez de porter des vêtements trop serrés.
– Après avoir uriné, ou être allé à la selle, essuyez-vous toujours d'avant en arrière et non l'inverse.
– Si vous constatez que vos accès de cystite surviennent parfois après un rapport sexuel, prenez l'habitude d'uriner systématiquement après celui-ci.
– Supprimez les aliments irritants : thé, café, épices, alcool.
– Faites une cure d'oligoéléments : cuivre-or-argent (1 dose matin et soir) et magnésium principalement.

Démangeaisons

Qu'est-ce que c'est ?

Les démangeaisons sont le plus souvent un symptôme de l'urticaire, réaction inflammatoire de la peau qui se manifeste par une éruption rappelant les effets des piqûres d'ortie, rouge, gonflée et prurigineuse. Il s'agit généralement d'une réaction allergique à des substances que l'organisme ne supporte pas.
Les démangeaisons touchent plus spécialement les sujets allergiques et/ou nerveux, ainsi que les personnes âgées. Plus rarement, les démangeaisons proviennent de maladies comme la gale (petit parasite sous

---

LE SAVIEZ-VOUS ?

Démangeaisons
d'origine allergique : les aliments à éviter

Les fraises, les bananes, les œufs, les oranges, les tomates, les poissons et les crustacés représentent une source majeure d'allergies. Les personnes allergiques au latex (caoutchouc) sont souvent également allergiques au kiwi.

la peau) ou la varicelle, ou constituent un effet secondaire de la chimiothérapie.

SYMPTÔMES
- Envie de se gratter.
- Rougeur.
- Papules (cloques).

Attention ! Consultez le médecin
Si vous avez le visage gonflé ou des difficultés à respirer, consultez un médecin d'urgence.

Causes

L'introduction d'un allergène dans l'organisme provoque la formation d'anticorps qui libèrent au niveau de la peau de l'histamine, responsable des rougeurs et démangeaisons. La substance allergène peut être d'origine externe (savon, teintures, etc.) ou interne : certains aliments (fraise, lait, soja, kiwi, etc.) ou médicaments, antibiotiques notamment.

Le stress, les excès alimentaires ou une disposition héréditaire augmentent le risque de réaction allergique.

Quelles plantes ?
USAGE INTERNE

- Pour drainer la peau

Pensée sauvage (teinture-mère) : 30 gouttes dans un verre d'eau, 2 fois par jour, avant les repas. En cas d'éruptions chroniques avec prurit.

Bardane (extrait sec) : 200 mg 2 fois par jour. En cas de dermatose inflammatoire.

Artichaut (extrait sec) : 100 mg 2 fois par jour.

Fumeterre (teinture-mère) : 20 gouttes dans un verre d'eau, 2 fois par jour, avant les repas.

Salsepareille (teinture-mère) : 20 gouttes dans un verre d'eau, 2 fois par jour, avant les repas.

- Pour apaiser les démangeaisons

Cassis (macérat glycériné D1) : 50 gouttes 2 fois par jour, dans un verre d'eau, avant les repas.

Plantain (teinture-mère) : 30 gouttes dans un verre d'eau, 2 fois par jour, avant les repas.

- En anti-inflammatoire

Réglisse (teinture-mère) : 20 gouttes dans un verre d'eau, 2 fois par jour, avant les repas. À doser prudemment. Demander conseil au pharmacien.

USAGE EXTERNE

Plantain : feuilles fraîches pour frotter les zones qui démangent.

Calendula et **camomille,** en application locale, pour leurs propriétés anti-inflammatoires, antiprurigineuses et antiseptiques.

Que faire d'autre ?

– Évitez les aliments que vous soupçonnez d'être allergènes.
– Faites pratiquer des tests sanguins et cutanés afin de déterminer avec précision l'origine de l'allergie.

Dents (problèmes de)

Qu'est-ce que c'est ?

Les problèmes dentaires concernent non seulement les dents, mais les tissus qui les soutiennent : gencive, ligament et os alvéolaire. La sensibilité de la dent à des facteurs aussi bien externes qu'internes (alimentation, température, acidité, tabac, stress, etc.) permet à ce véritable organe sensoriel de percevoir immédiatement tous les déséquilibres.

SYMPTÔMES
- Douleur localisée ou diffuse.
- Gencives rouges, sensibles.
- Gonflement, saignement des gencives (gingivite).
- Déchaussement de la dent saine, avec gencive enflammée ou infectée et régression de l'os alvéolaire.
- Éventuellement, ganglions sous la mâchoire inférieure.

Attention ! Consultez le médecin
Tous les problèmes de dents, sans exception, imposent des soins par un dentiste dans les délais les plus brefs pour éviter les infections et dégradations de la denture et de ses tissus de support.

Causes

L'**inflammation de la muqueuse** est due à un déséquilibre de la flore buccale avec un développement incontrôlé de certaines bactéries ; elle peut être suivie d'une infection (abcès, par exemple).

Le **saignement des gencives** est surtout provoqué – en dehors des accidents ou des extractions dentaires – par l'alcoolisme, la grossesse, les règles, le diabète et les traitements anticoagulants.

Le **déchaussement dentaire,** de plus en plus fréquent, est dû à des facteurs généraux, à l'état immunitaire ou à des traumatismes.

Les traitements d'orthodontie peuvent entraîner une disparition de l'os alvéolaire et aboutir une quinzaine d'années plus tard à des parodontopathies.

Quelles plantes ?
USAGE INTERNE

- Contre la douleur dentaire aiguë

Cassis (en dilution 1DH) : 50 gouttes 3 fois par jour. Action semblable à celle de la cortisone en cas d'inflammation aiguë après une extraction dentaire.

Arnica (homéopathie) : 3 granules en 200 K, 3 fois par jour. À associer au cassis.

- Pour renforcer les gencives

Ratanhia, myrrhe, Sanguina officinalis (teintures-mères) : ââ qsp 100 g, 50 gouttes du mélange 1 fois par jour.

Myrtille (Difrarel®).

Hydrocotyle indien (plante fraîche) ou comprimés (Madécassol®) : 6 comprimés par jour en cas de crise.

- Pour reminéraliser l'os

Prêle (extrait sec) : 1,5 g par jour.

- En cas d'inflammation des gencives sans infection

Cassis : en infusion, 50 g de feuilles pour 1 litre d'eau bouillante. En teinture-mère, 50 gouttes dans un verre d'eau, 2 fois par jour.

- En cas d'inflammation légère et en hygiène préventive

Guimauve (feuilles ou fleurs) : 30 g pour 1 litre d'eau bouillante, laisser infuser 1 min ; prendre en bains de bouche et boire 4 à 5 tasses par jour, sucrées au miel. Cicatrisante.

Bleuet (plante entière) : 20 à 30 g pour 1 litre d'eau bouillante, laisser infuser 1 min. 1 à 3 tasses par jour.

Plantain (plante entière) : faire infuser 20 g dans 1 litre d'eau bouillante, 1 tasse par jour.

Gentiane (teinture-mère) : 30 gouttes dans un verre d'eau.

Sauge : 20 g pour 50 cl d'eau bouillante, laisser infuser, faire un bain de bouche, puis avaler. Excellent cicatrisant en cas de gingivite, de saignements des gencives, d'extraction dentaire.

USAGE EXTERNE

• Contre l'inflammation de la muqueuse buccale

Bains de bouche : **camomille, phytolaque** ou **souci** (teintures-mères) : 50 gouttes dans un verre d'eau pour régénérer la muqueuse ; pépins de **pamplemousse** (extrait), 15 gouttes dans un verre d'eau en cas d'abcès.

À mâcher ou en spray : **propolis.**

• Contre l'hémorragie

Souci (teinture-mère) : 15 gouttes dans un verre d'eau, en bains de bouche.

• Contre le déchaussement

Gels à la **sauge**, à la **chicorée**, à l'**échinacée** ou au **plantain**.

• En cas d'inflammation des gencives avec infection

Capucine (semence ou feuilles) : 20 g pour 1 tasse à thé d'eau froide, porter à ébullition, laisser infuser 10 min. En bains de bouche (chauds, de préférence), 3 ou 4 fois par jour.

Sauge et **noyer** (feuilles) : en brossage.

Dépression

Qu'est-ce que c'est ?

La dépression est un état pathologique dans lequel un individu est en souffrance psychique avec remise en question de lui-même et de l'environnement sur un mode pessimiste.

SYMPTÔMES

• Tristesse et fatigue.
• Troubles de la concentration, difficultés à former et à enchaîner les idées.
• Autocritique.
• Manque d'appétit, de plaisir, d'entrain.
• Insomnie ou excès de sommeil.

Attention ! Consultez le médecin

Il n'y a pas de petite dépression. Une déception ou une insatisfaction guérissent parfois rapidement, mais, sur un terrain psychologique fragile, elles peuvent conduire à une dépression. Si votre médecin vous prescrit un antidépresseur (synthétique ou naturel), n'interrompez pas brutalement la prise du médicament sans son avis.

Causes

La dépression peut s'installer chez des personnes confrontées à une perte affective importante, comme la mort d'un proche, à une déception amoureuse ou sociale… Elle peut être liée à des situations d'échec mais également à des périodes de stress et d'excès d'activité.

Quelles plantes ?

USAGE INTERNE

Lavande (herbe), **hysope** (herbe), **marjolaine** (feuilles), **menthe poivrée, cardamome** (graines), à parts égales : 1 cuill. à café du mélange pour 1 tasse d'eau bouillante, laisser infuser 10 à 15 min. 2 ou 3 tasses par jour.

Damiana (feuilles) : 1 cuill. à café pour 1 tasse d'eau bouillante, laisser infuser 10 à 15 min. 2 tasses par jour.

Huile de **tournesol,** huile d'**onagre** et graines de **courge**, pour leur richesse en tryptophane, précurseur de la sérotonine qui joue un grand rôle dans la survenue de la dépression.

SUR PRESCRIPTION MÉDICALE

Le rôle des plantes dans la dépression était réduit à peu de choses jusqu'à la découverte de l'effet du **millepertuis,** comparé dans plusieurs études sérieuses aux antidépresseurs classiques (amitryptiline, imipramine).

Le millepertuis ne doit pas être associé aux antirétroviraux (traitement du sida), aux antidépresseurs inhibiteurs de la recapture de la sérotonine, aux contraceptifs oraux, à la digoxine, à la ciclosporine, à l'antivitamine K. Il est préférable de ne pas associer le millepertuis à tout autre traitement médicamenteux, étant donné le risque d'interaction qui pourrait se traduire par une baisse d'efficacité des médicaments associés.

Réglisse : attention aux effets secondaires possibles (augmentation de la tension artérielle, mal de tête, rétention de sodium et d'eau, perte de potassium).

Ginseng et **éleuthérocoque :** améliorent l'état psychique et physique.

Romarin (huile essentielle) : considéré comme un adjuvant du traitement antidépresseur (attention, une dose trop forte peut engendrer spasmes et convulsions).

Damiana (teinture-mère ou extrait fluide).

Hydrocotyle indien, feuille de **goyavier, orpin rose :** ces plantes sont déjà connues pour leur action stimulante sur le système nerveux central, mais leur efficacité doit encore être confirmée.

Que faire d'autre ?

– Prenez du repos, et partez si possible en vacances.
– Faites une cure d'oligoéléments : lithium, magnésium, potassium.
– Faites une cure thermale adaptée (crénothérapie).
– Consultez un psychothérapeute.

◆ *Voir aussi Stress*

Diabète

Qu'est-ce que c'est ?

Le diabète se traduit par un excès de glucose dans le sang (hyperglycémie) du fait d'une insuffisance en insuline. On distingue principalement un diabète de type gras, qui ne

---

LE SAVIEZ-VOUS ?

Diabète :
les effets bénéfiques du galéga

Le galéga est une plante utilisée pour le traitement du diabète en France, en Bulgarie et en Inde. Chez des personnes saines, la galégine réduit la glycémie au bout de 3 à 4 h et durant 9 h, mais son effet hypoglycémiant a également été démontré chez des sujets diabétiques. L'extrait de galéga agit par ailleurs sur la coagulation en inhibant l'agrégation plaquettaire, ce qui permet de prévenir une éventuelle artérite liée au diabète.

nécessite pas d'apport insulinique, et un diabète insulinodépendant. Dans ce cas, le sucre présent dans le sang n'est pas uniquement issu de l'apport alimentaire mais provient également d'une formation de glucose sérique à partir du foie, appelée néoglucogenèse.

SYMPTÔMES
- Soif et mictions fréquentes.
- Envie de sucré et prise de poids.
- Fatigue.
- Infections longues à soigner, qui « traînent ».
- Artérite.
- Troubles de la vue.

Attention ! Consultez le médecin
Le diabète ayant souvent un début insidieux, ses effets néfastes sur l'organisme ne s'expriment que tardivement. Consultez votre médecin si vous avez un doute sur l'origine d'un ou de plusieurs des symptômes décrits précédemment ou si le dépistage systématique a permis de déceler du sucre dans vos urines.

Causes
Le **diabète gras** est provoqué par des excès alimentaires.
Le **diabète insulinodépendant** résulte d'une production insuffisante d'insuline (hormone permettant le passage du sucre contenu dans le sang vers les cellules) par le pancréas.

Quelles plantes ?
Dans le cas du diabète gras, un certain nombre de plantes apportent un traitement complémentaire. La phytothérapie s'applique au diabète léger ou au diabète déjà traité non équilibré. L'accord préalable du médecin est recommandé.

USAGE INTERNE
Prunellier (fleurs), **tormentille** (racine) ou **myrtille** (feuilles) : 1 cuill. à soupe pour 1 tasse d'eau bouillante, faire bouillir 2 min puis laisser infuser 20 min. 3 tasses par jour.
Momordica charantia : les habitants du Sud-Est asiatique en boivent le jus pour réduire l'absorption des sucres au niveau de l'intestin.

Gomme guar : 600 mg à prendre avant les principaux repas.

SUR PRESCRIPTION MÉDICALE
Myrtille : sa feuille, pour son pouvoir hypoglycémique, associée à une autre, comme la feuille d'**olivier,** en extrait sec ou en poudre. **Coutarea latifolia :** en poudre ou en infusion. **Fenugrec :** en extrait fluide ou en extrait sec. **Galéga :** la plante entière, en extrait fluide.
En cas d'atteinte rénale : **rhubarbe** ou bourgeons de **noyer** en dilution 1 DH.
En cas d'atteinte de la rétine : extrait de **myrtille,** huile d'**onagre** et bêtacarotène ; **ail des ours** en teinture-mère ou sa racine sèche coupée dans un potage.

Que faire d'autre ?
– Suivez un régime pauvre en sucres.
– Pour sucrer les mets, remplacez les habituels succédanés synthétiques par un édulcorant naturel, la poudre de stévia.
– Consommez des fruits tels que myrtilles, airelles, prunelles et mûres.
– Prenez des oligoéléments, dont du cobalt et l'association zinc-nickel-cobalt.
– Faites du sport.

Diarrhée

Qu'est-ce que c'est ?
La diarrhée se définit par une accélération du transit avec émission fréquente de selles liquides, accompagnée souvent de crampes abdominales douloureuses. Elle correspond à un trouble du côlon, qui n'extrait plus suffisamment l'eau des selles. L'eau ainsi perdue peut causer une déshydratation de l'organisme.

SYMPTÔMES
- Douleurs abdominales.
- Ballonnements, gaz nauséabonds.

Attention ! Consultez le médecin
Tout le monde peut être atteint d'une diarrhée aiguë dans sa vie, mais, en cas de troubles intestinaux chroniques, il faut faire pratiquer des examens complémentaires. Et la déshydratation qu'entraîne la diarrhée peut être très grave chez les jeunes enfants et les personnes âgées.

Causes
La diarrhée aiguë peut se déclencher à la suite d'une intoxication, être due à une bactérie ou un virus ; ou bien elle peut être chronique et être le symptôme d'un mauvais fonctionnement de l'appareil digestif.

Quelles plantes ?
USAGE INTERNE
- Pour panser la muqueuse intestinale
Myrtille (baies) : 1 g de poudre par jour.
Salicaire (extrait fluide) : 50 gouttes dans un verre d'eau, 3 fois par jour, pendant 2 jours au maximum.
Cognassier : purée ou sirop de coing.
- Pour réguler la flore intestinale
Levure de bière : 500 mg 3 fois par jour.
- Pour traiter la douleur colique
Angélique (racine) : en infusion, 20 g pour 1 litre d'eau bouillante, 3 tasses par jour ; en extrait sec, 1 g par jour.
Mélisse (feuilles et tige) : en extrait sec, 1 g par jour.
Thym : en infusion, 20 g pour 1 litre d'eau bouillante, 3 tasses par jour.
- Pour limiter l'excès de liquides et de gaz intestinaux
Carotte : en purée ou en soupe.
Caroubier : la pulpe du fruit.
Charbon végétal : 800 mg par jour.

LE SAVIEZ-VOUS ?

Troubles de la digestion :
menthe et carvi, des huiles essentielles très utiles

Des études ont testé, en double aveugle contre placebo, une préparation du commerce contenant 90 mg d'huile essentielle de menthe et 50 mg d'huile essentielle de carvi chez des patients souffrant de troubles de la digestion et n'ayant pas d'ulcère* gastro-duodénal. Après 4 semaines, les résultats montrent une amélioration complète (disparition des douleurs) chez 63,2 % des patients et une amélioration des symptômes (météorisme, éructation...) chez 94,5 % des patients. Chaque huile essentielle utilisée est antispasmodique, et l'association avec de l'huile essentielle de carvi améliore les résultats de l'huile essentielle de menthe.

Argile blanche : 3 gélules de 500 mg par jour, ou 1 cuill. à café dans un verre d'eau, laisser reposer une nuit et boire ce qui surnage.

Que faire d'autre ?

– Évitez les aliments irritants pour le côlon tels que crudités, céréales complètes, fromages à pâte fermentée, laitages, et le sucre en quantités trop importantes.
– Adoptez plutôt un régime à base de viandes et de poissons grillés, jambon, pâtes, riz, carottes, biscottes et compotes de fruits.
– Buvez beaucoup : eau minérale, bouillon de légumes…

Digestion (troubles de la)

Qu'est-ce que c'est ?

Dyspepsie : ce terme regroupe les troubles liés à une difficulté à digérer facilement les aliments ingurgités.
Indigestion : c'est une impossibilité de digérer des aliments pris en excès, difficiles à digérer ou impropres à la consommation.

SYMPTÔMES

- Lourdeur d'estomac et sensation de trop-plein.
- Nausées.
- Éructations.
- Flatulences.
- Langue blanche et chargée.
- Vomissements (la présence de sang peut être due à l'effort).
- Fièvre en cas d'intoxication alimentaire, avec diarrhée.

Attention ! Consultez le médecin

Le médecin doit intervenir si la dyspepsie est fréquente, chronique, et entraîne un amaigrissement. S'il y a vomissement sanglant répétitif ou jaunisse (ictère), la recherche d'une cause est indispensable.

Causes

La dyspepsie est la manifestation d'anomalies de la digestion au niveau de l'œsophage (brûlures, spasmes) ou de l'estomac. Elle est souvent la conséquence de la consommation d'aliments spécialement indigestes (graisses lourdes, champignons)… Et peut être liée aussi à une insuffisance de la vésicule biliaire ou du pancréas.

Quelles plantes ?

Les plantes digestives sont nombreuses : **anis, camomille, carvi, cumin, coriandre, aneth, fenouil, livèche, oranger, roquette, safran, sarriette, véronique, verveine.**

USAGE INTERNE

Cannelle (écorce, 30 g), **menthe poivrée** (30 g), **petite centaurée** (herbe, 50 g) : en infusion, 1 cuill. à café du mélange pour 2 tasses d'eau bouillante, laisser infuser 10 min. 2 tasses par jour.

Badiane (fruits), **cannelle** (écorce), **chicorée** (herbe et racine), **menthe pouliot,** à parts égales : en infusion, 2 cuill. à café du mélange pour 1 tasse d'eau bouillante. À boire après les repas.

- En cas d'aérocolie ou de constipation

Achillée millefeuille (herbe, 25 g), **mélisse** (feuilles, 25 g), **chicorée** (herbe, 15 g), **fumeterre** (herbe, 15 g), **rhubarbe** (rhizome, 15 g), **séné** (foliole, 5 g) : 1 cuill. à café arasée du mélange pour 1 tasse d'eau bouillante, laisser infuser 15 min. 3 tasses par jour.

- Contre une indigestion passagère

Camomille (fleurs, 20 g), **mélisse** (feuilles, 20 g), **menthe poivrée** (20 g), **angélique** (racine, 15 g), **carvi** (semence, 10 g), **fenouil** (semence, 10 g), **absinthe** (herbe, 5 g) : 1 cuill. à café du mélange pour 1 tasse d'eau bouillante, laisser infuser 5 à 10 min. 3 ou 4 tasses par jour.

SUR PRESCRIPTION MÉDICALE

Pour faciliter la digestion gastrique : **gentiane** (teinture-mère), **badiane** (teinture-mère ou infusion), **fumeterre** (extrait sec), **condurango** (extrait fluide), **menthe poivrée** (infusion), **petite centaurée** (infusion), **quinquina** (décoction d'écorce).
Pour la digestion biliaire : **gingembre** (extrait fluide), **épine-vinette** (teinture-mère), **tilleul** (extrait sec d'aubier), **chélidoine** (teinture-mère), **curcuma jaune** (teinture-mère), **kinkéliba** (teinture-mère), **origan** (infusion), **romarin** (extrait fluide ou infusion), **thym** (infusion avec d'autres herbes), **yucca** (teinture-mère).
Dans de nombreux cas de troubles de la digestion, il convient de prendre le digestif stomacal avant les repas et le digestif hépato-biliaire après les repas. En cas d'insuffisance pancréatique, il faut prendre des extraits pancréatiques 30 min avant les repas.

Que faire d'autre ?

– Utilisez les boissons gazeuses à bon escient : supprimez-les s'il y a aérogastrie*, ou au contraire prenez-en pour obtenir un rot salvateur.
– Évitez les aliments que vous digérez mal.
– Ne surchargez jamais l'estomac avec des aliments incompatibles entre eux.
– Utilisez éventuellement le bicarbonate de soude.

Dos (mal de)

Qu'est-ce que c'est ?

Le mal de dos touche de façon plus ou moins importante les deux tiers de la population française. Il ne s'agit pas d'une maladie mais plutôt d'un symptôme qui nécessite un diagnostic précis car ses causes peuvent être multiples et diverses.

SYMPTÔMES

Torticolis (du latin *tortus collum*, cou tordu)
- Contracture musculaire douloureuse de la région postérieure du cou.
- Réflexe de blocage à toute distorsion des muscles du cou.

Lumbago (forme aiguë), appelé aussi tour de reins
- Contracture musculaire réactionnelle de la région lombaire.
- Douleur très vive.
- Position dite antalgique (position adoptée automatiquement par un membre pour diminuer la douleur).

Lombalgie (forme chronique)
- Douleur lombaire intense et unilatérale, souvent associée à une sensation de blocage.
- Souffrance accentuée par la toux.

Sciatique
- Douleur siégeant sur une partie ou la totalité du trajet du nerf sciatique (qui innerve le bas du dos et le membre inférieur jusqu'au pied).

- Souffrance intense insupportable, aiguë comme un coup de couteau, aggravée par le moindre effort (toux, éternuement, défécation...).
- Diminution de la force musculaire ou de la sensibilité, rendant la marche difficile, voire parfois impossible.

Attention ! Consultez le médecin

Un mal de dos indique le plus souvent un dérangement intervertébral mineur ou une déviation de la colonne vertébrale (cyphose, scoliose...) mais peut aussi cacher un mal de Pott (tuberculose), un tassement vertébral (ostéoporose*) ainsi que d'autres pathologies que seul votre médecin sera capable de diagnostiquer.

Causes

Le mal de dos peut être entraîné par un mauvais fonctionnement de la colonne vertébrale ou des muscles et/ou des ligaments qui la soutiennent. Il peut découler de contraintes mécaniques liées à une profession, à une position de travail éprouvante pour le dos, aux tâches ménagères, ou encore de contraintes lombaires imposées par des transports quotidiens longs et fatigants (voiture, camion). Parfois, c'est le stress* qui est à l'origine du mal.

Quelles plantes ?

La phytothérapie est efficace mais n'intervient qu'au second plan, loin derrière les pratiques manuelles (éventuellement l'ostéopathie), voire l'acupuncture et/ou la mésothérapie.

USAGE INTERNE

Maïs (stigmates, 50 g), **ortie** (feuilles, 40 g), **frêne** (feuilles, 35 g), **genièvre** (baies, 20 g) et **thym** (15 g) : 30 g de ce mélange pour 1 litre d'eau bouillante, laisser infuser 20 min. Cette infusion antalgique est à boire en 3 ou 4 fois au cours de la journée.

Pin sylvestre (turions) : 30 g à faire cuire dans 1 litre de lait (ou encore 10 g dans 1 litre d'eau bouillante), à prendre en 3 fois dans la journée.

USAGE EXTERNE

Application d'huiles ou d'onguents contenant 1 à 3 % des huiles essentielles suivantes (seules ou associées jusqu'à 3 %) : **menthe poivrée, camphre, lavande aspic, serpolet, sarriette, pin, thym, romarin, gaulthérie (wintergreen), muscade**, etc.

LE SAVIEZ-VOUS ?

Mal de dos :
les effets antalgiques
de l'harpagophyton

L'harpagophyton devrait être presque systématiquement prescrit contre le mal de dos ! En effet, déjà considérée comme un anti-inflammatoire végétal par la phytothérapie, cette drogue possède aussi un effet antalgique pur, efficace contre les douleurs du dos non radiculaires ni inflammatoires, comme le montre une étude pratiquée à Leipzig sur 117 patients, qui recevaient 480 mg d'extrait sec 2 fois par jour. Ce traitement n'a révélé de toxicité dans aucun des cas étudiés.

SUR PRESCRIPTION MÉDICALE

Harpagophyton (extrait sec, extrait fluide ou teinture-mère), **saule blanc** (extrait sec ou, éventuellement, teinture plus ou moins concentrée), **reine-des-prés** (infusion surtout, et éventuellement extrait sec ou fluide).

Le médecin y adjoindra des décontracturants comme de la **piscidie** et du **pourpier**.

Que faire d'autre ?

– Demandez à votre kinésithérapeute de pratiquer les manipulations vertébrales adéquates.
– Outre la phytothérapie, pensez aux médecines naturelles, notamment l'acupuncture, la mésothérapie, la vitaminothérapie ou encore l'oligothérapie (le magnésium, en particulier, possède une action décontracturante indispensable).
– En homéopathie, prenez *Actaea racemosa* et *Bryonia*, à raison de 4 granules de l'un et/ou de l'autre, en 5 CH, à sucer 3 fois par jour, en dehors des repas.
– À titre préventif, ménagez votre dos en surveillant certains mouvements, et pratiquez la marche, régulièrement et raisonnablement, en évitant les promenades trop longues.
– Faites du sport régulièrement, en excluant toutefois les activités violentes pour le dos (haltérophilie, judo, tennis...) et en portant toujours des chaussures adaptées, éventuellement équipées de semelles orthopédiques.

– Lorsque le temps est froid, portez des sous-vêtements chauds, éventuellement une ceinture abdomino-lombaire.
– Privilégiez les aliments riches en magnésium et en calcium.
– Surveillez votre poids et évitez toute surcharge pondérale.

◆ *Voir aussi Ostéoporose*

Dysménorrhée

Qu'est-ce que c'est ?

Le terme dysménorrhée (ou, plus justement, algoménorrhée) désigne les règles douloureuses. Il peut s'agir d'une affection primaire (survenant d'emblée chez la jeune fille) ou secondaire (apparaissent après plusieurs années de cycles indolores). Quand aucune cause organique ne l'explique, la dysménorrhée est dite essentielle. Les douleurs peuvent se limiter à de simples crampes ou devenir invalidantes au point de forcer à s'aliter.

SYMPTÔMES

- Douleur du bas-ventre souvent intense pendant les règles, survenant parfois quelques heures avant et pouvant durer de 1 à 2 jours.
- Dans certains cas, diarrhée, nausées, vomissements, évanouissements.

Attention ! Consultez le médecin

En cas de douleur intense et persistante, consultez votre gynécologue.

Causes

La dysménorrhée peut avoir des causes organiques : problèmes circulatoires (congestion veineuse), infection, fibrome*, polype, endométriose*. Le plus souvent, elle provient d'un trouble hormonal : production excessive d'œstrogènes et insuffisance de progestérone. Cette situation hormonale est physiologique chez la jeune fille.

Quelles plantes ?

USAGE INTERNE

- Pour améliorer la circulation

Cassis, hamamélis, ginkgo, vigne rouge (feuilles) : en infusion, de 20 à 30 g pour

1 litre ; à boire au cours de la journée. En teinture-mère, 50 gouttes dans un verre d'eau, matin et soir.

En poudre de plante, 1 gélule de 200 mg matin et soir.

Onagre ou **bourrache** (huiles) : 2 gélules par jour du 15ᵉ au 24ᵉ jour du cycle.

• Contre la douleur

Estragon (huile essentielle) : 2 gouttes dans 1/2 verre de lait, répéter au besoin la prise 1 heure plus tard, pas davantage.

Gingembre confit : le garder longuement en bouche avant de l'avaler.

Viorne obier et **viorne** (écorce) : en décoction, 3 cuill. à soupe pour 1/2 litre d'eau, 1/2 tasse toutes les heures.

Souci (fleur), **mélisse** (parties aériennes fleuries), **achillée millefeuille** (sommités fleuries), **camomille allemande** (fleurs), **framboisier** (feuilles), à parts égales : en infusion, 4 cuill. à soupe du mélange pour 1/2 litre d'eau. À boire tout au long de la journée.

USAGE EXTERNE

Argile verte délayée avec une infusion de **souci** (fleurs) et de **camomille romaine** (fleurs), additionnée de quelques gouttes d'huile essentielle de **lavande** et de **verveine odorante** : en cataplasmes chauds, 1/2 heure sur le bas-ventre.

SUR PRESCRIPTION MÉDICALE

De 10 à 20 jours par cycle, éventuellement tout le cycle, selon l'intensité de la douleur, pour augmenter la production de progestérone : **gattilier, alchémille, achillée millefeuille.**
En traitement de fond.

Que faire d'autre ?

– Effectuez dans les jours précédant les règles des massages des régions lombaire et pelvienne avec un mélange d'huiles essentielles (par exemple : 2 gouttes de sauge sclarée, 3 gouttes de romarin, 3 gouttes d'ylang-ylang, 3 gouttes de verveine odorante, 5 gouttes de basilic et 5 gouttes de pamplemousse), diluées dans 10 cl d'huile d'amande douce.

– Renouvelez les massages au début des règles, puis appliquez une bouillotte bien chaude.

Eczéma

Qu'est-ce que c'est ?

Maladie allergique cutanée très fréquente, l'eczéma peut être localisé de façon fort variable, voire diffuse sur l'ensemble du corps. De nombreuses variantes sont possibles et la maladie évolue souvent par poussées avec un risque de passage à la chronicité.

SYMPTÔMES

L'eczéma évolue généralement en plusieurs phases au cours desquelles on observe une suite de symptômes.

• Rougeurs, inflammation et œdèmes (érythème).

• Apparition de vésicules très fines (minuscules cloques), d'abord suintantes puis croûteuses.

• Démangeaisons (prurit) entraînant un grattage souvent compulsif qui peut favoriser une surinfection cutanée.

• Desquamation de la peau.

Causes

L'eczéma de contact est une réaction cutanée provoquée par une substance irritante ou allergisante. L'origine de l'eczéma peut également être héréditaire (eczéma atopique), immunologique ou psychosomatique dans le cas de l'eczéma dit nerveux. Enfin, l'eczéma d'origine digestive peut naître d'une surcharge métabolique ou d'une intoxication.

Attention ! Consultez le médecin

Si l'origine de l'eczéma ne vous paraît pas évidente, consultez le médecin afin de faire le diagnostic correct et d'adapter le traitement.
Le traitement de l'eczéma ne doit pas se limiter à une thérapeutique locale mais s'attacher essentiellement aux causes. Un traitement de fond est souvent indispensable afin d'éviter les récidives, voire le passage à la chronicité.

Quelles plantes ?

USAGE INTERNE

Pensée sauvage, bardane, violette : mélange en infusion (voir chacune de ces plantes), dans les eczémas d'origine digestive, pour leurs vertus drainantes pour la peau.

Plantain (teinture-mère) : 30 gouttes dans un verre d'eau, 3 fois par jour, à titre antiallergique et anti-inflammatoire, contre l'eczéma atopique et en complément des traitements précédents.

Valériane, pavot jaune, passiflore (teintures-mères) : en association pour leurs vertus sédatives, pour prendre en charge la composante psychologique ou psychosomatique et atténuer l'intensité du prurit ; 50 gouttes (seules ou associées) 4 fois par jour.

Bourrache (huile) : 500 mg, 3 fois par jour au cours des repas. Riche en acides gras essentiels, cette huile réduit la phase grasse de la peau tout en atténuant la sécheresse cutanée, favorise une régénération cutanée de qualité et lutte contre le prurit et l'inflammation locale.

USAGE EXTERNE

Massez doucement les régions atteintes avec de l'huile de **cade,** de **bourrache** ou d'**amande douce** afin de calmer le prurit, la sécheresse de la peau et la desquamation. Appliquez des crèmes à base de **camomille** ou de **calendula.**

Appliquez des cataplasmes d'**argile verte** pour limiter l'inflammation cutanée et favoriser la cicatrisation lors des phases suintantes ou croûteuses.

Que faire d'autre ?

– Remplacez les savons irritants, acides et détersifs par des savons gras ou à base de crème.

– Prenez des vitamines (notamment A et F) pour améliorer l'état cutané et limiter le prurit ainsi que des oligoéléments comme le zinc et le soufre pour aider à la cicatrisation.

– Faites si possible une cure de thalassothérapie.

Eczéma de l'enfant

Qu'est-ce que c'est ?

Cette affection de la peau (dermatose), la plus fréquente chez l'enfant, provoque un ensemble de manifestations inflammatoires, d'évolution chronique ou récidivante, accompagnées de démangeaisons particulièrement gênantes. Les lésions, symétriques, touchent initialement les parties rondes du visage, du tronc et des membres, les plis derrière les oreilles et le cuir chevelu. Elles s'intensifient les premières années, avant de régresser au bout de 3 à 5 ans. Dans un petit nombre de cas, les lésions persistent à l'âge adulte.

SYMPTÔMES

- Rougeur, gonflement, minuscules cloques.
- Suintements, croûtes et desquamation.
- Sécheresse diffuse de la peau.
- Chez l'enfant plus grand, peau épaissie et pigmentée en raison de grattages répétés.

Attention ! Consultez le médecin

Dès l'apparition des premiers symptômes, il faut absolument consulter un médecin pour éviter toute surinfection virale ou bactérienne et la généralisation de l'eczéma. Selon les cas, on administrera à l'enfant un traitement antiallergique, on lui supprimera certains aliments et/ou on lui prescrira des cures thermales.

Causes

Des antécédents d'allergie (asthme, rhinite, conjonctivite, urticaire) dans une famille peuvent prédisposer un enfant à développer un eczéma.
Grâce à des tests cutanés, il est possible de trouver une allergie alimentaire pouvant conduire à la suppression de l'aliment en cause (protéines du lait de vache, blanc d'œuf, poisson, arachide, soja, blé...) ; des tests peuvent aussi déterminer des allergènes aériens (poils de chat ou de chien, acariens, poussières et pollens).

Quelles plantes ?

USAGE EXTERNE

Souci des jardins et **bardane** (teintures-mères) : 60 ml de chaque, 1 cuill. à café du mélange dans 1/2 litre d'eau. Appliquez cette lotion tous les jours.
Mélisse et **pensée sauvage** (teintures-mères) : 2,5 ml de chaque, dans du cold-cream (50 g). Appliquez cet onguent sur les parties prurigineuses, irritées et épaissies.
Noyer (teinture-mère) : 1 cuill. à soupe dans un bain d'eau tiède. À utiliser fréquemment.

SUR PRESCRIPTION MÉDICALE

Pour traiter la peau : **bardane** (racine), **pensée sauvage** (plante entière fleurie), **échinacée** (plante entière fleurie).
Pour drainer le foie et les reins : **artichaut** (feuilles), **fumeterre** (plante entière), **pissenlit** (feuilles et racines).
Pour calmer les démangeaisons : **passiflore** (parties aériennes), **valériane** (parties aériennes), **mélisse** (parties aériennes), **houblon** (cônes).
Pour calmer et favoriser l'endormissement : **pavot de Californie** (plante entière), **houblon** (cônes).

Que faire d'autre ?

– Aérez souvent la chambre de l'enfant.
– Maintenez la pièce à une température modérée (autour de 20 °C), sans surchauffer, et humidifiez l'atmosphère.
– Bannissez le tabac et les pièces enfumées.
– Exposez un peu votre enfant au soleil et à la lumière, qui ont un effet bénéfique sur les lésions.

Endométriose

Qu'est-ce que c'est ?

L'utérus, muscle creux (ou myomètre), est tapissé par une muqueuse, l'endomètre, qui subit les modifications liées au cycle menstruel et, en l'absence de grossesse, produit les règles. Comme l'endomètre saigne chaque mois, s'il se situe à un endroit anormal, cela occasionne de nombreux dommages. Il peut, entre autres, pénétrer à l'intérieur de la paroi musculaire de l'utérus, et provoquer une adénomyose ou endométriose utérine. Dans d'autres cas, il se situe en dehors de la cavité utérine (endométriose externe), au niveau des ovaires, des trompes, du col utérin ou de la vulve. Il est même parfois présent dans toute la cavité pelvienne.
Cette maladie récidivante, qui réapparaît souvent après l'arrêt d'une thérapie, s'atténue lors d'une grossesse et disparaît généralement après la ménopause.
C'est une maladie bénigne, qui ne dégénère jamais en cancer et survient généralement entre 25 et 45 ans. L'adénomyose comme l'endométriose externe représentent un risque d'infertilité.

SYMPTÔMES

Endométriose utérine (ou adénomyose)

- Parfois, absence totale de symptômes.
- Fréquemment, hémorragies utérines avec des caillots.
- Souvent, douleurs lombaires, congestion pelvienne et rapports sexuels douloureux.
- Éventuellement, en cas d'hémorragies répétées, anémie grave.

Endométriose externe

- Parfois, absence totale de symptômes.
- Le plus souvent, douleurs extrêmement fréquentes, plus intenses pendant la période périmenstruelle, de divers types : dysménorrhée, douleur souvent aiguë à l'ovulation, précédée de petits saignements ; douleurs profondes pendant les rapports sexuels, douleurs abdominales, lombaires ou sacrées, douleurs à la défécation.
- Dans certains cas, difficultés à uriner et douleurs de la vessie.
- Saignements anormaux : règles abondantes, saignements entre les règles.

Attention ! Consultez le médecin

En cas de douleurs violentes, d'hémorragies graves ou d'infertilité, prenez rapidement rendez-vous avec un gynécologue.

Causes

Bien que l'origine exacte de cette maladie reste mystérieuse, on sait qu'elle est liée à des troubles hormonaux, et plus précisément, à la production d'œstrogènes.
Par ailleurs, les filles de femmes qui ont été placées sous Distilbène® (œstrogène de synthèse) pendant leur grossesse sont prédisposées à l'endométriose.

Quelles plantes ?

USAGE INTERNE

● Pour améliorer la circulation du sang
Cassis, hamamélis, ginkgo ou **vigne rouge** (feuilles) : en infusion, de 20 à 30 g pour 1 litre d'eau bouillante ; en teinture-mère, 50 gouttes dans un verre d'eau, matin et soir ; en poudre de plante, 1 gélule de 200 mg matin et soir.
Onagre ou **bourrache** (huiles) : 2 à 4 gélules par jour pendant tout le cycle.

● En cas de douleurs en dehors des règles
Association de plantes sédatives, antispasmodiques, décongestionnantes, anti-inflammatoires et antalgiques : **armoise** (feuilles et sommités fleuries), **achillée millefeuille** (sommités fleuries), **mélisse** (parties aériennes), **lavande** (sommités fleuries), **reine-des-prés** (sommités fleuries), **souci** (fleurs), **vergerette du Canada** (plante fleurie) : en infusion, 4 cuill. à soupe pour 0,5 litre d'eau bouillante, 1 tasse matin et soir.
Viorne (écorce), **saule blanc** (écorce), **aunée** (racine et rhizome) : en décoction, 2 cuill. à soupe pour 0,5 litre d'eau bouillante, 1 tasse matin et soir.

● Contre les règles douloureuses
On utilise les mêmes plantes que pour lutter contre la douleur dans les cas de dysménorrhée*.

USAGE EXTERNE

Argile verte délayée avec une infusion d'**alchémille** (parties aériennes) additionnée de quelques gouttes de **lavande** et de **verveine odorante** (huiles essentielles) : appliquer en cataplasme sur le bas-ventre pendant 1/2 heure chaque jour.

SUR PRESCRIPTION MÉDICALE

Pour augmenter la production de progestérone, en traitement de fond : **gattilier, alchémille, achillée millefeuille, grémil, mélisse**.
En cas d'hémorragie : **bourse-à-pasteur, poivre d'eau, hamamélis, noisetier, viburnum**.

Que faire d'autre ?

Consultez un ostéopathe pratiquant l'ostéopathie gynécologique pour améliorer la statique du petit bassin, le décongestionner et diminuer ainsi les douleurs.

Engelures

Qu'est-ce que c'est ?

L'engelure est une lésion de la peau causée par le froid qui se produit le plus souvent dans des endroits où la peau, faute de tissus graisseux, ne dispose pas de protection naturelle suffisante (nez, mains, pieds, oreilles). Elle peut, dans les cas extrêmes, provoquer une thrombose (formation de caillots) localisée ou une gangrène.

SYMPTÔMES

● Dans un premier temps, blanchissement, raideur et insensibilité.
● Ensuite, rougissement ou bleuissement intenses (cyanose) accompagnés de douleur.
● Cloques, crevasses.

Attention ! Consultez le médecin

Étant donné le risque encouru de sérieuses lésions ou de mort des tissus, il faut faire examiner toute engelure par un médecin dans les plus brefs délais. Le traitement médical permet, en outre, de limiter au maximum la formation de cicatrices.

Causes

L'exposition au froid naturel ou artificiel de même que le contact avec une substance très froide (glace, neige...) peuvent empêcher la circulation du sang. Si le manque d'irrigation sanguine se prolonge, elle finit par entraîner la nécrose (mort) de la peau atteinte et des lésions en profondeur.

LE SAVIEZ-VOUS ?

Engelures :
les vertus de l'huile vierge de Tamanu

L'huile de *Calophyllum inophyllum,* ou huile vierge de Tamanu, a non seulement des vertus cosmétiques mais aussi un effet bénéfique sur les lésions cutanées. L'extrait d'une plante voisine, *Calophyllum brasiliense,* permet en plus d'agir contre l'inflammation et la douleur des segments sous-cutanés (articulations et muscles). Ce sont donc des plantes recommandées en cas d'engelures et de crevasses.

Quelles plantes ?

USAGE EXTERNE

● Massage
Huile peroxydée d'**arachide**.
Mélange d'huile d'**onagre**, d'extrait de **piment** (0,5 %) et d'huile essentielle de **romarin** (0,5 %).
Pommade contenant des huiles de **camomille** (5%), de **calendula** et de **millepertuis** et un extrait de **consoude**.

● Compresses (en cas de lésions)
Applications avec une infusion de **camomille, souci, mauve** et **reine-des-prés** ; tulle à l'extrait d'**hydrocotyle indien** ; crème à l'huile de graines d'**argousier**.

SUR PRESCRIPTION MÉDICALE

Traitement vasculaire : **myrtille, cassis, ginkgo, pervenche, vigne rouge,** extrait de grain de **raisin, aubépine**.
Traitement nourrissant pour la peau : huile d'**onagre, hydrocotyle indien,** huile peroxydée d'**arachide**.
Traitement neurologique : **anémone pulsatille, aubépine, bigaradier**.
Traitement stimulant : extraits de **piment,** de **colchique,** de **moutarde**.
Contre la nécrose : insaponifiables de **maïs** ou de **luzerne**.

Que faire d'autre ?

– Protégez du froid les parties du corps les plus exposées avec gants, bonnet, chaussettes, etc.
– À titre préventif, enduisez toutes les parties exposées avec une crème à la camomille, à la consoude ou à l'extrait de coing.
– En cas d'engelures sérieuses, recourez à la kinésithérapie pour rendre leur mobilité aux doigts ou aux orteils atteints.

Enrouement, aphonie

Qu'est-ce que c'est ?

L'enrouement (ou dysphonie) et l'aphonie sont des affections du larynx.
Enrouement : les cordes vocales sont touchées et la parole est perturbée.
Aphonie : impossibilité d'émettre le moindre son.

LA SANTÉ PAR LES PLANTES

roissante pour émettre
d'une douleur.
• Altération de la voix.

Aphonie
• Perte de la voix souvent brutale.
• Parfois, toux légère.

Attention ! Consultez le médecin
Un enrouement chronique impose un examen ORL par votre médecin généraliste, ou, mieux encore, par un spécialiste. Un enrouement soudain, accompagné de difficultés respiratoires, peut être le symptôme d'une laryngite striduleuse et nécessite une intervention médicale d'urgence.

Causes
La modification du timbre de la voix provient le plus souvent d'une inflammation des cordes vocales. Cette affection peut avoir des origines diverses : infection, allergie, agression par des facteurs toxiques comme le tabac ou l'alcool, ou encore surmenage des cordes vocales (chant, discours, etc.). Mais il existe des causes moins courantes, à rechercher si l'infection résiste à un traitement médical classique : effet secondaire d'un reflux œsophagien, d'un trouble psychique, d'une infection particulière, d'une laryngocèle (hernie de la muqueuse du larynx), voire d'un cancer.

Quelles plantes ?
USAGE INTERNE

Sirop d'**erysimum** (pur ou à base d'extrait) : 4 cuill. à café par jour ; sirops de fleurs de **bouillon-blanc,** de **tolu** (4 fois par jour), de radis noir (4 fois par jour) ou de Desessartz® (en pharmacie).

Erysimum (plante séchée) : 5 g pour 1 tasse d'eau bouillante, laisser infuser 10 min, 3 ou 4 tasses par jour. Demander au médecin une prescription pour y ajouter de l'extrait fluide de **réglisse** ou de **grindélia.**

Mélange d'**aigremoine** (herbe, 10 g), de **mauve** (fleurs, 20 g), de **pensée sauvage** (herbe, 20 g), d'**hysope** (sommités, 30 g), de **guimauve** (racine, 30 g) : 25 g de mélange pour 50 cl d'eau bouillante, faire bouillir 1 min et laisser infuser 10 min.

Propolis (granulés) : 3 g à mâcher plusieurs fois par jour.

Grindélia , plantain et/ou **lierre** : de 20 à 60 gouttes de teinture, selon l'âge, 3 fois par jour.

USAGE EXTERNE

Pour compléter le traitement interne, en particulier si la laryngite évolue en trachéite : frictions de la poitrine avec des préparations à base d'huiles essentielles ; gargarismes avec de l'infusion de **ronce,** de **framboisier** ou d'**aigremoine ;** inhalations de vapeurs balsamiques, de **myrte,** par exemple.

SUR PRESCRIPTION MÉDICALE

Réglisse, grindélia, plantain et/ou **lierre commun** (extraits fluides).
Cajeput, niaouli, melaleuca (tea tree), lavande, eucalyptus (chez l'adulte), **thym** (huiles essentielles) pour une laryngite évoluant en trachéite.

Que faire d'autre ?
– Parlez le moins possible pour reposer vos cordes vocales.
– Évitez les facteurs irritants, en particulier le tabac.

Entorse, foulure

Qu'est-ce que c'est ?
L'entorse est un traumatisme articulaire provoqué par une torsion ou un étirement brutaux.

LE SAVIEZ-VOUS ?
Entorse :
les effets avérés de la consoude

Inconnue en France pour ses effets en traumatologie, la consoude a été testée en Allemagne sur les suites d'entorses. Une pommade contenant 35 % d'extrait fluide de consoude, prescrite à 143 patients, a entraîné une réduction de l'œdème, une diminution des douleurs et une amélioration des flexions et mouvements de l'articulation de la cheville très significatives.

Entorse bénigne (ou **foulure**) : simple distension des ligaments qui n'a aucune conséquence ultérieure sur la stabilité de l'articulation.
Entorse grave : la rupture des ligaments les empêche de jouer leur rôle de maintien de l'articulation. L'entorse, qui touche le plus souvent la cheville, se distingue de la luxation, déboîtement d'une articulation qui ne peut se réduire que par l'orthopédie.

SYMPTÔMES
• Douleur aiguë au moment du traumatisme, suivie d'une douleur intense d'une durée de 24 h au moins.
• Gonflement de l'articulation.
• Formation d'un hématome (bleuissement).
• Dans l'entorse grave, troubles de la mobilité.

Causes
La traction anormale d'une articulation par un mouvement excessif (le plus souvent accidentel) est la cause principale des entorses. Le faux pas dû à une marche mal assurée (chez les personnes âgées) a les mêmes effets. La laxité ligamentaire (manque de résistance des ligaments) prédispose à ce genre de traumatisme.

Attention ! Consultez le médecin
Des soins précoces s'imposent dans tous les cas pour permettre une guérison rapide. Si votre articulation reste douloureuse pendant plus de 18 h, consultez rapidement un médecin. Une radiographie permettra d'évaluer le degré de gravité de l'entorse. L'entorse bénigne peut se traiter simplement par du repos et des soins locaux ; l'entorse grave nécessite une immobilisation de l'articulation par un bandage de contention ou un plâtre, dans les cas extrêmes.

Quelles plantes ?
L'**arnica,** sous toutes formes, est le remède par excellence de ce genre de traumatismes, mais il existe d'autres plantes efficaces, seules ou en association.

USAGE INTERNE

Ananas (bromélaïnes extraites de la tige) : 3 ou 4 fois par jour.

Harpagophyton, *reine-des-prés* ou *saule* : extrait sec, 200 mg, 3 fois par jour.

USAGE EXTERNE

Pour masser l'articulation : **arnica** (huile à 15 %) ; association d'huile d'**arnica** et d'huiles essentielles de **genévrier,** de **romarin** et de **gaulthérie (wintergreen)** ; huile peroxydée d'**arachide**, seule ou en association.

Arnica (teinture-mère non diluée) pour compresses à faire soi-même.

Pour 150 g de gel au carbopol, **romarin** (huile essentielle, 1,5 %), **arnica** (teinture-mère, 15 %) ; en cas d'œdème moyen mais de douleur forte, y ajouter de l'huile essentielle de **camphre** ou de l'extrait fluide de **reine-des-prés** ou d'**harpagophyton.**

Pour une cheville douloureuse avec hématome : ajoutez au gel de la teinture-mère de **digitale** (ou **hellébore**) ou de l'extrait fluide de **mélilot** ou de **marron d'Inde** (en pharmacie).

SUR PRESCRIPTION MÉDICALE

En cas d'entorses fréquentes ou de suites longues, le médecin ajoutera selon les cas : **millepertuis, bryone, jusquiame,** (teintures-mères) ; **muscade, serpolet** et **cyprès** (huiles essentielles) ou **hydrastis** (extrait).

Que faire d'autre ?

– Maintenez au repos l'articulation atteinte avec pose de contention.
– S'il s'agit de la cheville, portez des chaussures montantes à lacets.
– Faites des compresses froides.
– Recourez au traitement par laser ou à la kinésithérapie.

Escarre

Qu'est-ce que c'est ?

L'escarre est la destruction localisée ou étendue de la peau et des tissus sous-jacents suite à un manque d'oxygénation lié à une mauvaise circulation sanguine. Les escarres apparaissent particulièrement chez les personnes alitées ou bougeant peu, et leur survenue est parfois très rapide.

SYMPTÔMES

- Premier signe : zone erythémateuse, de coloration rose-rouge plus ou moins foncée, et douloureuse.
- La peau vire ensuite au noir, durcit et devient insensible au toucher.
- En tombant, la peau morte laisse place à un ulcère découvrant les tissus sous-jacents.

Causes

Généralement, les escarres sont dues à un manque d'oxygénation de la peau, et font suite, la plupart du temps, à un alitement ou à la compression prolongée d'une région (par le port d'un plâtre, par exemple). Toutefois, un manque de protéines alimentaires ou une déshydratation peuvent également être en cause.

Les personnes diabétiques ou âgées sont particulièrement exposées, de même que les patients souffrant de troubles circulatoires des membres inférieurs.

Attention ! Consultez le médecin

Un avis médical est indispensable devant toute plaie dont la cause est inconnue ou qui présente une surinfection.

Quelles plantes ?

USAGE EXTERNE

Les plantes qui améliorent la circulation ont un rôle important dans la prévention de l'escarre.

Gingko (en extrait sec) : 60 mg, 2 fois par jour, pour améliorer la circulation dans les petits vaisseaux.

Hydrocotyle indien (teinture-mère) : 20 gouttes dans un verre d'eau, 3 fois par jour, avant les repas.

Fragon épineux (atomisat) : 50 mg 2 fois par jour aux repas.

USAGE INTERNE

Les plantes suivantes seront à utiliser sans excès, des allergies pouvant apparaître lors d'un traitement prolongé.

Souci : en décoction, 4 cuill. à soupe par litre d'eau bouillante, ou en teinture-mère diluée à 20 %.

Prêle : 5 % d'extrait fluide dans une pommade, pour sa richesse en sels minéraux stimulant la cicatrisation.

Certaines huiles essentielles **(eucalyptus, lavande, géranium...)** peuvent également être incorporées dans une pommade en période de surinfection, mais elles peuvent se révéler irritantes en cas d'usage prolongé.

Que faire d'autre ?

– Changez vêtements et linge de lit dès qu'ils sont humides.
– Aidez le patient alité à changer de position le plus souvent possible.
– Faites des massages locaux en alternant des applications de froid et de chaud : posez par exemple des glaçons puis séchez la zone humide à l'aide d'un séchoir à cheveux réglé en position tiède.

Fibrome

Qu'est-ce que c'est ?

Parfois unique, plus souvent multiple, le fibrome est une tumeur musculaire bénigne de l'utérus qui ne dégénère jamais en cancer. Sa taille peut varier de celle d'un petit pois à celle d'un pamplemousse, et même, dans certains cas, envahir la cavité abdominale.

Le fibrome provoque une certaine forme de saignements et a tendance à évoluer lentement, par petites poussées, jusqu'à la ménopause ; il diminue alors de volume.

Il arrive que, pour des raisons encore obscures, un fibrome grossisse rapidement pendant l'activité génitale et résiste aux thérapies mises en place.

Bien que bénin en soi, le fibrome est parfois responsable d'infertilité et constitue à la fois une gêne et un risque d'anémie (manque de fer dû aux hémorragies).

S'il est particulièrement volumineux, il peut comprimer les voies urinaires et finir imperceptiblement par détruire le rein. Il s'agit d'une affection fréquente : 20 % des femmes de 30 ans et 40 % des femmes de 50 ans en souffrent.

SYMPTÔMES

- Règles anormalement longues ou abondantes, caillots.
- Règles douloureuses.
- Saignements en dehors de la période des règles.
- Gêne, pesanteur, tiraillements liés au volume du fibrome.
- Complications mécaniques par compression : troubles urinaires, constipation, varices, hémorroïdes, congestion pelvienne.

> **LE SAVIEZ-VOUS ?**
>
> **Fibrome :**
> les plantes à éviter
>
> Les plantes à action œstrogénique (soja, sauge, ginseng, cimicifuga, entre autres) et les gonadotropes (qui stimulent l'hypophyse) risquent d'augmenter encore la production d'œstrogènes et, par conséquent, de faire grossir le fibrome.

Attention ! Consultez le médecin
En cas d'infertilité, de troubles urinaires, de constipation, et surtout en cas d'hémorragie ou de gêne importante, consultez votre gynécologue.

Causes

Le fibrome résulte d'un déséquilibre hormonal : la production de progestérone est insuffisante, celle d'œstrogènes, excessive – une situation fréquente en cas de stress, de choc émotionnel, d'obésité ou de préménopause.

Quelles plantes ?

USAGE INTERNE

● Pour lutter contre le stress
Aubépine (fleurs), **millepertuis** (sommités fleuries), **passiflore** (fleurs) : en infusion, 20 à 30 g pour 1 litre d'eau bouillante ; en teinture-mère, 50 gouttes dans un verre d'eau, matin et soir ; en poudre, 1 gélule à 200 mg matin et soir.

● Pour améliorer la circulation veineuse
Ginkgo (feuilles), **hamamélis** (feuilles), **cassis** (fruits) : même posologie que ci-dessus.

● Pour drainer le foie et les reins
Artichaut (feuilles), **piloselle** (parties aériennes), **fumeterre** (parties aériennes fleuries) : même posologie que ci-dessus.

SUR PRESCRIPTION MÉDICALE

En traitement progestatif : **alchémille, gattilier, grémil.**

Pour leurs propriétés anti-hémorragiques : **bourse-à-pasteur, hamamélis, noisetier.**

Que faire d'autre ?

– Appliquez des cataplasmes d'argile verte (préparation en tube) sur la zone pelvienne, 1 ou 2 fois par jour, pendant des mois s'il le faut, pour décongestionner le petit bassin, diminuer ainsi la douleur et, éventuellement, réduire le volume du fibrome.
– Consultez un ostéopathe pratiquant de préférence l'ostéopathie gynécologique pour améliorer l'équilibre du petit bassin.
– Évitez tous les sports susceptibles d'aggraver la congestion pelvienne : tennis, footing, saut à la corde, etc.
– Ne portez pas des chaussures à hauts talons.

Fibromyalgie

Qu'est-ce que c'est ?

La fibromyalgie est un syndrome, c'est-à-dire qu'elle rassemble un certain nombre de symptômes présents dans différentes maladies. De type chronique, elle peut varier d'intensité d'une personne à l'autre et d'un moment à l'autre. Dans ses formes les plus sévères, elle représente parfois un handicap considérable, en limitant les activités professionnelles et la vie sociale des personnes atteintes, soit 2 % environ de la population française.

SYMPTÔMES

● Douleurs dans tout l'organisme.
● Raideur musculaire et articulaire.
● Troubles du sommeil.
● Fatigue constante (à ne pas confondre avec le syndrome de fatigue chronique).

Attention ! Consultez le médecin
Négligée ou mal identifiée, la fibromyalgie finit par entraîner une souffrance chronique responsable d'états dépressifs. Il est donc primordial, si l'un ou plusieurs des symptômes apparaissent, de recourir à la meilleure aide médicale possible.

Causes

L'origine précise de ce syndrome reste inconnue à ce jour. Il apparaît souvent après un traumatisme déclencheur chez des personnes prédisposées. Même si tous les examens cliniques et para-cliniques donnent des résultats normaux, il ne faut pas en déduire trop hâtivement que la fibromyalgie relève du domaine psychosomatique.

Quelles plantes ?

Les médicaments allopathiques entraînent souvent des effets secondaires qui ne font qu'amplifier la souffrance chronique de la fibromyalgie.

Ce n'est pas le cas des plantes, qui permettent un traitement adapté à chaque type de symptôme et à chaque malade.

USAGE INTERNE

● Pour améliorer le sommeil et réduire l'anxiété
Éleuthérocoque (extrait de racine) : 100 à 150 mg, matin et midi. Réduit le stress et la fatigue permanente.

● Pour détendre les muscles et réduire les raideurs articulaires
Tilleul argenté (macérat glycériné) : 100 gouttes par jour, au coucher. Améliore aussi le sommeil.

Cassis (feuilles) : en infusion, 1,5 g par tasse ; en teinture-mère, 30 gouttes dans un verre d'eau 3 fois par jour ; en extrait sec standardisé, 100 à 200 mg 3 fois par jour.

SUR PRESCRIPTION MÉDICALE

Millepertuis (extrait sec standardisé riche en hypéricine) : en traitement à long terme pour améliorer le sommeil et réduire l'anxiété ; calme également la douleur.

Que faire d'autre ?

– Ne prenez pas de médicaments trop sédatifs ou asthéniants (suscitant un épuisement général) : ils ne feraient qu'aggraver vos symptômes.
– Faites de l'exercice physique (endurance, renforcement, étirements, etc.).
– Recourez à la kinésithérapie.
– Essayez d'adapter votre mode de vie à votre état de santé.
– Supprimez le tabac.

Fièvre

Qu'est-ce que c'est ?

La fièvre par elle-même n'est qu'un symptôme qui signale, le plus souvent, la réaction de l'organisme à un processus pathologique. Une élévation prolongée de la

LES MALADIES DE A À Z

température du corps à partir de 37,5 °C doit être prise en considération.

SYMPTÔMES
- Sensation de chaleur précédée d'un frisson dit inaugural.
- Sensation de froid.
- Alternance éventuelle de sensations de chaleur et de froid.
- Pouls rapide, malaise, souffle court, bouche sèche, en cas de fièvre prolongée ou importante.
- Sueurs nocturnes (non spécifiques de la fièvre).

Causes

Une maladie infectieuse (d'origine bactérienne, virale, parasitaire) ou inflammatoire (articulaire, entre autres) se trouve généralement à l'origine de la fièvre. Mais celle-ci peut également provenir de troubles métaboliques, comme l'hyperthyroïdie*, responsables d'une production excessive de chaleur, ou encore d'un excès de fatigue.

Attention ! Consultez le médecin

En principe, il faudrait consulter un médecin pour toute fièvre durant plus de 12 h. Dans le doute, n'essayez pas de l'éliminer le plus vite possible avec un médicament : elle donne des informations sur la progression de la maladie qui la provoque et la faire baisser aurait pour effet biologique d'inhiber le développement des virus. En revanche, faites intervenir votre médecin dans les plus brefs délais en cas de montée de température brutale et violente (autour de 41 °C). Il existe en effet, dans ce cas, des risques de complications cérébrales ou, chez le jeune enfant, de convulsions.

Quelles plantes ?

USAGE INTERNE

Chardon-Marie (herbe, 10 g), **réglisse** (racine, 10 g), **petite centaurée** (herbe, 10 g), **oseille** (feuilles, 15 g), **chicorée** (racine, 15 g), **chiendent** (rhizome, 20 g) : en décoction, 1 cuill. à café du mélange pour 1 tasse d'eau bouillante. Boire froid, 3 ou 4 fois par jour.

Aspérule odorante (feuilles, 30 g), **petite centaurée** (herbe, 30 g), **reine-des-prés** (sommités, 30 g) : 1 cuill. à café du mélange pour 1 tasse d'eau bouillante, laisser infuser 20 min. À boire 3 ou 4 fois par jour, en cas de fièvre avec douleurs.

Oseille (feuilles), **aspérule** (feuilles), **serpolet** (herbe), **genévrier** (baies), 25 g de chaque plante : 1 cuill. à café du mélange pour 1 grande tasse d'eau bouillante, laisser infuser 20 min ; en cas de fièvre avec forte fatigue.

Églantier (fruits, 15 g), **sureau** (fleurs, 20 g), **tilleul** (fleurs, 30 g) : 1/2 cuill. à café du mélange pour 1 petite tasse d'eau bouillante, laisser infuser 10 min. 2 fois par jour ; pour les enfants.

Citron (zeste, 15 g), **orange** (zeste, 15 g), **girofle** (fruits, 10 g), **cannelle** (écorce, 30 g) : 1/2 cuill. à soupe pour 20 cl d'eau bouillante, laisser infuser 15 min. 2 fois par jour ; en cas de fatigue après une fièvre.

USAGE EXTERNE

Huile de **millepertuis** additionnée d'huile essentielle de **genévrier** et de **camomille**, de **gaulthérie (wintergreen)**, etc. Consulter le pharmacien pour cette préparation.

Que faire d'autre ?

– Buvez beaucoup d'eau pour compenser les pertes provoquées par la fièvre.
– Buvez du jus de céleri, de concombre, de citron dans une infusion antipyrétique. Mangez de la pastèque.
– Appliquez des compresses froides au niveau du poignet (pouls radial) et des chevilles.
– Prenez des bains à 35 °C, éventuellement additionnés d'extraits de plantes (genévrier, camomille, marjolaine, lavande).
– Prenez des oligoéléments : cuivre, cuivre-or-argent, sélénium, en cas de fatigue.

Fractures

Qu'est-ce que c'est ?

La fracture est une rupture de l'os plus ou moins complète qui se présente sous diverses formes. La plupart des fractures montrent un déplacement mais ce n'est pas obligatoire. D'autres occasionnent des fragments multiples (fracture comminutive) ou imbriqués les uns dans les autres.
On distingue les fractures fermées (blessures sans communication avec l'extérieur) et les fractures ouvertes, les plus dangereuses, car la présence d'une plaie constitue un risque d'infection. En dehors des accidents responsables de chocs violents, les fractures touchent surtout les personnes âgées atteintes d'ostéoporose* et les grands sportifs.

SYMPTÔMES
- Douleur vive, généralement localisée avec précision.
- Déformation d'un membre.
- Incapacité à mouvoir le membre atteint.

Attention ! Consultez le médecin

Les fractures ouvertes imposent une intervention médicale d'urgence, puis une intervention chirurgicale. Les fractures fermées n'apparaissent pas toujours avec évidence, du moins immédiatement. La moindre suspicion doit conduire à faire procéder aux examens permettant d'établir un diagnostic précoce, afin d'éviter le risque de déformations irréparables.

Causes

À part les traumas (chocs violents, chutes, etc.), la fatigue peut être responsable de fractures, notamment chez des personnes en bonne condition physique qui font trop de sport. Chez les personnes âgées, l'ostéoporose est la principale cause de fractures, notamment celle du col du fémur.

Quelles plantes ?

USAGE INTERNE

Soja : recommandé aux femmes et aux personnes âgées, tant dans l'alimentation que sous forme d'isoflavones (100 mg par jour).

Prêle (poudre) : 2 g 3 fois par jour. Accélère la consolidation des os.

SUR PRESCRIPTION MÉDICALE

Consoude officinale.

Que faire d'autre ?

– Observez un repos indispensable.
– Suivez si possible des séances de kinésithérapie pour éviter la diminution des muscles de la région touchée.
– Introduisez le maximum de calcium dans votre alimentation, sous forme de produits laitiers (même pauvres en matières grasses), de fruits oléagineux (amandes, notamment), de choux en tout genre, d'eau minérale riche en calcium, etc.

Gastrite, œsophagite

Qu'est-ce que c'est ?
Gastrite : inflammation de la muqueuse qui protège les parois de l'estomac ; elle peut être aiguë et se manifester soudainement, ou être chronique et évoluer lentement sur plusieurs années.

Œsophagite : inflammation de la muqueuse de l'œsophage.

SYMPTÔMES
- Douleurs (brûlures) pendant ou après les repas.
- Remontées de liquide (reflux) biliaire fréquentes avec goût spécifique dans la gorge.
- Mauvaise haleine pendant les périodes de douleur.
- Nausées et spasmes de l'estomac vide.
- Inflammation de la langue (glossite) et aphtes.
- Crachats contenant du sang.
- Anorexie et amaigrissement.
- Brûlures et douleurs dans la poitrine avec spasmes pour l'œsophagite.

Attention ! Consultez le médecin
Une gastrite ou une œsophagite peuvent être les symptômes d'un manque de vitamine B12, de fer ou d'affections comme l'ulcère, ou même d'un cancer ; le médecin proposera des examens mettant en évidence l'inflammation et les causes.

Causes
Les causes de la **gastrite** sont nombreuses : troubles de la digestion au niveau de l'estomac, excès ou manque d'acidité gastrique. Elle touche plus particulièrement les personnes qui subissent un stress important et celles qui ont une consommation élevée d'alcool et de tabac ou une alimentation pauvre en vitamines. Certains médicaments, comme l'aspirine et les anti-inflammatoires, provoquent l'irritation puis l'inflammation de la muqueuse de l'estomac.

L'**œsophagite** est surtout liée au reflux gastro-œsophagien.

Quelles plantes ?
Gentiane, gingembre, condurango, curcuma, petite centaurée, fumeterre, oranger, camomille matricaire, camomille romaine, achillée millefeuille, aloès, racine de *rhubarbe, guimauve, Musa paradisiaca* (banane)… Ces plantes sont utilisées en fonction des symptômes.

Angélique, mélisse, menthe, romarin, basilic sont utilisés pour leurs propriétés sédatives ou antispasmodiques.

SUR PRESCRIPTION MÉDICALE

En traitement de fond : **Ficus carica** (bourgeons). Lorsqu'il y a également une digestion lente avec spasmes et douleurs, associer une infusion faite de **coriandre, carvi, fenouil** et **matricaire,** à parts égales.

Gastrite inflammatoire : **gentiane, condurango** et **gingembre** dans de l'élixir de papaïne (en pharmacie). Association de **camomille, réglisse** et **angélique,** en extrait fluide ou extrait sec.

Gastrite aiguë due à un manque d'acidité : **gentiane, fumeterre** et **boldo,** en extraits secs ou fluides mélangés avec un acide phosphorique officinal (en pharmacie).

Gastrite ou œsophagite avec spasmes : extrait fluide d'**angélique, réglisse** et **piscidie,** en association dans une infusion d'**achillée millefeuille.**

Romarin, menthe et **cardamome :** huiles essentielles sur un support neutre en gélule.

Gastrite ou œsophagite dues au stress ou au nervosisme : **acore** (racine), en teinture-mère mais aussi en infusion lente à froid de racine d'acore. On peut associer dans le même breuvage la racine d'**angélique.**

En calmant : **basilic** et **marjolaine** en infusion. On peut y ajouter des huiles essentielles de **basilic,** de **marjolaine** ou de **cardamome.**

Dans tous les cas, le médecin proposera un pansement gastrique à base d'argile nature ou en spécialité, sans oublier de petites doses (0,5 g) de poudre de rhizome de **rhubarbe.**

Que faire d'autre ?
– Mangez lentement, en mastiquant bien.
– Supprimez le tabac, l'alcool et les anti-inflammatoires, qui agressent l'estomac.
– Évitez les plats épicés.
– Mangez selon la méthode ayurvédique : aliments sucrés au début, aliments amers en fin de repas.

Gastro-entérite

Qu'est-ce que c'est ?
La gastro-entérite est une inflammation de l'estomac et de l'intestin qui survient plus ou moins brutalement et provoque des vomissements et des diarrhées accompagnés de douleurs spasmodiques violentes.

SYMPTÔMES
- Perte d'appétit, soif intense.
- Vomissements, spasmes, coliques, crampes abdominales.
- Frissons.
- Parfois, diarrhées à l'origine d'irritations anales et de douleurs rectales aiguës. Flatulences.
- Irritabilité.

Attention ! Consultez le médecin
En cas de fièvre, de déshydratation chez un jeune enfant ou une personne âgée, ou de présence de sang dans les selles, consultez aussitôt un médecin.

Causes
La contamination de la nourriture ou de l'eau par des virus, des bactéries ou autres micro-organismes toxiques est la première cause de gastro-entérite. Mais cette affection n'a pas toujours des origines infectieuses : les boissons alcoolisées, les plats fortement épicés, certains médicaments (dont les antibiotiques) ou une intolérance alimentaire peuvent également en être responsables. Le stress, la consommation d'aliments mal lavés ou l'abus de fruits verts favorisent son développement.

Quelles plantes ?
USAGE INTERNE

- Contre les vomissements

Serpolet : sommités fleuries, 5 g pour 1 tasse d'eau bouillante, laisser infuser 10 min. 3 à 5 tasses par jour ; huile essentielle, 1 goutte sur un sucre après chaque vomissement, sans dépasser 5 gouttes par jour.

Camomille allemande (sommités fleuries) : 15 g pour 1 litre d'eau bouillante, laisser infuser 10 min au maximum. Pas plus de 5 tasses par jour.

- Contre les spasmes intestinaux
Camomille allemande (sommités fleuries), **tilleul** (fleurs) ou **mélisse** (parties aériennes) : 5 g pour 1 tasse d'eau bouillante, laisser infuser 10 min. 3 à 5 tasses par jour.
- Contre les gaz intestinaux
Anis (graines), **fenouil** (graines), **menthe poivrée** (plante entière), **angélique** (plante entière), **cardamome** (graines), seules ou en mélange : en infusion, 5 g pour 1 tasse d'eau bouillante. 3 tasses par jour.
Attention : ne pas prendre d'**anis** et d'**angélique** pendant la grossesse.
- Contre l'infection
Ail : 2 gousses crues par jour.
Cannelle (poudre) : 1/4 de cuill. à café dans de l'eau, 3 fois par jour.
Gingembre (rhizome sec en poudre) : 1 cuill. à café, 2 fois par jour.

Que faire d'autre ?
– Gardez le lit.
– Buvez beaucoup pour compenser les pertes en eau et éléments minéraux provoquées par les vomissements et les diarrhées : ajoutez 4 cuill. à café de sucre et 1/2 cuill. à café de sel par litre d'eau.
– Prenez des vitamines A, C et E.
– Prenez des oligoéléments : cuivre-or-argent, 1 dose par jour.

Gingivite, aphte

Qu'est-ce que c'est ?
Gingivite : altération des gencives qui peut être inflammatoire, infectieuse ou ulcéreuse, avec destruction de la gencive.
Aphte : lésion superficielle de la muqueuse buccale, assez bien délimitée (ronde) ou plus étendue, très douloureuse, d'aspect blanc crémeux.

SYMPTÔMES
Gingivite
- Gencives rouges ou pâles, fragiles.
- Sensation de douleur, accrue par le mouvement de la langue ou du pharynx.

Aphte
- Petite lésion douloureuse assez ronde, blanche avec ou sans fond crème, délimitée par un liseré rouge.

Attention ! Consultez le médecin
Vous pouvez essayer de vous traiter vous-même pendant 4 à 6 jours au maximum. Si les symptômes persistent au-delà, consultez un médecin pour vous assurer que votre affection ne provient pas d'une maladie grave.

Causes
La **gingivite**, souvent provoquée par une mauvaise hygiène des gencives, peut naître d'une affection locale comme d'une affection générale. Elle provient de déséquilibres hormonaux au moment de la grossesse, de la puberté et de la ménopause, de la prise de certains médicaments ou encore de maladies dont elle n'est qu'une manifestation secondaire (diabète sucré, anémie, leucémie). L'**aphte** est généralement provoqué par certains aliments. Des recherches tentent d'établir s'il est d'origine immunologique ou vasculaire. Mais il existe des types d'aphtes beaucoup plus sérieux (comme dans la maladie de Behçet), dont la cause réelle reste à découvrir.

Quelles plantes ?
USAGE EXTERNE
Gingivite
Myrte, melaleuca (tea tree), girofle, sauge (huiles essentielles). À appliquer avec un Coton-Tige.
Lichen, quinquina, myrrhe, calendula, hellébore, tormentille, sumac (teintures-mères, seules ou associées) : 1 cuill. à café pour 1 verre d'eau, en bains de bouche.
Aphte
Mélisse : extrait à 10 % en gel à appliquer 3 fois par jour ; y associer la prise de teinture-mère ou d'extrait fluide ; voir le médecin.
Baptisia et **échinacée** (teintures-mères), en mélange de 90 ml à parts égales. Appliquer 15 gouttes diluées dans 1 cuill. à café d'eau sur la lésion ou faire un bain de bouche avec 75 gouttes dans un demi-verre d'eau.
Sauge (feuilles), **bistorte** (racine), **tormentille** (racine), **genévrier** (baies), à parts égales : 1 cuill. à café pour 1 verre d'eau bouillante, laisser bouillir 2 min, faire macérer 30 min. En bains de bouche avant l'utilisation d'un spray à jet vibratoire gingival.

SUR PRESCRIPTION MÉDICALE
Réglisse (extrait sec), **camomille** (teinture-mère, extrait fluide ou infusion concentrée pour faire des bains de bouche). **Calendula** (teinture-mère). **Ananas** (extrait sec de tige titré). **Échinacée** (teinture-mère ou préparation fraîche en traitement de fond).
En massages des gencives : **sauge** (huile essentielle), **myrte** (huile essentielle) ou **girofle** (huile essentielle) à 5 % au maximum dans une solution glycérinée ; **camomille** (huile essentielle) et/ou **santal** (huile essentielle) dans du **maïs** (extrait insaponifiable en soluté).
Pour raffermir les gencives : **ratanhia** et **myrrhe** (teintures) en mélange non dilué.
Sauge et **girofle** (huiles essentielles), **myrrhe, ratanhia** et **millefeuille** (teintures) diluées dans un mélange glycérol/alcool.

Que faire d'autre ?
– Brossez-vous les dents et les gencives après chaque repas.
– Éliminez les aliments provoquant des aphtes : certaines graisses, le chocolat, les noisettes, les fruits secs, les épices, etc.
– Recourez à l'utilisation d'un spray spécifique pour gencives.
– Évitez de fumer, en particulier la pipe.
– Ne mâchez pas de cure-dent.
– Prenez des oligoéléments : cuivre, cuivre-or-argent.

Goutte

Qu'est-ce que c'est ?
La goutte est un dépôt, au niveau des articulations, d'acide urique issu de la dégradation des protéines de l'organisme. Elle se

LE SAVIEZ-VOUS ?

Contre la goutte :
les vertus de la cerise

La tradition anglo-saxonne préconise de consommer jusqu'à 240 g de cerises fraîches par jour pour lutter contre la goutte. Hors saison, il est recommandé de boire des tisanes de queues de cerise non séchées à raison d'une poignée par litre d'eau bouillante.

manifeste par un état inflammatoire. Les articulations touchées sont le gros orteil chez l'homme, n'importe quelle articulation chez la femme : doigt, poignet, cheville et métatarse, coude.

SYMPTÔMES

- Douleur vive à une articulation (gros orteil ou autre).
- Aspect crayeux de l'articulation touchée, qui est gonflée et chaude au toucher.
- Déformations par des dépôts d'urate de soude, autour d'une articulation ou au niveau du pavillon de l'oreille.

Attention ! Consultez le médecin

Seul le médecin peut poser le diagnostic de goutte car l'acide urique ne se dépose pas forcément dans le sang : son taux peut alors se révéler normal ou bas. Le thérapeute doit faire la différence entre goutte, arthrose, arthrite, abcès profond et phlébite par l'examen clinique, la radiographie, la biologie.

Causes

La goutte est due à la combinaison de deux phénomènes : la dégradation excessive de protéines dans l'organisme et l'absence d'élimination de l'acide urique par les reins. Chez les personnes à risques, elle peut être déclenchée par une consommation trop importante de viandes rouges, de gibier, d'abats, d'alcool ou de plantes riches en protéines.

Quelles plantes ?
USAGE INTERNE

Ortie (feuilles, 10 g), **reine-des-prés** (sommités, 15 g), **cassis** (feuilles et fruits, 30 g), **frêne** (feuilles, 50 g) : en infusion, 1 cuill. à café du mélange pour 1 tasse d'eau bouillante. 3 tasses par jour avant les repas.

Harpagophyton (racine secondaire, 12,5 g), **tilleul** (fleurs, 12,5 g), **olivier** (feuilles, 20 g), **artichaut** (feuille, 25 g), **hibiscus** (calice, 50 g) : en infusion, 1 cuill. à soupe pour 50 cl d'eau bouillante. 2 ou 3 fois par jour.

Aigremoine (feuilles et fleurs) : en infusion, 30 g pour 1 litre d'eau bouillante. 3 tasses par jour.

USAGE EXTERNE
Onguent pour soulager la douleur contenant de la teinture de **marron d'Inde**, de **cyprès**, d'**arnica** et de **reine-des-prés** : 3 applications par jour.

SUR PRESCRIPTION MÉDICALE
Le choix de la plante dépendra de l'état de la goutte (dépôt chronique indolore ou en crise aiguë) : **alkékenge, bardane, bouleau, bourrache, bruyère, cerisier, chicorée douce-amère, colchique, fenouil, frêne, genévrier, pissenlit, salsepareille, Phyllanthus niruri, piloselle, Brunfelsia hopeana, hortensia sauvage, sabline, épine-vinette…**

Que faire d'autre ?

– Buvez beaucoup d'eau.
– Arrêtez la prise de boissons alcoolisées, notamment vin blanc et bière.
– Faites un régime sans protéines pendant une semaine au moins, en supprimant même les protéines végétales comme les lentilles ou le jus de soja.
– Consommez maïs, chou, poires, pommes, raisin, tomates, pissenlit, salsifis, curry…

Grippe

Qu'est-ce que c'est ?

La grippe est une maladie infectieuse virale, contagieuse et épidémique qui touche les voies respiratoires. Elle est parfois banale, mais des complications causées par une surinfection bactérienne peuvent être graves, parfois mortelles.

SYMPTÔMES

- Douleurs musculaires, frissons, maux de tête.
- Fièvre (parfois jusqu'à 40 °C).
- Maux de gorge, toux sèche.
- Douleurs dans la poitrine.
- Fatigue, faiblesse générale.

Attention ! Consultez le médecin

La consultation d'un médecin s'impose chez les sujets fragiles (enfants, personnes âgées ou dont les défenses immunitaires sont en baisse) et lorsque les symptômes persistent plusieurs jours.

Causes

La grippe est due à un virus, l'influenza A, B ou C. Le virus de type A est le plus dangereux et il est à l'origine des grandes pandémies ; le C est le plus bénin. Le froid hivernal est souvent mis en cause, mais il n'est responsable que d'un affaiblissement de l'organisme qui facilite l'installation du virus, de la même façon qu'un stress ou une fatigue. Certaines affections (diabète) ou des traitements (cortisone, chimiothérapie) favorisent la grippe en fragilisant le système immunitaire.
Les sujets à risques sont les très jeunes enfants et les personnes âgées.

Quelles plantes ?
USAGE INTERNE

- Contre la toux

2 **clous de girofle**, 1 morceau d'écorce de **cannelle**, 1 branche de **thym** ou de **sarriette** : faire bouillir 3 min dans 1 tasse d'eau, laisser infuser 15 min. Ajouter le jus de 1/2 **citron**, un peu de miel. Boire 3 à 4 tasses par jour, loin du coucher.

USAGE EXTERNE
Huile essentielle de **ravensare** et d'**eucalyptus officinal** : à parts égales pour 10 ml (adulte) et pour 5 ml (enfant) en frictions thoraciques et plantaires répétées pendant 2 jours ; usage plus limité en prévention, par exemple au niveau

---

LE SAVIEZ-VOUS ?

Contre la grippe :
l'échinacée, une plante très efficace

L'échinacée, qui pousse dans les plaines centrales des États-Unis, est l'une des plantes médicinales les plus efficaces. Selon de nombreuses études, plusieurs préparations ont une action immunostimulante. En 2000, il a été démontré sur 95 sujets que l'infusion d'échinacée prévient de façon significative la grippe et les refroidissements. Testée en double aveugle contre placebo, l'association d'un extrait d'herbe de thuya, de racine d'échinacée et de racine de baptisia (ou indigotier) a permis de prévenir les infections hivernales mais aussi de diminuer notablement les symptômes de la grippe, de la rhinite et de la bronchite.

du poignet, quelques gouttes 2 ou 3 fois par jour dans un contexte d'épidémie.

SUR PRESCRIPTION MÉDICALE

En traitement de fond : **aigremoine, ail, guimauve, safran, cyprès, droséra, eucalyptus, épilobe** (racine), **eucalyptus, pied-de-chat, grindélie, hysope officinal, aunée, mauve, marrube blanc, marjolaine, origan, coquelicot, passiflore** (surtout contre la toux nocturne), **grand plantain, polygala de Virginie, cassis, véronique officinale, violette**.

Contre la fièvre et les douleurs : **reine-des-prés, harpagophyton, frêne, saule blanc**.

Pour la convalescence : **avoine, luzerne, quinquina, éleuthérocoque, frêne** (écorce), **gelée royale, gentiane, ginseng, pollen, levure de bière, grande ortie, gingembre**.

À titre préventif : **échinacée**, à utiliser à dose suffisante (demander conseil au pharmacien) en continu pendant 6 ou 7 jours.

Que faire d'autre ?

– Buvez beaucoup d'eau ou d'autres liquides (jus de fruits, bouillon de légumes, etc.).
– Restez chez vous et gardez le lit.
– Interrogez votre médecin sur l'opportunité de vous faire vacciner chaque année en début d'automne.
– À titre préventif, prenez du chlorure de magnésium ; demandez conseil à votre médecin sur la dose à prendre pour éviter l'effet laxatif.

Haleine (mauvaise)

Qu'est-ce que c'est ?

La mauvaise haleine est un trouble gênant dont on se rend rarement compte : c'est généralement l'entourage qui en parle.

SYMPTÔMES

Une haleine malodorante est en elle-même le symptôme d'une affection.

Causes

La mauvaise haleine a des causes multiples : dégradation des gencives, souvent accompagnée de dents cariées, débris alimentaires entre les dents, bactéries dans la sphère bucco-pharyngée, affection gastrique due à la bactérie *Helicobacter pylori*, reflux gastro-œsophagien, dérèglement biliaire, mycose de la langue, ou encore polypes dans le nez à l'origine d'une mauvaise aération nasale.

Mais l'usage du tabac et le fait de rester à jeun (odeur d'acétone) constituent les causes les plus ordinaires de mauvaise haleine.

Attention ! Consultez le médecin

Si vous souffrez de façon persistante ou récidivante de mauvaise haleine, consultez votre médecin pour en déterminer l'origine.

Quelles plantes ?

USAGE INTERNE

• Dans tous les cas

Anis : quelques cuill. à café pour 1 tasse d'eau bouillante, laisser infuser 10 min ; d'emploi facile et efficace.

Coriandre (graines) : 3 g pour 2 tasses d'eau, laisser bouillir quelques minutes.

Menthe : en infusion, 1 cuill. à café pour 1 verre, se rincer la bouche puis avaler.

• Pour les gencives

Échinacée, calendula, camomille (teintures-mères) : mélange à employer en bains de bouche avant d'avaler avec un demi-verre d'eau.

• Pour l'œsophage et l'estomac

Cardamome, coriandre, anis (graines à mâcher).

• Pour les problèmes de gencives et d'indigestion

Badiane, clou de girofle et écorce de **cannelle** en mélange : 1 cuill. à café par tasse, laisser infuser 10 min ; à boire chaud.

• En cas de digestion lente et de problèmes biliaires

Fumeterre, kinkéliba (teintures-mères), et **curcuma** (teinture-mère ou extrait fluide) en mélange, se gargariser puis avaler.

SUR PRESCRIPTION MÉDICALE

Boldo : en infusion ou en teinture-mère pour les problèmes biliaires.

Condurango et **camomille** (extraits fluides) pour les problèmes d'estomac.

Chardon-Marie ou **chrysanthellum** (extrait sec) contre l'insuffisance biliaire.

USAGE EXTERNE

Pâtes dentifrices à l'**eucalyptus** et à l'huile essentielle de **melaleuca (tea tree)**.

Bains de bouche désinfectants et désodorisants : mélanges de plantes riches en chlorophylle ou en huile essentielle – **menthe, romarin, anis, gingembre, girofle, lavande, basilic, tanaisie, cannelle, hysope, estragon, monarde fistuleuse, sauge, aneth, menthe poivrée, noix muscade** (en pharmacie).

Massage des gencives avec de l'huile essentielle de **myrte** et de **géranium** mélangée à de l'huile végétale (huile de pépins de raisin par exemple).

Que faire d'autre ?

– Lavez-vous les dents et les gencives en les brossant soigneusement et régulièrement.
– Faites soigner rapidement vos caries.
– Limitez votre consommation de tabac et de café, susceptibles de produire des émanations fétides de l'estomac (le thé n'a pas le même inconvénient).
– Faites traiter les causes possibles : reflux gastro-œsophagien, infection à *Helicobacter pylori*, digestion lente ou polypes nasaux.

◆ *Voir aussi Angine, Digestion (troubles de la), Gastrite, Gingivite, Reflux gastro-œsophagien*

Hémorroïdes

Qu'est-ce que c'est ?

Les hémorroïdes sont des paquets vasculaires (lacis veino-artériels groupés en grappes sous la muqueuse anale) situés au niveau de l'anus ou du rectum, qui se remplissent de sang ; par inflammation, celui-ci reste en stase et peut se thromboser.

SYMPTÔMES

• Inflammation de l'anus avec œdème (gonflement) et formation d'hémorroïdes enflées mais molles (crise avec congestion).

• Démangeaisons dans la région anale.

• Hémorroïdes dures (formation de caillots).

- Gêne à l'intérieur de l'anus (hémorroïdes internes).
- Parfois, douleurs vives provoquées par une fissure (crevasse) de l'anus.
- Hémorragie recto-anale (sang rouge).
- Marisque (restes d'une hémorroïde sous forme d'enveloppe molle et indolore).

Causes

Souvent héréditaires, les hémorroïdes sont liées à des troubles chroniques (constipation, rétention volontaire des selles pour des raisons sociales...), une position assise prolongée, des irritations locales ou digestives (épices, etc.). Elles se forment aussi à l'occasion d'une grossesse ou d'un accouchement, ou encore en cas de prise de contraceptifs hormonaux.

Attention ! Consultez le médecin

Les hémorroïdes sont plus gênantes ou douloureuses que dangereuses. Cependant, il faut consulter un médecin, qui seul pourra déterminer, à l'examen, s'il s'agit d'hémorroïdes, d'une fissure anale ou d'une autre lésion à traiter différemment (condylome*, prolapsus de l'anus, ulcère cancéreux).

Quelles plantes ?

USAGE INTERNE

Vigne rouge : 4 à 6 gélules à 200 mg par jour ; ou 1 cuill. à soupe de feuilles pour 1 tasse d'eau bouillante, laisser infuser 10 min. 2 à 4 tasses par jour, entre les repas.

Marron d'Inde et **châtaignier** (bourgeons, macérats glycérinés) : 75 gouttes de chacun, 2 fois par jour, associés à des bourgeons de **cassis :** 50 gouttes, 3 fois par jour.

Radis noir (extrait, Raphanus Potier®) ou **rhubarbe** (rhizome), contre la constipation (voir le pharmacien).

Suppositoires à base de **ginkgo :** 3 par jour.

USAGE EXTERNE

Huile de **camomille :** en application locale, 3 fois par jour.

SUR PRESCRIPTION MÉDICALE

Marron d'Inde (intrait), **myrtille** (extrait sec ou teinture stabilisée de feuilles), **vigne rouge** (extrait sec aqueux ou extrait fluide de feuilles), **hydrocotyle indien** (extrait sec), **fragon épineux** (extrait fluide), **ginkgo** (extrait sec titré ou extrait fluide).

Ficaire (teinture-mère, 7,5 %) et **cyprès** (teinture-mère, 2,5 %) en mélange dans un gel ou une crème à 5 % d'extrait stabilisé de **marron d'Inde.**

Que faire d'autre ?

– Supprimez les facteurs d'irritation externe (frottement des vêtements, etc.) et interne (épices et boissons alcoolisées).
– Respectez des règles d'hygiène strictes.
– Évitez autant que possible chaleur et position assise prolongée.
– Calmez l'inflammation avec des glaçons enfermés dans un linge fin.
– En cas de constipation, adoptez un régime alimentaire adéquat ou une médication douce.
– Pour les cas extrêmes, recourez à la chirurgie (ligature élastique).

◆ *Voir aussi Constipation*

Hépatite, cirrhose

Qu'est-ce que c'est ?

Hépatite : ce terme englobe toutes les atteintes inflammatoires du foie. Surtout répandue sous sa forme virale (hépatites A, B, C, etc.), elle peut provoquer des altérations destructrices et conduire à une cirrhose.

Cirrhose : atteinte des cellules du foie entraînant une altération progressive des fonctions hépatiques et la nécrose de cet organe.

SYMPTÔMES

- Asthénie (fatigue sans lien avec un effort quelconque).
- Dégoût alimentaire, nausées.
- Dégradation de l'état général accompagné d'un amaigrissement.
- Œdème des membres inférieurs.
- Peau et muqueuse des paupières et du globe oculaire jaunes (ictère).
- Œdème abdominal.
- Saignements faciles (hémorragies, ecchymoses).

Ces symptômes peuvent apparaître seuls ou associés.

Attention ! Consultez le médecin

La présence de l'un ou de plusieurs des symptômes nécessite de consulter rapidement un médecin : un dépistage précoce donne les meilleures chances de guérison. Le diagnostic peut se révéler difficile en présence d'un seul symptôme, mais une augmentation des transaminases (variété d'enzymes) dans le sang constitue un indice majeur. Tous les examens doivent être faits pour permettre d'éliminer des maladies relevant de traitements totalement différents (lithiase biliaire, cancer du foie, de la vésicule biliaire ou du pancréas, etc.).

Causes

Des virus sont responsables de la majorité des hépatites et produisent des dégradations plus ou moins importantes et difficiles à soigner. Certaines hépatites peuvent aboutir à une cirrhose ou à un cancer. Dans la cirrhose, les hépatocytes (cellules du foie) se trouvent détruits par des agents toxiques. L'alcool est le principal de ces agents, mais de multiples substances, y compris des médicaments, peuvent détériorer le tissu hépatique et, faute d'une intervention rapide, entraîner une cirrhose.

Quelles plantes ?

Les plantes utilisées sont connues pour leurs effets protecteurs et régénérateurs du foie. Elles ne doivent être prises qu'après avis du médecin traitant, dont l'accord est absolument indispensable.

USAGE INTERNE

Plantes riches en vitamine C avec jus d'**argousier,** pour l'apport en vitamines A, B1, B2, B6, C, PP, E. En complément du traitement de l'hépatite C.

Aspérule odorante (herbe), **fumeterre** (herbe), **acore** (rhizome), **souci** (fleurs), à parts égales : en infusion, 3 cuill. à café de mélange pour 1 grande tasse d'eau bouillante. 4 fois par jour. Contre la douleur hépatique et l'œdème.

SUR PRESCRIPTION MÉDICALE

Chardon-Marie titré en silymarine.
Chrysanthellum (extrait sec). **Curcuma** (en poudre ou extraits).
Plantes chinoises : **Bupleurum sinensis, Schisandra chinensis, Curcuma zedoaria.**
Artichaut : en infusion ou en extrait sec ;

en complément du traitement de fond.
Romarin : en infusion ou en extrait fluide.
Réglisse et **ananas :** anti-inflammatoires à ajouter au traitement ; les doses seront réduites par le médecin pour les enfants et en fonction de la pathologie.
Gingembre, poivre noir (extraits). En complément du traitement.
Maïs (barbe) et **églantier :** plantes de drainage n'utilisant pas la voie hépato-biliaire, pour compléter le traitement de l'hépatite C avec interférons et antiviraux.
En traitement à long terme : **Uncaria gambir, échinacée, harpagophyton** (jus de plante) et **ginseng** (à faibles doses).

Que faire d'autre ?
– Cessez toute consommation d'alcool.
– Faites-vous vacciner contre les hépatites A et B (mais uniquement avec l'accord de votre médecin).
– Dans les phases aiguës, adoptez un régime alimentaire sans protéines.
– Consommez de préférence fruits secs, raisin, figues, épinards, cresson, pommes de terre, carottes, artichauts, riz, pain complet, yaourt, képhir, chicorée en salade, huile de tournesol, huile d'olive, levure de bière, sésame.

Herpès

Qu'est-ce que c'est ?
L'herpès est une maladie virale récidivante et très contagieuse, qui peut contaminer les muqueuses, y compris celle de l'œil. Il présente plusieurs variantes, dont l'herpès labial (ou buccal), le plus répandu, et l'herpès génital, une maladie sexuellement transmissible.

SYMPTÔMES
• Apparition de tout petits « boutons de fièvre » blanchâtres emplis de liquide jaunâtre (vésicules), cerclés de rouge, seuls ou groupés, au bord des commissures labiales ou à l'intérieur de la lèvre inférieure et éventuellement de la joue, ou sur la langue.
• L'irruption des vésicules est précédée d'une sensation de brûlure.
• Ensuite, formation d'une petite croûte jaunâtre, tombant au bout de quelques jours.
• Démangeaisons, sensation de brûlure.
• Dans l'herpès génital, fièvre, ganglions lymphatiques de l'aine douloureux.
• Dans l'herpès labial chez l'enfant, petites ulcérations (lésions) des lèvres, du palais, de l'intérieur des joues, ganglions sous-maxillaires douloureux.

Attention ! Consultez le médecin
En cas de ganglions, de fièvre et de récidive des symptômes, consultez un médecin sans attendre. Si l'herpès atteint l'œil, une consultation avec un ophtalmologiste s'impose. Obtenir un diagnostic précis permet de s'assurer que votre affection ne provient pas d'une maladie sous-jacente grave. Un herpès peut être banal ou indiquer le début d'un zona.

Causes
Le virus responsable de l'herpès est *Herpes hominis*, très contagieux par contact cutané jusqu'à la formation de la croûte. Il peut affecter les enfants aussi bien que les adultes, particulièrement s'ils sont atteints du virus VIH (virus du sida).
La grippe, le froid, l'exposition au soleil, le surmenage, le stress ou l'arrivée des règles favorisent son développement.

Quelles plantes ?
USAGE INTERNE
• Contre l'infection
Échinacée (fleurs) : 5 g pour 1 tasse d'eau bouillante, laisser infuser 10 min, 3 tasses par jour.
Mélisse (parties aériennes) : 5 g pour 1 tasse d'eau bouillante, laisser infuser 10 min, 3 tasses par jour.
Millepertuis (plante entière) : 5 g pour 1 tasse d'eau bouillante, laisser infuser 10 min, 3 tasses par jour.
• Pour renforcer l'immunité
Échinacée purpurea (racines) : 15 g pour 1/2 litre d'eau, laisser bouillir 10 min, filtrer et boire en plusieurs fois au cours de la journée.
Ail (gélules à 0,01 g d'huile essentielle) : 1 gélule 3 fois par jour.

Calen… lésion…
Souc… d'eau b… appliqu… jour sur les vésicules non ouvertes.
Mélisse (parties aériennes) : 20 g pour 0,5 litre d'eau bouillante, laisser infuser 10 min et appliquer 2 fois par jour sur les lésions.

Que faire d'autre ?
– Pendant une poussée d'herpès, évitez tout contact physique (baisers et relations sexuelles) pour ne pas contaminer votre partenaire.
– Pour prévenir les accès, renforcez votre immunité grâce à des cures régulières de plantes immunostimulantes.

Hypertension artérielle

Qu'est-ce que c'est ?
L'hypertension artérielle est une augmentation de la pression à l'intérieur des artères, résultant de la pression du sang expulsé par le ventricule gauche du cœur et de l'élasticité des artères. Une tension

LE SAVIEZ-VOUS ?
Hypertension artérielle :
les bienfaits d'une infusion de karkadé

Le thé amer, une infusion de calices de karkadé, est une boisson traditionnelle en Afrique et en Asie. Des chercheurs iraniens ont pu démontrer que, chez l'homme hypertendu, cette boisson fait baisser la pression sanguine. Après 12 jours de traitement, la tension descend de 11,2 %, et l'efficacité persiste 3 jours après l'arrêt du traitement.

...mmHg/85 mmHg ... au repos est considé... ...ypertension artérielle.

...ÔMES
- Souvent aucun symptôme.
- Fatigue, essoufflement à l'effort.
- Bourdonnements d'oreille.
- Vertiges passagers.

Attention ! Consultez le médecin
Si vous avez enregistré une tension artérielle supérieure à 130/85 mmHg, ou si vous présentez certains de ces symptômes, consultez votre médecin pour vérifier si vous souffrez d'hypertension.

Causes
L'hypertension artérielle est le plus souvent la conséquence de plusieurs facteurs. Elle peut être héréditaire ou consécutive à une anomalie du métabolisme (c'est-à-dire à une mauvaise transformation des éléments chimiques nécessaires à la bonne marche de l'organisme), et à une atteinte des artères (rigidité, lésions, sclérose). L'hypertension peut également être liée à la grossesse.

Quelles plantes ?
USAGE INTERNE

Ail (frais) : 900 à 1200 mg par jour en 1 ou 2 fois. Voir votre pharmacien pour la préparation.

Cimicifuga (racine) : 250 mg de poudre 2 fois par jour.

- En traitement de fond

Olivier (feuilles), **aubépine** (fleurs), **hibiscus** (calices) : 40 g de chaque, 2 cuill. à soupe du mélange pour 50 cl d'eau, faire bouillir 1 min, laisser infuser 20 min.
En 3 fois dans la journée.

- Dans l'alimentation

Céleri : en épice (sel) dans la nourriture.
Oignons : 2 par jour. **Tomate** : 20 g de purée par jour. **Sureau** : sous forme de sirop de fleur (sauf pour les diabétiques et les obèses), 10 ml par jour ; peut édulcorer une infusion.
Carotte : 30 à 60 g de purée par jour.

SUR PRESCRIPTION MÉDICALE

Gui : 1 g de feuilles macérées 8 h dans un verre d'eau froide, un demi-verre matin et soir ; ou 500 mg de poudre 3 fois par jour.

Rauwolfia (racine) : teinture-mère.
Olivier : extrait sec, extrait fluide, macérat glyceriné de jeunes pousses. **Gui** : teinture-mère, extrait fluide. **Cimicifuga** : extrait fluide ou teinture-mère. **Cassis** : extrait sec ou liquide de feuilles. **Valériane** : extrait sec, infusion, teinture-mère.

Aubépine, souvent associée à la **valériane**.

Le médecin peut y associer un hypotenseur pur avec des diurétiques **(orthosiphon)**, des sédatifs **(passiflore)** et des plantes accessoires **(fumeterre)**.

Que faire d'autre ?
– Adoptez un régime alimentaire particulier si vous souffrez d'obésité*, de goutte*, de diabète* ou d'une atteinte des artères (athérome).
– Évitez le tabac et les alcools forts.
– Pratiquez régulièrement une activité physique.
– Faites une thérapie relaxante, du yoga, du judo…
– Faites des cures thermales adaptées.
– Favorisez le plus possible les fruits frais dans votre alimentation.

Hyperthyroïdie

Qu'est-ce que c'est ?
L'hyperthyroïdie est une hypersécrétion d'hormones par la glande thyroïde. Elle affecte 5 fois plus de femmes que d'hommes, rarement avant la puberté, le plus souvent entre 30 et 60 ans.
Elle se manifeste, entre autres, par une augmentation du volume de cette glande, ou goitre. Il peut s'agir d'un goitre multinodulaire (composé de plusieurs nodules), surtout chez les femmes de plus de 60 ans, ou d'un adénome toxique, tumeur bénigne généralement unique, qui atteint principalement les femmes de 40 ans.

SYMPTÔMES
- Goitre (augmentation du volume de la thyroïde).
- Pathologies de l'œil : exophtalmie (yeux exorbités), rétraction de la paupière, larmoiement excessif, atteinte du champ visuel.

LE SAVIEZ-VOUS ?

Hyperthyroïdie :
des légumes recommandés

Les légumes de la famille des Brassicacées (choux et navets) contiennent du glucosinolate, une substance empêchant la synthèse de certaines hormones thyroïdiennes. C'est également le cas des cacahuètes, des haricots de soja ou de la farine de manioc. Autant de végétaux recommandés, donc, en cas d'hyperthyroïdie.

- Myxœdème prétibial (plaques en relief roses, voire pourpres, sur la face antérieure des jambes).
- Complications cardio-vasculaires : tachycardie (accélération du rythme cardiaque), fibrillation auriculaire (battements désordonnés du cœur), défaillance cardiaque.
- Amaigrissement.
- Nervosité, irritabilité, anxiété, insomnie.

Attention ! Consultez le médecin
Si vous constatez une augmentation du volume de votre cou ou l'apparition de l'un des autres symptômes, consultez rapidement un médecin, notamment pour écarter l'éventualité d'un cancer de la thyroïde.

Causes
Dans 90 % des cas, l'hyperthyroïdie est provoquée par une maladie de Basedow, affection immunologique au cours de laquelle des anticorps stimulent la production d'hormones thyroïdiennes. Cette maladie peut se déclencher à tout âge, mais rarement avant la puberté et souvent entre 30 et 50 ans. Elle se manifeste par une ophtalmopathie, un myxœdème prétibial et un goitre diffus.
Dans les autres cas, l'hyperthyroïdie provient d'une tumeur de l'hypophyse ou d'un cancer de la thyroïde avec métastases. L'exposition à des radiations et l'excès d'iode favorisent la formation d'un goitre multinodulaire ou d'un nodule isolé.

Quelles plantes ?

USAGE INTERNE

- Pour ralentir l'activité thyroïdienne

Agripaume : en cas de troubles cardiaques et d'anxiété, 50 gouttes, 3 fois par jour.

Lycope d'Europe : jus frais en association avec l'**agripaume**. L'avis du médecin est indispensable.

Grémil (plante entière) : 20 g par litre d'eau bouillante, laisser infuser 10 min, 3 tasses par jour.

Oignon : 1 bulbe frais par jour au moins ; en teinture-mère, 30 gouttes dans un verre d'eau, 3 fois par jour ; en extrait sec (gélules à 280 mg de poudre), 2 gélules par jour.

- Pour réguler le rythme cardiaque

Aubépine, tilleul, dang shen, valériane : 20 g par litre d'eau bouillante, laisser infuser 10 min, 3 tasses par jour.

- Contre l'anxiété

Mélisse, millepertuis, cynorrhodon, angélique, valériane, ginseng, éleuthérocoque, romarin : 20 g par litre d'eau bouillante, faire infuser ou bouillir 10 min, 3 tasses par jour ; ou teinture-mère, 30 gouttes par jour dans un verre d'eau.

Que faire d'autre ?

– Consommez des aliments riches en manganèse : tous les types de noix, y compris la noix de coco, amandes, haricots de soja, riz brun complet, pois chiches, thé…
– Complétez cet apport alimentaire de manganèse par 1 dose d'oligoélément 3 fois par semaine. Prenez du cobalt (1 dose 3 fois par semaine, en alternance avec le manganèse) et du lithium (1 dose par jour).

Hypotension

Qu'est-ce que c'est ?

On parle d'hypotension lorsque la tension artérielle systolique (le premier chiffre) est en dessous de 10 cm de mercure et qu'elle s'accompagne de symptômes. Elle peut être chronique ou survenir brutalement avec des symptômes importants.

SYMPTÔMES

- Hypotension soudaine : sensation d'étourdissement, de tête vide, flou visuel, mal de tête…

Attention ! Consultez le médecin

Seul le médecin peut établir le traitement à suivre en cas d'hypotension.

Causes

L'hypotension peut être provoquée par une insuffisance veineuse des membres inférieurs. Elle survient souvent au lever, après une station assise ou couchée prolongée : on parle alors d'hypotension orthostatique. Cette baisse de tension au changement de position est fréquente chez les personnes âgées. Plus rarement, l'hypotension est due à une insuffisance cardiaque ou surrénale et même parfois à une déshydratation.

Quelles plantes ?

USAGE INTERNE

Thym et **serpolet :** en infusion, 1 ou 2 g dans 1 tasse d'eau bouillante ; boire 3 tasses par jour, longtemps avant le coucher.

Sarriette des montagnes ou **sarriette des champs :** 1 cuill. à café par tasse d'eau bouillante (ne pas laisser bouillir), laisser infuser 10 min. 2 ou 3 tasses par jour, longtemps avant le coucher.

SUR PRESCRIPTION MÉDICALE

Éleuthérocoque, pour son action tonicardiaque et sa capacité à tonifier le psychisme. **Gingembre. Romarin officinal,** cardiotonique, stimulant général.
Réglisse. Aubergine associée à du cola.
Cassis (bourgeons), pour son action tonique.
Sauge officinale. Houblon, surtout si l'hypotension survient en période de ménopause. **Gentiane,** pour réveiller un système cardio-vasculaire ralenti.
Hamamélis, fragon épineux, vigne rouge, marron d'Inde, pour l'insuffisance veineuse (voir aussi Hémorroïdes, Insuffisance veineuse).

Que faire d'autre ?

– Portez des bas de contention en cas d'insuffisance veineuse.
– Levez-vous lentement en passant par la position assise pour éviter les brusques chutes de tension.
– En cas de malaise hypotensif, mettez-vous sur la pointe des pieds, serrez les cuisses, et asseyez-vous au plus vite.
– Consommez du miel, du raisin, des pommes, des carottes, du persil, de la racine de raifort (radis noir), de la levure de bière, du sirop d'argousier.

Hypothyroïdie

Qu'est-ce que c'est ?

L'hypothyroïdie est une insuffisance de sécrétion de la glande thyroïde, congénitale ou acquise, qui touche 6 fois plus de femmes que d'hommes.

SYMPTÔMES

- Fatigue, somnolence.
- Hypotension* artérielle.
- Prise de poids, goitre.
- Intolérance au froid.
- Voix rauque.
- Bradycardie (ralentissement des battements du cœur).
- Douleurs musculaires.
- Dépression* nerveuse.
- Anémie.
- Peau sèche, avec desquamation et vitiligo (plaques blanches cernées de peau excessivement pigmentée).
- Stérilité*, impuissance*, constipation*…

Attention ! Consultez le médecin

Le gonflement de la thyroïde ou la présence de l'un ou de plusieurs des symptômes cités imposent des examens médicaux pour éliminer un risque éventuel de cancer ou de coma myxœdémateux. L'hypothyroïdie nécessite un traitement à base d'hormones thyroïdiennes.

Causes

L'hypothyroïdie peut être congénitale, due à une atrophie spontanée de la thyroïde, consécutive à une ablation de cette glande, ou, en cas de goitre, provoquée par une réaction inflammatoire de la thyroïde liée à la prise de certains médicaments, une carence en iode ou un trouble de la production hormonale. Les traitements par l'iode radioactif et plusieurs maladies auto-immunes favorisent son développement.

Quelles plantes ?

- Pour stimuler l'activité thyroïdienne

Fucus : thalles, 5 g (1 cuill. à café) pour 1 tasse d'eau, faire bouillir 10 min, 3 tasses par jour ; gélules, 1 gélule à 280 mg de poudre 3 fois par jour ; extrait fluide,

0,5 à 2 g par jour ; ou teinture-mère, 30 gouttes dans un verre d'eau 3 fois par jour.
Nécessite une surveillance médicale du taux d'hormones thyroïdiennes.
Sargasse (plante entière) : même posologie que le varech.
Ail : bulbe, 1 ou 2 gousses par jour ; teinture-mère, 30 gouttes dans un verre d'eau, 3 fois par jour ; extrait sec (gélules à 280 mg), 2 gélules par jour ; ou huile essentielle (gélules à 0,01 g), 3 gélules par jour.
• Contre la prise de poids
Thé vert, nopal (champignon), **orthosiphon, artichaut, café.**
• Contre l'anxiété
Mélisse, millepertuis, cynorrhodon, angélique, valériane, ginseng, éleuthérocoque, romarin.
• Contre la sécheresse de la peau
Onagre, bourrache (huiles).

Que faire d'autre ?

– Consommez des aliments riches en manganèse : toutes les noix, amandes, haricots de soja, riz brun complet, pois chiches, thé.
– Consommez également des aliments riches en cuivre : foie de veau, huîtres, sardines à la tomate, crabe, crevettes, graines de tournesol, cacahuètes, champignons, pruneaux, pain complet...
– Prenez un oligoélément : manganèse-cuivre (1 dose 3 fois par semaine).

Immunitaire (déficience)

Qu'est-ce que c'est ?

La déficience immunitaire est un état de moindre résistance de l'organisme à des corps étrangers comme les microbes, virus, bactéries ou parasites. L'organisme est incapable de mobiliser les agents immunitaires du plasma ou des tissus pour se défendre.

SYMPTÔMES

• Fatigue.
• Infection récidivante.
• Infection tenace.
• Infection par des germes très banals.

Attention ! Consultez le médecin
Quand une déficience immunitaire s'exprime par un de ces symptômes, il est impératif de consulter le médecin.

Causes

Elles sont nombreuses. La déficience immunitaire peut apparaître seule, sans être la conséquence d'une autre affection. Elle peut être due à des produits toxiques : médicaments et autres substances synthétiques. Elle est également la manifestation du syndrome d'immunodéficience acquise (sida), mais aussi de maladies spécifiques telles que l'autisme et la trisomie, des affections liées aux anomalies des immunoglobulines E dans les allergies* et dans d'autres troubles associés, ou de la déficience en zinc, de la maladie de Crohn*, de l'anorexie nerveuse, d'un état dépressif et anxieux.

Quelles plantes ?
SUR PRESCRIPTION MÉDICALE
En traitement préventif et après l'infection : **échinacée** (racine ou herbe entière), préparation faible en alcool ; **ginseng** et **éleuthérocoque ; propolis.**
En traitement curatif : **eupatoire** (racine) en teinture-mère ; **indigotier sauvage** (racine) en teinture-mère ; **hydrastis** (racine) en teinture-mère ; **thuya, souci** (racine), **arnica** (racine), **withania, Azadirachta indica, Uncaria tomentosa...** ;
solidage, surtout pour les infections urinaires ; **gui.**

Que faire d'autre ?

– Faites des cures régulières de zinc et de sélénium en oligoéléments, ainsi que d'extraits d'algues.
– Consommez des plantes contenant de la vitamine C (argousier par exemple).

Impuissance

Qu'est-ce que c'est ?

L'impuissance ne désigne pas seulement un trouble de l'érection chez l'homme, mais aussi une éjaculation précoce ou retardée. Il s'agit presque toujours d'un dysfonctionnement d'ordre psychologique, bien que le mode de vie et, surtout après 60 ans, des troubles fonctionnels puissent en être responsables.

SYMPTÔMES

• Absence d'érection au moment de l'accomplissement de l'acte sexuel, avec ou sans libido.
• Diminution de l'érection pendant l'acte sexuel.
• Éjaculation précoce, c'est-à-dire avant la pénétration ou très peu de temps après.
• Éjaculation retardée : érection présente mais impossibilité d'accéder à la jouissance normalement nécessaire à l'éjaculation.

Attention ! Consultez le médecin
Bien que le plus souvent d'origine psychique, l'impuissance peut avoir des causes différentes, qu'un médecin est seul à même de déterminer.

Causes

Dans 9 cas sur 10, l'impuissance provient de problèmes psychiques. Le stress, la fatigue, le désintérêt pour la partenaire, l'abus chronique de tabac et d'alcool en sont souvent largement responsables. Il peut cependant exister des causes physiologiques : troubles vasculaires (au-delà de 60 ans), diabète, hypertension artérielle ou encore troubles de la congestion des corps caverneux (organes du pénis à l'origine de la faculté d'érection).

Quelles plantes ?
USAGE INTERNE
Ginseng (extrait sec titré) : 25 à 50 mg par jour.
Gingembre (rhizome) : 5 g par jour.
Cannelle (écorce) : 3 bâtons pour 1 tasse d'eau bouillante, laisser infuser 20 min, 3 tasses par jour.
Muira puama (bois, 20 g), **yohimbe** (écorce, 20 g), **gingembre** (rhizome, 30 g), **noyer** (feuilles, 30 g) : 1 cuill. à café du mélange pour 1 tasse d'eau bouillante ; laisser bouillir 5 min puis infuser 30 min ; un demi-verre 3 ou 4 fois par jour.
Ortie (semence) : 1/2 cuill. à café dans un yaourt.

Courge et **fenugrec** (graines) : 5 graines de chaque par jour.
Aubépine (extrait sec) : 200 mg, 3 fois par jour, en cas de troubles vasculaires.

SUR PRESCRIPTION MÉDICALE

Yohimbe (extrait) : stimulant général.
Muira puama (extrait fluide ou teinture-mère). **Damiana** (teinture-mère ou extrait fluide). **Tribulus terrestris** (teinture-mère). **Ginseng brésilien** (teinture-mère).
Adjuvants des aphrodisiaques : **gingembre, ginseng** (traitement de 6 mois au maximum), **berce, fenugrec**.

Que faire d'autre ?

– En l'absence de causes purement physiologiques, consultez un psychothérapeute.
– Suivez un traitement de somatothérapie.
– Évitez de fumer et buvez peu d'alcool.
– Faites de l'exercice physique pour vous rendre plus dynamique.

Infections cutanées

Qu'est-ce que c'est ?

Les infections cutanées regroupent les atteintes de la peau d'origine virale (herpès*, verrues*, *Molluscum contagiosum*, varicelle, zona*), bactérienne (furoncle, cellulite, érysipèle, impétigo) ou fongique (pied d'athlète, teigne). Elles peuvent avoir des complications graves : dans le cas de l'impétigo, elles peuvent provoquer une atteinte rénale (glomérulonéphrite) ou une infection généralisée de l'organisme (septicémie), dans celui des furoncles, l'extension de l'infection peut provoquer un anthrax.

SYMPTÔMES

Impétigo
- Rougeur de la peau.
- Présence de cloques remplies de liquide qui se rompent et laissent la place à des croûtes de couleur jaunâtre.
- Fièvre et ganglions (cas graves).

Furoncle et anthrax
- Apparition d'une grosseur arrondie.
- Inflammation (rougeur, chaleur et gonflement) avec douleur au toucher.
- Grossissement du nodule, qui se remplit de pus.
- Apparition d'un point blanc central (la tête du furoncle).

Attention ! Consultez le médecin

En raison d'éventuelles complications (apparition de ganglions, récidives, fièvre, altération de l'état général), il est indispensable de consulter un médecin.

Causes

L'impétigo est d'origine microbienne (streptocoque, staphylocoque ou les deux associés). C'est une affection fréquente et très contagieuse qui atteint facilement les enfants. Le furoncle est la conséquence de l'infection d'un follicule pileux (endroit où le poil prend naissance) due au staphylocoque doré ; le diabète peut également provoquer une furonculose.
Le développement des infections cutanées est largement favorisé par le grattage des zones infectées et de mauvaises conditions d'hygiène. Les personnes exposées sont en premier lieu les enfants dans les crèches et les écoles, les personnes déjà atteintes d'une dermatose et dont l'immunité est déficiente.

Quelles plantes ?

USAGE INTERNE

- Pour combattre l'infection

Échinacée : 5 g de fleurs pour 1 tasse d'eau bouillante, laisser infuser 10 min et prendre 3 tasses par jour ; ou 4 gélules, dosées à 200 mg, par jour ; ou 90 gouttes de teinture-mère par jour en 3 prises, dans un verre d'eau.

- Pour renforcer les défenses immunitaires

Échinacée (racine) : 15 g dans 50 cl d'eau bouillante, faire bouillir 10 min, filtrer et boire en plusieurs fois dans la journée.
Ail : 3 gélules contenant 10 mg d'huile essentielle par jour.

- Pour drainer le foie et les reins

Artichaut (feuilles), **bardane** (racine) et **pissenlit** (feuilles et racine) : 2 gélules dosées à 90 mg d'extrait sec de chaque plante par jour ; ou 5 g d'un mélange de racine de **bardane** et de **pissenlit** pour 50 cl d'eau bouillante, faire bouillir 5 min, puis, hors du feu, ajouter 5 g de feuilles d'**artichaut** et de **pissenlit**, laisser infuser 10 min ; filtrer et boire 2 tasses par jour.

USAGE EXTERNE

Niaouli, serpolet, sarriette, romarin, genièvre, thym, lavande, melaleuca (tea tree), au choix : tamponner 2 fois par jour le furoncle ou le bouton avec l'huile essentielle.
Pâquerette (plante entière), **bétoine** (fleurs et racine) : 20 g de chaque pour 50 cl d'eau ; appliquer des compresses imprégnées de l'infusion.
Sceau-de-Salomon (rhizome), **bouillon-blanc** (feuilles), **lis blanc** (bulbe) et **oignon** (bulbe) : préparer une infusion ou une décoction, filtrer, mélanger avec de l'argile verte et appliquer ce cataplasme chaud pendant 30 min.

Que faire d'autre ?

– Ne grattez pas les zones infectées pour éviter la propagation.
– Ne pressez pas un furoncle pour en extraire le pus ; il faut le laisser mûrir.
– Faites une cure d'oligoéléments : cuivre, or, argent.
– Évitez la charcuterie et les mets gras (pour ne pas surcharger les organes de drainage : foie, intestins, reins) ainsi que les mets sucrés.

Infections génitales

Qu'est-ce que c'est ?

On distingue les **infections génitales basses**, c'est-à-dire de la vulve et du vagin (vulvite et vaginite) des **infections génitales hautes**, c'est-à-dire de l'utérus (cervicite et endométrite) et des trompes

LE SAVIEZ-VOUS ?

Infections génitales
et infertilité

Les infections génitales hautes peuvent être responsables d'infertilité par obstruction des trompes et augmentent le risque de grossesse extra-utérine. Elles peuvent aussi provoquer des douleurs pelviennes chroniques, apparaissant spontanément ou lors des rapports sexuels.

(salpingite), parfois à l'origine de complications comme la péritonite. Contrairement à une idée reçue, ces infections peuvent atteindre toutes les femmes, même lorsqu'elles n'ont qu'un partenaire et ne prennent aucun risque particulier.

SYMPTÔMES

En règle générale
- Pertes vaginales abondantes et malodorantes.
- Démangeaisons ou brûlures vulvaires et vaginales.
- Douleurs vaginales ou vulvaires.
- Ulcérations de la vulve.

En cas d'infection basse
- Douleurs pelviennes.
- Saignements anormaux.

En cas d'infection haute
- Fièvre.

Attention ! Consultez le médecin

L'apparition de l'un de ces symptômes, quel qu'il soit, doit conduire à consulter rapidement un gynécologue. Un traitement antibiotique prolongé est indispensable en cas d'infection génitale haute.

Causes

Les **infections génitales basses** peuvent être bactériennes, avec des germes d'origine intestinale (colibacille, streptocoques B ou D, staphylocoque doré), d'origine cutanéo-muqueuse (staphylocoque epidermidis), d'origine vaginale, avec une prolifération anormale de germes habituellement présents en petites quantités (mycoplasmes, corynébactéries...), ou, le plus souvent, sexuellement transmissibles (*Gardnerella vaginalis*).

Les infections génitales basses de type viral sont provoquées par le virus HPV, qui constitue un risque de cancer du col de l'utérus, ou par le virus de l'herpès, récidivant, aux premières manifestations souvent impressionnantes.

Enfin, les parasites peuvent provoquer des pertes vaginales très malodorantes avec un germe sexuellement transmissible, *Trichomonas vaginalis*.

Les **infections génitales hautes** sont principalement dues à des germes sexuellement transmissibles comme *Chlamydia trachomatis* ou le gonocoque. Il peut cependant y avoir d'autres causes : appendicite compliquée, suites d'une interruption volontaire de grossesse ou, plus rarement, suites d'un accouchement. Les actinomycètes, germes habituels de la flore buccale, peuvent entraîner des infections génitales hautes si vous portez un stérilet.

La multiplication des partenaires, la banalisation des pratiques sexuelles à risque, la méconnaissance des mesures préventives, un mauvais suivi gynécologique, le manque ou l'excès d'hygiène, l'emploi de produits de toilette inadaptés favorisent les infections génitales en tous genres.

Quelles plantes ?

USAGE INTERNE

- Pour drainer le foie, la vésicule biliaire, les reins, la peau et l'appareil digestif

Artichaut (feuilles), **fumeterre** (parties aériennes fleuries), **frêne** (feuilles), **chrysanthellum** (parties aériennes), **pissenlit** (feuilles) : en infusion, 3 cuill. à soupe pour 50 cl d'eau, en alternance, par cures successives, 20 jours par mois.

Bardane (racine), **pissenlit** (racine), **marron d'Inde** (écorce), **cannelle** (écorce), **ginseng** (racine) : en décoction, 3 cuill. à soupe pour 50 cl d'eau, en alternance, par cures successives de 10 jours par mois. À boire en 3 ou 4 fois au cours de la journée.

- Pour prévenir les récidives

Échinacée (racine) : 1 ou 2 gélules de poudre à 500 mg matin et soir, 10 jours par mois, en traitement à long terme. Immunostimulante, antivirale et antibactérienne.

SUR PRESCRIPTION MÉDICALE

En cas d'infection génitale basse, un traitement antibiotique local peut être associé à la prise d'huiles essentielles anti-infectieuses par voie orale puis, éventuellement, en application locale pour éviter une antibiothérapie générale : **origan d'Espagne, cannelle, thym, sarriette, serpolet** (huiles essentielles). En cas d'infection génitale haute, la prescription d'une antibiothérapie prolongée par voie orale est indispensable pour éviter les séquelles. Des huiles essentielles par voie orale ou application locale peuvent y être associées.

Que faire d'autre ?

– Utilisez des préservatifs.
– Évitez les toilettes intimes internes.
– Utilisez, sauf en cas de mycose, des savons à pH acide.
– Employez en alternance tampons et serviettes hygiéniques.
– En cas d'infections génitales à répétition, faites si possible des cures thermales à Salies-de-Béarn ou à Luz-Saint-Sauveur.

◆ *Voir aussi Condylome (pour l'herpès génital) et Mycoses cutanées (pour les candidoses)*

Infections ORL de l'enfant

Qu'est-ce que c'est ?

Le nourrisson n'est protégé que pendant les 6 premiers mois de son existence par des immunoglobulines de sa mère qui ont franchi la barrière placentaire. Il doit ensuite élaborer progressivement ses propres défenses contre certaines substances présentes dans l'air et dans les aliments.

Cette élaboration immunitaire se produit d'abord dans le tissu lymphoïde du pharynx. Les infections des voies aériennes supérieures (nez, sinus et gorge) sont ainsi très fréquentes chez l'enfant.

Rhino-pharyngite : inflammation du nez et du pharynx ; elle ne devient pathologique qu'en cas de fréquence excessive (plus de 6 atteintes par an jusqu'à l'âge de 7 ans) ou de complications.

Angine : inflammation aiguë et diffuse de la muqueuse du pharynx ; très contagieuse lorsqu'elle est d'origine virale, elle apparaît surtout en hiver et au début du printemps.

Sinusite aiguë : inflammation des sinus qui est généralement une complication d'une infection des voies aériennes supérieures.

SYMPTÔMES

Rhino-pharyngite
- Écoulement nasal.
- Toux.
- Fièvre modérée.

Angine
- Fièvre.

- Gorge rouge, avec ou sans points blancs.
- Douleur à la déglutition.

Sinusite aiguë
- Maux de tête.
- Écoulement par le nez ou dans la gorge de mucus plus ou moins purulent.
- Altération du goût et de l'odorat.
- Fièvre.

Attention ! Consultez le médecin

Si les symptômes d'une rhino-pharyngite persistent, consultez un médecin : l'affection banale peut se compliquer en otite aiguë, en sinusite aiguë ou en trachéo-bronchite. Ces complications peuvent nécessiter un traitement antibiotique. Dans moins d'un tiers des cas, l'origine de l'angine est bactérienne (un test le met en évidence en quelques minutes), et le recours aux antibiotiques s'impose. Pour la sinusite aiguë, une consultation médicale est également nécessaire.

Causes

Les **rhino-pharyngites** surviennent par petites épidémies, surtout l'hiver, à la suite d'un contact infectieux viral ou microbien. Dans 75 % des cas, les **angines** sont virales et donc particulièrement contagieuses ; les autres angines sont d'origine bactérienne (streptocoque du groupe A). Les **sinusites aiguës** sont généralement dues à une infection du nez et de la gorge de l'enfant ; les sinus sont en effet directement reliés aux fosses nasales.

Quelles plantes ?

USAGE INTERNE

Les huiles essentielles de **lavande, eucalyptus, niaouli, pin, myrte** ont des propriétés anti-infectieuses ou modératrices du système immunitaire. Elles n'entraînent pas d'effets secondaires. Sous forme de suppositoires, elles sont particulièrement bien adaptées à l'enfant car elles sont vite assimilées et agissent presque instantanément sur les poumons et les voies aériennes supérieures. Elles s'utilisent en traitement de courte durée (5 ou 6 jours).
Les plantes conseillées s'emploient généralement sous forme de teinture-mère à partir de 4 ans. Le dosage se fait sur la base de 5 gouttes par année d'âge, sans dépasser 40 gouttes par jour, en traitement de courte durée. Pour un nourrisson, on utilisera de préférence une préparation à 3D.

- Contre une toux sèche

Droséra (plante entière séchée) ; **sureau** (sommités fleuries fraîches) ; **ipéca** (racine séchée) ; **patience sauvage** (racine fraîche).

- Contre une toux grasse

Bouillon-blanc (feuilles et fleurs) ; **grindélia** (sommités fleuries) ; **myrte** (jeunes rameaux feuillus frais) ; **échinacée** (plante entière fraîche).

Que faire d'autre ?

– À titre préventif, lavez matin et soir le nez du bébé avec du sérum physiologique.
– Faites dormir votre bébé sur le dos, la tête bien dégagée, sur un matelas ferme.
– Humidifiez l'atmosphère de sa chambre et préservez-la de la fumée.
– Gardez autant que possible l'enfant malade à domicile.

Infection urinaire

Qu'est-ce que c'est ?

L'infection urinaire est une atteinte des voies urinaires au niveau du bassinet, des uretères et de la vessie. C'est une infection qui dépasse la cystite* dans sa localisation et son intensité, mais aussi, souvent, parce qu'elle peut être chronique.

SYMPTÔMES

- Sensation douloureuses au niveau du ventre, mais surtout de côté, et jusque dans les lombes, évoquant les douleurs de la colique néphrétique.
- Fièvre plus ou moins importante.
- Fatigue.
- Urines troubles, d'odeur fétide, plus fréquentes mais d'abondance normale.

Attention ! Consultez le médecin

L'infection urinaire peut être méconnue. Elle n'est pas banale et demande une intervention du médecin dans de brefs délais. Il faut, en effet, faire une recherche des causes, qui peuvent être sérieuses.

LE SAVIEZ-VOUS ?

Infection urinaire :
les multiples propriétés de la verge d'or

La verge d'or, déjà anciennement utilisée en urologie, a reçu une consécration récente comme « plante complète » du traitement des infections urinaires. Elle a des propriétés diurétiques, anti-inflammatoires, antiseptiques urinaires et, on le sait depuis peu, immuno-stimulantes. Son effet est local (sur la paroi urinaire) mais également général grâce à son action sur l'hypophyse, qui déclenche l'activité des glandes surrénales. Elle s'applique pratiquement à toutes les affections urinaires (inflammations, infections, lithiase).

Causes

L'infection urinaire est souvent due à un microbe, de type *Escherichia coli*. Elle peut être la manifestation d'une stase des urines (prostatisme, calcul rénal, reflux urinaire). Elle peut survenir après un refroidissement ou une infection du tube digestif, ou encore lors d'une tuberculose (rare). Enfin, les personnes souffrant d'une déficience immunitaire sont plus fréquemment touchées.

Quelles plantes ?

USAGE INTERNE

Busserole (feuilles) : 3 g dans 15 cl d'eau bouillante, jusqu'à 4 fois par jour ; ou macérat froid de feuilles : faire macérer au moins 6 h, puis chauffer rapidement avant de filtrer.

Livèche : 1 cuill. à café pour 2 verres d'eau bouillante, laisser infuser 10 min. À prendre 2 fois par jour.

Grande capucine (feuilles et semence sous forme de teinture) : 2 ou 3 cuill. à café de teinture par jour ; ou 1 pincée de feuilles pour 1 tasse d'eau bouillante, laisser infuser 10 min. 2 tasses par jour.

Verge d'or (plante sèche) : 1 poignée pour 1 litre d'eau, faire bouillir 2 min, ou laisser infuser 10 min. Tout au long de la journée.

Renouée des oiseaux (herbe), **busserole** (feuilles), **ortie** (feuilles), à parts égales : 1 cuill. à café du mélange pour 1 tasse d'eau bouillante, 1 verre de cette préparation au lever et 1 au coucher pour drainer.

SUR PRESCRIPTION MÉDICALE
Busserole (poudre, extrait sec, extrait fluide), inefficace si le patient a des urines acides ; **chiendent** (extrait fluide) ; **livèche** (racine). Pour lutter contre l'infection : huiles essentielles de **thym**, de **lavande**, de **romarin** et de **cannelle**. Pour drainer : **herniaire, verge d'or, vergerette du Canada, pissenlit**, stigmates de **maïs, ortie, églantier**.

Que faire d'autre ?
– Buvez régulièrement et abondamment.
– Manger des yaourts naturels avec lactobacille.
– Consommez du cresson, du jus de canneberge et de myrtille, du persil et du céleri, du concombre et de la pastèque.

Infections virales

Qu'est-ce que c'est ?
Élément microscopique étranger, le virus pénètre dans une cellule dite opportune, qu'il infecte (ce qui n'est pas le cas des bactéries) et où il se multiplie jusqu'à la mort de cette cellule, qui éclate en libérant une charge virale se propageant alors dans les cellules voisines. Le seul moyen de défense de l'organisme est un système immunitaire compétent. Toutefois, quelques virus se sont adaptés à leur milieu de prolifération en intégrant directement certaines cellules de l'organisme ; c'est le cas des rétrovirus (de type VIH) qui infestent les lymphocytes T et déclenchent le sida, ou des virus herpétiques, qui peuvent provoquer l'apparition de boutons de fièvre. La majorité des hépatites sont aussi virales.

SYMPTÔMES
Les symptômes diffèrent selon le type de virus et la ou les pathologies qu'il entraîne.

Attention ! Consultez le médecin
La consultation chez le médecin est obligatoire afin d'identifier précisément le virus présent dans l'organisme et d'adopter un traitement adéquat.

Causes
Il existe des facteurs qui rendent le corps plus vulnérable face aux virus, notamment un déficit immunitaire, une fatigue chronique ou un stress permanent. L'immunodéficience peut aussi découler d'une alimentation déséquilibrée (excès de sucres, de graisses saturées, de produits laitiers, consommation de fruits acides, de tomates et de féculents, de farineux ou de légumineuses au cours d'un même repas...) en perturbant la flore intestinale et la production des immunoglobulines A (qui protègent la muqueuse), ou encore de carences en vitamines, oligoéléments, protéines (facteur limitant).

Quelles plantes ?
USAGE INTERNE
Échinacée (racine, 10 g), **hydrastis** (feuilles, 20 g), **desmodium** (plante, 15 g), **ortie** (racine, 20 g), **myrtille** (feuilles, 10 g), **gingembre** (racine, 5 g), **genêt à balais** (plante, 20 g), **sureau noir** (fleurs, 10 g), **réglisse** (racine, 10 g), **églantier** (fruit, 20 g) : mélange en décoction dans 1 litre d'eau à faire réduire à 50 cl ; prendre 3 fois par jour 10 cl hors des repas pendant 3 semaines. Faire une pause de 8 jours avant d'entreprendre une nouvelle cure si nécessaire.

SUR PRESCRIPTION MÉDICALE
Acérola, argousier, églantier, échinacée, gentiane pour stimuler le système immunitaire.
Griffe-du-diable, reine-des-prés, saule blanc, frêne ou encore feuilles de **cassis** pour lutter contre l'inflammation et la fièvre.
Camomille romaine, cyprès, marrube blanc, Polygala calcarea, renouée des oiseaux, ail, oignon, aulne ainsi que certaines huiles essentielles, dont le **thym**, peuvent être prescrits pour lutter contre l'infection virale.
Noyer pour drainer le pancréas, **radis noir** pour le foie ou jus d'**aloès** pour les intestins.
Avoine, luzerne, quinquina, éleuthérocoque, frêne, gelée royale, gentiane, ginseng, pollen, levure de bière, grande ortie, gingembre pour soutenir la convalescence.

Que faire d'autre ?
– Adoptez une alimentation saine.
– Favorisez les aliments contenant des flavonoïdes, des tanins et des proanthocyanes (fruits et légumes colorés tels que carottes, ail, brocolis, cassis, myrtilles, mûres...).
– Consommez des bouillons de légumes de saison et des probiotiques pour entretenir la flore intestinale.

Insomnie

Qu'est-ce que c'est ?
L'insomnie regroupe les troubles qui affectent le sommeil. La durée du sommeil est variable d'un individu à l'autre : ce n'est donc pas elle qui définit l'insomnie, mais la gêne que l'absence de sommeil provoque.

SYMPTÔMES
- Difficultés d'endormissement.
- Réveil précoce avec sensation de manque de sommeil.
- Réveils nocturnes à la moindre stimulation externe, et réveil nocturne prolongé.
- Lassitude dans la journée avec ou sans envie impérieuse de dormir.

Causes
L'insomnie est généralement provoquée par un état de stress, des tensions psychiques, des angoisses et des peurs diverses, par

---

LE SAVIEZ-VOUS ?

Insomnie :
les bienfaits de la valériane

La racine de valériane est sédative et permet l'endormissement. Une dose de 600 mg d'extrait sec alcoolique standardisé de racine de valériane, testé en double aveugle contre placebo dans l'insomnie chez 16 patients, permet de réduire le temps d'endormissement dans 46,9 % des cas (seulement chez 17 % des témoins sous placebo). Dans une autre étude, sur des femmes souffrant d'insomnie depuis 1 an, l'extrait de valériane (2 fois 600 mg) est aussi efficace que l'oxapam, une benzodiazépine hypnotique.

exemple la peur de s'endormir. Elle s'installe souvent en début de dépression. Mais elle peut aussi être provoquée par des maladies telles que l'athérosclérose*, la maladie d'Alzheimer*, ou des troubles de la digestion* et de la respiration. L'abus de café, de thé, de tabac ou encore de vitamine C… favorise l'insomnie.

Attention ! Consultez le médecin
L'insomnie n'est pas une maladie mais un symptôme. Si elle persiste, consultez votre médecin avant de prendre un médicament hypnotique autre qu'un extrait de plante.

Quelles plantes ?
USAGE INTERNE

Valériane : 1 cuill. à café rase de poudre pour 15 cl d'eau bouillante, laisser infuser 10 à 15 min ; à boire avant le coucher.
Mélisse (feuilles) : 1,5 g pour 30 cl d'eau bouillante, laisser infuser 10 à 15 min ; à boire avant le coucher.
Houblon (cônes) : 2 cuill. à café pour 1 tasse d'eau bouillante, laisser infuser 10 à 15 min ; à boire avant le coucher.
Eschscholtzia (racine) : 1 cuill. à café de cônes pour 1 tasse d'eau bouillante, laisser infuser 10 min ; à boire avant le coucher.
Oranger amer (fleurs) : 1 cuill. à soupe pour 1 tasse d'eau bouillante, laisser infuser 5 à 10 min ; à boire avant le coucher.
Oranger amer (huile essentielle) : 6 gouttes dans une infusion de **marjolaine** (fleurs, 10 g), **lavande** (fleurs, 15 g), **aubépine** (fleurs, 20 g) ; 1 cuill. à café du mélange pour 1 tasse d'eau bouillante, laisser infuser 10 min ; à boire avant le coucher.

SUR PRESCRIPTION MÉDICALE

Valériane (teinture, teinture-mère, extrait fluide ou extrait sec) ; **mélisse** (teinture-mère, extrait fluide) ; **houblon** (teinture-mère, extrait fluide) ; **eschscholtzia** (racine, teinture-mère, extrait aqueux).
Autres plantes sédatives : **passiflore, aubépine, ballote, aspérule, laitue vireuse, coquelicot, lotier corniculé.**

Que faire d'autre ?
– Faites de la relaxation, du yoga…
– Prenez des oligoéléments, notamment du lithium et du magnésium.
– Programmez une promenade le soir.
– Faites des cures d'eaux thermales.

Insomnie chez l'enfant

Qu'est-ce que c'est ?
Dès l'âge de 9 mois, le bébé a une structure du sommeil nocturne proche de celle de l'adulte. Le déroulement d'une nuit obéit à des cycles d'environ 90 min entrecoupés de brèves périodes de veille, avec l'alternance régulière de sommeil profond et de sommeil paradoxal (phase des rêves). Il est important d'évaluer les besoins de sommeil de l'enfant et son organisation sur 24 h ; ces besoins peuvent varier notablement, avec des différences de 2 ou 3 h par rapport aux durées moyennes données pour chaque âge.
Près d'un tiers des enfants de moins de 3 ans présentent des troubles du sommeil, qui se manifestent tantôt à l'endormissement, tantôt au cours du sommeil lui-même.

SYMPTÔMES
- L'enfant rechigne à être mis au lit et, une fois couché, reste éveillé.
- De 1 à 3 h après l'endormissement, l'enfant, en sommeil profond, se réveille en hurlant (terreurs nocturnes) ou, dès l'âge de la marche, se déplace sans se réveiller (somnambulisme).
- Dans la seconde partie de la nuit, au cours d'une période de sommeil paradoxal, l'enfant fait des cauchemars ou des « mauvais rêves ».

Attention ! Consultez le médecin
Des perturbations du sommeil qui se prolongent nécessitent une prise en charge médicale : il faut en établir les raisons précises et intervenir en conséquence. L'histoire familiale, l'environnement, les antécédents et le comportement de l'enfant apportent des informations indispensables sur l'origine des troubles.

Causes
La grande majorité des insomnies correspondent à un trouble de l'éveil. Les difficultés d'endormissement résultent de stimulations excessives, externes ou environnementales (lumière, bruit, température de la chambre, déséquilibres alimentaires, stress…) ou internes (douleur, problèmes nerveux ou affectifs…).

Quelles plantes ?
Les plantes sédatives ne sont recommandées qu'en cas de troubles du sommeil mineurs, d'apparition récente ou pour compléter le traitement médical.

USAGE INTERNE

Faire infuser de 5 à 10 g de plantes et faire prendre 5 à 10 cl d'infusion avant le coucher, suivant l'âge de l'enfant.
Bigaradier (fleurs) : sédatif et hypnotique ; également utilisable sous forme d'eau de fleur d'**oranger** (1 cuill. à café avant le coucher).
Mélisse (tiges feuillues fraîches et feuilles mondées sèches) : sédative, particulièrement indiquée pour les insomnies de l'enfant.
Passiflore (parties aériennes) : contre l'anxiété et l'insomnie d'origine nerveuse.
Les teintures-mères de **mélisse** et de **passiflore** sont réservées à l'enfant de plus de 4 ans ; donner 5 gouttes par année d'âge, sans dépasser 40 gouttes par jour.

Que faire d'autre ?
La prévention des troubles du sommeil chez l'enfant repose sur le respect du rythme biologique de 24 h.
– Respectez des horaires réguliers pour les repas de l'enfant.
– Faites-le se lever et se coucher à des heures fixes.
– Faites-lui suivre un emploi du temps harmonieux, avec des périodes définies de promenade, de jeu, de repos, etc.

Insuffisance biliaire

Qu'est-ce que c'est ?
Il s'agit d'une transformation insuffisante de la bile produite par le foie en bile utile à la digestion, ou d'une insuffisance d'expulsion de la bile par la vésicule.

SYMPTÔMES
- Sensation de lourdeur après le repas avec somnolence et digestion lente.
- Goût amer dans la bouche.

- Selles molles et claires, plus ou moins grasses et collantes.
- Ballonnements abdominaux.
- Douleur à droite du ventre, sous les côtes, au niveau de l'hypocondre (partie supérieure de l'abdomen).

Causes

L'insuffisance biliaire résulte d'un excès ou d'un manque de fluidité de la bile (devenant éventuellement de la boue biliaire), ou encore de contractions insuffisantes de la vésicule, qui n'assure plus une bonne évacuation biliaire.

Attention ! Consultez le médecin

Le diagnostic de l'insuffisance biliaire nécessite des examens complémentaires afin d'éliminer toute autre affection. Ne prenez donc aucun traitement avant d'avoir consulté le médecin.

Quelles plantes ?

La phytothérapie propose trois types de remèdes : les cholagogues, les cholérétiques et les cholécystocinétiques. Les premiers favorisent l'élaboration et l'évacuation de la bile ; les cholérétiques augmentent la fluidité de celle-ci en augmentant sa teneur en eau au sortir des capillaires de la paroi vésiculaire ; enfin, les cholécystocinétiques accroissent les contractions vésiculaires et la chasse biliaire (évacuation intense et rapide de la bile), au risque toutefois de provoquer des spasmes.

USAGE INTERNE

Curcuma (rhizome pulvérisé) : 0,5 à 1 g pour 1 tasse d'eau bouillante, laisser infuser 5 à 10 min ; 2 ou 3 fois par jour, avant les repas.

Chélidoine : 1 cuill. à café pour 15 cl d'eau bouillante ; 2 ou 3 fois par jour, après les repas.

Chardon-Marie : décoction de 1 à 2,5 g de semence dans 150 ml d'eau bouillante ; 2 ou 3 fois par jour, 30 min après les repas.

Menthe poivrée (feuilles) : en infusion, 4 ou 5 g pour 1 tasse d'eau bouillante, ou en décoction, 8 à 10 g dans 25 cl d'eau, contre la mauvaise haleine d'origine biliaire.

Mélisse (feuilles, 20 g), **menthe poivrée** (feuilles, 40 g) et **fenouil** (semence, 20 g) : 1 ou 2 cuill. à café du mélange dans 1 verre d'eau bouillante, laisser infuser 10 min ; à prendre 4 fois par jour.

Gingembre (rhizome, 30 g), **camomille romaine** (fleurs, 20 g), **menthe poivrée** (feuilles, 20 g), **bourdaine** (écorce, 15 g), **marrube blanc** (herbe, 15 g) : 2,5 g du mélange à laisser infuser une nuit dans 15 cl d'eau ; au matin, faire bouillir le mélange 2 min puis laisser reposer 10 min avant de filtrer ; prendre 1/2 tasse avant les principaux repas.

SUR PRESCRIPTION MÉDICALE

Curcuma (*Curcuma domestica* et, surtout, *Curcuma xanthorrhiza*), cholagogues ;

chélidoine (en teinture-mère ou en extrait fluide), cholagogue et antispasmodique ;

chardon-Marie (extrait de semence en comprimés) ; **menthe poivrée,** cholagogue et cholérétique.

Le médecin peut également conseiller : **kinkéliba**, racine de **pissenlit**, **radis noir** (plus cholérétique), racine d'**aunée, absinthe, aigremoine, boldo, épine-vinette, eupatoire chanvrine,** etc.

Que faire d'autre ?

– Limitez la consommation de graisses, de chocolat et de jaunes d'œufs.
– Marchez ou faites du sport après les repas.
– Buvez des eaux médicinales (Vittel, Vichy, Contrexéville, Évian).
– La crénothérapie (une forme de thermalisme) peut constituer un traitement de l'insuffisance biliaire.

Insuffisance rénale

Qu'est-ce que c'est ?

Lorsqu'ils fonctionnent normalement, les reins filtrent 125 ml de sang par minute. L'insuffisance rénale correspond à une diminution de l'épuration sanguine telle que les urines émises ne sont pas assez concentrées en urée, sodium, potassium, calcium, etc. Elle conduit à l'accumulation toxique d'éléments dans le sang, et en particulier de l'urée (urémie). Sans intervention médicale, cette urémie peut être mortelle.

SYMPTÔMES

- Œdème des membres inférieurs puis ascite (rétention d'eau dans l'abdomen) et inondation pulmonaire.
- Difficulté respiratoire importante avec fatigue à l'effort.
- Quantité normale ou peu importante d'urine (oligurie).
- Hypertension artérielle.
- Teint anormalement mat.

Causes

L'insuffisance rénale peut être due à une destruction du tissu rénal après une infection, une inflammation, une glomérulonéphrite... Elle peut être provoquée par une maladie due à la présence de nombreux kystes rénaux (maladie polykystique), ou par une insuffisance cardio-vasculaire. Elle peut également faire suite à une ablation du rein ou à un rétrécissement de l'artère rénale.

Attention ! Consultez le médecin

L'insuffisance rénale, avec ou sans urémie, peut être longtemps bien supportée. Le médecin doit rechercher les causes rénales et extrarénales (oblitération des artères rénales, insuffisance cardiaque, par exemple).

Quelles plantes ?

USAGE INTERNE

Bouleau : extrait fluide ou 1 cuill. à soupe de feuilles pour 15 cl d'eau bouillante, 2 fois par jour ; ou jus de bouleau (en pharmacie).

Lespedeza (plante entière) : extrait sec, extrait fluide et teinture-mère, alcoolature spéciale à 15 ml % (demander conseil au pharmacien) ; ou 15 g pour 1 litre d'eau à prendre dans la journée.

Genévrier (baies) : 0,5 à 1 ml de teinture-mère ou 1 cuill. à café pour 1 tasse d'eau, laisser infuser à froid pendant 8 h ; à boire 2 ou 3 fois par jour.

Alkékenge : 10 à 20 g de baies fraîches par jour ; 3 fois 35 gouttes d'extrait fluide aqueux par jour ; ou 50 g de baies pour 1 litre d'eau bouillante, faire bouillir 5 min et laisser infuser 10 min, à boire dans la journée.

Orthosiphon, thé de Java : extrait fluide ou extrait sec, dose correspondant à 2 ou 3 g plusieurs fois par jour.

De nombreuses autres plantes peuvent être utilisées : **maïs** (stigmates), **karkadé** (calice, queues), **cerise** (pédoncules), **hièble** ou **sureau, piloselle, ortie piquante** (feuilles), **prêle** (tige stérile).

Demander conseil au pharmacien.

LE SAVIEZ-VOUS ?

Insuffisance rénale :
le pouvoir des plantes

Les chercheurs de l'université de Metz ont fait le point sur l'effet salidiurétique (évacuation d'eau et de chlorure de sodium dans les urines) de quatre plantes de la phytothérapie française : si le sureau noir, l'orthosiphon, la busserole et la piloselle augmentent toutes, plus ou moins, le volume d'urine émis, seuls l'extrait aqueux de sureau noir et l'extrait hydroalcoolique de thé de Java permettent d'éliminer le sodium.

SUR PRESCRIPTION MÉDICALE

Les plantes diurétiques ne suffisent pas, il faut souvent ajouter des plantes augmentant la circulation rénale et la contraction cardiaque. **Thé noir** ou **thé vert** (à consommer régulièrement), **digitale, scille maritime, genêt à balais, aubépine, fragon épineux, mélilot, ginkgo, cassis, myrtille.**

Que faire d'autre ?

– Limitez les boissons salées comme certaines eaux de table, mais surtout la majorité des vins blancs. Buvez suffisamment et préférez les eaux médicinales (Vittel, Vichy, Contrexéville, Évian).
– Ne supprimez pas totalement le sel de votre alimentation, cela augmente l'urémie.
– Mangez des fruits, notamment du melon, de la pastèque, du raisin.

Insuffisance veineuse

Qu'est-ce que c'est ?

L'insuffisance veineuse regroupe tous les troubles liés à une stagnation du sang dans les veines, c'est-à-dire lorsque le retour du sang veineux vers le cœur ne s'effectue pas convenablement.

SYMPTÔMES

Du plus bénin au plus grave :
- Lourdeurs dans les jambes qui diminuent la nuit et à la marche.
- Douleurs, pesanteur et crampes dans les mollets et les jambes.
- Fourmillements et « impatiences » (syndrome des jambes sans repos).
- Œdèmes des chevilles et/ou des mollets.
- Varicosités (simples filets disgracieux).
- Varices apparentes, isolées ou en paquets.
- Phlébite.

Attention ! Consultez le médecin

L'insuffisance veineuse peut conduire à de graves complications : il est donc indispensable de consulter le médecin pour suivre un traitement approprié.

Causes

La mauvaise remontée du sang des pieds vers le cœur est généralement due à des parois veineuses endommagées et à un dysfonctionnement des petites valves qui, situées dans les veines, permettent au sang de ne pas redescendre. De nombreux facteurs favorisent ce problème, comme l'hérédité, le surpoids, la prise de traitements hormonaux, la station debout prolongée, le chauffage par le sol.
Certaines personnes sont donc particulièrement exposées à l'insuffisance veineuse : celles qui ont des antécédents familiaux de maladie variqueuse, les femmes enceintes ou sous traitement contraceptif, les professions à station debout prolongée et les sportifs de haut niveau.

Quelles plantes ?

USAGE INTERNE

- Pour améliorer la circulation du sang dans les veines et les capillaires
Ginkgo (feuilles) : 100 gouttes de teinture-mère 2 fois par jour dans un verre d'eau ; ou 1 g de poudre par jour.
- Pour resserrer les vaisseaux et lutter contre l'œdème
Fragon épineux (racine) : 100 gouttes de teinture-mère 2 fois par jour dans un verre d'eau ; ou 1 g de poudre par jour.
- Pour tonifier les veines et protéger la paroi veineuse
Vigne rouge (feuilles) : 100 gouttes de teinture-mère dans un verre d'eau, 2 fois par jour ; ou 1 g de poudre par jour.
- Pour fluidifier le sang
Mélilot (sommités fleuries) : 100 gouttes de teinture-mère dans un verre d'eau, 2 fois par jour ; ou 1 g de poudre par jour.
Marron d'Inde : en infusion, 1 cuill. à soupe par litre d'eau bouillante, 2 ou 3 tasses par jour ; en comprimés, gélules ou ampoules, 2 ou 3 par jour, au moment des repas.
Cyprès, hamamélis, myrtille : 100 gouttes de teinture-mère dans un verre d'eau par jour ; ou 1 g de poudre par jour.

USAGE EXTERNE

Marron d'Inde : en pommade, crème ou gel, 2 ou 3 applications par jour.

Que faire d'autre ?

– Évitez le plus possible les stations debout et assise prolongées.
– Pratiquez régulièrement un exercice physique, et marchez au moins pendant 30 min par jour.
– Surveillez votre alimentation pour éviter le surpoids.
– Portez des collants de contention.
– Évitez les expositions au soleil et, si possible, le chauffage par le sol.

Laryngite

Qu'est-ce que c'est ?

La laryngite est une inflammation du larynx, éventuellement compliquée d'une infection microbienne.

SYMPTÔMES

- Toux d'abord sèche, puis productive.
- Toux à l'inspiration.
- Douleur au moment de la toux (rare).
- Diminution de l'intensité et changement du timbre de la voix, jusqu'à l'aphonie.

Attention ! Consultez le médecin

La laryngite guérit souvent spontanément ou grâce à la phytothérapie, mais il faut la traiter de façon à éviter qu'elle ne devienne chronique. Si les symptômes persistent, seul un médecin peut établir qu'il ne s'agit pas d'une pathologie plus sérieuse.

Causes
La laryngite peut résulter d'un refroidissement ou être la complication d'une rhinopharyngite.

Quelles plantes ?
Usage interne
• Contre la toux et le catarrhe des voies respiratoires
Fenouil (semence), **mauve** (fleurs), **bouillon-blanc** (fleurs), à parts égales : 1 cuill. à café pour 20 cl d'eau bouillante, laisser infuser 15 min. 3 fois par jour.

Menthe pouliot (feuilles) : 1 cuill. à café pour 1 tasse d'eau bouillante, laisser infuser 10 min. 3 tasses par jour.

Capillaire (sirop du Codex, en pharmacie) : 3 à 5 cuill. par jour selon l'âge et le poids.

• En cas d'extinction de voix
Erysimum (sirop du Codex, en pharmacie) : 1/2 cuill. à soupe 3 fois par jour. À associer éventuellement avec **camomille,** sirop de **bouillon-blanc,** extrait de **lierre commun.**

• Pour drainer l'organisme
Pensée sauvage et **bardane** (teintures-mères) : 30 gouttes 3 fois par jour.

• Pour stimuler l'immunité
Échinacée (plante entière) : 25 gouttes par jour.

Sur prescription médicale
Contre la toux et le catarrhe des voies respiratoires : **grindélia** (teinture, extrait fluide) ; **réglisse** (extrait fluide, teinture, extrait sec) ; **polygala** (teinture, extrait fluide) ; **menthe pouliot** (extrait fluide, infusion) ; **plantain** (teinture-mère, extrait fluide) ; **lierre commun** (teinture-mère, extrait fluide).

Contre l'infection : **melaleuca (tea tree), thym, romarin, niaouli, eucalyptus, pin** (huiles essentielles) ; pour les enfants : suppositoires à l'huile essentielle de **pin.**
Pour traiter les spasmes du larynx : **pivoine** ou **coquelicot** (teinture), en association avec **badiane** (teinture) ou **monotrope** (teinture ou extrait fluide), ou encore **primevère, pivoine, plantain** (teintures-mères), seuls ou associés.

Que faire d'autre ?
– Diffusez des huiles essentielles dans votre chambre.
– Quand vous toussez, opérez sur votre poitrine une pression des mains.
– Mangez du céleri, des radis, de la betterave rouge.
– Faites une cure d'oligoéléments : lithium et magnésium.
– Prenez du soufre, seul ou associé à de la vitamine A.
– Suivez une cure d'eau thermale soufrée.

Libido (troubles de la)

Qu'est-ce que c'est ?
La libido, c'est-à-dire la recherche du plaisir sexuel, peut se trouver perturbée, chez la femme comme chez l'homme, par des facteurs psychologiques ou physiologiques.

SYMPTÔMES
• Absence d'envie de rapports sexuels.
• Sensation de fatigue, migraine ou autres manifestations de malaise avant un rapport sexuel.
• Angoisse à l'idée d'un acte sexuel.

Attention ! Consultez le médecin
Une baisse prolongée de la libido peut être l'un des premiers signes d'une dépression nerveuse, d'une psychose (maladie nerveuse grave), de la maladie d'Alzheimer ou d'une autre affection mentale grave. Il faut donc consulter votre médecin.

Causes
Le manque d'intérêt pour son ou sa partenaire, la fixation de cet intérêt sur quelqu'un ou quelque chose d'autre, la fatigue, le stress, un trouble émotionnel, provoquent une baisse de la libido.
Celle-ci est d'origine psychique dans 90 % des cas. Cependant, l'abus chronique d'alcool et de tabac peut entraîner des troubles, de même que la prise de médicaments tels que les bêtabloquants ou certains antidépresseurs et immunosuppresseurs.

Quelles plantes ?
Le rôle des plantes se limite à compléter une psychothérapie par une action stimulante et tonique sur le système nerveux.
Les espèces réputées « aphrodisiaques » n'ont pas d'autre portée. Pour être efficaces, ces plantes nécessitent une prise continue pendant au moins 1 mois. Ne pas attendre de résultat avant 2 semaines.

Usage interne
Berce : 15 g par litre d'eau bouillante, faire bouillir 5 min, 1 tasse 3 fois par jour.

Cannelle (écorce) : 3 bâtons pour 1 tasse d'eau bouillante, laisser infuser 20 min, 3 tasses par jour.

Gingembre (rhizome) : 3 petits morceaux glacés avec 50 g de chocolat noir.

Cannelle (20 g), **guarana** (20 g), **gingembre** (rhizome, 15 g), **cardamome** (graines, 10 g), **anis** (graines, 5 g) : 1 cuill. à café du mélange pour 1 grande tasse d'eau bouillante, laisser infuser 15 min. 1 ou 2 tasses par jour.

Sur prescription médicale
Muira puama (extrait fluide ou teinture-mère), surtout pour les hommes ; **damiana** (teinture-mère ou extrait fluide), surtout pour les femmes ; **Tribulus terrestris** (teinture-mère) ; **ginseng brésilien :** pour éviter une rechute de la libido, ne pas prolonger le traitement plus de 3 mois ; **gingembre** (extrait fluide) ; **berce, fenugrec, palmier nain d'Amérique.**

Passiflore associée à l'**aubépine :** pour calmer les angoisses dues aux troubles de la libido.

Que faire d'autre ?
– Ne forcez pas votre désir.
– Luttez contre le stress (prenez si possible des vacances).
– Recourez à une psychothérapie ou à un traitement tel que somatanalyse, somatothérapie ou rééducation de l'agressivité.

Lipidiques (troubles)

Qu'est-ce que c'est ?
On regroupe sous ce terme les anomalies du taux des graisses (lipides) qui circulent dans le sang : taux de cholestérol, de phospholipides et de triglycérides. L'excédent de ces graisses encombre les vaisseaux et crée des troubles circulatoires qui peuvent conduire à des maladies graves.

SYMPTÔMES

Seuls les examens sanguins peuvent révéler des taux anormaux de lipides dans le sang. Les symptômes apparaissent lorsque les affections artérielles s'installent.
- Vertiges, bourdonnements d'oreille.
- Douleurs à la marche (voir Athérosclérose).

Attention ! Consultez le médecin

La surveillance et la prévention sont très importantes dans ce type d'affection. Il est donc indispensable de consulter un médecin, qui prescrira les examens et le traitement à suivre.

Causes

Les troubles lipidiques sont dans 80 % des cas d'ordre génétique et indépendants de l'alimentation ; dans 20 % des cas, un régime bien conduit peut améliorer la situation. Les troubles lipidiques sont favorisés par le diabète, l'obésité, l'âge, l'alcool, le tabac, la ménopause...
Enfin, ils peuvent être provoqués par des médicaments : contraceptifs, corticoïdes, rétinoïdes.

Quelles plantes ?

SUR PRESCRIPTION MÉDICALE

Étant donné les conséquences à long terme d'un traitement mal instauré, il est préférable de laisser le médecin déterminer entièrement le traitement.
Pour ralentir l'absorption digestive des graisses : **gomme guar** (obtenue en mélangeant des graines pilées à de l'eau), **konjac, glucomananne, caroube** (extraite des semences), **ispaghul** (graines), **figuier** (fruit).

LE SAVIEZ-VOUS ?

Troubles lipidiques :
quelles huiles végétales choisir ?

L'hypercholestérolémie est peu sensible aux modifications alimentaires, cependant des études ont montré l'intérêt de remplacer une partie des graisses saturées par des huiles végétales polyinsaturées (onagre, carthame, huiles de pépin de raisin et de tournesol).

Les phytostérols (extraits de plantes) sont un leurre pour l'intestin : ils limitent l'absorption de lipides. À prendre en gélules ou en utilisant une margarine riche en phytostérols.
Pour éliminer les lipides de l'organisme :
ail, chrysanthellum, artichaut, chardon-Marie, olivier, fenugrec.
Pour lutter contre l'installation du cholestérol : **chrysantellum americanum, artichaut, pissenlit, soja, orthosiphon, betterave, frêne, éleuthérocoque, salsepareille.**
L'**harpagophyton** et le **mélilot** peuvent également être utiles.

Que faire d'autre ?

– Arrêtez de fumer et ne consommez plus d'alcool fort.
– Buvez du thé vert.
– Faites de l'exercice régulièrement.
– Adoptez un régime pauvre en graisses saturées et en sucre.

Lithiase biliaire

Qu'est-ce que c'est ?

La lithiase biliaire est un épaississement (concrétion) de la bile qui se forme dans la vésicule biliaire et qui, en se calcifiant, engendre un calcul (lithiase). Il existe un stade intermédiaire où se forme de la boue biliaire.

SYMPTÔMES

- Douleurs du côté droit, sous les côtes (hypocondre droit).
- Nausées, parfois vomissements.
- Intolérance alimentaire provoquée par les œufs, le lait, le chocolat, les arachides, etc.
- Selles claires et grasses.
- Jaunisse quand le calcul se bloque dans le canal cholédoque.

Causes

La lithiase biliaire est provoquée par un mauvais fonctionnement de la motricité et de la vidange des voies biliaires. L'excès de bile favorise l'apparition de calculs, qui peuvent également se former en cas d'anomalie structurelle de la vésicule.

Attention ! Consultez le médecin

Seul le médecin peut établir un diagnostic et le traitement à suivre, qui peut être médical ou chirurgical.

Quelles plantes ?

Les plantes favorisant l'accroissement ou la modification de la sécrétion biliaire du foie sont dites cholérétiques. Certaines d'entre elles possèdent en plus une action cholagogue, c'est-à-dire qui favorise la vidange de la vésicule biliaire.
Les plantes actives sont nombreuses : **artichaut, bardane, betterave, boldo, chardon-Marie, chélidoine, chicorée, Chionanthus, kinkéliba, chrysanthellum, curcuma, Desmodium ascendens, épine-vinette, eupatoire, fumeterre, gingembre, menthe, olive** (huile), **orthosiphon, pissenlit, radis noir, romarin, souci, tilleul, thym.**

USAGE INTERNE

- Pour drainer la vésicule

Boldo (feuilles), **menthe** (feuilles), **fumeterre** (herbe), **romarin** (feuilles), à parts égales : 1 cuill. à café du mélange pour 1 tasse d'eau bouillante, laisser infuser 10 min ; à boire avant et après chaque repas.
Radis noir : 1 ou 2 ampoules par jour.
Chélidoine et **curcuma** en mélange (voir les quantités avec le pharmacien) : 10 gouttes avant les repas.

- Pour lutter contre les spasmes

Mélisse (feuilles), **matricaire** (fleurs), **lavande** (fleurs), à parts égales : 1 cuill. à café du mélange dans 1 tasse d'eau ; à prendre en cas de douleur vésiculaire.

SUR PRESCRIPTION MÉDICALE

Chélidoine, curcuma, artichaut : mélange des teintures-mères. **Romarin** et **menthe :** mélanges des huiles essentielles dans de l'huile de **soja. Khella, cassis, kinkéliba** et **achillée millefeuille :** mélange des teintures-mères à parts égales. **Lavande** et **thym :** mélange des huiles essentielles dans de l'huile d'**olive. Chrysanthellum :** en gélules.

Que faire d'autre ?

– Évitez de consommer graisses, jaunes d'œufs, chocolat, etc.
– Réduisez l'apport en sucres rapides, qui favorisent la synthèse du cholestérol.
– Pratiquez une activité physique après les repas.
– Faites des séances d'acupuncture.

– Suivez un traitement à base d'eaux de source (crénothérapie).
– Buvez de l'eau de Vichy.

Lithiase rénale, colique néphrétique

Qu'est-ce que c'est ?

La lithiase rénale est la formation dans les reins d'une condensation des urates, du calcium ou de phosphates en calculs. En migrant vers la vessie et l'urètre, ceux-ci provoquent de violentes douleurs : les coliques néphrétiques.

SYMPTÔMES

- Douleur aiguë, puis répétitive dans la zone rénale ou sur le trajet de l'uretère, en regard de la vessie ou dans l'urètre.
- Parfois, émission de sang dans les urines.
- Fièvre en cas de surinfection.

Attention ! Consultez le médecin
La lithiase rénale doit être diagnostiquée et suivie par un médecin généraliste ou un urologue. Si les symptômes sont intenses, il faut consulter.

Causes

La lithiase rénale est souvent due à des troubles du métabolisme liés à un régime alimentaire trop riche en protéines et en calcium (produits lactés). Mais l'excès de calcium dans le sang peut être la conséquence d'une ostéoporose*, d'une hyperparathyroïdie, d'un taux excessif de vitamine D, d'acide urique chez les personnes atteintes de goutte*, etc. Les calculs peuvent aussi se former en cas de ralentissement de la fonction urinaire ou d'infection.

Quelles plantes ?

USAGE INTERNE

- À titre préventif

Frêne (feuilles), **maïs** (stigmates), **églantier** (fruits), **ortie** (feuilles), à parts égales : en infusion, 1 litre par jour.

Cerise (queues) : 30 g pour 1 litre d'eau, faire bouillir 20 min ; à boire au cours de la journée, en dehors des repas.
Sabline (herbe) : 1 cuill. à soupe pour 1 tasse d'eau bouillante, laisser infuser 20 min, 3 tasses par jour.
Ajouts alimentaires : **oseille, rhubarbe, cacao, thé, épinards, asperges, figues** (pour toute lithiase). **Fraisier, peuplier, tomate** (lithiase urique).

- En cas de crise

Lavande (fleurs, 5 g), **romarin** (feuilles, 5 g), **camomille** (fleurs, 10 g), **livèche** (racine, 10 g), **maïs** (stigmates, 30 g) : 1 cuill. à café du mélange pour 1 tasse d'eau bouillante, laisser infuser 10 min. 3 à 6 tasses par jour.

SUR PRESCRIPTION MÉDICALE

À titre préventif : **alkékenge** (décoction de baies sèches ou teinture-mère, extrait fluide) ; **orthosiphon** (extrait sec, extrait fluide, teinture-mère) ; **chrysanthellum** (extrait sec, extrait fluide) ; **frêne** (feuilles en teinture-mère, extrait sec, bourgeons en macérat glycériné, infusion) ; sève de **bouleau** (en macérat glycériné) ; **épine-vinette** et **bugrane, sabline rouge, garance**.
Pendant la crise de colique néphrétique : sève de **bouleau** (en macérat glycériné) ; **tilleul** (bractées pour la douleur, aubier contre les spasmes) ; **khella** (teinture-mère) ; **herniaire** (herbe, teinture-mère ou infusion) ; **gelsemium** (ou **jasmin sauvage**, teinture-mère).

Que faire d'autre ?

– Consommez des fruits tels que melon et pamplemousse, mais surtout de la pastèque et des citrons.
– Buvez beaucoup d'eau, naturelle, médicinale, de Vichy.
– Faites une cure d'oligoéléments : manganèse, manganèse-cuivre en cas d'infection ou d'asthénie.

Lithiase salivaire

Qu'est-ce que c'est ?

La lithiase salivaire correspond à la présence d'un calcul au niveau des glandes salivaires, soit dans un canal excréteur, soit dans la glande elle-même. La lithiase parotidienne affecte la parotide, la plus importante des glandes salivaires, et peut entraîner une infection de cette dernière, nécessitant parfois une intervention chirurgicale pour en extraire le calcul.

SYMPTÔMES

- Douleurs buccales à l'endroit du calcul (langue, paroi interne de la joue...).
- Sécheresse de la bouche, qui n'est plus assez hydratée.
- Présence du syndrome de Gougerot-Sjögren (maladie auto-immune systémique avec production anormale de globulines).
- Concentration et manque de viscosité des glaires et mucosités (un des symptômes de la mucoviscidose).

Attention ! Consultez le médecin
La lithiase salivaire, qui peut être douloureuse, disparaît parfois d'elle-même, mais peut aussi, dans certains cas, entraîner une inflammation ou une surinfection du canal ou de la glande salivaire concernés.

Causes

La lithiase salivaire est due à une perte de viscosité de la salive, qui peut résulter notamment de l'obstruction d'une glande salivaire au niveau de son canal par un aliment tel qu'un grain de riz, mais peut également être causée par la prise d'une médicament réduisant considérablement la production de salive.

Quelles plantes ?

USAGE INTERNE

- Pour faciliter la production de salive

Jujubier : 30 à 60 g pour 1 litre d'eau, faire bouillir 30 min. À boire dans la journée.
Fumeterre : 5 g pour 10 cl d'eau bouillante laisser infuser 15 min. À prendre 3 fois par jour.
Petite centaurée : 1 cuill. à café pour 50 cl d'eau bouillante, laisser infuser 15 min. À prendre 3 fois par jour.

USAGE EXTERNE

- Pour prévenir la formation d'une lithiase ou soigner l'affection

Lavande, menthe, eucalyptus ou **girofle**

(huiles essentielles) : en gargarismes ou en badigeonnages.
Muscade : onguent contenant de 0,5 à 1 % d'huile essentielle, associée éventuellement à de l'huile essentielle de **poivre,** de **gaulthérie** ou de **menthe.**

SUR PRESCRIPTION MÉDICALE
Échinacée associée à de la réglisse en teinture-mère, en gargarismes à avaler.
Fumeterre en extrait sec ou fluide, et/ou extrait sec d'aubier de **tilleul.**
Chrysanthellum : en extrait sec ou en infusion.
Thym : huile essentielle associée à une huile essentielle anti-inflammatoire (de **gingembre** par exemple) à titre anti-infectieux.
Réglisse : extrait sec ou extraits titrés en bromélaïnes à titre anti-inflammatoire.

Que faire d'autre ?
– Faites des bains de bouche avec des infusions d'aubier de tilleul.
– Consommez des aliments poivrés et assaisonnés de paprika.
– Faites pratiquer l'extraction du calcul par incision.
– En dernier lieu, envisagez une intervention chirurgicale plus lourde.

Lymphœdème

Qu'est-ce que c'est ?
Le lymphœdème est une affection chronique liée à une mauvaise circulation de la lymphe. Ce liquide apporte aux cellules des éléments provenant du sang, auquel il restitue des déchets cellulaires ; il circule par un réseau de vaisseaux qui permettent le drainage des cellules. Le dysfonctionnement de ce réseau provoque un gonflement d'un ou de plusieurs membres caractéristique, qui conduit à parler de « membre d'éléphant ».

SYMPTÔMES
- Œdème de type lymphatique (membre d'éléphant).
- Douleurs, crampes.
- Bras gonflé (après une cure chirurgicale des ganglions de l'aisselle).
- Jambe à œdème permanent et blanc.
- Tensions et sensation de fatigue dans les membres.
- Absence d'empreinte sur la partie atteinte à la pression des doigts.
- En cas d'ulcères lymphatiques, peau très sèche avec formation d'excroissances rugueuses (rare).

Attention ! Consultez le médecin
L'apparition d'un lymphœdème impose un traitement médical où les plantes peuvent jouer un rôle efficace. L'intervention médicale doit avoir lieu d'autant plus rapidement que le lymphœdème atteint un seul côté du corps.

Causes
Le lymphœdème résulte d'un drainage défectueux du liquide chargé des déchets produits par les cellules (albumine, toxines, bactéries mortes, etc.), qui s'accumule dans les tissus. Ce dysfonctionnement peut être dû à une insuffisance de la circulation veineuse essentielle, à une insuffisance veineuse, à une complication après l'ablation chirurgicale d'une veine, ou encore à une stase (ralentissement de la circulation), comme dans l'arthrose du genou. Il peut enfin se produire à la suite d'une intervention chirurgicale sur des masses de ganglions (chirurgie cancéreuse).

Quelles plantes ?
USAGE EXTERNE
- Pour faire des massages (à pratiquer des extrémités vers le tronc)
Crèmes à base de plantes **(cyprès, thuya, hamamélis)** ou d'extrait de sangsue (Hirucrème®).
- Pour des bains
Menthe (huile essentielle, 1 goutte), **cyprès** (huile essentielle, 5 gouttes), **citronnelle** (huile essentielle, 5 gouttes), **romarin** (huile essentielle, 2 gouttes) : diluer le mélange dans 1 verre de bain moussant (du commerce) et l'ajouter à l'eau du bain.

SUR PRESCRIPTION MÉDICALE
Hydrocotyle indien (extrait sec titré) ; **mélilot** (extrait sec titré) ; **fragon épineux** (extrait sec titré) ; **pépins de raisin** (extrait) ; **vigne rouge** (extrait sec aqueux ou extrait fluide) à associer avec des extraits d'**ananas** ou de **reine-des-prés,** des draineurs **(alkékenge** ou **artichaut),** ou avec une infusion d'**aspérule odorante.**
Pour des massages : **fragon épineux, mélilot, marron d'Inde, rue officinale, hydrocotyle, hydrastis, hamamélis,** associés à des huiles essentielles de **cyprès,** de **romarin** ou de **thym.**
Scille maritime, digitale, thuya, sarothamnus, colchique, jusquiame (extraits).

Que faire d'autre ?
Pour faire progresser la masse lymphatique, recourez à des moyens mécaniques :
– mobilisation passive et active, à pratiquer seul ou avec le kinésithérapeute ;
– drainage manuel (massages doux) par un kinésithérapeute ;
– compression avec un coussin Flowton® ;
– utilisation d'une bicyclette ergométrique ;
– bandages dits dynamiques, successifs et échelonnés, d'une aide précieuse.

Maigreur

Qu'est-ce que c'est ?
La maigreur se définit par un poids corporel inférieur de 10 % au poids théorique, selon le calcul suivant (formule de Lorentz, avec P = poids et T = taille en centimètres) :
P = T – 100 – [(T – 150):2] pour la femme ;
ou P = T – 100 – [(T – 150):4] pour l'homme. Il ne s'agit pas ici d'un amaigrissement dû à une pathologie physique ou mentale (anorexie, par exemple), mais de maigreur morphologique.
D'origine souvent génétique, elle peut susciter des troubles qui n'affectent ni la force ni la musculature du sujet.

LE SAVIEZ-VOUS ?
Maigreur :
le fenugrec, un bon stimulant de l'appétit

Sorte de ginseng d'Europe, le fenugrec donne de l'appétit en agissant sur les tissus musculaires et nerveux. Chez le sujet normal ou obèse, il fait baisser le taux de lipides dans le sang. Enfin, chez la femme, il ferait prendre du galbe aux seins et stimulerait la libido.

SYMPTÔMES

- Poids insuffisant sans retard de croissance et malgré un appétit souvent conforme, parfois même supérieur, à la norme.
- Manque d'épaisseur du tissu graisseux de la peau.
- Fatigue, douleurs musculaires, maux de tête avec hypotension artérielle.
- Dans certains cas, spasmophilie ou troubles du système neurovégétatif (régissant les fonctions vitales : respiration, digestion, etc.).

Causes

Souvent congénitale, la maigreur a parfois d'autres origines : régime alimentaire insuffisant en apports énergétiques et vitaminiques, mauvaise absorption intestinale, dysfonctionnement du pancréas, stress, excès d'efforts physiques, tendances à l'hyperthyroïdie* ou encore, remplacement des éléments nutritifs par le tabac ou l'alcool.

Attention ! Consultez le médecin

En cas d'amaigrissement progressif, ou si la maigreur résiste à une alimentation suffisante, consultez le médecin. Ne suivez aucune forme de traitement sans l'accord de votre médecin. Chez une jeune fille, une maigreur sans cause apparente peut cacher un syndrome de Turner (anomalie génétique) ou une anorexie mentale.

Quelles plantes ?

USAGE INTERNE

Avoine : lavez l'herbe très soigneusement (6 à 8 fois), faites-la bouillir dans 2 litres d'eau jusqu'à réduction de moitié du liquide, ajoutez 2 cuill. à soupe de miel et laissez cuire encore 2 min. Filtrez avant de consommer ; existe également sous forme de teinture d'*Avena sativa* (en pharmacie).

Menthe poivrée, gentiane, berce, condurango : facilitent la digestion (demander conseil à votre médecin).

Fenugrec : le meilleur des stimulants de l'appétit, mais ses présentations sont généralement mal acceptées par les enfants.

Ortie (extrait frais ou teinture). **Ginseng** (déconseillé en cas de nervosité).

- Pour les enfants

Quinquina, romarin et **églantier** (gélules d'extrait sec) : 25 mg de chaque plante.

Églantier, mélisse et **hibiscus** (infusions).

SUR PRESCRIPTION MÉDICALE

Pour les enfants : jeunes pousses de **romarin** (macérats glycérinés) et, surtout, **cassis** (bourgeons) ou jeunes pousses d'**églantier** ajoutés à un sirop.

Que faire d'autre ?

– Évaluez la réalité de votre maigreur : ce n'est peut-être qu'une apparence.
– N'entreprenez de traitement que sur le conseil d'un médecin.
– Consommez des mets qui vous plaisent, dans des conditions agréables.
– Complétez une alimentation équilibrée par des alicaments (aliments ayant un effet médical), des fruits secs (sans excès), des flocons d'avoine, de la confiture d'églantier, des jus de soja et d'argousier. Pour les enfants : propolis, gelée royale ou pollen, levure fraîche.
– Utilisez des épices comme le gingembre et la cannelle, qui facilitent la digestion.
– Mangez du chocolat, recommandé en cas d'amaigrissement grave.
– Luttez si nécessaire contre le stress.
– Faites des cures d'oligoéléments : zinc, nickel, cobalt.

Maladies infantiles

Qu'est-ce que c'est ?

Les maladies infantiles regroupent plusieurs affections contagieuses accompagnées d'éruptions, dont le risque de complications (otite, laryngite, broncho-pneumonie, encéphalite...) augmente avec l'âge. Toutes ces affections sont immunisantes : il est donc très rare de les contracter une seconde fois.

Oreillons : ils touchent l'enfant à partir de 3 ans, rarement avant la scolarisation. L'incubation est de 21 jours et la maladie dure de 5 à 15 jours. Chez l'adolescent, les oreillons peuvent se compliquer d'une méningite, d'une pancréatite ou d'une atteinte des organes génitaux.

Rougeole : elle survient par épidémies chez les enfants de 1 à 3 ans, en général en fin d'hiver et début de printemps. L'incubation dure 10 jours, la maladie elle-même, de 10 à 20 jours environ. Lorsqu'elle touche la femme enceinte, elle peut provoquer une naissance prématurée.

Rubéole : difficile à identifier, elle passe souvent inaperçue. L'incubation est de 15 jours et elle dure 1 semaine. Bénigne chez l'enfant, elle est dangereuse pour une femme enceinte et son bébé.

Varicelle : elle se manifeste en général entre 2 et 10 ans, provoquant de fortes démangeaisons. Après une incubation de 15 jours, elle dure 12 jours environ. En cas de grattages répétés, elle laisse des cicatrices.

SYMPTÔMES

Oreillons
- Fièvre importante (39 à 40 °C).
- Maux de tête.
- Difficultés à ouvrir la bouche, à mastiquer et à avaler.
- Ensuite, gonflement douloureux sous chaque oreille et sous la mâchoire pendant 3 jours environ.

Rougeole
- Fièvre importante.
- Écoulement nasal, larmoiement.
- Toux sèche.
- Petits boutons blancs à l'intérieur des joues (signe de Köplick), puis éruption cutanée de boutons rouge foncé sur le visage, se rejoignant et s'étendant progressivement sur tout le corps.

Rubéole
- Fièvre plus ou moins élevée.
- Éruption de boutons toujours séparés les uns des autres.
- Apparition fréquente de ganglions.

Varicelle
- Éruption sur tout le corps (y compris sur le cuir chevelu, la paume des mains, les organes génitaux et à l'intérieur de la bouche).
- Boutons roses espacés les uns des autres et se transformant en petites vésicules (cloques) qui se percent.
- Au séchage des vésicules, formation d'une croûte qui disparaît en une dizaine de jours.

Attention ! Consultez le médecin

Si la fièvre reste élevée ou dure plus de 4 jours, si l'enfant pleure ou gémit constamment, s'il est somnolent, confus, délirant, s'il a des convulsions, la nuque raide, en cas d'apparition de points violets sur la peau, de difficultés à respirer si le nez n'est pas bouché, consultez un médecin sans plus attendre.

Causes

Toutes ces maladies sont d'origine virale. L'enfant y serait d'autant plus exposé qu'il n'a pas bénéficié d'un allaitement maternel, n'est pas vacciné et a déjà une vie en collectivité (crèche, école).

Quelles plantes ?

USAGE INTERNE

● Pour limiter la fièvre et favoriser l'éruption

Violette (fleurs), **lavande** (fleurs), **pensée sauvage** (fleurs), **mauve** (fleurs), à parts égales, mélange à faire préparer par votre pharmacien : 1 pincée pour 1 tasse d'eau bouillante, laisser infuser quelques minutes, 3 tasses par jour.

● Pour stimuler les défenses immunitaires

Cassis (macérat glycériné de bourgeons 1D) : 1 goutte par kilo de poids, à prendre en plusieurs fois dans la journée, avec l'infusion.

● Pour éviter les surinfections

Lavande ou **serpolet** (huiles essentielles de plante fleurie) : 2 gouttes, excipient QSP 1 suppositoire nourrisson n° 18. Posologie selon le poids de l'enfant. En moyenne, 1 suppositoire toutes les 8 heures pendant 2 jours, puis espacer. À faire préparer par le pharmacien.

USAGE EXTERNE

● Pour sécher les vésicules de la varicelle

Lavande (huile essentielle) : tamponner les boutons avant l'apparition des croûtes.

SUR PRESCRIPTION MÉDICALE

Échinacée et **hêtre,** après la fin de l'éruption.

Que faire d'autre ?

– Faites absorber à l'enfant d'abondantes quantités de liquide (eau, infusion, bouillon, jus de fruits) pour lui permettre d'éliminer au maximum et de compenser les pertes hydriques dues à la fièvre.

– Couvrez peu l'enfant et maintenez-le dans une pièce entre 18 et 20 °C à l'atmosphère humidifiée.

Mastose

Qu'est-ce que c'est ?

La mastose est une maladie du sein associant diverses anomalies de la structure du sein, toutes bénignes : kystes (tumeur liquidienne du sein), zones de tissu fibreux, nodules glandulaires.

Elle évolue par poussées au cours du temps, atteint plus fréquemment les femmes entre 40 et 50 ans et peut s'aggraver au moment de la pré-ménopause pour s'atténuer à la ménopause. La mastose compte parmi les symptômes les plus fréquents du syndrome prémenstruel.

SYMPTÔMES

● Sein gonflé, tendu, dur, douloureux.
● Éventuellement, écoulements du mamelon.

Attention ! Consultez le médecin

La consultation d'un médecin s'impose quand la mastose est trop invalidante. Près de la moitié des douleurs du sein correspondent en réalité à des problèmes au niveau des vertèbres cervicales et dorsales : dans ce cas, il faut consulter un kinésithérapeute ou un ostéopathe.

Causes

L'origine de la mastose associe divers facteurs, hormonaux avec une hyper-œstrogénie (production excessive d'œstrogènes), circulatoires et psychologiques. En l'occurrence, l'équilibre hormonal se trouve totalement indissociable de l'état émotionnel, et le stress favorise et aggrave les poussées.

Quelles plantes ?

USAGE INTERNE

Traitement à base de phytoprogestogènes, de veinotoniques, d'huiles d'**onagre** et de **bourrache.** Voir Syndrome prémenstruel.

LE SAVIEZ-VOUS ?

Mastose
et douleurs mammaires

Le sein est pour la femme un « organe de communication » avec le monde extérieur, mais aussi avec son monde intérieur, c'est-à-dire avec toute son histoire émotionnelle. Si la douleur mammaire est le symptôme le plus courant de la pathologie de cet organe, il n'existe pas de relation entre l'intensité de la douleur et la gravité de la maladie : un cancer du sein n'est ainsi pas douloureux. En revanche, la phobie du cancer du sein peut provoquer des douleurs mammaires.

USAGE EXTERNE

Alchémille (parties aériennes), **hydrocotyle indien, reine-des-prés, prêle** (tiges stériles) : massage quotidien des seins avec une infusion de 1 cuill. à soupe dans 5 cl d'eau mélangée à parts égales avec de la glycérine.

Que faire d'autre ?

– Cessez de fumer.

– Supprimez le café, le thé, le chocolat, le cola : ils contiennent une substance, la méthylxanthine, qui favorise la formation de tissu fibreux, la multiplication cellulaire et la formation de liquide kystique.

– Au besoin, pratiquez des techniques de relaxation (yoga, sophrologie...) ou suivez une psychothérapie.

Mémoire (troubles de la)

Qu'est-ce que c'est ?

La mémoire résulte d'un réseau de millions de neurones reliés entre eux, à chaque instant de la vie, par l'intermédiaire des cinq sens. Ces neurones reçoivent, sous forme d'influx nerveux, des milliers d'informations analysées, puis stockées.

Il existe deux sortes de mémoire : la mémoire à court terme recueille des informations pratiques d'utilité plus ou moins immédiate (l'heure d'un rendez-vous par exemple), tandis que la mémoire à long terme garantit la sauvegarde du passé et des souvenirs. Les troubles de l'une ou de l'autre ont donc des conséquences différentes sur l'existence. Ils peuvent atteindre n'importe quel individu après l'âge de 60 ans.

SYMPTÔMES
Troubles de la mémoire à court terme
- Incapacité à se rappeler les faits récents.
- Défaut d'attention.
- Repli sur soi.
- Perturbation du sommeil.

Troubles de la mémoire à long terme
- Perte de la notion de temps, de lieu.
- Difficulté à reconnaître les autres, à se souvenir des événements du passé.
- Dépression.

Attention ! Consultez le médecin
Si les troubles se révèlent fréquents et durables, il est indispensable de consulter votre médecin car ils peuvent indiquer le développement d'une maladie d'Alzheimer* ou de Parkinson*.

Causes
Des causes multiples peuvent engendrer des troubles de la mémoire : vieillissement, stress, efforts physiques, prise de certains médicaments (antidépresseurs, anxiolytiques), hypertension artérielle, consommation excessive d'alcool, manque de sommeil, consommation insuffisante de glucose, de vitamine B1 ou d'antioxydants (alimentation déséquilibrée), épilepsie, commotion cérébrale, accident vasculaire cérébral, traumatisme crânien…

Quelles plantes ?
USAGE INTERNE

Ginkgo (feuilles) : 1 cuill. à café pour 1 tasse d'eau bouillante, laisser infuser 10 min, 3 tasses par jour ; teinture-mère, 90 gouttes par jour ; extrait fluide, 3 cuill. à café par jour ou extrait sec (comprimés à 40 mg), 3 comprimés par jour. Traitement majeur.

Hydrocotyle indien (feuilles fraîches) : en salade, de 50 à 60 g par jour, pour un effet tonique cérébral. Attention : présente un risque de photosensibilisation.
Plantes pour améliorer la circulation cérébrale : voir Circulation cérébrale (troubles de la).

Que faire d'autre ?
– Conservez une activité intellectuelle et sociale.
– Entretenez votre forme et votre santé en exerçant une activité physique régulière, qui favorise la détente et les rencontres, améliore le sommeil et développe la concentration.
– Ayez une alimentation équilibrée en sucres lents (céréales, pâtes, riz, pommes de terre, pain), graisses (oméga-3, particulièrement), vitamines, sels minéraux et protéines.

Ménopause, préménopause

Qu'est-ce que c'est ?
La fin de la période de fécondité de la femme se décompose en trois phases d'une durée inégale. Elle commence par la **préménopause**, phase d'irrégularités menstruelles et/ou de troubles fonctionnels, se poursuit avec la **ménopause**, effective l'année qui suit l'arrêt apparent des règles, et s'achève par la **postménopause** ou **ménopause confirmée**, période allant au-delà de cette première année d'arrêt des règles. Le terme **périménopause** englobe la préménopause et la ménopause.

SYMPTÔMES
Préménopause
- Troubles des règles : cycles irréguliers, plus courts ou plus longs.
- Saignements en dehors des règles, règles plus abondantes ou moins abondantes.
- Apparition ou aggravation d'un syndrome prémenstruel ou d'une mastose*.

Ménopause
- Absence de règles.
- Bouffées de chaleur.
- Troubles de l'humeur.
- Sécheresse vaginale.
- Fatigue.

Attention ! Consultez le médecin
En cas d'hémorragies importantes ou de bouffées de chaleur et de sueurs insupportables, consultez votre gynécologue. Consultez-le aussi sur les contre-indications à la prise de phyto-œstrogènes. Ne prenez jamais sans avis médical d'huiles essentielles œstrogéniques, de sauge officinale ou d'armoise, notamment : elles peuvent avoir une action toxique sur le système nerveux.

Causes
L'insuffisance en progestérone, due à la perturbation des sécrétions ovariennes, est responsable de la préménopause. L'arrêt complet des sécrétions ovariennes entraîne une insuffisance en œstrogènes et en progestérone qui signe la ménopause.

Quelles plantes ?
USAGE INTERNE

- Préménopause (action phyto-progestative)

Alchémille (parties aériennes), **achillée millefeuille** (sommités fleuries), **gattilier** (fruits, sommités fleuries), **grémil** (plante entière) : infusion ; teinture-mère, de 100 à 150 gouttes dans un verre d'eau, matin et soir ; ou poudre de plante, 2 gélules à 500 mg matin et soir.
À prendre de 10 à 20 jours par cycle, éventuellement durant tout le cycle en cas d'irrégularité excessive.
Au stade de la préménopause, ne prenez pas de phyto-œstrogènes.

- Ménopause (association de phyto-progestérone et de phyto-œstrogènes)

Attention : ne pas prendre de phyto-œstrogènes en cas de cancer œstrogéno-dépendant du sein et de l'utérus ou d'accident thrombo-embolique (phlébite, embolie pulmonaire, accident vasculaire cérébral).
Soja (graines), **cimicifuga** (rhizome), **sauges officinale** et **sclarée** (feuilles), **houblon** (cônes), **luzerne** (parties aériennes) : infusion ; teinture-mère, de 80 à 100 gouttes dans un verre d'eau, matin et soir ; ou poudre de plante, 1 ou 2 gélules à 500 mg matin et soir, tous les jours.

- Pour prévenir le vieillissement

Onagre et **bourrache** (huiles de graines), **cassis** (huile de pépins). Riches en acides gras polyinsaturés oméga-6.

- Contre l'oxydation des cellules

Pin, raisin, thé (extraits). Action renforcée par l'association avec des vitamines A, C, E et des minéraux (sélénium, cuivre, manganèse, zinc), antioxydants.

Ginkgo, chardon-Marie, chrysanthellum americanum, romarin, vigne rouge, hamamélis, marron d'Inde, aubépine…

Pourpier. Contiennent des acides gras oméga-3 et des antioxydants.

Palme (huile de graine), **carotte** (racine), **abricot** (fruit), **potimarron** (fruit)… Riches en provitamine A (bêtacarotène).

Camu-camu (fruit), **acérola** (fruit), **argousier** (fruit), **cynorrhodon** (fruit). Riches en vitamine C.

Huiles de germes de céréales (**blé** surtout), huile de **tournesol** (graines), **olivier** (fruit). Riches en vitamine E.

USAGE EXTERNE

- Contre la sécheresse vaginale

Soja : en application avec une poire vaginale.

Que faire d'autre ?

– Intégrez à votre alimentation le maximum de fruits et de légumes riches en vitamines A, C et E, antioxydantes.

– Faites des cures régulières de sélénium, cuivre, manganèse, zinc.

– Consommez au moins 3 fois par semaine des poissons riches en acides gras oméga-3 : saumon, maquereau, thon, sardine, flétan, hareng, anchois.

– Variez les huiles alimentaires : tournesol et maïs, riches en oméga-6, de noix, colza et soja, riches en oméga-3.

– Buvez tous les jours du thé vert et noir, et accompagnez chaque repas d'un petit verre de bordeaux.

– À l'âge de 50 ans, faites pratiquer une ostéodensitométrie pour dépister un risque éventuel d'ostéoporose*.

Migraine

Qu'est-ce que c'est ?

Les migraines sont des affections relativement fréquentes caractérisées par des céphalées (maux de tête). Ces douleurs, qui durent de quelques heures à quelques jours, sont en principe, contrairement à d'autres maux de tête, localisées d'un seul côté du crâne.

LE SAVIEZ-VOUS ?

Migraine :
quand prendre des analgésiques ?

Mieux vaut utiliser des analgésiques dès l'apparition d'une crise de migraine : une fois installée, elle a tendance à devenir rebelle à tout médicament.

Les migraines débutent généralement aux alentours de la puberté et diminuent en fréquence et en intensité à l'âge de la ménopause* ou de l'andropause*. Elles sont fréquemment liées aux règles, à l'état émotionnel ou à l'état digestif. Les migraines authentiques représentent plus de la moitié des céphalées et touchent plus de femmes que d'hommes.

SYMPTÔMES

- Souvent, dans un premier temps, signes précurseurs : troubles visuels, « mouches » devant les yeux, nausées.
- Ensuite, apparition brutale d'un mal de tête, localisé la plupart du temps dans la moitié du crâne ou du visage, parfois généralisé à toute la tête.

Attention ! Consultez le médecin

Au-delà de 3 ou 4 crises par mois, un traitement médical de fond s'impose. Adressez-vous si nécessaire à l'un des centres hospitaliers spécialisés dans le traitement des migraines.

Causes

Sans doute provoquée par des troubles de la circulation sanguine, la migraine est souvent héréditaire. Certains facteurs la favorisent : modification hormonale, travail intense, événement inattendu, deuil, colère, position assise prolongée, aliments (chocolat, fromage, lait, cacahuètes, banane, vin blanc, alcool, plats chinois) ou encore réduction brusque de la consommation de café.

Quelles plantes ?

USAGE INTERNE

- En traitement de fond

Après avoir pris l'avis du médecin : **grande camomille** (fleurs), en infusion, 1 cuill. à café pour 25 cl d'eau, 3 fois par jour.

- Contre les spasmes artériels responsables de la douleur

Nigelle (teinture-mère) : de 5 à 10 gouttes dans un verre d'eau, toutes les 5 min au début de la crise, puis de 10 à 60 gouttes au maximum par jour en cures de plusieurs semaines.

- Contre les migraines d'origine hormonale

Houblon (fleurs), **sauge** (fleurs) : en infusion, 1 cuill. à café dans 25 cl d'eau, 3 fois par jour. Propriétés de type œstrogénique, contre les migraines apparaissant en première partie du cycle.

Gattilier, alchémille (teinture-mère) : 50 gouttes dans un verre d'eau par jour. Action proche de celle de la progestérone, contre les migraines apparaissant en deuxième partie du cycle.

- Contre les migraines d'origine digestive

Artichaut (extrait sec) : 3 comprimés par jour. Augmente la sécrétion de bile.

Boldo (extrait sec) : gélules, 150 mg par jour. Améliore les digestions lentes et difficiles et décongestionne le foie.

Cannelle (écorce) : en infusion, 1 cuill. à café pour 25 cl d'eau, 3 fois par jour. Facilite le transit intestinal et stimule l'énergie.

Séné ou **plantain** (semence) : ces plantes laxatives peuvent être utilisées quelques jours pour désintoxiquer l'organisme.

Que faire d'autre ?

– Suivez une alimentation équilibrée, en éliminant les aliments qui déclenchent la migraine.

– Pratiquez la relaxation pour tenter de diminuer la fréquence des crises.

– Au besoin, faites procéder à un bilan hormonal.

Mononucléose, cytomégalovirus

Qu'est-ce que c'est ?

Mononucléose : maladie infectieuse d'origine virale qui entraîne une fatigue associée à de la fièvre, des ganglions et une pharyngite (inflammation du pharynx). Parfois, elle s'accompagne d'un ictère.

La mononucléose infectieuse atteint surtout les adolescents ou les jeunes adultes. La transmission se fait par la salive, d'où son appellation de « maladie du baiser ».
Infection à cytomégalovirus : touche les jeunes adultes. Comme la mononucléose, elle s'accompagne de fatigue et de fièvre, mais sans atteinte du pharynx. Les ganglions sont moins gonflés que lors d'une mononucléose. Dans les deux cas, la maladie dure 3 semaines.

SYMPTÔMES

Pour les deux maladies
- Signes généraux discrets ou, au contraire, intenses : malaise, perte d'appétit, frissons, maux de tête, douleurs musculaires.
- Fièvre élevée.
- Fatigue intense.
- Ganglions dans le cou, plus marqués en cas de mononucléose.

Pour la mononucléose
- Maux de gorge.
- Ictère (parfois).
- Boutons évoquant la scarlatine.

Attention ! Consultez le médecin
Un avis médical est indispensable pour déterminer si l'on ne se trouve pas devant une maladie plus grave. Le diagnostic clinique est facilement confirmé par des analyses sanguines.

Causes

L'origine virale est incontestée pour les deux maladies. Dans les deux affections, la transmission se fait essentiellement par la salive. Les adolescents représentent 70 % des cas de cette maladie. Le pic d'incidence se situe entre 14 et 16 ans pour les filles et entre 16 et 18 ans pour les garçons. L'infection à cytomégalovirus touche fréquemment de jeunes adultes travaillant en contact avec les adolescents.

Quelles plantes ?

Dans les deux cas, la grande fatigue est liée au virus, mais également à l'agression subie par le foie.

USAGE INTERNE
- Pour le drainage du foie

Artichaut (extrait sec) : 200 mg d'extrait sec 2 fois par jour.

Raphanus niger : 1 ampoule par jour.
Artichaut, aunée et **pissenlit,** à parts égales : 3 cuill. à café du mélange dans 1 tasse d'eau bouillante, 2 fois par jour.
- Pour renforcer la résistance de l'organisme

Échinacée (plante entière ou racine) : 1 g de suspension 2 fois par jour.
Éleuthérocoque (extrait sec) : 100 mg 2 fois par jour.
Cassis (macérat glycériné) : 100 gouttes 2 fois par jour.

SUR PRESCRIPTION MÉDICALE

Huiles essentielles de **citron,** de **cannelle,** de **melaleuca (tea tree),** de **lavande,** de **thym,** de **pin,** de **niaouli,** de **géranium** et d'**ylang ylang,** au choix du médecin, en solution huileuse, alcoolique ou en suppositoires.

Chysantellum americanum (extrait sec) : pour le drainage du foie.

Que faire d'autre ?

– Reposez-vous le plus possible.
– Mettez-vous quelques jours à la diète pour permettre à votre foie de récupérer pour fonctionner à nouveau normalement.
– Buvez beaucoup de jus de raisin.
– Si vous pratiquez un entraînement sportif de haut niveau, il est indispensable de l'interrompre.
– Vous pouvez envisager la reprise d'une scolarité à temps partiel après 1 semaine ou 2 de traitement.

Mycoses cutanées

Qu'est-ce que c'est ?

Les mycoses sont des infections diverses de la peau et des muqueuses provoquées par des champignons microscopiques. Elles se manifestent le plus fréquemment sous forme de **candidoses** (famille à laquelle appartient, par exemple, le muguet) et de **pied d'athlète,** une affection superficielle des espaces interdigitaux (entre les orteils).
De façon générale, les mycoses cutanées se développent surtout dans les plis chauds et humides, aussi bien des aisselles que de l'aine.

SYMPTÔMES

- Plaques rouges ou brunes, partiellement couvertes de vésicules (cloques minuscules) ou de petites croûtes.
- Sensation de démangeaison ou de brûlure.
- Pour le pied d'athlète : épaississement de la peau sur le côté des orteils, éventuellement, fissures et desquamation.

Attention ! Consultez le médecin
N'entreprenez jamais de traitement avant d'avoir fait confirmer par un médecin qu'il s'agit bien d'une mycose cutanée et non d'une autre affection de la peau, comme l'eczéma* ou le psoriasis*.

Causes

Les **candidoses** sont provoquées par un groupe de champignons proche de la levure, dont le plus répandu porte le nom de *Candida albicans*. Naturellement présents dans la flore intestinale, ces champignons connaissent parfois un développement anormal, notamment dans les régions humides (plis cutanés, muqueuses buccales, vagin, etc.), à la suite de la prise d'antibiotiques ou d'une déficience immunitaire.
Les personnes atteintes de diabète ou porteuses du VIH sont plus exposées aux mycoses, comme aux infections en tous genres.
Le **pied d'athlète** est provoqué par des champignons tels que *Trichophyton, Epidermophyton* ou *Ctenomyces pedis,* une variété originaire des pays tropicaux, surtout fréquente chez les sportifs. Une mauvaise circulation sanguine dans les pieds favorise les mycoses cutanées.

Quelles plantes ?

USAGE INTERNE

Ail : 2 gousses hachées dans un peu de lait ou d'huile d'olive, en cas de parasitose intestinale.
Échinacée : 50 gouttes par jour.

USAGE EXTERNE

Melaleuca (tea tree) : crème à 5 % d'huile essentielle ; 2 fois par jour.
Calendula : 5 % de teinture dans une pommade ; particulièrement recommandé en cas de fortes démangeaisons.

Les maladies de A à Z

SUR PRESCRIPTION MÉDICALE

Melaleuca (tea tree), citron, cannelle, sarriette, origan, thym, camomille, géranium (huiles essentielles).

Que faire d'autre ?

– Pour prévenir le pied d'athlète, portez des chaussures aérées ou des sandales, ayez une bonne hygiène des pieds, séchez bien vos pieds et vos orteils après le bain, gardez les ongles de pieds courts et désinfectez les instruments utilisés pour la pédicure.

– Pour contrôler la prolifération des *Candida* dans l'organisme, consommez yaourts et boissons lactées aux ferments actifs (bifidus, acidophilus...).

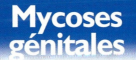

Mycoses génitales

Qu'est-ce que c'est ?

Les mycoses génitales sont des infections, par des champignons microscopiques, de l'appareil génital féminin, interne comme externe. Elles peuvent s'étendre à l'ensemble de la région du périnée et de l'anus. Les trois quarts des femmes sont atteintes, une fois au moins dans leur vie, d'une mycose génitale, qui devient chronique dans 45 % des cas. Les symptômes peuvent en être insupportables.

SYMPTÔMES

- Pertes blanches rappelant le lait caillé et inodores.
- Démangeaisons.
- Brûlures vulvaires et vaginales.
- Sensations de fissures, de coupures.
- Rougeur et gonflement de la vulve.
- Sécheresse et douleurs importantes rendant les rapports sexuels impossibles.
- Brûlures fréquentes à la miction.

Attention ! Consultez le médecin

En cas de pertes anormales, de brûlures, de douleurs ou de sécheresse de la vulve et du vagin, consultez rapidement votre gynécologue.

LE SAVIEZ-VOUS ?
Mycoses génitales et régime alimentaire

Écarter du régime alimentaire tous les sucres ainsi que les aliments contenant des levures et moisissures (fromages, champignons, bière, vin, vinaigre, cidre et jus de fruits) permettrait de limiter les récidives de mycoses génitales.

Causes

Candida albicans est responsable de 90 % des mycoses vaginales. Naturellement présent dans l'intestin, il passe dans le vagin par voie sanguine et lymphatique, à l'occasion d'un déséquilibre de la flore intestinale. Une fois la muqueuse vaginale atteinte, il s'y développe rapidement sous l'effet de conditions favorables (pH acide, humidité, chaleur, teneur élevée en glycogène). Les mycoses génitales trouvent des facteurs favorisants dans la prise d'antibiotiques, de corticoïdes et autres immunodépresseurs, le diabète ou le virus du sida.

Le port prolongé de vêtements trop ajustés ou d'un maillot de bain mouillé, la chaleur humide et la transpiration (en cas d'obésité, notamment), la pratique de toilettes externes et internes trop fréquentes avec des savons inadaptés ou encore des rapports sexuels excessivement répétés, intenses ou mal lubrifiés (sécheresse vaginale) augmentent aussi les risques de mycose génitale.

Quelles plantes ?

Les plantes s'utilisent parallèlement aux traitements classiques des mycoses prescrits en urgence par le médecin.

USAGE INTERNE

- Pour lutter contre la crise

Réglisse et **lapacho** (racines) : en décoction, 2 cuill. à soupe pour 50 cl d'eau, à boire dans la journée, pendant 2 semaines au maximum.

- En prévention des récidives

Ail, camomille allemande, lapacho, thym, mélisse, romarin : infusion ou gélules à 500 mg, 2 fois par jour, 20 jours par mois.

Origan d'Espagne, térébenthine, girofle (huiles essentielles) : 2 gouttes de chacune, ou Labrafil 2125 cs qsp 60 ml, 40 gouttes matin et soir, 20 jours par mois.

Pamplemousse (extrait de pépins) : 20 gouttes matin et soir, 20 jours par mois, en traitement à long terme des mycoses chroniques.

- En drainage hépato-vésiculaire

Orthosiphon, ortie, artichaut, pissenlit, fumeterre : en complément du traitement de fond, pour lutter contre les toxines libérées par *Candida*.

- Pour stimuler l'immunité

Échinacée (teinture-mère) : 50 gouttes chaque matin dans un verre d'eau ; à prendre 10 jours par mois ; **éleuthérocoque** et **ginseng :** 1 gélule de 400 mg chaque matin 10 jours par mois.

À associer aux autres traitements.

- Pour rééquilibrer la flore intestinale

Propolis, pollen et levure de bière : 30 g de chaque, 1 cuill. à café chaque matin dans une compote. Stimule également l'immunité.

- En traitement à long terme

Orthosiphon (feuilles et sommités fleuries), **ortie** (feuilles), **camomille allemande** (fleurs), **camomille romaine** (fleurs), **mélisse** (tiges feuillées), **thym** (sommités fleuries), **romarin** (sommités fleuries) : àâ 20 g, infusion, 3 cuill. à soupe pour 50 cl d'eau, 20 jours par mois.

Lapacho (écorce) : décoction de 2 cuill. à soupe pour 50 cl d'eau, 10 jours par mois.

USAGE EXTERNE

- Pour lutter contre la crise

Camomille allemande (capitules) : infusion concentrée, 1 cuill. à soupe dans 10 cl d'eau, à utiliser pour tamponner la vulve plusieurs fois par jour.

Ail frais : gousse épluchée placée dans le vagin, ou ail broyé en application externe. Traitement traditionnel.

- En prévention des récidives

Chêne (feuilles), **eucalyptus** (feuilles), **lamier blanc** (parties aériennes), **sauge** (feuilles) : infusion de 1 cuill. à soupe du mélange dans 15 cl d'eau, à utiliser en injections vaginales.

Origan d'Espagne, melaleuca (tea tree), sarriette, estragon, girofle, térébenthine (huiles essentielles) : ovules àâ qsp 0,05 g. 1 ovule pendant 12 jours consécutifs.

Huiles essentielles de **melaleuca (tea tree)** [5 gouttes], lavande (5 gouttes), gel d'**aloès** (5 g), huile de **calendula** (15 ml), huile d'**amande douce** (15 ml) : imbiber un tampon avec ce mélange, mettre en place dans le vagin et garder toute la nuit, 1 fois par semaine.

Que faire d'autre ?

– Évitez au maximum de prendre des antibiotiques ou des corticoïdes et, s'ils sont indispensables, accompagnez-les d'un traitement antimycosique local et oral.
– Ne portez pas de vêtements ajustés et choisissez des sous-vêtements en coton.
– Lavez-vous matin et soir avec des produits adaptés, sans colorant ni parfum.
– En cas de mycose chronique, utilisez pour votre hygiène intime un savon à pH basique.
– Appliquez une pommade antimycosique avant et après la piscine ou la plage.
– En cas de grossesse et d'antécédents de mycoses, employez des ovules à titre préventif, à raison de 1 ou 2 par mois.

Névralgie, névrite, polynévrite

Qu'est-ce que c'est ?

Le terme névralgie s'applique à une douleur lié à un nerf, quelle qu'en soit la cause. La névrite se définit comme l'inflammation d'un nerf, et la polynévrite, comme celle d'un groupe de nerfs.

SYMPTÔMES

- Dans certains cas, diminution de la sensibilité, sensations anormales.
- Dans d'autres cas, augmentation de la sensibilité (hyperesthésie) allant parfois jusqu'à la douleur.
- Paralysie plus ou moins complète d'un nerf ou d'un groupe de nerfs moteurs.
- Par temps froid, paralysie ou névralgie faciale.

Attention ! Consultez le médecin

Les symptômes d'une névralgie ou d'une névrite conduisent généralement à consulter rapidement un médecin. Le diagnostic nécessite une électromyographie, qui permet d'observer les courants électriques produits dans un muscle lors de sa contraction. Le traitement, souvent difficile, impose un suivi médical régulier.

Causes

La compression d'un nerf ou d'un groupe de nerfs est la première source de névralgies, névrites et polynévrites. Ces affections peuvent également être provoquées par des toxiques comme le tabac et l'alcool (responsables surtout de polynévrites), par certains médicaments (notamment ceux du traitement de la tuberculose) et par des maladies comme le diabète et l'urémie.

Quelles plantes ?

USAGE INTERNE

Quinquina (poudre) : 1 cuill. à café de poudre avant chaque repas.
Aspérule odorante (fleurs) : 1 cuill. à café pour 1 tasse d'eau bouillante, laisser infuser 3 à 5 min ; 3 fois par jour.
Oranger (fleurs, 10 g), **pivoine** (fleurs, 10 g), **piscidie** (écorce de racine, 20 g), **houblon** (cônes, 10 g), **menthe** (feuilles, 20 g) : 1 cuill. à café 1/2 du mélange pour 1 tasse d'eau bouillante, laisser infuser 10 min ; 2 tasses par jour.

USAGE EXTERNE

Amande douce (huile) additionnée de 1 % de **genévrier** (huile essentielle), de 1 % de **romarin** (huile essentielle), de 1 % de **muscade** (huile essentielle) et de 1 % de **lavande** (huile essentielle) : en application locale 3 fois par jour.
Huile peroxydée d'**arachide** contenant 2 % d'huile essentielle de **cyprès**, 1 % d'huile essentielle de **gaulthérie** et 0,5 % d'huile essentielle de **menthe** : en application sur les jambes en cas de mauvaise circulation veineuse.
Crème contenant 1 % d'huile essentielle de **thym**, 0,5 % d'huile essentielle de **muscade**, 0,5 % d'huile essentielle de **menthe** : en application locale en cas de pieds « cuisants ».
Crèmes à base d'**arnica**, d'**aconit**, de **jusquiame, pivoine, piment, lavande, romarin, thym, muscade, poivre, gaulthérie, camphrier, menthe** : en application locale.

SUR PRESCRIPTION MÉDICALE

Piscidie (teinture-mère ou extrait fluide) : effet rappelant celui de la codéine. **Pivoine** (teinture-mère ou extrait fluide) : sédative et relaxante. **Gelsemium** (teinture-mère).
Réglisse (extrait sec ou extrait fluide) : renforce l'effet des plantes précédentes.
Quinquina rouge (poudre, extrait fluide ou extrait sec).

Que faire d'autre ?

– Cessez toute consommation de tabac et d'alcool.
– Baignez vos membres inférieurs ou appliquez de simples cataplasmes tièdes.
– Appliquez des feuilles de chou sur l'endroit douloureux.
– Prenez des bains additionnés d'infusé de paille ou des bains aux algues.
– Recourez à l'acupuncture.
– Prenez des vitamines B1, B6, B9, B12.

Obésité

Qu'est-ce que c'est ?

L'obésité commence à partir d'un excès de poids de 20 à 25 % environ par rapport à la limite supérieure de la norme fixée par la formule de Lorenz. Ce poids théorique se calcule ainsi (avec P = poids et T = taille en centimètres) : $P = T - 100 - [(T - 150):2]$ pour la femme ; ou $P = T - 100 - [(T - 150):4]$ pour l'homme. À partir de 30 % d'excès, il s'agit d'une obésité pathologique. Ce dérèglement de plus en plus fréquent, dès le plus jeune âge, peut entraîner à terme des troubles graves, maladies cardiaques et accidents vasculaires cérébraux, notamment.

SYMPTÔMES

- Excès de poids affiché par la balance.
- Aspect volumineux.
- Adiposité des tissus sous-cutanés abondante, culotte de cheval et autres altérations physiques.
- Difficultés respiratoires (dyspnée) lors de l'effort.

Attention ! Consultez le médecin

Une fois l'obésité établie, votre médecin doit examiner si elle provient d'excès alimentaires ou d'un dysfonctionnement. Dans tous les cas, consultez-le avant d'entreprendre un traitement, quel qu'il soit.

Causes

L'obésité résulte d'une disproportion entre les calories absorbées et les calories dépensées. Celle-ci peut être due à un manque d'exercice physique ; à des excès alimentaires pour des raisons sociales (repas d'affaires), personnelles (gourmandise, grignotage), familiales (menus déséquilibrés, tendance des parents à pousser les enfants à manger) ; à des troubles nerveux (dépression, névrose, boulimie, hystérie...) ou physiologiques (diabète*, hypothyroïdie*, ménopause*, entre autres) ; à l'alcoolisme ; à des traitements par des corticoïdes ; à la prise de contraceptifs ou d'hormones de substitution, de sédatifs, etc.

Quelles plantes ?
USAGE INTERNE

• Pour maigrir

Boire des infusions d'**aubépine** le matin, de **mélisse** dans la journée et de fleur d'**oranger** le soir ; ou 1 litre d'infusion de **mélisse** par jour.

Marrube : 1 cuill. à soupe pour 1 tasse d'eau bouillante, laisser infuser 30 min ; **hibiscus** : 75 gouttes de teinture-mère dans un verre d'eau par jour ou 1 cuill. à soupe pour 1 tasse d'eau bouillante, laisser infuser 15 min, 3 tasses par jour ; **noyer** (feuilles) : 1 poignée pour 1 litre d'eau bouillante, laisser infuser 15 min. À boire au cours de la journée.

Citron (pulpe, 10 g), **vigne rouge** (feuilles, 20 g), **cassis** (feuilles, 25 g ou baies sèches, 25 g) et **ortie** (feuilles, 50 g) : 1 cuill. à soupe 1/2 du mélange pour 25 cl d'eau bouillante, laisser infuser 20 min, 3 ou 4 fois par jour.

Helianthus tuberosus (teinture-mère) : 40 gouttes dans un verre d'eau, 4 fois par jour (en pharmacie).

• Pour drainer

Pissenlit, aunée, piloselle, maïs, ortie, sureau (infusion à boire froide pendant la journée).

SUR PRESCRIPTION MÉDICALE

Artichaut (comprimés). En cas d'anxiété sous-jacente : **ballote, lotier, pavot jaune de Californie, cimicifuga** (ménopause). Pour tromper la faim : **caroubier** (poudre), **sterculia** (gomme), **mousse d'Irlande** (poudre), **armophophallus** (poudre), **psyllium** (poudre) ; **phytostérols** (margarines et gélules).

Pour limiter la soif : **thé noir** et **menthe**. Coupe-faim : **maté, guarana, kola** (caféinés). Pour améliorer le métabolisme : **fucus** (sauf en cas d'affection thyroïdienne).

Que faire d'autre ?

– Limitez votre apport calorique quotidien à 1 800 kcal.

– Privilégiez les protéines (blanc d'œuf, poisson, crevettes).

– Éliminez le plus possible les sucres et les graisses ; ne consommez pas plus de 100 g de pain par jour.

– Intégrez à votre régime asperges, radis, raifort, épinards, cresson, rhubarbe, jus de bouleau, jus de soja.

– Augmentez vos dépenses énergétiques : ne prenez pas l'ascenseur, prolongez vos séances de sport (une séance trop courte ouvre l'appétit).

– Prenez des oligoéléments : zinc, nickel, cobalt et lithium (en cas de boulimie).

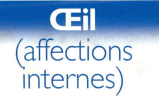

Œil (affections internes)

Qu'est-ce que c'est ?

Les affections internes de l'œil désignent diverses atteintes de la vision, causées le plus souvent par une affection de la rétine, de la macula ou d'autres éléments constitutifs de l'œil.

SYMPTÔMES

• Baisse de l'acuité visuelle diurne et nocturne (héméralopie).
• Tache noire dans le champ de vision (scotome).
• Problèmes de netteté (appelés troubles de l'accommodation).
• Yeux larmoyants ou douloureux après un effort oculaire soutenu.
• Vieillissement des tissus oculaires, tel que la dégénérescence maculaire.

Attention ! Consultez le médecin

Les atteintes de la vision, à prendre systématiquement au sérieux, nécessitent la consultation d'un spécialiste puis, secondairement, celle d'un phytothérapeute.

Causes

Ces affections peuvent résulter du vieillissement de la rétine et des tissus de l'œil, d'une altération due à des troubles artériels et veineux à l'intérieur de l'œil, ou encore d'une atteinte du nerf ophtalmique. L'hypertension artérielle, le diabète, une fragilité des capillaires ou une mauvaise vue non corrigée peuvent également entraîner des troubles oculaires.

Quelles plantes ?
USAGE INTERNE

• Pour l'amélioration de la vision diurne

Extrait de **carotte** associé à de l'extrait sec de **myrtille** (300 mg par jour).

• Pour l'amélioration de la vision nocturne

Myrtille : sous différentes formes, par exemple le jus, les baies (30 g par jour) ou en extrait sec (300 mg par jour).

Bêtacarotène : demandez conseil à votre pharmacien.

USAGE EXTERNE

• Contre la fatigue oculaire

Collyre au **mélilot**, à l'**hamamélis** ou au **bleuet** (consultez votre pharmacien).

Mélilot (parties aériennes) : 1 cuill. à café pour 1 verre d'eau bouillante, laisser infuser 20 min ; en bain d'œil, 3 fois par jour, et particulièrement en fin de journée.

SUR PRESCRIPTION MÉDICALE

Amélioration de la vision diurne, sauf contre-indications, et en complément de l'extrait de **carotte** et de **myrtille** : plantes tonifiantes

---

LE SAVIEZ-VOUS ?

Affections internes de l'œil :
le ginkgo, un excellent remède

À raison de 160 mg d'extrait titré par jour, le ginkgo améliore la vision des couleurs, le contraste et la capacité de lecture. En perfusion dans le cas de thrombose de la veine centrale de la rétine (200 mg/jour), il accélère la récupération de l'acuité visuelle et améliore l'œdème. Enfin, cette plante freine l'évolution de la dégénérescence de la macula chez le sujet âgé, stabilise les lésions, améliore l'acuité visuelle et favorise la compensation (meilleure réception, car plus dense, des images au niveau du cerveau).

(**ginseng**, **éleuthérocoque**, **ginkgo**, **gingembre**, **prêle**).

Fatigue oculaire : extraits fluides ou teintures-mères d'**euphraise**, de **tormentille** ou encore de **polygala**. Si la faiblesse de certains muscles oculaires est en cause : extrait de **quinquina** et, éventuellement, extrait de **pivoine**.

Affection rétinienne ou artérielle : extrait de **myrtille**, de **cassis**, de **ginkgo** et de **mélilot**, sous différentes formes. Pour les suites d'une affection de la rétine, de l'artère centrale rétinienne ou d'une thrombose (caillot sanguin) : **réglisse**, **échinacée**, vitamine E, extrait de **carotte** et, surtout, extrait sec de **myrtille**, extraits secs standardisés de **ginkgo** et d'**hydrocotyle indien**.

Le médecin peut y associer des stimulants de la circulation capillaire, comme de l'écorce interne de **citron** ou des extraits de ce fruit titrés en citroflavonoïdes, des extraits de **cassis**, de pépins de **raisin**, ou encore de l'**hamamélis** et du **mélilot**.

Que faire d'autre ?

– Faites rapidement corriger votre vue.
– Protégez vos yeux des rayons du soleil, de la neige, des fumées, etc.
– Proscrivez la consommation de tabac.
– Faites une cure de fruits frais (baies sauvages, airelles, tomate, jus d'argousier...), pour leurs effets circulatoires et antioxydants.

ŒIL (infections de l')

Qu'est-ce que c'est ?

Il s'agit d'affections inflammatoires ou infectieuses de l'œil et de ses appareils, comme la **conjonctivite**, la **dacryocystite** (qui touche le canal lacrymal), l'**uvéite** (qui atteint l'uvée), la **blépharite** (une infection des paupières) ou encore l'**orgelet** (développement d'un furoncle au bord de la paupière).

SYMPTÔMES

- Œil rouge (au niveau du blanc visible).
- Démangeaisons ou douleurs.
- Troubles de la vision (manque de netteté, etc.).
- Sensibilité, voire douleur, à la lumière.
- Inflammation ou infection bien délimitée du bord de la paupière.

Attention ! Consultez le médecin
Une conjonctivite qui résiste à un traitement anti-inflammatoire ou dont les démangeaisons perdurent plus de 24 heures doit être montrée au médecin, qui prescrira un traitement adéquat.

Causes

L'origine de l'inflammation est parfois banale (vent, froid, poussière...), mais celle-ci peut aussi résulter d'une infection (virale ou bactérienne), d'un herpès ou encore d'une infection du bord de la paupière due à un staphylocoque.

Quelles plantes ?

USAGE INTERNE

● Contre l'irritation des yeux
L'irritation peut être due à différents éléments (sable, poussière, vent, froid, substance gazeuse irritante, coup d'arc, érythème solaire, etc.) ; prenez des infusions des plantes suivantes (seules ou en association) :
camomille (fleurs, 1 cuill. à café pour 1 petit verre), **souci** (fleurs, 1/2 cuill. à café pour 1 petit verre), **mélilot** (sommités fleuries, 1 cuill. à café pour 1 verre) ou **alchémille** (plante entière, 1 cuill. à café pour 1 verre).

USAGE EXTERNE

● Contre une conjonctivite infectieuse simple
Vous pouvez faire des cataplasmes ou des bains d'yeux avec des infusés, des décoctés ou mettre des collyres contenant une ou plusieurs plantes mélangées.

LE SAVIEZ-VOUS ?

Infections de l'œil :
les remèdes des Indiens d'Amérique du Nord

Parmi les plantes utilisées par les Amérindiens, les pionniers empruntèrent la racine d'hydrastis en infusion. Selon Carlson et Jones, on appliquait aussi dans les yeux infectés de la cendre de saule ou encore la sève d'intermedia des régions désertiques.

Souci, **camomille**, **lavande**, **plantain**, **vigne rouge**, **tilleul** : seuls ou en mélange, 1 cuill. à soupe pour 1 tasse d'eau bouillante, laisser infuser 10 min.
Hamamélis (30 g), feuille de **noyer** (30 g), **plantain** (45 g) : 35 g du mélange pour 250 ml d'eau, décoction de 10 min suivie d'une infusion du même temps : imbiber un morceau de coton avec le filtrat tiède et faire tomber des gouttes dans l'œil avant d'utiliser le coton imbibé comme compresse, 4 fois par jour.
Euphraise : en collyre, 5 fois par jour (consultez le pharmacien).
Il est souvent important de nettoyer aussi le nez avec un produit comme le Gencydo® (demandez conseil au pharmacien).

● Contre les suites de conjonctivite et les plaies cornéennes
Utilisez différents collyres en alternance à base d'**hydrocotyle indien**, ou/et de **vigne rouge**, et/ou d'**hamamélis**, et en particulier d'**échinacée** ou encore d'**aloès**, en alternance. Demandez aussi au pharmacien un collyre à base de **petite centaurée** à 0,05 %, d'**euphraise officinale** à 0,1 %, de **fenouil commun** à 0,3 % ou de **plantain lancéolé** à 0,05 %, à utiliser au moins 4 fois par jour.

● En cas de blépharite et d'orgelet
Basilic (feuilles fraîches) ou bouillie de **poireau** : en application locale.
Plantain, fleurs d'**arnica**, de **camomille** et de **mauve** : à parts égales, 1 cuill. à café du mélange pour 1 verre d'eau bouillante, laisser infuser 20 min ; à appliquer sur l'œil.
Échinacée ou **souci** : en collyre, 3 fois par jour.

SUR PRESCRIPTION MÉDICALE

Irritation des yeux : collyres naturels d'**euphraise**, de **souci**, d'**échinacée**, Ophtalmine® (à base de **vigne rouge**) ou encore collyre à base d'**arnica** (0,25 %) ou d'**Urtica urens** (4,75 %) dans un excipient.
Conjonctivite infectieuse simple : traitement interne avec des plantes fluidifiantes et antibactériennes en teinture-mère ou en extrait fluide (**plantain**, **fenouil**, **polygala**, **euphraise**, **réglisse**...), associé systématiquement à un mélange d'huiles essentielles (**hysope**, **pin** et **romarin**, par exemple) avec des bourgeons de **chêne pédonculé** en macérat glycériné 1 DH.
Suites de conjonctivite et plaies cornéennes :

LES MALADIES DE A À Z

seuls ou en association, des extraits de **myrtille** avec ou sans bêtacarotène, du bêtacarotène ou une préparation à base de **carotte,** de l'extrait titré d'**hydrocotyle indien,** de l'extrait de **plantain** et une préparation à base d'**échinacée.**
Blépharite et orgelet : en traitement interne, un mélange d'huiles essentielles ainsi qu'un extrait fluide ou une teinture-mère de **plantain ;** en traitement externe, un collyre à base de 1 % d'huile essentielle de **lavande,** ou encore des bains d'infusion de **plantain.** Spécifiquement pour l'orgelet : mélange d'huiles essentielles de **sarriette, romarin, serpolet, genévrier, lavande,** associé à un traitement immunomodulateur.

Que faire d'autre ?
– Faites rapidement un bain d'œil avec de l'eau pure ou boriquée (à 0,5 %).
– Portez des lunettes sombres pour protéger vos yeux.
– Suivez un traitement pour vos problèmes ORL (en particulier nez et sinus).

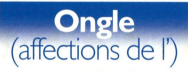

Ongle (affections de l')

Qu'est-ce que c'est ?
Fragilité et mycose sont les principales affections qui touchent l'ongle. La fragilité correspond au défaut par raréfaction du tissu qui forme l'ongle, tandis que la mycose unguéale désigne une infection de l'ongle et de sa matrice due le plus souvent au champignon *Candida albicans.*

SYMPTÔMES
- Ongles striés et transparents.
- Ongles secs, cassants.
- Ongles mous et dédoublés (se divisant en fines lamelles).
- Tranche blanchâtre.

Attention ! Consultez le médecin
La fragilité et la mycose de l'ongle sont souvent les symptômes d'une affection primaire qu'il convient de diagnostiquer. Leur traitement est long et doit se faire suivant la prescription du médecin.

Causes
La fragilité des ongles peut venir d'une carence vitaminique et alimentaire ou d'une déminéralisation, d'une affection du tube digestif ou des glandes endocrines, ou encore faire suite à un traumatisme local de l'ongle. La présence du champignon *Candida albicans* (dans les intestins ou directement sur l'ongle et alors favorisée par la macération) est la principale cause de la mycose de l'ongle, qui peut cependant également être la conséquence d'une insuffisance immunitaire.

Quelles plantes ?
USAGE INTERNE
- Contre la mycose

Propolis : 1 ou 2 g de poudre, à prendre en continu pour éradiquer la mycose puis, éventuellement, de façon régulière pour prévenir une rechute.
- Contre la fragilité des ongles

Prêle : 3 fois 300 mg de poudre par jour.
Gelée royale : en gélules, 1 g par jour.
Pollen : 2 pilules 3 fois par jour.
SUR PRESCRIPTION MÉDICALE
Mycose : traitement interne à base d'huile essentielle agissant sur le champignon *Candida albicans* (**ajowan, mamaleuca, sarriette des jardins** ou **des montagnes, serpolet, thym** à géraniol ou à linalol...) et application locale de ce même type d'huile sur les ongles 1 ou 2 fois par jour. Fragilité des ongles : gélules d'insaponifiable de **maïs.**

Que faire d'autre ?
– Pour renforcer vos ongles, prenez des compléments de vitamines A, B, C, PP et E.
– Cessez de fumer car le goudron détruit la flore naturelle au niveau de l'ongle.
– Proscrivez le port de baskets ou de toute chaussure entraînant la « macération » des pieds.

◆ *Voir aussi Mycoses (Pied d'athlète)*

Ostéoporose

Qu'est-ce que c'est ?
Le capital osseux est maximal à 30 ans et la perte annuelle est ensuite de 0,5 % par an. À la ménopause*, la perte s'accélère brutalement pendant une dizaine d'années, pouvant atteindre 2 % par an. L'ostéoporose désigne la décalcification biologique d'une masse osseuse normale, entraînant des risques de fracture et de tassement ainsi que des douleurs ostéo-articulaires.

SYMPTÔMES
- Douleurs principalement vertébrales, parfois thoraciques ou pelviennes.
- Douleurs à caractère mécanique malgré leur apparition spontanée, ou provoquée par un effort ou un traumatisme.
- Diminution de la taille du sujet (tassement vertébral).
- Fractures plus fréquentes en cas de chute.

Attention ! Consultez le médecin
L'ostéoporose n'est jamais anodine. Si, dans la majorité des cas, elle correspond à un stade de la vie (ménopause, vieillissement), elle peut cependant être l'expression d'une maladie grave. N'entreprenez donc aucune automédication sans l'accord du médecin.

Causes
Le vieillissement osseux physiologique (qui réduit le volume des os des 2/5 en 20 ans), la ménopause et l'immobilisation prolongée d'un membre (plâtre) sont les causes principales de l'ostéoporose. La prise de cortisone sur une longue durée, la maladie de Lobstein, une déficience de la glande parathyroïdienne, un cancer ou encore un myélome peuvent également favoriser l'ostéoporose.

Quelles plantes ?
La découverte des isoflavones du **soja** et de leurs effets sur l'organisme a révolutionné en partie le traitement de l'ostéoporose chez la femme ménopausée.
USAGE INTERNE
Soja (jus) : 10 cl par jour.
Prêle (extrait ou poudre) : jusqu'à 1,5 g par jour.
Extraits de **soja** ou d'**igname sauvage** sous diverses formes (consultez votre pharmacien).
SUR PRESCRIPTION MÉDICALE
En dehors de calcium et d'un fixateur du calcium (comme la teinture-mère

de **Boerhavia repens**), le médecin prescrira du **ginseng** ainsi que des reminéralisants comme de la teinture-mère de **Rumex patienta**, de **fucus**, de **galeopsis**, de **bambou**, et des macérats glycérinés de jeunes pousses de **séquoia géant**.

Que faire d'autre ?
– Évitez la sédentarité : faites de la marche, de la gymnastique, de la natation, etc.
– Prenez de la vitamine D (mais toujours sous contrôle médical).
– Consommez régulièrement des aliments riches en calcium.

Otite

Qu'est-ce que c'est ?
L'otite moyenne, la plus fréquente (celle dont il sera ici principalement question), correspond à l'inflammation aiguë ou chronique de l'oreille, pouvant être surinfectée ; elle touche surtout les jeunes enfants, avec, d'après certaines études, une fréquence plus importante chez ceux qui n'ont pas été nourris au sein (le lait maternel semblant renforcer le système immunitaire).
L'otite externe affecte le conduit auditif externe et le pavillon (dont le revêtement est cutané) ; elle dépend de la dermatologie.
L'otite interne est essentiellement du ressort de la neurologie.

SYMPTÔMES
- Forte fièvre.
- Douleurs intenses dans l'oreille.

Attention ! Consultez le médecin
Pour cette pathologie, plus que jamais, il convient de tenir compte de certains critères particuliers, dont l'âge du patient et la gravité des symptômes, et proscrire dès lors toute automédication prolongée plus de quelques heures, tout autant qu'une prescription immédiate d'antibiotiques. L'otite séreuse (accumulation de liquide séreux au niveau du tympan) est une affection chronique pouvant entraîner des complications (perte d'audition, infections, perforation du tympan...) et nécessite donc un traitement de terrain conduit par un spécialiste.

Causes
L'otite peut découler notamment d'un déficit immunitaire, d'une carence en fer, d'une mauvaise perméabilité des trompes d'Eustache, d'une hypertrophie des végétations adénoïdes, ou encore être favorisée par des rhinites à répétition. La prise intempestive d'antibiotiques à la moindre petite infection, accentuant alors une déficience immunitaire par perturbation de la flore intestinale et de la production des immunoglobulines A (qui protègent les muqueuses), un terrain allergique, un tabagisme passif ou une mauvaise alimentation peuvent également être à l'origine de cette affection.

Quelles plantes ?
USAGE INTERNE

Hydrastis (racine, 10 g), **bouillon-blanc** (fleurs, 20 g), **échinacée** (racine, 25 g), **eucalyptus officinal** (feuilles, 25 g), **églantier** (fruits et feuilles, 20 g), **mauve** (fleurs, 20 g), **ortie** (feuilles et racine, 15 g) et **fumeterre** (plante entière, 15 g) : 4 cuill. à soupe du mélange par litre d'eau, faire bouillir 3 min et laisser infuser 10 min, à consommer dans la journée en dehors des repas.

USAGE EXTERNE
- Pour décongestionner l'oreille
Guimauve, sureau, souci (teinture-mère) : 2 à 5 gouttes dans chaque oreille, plusieurs fois par jour. Ne pas utiliser en cas de perforation du tympan (se conformer alors strictement à la prescription du médecin).

SUR PRESCRIPTION MÉDICALE
Décongestion de l'oreille : **griffe-du-diable, reine-des-prés, saule blanc, frêne** ou **cassis** pour leur action anti-inflammatoire, antalgique et antipyrétique.
Désinfection de l'oreille : **eucalyptus officinal** sous forme d'huile essentielle en traitement local ; **eucalyptus officinal, bois de rose** et **lavande aspic** en mélange d'huiles essentielles à appliquer en onction périauriculaire et sur les ganglions ; **bardane, échinacée** ou **lavande** par voie générale ; **eucalyptus, thym, lavande, niaouli** ou **bois de rose** par aromathérapie orale et anale.

Que faire d'autre ?
– Désinfectez régulièrement nez et pharynx.
– Débouchez le nez (surtout chez l'enfant).
– Veillez au bon équilibre de votre flore intestinale.

– Prenez des infusions pour drainer systématiquement les organes favorisant l'otite, à savoir essentiellement le pancréas (bardane, noyer, eucalyptus) et les intestins (bourdaine, mauve, jus d'aloès).

Panaris

Qu'est-ce que c'est ?
Souvent appelé doigt blanc ou tourniole, le panaris est une infection aiguë qui entraîne la formation de pus au bout des doigts (parfois des orteils) et sur le pourtour de l'ongle et peut atteindre la peau, les articulations, les os...

SYMPTÔMES
- Augmentation de volume du doigt, qui devient rouge.
- Apparition d'une douleur lancinante.
- Fièvre, agitation, pleurs accompagnés d'insomnie chez l'enfant.

Attention ! Consultez le médecin
Un avis médical est indispensable en cas de fièvre, s'il n'y a pas d'amélioration au bout de 2 jours ou si la rougeur ne se limite pas à la dernière phalange du doigt. Le panaris peut en effet avoir des complications, rares mais sévères : ostéomyélite (maladie infectieuse grave de l'os de la phalange, touchant plus particulièrement l'enfant et l'adolescent) ou septicémie (généralisation de l'infection dans le sang).

Causes
Le panaris apparaît lors d'une blessure, même infime, par l'introduction sous la peau d'un staphylocoque doré. Les diabétiques, les enfants et les travailleurs manuels sont plus particulièrement exposés ; mais aussi les personnes qui se rongent les ongles, arrachent les petites peaux avoisinantes ou se coupent les ongles avec un instrument non stérile.

Quelles plantes ?
USAGE EXTERNE

Souci : teinture ou décocté, 4 cuill. à soupe par litre, ou en teinture-mère diluée à 20 %. Appliquer des compresses.

> **LE SAVIEZ-VOUS ?**
>
> **Panaris**
> et savon de Marseille
>
> Le savon de Marseille appliqué en quantité importante au bout du doigt et laissé pendant toute la nuit fait mûrir les panaris.

Camomille : dans les mêmes proportions. Appliquer des compresses.
Certains produits sont des mélanges d'argile et d'huiles essentielles limitant ainsi les risques d'irritation provoqués par les huiles essentielles en usage externe.

USAGE INTERNE (SUR PRESCRIPTION MÉDICALE)

Eucalyptus, lavande, sauge (huiles essentielles) : mélange de 1 g de chaque dans 60 ml d'huile, 3 fois 20 gouttes par jour.

Que faire d'autre ?

– Désinfectez systématique votre matériel de manucure.
– Vérifiez que vos rappels de vaccination antitétanique ont bien été faits.

Parkinson (maladie de)

Qu'est-ce que c'est ?

La maladie de Parkinson est une affection dégénérative du système nerveux résultant de la détérioration des noyaux gris du diencéphale, responsables de la motricité automatique. Elle se développe généralement après 50 ans et associe une raréfaction des mouvements, des tremblements et une rigidité musculaire.

SYMPTÔMES

- Tremblements caractéristiques.
- Rigidité d'une partie des membres et du visage.
- Démarche raide, les bras immobiles le long du corps.
- Incoordination des gestes.
- Déglutition et usage de la parole difficiles.
- Tendance à baver.
- Dépression, insomnie.

Attention ! Consultez le médecin

Seul un médecin peut établir le diagnostic de la maladie de Parkinson, car certains symptômes relèvent de différentes pathologies. C'est lui qui conduira le traitement une fois le diagnostic confirmé.

Causes

La maladie de Parkinson peut être d'origine héréditaire et liée à une pathologie familiale d'altération des noyaux gris du diencéphale. Elle peut être induite par un manque de dopamine au niveau du système nerveux central.
Elle peut enfin être provoquée par la prise de médicaments comme les neuroleptiques et par celle de *Rauwolfia serpentina,* parfois prescrit contre l'hypertension.

Quelles plantes ?

Le patient peut sans risque adjoindre à son traitement médical des plantes calmantes et sédatives qui l'aideront à lutter contre une tendance dépressive.

USAGE INTERNE

Huile d'**onagre** : 9 g par jour en capsules molles.
Millepertuis et **passiflore** à parts égales : 1 cuill. à café pour 1 tasse d'eau bouillante, laisser infuser 20 min ; 3 tasses par jour.

SUR PRESCRIPTION MÉDICALE

Ginkgo : extrait sec de feuilles à associer à de l'extrait sec de **ginseng.**
Jusquiame : sous forme de Hyoscyamus D1 ou D2.
Mucunia pruriens, qui apporte de la dopamine naturelle.
Valériane officinale et **valériane rouge.**
On ne prescrit plus les extraits de belladone ni *Corydalis cava* qui, en dépit de certains effets bénéfiques présentaient un trop fort risque de toxicité.

Que faire d'autre ?

– Des séances régulières de kinésithérapie vous apporteront une aide importante pour lutter contre l'incoordination des gestes.
– Adoptez une alimentation saine et équilibrée, et consommez chaque jour des fruits frais, riches en éléments antioxydants.
– Faites des cures régulières de vitamines B1, B6, B9, à fortes doses.

Peau sèche, peau grasse

Qu'est-ce que c'est ?

Peau sèche : se définit par la perte d'une grande partie du film hydro-lipidique et par une déshydratation du tissu de l'épiderme.
Peau grasse : donne l'impression d'une hydratation normale, mais révèle un aspect cireux, avec des pores obstrués ou dilatés.

SYMPTÔMES

Peau sèche
- Aspect terne à grain fin.
- Finesse extrême, fragilité, irritabilité, desquamation.
- Procure des sensations de tiraillement et de démangeaison.
- Rugosité au toucher.

Peau grasse
- Aspect terne, granuleux.
- Épaisseur, cellulite sous-cutanée.
- Pores obstrués ou dilatés, avec comédons.

Attention ! Consultez le médecin

Faites éventuellement établir par un médecin votre type de peau. Consultez un dermatologue en cas de rougeurs, démangeaisons violentes, éruption de boutons, etc.

Causes

La **peau sèche** résulte généralement des conditions climatiques (pluie, soleil...) ou de contacts avec des substances irritantes, comme le sel de l'eau de mer.
La **peau grasse** peut correspondre à une tendance de constitution, mais aussi être due à une nervosité excessive, une obésité, une nourriture trop riche ou la prise d'un contraceptif oral.

Quelles plantes ?

USAGE INTERNE
- Peau sèche

Hydrocotyle indien (extrait sec) : 150 mg par jour.
Lécithine de **soja :** en capsules, 300 mg par jour.
Ginseng, ginkgo et **millefeuille** (extraits secs) : 1 gélule contenant 15 mg de chaque par jour.

Onagre (huile) : 300 mg, 2 fois par jour.
Sauge, prêle, insaponifiables de *maïs.*
USAGE EXTERNE
• Peau sèche
Camomille (fleurs), *guimauve* (fleurs), *mauve* (fleurs), *coquelicot* (pétales) : en infusion ; appliquer le matin avec un tampon de coton.
Camomille, avocat, soja (huiles), *jojoba* (extrait lipidique), *onagre* (huile), *amande douce* (huile) : seuls, en association ou dans une crème ; en applications régulières dans la journée.
Fragon épineux, ginseng, ginkgo, vigne rouge, camomille, houblon, hydrocotyle indien (extraits), dans une crème traitante ; appliquer le soir.
Santal (huile essentielle) : associé aux huiles précédentes ou dans une crème ; demander conseil au pharmacien.
• Peau grasse
Lavande (alcoolat), *millepertuis, réglisse, sureau, lierre commun, guarana, thé vert, myrtille, vigne rouge* (extraits) : en mélange, pour nettoyer le visage.
Hamamélis (distillat) ou *ratanhia* (macérat) : pour resserrer les pores.
Carotte, lemongrass, bouleau (huiles essentielles), *hamamélis* (huile essentielle ou extrait glycolique), *mauve, bardane, camomille* (huiles essentielles), *concombre* (cru ou en extrait), *lierre commun* (extraits hydroglycoliques) : dans la journée, pour faire dégonfler la peau et la protéger.
Ortie, plantain, bois de Panamá, racine de *bardane* (poudre), *lin* (farine) et *argile* : mélangés en pâte souple avec de l'eau chaude ; appliquer en masques, de 30 à 45 min, 2 ou 3 fois par semaine.
Savons contenant *bois de Panamá, hamamélis, quinquina* et *olivier.* En pharmacie.
Bois de Panamá (extrait hydroglycolique, 3 g), *genévrier* (huile essentielle, 2 g), *romarin* (huile essentielle, 3 g) : ajouter le mélange à un produit pour le bain ; s'en asperger souvent le visage.
Bouleau (extrait fluide, 5 g), *soufre* (0,5 g), Biafine® (100 g) : bien mélanger ; utiliser en crème de base en complément des autres traitements externes. Lutte contre la séborrhée.
SUR PRESCRIPTION MÉDICALE
Bardane, ortie, pissenlit, hydrocotyle indien, violette, artichaut (extraits), en mélange.

Que faire d'autre ?

– Protégez votre peau des agressions naturelles : froid, chaud (y compris si vous faites du sauna), soleil, eau de mer, pollution atmosphérique...
– Hydratez-vous la peau avec des sprays d'eau pure, d'eau d'Avène, etc.
– Prenez du zinc et de la vitamine A à faible dose, ainsi que de la vitamine E (100 mg environ).
– Si vous avez la peau grasse, adoptez une alimentation équilibrée, faites de l'exercice physique, recourez à un traitement de drainage et consultez un spécialiste en cas de troubles nerveux. Ne prenez jamais de ginseng.
– Lorsque vous aurez retrouvez une peau fine, souple, ferme au toucher, à l'aspect frais et lumineux, protégez-la des agressions extérieures en appliquant l'un des produits suivants : **maïs, soja** et 2 % de **calendula** (huiles) ; ou **citron** (extrait hydroglycolique, 3 %), **camomille** (extrait hydroglycolique, 3 %), **soja** (huile, 2 %) dilués dans de la lanoline.

Phlébite

Qu'est-ce que c'est ?
Il s'agit d'une inflammation de la paroi veineuse s'accompagnant éventuellement de la formation de caillots qui obstruent la veine en partie ou en totalité.

SYMPTÔMES
• Mollet enflé et douloureux (douleur lancinante ou au toucher).
• Sensation de chaleur.
• Légère fièvre.

Attention ! Consultez le médecin
Il faut différencier les phlébites (ou thrombophlébites) superficielles des phlébites profondes, qui constituent une urgence médicale en raison du risque d'embolie (migration du caillot, vers le poumon par exemple) qu'elles présentent. Consultez donc systématiquement un médecin, qui fera un diagnostic correct et adaptera le traitement.

Causes
Une immobilisation prolongée, des varices, une compression locale gênant le retour veineux (vêtements serrés) ou la présence d'un obstacle dans le petit bassin (fibrome) sont les principales causes de phlébite. La pilule contraceptive, le tabagisme, une surcharge pondérale et, enfin, l'hérédité jouent également un rôle déclencheur.

Quelles plantes ?
La phytothérapie peut agir sur les problèmes d'hypercoagulation, de circulation sanguine ou de lésions de la paroi veineuse.
SUR PRESCRIPTION MÉDICALE
Hypercoagulation : *oignon* (antiagrégant plaquettaire), *ail* (augmente de 20 à 30 % le temps de coagulation et de saignement), écorce de *tremble* (action antiagrégante plaquettaire qui s'oppose à la formation de thrombus) ; *mélilot, cornouiller sanguin, sorbier domestique* (en gemmothérapie) et *citron* (écorce interne de racine), qui diminuent également le taux de prothrombine. À titre préventif : *saule blanc* ou *reine-des-prés,* deux antiagrégants plaquettaires idéaux en cas de troubles vasculaires.
Contre la stase veineuse : *marron d'Inde* (connu pour son action tonique sur les veines), *fragon épineux* (diminue les tensions dans les jambes et contracte la musculature lisse de la paroi veineuse, augmentant le retour sanguin), *vigne rouge* (antioxydant, anti-inflammatoire et protecteur vasculaire). En usage interne comme externe, l'*hamamélis* constitue un remède majeur à action astringente et à effet anti-inflammatoire, qui apporte une tonicité aux veines des membres inférieurs.
Pour diminuer les lésions de la paroi veineuse : vitamine PP, *hydrocotyle indien,*

LE SAVIEZ-VOUS ?

Phlébite :
quand faut-il porter des bas de contention ?

Le port de bas de contention est efficace en prévention mais non en cas de phlébite superficielle installée. En effet, dans ce cas, la compression ne fait qu'aggraver le cercle vicieux de la pathologie.

marron d'Inde (écorce), hamamélis, citron (fruit entier, peau blanche). En usage externe uniquement : arnica.

Que faire d'autre ?
– Évitez l'immobilisation ou la station debout prolongée.
– Pratiquez régulièrement la marche.
– Proscrivez le port de vêtements serrés.

Piqûres, morsures d'insectes

Qu'est-ce que c'est ?
Il s'agit de petites lésions cutanées provoquées par les morsures ou les piqûres d'insectes.

SYMPTÔMES
- Rougeurs.
- Hématomes.
- Gonflement.
- Apparition de vésicules.
- Démangeaisons.

Attention ! Consultez le médecin
Les piqûres d'insectes sont souvent sans gravité mais certaines personnes y sont plus sensibles et peuvent avoir des réactions graves. Une visite immédiate chez le médecin s'impose alors.

Causes
Les lésions provoquées par les piqûres et les morsures d'insectes sont dues à la pénétration d'un dard, d'un aiguillon ou autre dans la peau et à l'inoculation par l'insecte de venin ou de substances toxiques allergisantes.

Quelles plantes ?
USAGE EXTERNE

Ail et **oignon** : l'application locale de lamelles fraîches est d'autant plus efficace qu'elle intervient rapidement après la morsure ou la piqûre.
Pour éloigner les insectes : **basilic** (se frotter la peau à l'aide de feuilles) ; **citronnelle** (se badigeonner la peau avec de l'huile essentielle). **Pyrèthre de Dalmatie**

ou **chrysanthème** (feuilles), comme insecticides ; ou en spray (en pharmacie), en usage local.

SUR PRESCRIPTION MÉDICALE

Plantain : feuilles fraîches en friction directe sur les lésions ou application d'une préparation à base de teinture-mère.
Contre l'enflure et la douleur : **souci** (onguent).
Contre les érythèmes : **millepertuis** (huile).
Pour calmer les démangeaisons : **camomille**, (huile essentielle ou une préparation à base de teinture-mère).
Pour éloigner les insectes : **thym citronné, citronnelle, géranium, bois de cèdre, pyrèthre** (huiles essentielles).

Que faire d'autre ?
– Portez des vêtements longs et bien fermés quand vous êtes dans un milieu infesté.
– Utilisez des produits répulsifs.

Plaies, coups, égratignures

Qu'est-ce que c'est ?
Plaies : coupures ou déchirures plus ou moins nettes et profondes de la peau ou d'autres tissus (muqueuses, notamment).
Égratignures : plaies qui n'entament que la couche superficielle des tissus.
Coups : contusions responsables en particulier d'ecchymoses, familièrement surnommées bleus ; ils n'impliquent pas nécessairement d'entailles de l'épiderme.

SYMPTÔMES
Plaies
- Coupure, déchirure, à bords nets ou irréguliers.
- Fissure, parfois profonde, de la peau.
- Saignement souvent abondant.

Égratignures
- Abrasion, griffure, de la couche supérieure de l'épiderme.
- Saignement de courte durée.

Coups
- Formation d'une ecchymose (coloration de la peau allant jusqu'au pourpre foncé, en passant par le brun ou le jaunâtre).
- Œdème (gonflement).

Attention ! Consultez le médecin
Vous pouvez soigner vous-même une simple égratignure, à condition qu'elle ne soit ni infectée ni enflammée. Pour une véritable plaie, consultez un médecin, et ce d'autant plus rapidement qu'elle renferme des corps étrangers (éclats de verre, gravillons, etc.) et/ou s'accompagne d'une infection ou d'une inflammation. Une plaie dont les bords sont irréguliers ne peut être suturée ou mise bord à bord : il faut généralement la recouvrir d'un pansement. Pensez à apporter au médecin votre carnet de vaccination : s'il n'est pas à jour, vous serez amené à vous faire injecter au plus tôt un sérum antitétanique.

Causes
Plaies, égratignures et coups sont des lésions locales provoquées par une agression extérieure : contact plus ou moins brutal avec un objet tranchant et/ou lourd. Les coupures forment généralement des plaies à bords francs, contrairement aux contusions, fissures et déchirements, d'origine externe ou interne (la perforation d'un ulcère, par exemple). Les ecchymoses consécutives à un coup proviennent de l'infiltration d'une quantité variable de sang dans les tissus.

Quelles plantes ?
N'utilisez les plantes que si vous êtes convenablement vacciné et s'il s'agit d'une blessure sans réelle gravité.

USAGE INTERNE
- Pour stimuler la cicatrisation
Consoude, bistorte, camomille, myrte, plantain, sceau de Salomon, aloès, souci, en infusion.

USAGE EXTERNE
Pour toutes les préparations suivantes, adressez-vous à votre pharmacien.
- Pour une désinfection de surface
Calendula (pommade), **millepertuis** (huile), en application locale.
Calendula, échinacée, plantain (teintures-mères), associés.
- Pour désinfecter une plaie à bords irréguliers
Géranium (huile essentielle) et eau de **lavande,** en mélange dans un gel alcoolique.
Plantain en teinture diluée. **Hydrocotyle indien,** en crème. **Calendula** (teinture-mère), en pommade.
Géranium (huile essentielle), **soja** (huile,

1 goutte), **souci** (teinture) en mélange dans un excipient ne provoquant pas de macération.
• Pour couvrir une plaie infectée
Géranium rosat ou **origan** (huiles essentielles) : quelques gouttes sur la compresse servant de pansement.
• Pour un égratignure ou une large abrasion
Camomille et **thym** (huiles essentielles), dans une solution huileuse : déposer quelques gouttes sur la compresse.

Que faire d'autre ?

– Nettoyez systématiquement égratignures ou plaies avec un produit désinfectant.
– Mettez en place une contention (bande, strip ou autre) pour rapprocher les bords de la plaie.
– Faites vérifier régulièrement que vos rappels de vaccination antitétanique sont à jour.

Polyarthrite rhumatoïde

Qu'est-ce que c'est ?
Cette affection rhumatismale, appelée aussi polyarthrite chronique évolutive, est une maladie inflammatoire typique qui affecte, dans un premier temps, une articulation (mains, genoux ou pieds...). Elle évolue par poussées vers la chronicité, et tend à s'étendre à plusieurs articulations. Elle touche entre 0,5 et 1 % de la population, avec une nette prédominance chez les femmes (3 fois plus concernées que les hommes). Les premiers symptômes apparaissent généralement soit vers 25 ans, soit à l'âge de la ménopause.

SYMPTÔMES
Premiers symptômes
• Gêne ou douleurs intermittentes au niveau des articulations.
• Raideur et gonflement de l'articulation concernée.
Au cours de l'évolution
• Déformations visibles à la radiographie.
• Extension de la maladie à plusieurs articulations.
• Augmentation des douleurs, qui perturbent le sommeil.
• Ankylose.

Attention ! Consultez le médecin
La polyarthrite rhumatoïde est une maladie dont le diagnostic doit être établi par le médecin, qui vous prescrira le traitement indispensable. Si vous souhaitez ajouter à celui-ci des préparations à base de plantes, demandez conseil au médecin, qui veillera à ce qu'il n'y ait pas d'interaction entre sa prescription et les produits phytothérapiques.

Causes
C'est une inflammation de la membrane tapissant les articulations (la synoviale) qui marque le début de la maladie. L'origine bactérienne ou virale de cette inflammation serait le facteur déclenchant de la polyarthrite, mais on estime qu'un caractère génétique favoriserait l'apparition de la maladie.

Quelles plantes ?
Le traitement de la polyarthrite rhumatoïde associe une prescription médicale, souvent à base de corticoïdes, le repos, destiné à protéger les articulations, et une kinésithérapie, nécessaire pour éviter le raidissement. La phytothérapie intervient en complément.
USAGE INTERNE
Ortie (plante sèche) : en infusion, 2 cuill. à café dans 1 tasse d'eau bouillante ; 3 tasses par jour.
Saule (écorce) : 2 cuill. d'écorce finement découpée infusée 5 min dans 1 tasse d'eau bouillante ; 3 tasses par jour.
Boldo, **reine-des-prés** et **vergerette du Canada** (mélange de teintures-mères) : 40 gouttes 3 fois par jour.
USAGE EXTERNE
Paprika (extrait) en association avec des huiles essentielles de **romarin**, de **thym** et de **cyprès**, à raison de 1 à 3 % au total dans une huile ou une pommade : massages de l'articulation douloureuse.
SUR PRESCRIPTION MÉDICALE
Harpagophyton (extrait sec), **saule blanc** (extrait sec ou fluide), **safran des Indes** et **gingembre** (association d'extraits secs ou fluides).

Que faire d'autre ?
– Évitez toute fatigue inutile.
– L'acupuncture et la mésothérapie peuvent vous apporter un certain soulagement.
– Faites des cures de vitamines B et d'oligoéléments (cuivre, manganèse, soufre), qui ont un effet bénéfique sur le tissu osseux.
– Consommez des poissons gras des mers froides et de l'huile de colza, riches en acides gras et dont l'action sur les rhumatismes inflammatoires est efficace.

Poussée dentaire

Qu'est-ce que c'est ?
La poussée dentaire correspond à l'éruption des dents. Elle s'accompagne d'une inflammation dans la bouche, parfois jusqu'au tube digestif – la bouche étant l'expression du tube digestif.

SYMPTÔMES
• Gencives (et parfois joues) rouges et gonflées.
• Salivation abondante.
• Douleur.
• Fièvre.
• Diarrhées chez l'enfant.

Attention ! Consultez le médecin
La poussée dentaire provoque des troubles et notamment de la fièvre, qui doit rester passagère.

Causes
Avant de pousser, la dent se trouve sous forme de bourgeon à l'intérieur d'une sorte de petit sac dans l'os de la mâchoire. Lorsque la dent pousse, elle perce la gencive, ce qui entraîne inflammation et douleurs. La poussée dentaire concerne principalement les enfants âgés de 6 mois à 14 ans, mais certains adultes gardent des dents de lait jusqu'à 21 ans.

Quelles plantes ?
USAGE EXTERNE
huile essentielle de **lavandin** (60 %) à diluer avec de l'huile d'**olive** puis à appliquer sur la joue en regard de la dent.
Pour les adultes : voir Dents (problèmes de).

Que faire d'autre ?
– Donnez à votre enfant quelque chose de dur à mordiller – un anneau de dentition s'il peut le saisir.
– Massez-lui doucement la gencive avec votre doigt (propre).
– S'il a de la fièvre, donnez-lui un bain d'une température inférieure de 2 °C à la sienne.

Prémenstruel (syndrome)

Qu'est-ce que c'est ?
Le terme « syndrome prémenstruel » s'applique à un ensemble de modifications physiques et psychologiques liées au cycle des règles. Les troubles surviennent avant les règles et disparaissent en principe à leur déclenchement. Ils peuvent durer de 2 à 15 jours (commençant dans ce dernier cas dès l'ovulation) et touchent 40 % des femmes environ.

SYMPTÔMES
Évalués à 150 signes physiques et neuropsychiques au moins, ils peuvent être isolés ou associés.

Symptômes physiques
- Seins douloureux et gonflés.
- Abdomen ballonné, à l'origine tantôt de simples gênes, tantôt de douleurs importantes.
- Troubles urinaires.
- Prise de poids.
- Sensation de gonflement général, avec extrémités enflées et troubles veineux.

Symptômes neuropsychiques
- Humeur instable, irritabilité, agressivité, crises de larmes, état dépressif, nervosité, anxiété, maux de tête.
- Insomnies, somnolence ou hypersomnie (excès pathologique de sommeil).
- Difficultés à se concentrer, troubles de la mémoire.
- Parfois, hyperactivité ménagère ou agitation psychomotrice.
- Troubles de la faim et de la soif, de la libido, etc.

Attention ! Consultez le médecin
Si l'intensité des troubles vous empêche de mener une vie normale, consultez votre gynécologue.

Causes
On n'a pas encore réussi à trouver une explication unique à la totalité des troubles constatés. Il apparaît cependant que le syndrome prémenstruel repose sur une augmentation de la perméabilité des vaisseaux capillaires, responsable de l'apparition d'un œdème (gonflement) des tissus des seins, de l'abdomen et du cerveau. Dans certains cas, il est dû à une production dominante d'œstrogènes, provoquée par des facteurs multiples, dont le stress ou des déficiences nutritionnelles.

Quelles plantes ?
USAGE INTERNE

● Pour drainer l'organisme
Artichaut (feuilles), **piloselle** (parties aériennes), **fumeterre** (parties aériennes), **mauve** (feuilles et fleurs), **romarin** (feuilles) ou **frêne** (feuilles) : en infusion, de 20 à 30 g par litre d'eau ; ou en teinture-mère : 50 gouttes dans un verre d'eau par jour, matin et soir ; ou en poudre de plante : 1 gélule à 200 mg matin et soir.

● Exemples de tisanes à prendre au quotidien
Hamamélis (feuilles), **aubépine** (sommités fleuries), **frêne** (feuilles), **vigne rouge** (feuilles), **alchémille** (parties aériennes), **achillée millefeuille** (sommités fleuries) : infusion de 3 cuill. à soupe du mélange à parts égales pour 50 cl d'eau. À boire pendant tout le cycle, en alternance avec la décoction suivante : **valériane** (racine) et **viorne** (écorce), 2 cuill. à soupe du mélange à parts égales pour 50 cl d'eau.

Onagre ou **bourrache** (huiles) : 2 gélules par jour du 5ᵉ au 24ᵉ jour du cycle. Doses à augmenter suivant l'intensité des symptômes.

SUR PRESCRIPTION MÉDICALE
Pour augmenter la production de progestérone : **gattilier, alchémille, achillée millefeuille.** En traitement de fond 10 à 20 jours par cycle, parfois pendant tout le cycle selon l'intensité des symptômes.
Pour améliorer la circulation sanguine : **cassis** (feuilles et fruits), **hamamélis** (feuilles), **ginkgo** (feuilles), **vigne rouge** (feuilles), **myrtille** (feuilles et fruits), **noisetier** (feuilles).
Pour lutter contre le stress : **aubépine** (sommités fleuries), **valériane** (racines), **mélisse** (parties aériennes fleuries), **passiflore** (parties aériennes), **eschscholtzia** (parties aériennes), **ballote** (parties aériennes).

Que faire d'autre ?
– Augmentez votre consommation de fibres alimentaires (légumes frais et secs, fruits, céréales complètes), absorbez moins de sucres raffinés et plus de sucres lents, réduisez vos apports de lipides et privilégiez les graisses polyinsaturées, consommez moins de protéines animales et plus de protéines végétales d'origines diverses, limitez les produits laitiers, réduisez le sel.
– Diminuez votre consommation de produits excitants (café, thé, cigarettes...).
– Prenez des vitamines B (en particulier B6), C (antioxydante et recommandée en cas de stress) et E (antioxydante), du magnésium, du chrome et du zinc.

Prostate (maladies de la)

Qu'est-ce que c'est ?
Hypertrophie bénigne de la prostate : augmentation de la taille de la prostate par un adénome (on parle d'adénome bénin de la prostate) réduisant l'urètre (canal urinaire), qui la traverse, et conduisant finalement à une rétention urinaire (miction impossible).

LE SAVIEZ-VOUS ?

Prostate :
les vertus de certains pollens

En 1961, selon un journal suédois, des patients traités par du pollen, riche en protéines et en acides gras essentiels, ont vu s'atténuer leur inflammation de la prostate. Par la suite, un centre de recherche de Minneapolis (États-Unis) a montré que le pollen de seigle était aussi efficace dans l'hypertrophie bénigne de la prostate que l'extrait lipidique de l'écorce du prunier d'Afrique.

Prostatite : infection ou inflammation plus ou moins chronique de la prostate.

SYMPTÔMES
Hypertrophie bénigne de la prostate
- Envies fréquentes d'uriner, sans besoin réel, particulièrement la nuit.
- Sensation d'une impossibilité à vider entièrement la vessie, l'échographie confirmant la présence d'un résidu.
- Réduction du jet urinaire à un petit filet ou à un goutte-à-goutte.
- Tension et brûlure au niveau de la vessie.

Prostatite
- Sensation de pesanteur au-dessus de la base du pénis.
- Miction difficile, parfois douloureuse et plus ou moins fréquente.
- En cas d'infection grave, fièvre.

Attention ! Consultez le médecin
Seuls des examens médicaux permettent de distinguer une hypertrophie bénigne d'une prostatite, d'une affection de la vessie, d'une rétention d'origine neurologique ou d'un cancer de la prostate. De plus, certaines formes d'hypertrophie bénigne nécessitent une intervention chirurgicale. Quant à la prostatite, ce n'est pas une affection banale : elle entraîne des risques de stérilité et impose un traitement médical sérieux.

Causes
L'**hypertrophie bénigne** est due à une prolifération du tissu prostatique induite par un phénomène hormonal.
La **prostatite** résulte le plus souvent d'une infection des voies urinaires provoquée par une urétrite, une cystite*, une maladie sexuellement transmissible...

Quelles plantes ?
Hypertrophie bénigne
USAGE INTERNE
- En traitement de fond

Ortie (racine) : 100 à 200 gouttes d'extrait fluide par jour. À prendre en 2 fois.
Courge (graines) : huile en capsules molles de 330 mg, 3 fois par jour ; ou teinture-mère, 100 à 150 gouttes dans un verre d'eau par jour ; ou 6 à 9 graines à mâcher et à avaler par jour. Dans les magasins diététiques.
Prunier d'Afrique (extrait lipidique) : 50 mg en gélules 3 fois par jour.
- En complément

Renouée poivre d'eau (racine), **gingembre** (racine), **courge** (graines concassées), à parts égales : 1 cuill. à café du mélange pour 1 tasse d'eau bouillante, faire bouillir 3 min, puis laisser infuser 20 min.
Ortie (feuilles, 30 g), **églantier** (fruits, 30 g), **lamier blanc** (feuilles, 20 g), **sureau** (fleurs, 20 g) : 1 cuill. à café du mélange pour 1 tasse, laisser infuser 15 min ; 3 tasses par jour. Pour drainer.

SUR PRESCRIPTION MÉDICALE
Seigle sec (pollen) ; associations de **gingembre, cannelle, cyprès, épilobe, réglisse, cubèbe, oignon, réglisse, gattilier**.

Prostatite
Verge d'or (herbe, 15 g), **achillée millefeuille** (fleurs, 20 g), **cerise** (queues, 20 g), **maïs** (stigmates, 30 g) : 2 cuill. à café du mélange pour 1 tasse d'eau bouillante, laisser infuser 15 min.

SUR PRESCRIPTION MÉDICALE
Pour traiter tant l'infection que l'inflammation : **origan, thym, cyprès, sarriette, sauge** (huiles essentielles) ; **copahu** (teinture ou huile essentielle) associé à **Piper cubeba** (teinture-mère).
Marron d'Inde, ananas (extrait titré en bromélaïnes), **épilobe, oignon, verge d'or, fragon épineux, achillée millefeuille, saule, busserole**.

Que faire d'autre ?
– Ne prenez ni décongestionnant ni autre remède en vente libre contre le rhume : ils pourraient aggraver les symptômes.
– Si vous avez des difficultés à uriner, ne forcez pas ; consultez votre médecin.

Psoriasis

Qu'est-ce que c'est ?
Cette dermatose (maladie de la peau) associe des démangeaisons importantes et la présence de plaques rouges recouvertes de squames (fragments de peau superficielle qui deviennent blanchâtres et se détachent, notamment lorsqu'on se gratte). Souvent d'origine héréditaire, elle affecte des adolescents ou de jeunes adultes. Elle évolue par poussées sur certaines zones du corps bien délimitées (plis de la peau, cuir chevelu...) ou sur tout le corps.

SYMPTÔMES
- Apparition discrète au début dans les plis du coude ou du genou, ou encore sur le cuir chevelu.
- Plaques rouges recouvertes de squames blanches.
- Démangeaisons parfois insupportables.
- Après grattage et chute des squames, peau rouge, parfois saignante.
- Apparition ou disparition sans raison apparente.
- Extension par poussées.

Attention ! Consultez le médecin
Le diagnostic de psoriasis doit être effectué avec certitude. En effet, cette maladie peut ressembler au début à un eczéma ou à une mycose (dermatose due à des champignons microscopiques), qui ne se traitent pas de la même manière.

Causes
On retrouve dans 25 % des cas de psoriasis une origine héréditaire, plusieurs membres de la même famille étant affectés. On a relevé chez beaucoup de patients des anomalies du métabolisme (troubles de l'assimilation des graisses, acide urique, diabète...). Enfin, le facteur nerveux serait également favorable au déclenchement de la maladie, dont l'apparition ou l'évolution sont souvent liées à des émotions fortes.

LE SAVIEZ-VOUS ?

Psoriasis :
la redécouverte d'un ancien remède indien

Une équipe médicale américaine travaille actuellement sur les effets remarquables qu'aurait un ancien remède indien à base d'écorce de pin sur le psoriasis. Cette écorce aurait la propriété de rééquilibrer l'activité de gènes soupçonnés d'être à l'origine de certaines dermatoses, dont le psoriasis.

Quelles plantes ?

Diverses plantes peuvent soulager le patient atteint de psoriasis, en particulier celles qui ont des vertus cicatrisantes et calment les démangeaisons.

USAGE INTERNE

Onagre (huile) : 3 capsules molles par jour.
Douce-amère (herbe) : 1 cuill. à café dans 1 tasse d'eau bouillante, faire bouillir 3 min ou laisser infuser 15 min ; 2 tasses par jour.
Cassis et **réglisse** (extrait sec) : 50 mg 3 fois par jour.
Ortie : 1 cuill. dans 1 tasse d'eau bouillante, laisser infuser 10 min ; 3 tasses par semaine, pour drainer l'organisme.

USAGE EXTERNE

Mahonia : pommade à base de 10 % d'extrait.
Violette, lavande, bourrache, mélisse (fleurs) : 1 cuill. à café du mélange à parts égales pour 1 tasse d'eau bouillante, laisser infuser 10 min ; appliquer en compresses sur les lésions.
Millepertuis (huile, 1 cl), **lin** (huile, 10 cl), **Pix liquida** (5 g) : onguent à appliquer sur les lésions. Éviter ensuite l'exposition au soleil.
Bois de Panamá : 1 cuill. à soupe à faire bouillir 10 à 15 min dans 50 cl d'eau ; puis laisser infuser 10 min, dans cette décoction, 1 cuill. à soupe de fleurs de **matricaire** et de pétales de **souci** ; appliquer en larges compresses.
Camomille (huile) : badigeonner les lésions en fine couche pour calmer les démangeaisons.

SUR PRESCRIPTION MÉDICALE

Salsepareille (teinture-mère ou poudre), **douce-amère** (teinture-mère ou extrait fluide), **réglisse** (extrait fluide ou sec), **azarirachta** (teinture-mère, extrait fluide ou sec), **cassis** (bourgeons) ou **cèdre du Liban** (jeunes pousses).
Camomille, santal, onagre, maïs (huiles essentielles) : appliquer en mélange sur les lésions.

Que faire d'autre ?

– Faites des séances de la balnéothérapie à domicile en versant dans votre bain un mélange d'huiles essentielles (5 gouttes de **cajeput**, 3 gouttes de **camomille**, 2 gouttes de **thym**) dilué dans un quart de verre d'alcool.
– Prenez régulièrement des bains de soleil (demandez conseil à votre médecin).
– Vous pouvez tirer bénéfice d'une puva-thérapie (traitement par les ultraviolets A).

Psycho-somatiques (affections)

Qu'est-ce que c'est ?

Une affection psychosomatique est une manifestation répétitive de symptômes physiques plus ou moins prononcés et d'origine nerveuse. Appelée dystonie neurovégétative en langage médical, elle entraîne une hyperactivité incontrôlable d'un organe ou d'un autre. Il s'agit d'un trouble tout à fait distinct de la spasmophilie, malgré des symptômes parfois voisins.

SYMPTÔMES

- Céphalées (maux de tête), en particulier au sommet du crâne.
- Bouche sèche ou salivation excessive.
- Troubles de la vision.
- Nausées, renvois, gonflement au niveau de l'estomac.
- Météorisme (gaz dans l'intestin), gonflement abdominal dans la région hypochondriaque (sous les côtes), flatulences.
- Tachycardie (palpitations), sensation de battement dans les carotides (artères du cou et de la tête).
- Points de côté.
- Diarrhées isolées.
- Bâillements.
- Pollakiurie (mictions fréquentes et peu abondantes).
- Sensation de fièvre, oreilles qui chauffent.
- Hypotension brutale, accompagnée de malaises (sueurs, bourdonnements d'oreille, vision trouble…).
- Crises de larmes et troubles émotionnels.

Attention ! Consultez le médecin

En cas de répétition de l'un de ces symptômes, même banal, consultez un médecin, qui déterminera s'il correspond à une dystonie neurovégétative ou à une autre pathologie, plus grave.

Causes

Certains troubles nerveux mineurs, une contrariété ou une angoisse légère peuvent déclencher une affection physique.

Quelles plantes ?

USAGE INTERNE

- Pour améliorer l'état général
Marjolaine, basilic, lavande (en infusion) : seuls ou associés.
Aubépine (infusion, teinture ou extrait fluide).
Eschscholtzia (extrait aqueux) : 50 gouttes 3 fois par jour.
Tilleul (infusion ou macérat glycériné de bourgeons).
Acore (teinture) : 10 gouttes 3 fois par jour.
Angélique et **acore** (poudres) : 150 mg de chaque 3 fois par jour.
Camomille (fleurs) : 1 cuill. à café pour 1 tasse d'eau bouillante, laisser infuser 10 min.

SUR PRESCRIPTION MÉDICALE

Pour améliorer l'état général : **millepertuis** (teinture-mère, extrait fluide ou infusion) ; **cimicifuga** (extrait fluide).
Céphalée : **aspérule, menthe, verveine** (infusions).
Nausées, bouche sèche : **gingembre** (poudre ou infusion), **menthe, livèche**.
Troubles de la vision : **lavande** (huile essentielle).
Troubles digestifs : **chélidoine, fumeterre** (extraits fluides), **galanga** (teinture), **coriandre, cumin, fenouil, estragon** (huiles essentielles), **aneth** (teinture), **cardamome** (huile essentielle), **menthe** (infusion).
Fièvre : **verveine** (infusion).
Diarrhées : **goyavier** (extrait fluide), **airelle rouge** (macérat glycériné de jeunes pousses), **sarriette**.
Palpitations : **aubépine** (fleurs/baies), **mélisse, houblon** (infusions).
Mictions fréquentes : **oignon, renouée poivre d'eau** (extrait fluide), associés à de la **vigne rouge**.
Troubles émotionnels : **ballote noire, laitue vireuse, millepertuis, aspérule odorante,**

lotier corniculé (teintures-mères ou infusions), seuls ou en association.

Que faire d'autre ?
– Pratiquez le yoga ou la relaxation.
– Suivez une somatothérapie.
– Prenez des oligoéléments : lithium, magnésium, manganèse, en particulier.

Pyélonéphrite

Qu'est-ce que c'est ?
La pyélonéphrite est une inflammation aiguë des voies urinaires et du rein (calice, bassinet et tissu parenchymateux). D'origine bactérienne, cette maladie est fréquente chez les personnes atteintes d'anomalies des voies urinaires. Elle touche aussi souvent la femme enceinte.

SYMPTÔMES
- Malaises, courbatures, migraines.
- Fièvre qui augmente rapidement et précédée d'un grand frisson.
- Douleurs lombaires violentes, lourdeur dans le bas du dos.
- Mictions rares et urines foncées.

Attention ! Consultez le médecin
La pyélonéphrite est une véritable urgence. Le traitement doit être rapidement mis en œuvre et seul le médecin peut décider si la phytothérapie est adaptée à la gravité de la maladie et si elle doit être associée à une antibiothérapie. C'est ce que déterminera, en fonction du germe en cause, l'examen cytologique et bactériologique des urines, qui est obligatoire. En cas de problèmes urinaires à répétition, la phytothérapie est intéressante à titre préventif.

Causes
La pyélonéphrite peut être la complication d'une cystite ou d'une infection urinaire bénigne. Il arrive, notamment en milieu hospitalier, qu'elle soit la conséquence de l'invasion massive de l'appareil urinaire par des germes. Elle apparaît également lors d'antécédents connus de problèmes urinaires (infections, reflux, calculs…).

Quelles plantes ?
USAGE INTERNE

Busserole, myrtille, bouleau (feuilles), **verge d'or** (herbe) : 1 cuill. à soupe du mélange à parts égales dans 25 cl d'eau, faire bouillir 3 min, laisser infuser 20 min.
Busserole, garance, chiendent, bruyère, citron : infusion de chaque plante en alternance ou infusion en mélange à prendre pendant 3 à 6 mois, à titre préventif.
Verge d'or (herbe et racine) : 2 cuill. à café dans un grand verre d'eau, à faire infuser à froid pendant 8 h ; à boire en 3 fois dans la journée, pendant 3 mois, à titre préventif.

SUR PRESCRIPTION MÉDICALE

Eucalyptus ou **lavande, pin, térébenthine, sarriette, thym, serpolet, melaleuca** (tea tree), **cannelle** (huiles essentielles à fortes de doses).
Verge d'or ou **prêle**, aubier du **tilleul, reine-des-prés, bouleau, busserole, airelle, bruyère** (associations de plantes en infusion, teinture-mère, extrait sec ou fluide).
Échinacée, calendula (racine), **verge d'or** (action immunologique, en traitement continu).

Que faire d'autre ?
– Buvez abondamment pour faciliter l'élimination des urines, faire tomber la fièvre et lutter contre l'inflammation.
– Si vous avez parallèlement une infection traînante du côlon, prenez des oligoéléments : cuivre-or-argent et manganèse-cuivre.

Raynaud (syndrome de)

Qu'est-ce que c'est ?
Le syndrome de Raynaud est une contraction brusque des artères qui court-circuite les petits vaisseaux des doigts des mains ou des pieds en déviant le sang directement vers la circulation de retour, c'est-à-dire des extrémités vers le cœur ; d'où une pâleur puis une cyanose (manque d'oxygène) des extrémités pendant quelques minutes. La localisation de ce phénomène se limite parfois à deux ou trois doigts.

SYMPTÔMES
- Première phase : le bout des doigts pâlit, puis récupère une coloration rouge, ce qui s'accompagne de douleurs intenses, presque insupportables.
- Deuxième phase : coloration violette du bout des doigts, qui finissent par augmenter de volume et redevenir douloureux.
- Sensation de fourmillement avec une insensibilité de la peau et un engourdissement des doigts.

Attention ! Consultez le médecin
Un avis médical est indispensable pour cette affection, parfois spectaculaire et qui peut cacher des maladies sérieuses.

Causes
Le syndrome de Raynaud se manifeste sous l'effet du froid suivi d'un réchauffement trop brutal, ou après une forte émotion. Il peut être la marque d'une athérosclérose* des extrémités, de problèmes de coagulation sanguine ou de dérèglements hormonaux (thyroïde). Il est parfois d'origine médicamenteuse (prise d'un bêtabloquant ou d'adrénaline, thérapie anticancéreuse).
Il touche en priorité les personnes entre 20 et 40 ans, les fumeurs, et les femmes 5 fois plus que les hommes. Certaines familles sont plus touchées que d'autres. Enfin, il semble que la fréquence du phénomène soit accrue chez les manipulateurs d'outils vibrants (marteau piqueur par exemple), mais aussi chez les pianistes et les dactylos.

Quelles plantes ?
USAGE INTERNE

- Pour améliorer la circulation dans les petits vaisseaux

Ginkgo (extrait sec) : 60 mg 2 fois par jour, éventuellement en association avec du sélénium.

- Pour fluidifier le sang

Citronnier (huile essentielle) : 3 gouttes par jour.
Mélilot officinal (teinture-mère) : 30 gouttes dans un verre d'eau, 2 fois par jour, à prendre avant les repas.
Saule blanc (extrait sec) : 200 mg 2 fois par jour, à prendre au cours des repas.

Que faire d'autre ?
– Essayez d'arrêter fumer.
– Évitez l'exposition au froid.
– Réchauffez vos membres doucement.

Recto-colite hémorragique

Qu'est-ce que c'est ?
La recto-colite hémorragique (ou colite ulcéreuse) est une maladie inflammatoire de l'intestin qui atteint le rectum et le côlon, en totalité ou en partie. Elle se caractérise par une diarrhée de type dysentérique associée à des ulcérations de la muqueuse du rectum et du côlon. Sa première manifestation est généralement la plus sévère, puis son évolution est faite de rémissions et de rechutes, s'étendant sur des années.
La recto-colite touche le plus souvent de jeunes adultes, mais elle peut également apparaître chez des personnes âgées.

SYMPTÔMES
- Diarrhée sanglante avec mucosités.
- Fièvre, grande fatigue.
- Douleurs abdominales, malaise général.
- Perte d'appétit, amaigrissement.

Attention ! Consultez le médecin
La recto-colite peut être une urgence, surtout lors de sa première poussée. D'une manière générale, il est indispensable de consulter un médecin dès que, lors d'un épisode de diarrhée, apparaît du sang dans les selles. Une fois la maladie diagnostiquée, une surveillance médicale régulière est nécessaire pour éviter les risques de complications.

Causes
La recto-colite hémorragique est une maladie génétique auto-immune (l'organisme produit des auto-anticorps qui vont à l'encontre d'un de ses propres constituants). Elle est d'ailleurs souvent associée à d'autres pathologies dont l'origine génétique est avérée (comme la thyroïdite auto-immune) ou soupçonnée (polyarthrite rhumatoïde). Elle touche fréquemment des personnes qui ont un régime alimentaire pauvre en résidus ou trop riche en sucres raffinés, ainsi que davantage de non-fumeurs ou d'anciens fumeurs que de fumeurs. Un stress émotionnel, une infection associée, une gastro-entérite* ou un traitement antibiotique peuvent favoriser une rechute.

Quelles plantes ?
USAGE INTERNE
- **Effet mucilagineux**
  Guimauve (racine) : 50 g dans 50 cl d'eau, faire bouillir 10 min ; 3 tasses par jour. Ou 30 gouttes de teinture-mère 3 fois par jour.
  Camomille (fleurs) : 5 g pour 1 tasse d'eau bouillante, laisser infuser 10 min ; 3 tasses par jour. Ou 30 gouttes de teinture-mère 3 fois par jour.
  Bistorte : 50 g de rhizome dans 50 cl d'eau, faire bouillir 10 min ; 3 tasses par jour. Ou 30 gouttes de teinture-mère 3 fois par jour. Ou 0,5 à 1 g d'extrait fluide 3 fois par jour.
- **Effet anti-hémorragique et antispasmodique**
  Chardon-Marie (fruit séché) : 1 g de poudre sur les aliments, 3 fois par jour. Ou 1 gélule à 200 mg d'extrait sec.
- **Effet astringent**
  Cyprès (fruit) : 20 à 50 gouttes d'extrait fluide 3 fois par jour. Ou 30 gouttes de teinture-mère 3 fois par jour. Ou 1 gélule à 200 mg d'extrait sec 3 fois par jour.
- **Contre la diarrhée sanglante**
  Ratanhia (racine) : 20 g de racine dans 50 cl d'eau, faire bouillir 10 min ; 3 à 5 tasses par jour. Ou 30 gouttes de teinture-mère 3 fois par jour. Ou 0,5 à 1,5 g d'extrait sec par jour, en 3 prises.
- **Contre l'anxiété**
  Chêne (parties aériennes) : 5 g pour 1 tasse d'eau bouillante, laisser infuser 10 min ; 3 tasses par jour. Ou 30 gouttes de teinture-mère 3 fois par jour. Ou 1 g d'extrait fluide 2 à 5 fois par jour.

Que faire d'autre ?
– Luttez contre le stress en pratiquant des techniques de relaxation ou le yoga.
– Supprimer le lait, les laitages et le froment, évitez les fruits et les légumes crus, les légumes secs, les fruits oléagineux. Ces règles diététiques sont souvent efficaces, et la reprise d'une alimentation dite normale peut entraîner une rechute rapide.
– Faites des cures régulières d'oligoéléments (cuivre-or-argent, 1 dose par jour) ; prenez des probiotiques, qui permettent de compenser les pertes en bactéries du côlon.

Reflux gastro-œsophagien

Qu'est-ce que c'est ?
On parle de reflux gastro-œsophagien lorsque le contenu de l'estomac remonte vers l'œsophage au cours de la digestion, en raison d'une persistance d'ouverture de l'entrée de l'estomac. Ce reflux entraîne une œsophagite (inflammation de l'œsophage). C'est un trouble digestif qui peut apparaître dès le plus jeune âge.

SYMPTÔMES
- Sensation de reflux d'aliments vers l'œsophage lors de certains mouvements (corps penché en avant…).
- Brûlure douloureuse affectant l'œsophage et remontant jusqu'à la bouche.
- Reflux en position allongée, surtout après les repas.
- Toux, inflammation chronique du pharynx.

Attention ! Consultez le médecin
Le diagnostic de reflux gastro-œsophagien peut être établi par le médecin à partir de l'examen clinique. Une endoscopie gastrique permet d'en acquérir la certitude.

LE SAVIEZ-VOUS ?

Reflux gastro-œsophagien : les bienfaits de l'huile essentielle de menthe

La menthe permet de soulager facilement les symptômes de gastrite ou d'œsophagite chez certains patients. Une étude récente a démontré que la prise de 5 gouttes d'huile essentielle de menthe diluées dans 1 cl d'eau permettait de diminuer l'amplitude et la durée des contractions de l'œsophage.

Causes

Le plus souvent, c'est une hernie hiatale qui est à l'origine du reflux gastro-œsophagien. Mais d'autres facteurs peuvent être mis en cause, comme l'habitude de prendre des repas trop copieux, certaines activités professionnelles qui demandent de se pencher fréquemment en avant, des troubles du fonctionnement biliaire, l'anxiété ou la nervosité…

Quelles plantes ?

De nombreuses espèces peuvent avoir des effets bénéfiques. On utilise des plantes aux propriétés complémentaires : anti-inflammatoires des muqueuses, enzymes digestives, sédatives des spasmes, stimulantes des sécrétions biliaires et pancréatiques…

USAGE INTERNE

Basilic, cardamome, marjolaine (huiles essentielles) : 3 gouttes de chaque à diluer dans une infusion de cônes de *houblon,* de *camomille* et de *passiflore* (1 cuill. à café du mélange pour 1 tasse d'eau bouillante, laisser infuser 15 min).

Fenouil (semence), *matricaire* (fleurs), *mélisse* (feuilles), *marjolaine,* à parts égales : 2 cuill. à café du mélange dans 15 cl d'eau bouillante, laisser infuser 15 min ; 3 fois par jour avant les repas.

Curcuma, aubier de *tilleul, chélidoine, boldo, aigremoine, fumeterre, épine-vinette :* plantes à utiliser en infusion, pour stimuler l'activité biliaire et pancréatique.

Élixir de *papaïne :* 1 cuill. à café à prendre après les repas.

SUR PRESCRIPTION MÉDICALE

Condurango, gingembre, fumeterre, camomille, achillée millefeuille (mélange d'extraits fluides).

Matricaire et *réglisse* (mélange d'extraits secs).

Gentiane jaune (teinture-mère) dans une infusion de *petite centaurée.*

Basilic et *cardamome* (huiles essentielles), pour leurs propriétés antispasmodiques et protectrices de la muqueuse de l'estomac.

Que faire d'autre ?

– Faites régulièrement des cures d'oligo-éléments : magnésium, cobalt, manganèse et surtout zinc-nickel-cobalt et lithium.
– Apprenez à manger moins et plus souvent, en prenant votre temps et en mâchant bien.
– Buvez de préférence de l'eau légèrement pétillante.
– Évitez autant que possible les mouvements qui provoquent le reflux.
– Ne vous couchez pas immédiatement après le repas.

Règles (troubles des)

Qu'est-ce que c'est ?

Les troubles des règles sont aussi appelés « troubles fonctionnels du cycle », c'est-à-dire qu'ils ne reposent sur aucune cause organique. De plus en plus fréquentes chez les femmes occidentales, ces perturbations hormonales sont vraisemblablement dues à un déséquilibre hormonal induit par le stress.

Les troubles des règles affectent surtout les jeunes filles, les femmes en préménopause* et les femmes stressées, anxieuses ou dépressives.

SYMPTÔMES

● Métrorragie fonctionnelle : saignements de l'endomètre (muqueuse de l'utérus) en dehors des règles.

● Ménorragie fonctionnelle : hémorragie utérine coïncidant avec la menstruation (règles excessivement abondantes).

● Sparioménorrhée : périodes d'aménorrhée* (absence de règles) interrompues par la survenue d'un cycle normal (avec ovulation) ou d'une métrorragie, réduisant considérablement le nombre annuel des véritables règles.

LE SAVIEZ-VOUS ?

Troubles des règles :
les vertus de la grande camomille

La grande camomille était considérée au Moyen Âge, compte tenu de ses nombreuses vertus pour les femmes, comme l'« herbe des mères et la mère des herbes ».

Attention ! Consultez le médecin

Quelle que soit la nature des troubles, il faut absolument faire pratiquer un examen clinique, éventuellement suivi d'examens complémentaires, avant d'entreprendre tout traitement.

Causes

Les troubles des règles sont presque toujours en rapport avec une anomalie de l'ovulation, elle-même provoquée par un dérèglement du centre nerveux hypothalamo-hypophysaire, dont dépend directement le fonctionnement psycho-émotionnel. L'incapacité à surmonter un stress en augmente les risques.

Quelles plantes ?

USAGE INTERNE

● Contre la spanioménorrhée
Armoise commune (feuilles et sommités fleuries exclusivement), *sauge officinale* (feuilles) : en infusion, 1 ou 2 cuill. à soupe dans 50 cl d'eau.

● Pour lutter contre le stress
Aubépine (sommités fleuries), *fumeterre* (parties aériennes fleuries), *passiflore* (fleurs), *eschscholtzia* (fleurs), *valériane* (racine), *millepertuis* (sommités fleuries), *ballote noire* (tiges feuillées) : 3 cuill. à soupe pour 50 cl d'eau bouillante, laisser infuser 10 min ; à boire en 3 ou 4 fois au cours de la journée. En traitement à long terme.

SUR PRESCRIPTION MÉDICALE

La régulation hormonale, extrêmement complexe, des métrorragies et ménorragies fonctionnelles est réservée au médecin, qui prescrit, selon les cas, des plantes gonadotropes (stimulant l'hypophyse), des plantes antigonadotropes (freinant le fonctionnement de l'hypophyse), des phytoprogestagènes, parfois aussi des phyto-œstrogènes. En cas de saignements abondants, la prescription de plantes antihémorragiques revient, elle aussi, au médecin.

Que faire d'autre ?

– Pratiquez des techniques de relaxation (sophrologie, yoga…).
– Si nécessaire, envisagez une psychothérapie, pour apprendre à mieux maîtriser vos émotions.

◆ *Voir aussi Aménorrhée, Dysménorrhée, Prémenstruel (syndrome)*

Rétention hydrique

Qu'est-ce que c'est ?
La rétention hydrique (ou rétention d'eau) est une infiltration des tissus, dans tout l'organisme ou à un endroit précis (chevilles et jambes, doigts et bras, paupières et visage...), liée à des troubles électrolytiques (ions Na, K et Cl). Elle s'exprime par une infiltration extracellulaire et non par un œdème.

SYMPTÔMES
- Aspect enflé des tissus de la zone où l'eau s'infiltre : jambe (de la cheville, voire des orteils, au genou), bas-ventre, visage, bras et doigts (difficulté à retirer une alliance, par exemple).

Attention ! Consultez le médecin
La rétention hydrique, à ne pas confondre avec une obésité* accompagnée de cellulite*, est un syndrome dérangeant mais bénin. Il est cependant nécessaire de consulter un médecin pour en connaître l'origine (celle-ci pouvant être moins bénigne) et établir un traitement.

Causes
La rétention hydrique peut venir d'une décompensation cardiaque aiguë ou chronique, de perturbations hormonales (contraception, syndrome prémenstruel*, périménopause...).
Une insuffisance hépatique, rénale, veineuse ou lymphatique peut également être en cause, de même que les diverses compressions qui gênent le retour veineux ou artériel (fibrome* utérin, grossesse, constipation*, cirrhose*...).
La rétention d'eau peut également être due à une vie sédentaire, à de mauvaises postures (station debout prolongée, position assise avec les jambes croisées), un régime alimentaire farfelu ou encore des automédications malheureuses (abus de laxatifs, prise de diurétiques inappropriés...).

Quelles plantes ?
SUR PRESCRIPTION MÉDICALE
En cas d'origine cardiaque : **aubépine, cornouiller sanguin** (bourgeons) et **verge d'or** ; en cas de composante veineuse : **marron d'Inde, noisetier** (feuilles), **mélilot officinal, fragon épineux, vigne** (feuilles) ; en cas de composante lymphatique : **cyprès** et **renouée des oiseaux** ; en cas de composante hépatique organique : **chardon-Marie, desmodium** ou **romarin** en gemmothérapie ; en cas de composante hépatique fonctionnelle : **pissenlit, achillée millefeuille, aigremoine, bardane, épine-vinette, betterave, boldo, chrysanthellum, artichaut, eupatoire, gentiane, tilleul** ou **maïs**.
En cas d'origine rénale fonctionnelle, un traitement à base de diurétiques végétaux (sans spécificité) : **asperge** (racine), **épine-vinette, bouleau blanc** (feuilles), **prêle, frêne** (feuilles ou sève), **piloselle, livèche, olivier, thé de Java, cerise** (queues), **sureau noir, reine-des-prés, pissenlit, chiendent, verveine officinale, maïs** (stigmates) ; en cas d'origine rénale organique : **chardon-Roland, frêne** (écorce) ou **renouée des oiseaux**.

Que faire d'autre ?
– Diminuez votre consommation de sel.
– Consommez régulièrement des aliments qui facilitent l'élimination de l'eau (raifort, céleri, ortie, betterave rouge, oseille...).

Rhume (ou rhinite)

Qu'est-ce que c'est ?
Rhinite banale : pathologie bénigne extrêmement commune qui touche chaque individu en moyenne 3 ou 4 fois par an et correspond à une inflammation des muqueuses des voies respiratoires, notamment les fosses nasales. La guérison est spontanée au bout de quelques jours.
Rhinite allergique : affection caractérisée par un prurit (chatouillement nasal propre à l'allergie) et traduisant un déséquilibre général de l'organisme qu'il convient de corriger le mieux possible.

SYMPTÔMES
- Nez bouché.
- Éternuements fréquents.
- Écoulement nasal d'abord aqueux et clair puis épais et jaune verdâtre.
- Démangeaisons au niveau du nez.

Attention ! Consultez le médecin
Seul un médecin pourra distinguer un rhume banal d'une rhinite allergique et déterminer précisément les allergènes responsables.

Causes
La rhinite peut être d'origine irritative, virale, plus rarement bactérienne ou encore, et cela de plus en plus fréquemment, allergique.

Quelles plantes ?
Rhinite banale
USAGE EXTERNE
- Pour apaiser les symptômes gênants
Éphédrine (huile essentielle, 0,3 g), **niaouli** (huile essentielle, 1,5 g), **olive** (huile, 30 ml) : 2 ou 3 gouttes du mélange par narine, 3 ou 4 fois par jour.

Plasma de Quinton : 1 ampoule dans chaque narine, 3 ou 4 fois par jour.
Eau argileuse ou, tout simplement, sérum physiologique.
Oligoéléments (cuivre, argent...) : 1 ampoule dans chaque narine, 4 fois par jour, en alternant les oligoéléments.

Rhinite allergique
Le traitement local sans prescription sera le même que celui d'une rhinite banale.
SUR PRESCRIPTION MÉDICALE
Euphraise : teinture-mère en dilution ou en décoction (pour un rinçage nasal).
Manganèse directement sur la muqueuse nasale (à utiliser toutefois avec prudence).
En traitement général : **pensée sauvage** (propriétés dépuratives) ; en gemmothérapie : **charme** (antispasmodique), **cassis** (stimulant cortico-surrénalien) et **chêne pédonculé**.
En gemmothérapie pour les rhinites à répétition : **cassis, rosier sauvage** (essentiellement chez l'enfant), **noyer** (antiallergique et stimulant des défenses de l'organisme), **bouleau** (reminéralisant), **chêne pédonculé** (stimulant général) ou encore jeunes pousses de **romarin** (antiradicalaire).

Rides, cernes

Qu'est-ce que c'est ?
Rides : premiers signes du vieillissement de la peau, dont la localisation est limitée au visage.
Cernes : congestion sous la paupière inférieure, avec une teinte plus ou moins foncée, bleutée ; ils peuvent s'accompagner d'un gonflement de la paupière supérieure.

SYMPTÔMES
Rides
- Plis plus ou moins profonds dans la peau.

Cernes
- Distension ou gonflement de la peau sous les yeux.

Attention ! Consultez le médecin
Même si les rides et les cernes peuvent être traités en cosmétologie phytothérapique, il est préférable de consulter un médecin, qui fera un diagnostic sur leur origine.

Causes
Les **rides** sont provoquées par la déshydratation de la peau et les transformations des cellules de l'épiderme. La peau, plus sèche et fragilisée, se détend ; elle occupe plus de surface et a tendance à se plisser, d'où l'apparition de rides.
Les rides de pesanteur apparaissent vers 40 ans. Les rides d'expression proviennent de la traction répétitive des muscles peaussiers sur une peau moins souple et moins élastique.
Les **cernes** sont dus à une congestion de la zone située sous la paupière inférieure avec des troubles locaux de la circulation lymphatique. Ils apparaissent souvent en cas d'insomnie aiguë ou prolongée, ou peuvent être provoqués par un excès de graisse localisée. Enfin, stress, maux de tête, asthénie, vieillissement… accentuent le phénomène.

Quelles plantes ?
USAGE EXTERNE
Rides
Guimauve, ginseng, lierre commun, houblon (extraits fluides) : 0,25 % de chaque dans une base pour crème et/ou un gel neutre, avec huile essentielle de **sauge**, extraits hydroglycoliques de **guimauve,** de **ginseng,** d'**angélique** (voir le pharmacien), pour un massage quotidien du visage.
Maïs, onagre, germe de **blé** (huiles, à parts égales), **arachide** (huile peroxydée), qsp 60 ml : solution à appliquer par massage sur le visage plusieurs fois par semaine.
Houblon (poudre, 5 g), **levure de bière** (2 g), **propolis** (1 g), eau et jaune d'œuf : appliquer le mélange en masque de 20 min à 1 heure, 1 fois par semaine.

Cernes
Ortie (poudre de feuilles sèches), **hamamélis** (poudre), **busserole** (poudre de feuilles), **bruyère** (poudre de fleurs), 10 g de chaque : imbiber avec un demi-verre d'eau pendant 30 min ; mélanger le résidu humide avec du talc pour former une pâte ; appliquer en masque de 30 min, 1 fois par semaine.
Lotion à base des distillats de **mélilot,** d'**hamamélis,** de **bleuet** dans de l'eau de fleur d'**oranger** (voir le pharmacien).
Crème avec huiles essentielles d'**oranger** et de **romarin** et extraits fluides de **guimauve, ginseng** et **prêle** (voir le pharmacien).
SUR PRESCRIPTION MÉDICALE
Vitamine E (capsules molles à 500 mg) ; **ginseng** (extrait sec, associé à la sauge et au houblon) ; lécithine de **soja** ; **hydrocotyle indien** (extrait fluide ou sec).

Que faire d'autre ?
– Faites des exercices de gymnastique des muscles peaussiers, et faites-vous faire des massages du visage, si possible dans un salon d'esthétique.
– Éliminez le tabac et l'alcool.
– Évitez le stress, reposez-vous.
– Mangez sainement.

Rythme cardiaque (troubles du)

Qu'est-ce que c'est ?
On range sous ce terme les anomalies qui affectent le rythme auquel le cœur bat pour expulser convenablement le sang dans l'aorte et les artères. Ce rythme est donné par les contractions du muscle cardiaque, dont la fréquence normale est de 70 à 75 par minute. Cette activité est modulée par le système nerveux végétatif : le parasympathique, qui la ralentit, et le sympathique, qui l'accélère. On distingue les troubles du rythme d'origine supraventriculaire (qui se situe en amont du ventricule) et ceux d'origine ventriculaire.

SYMPTÔMES
- Fatigabilité.
- Difficulté à respirer, essoufflement (dyspnée).
- Lèvres et extrémités bleutées (cyanose).
- Sensation de secousse sous le sternum, avec ou sans toux.
- Œdème.

Attention ! Consultez le médecin
Un trouble du rythme cardiaque peut être une urgence médicale. Il existe plusieurs types d'arythmie, de gravité variable, et c'est le praticien, qu'il soit généraliste ou spécialiste, qui seul est juge du traitement.

Causes
Les troubles du rythme cardiaque sont dus à une désorganisation permanente ou

---

LE SAVIEZ-VOUS ?

Rythme cardiaque :
l'huile d'argousier contre l'arythmie

Des études menées par des chercheurs chinois ont démontré que les flavones totaux contenus dans l'argousier jouent un rôle sur l'électrophysiologie des cellules du cœur et réduisent les troubles du rythme cardiaque.

Que faire d'autre ?
– Buvez beaucoup (eau, potage, bouillon) afin de maintenir une bonne hydratation des muqueuses.
– Augmentez vos apports en vitamine C.
– Si la rhinite est d'origine allergique, consommez des œufs de caille, aux propriétés anti-inflammatoires et antiallergiques.

transitoire de l'activité du muscle cardiaque. Parmi ces troubles figurent les extrasystoles (supraventriculaires ou ventriculaires), des contractions cardiaques supplémentaires qui perturbent la régularité du rythme. Il existe aussi des troubles du rythme auriculaire (issu des oreillettes), qui entraînent une arythmie complète. Les troubles du rythme cardiaque sont souvent consécutifs à une cardiopathie comme l'infarctus du myocarde, l'insuffisance coronarienne ou une affection valvulaire.

Quelles plantes ?

Du fait de la gravité que peuvent présenter les troubles du rythme cardiaque, seul le médecin peut décider de prescrire, en complément du traitement médical, des plantes susceptibles de renforcer l'action des antiarythmiques de synthèse.

USAGE INTERNE

Le patient peut prendre sans risque les infusions suivantes en plus du traitement prescrit par son médecin.

Aubépine (feuilles et fleurs, 40 g), **millepertuis** (herbe, 16 g), **agripaume** (herbe, 13 g), **mélisse** (herbe, 8 g), **rose** (pétales, 3 g) : 1 cuill. à café de ce mélange dans 10 cl d'eau bouillante, laisser infuser 15 min ; 1 tasse après chaque repas.

Pour drainer les voies urinaires : **bouleau** (jus de feuilles, voir le pharmacien) ; ou barbe de **maïs** et **églantier** : 1 cuill. à café pour 1 tasse d'eau bouillante, laisser infuser 20 min ; 3 tasses par jour.

SUR PRESCRIPTION MÉDICALE

Aubépine : en extrait sec, le plus souvent à très fortes doses. **Digitale :** plante difficile à manier, utilisable à faible dilution. **Ballote, passiflore, valériane...** (plantes sédatives). **Scille maritime.**

Que faire d'autre ?

– Apprenez à contrôler votre anxiété, qui favorise l'accélération du rythme cardiaque.
– Évitez toute fatigue inutile et sachez prendre le temps de vous reposer.
– Faites des cures régulières d'oligoéléments, en particulier de sélénium.

Sclérose en plaques

Qu'est-ce que c'est ?

La sclérose en plaques est une atteinte du système nerveux central (cerveau et moelle épinière) : la gaine des nerfs est détruite par plaques, empêchant ainsi l'influx nerveux de circuler normalement. La maladie évolue soit par poussées suivies de rémissions, soit de manière chronique.

SYMPTÔMES

Ils sont différents selon la défaillance neurologique du malade.
• Troubles de la vue (vision double ou mouvements involontaires des yeux).
• Fatigue extrême.
• Tremblements et mauvaise coordination des mouvements (pertes d'équilibre).
• Engourdissements ou picotements de certaines régions du corps.
• Incontinence.
• Paralysie totale ou partielle de n'importe quelle partie du corps.

Attention ! Consultez le médecin

La sclérose en plaques doit toujours faire l'objet d'un suivi médical approprié.

Causes

Les causes exactes de la sclérose en plaques ne sont pas encore connues. Elle semble tenir à plusieurs facteurs, dont les plus souvent cités sont une prédisposition génétique et un dérèglement du système immunitaire. Elle peut aussi survenir à la suite d'une atteinte virale. Les femmes semblent plus exposées à la maladie.

Quelles plantes ?

Utilisée seule, la phytothérapie n'est pas très efficace. Il faut éviter les plantes qui stimulent l'immunité au profit de celles qui la régulent et sont anti-inflammatoires.

USAGE INTERNE

Sarriette (plante entière) : 1,5 g par tasse d'eau, 2 fois par jour ; ou 30 gouttes de teinture-mère, 3 fois par jour.

SUR PRESCRIPTION MÉDICALE

Cassis : feuilles, extrait sec ou teinture-mère ; ou bourgeons en macérat glycériné.
Ginkgo (extrait sec standardisé suffisamment riche en glucosides flavonoïques et en terpènes) : pour améliorer l'oxygénation des tissus et favoriser la microcirculation.

Que faire d'autre ?

– Limitez les sources de stress dans votre vie quotidienne.
– Remplacez les graisses saturées (graisse animale, produits laitiers, huile de palme, etc.) par des huiles insaturées (olive, tournesol, soja) ou des compléments d'acides gras oméga-3, 6 et 9 (huiles végétales, huiles de poisson, huile d'onagre ou de bourrache...).
– Faites des cures de vitamines C, B1, B6, B12..., d'oligoéléments et de minéraux (zinc, magnésium, calcium, sélénium...), ainsi que de substances antioxydantes (glutathion, bêtacarotène...).

Sevrage médicamenteux

Qu'est-ce que c'est ?

L'utilisation de certains médicaments agissant sur le psychisme, tels les antidépresseurs, les tranquillisants et les somnifères, entraîne une accoutumance semblable à celle qui intervient lors de la dépendance alcoolique. L'arrêt du traitement provoque l'apparition d'un ensemble de troubles que l'on appelle « syndrome du sevrage ».
Le sevrage est difficile pour certains sédatifs comme les benzodiazépines. L'arrêt des antidépresseurs, s'il n'est pas progressif, est suivi le plus souvent par un effet de rebond de la maladie : soit celle-ci est encore présente et l'arrêt intervient trop tôt, soit il se produit une réaction dépressive aiguë. Les somnifères, et notamment ceux à base de diazépam, provoquent eux aussi des troubles de sevrage.

SYMPTÔMES

• Aggravation rapide de la pathologie traitée (angoisse, dépression, insomnie).
• Sensations douloureuses et courbatures sans raison apparente.

- Insomnies ou, au contraire, envie de dormir excessive.
- Tremblements, sueurs, troubles de l'attention et de la vigilance.
- Fatigue, irritabilité, état dépressif, appétit sexuel important ou baisse de la libido.
- Convulsions lors du sevrage brutal d'un traitement sédatif de longue durée.

Attention ! Consultez le médecin

Certains traitements doivent être suivis un temps déterminé pour être efficaces. Le patient ne doit jamais interrompre un traitement sédatif ou antidépresseur de sa propre initiative. Parfois, un état normal peut exister pendant 24 heures, avant l'apparition des premiers signes du syndrome de sevrage. Seul le médecin prescripteur peut aider le patient à mener à bien un sevrage progressif.

Causes

Certains récepteurs du cerveau reçoivent les substances efficaces sur le psychisme (sédatifs, antidépresseurs, opiacées ou somnifères) et sont régulièrement saturés par ces substances médicamenteuses. Si celles-ci viennent à manquer, les récepteurs ne bloquent plus de nombreuses réactions biologiques et naturelles, qui s'expriment alors de façon aiguë et désordonnée, entraînant certaines manifestations symptomatiques.

Quelles plantes ?

Le médecin indiquera à quel rythme conduire le sevrage et prescrira en général des traitements à base de plantes, à doses spécifiques, qui lui permettront de se faire en douceur.

USAGE INTERNE

- Sevrage des tranquillisants
Association de plantes sédatives : **aubépine** et **valériane** (extraits secs) ; **valériane** et **cimifuga** (extraits secs) ; **aubépine** et **passiflore** (extraits secs) ; **pavot jaune de Californie** (extrait aqueux) ; extrait de **lotier** (extrait sec).
- Sevrage des opiacées
Association de plantes sédatives et de quantités importantes d'infusion

de *marjolaine* et *lavande*. Le patient pourra ajouter : **oranger** (fleurs, 20 g), **menthe poivrée** (feuilles, 10 g), **mélisse** (feuilles, 50 g), **marjolaine** (herbe, 20 g) : 1 cuill. à café du mélange pour 1 tasse d'eau bouillante, laisser infuser 10 min ; 4 ou 5 tasses par jour.
- Sevrage des antidépresseurs
Millepertuis (extrait fluide), qui doit pouvoir prendre le relais de l'antidépresseur au bout d'une semaine, associé éventuellement à une plante sédative comme la **valériane**.
Si la dépression n'a pas disparu, le syndrome de sevrage sera moins fort ; si la maladie a suffisamment régressé, le **millepertuis** prend en charge l'état dépressif résiduel.

Que faire d'autre ?

– Des séances d'acupuncture, de yoga ou de somatothérapie pourront vous aider à passer ce cap difficile.
– N'oubliez pas qu'une bonne hygiène de vie et, en particulier, une activité physique bien choisie et régulière permettent de lutter contre le stress.

Sida

Qu'est-ce que c'est ?

Le sida (syndrome d'immunodéficience acquise) est une maladie grave, transmissible par voie sexuelle ou sanguine, due à un virus (le VIH) qui engendre un effondrement total et définitif des réactions de défense de l'organisme. Il s'ensuit des infections multiples (dues à des germes dits opportunistes) et l'apparition de divers types de tumeurs.

SYMPTÔMES

- Très grande fatigue.
- Apparition d'une mycose buccale, d'un herpès, d'une hépatite…
- Infections diverses récidivantes ou devenant chroniques.
- Dégradation progressive de l'état général.

Attention ! Consultez le médecin

Le sida, maladie grave et encore mortelle en dépit des progrès thérapeutiques, constitue la phase terminale de l'infection par le virus VIH. Les personnes séropositives saines, qui sont porteuses du virus sans avoir développé la maladie, ont besoin d'une surveillance médicale régulière. Seuls les examens médicaux peuvent déterminer le moment où la maladie devient active et doit être traitée.

Causes

Le sida est consécutif à l'infection de l'organisme par le virus VIH, du groupe des rétrovirus, qui s'attaque aux lymphocytes T, supports de l'immunité cellulaire. La transmission se fait lors de rapports sexuels non protégés avec un partenaire séropositif. Elle peut également avoir lieu au cours d'une transfusion de sang contaminé (portant le virus) ou si l'on se sert de seringues ou d'aiguilles qui ont été utilisées par des personnes séropositives.

Quelles plantes ?

La phytothérapie n'a aucun effet démontré sur le virus du sida. Mais de nombreuses plantes se sont néanmoins révélées intéressantes au cours des travaux de recherche menés en laboratoire, même si elles ne peuvent pas, pour l'instant, être prescrites à l'homme. La phytothérapie est cependant utilisée avec profit comme traitement préventif des affections qui atteignent les patients immunodéprimés.

USAGE INTERNE

Origan (sommités, 15 g), **romarin** (feuilles, 10 g), **hysope** (herbe, 15 g), **réglisse** (racine, 30 g) : 1 cuill. à café du mélange pour 1 grande tasse d'eau bouillante, laisser infuser 10 min ; 3 tasses par jour.

SUR PRESCRIPTION MÉDICALE

Traitement en continu à base d'un mélange d'huiles essentielles dont il faudra changer fréquemment la composition : mélange d'huiles essentielles de **melaleuca (tea tree)** et d'**origan**, par exemple.
Traitement à effet antioxydant : **origan, romarin, ail** (infusions).
Contre les infections de la bouche : **bardane, brunelle, lichen d'Islande** (extraits).

Pour stimuler les défenses immunitaires : **Échinacée** (racine ou plante entière), **baptisia, eupatoire, chardon béni** et **ginseng** (extraits).

Que faire d'autre ?

– Utilisez des préservatifs pour toute relation sexuelle.
– Respectez scrupuleusement toutes les prescriptions de votre médecin et, notamment, prenez régulièrement les médicaments antiviraux qu'il vous a prescrits.
– Reposez-vous le plus souvent possible.
– Adoptez un régime alimentaire sans graisses mais riche en légumes et en fruits frais. Consommez en particulier oignons, ail, poires, sirop de fruits sauvages…
– Pensez à la balnéothérapie pour ses effets relaxants.

Sinusite

Qu'est-ce que c'est ?

Creusés dans les os de la face, les sinus fonctionnent par paires et sont annexés aux fosses nasales qu'ils entourent. Il existe ainsi des sinus maxillaires, frontaux, ethmoïdaux, sphénoïdaux… La sinusite est une inflammation aiguë ou chronique d'un ou de plusieurs sinus situés du même côté. Elle doit être distinguée des sinusites infectieuses et des sinusites allergiques.

Dans près de 80 % des rhinites banales (voir Rhume), il y a présence de liquide dans les sinus sans qu'il faille toutefois parler de sinusite ; l'erreur de diagnostic conduit alors souvent à la prise inutile d'antibiotiques.

SYMPTÔMES

- Fièvre (non systématique).
- Douleur unilatérale spontanée lorsqu'on se penche en avant ou qu'on s'appuie sur le ou les sinus malades.
- Écoulement et obstruction nasale du côté atteint.
- Toux nocturne.

Attention ! Consultez le médecin
Seul le médecin pourra déterminer l'origine exacte de la sinusite et prescrire le traitement adéquat.

Causes

Les sinusites font souvent suite à des infections ORL, et principalement aux rhino-pharyngites chroniques. La présence de polypes dans les narines ou les sinus, les extractions et les amalgames dentaires peuvent également être en cause. Enfin, certaines sinusites trouvent leur source dans un déficit immunitaire, un terrain allergique lié à la pollution atmosphérique (fumée, pollen, air trop sec) ou encore une flore intestinale perturbée favorisant une immunodéficience, notamment au niveau des immunoglobulines A, protectrices des muqueuses.

Quelles plantes ?

USAGE INTERNE

Infusion dépurative du docteur Klein : **salsepareille** (racine, 20 g), **fumeterre** (herbe, 20 g), **frêne** (feuilles, 3 g), **chélidoine** (herbe, 3 g), **noyer** (feuilles, 5 g), **rhubarbe** (racine, 5 g) : faire bouillir le mélange dans 1 litre d'eau et laisser réduire jusqu'à 50 cl ; boire 10 cl par jour, à jeun, pendant 5 jours ; faire une pause de 5 jours et renouveler la cure si nécessaire.

USAGE EXTERNE

En cas de sinusite aiguë, même traitement local que pour la rhinite (voir Rhume).

SUR PRESCRIPTION MÉDICALE

Contre l'infection : **hydrastis, échinacée, noyer, ail, oignon, aulne** (bourgeons) et **radis noir**.

En aromathérapie interne : mélange de **niaouli**, de **thym** à linalol et d'**eucalyptus** à cinéol dans un dispersant.

Pour diminuer l'inflammation générale : **harpagophyton, reine-des-prés, saule, frêne** et **cassis** (feuilles).
Contre l'inflammation des muqueuses : **guimauve, euphraise, plantain, sureau** (fleurs), **camomille, souci**.
Pour diminuer les sécrétions : **eucalyptus, marrube, plantain, radis noir** ou **bouillon-blanc**.
Dans le cas d'un terrain allergique : **noyer, plantain, cassis** (bourgeons) et **pensée sauvage**.

En gemmothérapie : le bourgeon de **cassis** seul peut être d'un grand intérêt pour soigner une sinusite aiguë ; on l'associera avec le bourgeon du **charme** et de jeunes pousses d'**églantier** en cas de sinusite chronique.

Que faire d'autre ?

– Désinfectez votre nez à l'aide de sérum physiologique.
– Veillez à la qualité de l'air que vous respirez : évitez les atmosphères enfumées, poussiéreuses ou trop sèches.
– Placez un humidificateur d'air dans les pièces où vous séjournez plusieurs heures d'affilée.

Spasmophilie

Qu'est-ce que c'est ?

La spasmophilie est une affection chronique au cours de laquelle apparaissent des crises de tétanie, constituées d'une série de contractions dues à une hyperexcitabilité neuromusculaire. On ne retrouve chez les patients atteints de spasmophilie aucune anomalie biochimique décelable, notamment sur le plan calcique.

SYMPTÔMES

- Crises répétées de spasmes et de contractions musculaires touchant le plus souvent les mains et les pieds.
- Atteinte possible d'autres muscles (face, muscles vertébraux).
- Troubles digestifs.
- Tics, anxiété, troubles psychiques (colère, peur…).
- Fatigue chronique.
- Oppression respiratoire au cours de la crise.

LE SAVIEZ-VOUS ?

**Sinusite :
les amalgames dentaires
sont-ils en cause ?**

Les amalgames dentaires peuvent provoquer une sinusite du fait de l'infiltration du mercure à chaque brossage de dents. Il existe cependant des chélateurs naturels du mercure, dont les huiles essentielles de romarin, genévrier, citron, cannelle de Ceylan ainsi que tous les antioxydants, les vitamines C et E, le sélénium, le magnésium et le zinc.

Attention ! Consultez le médecin

La spasmophilie affecte souvent des personnes nerveuses et hypersensibles, avec une fréquence plus marquée chez les femmes que chez les hommes. Seul un médecin peut établir un diagnostic précis, diagnostic d'autant plus nécessaire que la maladie s'accompagne souvent d'une grande anxiété qu'il faut soulager.

Causes

L'origine de la spasmophilie reste encore aujourd'hui inconnue. Le bilan hématologique ne révèle pas en général de perturbation biologique franche, mis à part parfois un déficit en calcium (hypocalcémie), en magnésium et en vitamine D. On note chez certains patients un déficit en potassium qui peut entraîner des vomissements et de la diarrhée, plus rarement une hypothyroïdie*.

Quelles plantes ?

USAGE INTERNE

- Pour reminéraliser l'organisme

Prêle : 2 gélules à 280 mg d'extrait sec par jour ; ou 30 gouttes d'extrait fluide le matin ; ou 1 cuill. à café de poudre mélangée aux aliments 2 fois par jour.

- Pour rééquilibrer le système nerveux

Pavot de Californie et **coquelicot :** 5 g de chaque plante pour 1 tasse d'eau bouillante, 3 tasses par jour ; ou 3 gélules à 280 mg par jour d'une de ces 2 plantes.

- Pour prévenir les spasmes

Tilleul, valériane (racine), **passiflore** (fleurs), **ballote** (parties aériennes) : 1 gélule à 280 mg d'une de ces plantes au choix ou des 3 plantes associées, 3 fois par jour.

- Pour calmer les spasmes

Fenouil (graines), **anis** (graines), **tilleul** (bractées), **coquelicot** (fleurs) : 1 cuill. à café du mélange à parts égales dans 1 tasse d'eau bouillante, laisser infuser 10 min ; à boire plusieurs fois par jour en sucrant avec du miel à base de plantes sédatives.

SUR PRESCRIPTION MÉDICALE

Millepertuis, aubépine et **houblon** (teintures-mères) : mélange à prendre au coucher, pour faciliter le sommeil.

Que faire d'autre ?

– Consommez des aliments complets (graines de céréales et de légumineuses germées : 1 cuill. à soupe tous les matins).

– Privilégiez les aliments qui vous apporteront du calcium : laitages, graines de sésame, sardines à l'huile, tofu, figues sèches, muesli, haricots verts. Mais évitez ceux qui ne favorisent pas l'absorption du calcium par l'intestin, tels que les épinards, les légumes secs, les noix ou ceux qui sont trop acides, comme la rhubarbe.

– Pensez à la vitamine D, qui facilite l'absorption du calcium, en mangeant régulièrement du poisson (hareng, truite, saumon, thon frais), des œufs, de la margarine et des fromages à pâte dure.

– N'oubliez pas de consommer régulièrement les aliments riches en magnésium : cacao, graines de tournesol ou de citrouille, son de blé, beurre d'arachide, blé complet, etc.

Stérilité féminine

Qu'est-ce que c'est ?

La stérilité correspond à une incapacité à avoir un enfant. Elle est dite primaire s'il n'y a jamais eu de grossesse, et secondaire s'il y a déjà eu une grossesse, même si celle-ci s'est terminée par une fausse couche, un avortement, ou s'il s'agissait d'une grossesse extra-utérine.

SYMPTÔME

Impossibilité d'être enceinte.

LE SAVIEZ-VOUS ?

Stérilité féminine:
les bienfaits du gattilier

De nombreuses études relatent des cas de grossesse après la prise quotidienne de gattilier (*Vitex agnus-castus*). Cette plante est aussi appelée poivre-des-moines car ces derniers en utilisaient les fruits pour remplacer le poivre, qui aurait pu les stimuler sexuellement. On dit aussi que ceux qui voulaient rester chastes dormaient sur des jonchées de rameaux de gattilier, d'où son autre nom d'agneau chaste. Cela est d'autant plus étonnant qu'au Maroc les fruits sont vendus pour leurs vertus aphrodisiaques !

Attention ! Consultez le médecin

Dans tous les cas d'infertilité, il faut consulter un spécialiste, qui en déterminera les causes en pratiquant différents types d'examens.

Causes

La stérilité peut être d'origine mécanique : malformation utérine (utérus, trompe, ovaire), séquelles d'une infection génitale, fibrome*, endométriose* ; d'origine hormonale, que ce soit au niveau hypothalamo-hypophysaire, ovarien, ou autre (thyroïde, surrénales…) ; ou d'origine médicamenteuse. Mais il reste des cas où aucune cause n'est identifiée malgré toutes les explorations pratiquées tant chez l'homme que chez la femme.

Quelles plantes ?

La phytothérapie peut agir en traitant certains terrains qui favorisent l'infertilité.

USAGE INTERNE

- Pour réduire le stress

Aubépine (fleurs), **millepertuis** (sommités fleuries), **passiflore** (parties aériennes).

- Pour améliorer la circulation veineuse

Ginkgo (feuilles), **hamamélis** (feuilles, écorce), **cassis** (feuilles).

- Pour drainer l'organisme au niveau du foie et des reins

Artichaut, piloselle (parties aériennes), fumeterre (sommités fleuries).
Pour chacune des plantes citées précédemment : en infusion, 20 à 30 g pour 1 litre d'eau bouillante ; ou 50 gouttes de teinture-mère matin et soir ; ou 1 gélule de 200 mg de poudre matin et soir.

SUR PRESCRIPTION MÉDICALE

Pour leur action progestative :
alchémille, gattilier, grémil.
Pour leur action sur le système hypothalamo-hypophysaire : **ginseng, éleuthérocoque** (plantes stimulantes) et **gattilier** (plante régulatrice).

Que faire d'autre ?

– Consultez un ostéopathe pratiquant l'ostéopathie gynécologique ; celle-ci permet d'équilibrer la statique du petit bassin, de repositionner l'utérus et les ovaires, d'améliorer la circulation pelvienne.

Stress

Qu'est-ce que c'est ?
Le stress regroupe un ensemble de conditions provoquant une mise sous tension de l'organisme. Mais il y a en fait plusieurs formes de stress : celui-ci peut être physique, psychique, métabolique (incluant le stress oxydatif), immunologique, endocrinien, et enfin infectieux.

SYMPTÔMES
- Grande fatigue faisant suite à un surmenage de l'organisme.
- Troubles du sommeil.
- Troubles émotionnels avec crampes, tremblements, vertiges, angoisses subites.
- Troubles de la mémoire, distraction, difficultés à trouver ses mots.
- Infections récidivantes, zona, herpès.
- Aggravation du diabète, vieillissement rapide, extrasystoles, infarctus du myocarde.

Attention ! Consultez le médecin
Les symptômes du stress doivent être reconnus rapidement. Une personne stressée ne doit pas prendre trop de stimulants mais de préférence un médicament adaptogène, c'est-à-dire qui adapte l'organisme au stress.

Causes
Les causes de stress sont multiples : des efforts trop importants ou prolongés, sans repos, entraînent presque immanquablement un stress physique, tout comme les soucis familiaux, les problèmes pécuniaires ou le décès d'un proche provoquent un stress psychique.
Le stress métabolique vient d'une stimulation excessive des fonctions d'équilibre : obésité*, diabète*, hyperlipidémie, urémie…
Le stress immunologique, avec infection traînante, récidivante, est dû à une diminution de la réponse immunitaire ou à la prise de médicaments immunodépresseurs.
Le stress endocrinien est lié à une suractivité des glandes surrénales ou de la thyroïde.

Quelles plantes ?
USAGE INTERNE
- Fatigue avec maigreur ou, au contraire, obésité avec trop de sucre ou de graisses dans le sang

Fenugrec (graines) : 2 à 4 g par jour ou comprimés d'extrait sec (voir le pharmacien).

- Pour fortifier sans stimuler

Leuzée : 50 gouttes de teinture 3 fois par jour. Jus de graines de **soja** (lait de soja) : 25 ml 3 fois par jour pour l'enfant et la personne âgée ; 200 ml par jour pour l'adulte ; 150 ml par jour pour la femme enceinte.

Argousier (baies), jus ou sirop : 1/2 cuill. à café matin et midi chez le petit enfant ; 1 cuill. à café chez l'enfant de plus de 6 ans ; 1 cuill. à soupe chez l'adulte ; plus en cas d'infection, de grande fatigue, d'ulcère, de dénutrition ou d'extrasystoles.

- Infections récidivantes

Échinacée : 1 g de plante par jour en préparation de plante fraîche ou en teinture-mère.

- Fatigue due au grand âge ou à une anémie

Quinquina : 1 g de poudre 2 fois par jour.

SUR PRESCRIPTION MÉDICALE

Quinquina : extrait sec ou fluide, teinture-mère. Peut être donné à plus faible dose à l'enfant en cas de troubles de la croissance.
Ginseng, éleuthérocoque : poudre, extrait, teinture.
Plantes adaptogènes : **damiana, Azadirachta indica** (contre le stress psychique et physique).

Que faire d'autre ?
– Prenez du repos – forcé s'il y a lieu.
– Pratiquez le yoga, le qi-gong, l'aïkido…
– Faites des cures d'oligoéléments : lithium, magnésium, phosphore.

Tabagisme

Qu'est-ce que c'est ?
Le tabagisme est une toxicomanie résultant de l'accoutumance, ou assuétude, au tabac (cigarettes, cigares, pipe). Ses dangers sont liés aussi bien aux composantes du tabac qu'aux substances qui se développent quand il se consume.
Toutes ces substances peuvent provoquer un vieillissement précoce de la peau, des cancers de la bouche, du poumon et de la vessie, des maladies cardio-vasculaires (athérosclérose*, dégradation du muscle cardiaque, accident vasculaire cérébral), des maladies respiratoires (bronchite chronique, emphysème), des troubles de l'érection chez l'homme, des problèmes pré- et postnataux (fausse couche, complications de la grossesse, déficit de croissance fœtale, syndrome de mort subite, susceptibilité aux infections, difficultés d'apprentissage)…

SYMPTÔMES
- Besoin de fumer, en particulier après un repas ou lors de la prise d'un autre excitant (café, alcool…).
- Lorsqu'on ne peut pas fumer : irritabilité, état de manque, difficultés de concentration, troubles du sommeil, accroissement de l'appétit, etc.

Attention ! Consultez le médecin
Comme toute dépendance toxique, le tabagisme doit faire l'objet de soins médicaux, en particulier s'il s'accompagne de troubles, quelle que soit leur nature. Par ailleurs, tout traitement de sevrage doit se faire sous surveillance médicale.

Causes
La nicotine contenue dans le tabac constitue le principal agent de l'accoutumance : elle modifie la chimie du cerveau et provoque des effets de stimulation ou de relaxation. Cependant, la dépendance au tabac repose aussi largement sur des habitudes de comportement (gestes devenant de véritables tics) et sur son association avec des émotions agréables, comme le plaisir du premier café de la journée ou d'un repas entre amis.

Quelles plantes ?
Le sevrage du tabac, qui exige d'abord une forte motivation, doit s'adapter à chaque cas, en fonction de la personnalité, de l'équilibre psychologique, de la situation sociale, de l'environnement, etc.

USAGE INTERNE
- Pour faciliter le sevrage

Réglisse (bâtons à mâcher) : sur de courtes périodes seulement.
Trèfle rouge (teinture-mère) : 30 gouttes dans un verre d'eau, 3 fois par jour.

- En cas de nervosité et de troubles du sommeil.
Valériane (extrait sec) : 1 ou 2 gélules à 500 mg au coucher.
- Pour renforcer l'action des glandes surrénales et limiter le stress
Sarriette (teinture-mère) : 30 gouttes dans un verre d'eau, 3 fois par jour.

USAGE EXTERNE
- Pour éviter l'aphonie, l'enrouement et les maux de gorge liés à l'arrêt du tabac
Erysimum (teinture-mère, 25 %), **grindélia** (teinture-mère, 25%), **phytolaque** (teinture-mère, 50 %) : mélange à diluer dans un peu d'eau pour des gargarismes et des bains de bouche (apaise l'inflammation chronique de la muqueuse).

Que faire d'autre ?
– Rejoignez éventuellement un groupe d'entraide pour vous soutenir pendant votre sevrage.
– Au besoin, recourez à une brève psychothérapie.

Tendinite

Qu'est-ce que c'est ?
Le tendon constitue l'extrémité des muscles ; c'est lui qui transmet l'effort des fibres musculaires à la partie anatomique sur laquelle il s'insère. La tendinite est une lésion inflammatoire des tendons. Son origine peut être traumatique ou rhumatismale. Une tendinite peut durer 1 semaine… ou 6 mois.

SYMPTÔMES
- Douleur intense au niveau d'un point d'insertion articulaire (coude, genou…).
- Limitation du mouvement d'un segment de membre.
- Extension de la douleur au membre tout entier.
- Douleur nocturne qui réveille.

Attention ! Consultez le médecin
Seul le médecin est à même d'établir un diagnostic de tendinite, affection susceptible d'être confondue avec d'autres, aux symptômes relativement proches.

Causes
Cette inflammation des tendons peut apparaître après un effort trop violent, une traction du tendon excessive. Elle peut être également liée à une fatigue musculaire due à des tâches professionnelles répétitives ou à un entraînement sportif trop intense.

Quelles plantes ?
USAGE INTERNE
- Pour drainer
Vergerette du Canada (sommités fleuries), **reine-des-prés** (sommités fleuries), **verge d'or** (sommités fleuries), à parts égales : 1 cuill. à café du mélange pour 1 tasse d'eau bouillante, laisser infuser 15 min ; 2 tasses par jour.

USAGE EXTERNE
Genévrier, gaulthérie (wintergreen) et **camphre** (huiles essentielles) : applications ou massages doux de l'articulation avec une huile contenant 1,5 % du mélange.
Serpolet et muscade (huiles essentielles) : applications d'une pommade à la vaseline contenant 1 % du mélange, à faire avant la pose d'une bande de contention.

SUR PRESCRIPTION MÉDICALE
Ananas (tige) : extrait sec.
Mélange de plantes anti-inflammatoires : **Harpagophyton, reine-des-prés, saule, genévrier, gaulthérie (wintergreen), cassissier** (feuille), associées à des plantes qui activent la circulation sanguine comme la **myrtille**, la **vigne rouge** ou le **marron d'Inde**.
Le masseur-kinésithérapeute pourra faire usage d'un mélange d'huiles d'**arnica**, de **souci** et de **camphre** incorporé à une huile neutre (amande douce par exemple).

Que faire d'autre ?
– Dès les premiers signes de tendinite, cessez de solliciter le membre concerné.
– Placez une vessie de glace sur l'articulation touchée.
– Posez ou faites poser une contention solide de l'articulation.
– D'autres traitements peuvent être efficaces, comme l'électrophysiologie, le laser, les manipulations, les ondes micropulsées, la cryothérapie…

Trachéite

Qu'est-ce que c'est ?
La trachéite est une inflammation infectieuse de la trachée ; le plus souvent aiguë, elle peut devenir chronique et présente également une forme spasmodique.

SYMPTÔMES
- Toux d'abord sèche, puis productive.
- Toux à l'inspiration.
- Parfois diminution de l'intensité et changement du timbre de la voix, jusqu'à l'aphonie.

Attention ! Consultez le médecin
Une trachéite guérit souvent spontanément ou grâce à la phytothérapie, mais il faut la traiter de façon à éviter qu'elle ne devienne chronique. Si les symptômes persistent, seul un médecin peut établir qu'il ne s'agit pas d'une pathologie plus sérieuse.

Causes
Une trachéite peut résulter d'un refroidissement ou de la complication d'une rhinopharyngite.

Quelles plantes ?
USAGE INTERNE
- Contre la toux et le catarrhe des voies respiratoires
Fenouil (semence), **mauve** (fleurs), **bouillon-blanc** (fleurs), à parts égales : 1 cuill. à café pour 20 cl d'eau bouillante, laisser infuser 15 min, 3 fois par jour.
Menthe pouliot (feuilles) : 1 cuill. à café pour 1 tasse d'eau bouillante, laisser infuser 10 min, 3 fois par jour.
Capillaire (sirop du Codex, en pharmacie) : de 30 à 100 g par jour, selon l'âge.
- Pour drainer l'organisme
Pensée sauvage et **bardane** (teintures-mères) : 30 gouttes 3 fois par jour.
- Pour stimuler l'immunité
Échinacée (plante entière) : 25 gouttes par jour.

SUR PRESCRIPTION MÉDICALE
Contre la toux et le catarrhe des voies respiratoires : **grindélia** (teinture, extrait fluide) ; **réglisse** (extrait fluide, teinture, extrait sec) ; **polygala** (teinture, extrait

LES MALADIES DE A À Z

fluide) ; **menthe pouliot** (extrait fluide, infusion) ; **plantain** (teinture-mère, extrait fluide) ; **lierre commun** (teinture-mère, extrait fluide).

Contre l'infection : **thym, romarin, niaouli, eucalyptus, melaleuca (tea tree), pin** (huiles essentielles) ; pour les enfants : suppositoires à l'huile essentielle de **pin**.

Que faire d'autre ?

– Diffusez des huiles essentielles dans votre chambre.
– Quand vous toussez, opérez sur votre poitrine une pression des mains.
– Mangez du céleri, des radis, de la betterave rouge.
– Faites une cure d'oligoéléments : lithium et magnésium.
– Prenez du soufre, seul ou associé à de la vitamine A.
– Suivez une cure d'eau thermale soufrée.

Transpiration, odeurs corporelles

Qu'est-ce que c'est ?

Certaines personnes ont une peau hyper-sudative et voient leur corps se couvrir localement ou entièrement de sueur, même sans faire le moindre effort. Il arrive aussi que la peau dégage une odeur désagréable, avec ou sans sudation, et cela en dépit d'une hygiène corporelle tout à fait correcte.

SYMPTÔMES

- Sueur profuse en dehors de tout effort.
- Sueur collante, difficile à éliminer sous les aisselles.
- Peau malodorante.

Attention ! Consultez le médecin

Ce type de problème de peau peut cacher un désordre interne qu'il faut rechercher. Seul le médecin est en mesure d'affirmer si ce trouble est de caractère banal ; il pourra aussi indiquer les plantes les mieux adaptées à chaque type de peau.

Causes

Certaines odeurs corporelles sont dites idiopathiques, c'est-à-dire que leur caractère désagréable n'est lié à aucun dérèglement de l'organisme et n'a donc rien de pathologique. Dans certains cas, on retrouve une origine génétique : plusieurs membres de la même famille sont affectés. On rencontre enfin fréquemment des problèmes d'odeurs corporelles ou de transpiration excessive chez les personnes obèses, angoissées, très fatiguées ou qui souffrent de troubles de la digestion ou du métabolisme.

Quelles plantes ?

USAGE EXTERNE

Camomille (extrait alcoolique et huile essentielle) : en mélange dans une base pour savon et une autre pour lotion (préparations pharmaceutiques). Faire sa toilette avec le savon puis appliquer la lotion.
Citrus (huile essentielle déterpénée, préparation pharmaceutique en spray) : en mélange avec de l'eau de **bleuet** et un peu d'alcool.
Térébenthine purifiée (huile essentielle) : appliquer localement le soir après la douche.
Thym (huile et huile essentielle ; 3 % d'huile essentielle dans l'huile) : appliquer sous les aisselles le soir avant la douche.
Violette odorante, verveine odorante et **aspérule :** 1/2 cuill. à café de chaque plante (forme sèche) dans 20 cl d'eau bouillante, laisser infuser 20 min ; à utiliser comme lotion de toilette.
Lycopode (30 g), **souci** (30 g) et **santal** (10 g) : mélanger les poudres avec 100 g de talc ; pour pulvérisations locales.

SUR PRESCRIPTION MÉDICALE

Sauge : infusion.
Contre les germes produisant l'odeur désagréable : **vétiver** (huile essentielle, usage externe) ; **melaleuca (tea tree)** et **thym** (huiles essentielles, usage interne).
Pour le drainage de la peau : **pensée sauvage** et **douce-amère** (teintures-mères).
Pour le drainage de l'organisme : **yucca,** ou **Helianthus annuum** et **Helianthus tubercus** (teintures-mères).

Que faire d'autre ?

– Utilisez localement du talc ou de la poudre de **calendula,** après la douche et un séchage soigneux de la peau.

– Prenez des préparations à base de zinc et consommez régulièrement des épinards, des asperges, des endives, du concombre et des prunes.
– Luttez contre le stress, faites des cures de relaxation ou de la balnéothérapie.

Transports (mal des)

Qu'est-ce que c'est ?

La nausée prend son origine étymologique dans *naus,* navire en grec ; il s'agit donc à la base d'un mal de mer qui s'applique également parfaitement aux autres types de transports (automobile, aérien, ferroviaire). Tout mouvement (virages en voiture, tangage en bateau...) induit alors des manifestations ressemblant à un malaise vagal (brève syncope liée à une trop grande activité des nerfs pneumo-gastriques, ou nerfs vagues).
Le mal des montagnes, dont les symptômes sont assez proches, est lié quant à lui à une dénivellation et est entraîné par un mouvement d'ascension.

SYMPTÔMES

- Teint pâle.
- Fatigue soudaine.
- Sueurs froides, vertiges.
- Nausées, voire vomissements.

LE SAVIEZ-VOUS ?

Mal des transports :
pensez à l'eau de mélisse

L'eau des Carmes, ou eau de mélisse, faisait et fait encore merveille contre les états nauséeux. La composition de l'eau des Carmes est maintenant bien connue. Il faut laisser macérer 10 jours dans 1 litre d'alcool à 40 % vol : 30 g de feuilles de mélisse, 80 g de zeste de citron et 5 g de racine d'angélique, puis filtrer et ajouter 20 g de graines de coriandre, 10 g d'écorce de cannelle, 10 g de noix muscade et 4 clous de girofle. Filtrer à nouveau, embouteiller et laisser vieillir 1 semaine avant utilisation.

Attention ! Consultez le médecin
Le mal des transports, très désagréable, peut être évité par la prise de certains médicaments que le médecin vous prescrira.

Causes

Le mal des transports découle d'une sensibilité de l'appareil vestibulaire, situé dans l'oreille interne, et du cervelet (centre de l'équilibre). Parfois héréditaire, il peut également naître d'une infection (otite) ou d'un déficit de la circulation auriculaire.
Le stress ou un terrain anxieux est une autre racine du mal, à laquelle se greffera ensuite un déséquilibre du système nerveux neurovégétatif.

Quelles plantes ?
USAGE INTERNE

Ortie (racine, 20 g), **gingembre** (racine, 10 g), **réglisse** (racine, 10 g), **églantier** (fruits, 20 g), **mélisse** (feuilles, 30 g), **angélique** (racine, 10 g), **mélilot officinal** (feuilles, 5 g), **ginkgo** (feuilles, 5 g), **menthe poivrée** (feuilles, 10 g), **éleuthérocoque** (racine, 10 g), **cumin** (graines, 10 g) : faire bouillir 3 min dans 1 litre d'eau, puis laisser infuser 10 min ; boire 10 cl 3 fois par jour en dehors des repas, pendant 3 semaines, arrêter une semaine et reprendre.
Alcool mentholé : à prendre sur un sucre.

SUR PRESCRIPTION MÉDICALE

En antispasmodique : **mélisse, achillée millefeuille, angélique, camomille romaine, aubépine, figuier, marjolaine...**
Pour lutter contre l'hypotonie gastrique : **gentiane.** Pour agir sur le foie et les intestins : **desmodium, chardon-Marie, mauve ou guimauve.**
Pour favoriser la circulation au niveau cérébral (dont l'oreille interne) : **ginkgo.**
Pour combattre l'inflammation des muqueuses : **aigremoine, camomille romaine, millepertuis.**
Plantes carminatives : **gingembre, carvi, cumin, anis, aneth, fenouil, citron...**

Que faire d'autre ?

– Consommez des fruits riches en flavonoïdes antispasmodiques (dont les baies : myrtille, cassis...).
– Évitez de vous pencher en avant et de fermer les yeux.

– Supprimez toutes les sources de stress agissant directement sur le foie et le système digestif. En général, sur le plan alimentaire, évitez les mélanges incompatibles qui fatiguent le système digestif et provoquent des gaz, ballonnements et autres désagréments.

Troisième âge (maladies du)

Qu'est-ce que c'est ?

Il s'agit de maladies plus spécifiques du troisième âge, comme les troubles de la circulation* cérébrale ou de la mémoire*, l'insomnie*, l'insuffisance* rénale, l'insuffisance cardiaque, les démangeaisons*.

SYMPTÔMES

• Perte de mémoire, fatigue intellectuelle.
• Peur d'affronter de nouvelles situations, irritabilité.
• Difficultés respiratoires, troubles du rythme cardiaque (avec vertiges et faiblesse).
• Toux chronique (irritation par sécheresse), altération de la voix, mycose buccale (fréquente).
• Diminution du volume des urines.

Attention ! Consultez le médecin
Pour tout symptôme, le patient consultera son médecin, qui proposera les plantes les mieux adaptées à ses problèmes. L'accord d'un praticien est en outre indispensable pour certains traitements.

Causes

Les troubles du troisième âge sont dus à l'usure de l'organisme dans son ensemble : vieillissement des tissus par dégradation des protéines cellulaires, diminution du métabolisme général, déshydratation.

Quelles plantes ?
USAGE INTERNE

• Pour le tonus général
Soja (jus) : 50 ml par jour.
Argousier (jus) : 1 cuill. à café le matin.
Ginseng (poudre) : 2 gélules de 100 mg par jour.

• Contre les troubles vasculaires
Aubépine (fleurs et feuilles) : 1 cuill. à café pour 1 grande tasse d'eau bouillante, laisser infuser 15 min ; 2 tasses par jour.
Ail (préparation d'ail frais, en pharmacie ou magasin diététique) : 300 mg par jour.
• Contre les troubles neuropsychiques
Calament officinal (parties aériennes fleuries) : 1/2 cuill. à café pour 1 tasse d'eau bouillante, laisser infuser 10 min ; 2 tasses par jour.
• Contre les angoisses
Tilleul (fleurs, 2/3), **oranger** (fleurs, 1/3) : en infusion, 2 tasses par jour.
• Contre l'insuffisance digestive
Élixir Bonjean (cumin, mélisse, orange amère, anis, cachou) ; voir avec le pharmacien.
Élixir de **papaïne** : 1 cuill. à café dans une infusion de **badiane** (anis étoilé).
Matricaire (fleurs), **souci** (fleurs), **anis** (graines), à parts égales : 1 cuill. à café du mélange pour 1 tasse d'eau bouillante après chaque repas.
• Contre la toux chronique
Eucalyptus (feuilles), **hysope** (herbe), **lavande** (fleurs), à part égales : 1 cuill. à café du mélange pour 1 tasse d'eau bouillante, laisser infuser 10 min ; 3 tasses par jour.

USAGE EXTERNE

• Contre la mycose buccale
Camomille (fleurs) : 1 cuill. à café pour 1 tasse d'eau bouillante ; mettre dans cette infusion 3 gouttes de clou de **girofle** et de **melaleuca (tea tree)**, et faire un bain de bouche.

SUR PRESCRIPTION MÉDICALE

Troubles vasculaires : **ginkgo** (extrait sec titré standardisé, teinture-mère, extrait fluide) ; **cassis** (extrait sec de feuilles).
Troubles cardio-vasculaires : **digitale, scille, agripaume, thevetia, aubépine.**
Troubles neuropsychiques : **iboga** (teinture-mère) ; **aubépine** (extrait sec ou fluide).
Angoisses : **valériane** ou **passiflore** (extraits).
Toux chronique : **grande pimprenelle, plantain** et **angélique.**
Mycose de la bouche : **myrte, melaleuca (tea tree), clou de girofle** (huiles essentielles diluées).

Que faire d'autre ?

– Dans la mesure du possible, faites de l'exercice.

– Ne prenez pas de repas tardif.
– Entretenez votre intellect et votre mémoire : lisez, faites des activités de groupe, conservez une vie sociale.
– Marchez et faites-vous masser pour garder une bonne circulation sanguine.

Ulcère gastro-duodénal

Qu'est-ce que c'est ?

L'ulcère de l'estomac ou du duodénum est une affection caractérisée par une perte de substance de la muqueuse gastrique ou duodénale. L'affection a fréquemment pour origine une acidité excessive. On retrouve souvent la présence d'un germe, *Helicobacter pylori,* qui détermine le caractère chronique de la maladie.

SYMPTÔMES

- Douleur épigastrique en dessous du sternum, au creux de l'estomac, apparaissant 30 min à 1 heure après le repas.
- Aigreurs d'estomac.
- Vomissements (rare).
- Selles noires dues à la présence de sang digéré.

LE SAVIEZ-VOUS ?

Ulcère gastro-duodénal :
des plantes pour lutter contre *Helicobacter pylori*

Une nouvelle ère s'est ouverte lorsque l'on a découvert le rôle néfaste de la bactérie *Helicobacter pylori,* souvent présent en cas d'ulcère gastro-duodénal. Les recherches entreprises ont démontré que des substances d'origine végétale pourraient avoir une action inhibitrice sur ce germe, ce qui permettrait de mettre au point des traitements sans antibiotiques. Citons ici, parmi d'autres plantes, l'ail (huile), la cannelle (extrait), l'association de menthe et de carvi, la camomille et le souci…

Attention ! Consultez le médecin

L'ulcère gastro-duodénal est un peu moins fréquent aujourd'hui car les personnes souffrant de maux d'estomac savent recourir aux médicaments antiacides en vente libre. Cependant, il ne faut pas mésestimer les risques que font courir le stress et l'abus de certains médicaments.

Causes

Parmi les facteurs déterminants, on peut mettre en cause le surmenage, l'anxiété et les fortes contrariétés. Il faut y adjoindre le tabagisme et la consommation de certains aliments, en particulier les plats très épicés. On relève en cas d'ulcère des antécédents d'acidité au niveau de la muqueuse gastrique. De même, certains médicaments, dont les anti-inflammatoires non stéroïdiens et la cortisone, favorisent l'apparition des ulcères.

Quelles plantes ?

USAGE INTERNE

Lichen d'Islande : bouillon à laisser macérer 24 heures. Sucrer avec du miel ; 3 verres par jour.
Argile : 1/2 cuill. à café dans un demi-verre d'eau avant les repas.
Camomille (fleurs), **lavande** (fleurs), **mélisse** (feuilles), **aubépine** (fleurs), **oranger amer** (fleurs), à parts égales : 1 cuill. à soupe du mélange dans 1 tasse d'eau bouillante, laisser infuser 10 min ; à boire 3 ou 4 fois par jour, par petites gorgées.

SUR PRESCRIPTION MÉDICALE

Le médecin prescrira des mélanges d'extraits car une plante seule est souvent inefficace.
Plantes antiulcéreuses (les amers ont montré leur efficacité) : **condurango** (extrait fluide, teinture-mère), **gentiane** (extrait fluide, teinture-mère, infusion à petites doses), **gingembre** (extrait fluide, teinture-mère, huile essentielle), **petite centaurée** (extrait fluide, teinture-mère, infusion), **oranger amer** (infusion de fleurs).
Plantes à action anti-inflammatoire sur les muqueuses : **chiendent** (infusion), **souci** (infusion ou extrait), **réglisse** (extrait sec ou fluide), **matricaire** (infusion, extrait sec ou fluide, teinture-mère), **achillée millefeuille** (infusion).

Plantes antispasmodiques et sédatives : **houblon, angélique, badiane, cannelle, menthe, fenouil, mélisse, lavande.**
Et encore : **curcuma long** et **curcuma jaune** (poudre, extrait fluide, infusion), **racine jaune d'Amérique** (teinture, jus, infusion).

Que faire d'autre ?

– Prenez l'habitude de bien mâcher les aliments et de manger lentement.
– Utilisez l'argile comme pansement gastrique (voir plus haut).
– Si vous aimez les épices, ne les consommez jamais fraîches, mais en poudre ; elles sont ainsi moins irritantes pour l'estomac.
– Évitez autant que possible les situations qui favorisent le stress.

Urticaire

Qu'est-ce que c'est ?

L'urticaire est une affection aiguë ou chronique de type allergique caractérisée par des manifestations cutanées comparables à celles que produit le contact avec des orties (*urtica*, en latin). Il provoque un œdème et, souvent de fortes démangeaisons. Au-delà de 6 semaines d'évolution, il s'agit d'une urticaire chronique.

SYMPTÔMES

- Inflammation de la peau accompagnée d'une sensibilité allant jusqu'à une sensation de brûlure.
- Formation de plaques d'un rose plus ou moins foncé, de forme variable, quelquefois chaudes, dans des zones incompatibles avec une allergie de contact.
- Réaction à évolution rapide, pouvant couvrir tout le corps.
- Sensation de malaise.

Attention ! Consultez le médecin

Une urticaire n'est jamais bénigne : elle peut gagner du terrain en peu de temps et nécessite toujours l'intervention d'un médecin.

Causes

L'urticaire peut résulter d'une allergie à un aliment (notamment à un fruit comme

l'ananas, la noisette ou la tomate), à un médicament ou à une piqûre d'hyménoptère (guêpe, abeille, fourmi...).
Elle peut également provenir d'une infection par un virus ou un parasite, d'un déficit immunitaire ou de facteurs héréditaires. Dans certains cas, il s'agit d'une réaction au froid, à l'eau ou au soleil, voire d'une manifestation d'origine psychique.

Quelles plantes ?

Les plantes contiennent de nombreux flavonoïdes dont les effets antihistaminiques permettent de soulager l'urticaire.

USAGE INTERNE

Camomille allemande ou **camomille romaine** : 1 cuill. à café pour 1 tasse d'eau bouillante, laisser infuser 10 min ; 3 tasses par jour.

Origan (15 g), **cannelle** (10 g), **sarriette** (10 g) et **thym** (5 g) : 1 cuill. à café pour 1 tasse d'eau bouillante, laisser infuser 10 min ; 3 tasses par jour.

Ortie (feuilles) : 3 cuill. à café pour 1 litre d'eau, laisser infuser 1 heure ; à boire dans la journée.

• Pour soulager le foie

Chardon-Marie (extrait sec) : 3 gélules par jour. En pharmacie.

Artichaut (extrait sec) : 6 gélules par jour. En pharmacie.

USAGE EXTERNE

Gingembre (rhizome séché) : infusion de 125 g pour 1,5 litre d'eau ; ajouter à l'eau du bain et y séjourner de 5 à 10 min.

Carvi, girofle, mélisse (huiles essentielles) : 1 goutte de chacune ; faire pénétrer par massage, plusieurs fois par jour, jusqu'à obtention d'un résultat.

SUR PRESCRIPTION MÉDICALE

Réglisse (extrait fluide ou sec), **fumeterre** (extrait fluide ou sec), **plantain** (extrait fluide ou teinture-mère), **nigelle de Damas** (teinture-mère), **cassis** (macérat glycériné 1DH de bourgeons), en mélange.

Que faire d'autre ?

– Recherchez l'élément responsable de l'urticaire et évitez de vous y exposer.
– Prenez des bains à 35 °C.
– En cas d'urticaire prolongée, recourez à l'acupuncture.

Vergetures

Qu'est-ce que c'est ?

Les vergetures sont des lésions dues à une distension de la peau et à la rupture de fibres. Elles surviennent après une prise de poids sur la peau du ventre et des fesses, sous forme de rayures inesthétiques de longueur inégale, pouvant atteindre 20 cm.

SYMPTÔMES

• Rayures nacrées sur une peau distendue et épaisse.

Attention ! Consultez le médecin
Un traitement par les plantes n'est que complémentaire et ne peut exclure un suivi médical régulier, surtout en cas de variation de poids importante.

Causes

Les vergetures sont provoquées par une distension exagérée de la peau lors d'une prise de poids ou d'une grossesse. Elles peuvent être liées à une maladie endocrinienne comme l'hypothyroïdie* ou l'insuffisance des surrénales.

Quelles plantes ?

Le traitement des vergetures est difficile. Cependant, la phytothérapie peut agir en stimulant la reconstruction de la partie élastique du derme (l'élaboration de l'élastine nécessite la présence de cuivre) et en améliorant la qualité du collagène, la matrice intercellulaire et la perfusion vasculaire des tissus.

USAGE EXTERNE

Lierre, prêle, alchémille (extraits hydroglycoliques) : 50 g du mélange à parts égales dans 150 g de gel pour applications locales (demander conseil au pharmacien).

Consoude, ginkgo, prêle, kola (extraits fluides) : en mélange dans une crème d'entretien (demander conseil au pharmacien).

Argile (20 g), **bois de Panamá** (5 g), **hydrastis** (3 g), **lierre** (5 g) et **fucus** (5 g) : mélanger les poudres à de l'eau pour obtenir une pâte ; appliquer pendant 30 à 45 min.

SUR PRESCRIPTION MÉDICALE

Hydrocotyle indien (extrait sec), **myrtille** (extrait), et **maïs** (insaponifiables).

Que faire d'autre ?

– Traitez-vous par la balnéothérapie avec des bains froids puis chauds des membres inférieurs.
– Faites faire des massages.
– Prenez des vitamines : vitamine A à faibles doses, E et D (consultez votre médecin ou votre pharmacien).
– Faites une cure d'oligoéléments : zinc, fer et silicium sous forme de spécialités.

Verrue

Qu'est-ce que c'est ?

Problème bénin, mais fréquent et ennuyeux, les verrues sont des petites tumeurs de la peau qui se présentent sous forme d'excroissances grises et irrégulières. Elles se développent plutôt lentement, de façon anarchique, disparaissent de manière incompréhensible et sont extrêmement contagieuses.

SYMPTÔMES

• Rougeurs.
• Apparition d'une ou de plusieurs petites excroissances rugueuses.
• Parfois, démangeaisons.

Causes

Les verrues sont dues à un type de virus (*Papilloma virus*) qui provoque une prolifération anormale de cellules à un endroit

---

LE SAVIEZ-VOUS ?

Verrue :
les vertus du latex de la chélidoine

La chélidoine, herbe très commune de nos campagnes, contient un latex qui fascinait déjà les Anciens et qu'il était traditionnellement conseillé d'appliquer sur les verrues, en faisant attention de ne pas tacher ses vêtements. Les études phytochimiques modernes ont montré que ce même latex contenait certains alcaloïdes antimitotiques (c'est-à-dire empêchant la division des cellules), ce qui expliquerait leur effet sur les verrues, qui sont considérées comme des tumeurs bénignes.

donné. On a actuellement identifié plus de 5 types de virus responsables de verrues classiques, verrues planes, *Molluscum contagiosum,* et condylomes* vénériens (crête-de-coq). Le grattage, l'humidité des pieds, les mycoses favorisent leur développement car le virus s'introduit dans la peau par le biais de petites lésions (éraflures ou coupures). Les personnes fatiguées et celles sujettes au stress sont plus exposées.

Quelles plantes ?

Les plantes suivantes sont efficaces surtout pour les verrues classiques (plantaires ou vulgaires) ; elles le sont exceptionnellement sur *Molluscum contagiosum* et sur les verrues planes, jamais sur les condylomes vénériens.

USAGE EXTERNE

- Pour leur action antivirale

Propolis (teinture) : 1 ou 2 applications par jour.

Chélidoine (teinture-mère) : 1 ou 2 applications par jour.

- Contre les verrues les plus rebelles ou déjà recouvertes de peau cornée (verrues plantaires)

Melaleuca (tea tree) : 1 ou 2 applications d'huile essentielle par jour.

Thuya occidentalis (teinture-mère) : 1 ou 2 applications par jour.

SUR PRESCRIPTION MÉDICALE

Mouron rouge (parties aériennes).

Que faire d'autre ?

– Faites une cure d'oligoéléments : cuivre et magnésium.
– Évitez de marcher pieds nus dans les endroits publics (piscines notamment).
– Évitez les contacts avec la zone infectée ou avec une personne atteinte.

Vertiges

Qu'est-ce que c'est ?

Un vertige correspond à une sensation de mouvement giratoire des objets autour de soi ou de soi autour des objets. Il révèle une atteinte du labyrinthe qui, situé dans l'oreille interne, contrôle l'équilibre : on parle alors de labyrinthite. La labyrinthite virale guérit spontanément la plupart du temps, avec ou sans séquelles.

SYMPTÔMES

- Étourdissements.
- Nausées, vomissements.
- Mouvements involontaires des globes oculaires.
- Sifflements d'oreille et diminution de l'acuité auditive.

Attention ! Consultez le médecin

Si les vertiges persistent, il faut consulter le médecin, qui précisera le diagnostic, exclura d'autres maladies, notamment neurologiques, et prescrira un traitement permettant d'éviter des complications graves (surdité définitive).

Causes

La labyrinthite est provoquée par une inflammation du labyrinthe dont les causes sont multiples : infection virale (consécutive à une grippe, par exemple) ou bactérienne, défaut d'oxygénation du labyrinthe dû à des troubles de la circulation cérébrale, mauvais fonctionnement du labyrinthe… Elle peut enfin être provoquée par des troubles métaboliques ou des médicaments.

Quelles plantes ?

USAGE INTERNE

- Pour les troubles de l'oxygénation

Ginkgo : 50 à 100 mg d'extrait sec standardisé, 3 fois par jour ; ou 30 gouttes de teinture-mère, 3 fois par jour.

Petite pervenche : 50 gouttes de teinture-mère, 3 fois par jour ; ou 50 à 100 mg d'extrait sec, 3 fois par jour.

- Pour les problèmes d'arthrose du bloc cervical

Cassis (feuilles) : 200 à 300 mg d'extrait sec, 3 fois par jour.

Harpagophyton : 200 à 500 mg d'extrait sec, 3 fois par jour ; ou infusion avec 30 cl d'eau bouillante versés sur 5 g de racine, laisser reposer une nuit, filtrer et boire au cours de la journée.

Tilleul (bourgeons) : 30 gouttes de macérat glycériné, 3 fois par jour.

Que faire d'autre ?

– Restez allongé en bougeant la tête le moins possible.
– Consultez éventuellement un kinésithérapeute s'il s'agit de vertiges positionnels.

Vieillissement

Qu'est-ce que c'est ?

Le vieillissement est un phénomène biologique naturel qui, d'une certaine manière, commence dès la fin de la croissance, avec plus ou moins de rapidité. C'est la détérioration et la destruction progressive des structures tissulaires sans renouvellement. Certains organes vieillissent plus vite que d'autres.

SYMPTÔMES

- Vieillissement cutané*.
- Dégradation des structures cardio-vasculaires.
- Ralentissement du travail du rein.
- Pathologies diverses de l'œil.
- Ralentissement psychomoteur.
- Relâchement des sphincters.
- Réduction de la masse musculaire et ostéoporose.
- Diminution de la résistance au froid.

Attention ! Consultez le médecin

En dépit des espoirs que certains ont voulu mettre dans les progrès de la science, le vieillissement est encore aujourd'hui inéluctable. Mais il est important de faire un bilan général de santé dès l'âge de 50 ans : le médecin sera alors en mesure de reconnaître les signes discrets du vieillissement et d'essayer de freiner leur évolution. Le rôle de la phytothérapie est de prévenir un vieillissement trop rapide et de limiter les effets néfastes qu'il peut entraîner.

Causes

Le vieillissement tissulaire tient au fait que la composition du collagène se modifie, certaines de ses molécules se raréfient, l'élastine se dégrade, les enzymes perdent de leur activité. Certaines protéines, celles du cerveau par exemple, ne se renouvellent plus.

Quelles plantes ?

USAGE INTERNE

- Pour freiner le vieillissement

Soja (graines sous forme de jus) : 5 cl le matin et vers 18 h. Équilibrant psychique et

LE SAVIEZ-VOUS ?

Vieillissement :
du ginseng pour résister au froid

Le ginseng est connu pour augmenter la tolérance au froid. Des médecins de l'Alberta, au Canada, ont démontré que l'un des principes actifs du ginseng, le ginsénoside Rb1, a une action sur la régulation de la température et la résistance au froid de l'organisme.

---

somatique contenant du phosphore, du magnésium et du calcium.
Ail : 1/2 gousse par jour dans les aliments. Excellent pour l'entretien des artères.
Argousier (jus) : 1 cuill. à soupe dans un verre d'eau le matin. Riche en vitamines et en oligoéléments ; contre-indiqué pour les diabétiques.

• Pour reminéraliser l'organisme
Épinard, poudre de **prêle,** poudre d'**ortie, soja.**
Jujubier : fruits, teinture-mère, préparations diététiques.

• Pour lutter contre la fatigue
Églantier (fruits séchés) : 1 cuill. à soupe dans 1 tasse d'eau bouillante, laisser infuser 10 min ; boire matin et midi.
Fenugrec : 1/2 cuill. à café de semence, 3 fois par jour, ou teinture-mère, extrait fluide, poudre, comprimés.

SUR PRESCRIPTION MÉDICALE

Ginkgo (extrait sec titré, extrait fluide, teinture-mère). **Citrus** (extraits). **Cassis** (extrait fluide ou en gemmothérapie).
Ginseng à faibles doses. Contre-indiqué en cas d'insomnie.
Pour reminéraliser l'organisme :
Fucus (plante fraîche, suspension, extrait fluide). Contre-indiqué en cas de pathologie thyroïdienne.
Gemmothérapie : **Abies pectinata** (bourgeons), **bouleau** (bourgeons), **séquoia** (jeunes pousses), **maïs** (radicelles).
Pour lutter contre la fatigue : **églantier** (jeunes pousses), **séquoia** (jeunes pousses), **romarin** (jeunes pousses).
Patience : antianémique et tonique.
Quinquina : antianémique et antiasthénique.
Kola : à utiliser avec précaution.
Ginseng et **éleuthérocoque :** à utiliser avec précaution.

Que faire d'autre ?
– Adaptez votre régime alimentaire.
– Consommez des fruits rouges : myrtilles, airelles, mûres, framboises ; des fruits à vitamine C : oranges, clémentines, argousiers, citrons, mangues, kiwis ; celui-ci est un excellent antioxydant, contenant des vitamines, du calcium, du fer (mangez 2 fruits par jour).

Voir aussi Troisième âge (maladies du)

Vieillissement cutané

Qu'est-ce que c'est ?
Le vieillissement cutané est une altération progressive de tous les éléments de la peau : dessèchement en superficie, diminution de la tonicité et perte de volume des trois couches de la peau. Cette transformation est inéluctable, mais elle se produit plus ou moins rapidement.

SYMPTÔMES
• Rides* et couperose* plus ou moins prononcées.
• Taches brunes sur les mains, le visage…
• Peau plus fine et plus transparente, qui prend une couleur gris-jaune.
• Peau déshydratée, avec de petites lamelles (squames) qui se détachent.
• Peau desséchée par manque de sébum.
• Peau flasque avec démangeaisons.

Attention ! Consultez le médecin
Le plus important est de consulter un médecin sur les gestes à éviter et ceux à adopter.

Causes
Le vieillissement de la peau est une manifestation normale du vieillissement général de l'organisme. Il peut être accéléré par une déshydratation due à des expositions au soleil, au vent… ou par un manque de vitamines D et A.

Quelles plantes ?
USAGE INTERNE

Onagre (huile) : 150 à 450 mg par jour en capsules molles. Voir le pharmacien.
Sauge (feuilles) : 1 cuill. à café pour 1 tasse d'eau bouillante, laisser infuser 10 min, à boire le matin. Surtout pour les femmes.
Églantier, cassis (baies sauvages), **citron** (jus) et **argousier** (suc de fruit).

USAGE EXTERNE

Huiles de **tournesol, soja, colza, onagre, germe de blé, maïs, sésame, arganier, macadamia** ou oléorésine de **jojoba :** en application d'une ou plusieurs huiles.
Concombre : peler et réduire en purée que l'on applique en masque sur la peau 15 à 60 min.
On peut rajouter pour moitié de la **carotte** crue et de la chair d'**avocat.**

SUR PRESCRIPTION MÉDICALE

Maïs (insaponifiable). **Hydrocotyle indien** (extrait sec titré). **Carotte** (préparation ou plante fraîche). **Ginseng** et **ginkgo** (en association, pour les hommes comme pour les femmes). **Sauge** (pour les femmes, en extrait fluide ou teinture-mère).
Pour un traitement externe : **ginseng** et **ginkgo** (extrait fluide). **Hydrocotyle indien** et **houblon** (extrait hydroglycolique dans une base pour gel). **Santal** (huile essentielle), **mauve** et **vigne rouge** (en extrait, dans un excipient à base d'huile de germe de **blé** ou d'**onagre,** par exemple).

Que faire d'autre ?
– Buvez quotidiennement 1,5 à 2 litres d'eau et évitez, si possible, la prise de diurétiques.
– Adoptez un régime protéiné : jus de soja, œufs, poisson…, et riche en aliments vitaminés.
– Consommez de l'huile de foie de poisson (désodorisée) en capsules molles (1 par jour) et de la levure de bière fraîche (2 g par jour).
– Faites des cures de vitamines A et D, éventuellement de vitamine E, ainsi que d'oligoéléments : sélénium et zinc.
– Évitez les expositions prolongées au soleil et protégez votre peau avec des produits adaptés à sa nature.

Zona

Qu'est-ce que c'est ?

Virus très proche de l'herpès*, le zona se marque par une éruption cutanée sous forme de plaques rouges plus ou moins chargées de vésicules. Il apparaît le long du trajet d'un nerf ou, plus précisément, reste localisé sur un métamère (région sous l'influence d'un nerf bien précis), d'où son caractère unilatéral.

SYMPTÔMES

- Première phase : gêne douloureuse et sensation de brûlure le long du trajet d'un nerf ; parfois difficilement exprimable, la douleur peut être intense.
- Deuxième phase : apparition de plaques rouges ponctuées de vésicules accompagnées d'une légère fièvre.
- Troisième phase : au bout de 2 à 3 jours, les vésicules sèchent et font place à des croûtes qui tombent au bout d'une dizaine de jours en laissant une cicatrice blanche.
- Des douleurs postzostériennes, attaquant en majorité les plus de 50 ans, peuvent persister parfois plusieurs années après la première atteinte.

Attention ! Consultez le médecin

L'éruption cutanée n'étant pas systématique, seul le médecin pourra identifier nettement les douleurs parfois intenses que provoque le zona.
Il pourra, en outre, prévenir d'éventuelles complications, notamment en cas de zona ophtalmique, particulièrement dangereux.

Causes

La principale cause réside en des défenses immunitaires affaiblies soit par une maladie grave sous-jacente (cancer, tuberculose...), soit, plus simplement, par un épuisement moral et physique, un état de stress (oxydatif), etc. L'atteinte du métamère peut également être liée à une fragilisation de l'organe interne correspondant.
Enfin, la responsabilité d'un mauvais équilibre digestif (suralimentation, grignotage, forte consommation d'aliments acides et acidifiants, de protéines animales, de sucres...) n'est pas à exclure.

Quelles plantes ?

USAGE INTERNE

- Pour le drainage et l'action sur les vésicules

Bardane (racine, 20 g), **boldo** (feuille, 20 g), **menthe poivrée** (feuille, 10 g), **ortie piquante** (racine ou feuille, 30 g), **prêle** (tige stérile, 10 g), **bouleau** (15 g), **mélisse** (racine, 15 g), **échinacée** (20 g) : 4 cuill. à soupe du mélange dans 1 litre d'eau, faire bouillir 3 min, laisser infuser 10 min ; à boire sur la journée. Faire une cure de 3 semaines, suivie de 1 semaine de pause, avant de reprendre le traitement pendant 3 semaines.

USAGE EXTERNE

Chardon béni : 50 g de plante pour 1 litre d'eau bouillante, laisser infuser 10 min ; appliquer en compresses humides sur la zone atteinte par le virus.
Ravensare (huile essentielle, antiviral majeur), 9,5 % ; **menthe poivrée** (huile essentielle, antalgique majeur), 0,5 % ; et **Calophyllum inophylum** (huile végétale, antiviral à action immunitaire), 90 % ; en applications locales.

SUR PRESCRIPTION MÉDICALE

Pour stimuler le système immunitaire : baies de **sureau, plantain, cassis** et plantes à essence comme le **thym,** la **sarriette,** le **romarin...**
Pour limiter les symptômes douloureux : des plantes aux vertus antalgiques **(aconit** D6, **euphorbe pilulifera, chardon béni, millepertuis,** écorce de **frêne, saule blanc...),** anti-inflammatoires **(griffe-du-diable, chardon béni, reine-des-prés, feuille de frêne...)** ainsi que de la **passiflore** pour ses propriétés calmantes.
Pour drainer les organes déficients (principalement le foie, puis les reins) : **pissenlit** ou **artichaut.**
Et aussi : **pensée sauvage,** au fort tropisme dermatologique (et riche en acides gras insaturés) ; certaines plantes reminéralisantes **(ortie, renouée des oiseaux, prêle).**
Outre une excellente activité défensive vis-à-vis des tissus nécrotiques, la **propolis** possède un analgésique et cicatrisant et peut être utilisée en poudre en usage interne et en solution glycolique à 10 % en usage externe.

Que faire d'autre ?

– Privilégiez les aliments riches en acides aminés et en acides gras essentiels ; prenez de la vitamine B.
– Au vu du risque important de contagion, évitez tout contact avec d'autres personnes, surtout si ces dernières sont affaiblies.
– Veillez à ce que la zone infectée reste bien propre et sèche.
– Malgré les démangeaisons éventuelles, évitez de frotter ou de gratter les plaques : les vésicules pourraient en effet se percer et s'infecter.
– Appliquez un gant humide frais, voire des glaçons, afin d'atténuer douleurs et démangeaisons.

Dictionnaire des médicaments

Faits à base de plantes, en totalité ou en partie (noms en italique), les produits répertoriés ici (la liste n'est pas exhaustive) ont tous fait l'objet d'une autorisation de mise sur le marche (AAM) qui leur garantit le statut officiel de médicament. Ils sont rassemblés par grandes catégories de troubles affectant le système circulatoire, la peau, les systèmes digestif et urinaire, le système respiratoire, le système neurovégétatif. Sont regroupés à la fin les médicaments ayant une action antalgique.

Attention !

Ce dictionnaire a pour but de vous informer sur les indications, la composition et les effets secondaires éventuels des médicaments phytothérapiques en vente libre. Mais rappelez-vous :
- aucun médicament, même en vente libre, n'est inoffensif ;
- ne cédez pas à la tentation de l'automédication ;
- demandez toujours conseil à votre médecin ou à votre pharmacien, en particulier si vous suivez déjà un traitement ;
- respectez les consignes sur la posologie et la durée du traitement ;
- n'augmentez en aucun cas de vous-même les doses.

Troubles de la circulation

APHLOÏNE P® *(solution buvable)*
Indications thérapeutiques : crise d'hémorroïdes ; jambes lourdes ; impatiences
Composition : aphloïa, hamamélis, viburnum
Effets secondaires éventuels : troubles digestifs mineurs

ARKOGÉLULES MARRONNIER D'INDE®
Indications thérapeutiques : crise d'hémorroïdes ; altération des vaisseaux capillaires ; jambes lourdes
Composition : marron d'Inde

ARKOGÉLULES VIGNE ROUGE®
Indications thérapeutiques : crise d'hémorroïdes ; altération des vaisseaux capillaires ; jambes lourdes
Composition : vigne rouge

ARTÉRASE® *(comprimés)*
Indications thérapeutiques : jambes lourdes ; altération des vaisseaux capillaires
Composition : ail, cyprès, marron d'Inde, prêle

BORIBEL N° 12® *(tisane)*
Indications thérapeutiques : jambes lourdes ; hémorroïdes
Composition : hamamélis, mélilot, vigne rouge

CIRKAN® *(comprimés)*
Indications thérapeutiques : crise d'hémorroïdes ; jambes lourdes ; œdème des jambes ; crampes ; impatiences
Composition : fragon épineux, hespéridine, acide ascorbique
Effets secondaires éventuels : troubles digestifs (nausées, maux d'estomac)

CLIMAXOL® *(solution buvable)*
Indications thérapeutiques : altération des vaisseaux capillaires ; jambes lourdes
Composition : hamamélis, fragon épineux, marronnier d'Inde, hydrastis, viburnum

CRÈME RAP®
Indications thérapeutiques : ecchymose ; jambes lourdes ; crampes ; varices ; engelures
Composition : jusquiame, genêt à balais, arnica, marron d'Inde

CYCLO 3® *(crème)*
Indications thérapeutiques : jambes lourdes
Composition : houx, mélilot
effets secondaires éventuels : urticaire local

DIFRAREL 100® *(comprimés)*
Indications thérapeutiques : altération des vaisseaux capillaires ; jambes lourdes ; troubles de la vision
Composition : myrtille, bêta-carotène
Effets secondaires éventuels : troubles digestifs

DIFRAREL E® *(comprimés)*
Indications thérapeutiques : troubles de la vision nocturne
Composition : myrtille, alpha-tocophérol

DITAVÈNE® *(crème)*
Indications thérapeutiques : altération des vaisseaux capillaires ; couperose ; rosacée
Composition : mélilot, vigne rouge

ENDOTÉLON 50 mg® *(comprimés)*
Indications thérapeutiques : jambes lourdes ; troubles de la vision ; lymphœdème
Composition : pépins de raisin
Effets secondaires éventuels : allergie (cutanée, gastro-intestinale), céphalées

ENDOTÉLON 150 mg® *(comprimés)*
Indications thérapeutiques : jambes lourdes et impatiences
Composition : pépins de raisin
Effets secondaires éventuels : allergie (cutanée, gastro-intestinale), céphalées

ESBERIVEN® *(crème)*
Indications thérapeutiques : jambes lourdes ; œdème
Composition : héparine, extrait de mélilot

ESBERIVEN FORT® *(comprimés)*
Indications thérapeutiques : crise d'hémorroïdes ; jambes lourdes ; impatiences
Composition : mélilot, rutoside

FLUON® *(comprimés ou solution buvable)*
Indications thérapeutiques : crise d'hémorroïdes ; altération des vaisseaux capillaires ; jambes lourdes ; impatiences
Composition : marron d'Inde, hamamélis, viburnum, méthesculétol sodique
Effets secondaires éventuels : troubles digestifs mineurs

GINKOGINK® *(solution buvable)*
Indications thérapeutiques : acouphènes ; artérite ; pertes de mémoire ; troubles de l'audition (sujet âgé)
Composition : ginkgo
Effets secondaires éventuels : troubles digestifs, troubles cutanés, céphalées

GINKOR FORT® *(gélules)*
Indications thérapeutiques : crise d'hémorroïdes ; jambes lourdes ; impatiences
Composition : ginkgo, troxérutine, heptaminol

Dictionnaire des médicaments

GINKOR GEL®
Indications thérapeutiques: jambes lourdes; œdème des jambes
Composition: ginkgo, troxérutine

HEC RECTALE® (pommade)
Indications thérapeutiques: crise d'hémorroïdes
Composition: tanin, hamamélis, phénazone
Effets secondaires éventuels: eczéma de contact

HÉMORROGEL® (gel rectal)
Indications thérapeutiques: crise d'hémorroïdes
Composition: ficaire, marron d'Inde, souci

HISTO-FLUINE P® (solution buvable)
Indications thérapeutiques: crise d'hémorroïdes; altération des vaisseaux capillaires; jambes lourdes ou impatiences
Composition: marron d'Inde, hamamélis, bourse-à-pasteur, anémone pulsatille, esculoside

INTRAIT DE MARRON D'INDE P® (solution buvable)
Indications thérapeutiques: crise d'hémorroïdes
Composition: marron d'Inde, méthesculétol sodique

JOUVENCE DE L'ABBÉ SOURY® (comprimés ou solution buvable)
Indications thérapeutiques: crise d'hémorroïdes; altération des vaisseaux capillaires; jambes lourdes; impatiences
Composition: hamamélis, viburnum, calamus, piscidia

JOUVENCE DE L'ABBÉ SOURY® (gel)
Indications thérapeutiques: altération des vaisseaux capillaires; jambes lourdes
Composition: hamamélis, viburnum, menthol
Effets secondaires éventuels: agitation et confusion (sujet âgé)

JOUVENCE DE L'ABBÉ SOURY® (tisane)
Indications thérapeutiques: altération des vaisseaux capillaires; jambes lourdes; impatiences
Composition: hamamélis, vigne rouge

MARRON D'INDE BOIRON® (gélules)
Indications thérapeutiques: hémorroïdes; altération des vaisseaux capillaires; jambes lourdes
Composition: marron d'Inde

MÉDIFLOR N° 12® (tisane)
Indications thérapeutiques: insuffisance veineuse; hémorroïdes
Composition: mélilot, hamamélis, vigne rouge

NIGRANTYL® (comprimés)
Indications thérapeutiques: altération des vaisseaux capillaires
Composition: cassis, citrate de sodium
Effets secondaires éventuels: selles plus fréquentes

OPO-VEINOGÈNE® (solution buvable)
Indications thérapeutiques: crise d'hémorroïdes; jambes lourdes; impatiences
Composition: vigne rouge, marron d'Inde, esculoside

PETIT HOUX BOIRON® (gélules)
Indications thérapeutiques: hémorroïdes; jambes lourdes
Composition: petit houx (fragon épineux)

PHLÉBOSÉDOL® (mélange de plantes pour tisane)
Indications thérapeutiques: crise d'hémorroïdes; jambes lourdes
Composition: alchémille, hamamélis, marron d'Inde, viburnum, vigne rouge

PHYTOMÉLIS® (solution buvable)
Indications thérapeutiques: crise d'hémorroïdes; altération des vaisseaux capillaires; jambes lourdes; impatiences
Composition: hamamélis, marron d'Inde

TANAKAN® (solution buvable)
Indications thérapeutiques: altération des vaisseaux capillaires; jambes lourdes; impatiences
Composition: hamamélis, vigne rouge

TRAMISAL® (solution buvable)
Indications thérapeutiques: acouphènes, artérite, pertes de mémoire, troubles de l'audition (sujet âgé)
Composition: ginkgo
Effets secondaires éventuels: troubles digestifs, troubles cutanés, céphalées

VEINOBIASE® (comprimés effervescents)
Indications thérapeutiques: crise d'hémorroïdes; altération des vaisseaux capillaires; impatiences
Composition: fragon épineux, cassis, acide ascorbique
Effets secondaires éventuels: intolérances digestives, éruptions cutanées

VEINOPHYTUM® (gélules)
Indications thérapeutiques: crise d'hémorroïdes; altération des vaisseaux capillaires
Composition: marron d'Inde, vigne rouge

VEINOSTASE® (solution buvable)
Indications thérapeutiques: crise d'hémorroïdes; jambes lourdes; impatiences
Composition: marron d'Inde, hamamélis, cyprès, acide ascorbique
Effets secondaires éventuels: diminution de l'abondance et de la durée des règles

VEINOTONYL® (gélules)
Indications thérapeutiques: jambes lourdes; impatiences
Composition: marron d'Inde, perméthol
Effets secondaires éventuels: troubles digestifs mineurs

VIGNE ROUGE BOIRON® (gélules)
Indications thérapeutiques: jambes lourdes; hémorroïdes, altération des vaisseaux capillaires
Composition: vigne rouge

Problèmes de peau

AGATHOL BAUME®
Indications thérapeutiques: brûlures superficielles de faible étendue
Composition: oxyde de zinc, dioxyde de titane, baume du Pérou
Effets secondaires éventuels: eczéma de contact

ANAXÉRYL® (pommade)
Indications thérapeutiques: pelade; psoriasis
Composition: dithranol, ichthyolammonium, acide salicylique, résorcinol, baume du Pérou
Effets secondaires éventuels: petite réaction irritative (sensibilisation)

ARKOGÉLULES BARDANE®
Indications thérapeutiques: acné; peau grasse
Composition: grande bardane

ARNICAN® (crème)
Indications thérapeutiques: contusions; ecchymoses
Composition: arnica
Effets secondaires éventuels: allergie, convulsions (nourrisson et enfant), agitation et confusion (sujet âgé)

BAUME PICOT® (solution)
Indications thérapeutiques: cors; durillons; œils-de-perdrix; verrues
Composition: thuya, acide salicylique
Effets secondaires éventuels: irritation locale, sensation de brûlure

BIOGAZE® (compresses)
Indications thérapeutiques: brûlures superficielles de faible étendue
Composition: niaouli, thym
Effets secondaires éventuels: eczéma de contact, convulsions (nourrisson et enfant), agitation et confusion (sujet âgé)

BIO-SÉLÉNIUM®
(capsules)
Indications thérapeutiques:
problèmes de peau (pour agir sur le terrain)
Composition: séléno-levure, alpha-tocophérol, blé

BRULEX® (pommade)
Indications thérapeutiques:
Brûlures superficielles de faible étendue
Composition: oxyde de zinc, phénazone, phénol, salicylate de sodium, baume du Pérou
Effets secondaires éventuels:
eczéma de contact, convulsions (nourrisson et enfant), agitation et confusion (sujet âgé)

CADITAR® (préparation en flacon)
Indications thérapeutiques:
psoriasis; irritation
Composition: cade

CALMIPHASE® (crème)
Indications thérapeutiques:
brûlures superficielles de faible étendue; crevasses; érythème fessier; érythème solaire; gerçures; piqûres d'insectes
Composition: matricaire, hydrocotyle indien
Effets secondaires éventuels:
urticaire

CONTRE-COUPS DE L'ABBÉ PERDRIGEON® (solution)
Indications thérapeutiques:
contusions; ecchymoses; plaies superficielles peu étendues (pour désinfecter)
Composition: aloès

ÉPHYDROL®
(crème ou solution en flacon)
Indications thérapeutiques:
transpiration abondante (et mauvaises odeurs) des pieds
Composition: lavande, citron, bergamote, plantain, menthol, saligénine…
Effets secondaires éventuels:
agitation, confusion et somnolence (sujet âgé)

FITACNOL® (gélules)
Indications thérapeutiques:
acné; peau grasse
Composition: grande bardane, pensée sauvage, ortie dioïque

GOMENOLÉO
(solution huileuse en flacon)
Indications thérapeutiques:
crevasses; fissures; gerçures
Composition: niaouli
Effets secondaires éventuels:
convulsions (nourrisson et enfant), agitation et confusion (sujet âgé)

H.E.C DERMIQUE®
(pommade)
Indications thérapeutiques:
brûlures superficielles peu étendues; ulcération de la muqueuse du nez; saignement de nez
Composition: phénazone, hamamélis, tanin
Effets secondaires éventuels:
eczéma de contact

HOMÉOPLASMINE®
(pommade)
Indications thérapeutiques:
irritations
Composition: souci, phytolaque, bryone, benjoin, acide borique
Effets secondaires éventuels:
réaction générale, intoxication (nourrisson et enfant)

INOTYOL® (pommade)
Indications thérapeutiques:
irritations
Composition: hamamélis, ichtyolammonium, oxyde de zinc, dioxyde de titane, benjoin
Effets secondaires éventuels:
petite réaction (sensibilisation), convulsions (nourrisson et enfant), agitation et confusion (sujet âgé)

LACCODERME®
(pommade)
Indications thérapeutiques:
psoriasis; irritations
Composition: cade, jusquiame, acide salicylique
Effets secondaires éventuels:
allergie locale

LELONG CONTUSIONS®
(pommade)
Indications thérapeutiques:
contusions; ecchymoses
Composition: arnica, tamier
Effets secondaires éventuels:
allergie

MADÉCASSOL®
(poudre et crème)
Indications thérapeutiques:
ulcères
Composition: hydrocotyle indien
Effets secondaires éventuels:
réaction cutanée (sensibilisation)

MADÉCASSOL TULGRAS®
(compresses)
Indications thérapeutiques:
escarres; ulcères
Composition: hydrocotyle indien
Effets secondaires éventuels:
sensation de brûlure, prurit, eczéma de contact

NITROL® (solution en flacon)
Indications thérapeutiques:
verrues
Composition: chélidoine, thuya, iode, acide salicylique, acide acétique
Effets secondaires éventuels:
irritation locale et sensation de brûlure

OXYPÉROL® (crème)
Indications thérapeutiques:
brûlures superficielles de faible étendue; crevasses; gerçures; érythème fessier du nourrisson
Composition: oxyde de zinc, baume du Pérou
Effets secondaires éventuels:
eczéma de contact, irritation

PHARMADOSE ARNICA®
(compresses)
Indications thérapeutiques:
ecchymoses
Composition: arnica
Effets secondaires éventuels:
petite réaction (sensibilisation)

POMMADE LELONG®
Indications thérapeutiques:
irritations (démangeaisons, crevasses, gerçures, engelures)
Composition: baume du Pérou, rétinol
Effets secondaires éventuels:
allergie

TULLE GRAS LUMIÈRE®
(compresses)
Indications thérapeutiques:
brûlures superficielles de faible étendue
Composition: baume du Pérou

Effets secondaires éventuels:
eczéma de contact

VERASKIN® (gel en tube)
Indications thérapeutiques:
brûlures superficielles peu étendues; crevasses; érythème fessier; érythème solaire; gerçures; piqûres d'insectes
Composition: aloès
Effets secondaires éventuels:
allergie, eczéma de contact, urticaire

VERRUPAN® (solution en flacon)
Indications thérapeutiques:
verrues; cors
Composition: thuya, acide salicylique, acide lactique
Effets secondaires éventuels:
irritation cutanée (sur la peau saine ou sur les muqueuses)

YSOL 206® (shampooing)
Indications thérapeutiques:
poux (tête, corps, pubis)
Composition: acide acétique, camphre, citronnelle, chlorure de sodium, lauryl éther

Troubles digestifs et urinaires

ACTIBIL® (gélules)
Indications thérapeutiques:
digestion difficile
Composition: artichaut, fumeterre

AGIOLAX® (granulés)
Indications thérapeutiques:
constipation occasionnelle
Composition: ispaghul, séné
Effets secondaires éventuels:
diarrhée, douleurs abdominales, hypokaliémie, coloration anormale des urines, flatulences

ALGUES (FUCUS) BOIRON®
(gélules)
Indications thérapeutiques:
surpoids (pour mieux éliminer)
Composition: fucus

ARKOGÉLULES ORTHOSIPHON®
Indications thérapeutiques:

Dictionnaire des médicaments

digestion difficile ; surpoids (pour favoriser l'élimination)
Composition : orthosiphon

ARKOGÉLULES PRÊLE®
Indications thérapeutiques : digestion difficile
Composition : prêle

ARTICHAUT BOIRON® (gélules)
Indications thérapeutiques : digestion difficile ; excès de bile
Composition : artichaut

BOP® (comprimés)
Indications thérapeutiques : rétention d'eau
Composition : olivier, bouleau

BOLCITOL® (solution buvable)
Indications thérapeutiques : digestion difficile
Composition : fumeterre, boldo, sauge, fenouil

BOLDOFLORINE n° 1® (comprimés ou tisane)
Indications thérapeutiques : constipation occasionnelle
Composition : romarin, cassia, boldo
Effets secondaires éventuels : diarrhée, douleurs abdominales, hypokaliémie, urines teintées en rouge

BOLDOFLORINE n° 2® (tisane)
Indications thérapeutiques : digestion difficile et douloureuse
Composition : badiane, mélisse

BORIBEL n° 4® (tisane)
Indications thérapeutiques : constipation occasionnelle
Composition : bourdaine, séné, guimauve
Effets secondaires éventuels : diarrhée, douleurs abdominales, hypokaliémie, urines teintées en rouge

BORIBEL n° 6® (tisane)
Indications thérapeutiques : digestion difficile, éructations, flatulences
Composition : matricaire, angélique, mélisse, pensée sauvage, guimauve

BORIBEL n° 7® (tisane)
Indications thérapeutiques : rétention d'eau
Composition : fumeterre, boldo, angélique, romarin

BORIBEL n° 9® (tisane ou solution buvable)
Indications thérapeutiques : surpoids (pour favoriser l'élimination)
Composition : frêne, romarin, fucus

BORIBEL n° 10® (tisane)
Indications thérapeutiques : digestion difficile
Composition : solidage, maïs fumeterre, bardane, pissenlit

BORIBEL n° 11® (tisane)
Indications thérapeutiques : rétention d'eau
Composition : frêne, prêle, orthosiphon, bouleau, genièvre

BORIBEL n° 13® (tisane)
Indications thérapeutiques : constipation occasionnelle
Composition : bourdaine, séné, guimauve, mauve
Effets secondaires éventuels : diarrhée, douleurs abdominales, hypokaliémie, coloration anormale des urines

BOROSTYROL® (solution)
Indications thérapeutiques : aphtes, gencive rouge et enflammée, blessure due à une prothèse, piqûres d'insectes
Composition : benjoin du Laos, thymol, lévomenthol, salol, acide borique
Effets secondaires éventuels : convulsions (nourrisson et enfant), agitation et confusion (sujet âgé)

BOURDAINE BOIRON® (gélules)
Indications thérapeutiques : constipation occasionnelle
Composition : bourdaine

CAMILINE ARKOGÉLULES®
Indications thérapeutiques : surpoids (pour favoriser l'élimination)
Composition : thé vert

CANOL® (comprimés)
Indications thérapeutiques : digestion difficile
Composition : aphloïa, chimaphylla, artichaut
Effets secondaires éventuels : diarrhée

CHOPHYTOL® (comprimés)
Indications thérapeutiques : digestion difficile
Composition : artichaut
Effets secondaires éventuels : diarrhée, urticaire

DELLOVA® (comprimés)
Indications thérapeutiques : surpoids (pour mieux éliminer)
Composition : orthosiphon, fucus

DÉPURATIF DES ALPES® (solution buvable)
Indications thérapeutiques : constipation occasionnelle
Composition : bourdaine, séné, réglisse
Effets secondaires éventuels : diarrhée, douleurs abdominales, hypokaliémie, coloration anormale des urines

DÉPURATIF PARNEL® (solution buvable)
Indications thérapeutiques : digestion difficile
Composition : grande bardane, pensée sauvage, saponaire, fumeterre

DEPURATUM® (sirop)
Indications thérapeutiques : digestion difficile
Composition : genièvre, rhapontic, bouleau, romarin, thym, fumeterre, bugrane

DRAGÉES FUCA® (comprimés)
Indications thérapeutiques : constipation occasionnelle
Composition : bourdaine, cascara, fucus
Effets secondaires éventuels : diarrhée, douleurs abdominales, hypokaliémie, coloration anormale des urines

DRAGÉES VÉGÉTALES REX® (comprimés)
Indications thérapeutiques : constipation occasionnelle

Composition : bourdaine, cascara
Effets secondaires éventuels : diarrhée, douleurs abdominales, hypokaliémie

DRAINACTIL® (solution buvable)
Indications thérapeutiques : digestion difficile
Composition : boldo, bouleau, cassis
Effets secondaires éventuels : irritation légère du tube digestif

ÉLIXIR BONJEAN® (solution buvable)
Indications thérapeutiques : digestion difficile ; éructations ; flatulences
Composition : mélisse, bigaradier, anis, cumin, cachou

ENTECET® (comprimés)
Indications thérapeutiques : digestion difficile
Composition : orge, rhizopus, aspergillus,

EXOLISE® (gélules)
Indications thérapeutiques : surpoids (favorise l'élimination)
Composition : thé vert

FÉNUGRÈNE® (comprimés)
Indications thérapeutiques : maigreur (pour favoriser la prise de poids)
Composition : fenugrec

GINSENG BOIRON® (gélules)
Indications thérapeutiques : surpoids (pour faciliter la perte de poids)
Composition : ginseng

GRAINS DE VALS® (comprimés)
Indications thérapeutiques : constipation occasionnelle
Composition : boldo, cascara, séné
Effets secondaires éventuels : diarrhée, douleurs abdominales, hypokaliémie, coloration anormale des urines

HÉPACLEM® (comprimés)
Indications thérapeutiques : digestion difficile
Composition : artichaut, boldo, combretum, curcuma

LA SANTÉ PAR LES PLANTES

HÉPANÉPHROL®
(solution buvable)
Indications thérapeutiques :
digestion difficile
Composition : artichaut
Effets secondaires éventuels : à fortes doses, diarrhée

HEPATOUM® *(solution buvable)*
Indications thérapeutiques :
digestion difficile
Composition : anémone pulsatille, curcuma, alvérine

HERBESAN INSTANTANÉE®
(tisane en sachet-dose)
Indications thérapeutiques :
constipation occasionnelle
Composition : séné, chiendent, bourdaine
Effets secondaires éventuels :
diarrhée, douleurs abdominales, hypokaliémie, coloration anormale des urines

HERBESAN TISANE®
Indications thérapeutiques :
constipation occasionnelle
Composition : séné, anis vert, menthe poivrée, chiendent
Effets secondaires éventuels :
diarrhée, douleurs abdominales, hypokaliémie

IDÉOLAXYL® *(comprimés)*
Indications thérapeutiques :
constipation occasionnelle
Composition : aloès, séné
Effets secondaires éventuels :
diarrhée, douleurs abdominales, hypokaliémie, coloration anormale des urines

IMEGUL® *(gélules)*
Indications thérapeutiques :
constipation occasionnelle
Composition : cascara, ispaghul
Effets secondaires éventuels :
diarrhée, douleurs abdominales, hypokaliémie, coloration anormale des urines, flatulences

INOLAXINE® *(granulés)*
Indications thérapeutiques :
constipation occasionnelle
Composition : sterculia
Effets secondaires éventuels :
flatulences

INSADOL® *(solution buvable)*
indications thérapeutiques :
gencives rouges et enflées, déchaussement dentaire
Composition : maïs

JÉCOPEPTOL®
(poudre pour suspension buvable)
Indications thérapeutiques :
digestion difficile
Composition : aluminium, calcium, magnésium, sodium, boldo, kinkéliba, fusain noir pourpre
Effets secondaires éventuels :
constipation, hypercalcémie en usage prolongé

KARAYAL® *(granulés)*
Indications thérapeutiques :
constipation ou diarrhée occasionnelle ; flatulences ; acidité gastrique
Composition : magnésium, kaolin, sterculia
Effets secondaires éventuels :
diarrhée, ballonnements

LEGALON® *(comprimés)*
Indications thérapeutiques :
maladies du foie
Composition : chardon-Marie
Effets secondaires éventuels :
gastralgie, diarrhée, réactions allergiques (rares)

LESPÉNÉPHRYL®
(solution buvable)
Indications thérapeutiques :
rétention d'eau
Composition : lespedeza

MÉDIFLOR n° 1® *(tisane)*
Indications thérapeutiques :
surpoids (problèmes d'élimination)
Composition : fucus, frêne, maté vert, piloselle

MEDIFLOR n° 3® *(tisane)*
Indications thérapeutiques :
troubles digestifs (digestion lente, ballonnements, éructations, flatulences)
Composition : fenouil, angélique, coriandre, menthe poivrée, romarin, aunée

MÉDIFLOR n° 4® *(tisane)*
Indications thérapeutiques :
rétention d'eau
Composition : chiendent, reine-des-prés, frêne, busserole

MÉDIFLOR n° 5® *(tisane)*
Indications thérapeutiques :
problèmes biliaires
Composition : boldo, romarin, kinkéliba, mauve

MEDIFLOR n° 11®
(solution buvable)
Indications thérapeutiques :
digestion difficile
Composition : boldo, bouleau, cassis
Effets secondaires éventuels :
troubles digestifs, diarrhée

MICTASOL® *(comprimés)*
Indications thérapeutiques :
cystites récidivantes
Composition : mauve, méthénamine
Effets secondaires éventuels :
gastralgies, nausées, diarrhée, vomissements, réactions cutanées allergiques ; à fortes doses, hématurie, protéinurie, lésions inflammatoires du tractus urinaire

MINCIFIT® *(solution buvable)*
Indications thérapeutiques :
surpoids (pour favoriser l'élimination)
Composition : cassis, thé vert
Effets secondaires éventuels :
troubles digestifs, diarrhée

MINCIFLORINE® *(tisane)*
Indications thérapeutiques :
surpoids (pour favoriser l'élimination)
Composition : frêne élevé, prêle, chiendent, thé noir, cassis

MODANE® *(comprimés)*
Indications thérapeutiques :
constipation occasionnelle
Composition : pantothénate de calcium, séné
Effets secondaires éventuels :
douleurs abdominales, diarrhée, hypokaliémie

MUCINUM CASCARA®
(comprimés)
Indications thérapeutiques :
constipation occasionnelle
Composition : cascara, boldo, anis vert, séné
Effets secondaires éventuels :
douleurs abdominales, diarrhée, hypokaliémie, coloration anormale des urines

MUCIPULGITE® *(granulés)*
Indications thérapeutiques :
constipation occasionnelle
Composition : attapulgite, guar
Effets secondaires éventuels :
flatulences en début de traitement

MUCIVITAL®
(gélules ou poudre)
Indications thérapeutiques :
constipation occasionnelle
Composition : ispaghul
Effets secondaires éventuels :
flatulences

NORMACOL® *(granulés)*
Indications thérapeutiques :
constipation occasionnelle
Composition : sterculia
Effets secondaires éventuels :
flatulences

OBÉFLORINE®
(sachets pour tisane)
Indications thérapeutiques :
surpoids (pour mieux éliminer)
Composition : frêne, chicorée, chiendent, prêle, fucus

ODDIBIL® *(comprimés)*
Indications thérapeutiques :
digestion difficile (problèmes hépatiques)
Composition : fumeterre

OLIVIASE® *(comprimés)*
Indications thérapeutiques :
rétention d'eau
Composition : olivier

ORTHOSIPHON BOIRON®
(gélules)
Indications thérapeutiques :
mauvaise élimination
Composition : orthosiphon

PALIURYL 25 %®
(solution buvable)
Indications thérapeutiques :
rétention d'eau
Composition : paliure

PARAPSYLLIUM®
(poudre pour solution buvable)
Indications thérapeutiques :
constipation occasionnelle
Composition : psyllium, paraffine
Effets secondaires éventuels :
flatulences en début de traitement

Dictionnaire des médicaments

PECTIPAR® (suspension buvable)
Indications thérapeutiques : diarrhée aiguë
Composition : opium, kaolin
Effets secondaires éventuels : constipation, nausées, vomissements, douleurs épigastriques, somnolence, réactions cutanées, troubles respiratoires, dépression du système nerveux central

PÉRISTALTINE® (comprimés)
Indications thérapeutiques : constipation occasionnelle
Composition : cascara
Effets secondaires éventuels : diarrhée, douleurs abdominales, hypokaliémie

PETITES PILULES CARTERS POUR LE FOIE® (comprimés)
Indications thérapeutiques : constipation occasionnelle
Composition : aloès, boldine
Effets secondaires éventuels : diarrhée, douleurs abdominales, hypokaliémie, coloration anormale des urines

PILOSELLE BOIRON® (gélules)
Indications thérapeutiques : mauvaise élimination rénale et digestive
Composition : piloselle

PILOSURYL® (solution buvable)
Indications thérapeutiques : rétention d'eau
Composition : piloselle, phyllantus

PISSENLIT BOIRON® (gélules)
Indications thérapeutiques : digestion difficile, excès de bile, mauvaise élimination
Composition : pissenlit

POLY-KARAYA® (granulés)
Indications thérapeutiques : diarrhée occasionnelle ; flatulences ; ballonnements ; constipation
Composition : karaya, polyvidone
Effets secondaires éventuels : ballonnements intestinaux en début de traitement

PRÊLE BOIRON® (gélules)
Indications thérapeutiques : mauvaise élimination

Composition : prêle

PROMINCIL® (suspension buvable ou gélules)
Indications thérapeutiques : surpoids (pour favoriser l'élimination)
Composition : paullinia, orthosiphon, fucus
Effets secondaires éventuels : eczéma de contact, réactions immédiates avec urticaire et spasmes des bronches

PSEUDOPHAGE® (granulés pour suspension buvable)
Indications thérapeutiques : surpoids (coupe-faim)
Composition : agar-agar, alginate de sodium
Effets secondaires éventuels : flatulences en début de traitement

PSYLIA® (poudre orale effervescente)
Indications thérapeutiques : constipation occasionnelle
Composition : psyllium
Effets secondaires éventuels : ballonnements abdominaux en début de traitement

PSYLLIUM LANGLEBERT® (sachets pour tisane)
Indications thérapeutiques : constipation occasionnelle
Composition : psyllium
Effets secondaires éventuels : flatulences

PURSENNIDE® (comprimés)
Indications thérapeutiques : constipation occasionnelle
Composition : sennosides de *Cassia angustifolia* et de *C. acutifolia*
Effets secondaires éventuels : diarrhée, douleurs abdominales, hypokaliémie, coloration anormale des urines

PYRALVEX® (soluté à usage externe ou gel)
Indications thérapeutiques : aphtes ; inflammation de la bouche
Composition : rhubarbe, acide salicylique
Effets secondaires éventuels : léger picotement, hypersensibilité, coloration jaune des dents à l'arrêt du traitement

ROMARINEX® (solution buvable)
Indications thérapeutiques : digestion difficile (problèmes hépatiques)
Composition : romarin, kinkéliba

SALICAIRINE® (solution buvable)
Indications thérapeutiques : diarrhée occasionnelle
Composition : salicaire

SCHOUM® (solution buvable)
Indications thérapeutiques : digestion difficile (problèmes hépatiques)
Composition : fumeterre, sorbitol, bugrane, piscidia, alvérine
Effets secondaires éventuels : diarrhée, flatulences

SÉNOKOT® (comprimés ou granulés)
Indications thérapeutiques : constipation occasionnelle
Composition : séné
Effets secondaires éventuels : diarrhée, douleurs abdominales, hypokaliémie, coloration anormale des urines

SILIPRÊLE® (capsules)
Indications thérapeutiques : digestion difficile (problèmes hépatiques)
Composition : prêle

SPAGULAX CITRATE DE POTASSIUM® (granulés)
Indications thérapeutiques : constipation occasionnelle
Composition : ispaghul, citrate de potassium
Effets secondaires éventuels : obstruction œsophagienne (rare, sujet âgé), flatulences

SPAGULAX MUCILAGE PUR® (granulés)
Indications thérapeutiques : constipation occasionnelle
Composition : ispaghul
Effets secondaires éventuels : rares cas d'obstruction œsophagienne (sujet âgé), flatulences

SPAGULAX POUDRE EFFERVESCENTE®
Indications thérapeutiques : constipation occasionnelle

Composition : ispaghul
Effets secondaires éventuels : flatulences, réactions allergiques

SPAGULAX SORBITOL® (granulés)
Indications thérapeutiques : constipation occasionnelle
Composition : ispaghul, sorbitol
Effets secondaires éventuels : rares cas d'obstruction œsophagienne (sujet âgé), flatulences

TAMARINE® (gélules ou gelée orale)
Indications thérapeutiques : constipation occasionnelle
Composition : séné, tamarin
Effets secondaires éventuels : diarrhée, douleurs abdominales, hypokaliémie

TEALINE® (gélules)
Indications thérapeutiques : surpoids (pour favoriser l'élimination)
Composition : thé vert, orthosiphon

TISANE FRANKLIN®
Indications thérapeutiques : constipation occasionnelle
Composition : séné, menthe poivrée, anis, chiendent, fenouil, boldo
Effets secondaires éventuels : diarrhée, douleurs abdominales chez les sujets dont le côlon est irritable, hypokaliémie

TISANE GARFIELD®
Indications thérapeutiques : constipation occasionnelle
Composition : Séné, boldo
Effets secondaires éventuels : diarrhées, douleurs abdominales chez les sujets dont le côlon est irritable, hypokaliémie, coloration anormale des urines

TISANE HÉPATIQUE DE HOERDT®
Indications thérapeutiques : digestion difficile (problèmes hépatiques)
Composition : absinthe, achillée, aigremoine, boldo, petite centaurée, chiendent, ményanthe, sauge

Effets secondaires éventuels: à fortes doses, diarrhée

TONILAX® (comprimés)
Indications thérapeutiques: constipation occasionnelle
Composition: bourdaine, aloès du Cap
Effets secondaires éventuels: diarrhée, douleurs abdominales chez les sujets dont le côlon est irritable, hypokaliémie, coloration anormale des urines

TRANSILANE®
(poudre pour suspension buvable)
Indications thérapeutiques: constipation occasionnelle
Composition: psyllium
Effets secondaires éventuels: flatulences

UROMIL® (comprimés)
Indications thérapeutiques: surpoids (pour favoriser l'élimination)
Composition: busserole, thé vert

UROPHYTUM® (gélules)
Indications thérapeutiques: rétention d'eau
Composition: buchu, busserole

UROSIPHON® (solution buvable)
Indications thérapeutiques: rétention d'eau; surpoids (pour favoriser l'élimination)
Composition: orthosiphon

VIBTIL® (comprimés)
Indications thérapeutiques: digestion difficile (problèmes hépatiques)
Composition: tilleul
Effets secondaires éventuels: à fortes doses, diarrhée

VULCASE® (comprimés)
Indications thérapeutiques: constipation occasionnelle
Composition: aloès
Effets secondaires éventuels: diarrhée, douleurs abdominales, hypokaliémie

Troubles de la sphère ORL

ACTIVOX® (pastilles)
Indications thérapeutiques: gorge irritée
Composition: erysimum, matricaire
Effets secondaires éventuels: troubles gastro-intestinaux (flatulences, diarrhée)

AROMASOL®
(solution pour aérosol et inhalation)
Indications thérapeutiques: pharyngite (antibactérien); gorge irritée; rhume (décongestionnant)
Composition: cannelle, girofle, lavande, menthe poivrée, sapin, romarin, serpolet
Effets secondaires éventuels: convulsions (enfant), agitation et confusion (sujet âgé)

AUTOPLASME VAILLANT®
(cataplasme)
Indications thérapeutiques: gorge irritée; rhume (décongestionnant)
Composition: moutarde noire
Effets secondaires éventuels: irritation locale, brûlures, hypersensibilité, réaction érythémateuse

BALSOFUMINE® simple ou mentholée *(solution pour inhalation)*
Indications thérapeutiques: pharyngite (antibactérien); gorge irritée; rhume (décongestionnant)
Composition: baume du Pérou, benjoin, eucalyptus, lavande, thym, lévomenthol dans la mentholée
Effets secondaires éventuels: irritation locale, allergie, convulsions (enfant), agitation et confusion (sujet âgé)

BLACKOÏDS DU DOCTEUR MEUR® (pastilles)
Indications thérapeutiques: gorge irritée (antiseptique)
Composition: lévomenthol, réglisse

Effets secondaires éventuels: convulsions (nourrisson et jeune enfant), agitation et confusion (sujet âgé), sensibilisation aux constituants

BORIBEL N° 2® (tisane)
Indications thérapeutiques: bronchite aiguë bénigne; toux
Composition: eucalyptus, pin, guimauve

BRONCHODERMINE®
(pommade, suppositoires)
Indications thérapeutiques: bronchite aiguë bénigne; gorge irritée; rhume (décongestionnant)
Composition: cinéole, gaïacol, pin, amyléine
Effets secondaires éventuels: troubles digestifs, convulsions (enfant), agitation et confusion (sujet âgé), allergie ou irritation

BRONCHORECTINE AU CITRA® (suppositoires)
Indications thérapeutiques: bronchite aiguë bénigne
Composition: citral, gaïacol, terpinol, pin sylvestre, serpolet
Effets secondaires éventuels: allergies, irritation anale, agitation et confusion (sujet âgé), convulsions (enfant)

BRONCHORINOL® (sirop)
Indications thérapeutiques: toux sèche et d'irritation; rhino-pharyngite; bronchite
Composition: aconit, lobélie, jusquiame, polygala, eucalyptus, pholcodine, benzoate de sodium
Effets secondaires éventuels: constipation, bronchospasmes, somnolence, vertiges, nausées, vomissements, allergies cutanées, dépression respiratoire, agitation et confusion (sujet âgé)

CALYPTOL INHALANT®
(émulsion en ampoules pour inhalation et application locale)
Indications thérapeutiques: rhume (décongestionnant et antiseptique); gorge irritée
Composition: cinéole, alpha-terpinéol, pin sylvestre, thym, romarin
Effets secondaires éventuels: convulsions (enfant), agitation et confusion (sujet âgé)

CANTADRILL® (pastilles)
Indications thérapeutiques: gorge irritée (antalgique)
Composition: erysimum

CLARIX® (avec ou sans sucre; comprimés, sirop)
Indications thérapeutiques: toux sèche; enrouement
Composition: erysimum, pholcodine
Effets secondaires éventuels: constipation, somnolence, états vertigineux, nausées, vomissements, spasmes des bronches, allergies cutanées

COQUELUSÉDAL PARACÉTAMOL® (suppositoires)
Indications thérapeutiques: bronchite aiguë bénigne
Composition: grindélia, niaouli, gelsémium, paracétamol
Effets secondaires éventuels: convulsions (nourrisson) agitation et confusion (sujet âgé), allergies, diminution des plaquettes sanguines, irritation rectale et anale

DINACODE SIROP NOURRISSON®
Indications thérapeutiques: expectoration insuffisante
Composition: benzoate de sodium, grindélia, serpolet
Effets secondaires éventuels: hypersensibilité, troubles digestifs

EUPHON® (avec ou sans sucre; pastilles)
Indications thérapeutiques: gorge irritée (antalgique)
Composition: erysimum
Effets secondaires éventuels: allergies, hypersensibilité

EUVANOL® (solution nasale)
indications thérapeutiques: infections de la muqueuse rhino-pharyngée
Composition: géranium, niaouli, camphre, bromure de benzalkonium

FÉBRECTOL SUPPOSITOIRE®
Indications thérapeutiques: fièvre; état grippal
Composition: paracétamol, pin sylvestre

Effets secondaires éventuels: allergies, diminution des plaquettes sanguines, irritation rectale, agitation et confusion (sujet âgé), convulsions (enfant et nourrisson)

GERMOSE® (solution buvable)
Indications thérapeutiques: expectoration insuffisante
Composition: benzoate de sodium, sulfogaïacol, grindélia, aubépine, menthe poivrée, thym

GOMÉNOL®
(huile essentielle pour inhalation)
Indications thérapeutiques: bronchite aiguë bénigne ; rhume (décongestionnant) ; pharyngite (antibactérien) ; gorge irritée
Composition: niaouli
Effets secondaires éventuels: convulsions (enfant), agitation et confusion (sujet âgé)

GOMÉNOL RECTAL®
(suppositoires)
Indications thérapeutiques: rhume (décongestionnant) ; bronchite aiguë bénigne ; gorge irritée ; pharyngite (antibactérien) ;
Composition: niaouli
Effets secondaires éventuels: agitation et confusion (sujet âgé), convulsions (enfant), toxicité locale

GOMÉNOL SOLUBLE®
(solution pour aérosol en ampoules)
Indications thérapeutiques: gorge irritée ; pharyngite (antibactérien) ; rhume (décongestionnant)
Composition: niaouli
Effets secondaires éventuels: convulsions (enfant), agitation et confusion (sujet âgé), irritation locale, allergie

GOUTTES AUX ESSENCES®
(solution buvable)
Indications thérapeutiques: bronchite aiguë bénigne
Composition: menthe, girofle, thym, cannelle, lavande
Effets secondaires éventuels: troubles digestifs, agitation et confusion (sujet âgé), convulsions (enfant)

LYSOPAÏNE ORL®
(comprimés à sucer)
Indications thérapeutiques: pharyngite (antibactérien) ; aphtes, stomatite
Composition: bacitracine, lysozyme, papayer

MÉDIFLOR N° 8® (tisane)
Indications thérapeutiques: toux
Composition: coquelicot, mauve, tussilage, thym

NÉO-CODION NOURRISSON®
(sirop)
Indications thérapeutiques: expectoration insuffisante
Composition: benzoate de sodium, grindélia, polygala
Effets secondaires éventuels: troubles digestifs, urticaire, hypersensibilité

NICOPRIVE® (comprimés)
Indications thérapeutiques: aide à la désaccoutumance au tabac
Composition: nicotinamide, thiamine nitrate, pyridoxine chlorhydrate, aubépine, acide ascorbique

OZOTHINE® (suppositoires)
Indications thérapeutiques: bronchite aiguë bénigne
Composition: huile essentielle de térébenthine
Effets secondaires éventuels: allergies, irritation anale, agitation et confusion (sujet âgé), convulsions (enfant)

OZOTHINE À LA DIPROPHYLLINE®
(suppositoires, comprimés)
Indications thérapeutiques: Bronchite aiguë bénigne
Composition: huile essentielle de térébenthine, diprophylline
Effets secondaires éventuels: allergies, irritation anale, agitation et confusion (sujet âgé), convulsions (enfant), toxicité locale

PASTILLES MONLÉON®
(pâtes à sucer)
Indications thérapeutiques: maux de gorge (bouche et pharynx ; antibactérien)
Composition: droséra, bleu de méthylène, hamamélis

Effets secondaires éventuels: coloration bleue de la langue en cas de forte posologie

PERUBORE®
(comprimés pour inhalation)
Indications thérapeutiques: congestion des voies aériennes supérieures (nez, gorge, pharynx)
Composition: thym, romarin, lavande, thymol, baume du Pérou
Effets secondaires éventuels: irritation locale, allergie, convulsions (enfant), agitation et confusion (sujet âgé)

POLERY® (sirop)
Indications thérapeutiques: toux sèche ; enrouement ; extinction de voix
Composition: codéine, erysimum
Effets secondaires éventuels: constipation, somnolence, états vertigineux, nausées, vomissements, spasmes des bronches, allergies cutanées

PROSPAN® (sirop)
Indications thérapeutiques: Bronchite aiguë bénigne ; toux
Composition: lierre grimpant
Effets secondaires éventuels: troubles digestifs, diarrhée

PULLMOLL AU MENTHOL ET À L'EUCALPTUS® (pastilles)
Indications thérapeutiques: gorge irritée ; rhume (décongestionnant)
Composition: menthol, menthe poivrée, eucalyptus
Effets secondaires éventuels: convulsions (enfant), agitation et confusion (sujet âgé)

SINAPISME RIGOLLOT®
(cataplasmes)
Indications thérapeutiques: gorge irritée ; rhume ; toux ; bronchite (décongestionnant)
Composition: moutarde noire
Effets secondaires éventuels: irritation locale, brûlures, hypersensibilité, réaction érythémateuse

TERPONE® (suppositoires, sirop)
Indications thérapeutiques: bronchite aiguë bénigne ; expectoration insuffisante
Composition: pin de Sibérie, niaouli, eucalyptus, terpine
Effets secondaires éventuels: troubles digestifs, irritation rectale (nourrisson)

TROPHIRÈS® (suppositoires)
Indications thérapeutiques: bronchite aiguë bénigne
Composition: eucalyptus, ténoate de sodium
Effets secondaires éventuels: convulsions (nourrisson et enfant), agitation et confusion (sujet âgé), irritation locale

TROPHIRÈS COMPOSÉ®
(suppositoires)
Indications thérapeutiques: bronchite aiguë bénigne ; fièvre
Composition: paracétamol, eucalyptus, ténoate de sodium
Effets secondaires éventuels: allergies, irritations rectales, diminution des plaquettes sanguines, convulsions (enfant), agitation et confusion (sujet âgé)

TUSSIDORON® (sirop)
Indications thérapeutiques: toux
Composition: thym, droséra

VÉGÉTOSERUM® (sirop)
Indications thérapeutiques: toux sèche
Composition: éthylmorphine, grindélia
Effets secondaires éventuels: effets indésirables des opiacés

VOCADYS® (pâtes à sucer)
Indications thérapeutiques: gorge irritée
Composition: erysimum, énoxolone, lidocaïne
Effets secondaires éventuels: sensibilisation aux anesthésiques locaux, engourdissement de la langue, fausse route

Troubles neuro-végétatifs

ARKOGÉLULES AUBÉPINE®
Indications thérapeutiques : nervosité ; palpitations ; troubles légers du sommeil
Composition : aubépine

ARKOGÉLULES GINSENG®
Indications thérapeutiques : fatigue
Composition : ginseng

ARKOGÉLULES PASSIFLORE®
Indications thérapeutiques : nervosité ; palpitations ; troubles légers du sommeil
Composition : passiflore

AUBÉPINE BOIRON® *(gélules)*
Indications thérapeutiques : palpitations, troubles du sommeil
Composition : aubépine

BIOCARDE® *(solution buvable)*
Indications thérapeutiques : nervosité ; palpitations ; troubles légers du sommeil
Composition : aubépine, passiflore, valériane, avoine, mélisse, agripaume

BIOTONE®
(solution buvable en ampoules)
Indications thérapeutiques : fatigue
Composition : kola, acide phosphorique, glycérophospate de manganèse
Effets secondaires éventuels : troubles digestifs, diarrhée

BORIBEL N° 8® *(tisane)*
Indications thérapeutiques : troubles légers du sommeil
Composition : tilleul, aspérule, passiflore, valériane, bigaradier

CAMILINE ARKOGÉLULES®
Indications thérapeutiques : fatigue
Composition : thé vert

CARDIOCALM® *(comprimés)*
Indications thérapeutiques : nervosité ; palpitations ; troubles légers du sommeil
Composition : aubépine

CIMIPAX® *(gélules)*
Indications thérapeutiques : nervosité
Composition : cimicifuga

CRATAEGUS GMET®
(comprimés)
Indications thérapeutiques : nervosité ; palpitations ; troubles légers du sommeil
Composition : aubépine

EUPHYTOSE®
(solution buvable ou comprimés)
Indications thérapeutiques : nervosité ; troubles du sommeil
Composition : aubépine, passiflore, valériane, ballote
Effets secondaires éventuels : atteinte hépatique, notamment chez l'enfant, troubles digestifs

GINSANA® *(capsules)*
Indications thérapeutiques : fatigue
Composition : ginseng

GINSENG ALPHA® *(gélules)*
Indications thérapeutiques : fatigue
Composition : ginseng

GINSENG ARIK® *(gélules)*
Indications thérapeutiques : fatigue
Composition : ginseng

HIPPOPHAN® *(sirop)*
Indications thérapeutiques : fatigue
Composition : argousier
Effets secondaires éventuels : troubles digestifs, urinaires, destruction de globules rouges

KOLA BOIRON® *(gélules)*
Indications thérapeutiques : fatigue passagère
Composition : kola

MÉDIFLOR N° 14® *(tisane)*
Indications thérapeutiques : troubles légers du sommeil
Composition : valériane, passiflore, aubépine, mélisse, tilleul, bigaradier

NEUROFLORINE®
(solution buvable ou comprimés)
Indications thérapeutiques : nervosité ; palpitations ; troubles légers du sommeil
Composition : passiflore, valériane, aubépine

NOCVALÈNE® *(gélules)*
Indications thérapeutiques : nervosité ; troubles légers du sommeil
Composition : aubépine, coquelicot, passiflore

PANXEOL® *(comprimés)*
Indications thérapeutiques : nervosité ; troubles légers du sommeil
Composition : eschscholtzia, passiflore

PASSIFLORE BOIRON®
(gélules)
Indications thérapeutiques : troubles légers du sommeil
Composition : passiflore

PASSIFLORINE®
(solution buvable)
Indications thérapeutiques : nervosité ; palpitations ; troubles légers du sommeil
Composition : passiflore, aubépine

PASSINÉVRYL® *(comprimés)*
Indications thérapeutiques : nervosité ; palpitations ; troubles légers du sommeil
Composition : aubépine, passiflore, valériane

PHARMATON® *(capsules)*
Indications thérapeutiques : fatigue
Composition : ginseng, déanol, vitamine A, riboflavine, thiamine, pyridoxine...
Effets secondaires éventuels : troubles digestifs, selles noires

PHYTÉMAG® *(gélules)*
Indications thérapeutiques : fatigue
Composition : ache des marais, buchu, gingembre, prêle, glycérophosphate de magnésium

PHYTOCALM® *(solution buvable)*
Indications thérapeutiques : nervosité ; troubles légers du sommeil
Composition : valériane, ballote, aubépine, passiflore

QUINTONINE® *(sirop à diluer)*
Indications thérapeutiques : fatigue
Composition : quinquina, orange amère, kola, cannelle, quassia, gentiane

RELAXINE® *(comprimés)*
Indications thérapeutiques : troubles légers du sommeil
Composition : valériane

SÉDOPAL® *(gélules)*
Indications thérapeutiques : nervosité ; troubles légers du sommeil
Composition : aubépine, eschscholtzia, mélilot

SPASMINE JOLLY® *(comprimés)*
Indications thérapeutiques : nervosité ; troubles légers du sommeil
Composition : aubépine, valériane

SPASMOSÉDINE®
(comprimés)
Indications thérapeutiques : palpitations ; troubles légers du sommeil
Composition : aubépine,

SYMPATHYL® *(comprimés)*
Indications thérapeutiques : nervosité ; palpitations
Composition : eschscholtzia, aubépine, oxyde de magnésium
Effets secondaires éventuels : troubles digestifs

SYMPAVAGOL®
(solution buvable ou comprimés)
Indications thérapeutiques : nervosité ; palpitations ; troubles légers du sommeil
Composition : passiflore, aubépine

TONACTIL® *(gélules)*
Indications thérapeutiques : fatigue
Composition : kola, ginseng

TRANQUITAL® *(comprimés)*
Indications thérapeutiques : nervosité ; troubles légers du sommeil
Composition : valériane, aubépine

VAGOSTABYL MONIN® (comprimés)
Indications thérapeutiques: nervosité; palpitations; troubles légers du sommeil
Composition: aubépine, mélisse, lactate de calcium, thiosulfate de magnésium

VALÉRIANE BOIRON® (gélules)
Indications thérapeutiques: troubles légers du sommeil
Composition: valériane

YSE® (comprimés)
Indications thérapeutiques: fatigue
Composition: kola, zinc
Effets secondaires éventuels: excitation, insomnies, palpitations

Contre la douleur

ACTIVOX® (pastilles)
Indications thérapeuthiques: maux de gorge
Composition: erysimum, matricaire
Effets secondaires éventuels: troubles gastro-intestinaux sans gravité (flatulences, diarrhée)

ANORÉINE® (suppositoires)
Indications thérapeuthiques: douleurs et démangeaisons anales; douleurs de la crise d'hémorroïdes
Composition: carraghénates, bismuth, oxyde de zinc

ARKOGÉLULES HARPADOI®
Indications thérapeuthiques: douleurs des articulations
Composition: harpagophytum
Effets secondaires éventuels: nausée, maux d'estomac, effet laxatif

ARKOPHYTUM® (gélules)
Indications thérapeuthiques: douleurs articulaires
Composition: cassis, saule, harpagophytum
Effets secondaires éventuels: nausée, maux d'estomac, effet laxatif

BAUME AROMA® (crème)
Indications thérapeuthiques: douleurs des muscles, des tendons et des ligaments
Composition: salicylate de méthyle, girofle, piment de la Jamaïque
Effets secondaires éventuels: allergie locale, rougeurs, convulsions (enfant), agitation et confusion (sujet âgé)

BAUME SAINT-BERNARD® (crème)
Indications thérapeuthiques: douleurs musculaires, des tendons et des ligaments
Composition: salicylate d'amyle, capsicum, camphre, levomenthol
Effets secondaires éventuels: allergie locale, rougeurs, agitation et confusion (sujet âgé)

BORIBEL N° 1® (tisane)
Indications thérapeuthiques: douleurs articulaires
Composition: reine-des-prés, frêne, cassis

CANTADRILL® (pastilles)
Indications thérapeuthiques: maux de gorge
Composition: erysimum

CASSIS BOIRON® (gélules)
Indications thérapeuthiques: douleurs articulaires
Composition: cassis

CEFAMIG® (capsules)
Indications thérapeuthiques: maux de tête
Composition: grande camomille
Effets secondaires éventuels: dermatite de contact, ulcération buccale, irritation et inflammation de la langue

CÉPHYL® (comprimés)
Indications thérapeuthiques: douleurs fébriles; maux de tête; douleurs rhumatismales
Composition: caféine, acide acétylsalicylique, belladone, iris, noix vomique, spigélie, gelsémium
Effets secondaires éventuels: troubles gastro-intestinaux, hématologiques, hypersensibilité, excitation, insomnies, palpitations

DELABARRE® (gel ou solution gingivale)
Indications thérapeuthiques: douleurs dentaires
Composition: tamarin
Effets secondaires éventuels: irritation locale, allergie

DISALGYL® (crème)
Indications thérapeuthiques: douleurs musculaires, des tendons et des ligaments
Composition: salicylate de méthyle, piment, camphre
Effets secondaires éventuels: allergie locale, rougeurs, convulsions (enfant), agitation et confusion (sujet âgé)

EUPHON® (avec ou sans sucre; pastilles)
Indications thérapeuthiques: maux de gorge
Composition: erysimum
Effets secondaires éventuels: allergies, hypersensibilité

FRÊNE BOIRON® (gélules)
Indications thérapeuthiques: douleurs articulaires
Composition: frêne

GÉLUMALINE® (gélules)
Indications thérapeuthiques: douleurs articulaires; douleurs dentaires; douleurs fébriles; maux de gorge; migraine; maux de tête; douleurs de règles
Composition: belladone, codéine, caféine, paracétamol
Effets secondaires éventuels: allergies cutanées, diminution du nombre de plaquettes sanguines

HARPAGOPHYTUM BOIRON® (gélules)
Indications thérapeuthiques: douleurs articulaires
Composition: harpagophytum

KAMOL® (crème)
Indications thérapeuthiques: douleurs musculaires, des tendons et des ligaments
Composition: capsicum, menthol, eucalyptus, camphre, salicylate de méthyle
Effets secondaires éventuels: allergie locale, rougeurs, convulsions (enfant), agitation et confusion (sujet âgé)

POLYPIRINE® (gélules)
Indications thérapeuthiques: douleurs fébriles
Composition: acide acétylsalicylique, citrate de caféine, reine des prés
Effets secondaires éventuels: ceux liés à l'aspirine et à la caféine

REINE-DES-PRÉS BOIRON® (gélules)
Indications thérapeuthiques: douleurs articulaires
Composition: reine-des-prés

SUPPOMALINE® (suppositoires)
Indications thérapeuthiques: douleurs articulaires; douleurs dentaires; douleurs fébriles; maux de gorge; migraine; maux de tête; douleurs de règles
Composition: belladone, codéine, caféine, paracétamol
Effets secondaires éventuels: allergies cutanées, diminution du nombre de plaquettes sanguines

TITANORÉINE® (crème ou suppositoires)
Indications thérapeuthiques: douleurs anales; douleurs de la crise d'hémorroïdes
Composition: carraghénates, dioxyde de titane, oxyde de zinc

VÉGÉBOM DU DOCTEUR MIOT® (suppositoires)
Indications thérapeuthiques: douleurs des hémorroïdes
Composition: eucalyptol, cajeput, cèdre, noix de muscade, sassafras, camphre, menthol, laurier
Effets secondaires éventuels: convulsions (enfant et nourrisson), agitation et confusion (sujet âgé)

Glossaire

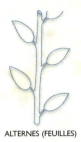
ALTERNES (FEUILLES)

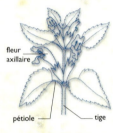
AXILLAIRES (FLEURS)

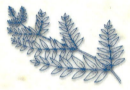
BIPENNÉES (FEUILLES)

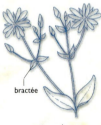
BRACTÉES

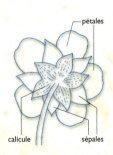
CALICE ET CALICULE

ââ qsp : abréviation signifiant « à quantités égales quantité suffisante pour » figurant sur les étiquettes de toutes les préparations pharmaceutiques.

abcès : amas de pus pouvant se former dans tout tissu ou organe.

acides gras : molécules organiques représentant les constituants principaux des lipides (graisses). Les acides gras sont dits saturés lorsque toutes les liaisons carbone-carbone sont simples. Ils sont dits insaturés lorsque au moins deux atomes de carbone sont liés par une liaison double.

acides organiques : composés des organismes vivants, dont la molécule porte une fonction acide COOH. Les noms des acides organiques se terminent en *-ique* (acide caféique, acide urique, acide rosmarinique, acide salicylique, etc.).

ACTH : sigle d'*adreno-cortico-trophic-hormone*, hormone produite par l'hypophyse agissant sur les glandes surrénales (voir ce mot) pour leur faire produire des hormones.

adjuvant : substance ajoutée à une autre pour en améliorer les propriétés, ou traitement secondaire venant renforcer le traitement médical principal.

agrégation plaquettaire : phénomène de coagulation des plaquettes sanguines provoquant la formation d'un caillot de sang, impliqué dans la cicatrisation des blessures.

AHA : sigle d'*alpha-hydroxy-acid,* substance composée d'acides de fruits.

akène : fruit sec ne s'ouvrant pas à maturité et contenant une seule graine. Ex. : la noisette.

alcaloïdes : composés organiques d'origine végétale, à action pharmacologique marquée, dont la molécule contient au moins un atome d'azote.

alcoolat : voir page 20.

alcoolature : voir page 20.

aleurone : substance végétale de réserve constituée de protéines et présente dans certaines graines sous la forme de petits granules (appelés globules d'aleurone).

allergène : substance ou molécule pouvant déclencher une réaction allergique chez un individu sensible.

alterne : mode de disposition des feuilles sur la tige, suivant lequel une seule feuille est insérée à chaque nœud (voir dessin).

analgésique : qui empêche ou diminue la perception de la douleur.

anaphrodisiaque : qui empêche ou diminue le désir sexuel.

annuelle : se dit d'une plante dont la durée de vie est de 1 an, période au cours de laquelle elle se développe à partir d'une graine, se reproduit, puis meurt.

anthocyanes : pigments végétaux, de couleur bleue, mauve, pourpre, faisant partie du groupe des polyphénols (voir ce mot).

anthraquinones : quinones (molécules de structure cyclique) dérivant de l'anthracène, aux propriétés laxatives.

anthrax : réunion de plusieurs furoncles (à ne pas confondre avec l'*anthrax* des Anglo-Saxons, que l'on appelle en français maladie du charbon).

antiagrégant : qui s'oppose à la formation d'amas de plaquettes sanguines (agrégation plaquettaire).

antiasthénique : qui lutte contre la fatigue généralisée (asthénie).

antibiothérapie : traitement médical à base d'antibiotiques.

antibiotique : qui tue les micro-organismes (bactéries, champignons microscopiques, parasites…) ou empêche leur prolifération.

antifongique : qui tue les champignons microscopiques ou empêchent leur prolifération.

antioxydant : qui s'oppose à la dégradation des composés organiques par oxydation (un des processus du vieillissement de l'organisme). La vitamine E, par exemple, est un antioxydant naturel.

antiprurigineux : qui agit contre les démangeaisons.

antipyrétique : qui diminue la fièvre. Synonyme : fébrifuge.

antiseptique : qui détruit ou affaiblit les micro-organismes (bactéries, champignons microscopiques, parasites…).

aromatique (composé) : molécule dont les propriétés physico-chimiques se rapprochent de celles du benzène.

arythmie : irrégularité des battements du cœur.

asthénie : fatigue générale, affaiblissement de l'organisme.

astringent : qui resserre les tissus, en particulier la peau. Ex. : le tanin.

atonie : diminution du tonus, notamment musculaire.

axillaire : se dit d'un organe végétal disposé à l'aisselle d'une feuille, c'est-à-dire au point d'insertion du pétiole sur la tige (voir dessin).

bactéricide : qui tue les bactéries.

bactériostatique : qui s'oppose à la multiplication des bactéries, mais sans les tuer.

benzodiazépine : molécule agissant contre l'anxiété et l'insomnie.

bêtacarotène : pigment de couleur orangée, du groupe des caroténoïdes, utilisé par l'organisme pour fabriquer la vitamine D.

bipennée : qualifie une feuille portant deux rangées de folioles symétriques qui rappellent, par leur disposition, les arêtes des poissons (voir dessin).

bisannuelle : plante dont le cycle est de 2 ans. La première année, la plante accumule des réserves, la seconde, elle produit une tige dressée qui porte les fleurs.

bractée : feuille particulière située à la base d'une fleur ou d'un groupement de fleurs (inflorescence). Souvent plus petite que les autres feuilles, elle peut cependant être, chez certaines espèces, très développée et vivement colorée (voir dessin).

bronchodilatateur : qui a pour effet d'augmenter le diamètre des bronches.

caïeu : petit bulbe se développant sur un bulbe principal. Ex. : la gousse d'ail.

calcul : concrétion pierreuse pouvant se former dans les reins, les glandes salivaires ou la vésicule biliaire.

calice :
1. En botanique, ensemble des sépales d'une fleur situé sous la corolle constituée par les pétales (voir dessin).
2. En anatomie, petite cavité du rein où se produit l'excrétion de l'urine fabriquée par cet organe.

calicule : ensemble de feuilles particulières ressemblant à des sépales et situé chez certaines fleurs (œillet par ex.) autour des véritables sépales.

334

Glossaire

campanulée : se dit d'une fleur dont la corolle, constituée de pétales soudés, est en forme de cloche (voir dessin).

cannelé : qui présente des rainures verticales (cannelures).

capillaire : minuscule vaisseau à paroi très fine assurant l'irrigation des cellules de l'organisme. Il existe des capillaires sanguins (qui véhiculent du sang) et des capillaires lymphatiques (qui véhiculent de la lymphe).

capitule : groupement de petites fleurs (inflorescence) serrées sur un renflement de la tige appelé réceptacle, et dont l'ensemble ressemble souvent à une fleur unique. Ex. : la marguerite, chez qui chaque languette blanche et chaque papille jaune du centre est une fleur.

capsule : fruit sec s'ouvrant à maturité pour libérer ses graines par un couvercle, de petits trous (pores) ou une fente transversale. Ex. : le fruit du coquelicot. (Voir dessin.)

carminatif : qui facilite l'expulsion des gaz intestinaux.

caroténoïdes : groupe de pigments de couleur orange, rouge ou jaune, abondants chez les végétaux et présents chez les animaux qui en consomment.

carpelle : organe reproducteur des plantes à fleurs renfermant les ovules, qui donneront les graines. Lorsque le carpelle est réduit à un corps unique, il porte aussi le nom de pistil.

caryotype : photographie de l'ensemble des chromosomes d'une cellule.

catécholamines : groupe de molécules jouant dans l'organisme le rôle de neurotransmetteurs (messagers du système nerveux) ou d'hormones et dont fait partie l'adrénaline.

céramides : groupes de molécules organiques entrant dans la composition de certains lipides complexes, présents notamment dans les membranes des cellules.

cétones : composés organiques oxygénés jouant un rôle important dans les réactions biochimiques (métabolisme) de l'organisme.

chaton : en botanique, ensemble de très petites fleurs (inflorescence) en épi simple, généralement retombant Ex. : l'inflorescence du peuplier.

chélateur : substance capable de s'associer à certains toxiques (métaux notamment) pour former un complexe non toxique (chélate) éliminé dans les urines.

cholédoque (canal) : canal qui relie la vésicule biliaire à l'intestin grêle et dans lequel se déverse la bile au moment de la digestion.

cholestérolémie : taux de cholestérol dans le sang.

cold cream ou cérat cosmétique : crème à base de cire et d'huile additionnées d'eaux florales distillées et d'une teinture odorante.

collagène : longue protéine fibreuse, constituant important de la peau notamment.

commission E : commission allemande où figure la liste des drogues autorisées en phytothérapie, avec leurs indications.

conjonctif (tissu) : tissu jouant un rôle de remplissage et de soutien dans différents organes, constitué de cellules dispersées et de protéines telles que le collagène.

corolle : ensemble des pétales d'une fleur.

corps jaune : dans l'ovaire, masse formée par le follicule ovarien après l'ovulation et sécrétant des hormones (progestérone et œstrogènes).

corticoïdes ou corticostéroïdes : hormones fabriquées par la corticosurrénale (région périphérique des glandes surrénales) à partir du cholestérol, et leurs équivalents synthétiques. La cortisone est un corticoïde.

corticostérone : hormone corticoïde jouant un rôle important dans la régulation du métabolisme des graisses, des sucres et des protéines.

corymbe : groupement de fleurs (inflorescence) dans lequel les pédoncules sont de longueur inégale, de plus en plus courts au fur et à mesure que leur point d'insertion se rapproche du haut de la tige, de telle sorte que les fleurs sont disposées sur un même plan. Ex. : l'aubépine. (Voir dessin.)

coumarines : composés végétaux aromatiques aux propriétés diverses, notamment de tonique veineux.

coumariniques (dérivés) : composés végétaux dérivés des coumarines.

crénothérapie : type de cure thermale pratiquée au niveau de la source thermale ou à proximité.

cryothérapie : traitement thérapeutique par application externe de froid.

cyme : groupement de fleurs (inflorescence) comprenant un axe principal et des axes latéraux, ramifiés ou non, chacun de ces axes étant terminé par une fleur. Ex. : la bourrache. (Voir dessin.)

cytologique : qui concerne la structure et les fonctions des cellules.

décoction : voir page 25.

dépuratif : qui purifie l'organisme.

dermatose : terme générique désignant toute maladie de la peau.

derme : couche profonde de la peau recouverte par l'épiderme (couche superficielle) et comportant des vaisseaux sanguins, des nerfs, la base des follicules pileux et les glandes sudoripares.

diakène : fruit sec ne s'ouvrant pas à maturité et contenant 2 graines (voir dessin).

diencéphale : région du cerveau constituée notamment par le thalamus, l'hypothalamus et les noyaux gris.

dioïque : se dit d'une espèce végétale chez laquelle les fleurs mâles et les fleurs femelles sont portées par des plants différents. Ex. : le pied-de-chat.

diurèse : volume d'urine fabriqué par les reins pendant une période donnée.

diurétique : qui augmente la sécrétion d'urine.

dopamine : molécule agissant comme neurotransmetteur (messager du système nerveux).

drogue :
1. Terme désignant une plante, une partie de plante ou une substance issue de plantes fraîches ou desséchées et utilisée à des fins thérapeutiques.
2. Terme utilisé improprement pour désigner toute plante ou substance induisant des toxicomanies.

drupe : fruit charnu contenant un ou plusieurs noyaux à paroi dure, qui renferment chacun une graine, ou amande. Ex. : la cerise.

dyspepsie : digestion difficile.

dystonie neurovégétative : trouble du fonctionnement des systèmes nerveux sympathique ou parasympathique (qui régulent les fonctions respiratoire, digestive, cardiaque et uro-génitale).

elliptique : en forme d'ellipse, c'est-à-dire ovale à grands côtés presque rectilignes et parallèles.

emménagogue : qui provoque ou régule les règles (menstruation).

émollient : qui ramollit les tissus, notamment la peau.

endocrinien : qui concerne les organes et les tissus sécréteurs d'hormones.

endothélial : qui concerne l'endothélium (couche de cellules tapissant l'intérieur des vaisseaux sanguins et du cœur).

enzyme : protéine dont la fonction est

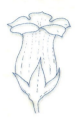

CAMPANULÉE (FLEUR)

capsule à dents   capsule à pores

capsule à fentes

CAPSULES

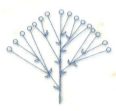

CORYMBE

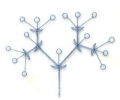

CYME

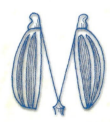

DIAKÈNE

La Santé par les plantes

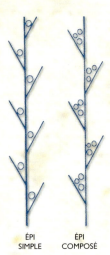

ÉPI SIMPLE   ÉPI COMPOSÉ

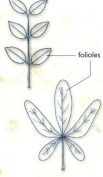

folioles

FOLIOLES

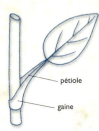

pétiole
gaine

GAINE

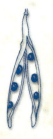

GOUSSE

d'accélérer les réactions biochimiques qui se produisent dans les organismes vivants.

enzymothérapie : thérapeutique par des enzymes.

épi : groupement de fleurs (inflorescence) où toutes les fleurs, dépourvues de pédoncule, sont insérées le long d'un axe central appelé rachis (voir dessin).

épiderme : couche superficielle de la peau.

érythème : rougeur de la peau.

Escherichia coli : bacille vivant en parasite dans l'intestin, non virulent à l'état normal mais qui, dans certains cas, peut causer diverses affections (infections des voies urinaires ou biliaires, septicémies, etc.). Synonyme : colibacille.

étamine : organe mâle de la fleur qui fabrique et libère le pollen.

eupeptique : qui facilite la digestion.

expectorant : qui aide à évacuer, par la toux, les sécrétions accumulées dans les bronches.

extrait aqueux : préparation obtenue après traitement d'une plante par de l'eau puis concentration de la solution obtenue.

extrait fluide : voir page 20.

extrait hydroalcoolique : préparation obtenue par macération d'une plante dans un mélange eau/alcool.

extrait hydroglycolique : voir page 21.

extrait sec : voir page 20.

extrait sec aqueux : voir page 21.

fébrifuge : qui diminue la fièvre. Synonyme : antipyrétique.

flavones : composés végétaux appartenant au groupe des flavonoïdes et présents dans les légumes, les fruits, le vin, le thé...

flavonoïdes : pigments végétaux aux propriétés diurétiques, antispasmodiques et anti-inflammatoires.

foliole : division d'une feuille composée (voir dessin).

follicule : nom désignant des structures anatomiques diverses tels des amas de cellules (follicule ovarien) ou une structure en forme d'outre (follicule pileux).

furonculose : maladie caractérisée par la récidive de l'apparition de furoncles.

gaine : prolongement du pétiole ou du limbe de la feuille entourant la tige jusqu'au point d'insertion de la feuille (voir dessin).

gemmothérapie : voir page 15.

glomérule : dans le rein, masse de petits vaisseaux dont le rôle est de filtrer le sang. Le rein contient un grand nombre de glomérules.

glucosides : composés végétaux constitués de molécules de glucose.

glucosinolates : composés végétaux soufrés présents uniquement chez les plantes de la famille des Brassicacées (erysimum, raifort…) et aux propriétés expectorantes.

glycérides : catégorie de lipides constitués d'un acide gras et d'une molécule de glycérol.

glycogène : molécule de grande taille représentant la forme de stockage du glucose dans le foie et les muscles.

gousse : en botanique, fruit sec caractéristique du groupe des Fabacées (pois, haricots, fèves…), s'ouvrant à maturité en deux valves, les graines étant portées par chacune des valves (voir dessin).

Helicobacter pylori : bacille soupçonné d'engendrer gastrite chronique et ulcère de l'estomac.

hématome : amas de sang dans un tissu, souvent consécutif à un coup et couramment appelé bleu.

hémoglobine : protéine majeure des globules rouges, contenant un atome de fer et dont la fonction est la prise en charge de l'oxygène du sang.

hémostatique : qui arrête les hémorragies.

herbacée (plante) : plante de constitution souple, qui a l'aspect et la consistance de l'herbe.

herbe : terme utilisé pour désigner une plante employée en phytothérapie, considérée sans ses racines et avec ou sans ses sommités fleuries.

hermaphrodite : en botanique, se dit d'une fleur qui porte à la fois des organes mâles (étamines) et femelle (pistil).

hétérosides : sucres complexes constitués par une molécule de glucose associée à une molécule non sucrée.

histamine : molécule sécrétée notamment pendant les réactions allergiques et ayant pour effet une dilatation des vaisseaux sanguins.

hormone : molécule sécrétée par une glande qui, après avoir été transportée par le sang jusqu'à un organe-cible, modifie l'activité de ce dernier.

huile de noyau : huile extraite de la graine (ou amande) de certains fruits à noyau (abricot, pêche, amande douce…), pouvant être utilisée telle quelle pour assouplir la peau et lutter contre la sécheresse cutanée, et faisant également un excellent support pour le mélange d'huiles essentielles destinées à une application cutanée.

huile essentielle : huile volatile hautement aromatique contenue dans certaines plantes, possédant des propriétés médicinales grâce aux principes actifs qu'elle renferme. Voir aussi pages 14, 20-21.

hypercholestérolémie : taux de cholestérol dans le sang supérieur à la normale.

hyperglycémie : taux de sucre dans le sang supérieur à la normale.

hyperparathyroïdie : taille supérieure à la normale des glandes parathyroïdes (petites glandes situées sur la face postérieure de la thyroïde).

hypersensibilité : état de sensibilité exacerbée du système immunitaire face à un allergène avec lequel il a déjà été mis en contact et provoquant des réactions allergiques.

hypnotique : qui provoque le sommeil. Synonyme : somnifère.

hypoglycémiant : qui fait baisser le taux de sucre dans le sang.

hypophyse : petite glande située à la base du cerveau (sous l'hypothalamus) et sécrétant plusieurs hormones très importantes pour le fonctionnement de l'organisme.

hypotenseur : qui fait baisser la tension artérielle.

hypothermisant : qui fait baisser la température corporelle.

ictère : jaunissement de la peau, des muqueuses et du blanc de l'œil, couramment appelé jaunisse.

IMAO : sigle d'inhibiteur de la monoamine-oxydase. Substances s'opposant à la dégradation des amines cérébrales, aux effets antidépresseurs mais à l'origine de nombreuses interactions médicamenteuses.

immunitaire (système) : ensemble des organes, tissus, cellules et molécules jouant un rôle dans la protection de l'organisme contre les agents pathogènes ou les cellules anormales de l'organisme.

immunodéficience : faiblesse du système immunitaire.

immunodépression : activité anormalement faible du système immunitaire consécutive à une pathologie (sida, leucémie, etc.) ou à une opération (par exemple, l'ablation de la rate).

Glossaire

immunoglobuline : autre nom donné aux anticorps. Il en existe cinq types (A, G, E, M et D).

immunostimulant : qui stimule le système immunitaire.

impétigo : maladie contagieuse de la peau caractérisée par la formation de vésicules contenant du pus, qui durcissent et forment des croûtes jaunes.

inflammation : processus de défense immunitaire de l'organisme s'accompagnant au niveau du tissu touché de chaleur, d'une rougeur, d'un œdème et d'une douleur – on parle de tissu inflammatoire.

inflorescence : groupement de fleurs portées par un même rameau, ainsi que leur mode de répartition.

insaponifiable : fraction d'un corps gras (huile) qui ne s'émulsionne pas dans l'eau.

intrapéritonéal : mode d'administration de médicaments par injection à travers le péritoine (membrane qui tapisse l'intérieur de l'abdomen).

iridoïdes : composés végétaux du groupe des hétérosides (voir ce mot) aux propriétés médicinales diverses.

isoflavones : composés végétaux du groupe des flavonoïdes et d'action proche de celle des œstrogènes (voir ce mot).

isovaccin : vaccin réalisé avec la souche bactérienne provenant du sujet lui-même (staphylocoque en particulier), très utilisé il y a quelques années en homéopathie.

kératine : protéine fibreuse, constituant principal des ongles et des cheveux.

lancéolé : en forme de fer de lance.

leucorrhée : écoulement vaginal généralement de couleur blanche, appelé couramment perte blanche.

leucotriène : molécule appartenant au groupe des prostaglandines (voir ce mot), libérée par certaines cellules du système immunitaire et jouant un rôle dans les réactions allergiques violentes.

ligule : languette membraneuse, plus ou moins longue, située à la base du limbe des graminées ou des fleurs en tube qui couronnent un capitule (voir dessin).

limbe : partie plate et élargie de la feuille, qui peut être entière ou découpée.

liniment : préparation fluide d'usage externe utilisée en application cutanée.

lipoprotéique : qui contient à la fois des lipides et des protéines.

lithiase : maladie caractérisée par la présence de calculs.

lobée : se dit d'une feuille découpée en formes arrondies (voir dessin).

lutéotrope : substance ou molécule qui a pour organe-cible le corps jaune (voir ce mot) de l'ovaire.

lymphatique : qui concerne la lymphe. Le système lymphatique comprend les ganglions et l'ensemble des capillaires et des vaisseaux qui transportent la lymphe.

lymphocyte : catégorie de globules blancs appartenant au système immunitaire.

lymphoïde (tissu) : tissu majoritairement formé de lymphocytes.

macérat : préparation obtenue par la macération à froid d'une matière première végétale dans un solvant.

macérat glycériné : voir page 20.

macula : petite tache située au fond de l'œil, sur la rétine, représentant la zone d'acuité visuelle maximale.

ménorragie : règles trop abondantes.

métabolisme : ensemble des réactions biochimiques (par exemple, les réactions aboutissant à la production de protéines) qui ont lieu dans l'organisme.

métrorragie : hémorragie de l'utérus se produisant en dehors de la période des règles (menstruation).

microcirculation : circulation (sanguine ou lymphatique) assurée par les plus petits vaisseaux de l'organisme, les capillaires.

monoterpènes : composés végétaux à 10 atomes de carbone du groupe des terpènes (voir ce mot), dont la molécule comprend un cycle (ou aucun), aux propriétés médicinales, présents dans certaines huiles essentielles.

mucilage : substance visqueuse contenue dans de nombreux végétaux et composée de glucides, qui a pour propriété d'absorber l'eau pour former un gel visqueux non digestible. Ex. : mucilage du psyllium.

muqueuse : membrane recouvrant les conduits ou les cavités du tube digestif, des systèmes uro-génital et respiratoire et l'intérieur de la cavité de l'œil, et dont l'humidification est assurée par la production de mucus.

myxœdème : épaississement de la peau formant des plaques en relief de couleur rose ou pourpre.

nébulisat : voir page 20.

nécrose : mort d'un tissu.

neuroleptique : médicament calmant l'agitation et l'agressivité, antidélirant, antihallucinatoire et luttant contre les psychoses (maladies mentales altérant la pensée et coupant le malade de la réalité).

neurone : cellule nerveuse produisant et propageant l'influx nerveux, représentant l'unité fondamentale du système nerveux.

neuropathie : terme générique désignant toute maladie du système nerveux.

neurotoxique : qui présente une toxicité pour le système nerveux.

neurovégétatif : qui concerne le système nerveux autonome (ou neurovégétatif), responsable de la régulation des fonctions digestive, respiratoire, cardiaque et uro-génitale.

nœud : en botanique, point d'insertion du pétiole d'une feuille sur une tige.

noradrénaline : molécule agissant au niveau du système nerveux sympathique (qui stimule les fonctions involontaires de l'organisme : digestive, respiratoire, cardiaque et uro-génitale) comme neurotransmetteur (messager du système nerveux).

noyaux gris : petites masses de couleur grise situées à la base du cerveau.

obovale : se dit d'une feuille dont la forme évoque celle d'un œuf, pointe située du côté du pétiole.

œdème : augmentation de volume d'un tissu due à une rétention anormale de liquide.

œstrogène : hormone sexuelle féminine sécrétée par les ovaires et jouant un rôle capital dans la régulation du cycle menstruel.

œstrogéno-mimétique : qui a une action identique à celle des œstrogènes.

oligoélément : sel minéral indispensable au bon fonctionnement de l'organisme, mais nécessaire seulement en très petite quantité.

ombelle : ensemble de fleurs (inflorescence) dont les pédoncules, de longueur sensiblement égale, partent du même point sur la tige (voir dessin).

opiacé : dérivé de l'opium. Les molécules opiacées appartiennent au groupe des alcaloïdes.

opposées : on parle de feuilles opposées lorsque 2 feuilles sont insérées face à face sur un même nœud, de part et d'autre de la tige (voir dessin).

organique : qui se rapporte aux constituants des êtres vivants. On parle ainsi d'acides organiques, de composés organiques, etc.

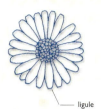
LIGULE

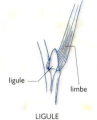

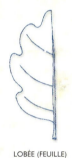
LOBÉE (FEUILLE)

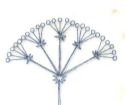
OMBELLE

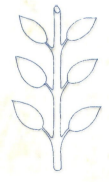
OPPOSÉES (FEUILLES)

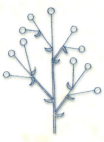
PANICULE

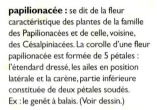
PAPILIONACÉE

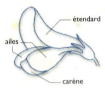

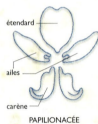
PÉDONCULE

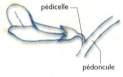

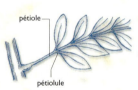
PÉTIOLE

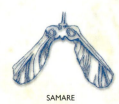
SAMARE

ORL : abréviation d'oto-rhyno-laryngologique (-iste).

osséine : protéine entrant dans la composition du tissu osseux.

ostéo-densitométrie : examen radiologique permettant d'évaluer la densité des os.

palmée : se dit d'une feuille dont le limbe est découpé en folioles allongées et disposées comme les doigts d'une main ouverte.

panicule : groupement de fleurs (inflorescence) très ramifié et lâche. L'axe principal possède des rameaux qui sont eux-mêmes ramifiés (voir dessin).

papilionacée : se dit de la fleur caractéristique des plantes de la famille des Papilionacées et de celle, voisine, des Césalpiniacées. La corolle d'une fleur papilionacée est formée de 5 pétales : l'étendard dressé, les ailes en position latérale et la carène, partie inférieure constituée de deux pétales soudés. Ex : le genêt à balais. (Voir dessin.)

papule : petite lésion de la peau formant une saillie ferme au toucher.

parondotopathie : terme générique désignant toute maladie des tissus (gencives, os) qui entourent et soutiennent les dents.

pectine : molécule végétale aux propriétés gélifiantes produite par de nombreuses plantes de structure proche de celle de l'amidon.

pédoncule : ramification de la tige portant une fleur ou une inflorescence (voir dessin).

pédonculé : se dit d'une fleur ou d'un groupement de fleurs (inflorescence) porté par un pédoncule.

pétiole : sorte de petite tige constituant la partie étroite de la feuille et reliant cette dernière à la tige (voir dessin).

pétiolée : feuille qui a un pétiole.

phénols : composés organiques aromatiques de structure cyclique dont la molécule contient 6 atomes de carbone. Ex. : le thymol.

phospholipides : catégorie de lipides contenant du phosphore et constituants principaux des membranes des cellules.

photodermite : maladie de la peau provoquée par l'exposition au soleil.

photosensibilisation : phénomène de fragilisation vis-à-vis du soleil provoqué par certaines substances, dites photosensibilisantes.

phytochimiques : se dit des constituants chimiques d'une plante.

phyto-œstrogènes : composés végétaux de structure et d'action proches de celles des œstrogènes (voir ce mot). Ex. : les isoflavones.

phytoprogestérone : composé végétal de structure et d'action proches de la progestérone (voir ce mot).

phytostérols : stérols (voir ce mot) d'origine végétale.

plaquette sanguine : élément du sang responsable de la coagulation.

polype : en médecine, tumeur bénigne se développant sur une muqueuse.

polyphénols : composés phénoliques végétaux complexes, aux propriétés antioxydantes (voir ce mot).

polysaccharide : molécule glucidique complexe constituée de plusieurs molécules de sucres simples.

prébiotiques : en phytothérapie, substances capables de stimuler l'activité des bactéries vivant habituellement dans l'intestin et nécessaires à une bonne digestion.

proanthocyanes : molécules précurseurs des anthocyanes (voir ce mot).

probiotiques : dans le vocabulaire des médecines douces, bactéries bénéfiques utilisées comme additifs alimentaires pour reconstituer ou développer la flore intestinale.

progestérone : hormone sécrétée pendant la seconde phase du cycle ovarien et au cours de la grossesse.

prolactine : hormone sécrétée par l'hypophyse après l'accouchement, entraînant la sécrétion du lait et maintenant l'arrêt des règles pendant l'allaitement.

prolapsus : descente d'un organe (utérus, rectum, vessie…) à la suite d'une défaillance de ses structures de fixation dans l'organisme.

prostaglandines : substances dérivées d'acides gras produites par l'organisme et favorisant, entre autres effets, la fécondation, l'accouchement, le phénomène inflammatoire, la coagulation…

protéolytique : qualifie une enzyme qui a la propriété de découper les protéines.

provitamine : molécule à partir de laquelle sont fabriquées les protéines dans l'organisme.

prurigo : maladie de la peau se caractérisant par l'apparition de papules (voir ce mot) et de démangeaisons.

prurit : démangeaisons de la peau.

psychosomatique : se dit d'une manifestation physique ayant pour origine un trouble psychologique.

radicaux libres : ions issus du métabolisme (voir ce mot) des cellules ainsi que de l'action de certains rayonnements (lumière notamment), contenant un électron libre à leur périphérie. Très réactifs et instables, ils sont susceptibles de dégrader les membranes cellulaires lorsqu'ils sont en excès et représentent alors un risque potentiel de maladie cardiaque, de cancer et autres affections graves. Les antioxydants aident à limiter leur agression.

récepteurs GABA : récepteurs membranaires spécifiques du GABA, neuromédiateur très abondant dans le cerveau, permettant notamment la régulation de l'appétit, de la pression sanguine, de la température, etc.

rhizome : tige souterraine renflée, généralement horizontale, émettant d'une part des racines et d'autre part des tiges aériennes.

rosette : ensemble de feuilles disposées très serrées, en rosace, à la base d'une tige.

samare : fruit sec muni d'« ailes » aidant à la dispersion par le vent (voir dessin).

saponines : composés végétaux qui, au contact de l'eau, ont la propriété de mousser comme du savon (d'où leur nom, du latin *saponis*, signifiant savon).

saponosides : composés végétaux du groupe des hétérosides (voir ce mot) à propriétés moussantes.

sarmenteux : qui évoque un sarment ou qui, dans le cas de la vigne, produit beaucoup de sarments. Une tige sarmenteuse est longue, grimpante et flexible.

scintigraphie : examen radiologique reposant sur l'utilisation d'un marqueur radioactif se fixant spécifiquement sur les structures (l'os par exemple) à étudier.

sébacée (glande) : glande qui, à la base du poil, sécrète le sébum.

séborrhée : production excessive de sébum par les glandes sébacées de la peau ou du cuir chevelu.

sédatif : calmant diminuant l'activité d'un organe ou du psychisme. Ex. : sédatif cardiaque, sédatif nerveux.

sénescence : vieillissement des tissus de l'organisme.

séreux : qui concerne le sérum, une séreuse (membrane particulière tels le péritoine ou la plèvre) ou une sérosité.

sérotonine : molécule agissant comme neuromédiateur.

Glossaire

sérum sanguin : liquide se détachant du caillot après la coagulation du sang.

sesquiterpènes : composés végétaux à 15 atomes de carbone, comprenant plusieurs cycles (mais parfois aucun) aux propriétés médicinales, notamment anti-inflammatoires, présents dans certaines huiles essentielles.

sessile : se dit d'une feuille ou d'une fleur sans pétiole ni pédoncule et rattachée directement au rameau qui la porte.

silique : fruit dérivant d'un ovaire formé de 2 carpelles (voir ce mot), qui se séparent généralement en 2 loges (voir dessin).

soluté : substance dissoute dans une solution.

somatanalyse : méthode thérapeutique combinant les principes de base de la psychanalyse avec des méthodes de relaxation corporelle.

somatothérapie : médecine douce basée sur la prise en compte du corps dans sa globalité et utilisant diverses techniques corporelles (relaxation, respiration, massages...).

sommité fleurie : groupement de fleurs (inflorescence) qui, cueilli, se trouve mêlé à de petites feuilles et des pédoncules floraux.

spadice : groupement de fleurs (inflorescence) en épi entouré d'un spathe (voir ce mot).

spasme : contraction musculaire anormale, involontaire et douloureuse.

spasmophilie : maladie se traduisant par des crises marquées par des contractures musculaires accompagnées de tremblements des pieds et des mains et de fourmillements.

spathe : très grande bractée (voir ce mot) enveloppant un groupement de fleurs (inflorescence) ou située à sa base (voir dessin).

sphère ORL : ensemble formé par la gorge, le nez, les oreilles, le pharynx et le larynx.

spore : cellule assurant la reproduction et la dispersion des champignons et des fougères.

stéroïdes : composés appartenant au groupe des stérols (voir ce mot) et comprenant notamment les hormones corticostéroïdes, le cholestérol, certaines hormones sexuelles (œstradiol, testostérone).

stérols : molécules lipidiques à structure cyclique caractéristique et aux nombreux effets physiologiques, dont font partie les stéroïdes.

stigmate : partie supérieure du pistil recevant les grains de pollen (voir dessin).

stipule : petite feuille ou appendice foliacé ou épineux de forme variée, situé à la base du pétiole (voir dessin).

stomachique : qui facilite la digestion.

style : partie amincie et cylindrique du pistil située entre l'ovaire et le stigmate.

substances amères : ensembles de composés végétaux très divers caractérisés par leur goût amer, responsable de leur action stimulante sur la sécrétion de la salive et des sucs digestifs.

superoxyde : ion dérivant du piégeage d'un ion par une molécule d'oxygène, de formule O_2^-.

surrénale (glande) : organe situé sur le rein et comprenant deux parties, la médullosurrénale et la corticosurrénale, sécrétant chacune des hormones différentes, capitales pour le fonctionnement de l'organisme.

suspension intégrale de plantes fraîches (SIFP) : voir page 20.

syndrome : ensemble de symptômes non spécifiques qui, groupés, sont caractéristiques d'une maladie.

synovial : qui concerne la synovie (ou liquide synovial), liquide lubrifiant à l'intérieur des articulations. Les membranes synoviales sont celles qui tapissent l'intérieur des articulations et sécrètent la synovie.

système nerveux : ensemble formé par le cerveau, le cervelet, le tronc cérébral et la moelle épinière (système nerveux central) d'une part, et les nerfs qui prolongent cet ensemble dans le corps (système nerveux périphérique) d'autre part.

systèmes nerveux sympathique et parasympathique : ces deux systèmes forment ensemble le système nerveux autonome ou végétatif (ou encore neurovégétatif), responsable de la régulation des fonctions digestive, respiratoire, cardiaque et uro-génitale. Le système sympathique a des effets stimulants sur ces fonctions, tandis que le système parasympathique les ralentit.

tanins : composés végétaux ayant la propriété de se combiner aux protéines et utilisés en phytothérapie pour leurs propriétés médicinales, notamment astringentes. Les tanins étaient utilisés à l'origine pour tanner les peaux, d'où leur nom.

teinture, teinture-mère : voir page 20.

terpènes : composés végétaux dont la molécule est le plus souvent de structure cyclique, généralement très aromatiques et présents notamment dans les huiles essentielles.

testostérone : hormone sexuelle mâle sécrétée par les testicules.

thiamine : autre nom de la vitamine B1.

tourteau : résidu solide subsistant après extraction de l'huile des fruits et des graines de plantes oléagineuses.

triglycérides : molécules dérivées du glycérol constituant la forme de stockage des lipides (graisses) dans les cellules adipeuses de l'organisme.

triterpènes : composés végétaux du groupe des terpènes (voir ce mot) dont la molécule comprend 30 atomes de carbone et un ou plusieurs cycles, aux propriétés médicinales, présents dans certaines huiles essentielles.

tropisme : affinité d'une substance (médicamenteuse ou autre) ou d'un micro-organisme avec une cible spécifique dans l'organisme (cellule, tissu, organe).

tryptophane : un des 20 acides aminés entrant dans la composition des protéines.

tubercule : tige massive, généralement souterraine, dans laquelle s'accumulent des réserves nutritives qui serviront à la croissance de la plante. Ex. : la pomme de terre.

urée : molécule dérivée de l'ammoniac (toxique) produit par la dégradation des protéines par le métabolisme (voir ce mot), permettant l'élimination de ce dernier sous forme non toxique dans les urines.

urémie : taux d'urée dans le sang.

uretère : canal qui véhicule l'urine du rein, où elle est fabriquée, à la vessie, où elle est stockée.

urètre : canal qui part de la vessie et qui permet l'évacuation de l'urine.

urétrite : inflammation de l'urètre.

vasculaire (système) : ensemble des vaisseaux sanguins de l'organisme.

vasodilatateur : qui augmente le diamètre des vaisseaux sanguins.

veinotonique : qui augmente la tonicité des parois des veines.

verticille : groupe de feuilles ou de fleurs disposées en cercle autour d'une tige, au niveau d'un point d'insertion unique (voir dessin).

vin médicinal : préparation obtenue par macération de plantes médicinales dans du vin.

xanthone : molécule aux propriétés fongicides.

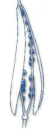

SILIQUE

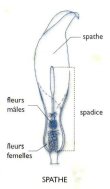

SPATHE

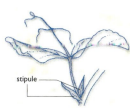

STIGMATE

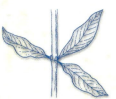

STIPULE

VERTICILLE

Adresses utiles

France

Pour en savoir plus…

Association des amis des plantes médicinales
217-219, bd Saint-Denis, 92400 Courbevoie
Tél. : 01 43 34 20 54
Fax : 01 43 34 20 56
Adresse Internet : http://www.phyterem.com
Le site propose un classement maladies/plantes avec de succinctes mais intéressantes descriptions. Large part aux produits du laboratoire PHYTEREM, créé par le Dr Maotti.

Association pour l'avenir de la phytothérapie
131, rue Lecourbe, 75015 Paris
Tél. : 01 45 33 35 84
Cette association est référencée dans le site suivant, qui donne aussi des informations sur tous les séminaires ou stages que l'on peut suivre sur le thème de l'aromathérapie.
Adresse Internet : www.medecines-douces.com/annuaires/phytocad.htm

Association médicale pour la promotion de la phyto-aromathérapie
OBJECTIF : enseigner la phytothérapie en coopération avec la faculté de médecine de Bobigny (93) et promouvoir l'enseignement auprès du public.
2, cours Aristide-Briand, 33000 Bordeaux
Fax : 05 56 94 41 03
E-mail : AMPP33@wanadoo.fr
Adresse Internet :
http://membres.lycos.fr/phyto

Association méditerranéenne de phytothérapie et plantes médicinales
Groupement des pharmaciens, vétérinaires et chirurgiens-dentistes en relation avec la faculté de médecine de Montpellier dans le cadre du diplôme universitaire de phytothérapie.
5, rue Maguelone, 34000 Montpellier
E-mail : gmagnaudeix@yahoo.fr

Association pour la promotion des plantes à parfum, aromatiques et médicinales
Promotion de ces plantes par tous les moyens, notamment scientifiques et culturels.
66, bd Gassendi, BP 117, 04004 Digne
Tél. : 04 92 32 03 83
Fax : 04 92 32 10 12
Adresse Internet :
http://www.sudterroirs.com/appam

Association pour le renouveau de l'herboristerie
Œuvre depuis 1982 auprès des pouvoirs publics pour la reconnaissance de la profession d'herboriste en France et la création d'un diplôme européen de phytologue-herboriste.
183, rue des Pyrénées, 75020 Paris
Tél. : 01 45 58 66 58
Fax : 01 45 57 23 83
Minitel : Association Herboristerie
Adresse Internet : http://www.herboristerie-asso.org/

Association française de protection des plantes
OBJECTIF : protection et maintien des plantes dans leur environnement à travers la recherche, le développement, la prescription et la mobilisation associative de ses acteurs.
6, bd de la Bastille, 75012 Paris
Tél. : 01 43 44 89 64
Adresse Internet : http://www.afpp.net

Muséum national d'histoire naturelle (France)
Adresse Internet : http://www.mnhn.fr

Société française de phytothérapie et d'aromathérapie
OBJECTIF : favoriser l'enseignement de la phyto-aromathérapie dans des cadres universitaires européens, voire internationaux.
19, bd Beauséjour, 75016 Paris
Tél. : 01 45 24 65 92
Adresse Internet : http://perso.club-internet.fr/sfpa

Société française ethnobotanique
Adresse Internet : http://perso.wanadoo.fr/sfe-see/fr/pharmacopees.html#

Société franc-comtoise de phyto-aromathérapie
OBJECTIF : regrouper des médecins, pharmaciens, scientifiques intéressés par la recherche en phytothérapie et en aromathérapie et, entre autres, participer à la mise en place d'un enseignement post-universitaire.
97, rue Battant, 25000 Besançon
Tél. : 06 80 11 30 09
Adresse Internet : http://www.sfcpa.org

Université de Bobigny
Le DUMENAT PHYTOTHÉRAPIE AROMATHÉRAPIE
Phytothérapie Paris-13, Bobigny, Biologie humaine.
Rue René-Goscinny, 93017 Bobigny
Tél. : 01 43 11 27 13
E-mail : dumenat.phyto@wanadoo.fr

Université de Montpellier
Montpellier-1, division de la Scolarité spécialisée.
2, rue de l'École-de-Médecine
34060 Montpellier, Cedex 2
Tél. : 04 67 60 10 47
Adresse Internet : http://www.anepf.com/carrieres/phytoth%C3%A9rapie.htm

Université Paris-13, UFR Santé, Médecine…
Adresse Internet : http://dumenat.free.fr/francais/genform/phyto.htm

Les fleurs de Bach
Informations sur l'utilisation des fleurs du Dr Bach.
Lasserre SA, BP 4, 33720 Illat
Tél. : 05 56 62 57 00
Fax : 05 56 62 46 23
E-mail : Lasserre.SA@wanadoo.fr

ADRESSES UTILES

Pour acheter…

☛ Herboristeries

Les herboristeries en France en tapant le nom de la ville ou son code postal.

Adresse Internet :
http://www.phytoportal.com/index.cfm?action=herbo

☛ Par correspondance

LBVH, Les sens de la nature

Laboratoire proposant des plantes médicinales, huiles essentielles, produits de la mer et de la ruche de qualité biologique.

18, bd des Deux-Vallons
06220 Vallauris
Tél. : 04 93 64 75 70
Fax : 04 93 64 75 73
E. mail : commande@labo-hevea.com
Adresses Internet :
http://www.labo-hevea.com/Index.htm
http://www.labo-hevea.com/herboristerie.htm

LAPHT Phytofrance

Laboratoire pharmaceutique agréé spécialisé en phytothérapie, aromathérapie, cosmétique, nutrithérapie, produits vétérinaires. Contrôlé par l'Agence du médicament.

Complexe la Gastade
BP 5, 34131 Candillargues Cedex
Tél. : 04 67 29 64 25
Fax : 04 67 29 32 05
E. mail : phytofrance@wanadoo.fr
Adresse Internet :
http://www.phytofrance.com/centre.htm

Laboratoire Phyterem

63, quai du Pothuis, 95300 Pontoise
Tél. : 01 34 22 19 71
Adresse internet : http://www.phyterem.com

Sanat international

Laboratoire suisse. Outre la vente de gélules, le site propose plus de 150 plantes avec photos.

Adresse en France :
Impasse des Pépinières
47, Route de Montfort, 40100 Dax
Tél. : 05 58 56 23 44
Fax : 05 58 56 28 24
Adresse Internet : http://www.sanat.ch/

Belgique

Institut de phytothérapie international

Association sans but lucratif réunissant plusieurs pays d'Europe pour la défense de la pharmacognosie, de l'ethnopharmacologie et de la phytothérapie.

Avenue des Passereaux, 38, 1160 Bruxelles
Tél. : 32 2 660 57 53
Fax: 32 2 660 70 25
E-mail : ipi@infonie.be
Adresse Internet : http://www.ping.be/ipi

Les plantes médicinales

Les origines et la législation des plantes médicinales en Belgique.

Sart-Tilman, B77 B-4000, Liège
Tél. : 32 4 366 42 70
Fax : 32 4 366 42 71
Adresse Internet :
http://www.geocities.com/boss_be_99/les_plantes_medicinales.htm

ACPM Association pour la connaissance des plantes médicinales

La plus importante collection de plantes médicinales et condimentaires en Belgique.

UCL/51. 21, 51, Av. Mounier 1200, Bruxelles
Tél. : 32 2 764 51 22 - 764 72 20
Adresse Internet :
http://www.md.ucl.ac.be/facmd/md/logistique/jpm/objectif.htm

Suisse

Association suisse des droguistes, section vaudoise

Consacrée à l'étude des plantes médicinales et des médicaments de synthèse, l'homéopathie et la phytothérapie.

Droguerie d'Orbe, M. J. Engdahl,
Grand-Rue 31, 1350 Orbe
Tél. : 024 441 31 34
Fax : 024 441 31 61
E-mail : droguerie.orbe@bluewin.ch
Adresse Internet :
http://www.droguistevaudois.ch/

Les liens utiles pour les droguistes

L'Association suisse des droguistes, l'annuaire Internet des drogueries, les plantes médicinales…
Adresse Internet :
http://www.ladroguerie.ch/liens.htm

Association suisse Kneipp

Mise en pratique de l'enseignement de Sébastien Kneipp, basé sur les cinq piliers que sont l'hydrothérapie, l'alimentation complète, la phytothérapie, les mouvements, une vie harmonieuse.

Weissensteinstr. 35, 3006 Berne
Tél. : 031 372 45 43
Fax : 031 372 91 61
E-mail : kneippch@bluewin.ch
Adresse Internet :
http://www.kneipp.ch/franz.html

Pharmacie de Florissant

Par le biais de différentes rubriques consacrées aux plantes médicinales, apprendre à mieux connaître et à apprécier la phytothérapie.

Adresse Internet : http://www.pharmacie-florissant.ch/index.html

Index

Les chiffres en **gras** renvoient aux pages où le sujet est développé ; les chiffres suivis d'un astérisque (*) renvoient aux mots figurant dans les encadrés sur fond couleur.

A

Abcès 133, 164, 176, **230,** 235
 – **dentaire** 121
Abdomen (douleurs de l') 200
voir aussi Intestins, Spasmes
Abricot
 ménopause 291
Absinthe
 alcoolisme 234
 troubles de la digestion 259
Absinthe sauvage 40
Acanthopanax senticosus **90**
voir aussi Éleuthérocoque
Acérola 28
 angine 239
 maladie d'Alzheimer 237
 ménopause 291
Achillea millefolium **29,**
et ci-dessous
Achillée millefeuille 29
 alcoolisme 234
 couperose 231
 dysménorrhée 261
 endométriose 263
 gastrite 268
 maladie de Crohn 254
 œsophagite 268
 peau sèche 299
 préménopause 290
 prostatite 304
 syndrome prémenstruel 303
 troubles de la digestion 259
Achylie 71
Acide achimillique 29*
Acide bétulinique 53, 53*
Acide nicotinique 99
Acné 33, 38, 49, 108, 121, 167, 178, **230,** 231*
Acné rosacée 96, **231**
Aconit
 contusion 253
 crampe 254
Acore
 affections psychosomatiques 305
 cirrhose 272
 hépatite 272
 problèmes de cheveux 250
Acouphènes ou **bourdonnements d'oreilles** 48, **231**
Actaea racemosa **77**
voir aussi Cimicifuga
Actée à grappes noires 77
Aérocolie 232, 259
Aérogastrie 232
Aérophagie 47, 171
Aesculus hippocastanum **150**
voir aussi Marronnier d'Inde
Agathosma betulina **58**
Agnus-castus 109
Agrimonia eupatoria **30**
voir aussi Aigremoine
Agripaume
 hyperthyroïdie 275
 troubles du rythme cardiaque 311

Aigremoine 30
 alcoolisme 234
 angine 239
 enrouement 264
 goutte 270
 reflux gastro-œsophagien 308
Ail 31
 acné rosacée 231
 angine de poitrine 240
 artérite 241*
 athérosclérose 244
 cancer 247
 circulation cérébrale 250
 gastro-entérite 269
 herpès 273
 hypertension artérielle 241*, 274
 hypothyroïdie 276
 infections cutanées 277
 maladies du troisième âge 318
 mycoses 292, 293
 piqûres, morsures d'insectes 301
 vieillissement 322
Airelle à gros fruits 65
Airelle-myrtille 165
Alchemilla vulgaris **32,**
et ci-dessous
Alchémille 32
 cellulite 248
 cheveux 250
 endométriose 263
 infections de l'œil 296
 mastose 289
 migraine 291
 préménopause 290
 syndrome prémenstruel 303
 vergetures 320
Alcoolisme 86, **233,** 233*
 désintoxication 137
Alfalfa 146
Algodystrophie 234, 234*
Algues
 déficience immunitaire 276
Alkékenge
 insuffisance rénale 282
Allaitement (troubles liés à l') 235
Allergie 48, 129*, **236,** 255*
 – **respiratoire** 185
Allium sativum, A. hortense **31**
voir aussi Ail
Aloe vera **33,**
et ci-dessous
Aloès 33
 brûlure 246
 coup de soleil 253
 gastrite 268
 infections de l'œil 296
 œsophagite 268
 plaies 301
Aloyse citronnée 221
Aloysia triphylla **221**
voir aussi Verveine odorante
Alpinia officinarum **106**
voir aussi Galanga
Althaea officinalis **121**
voir aussi Guimauve
Alzheimer (maladie d') 236
Amaigrissement 28, 99
voir aussi Maigreur
Amande douce (huile d')
 algodystrophie 235
 bronchiolite du nourrisson 245
 coup de soleil 253
 eczéma 261
 névralgie, névrite 294
 peau sèche 300

Aménorrhée 184, 200, **237,** 237*
Amoracia rusticana **194**
Amorphophallus konjac **136**
voir aussi Konjac
Ampoullaou 168
Amygdalite 205
Ananas 34
 contusion 253
 entorse, foulure 264
Ananas comosus, A. sativa **34,**
et ci-dessus
Andropause 237, 238*
Anémie 238
Aneth 35
 aérogastrie 232
 lactation 235
Anéthol 37, 37*, 47
Anethum graveolens **35**
voir aussi Aneth
Angelica archangelica **36,**
et ci-dessous
Angélique 36
 affections psychosomatiques 305
 alcoolisme 234
 colite 251
 diarrhée 258
 gastrite 268
 gastro-entérite 269
 hyperthyroïdie 275
 hypothyroïdie 276
 mal des transports 318
 œsophagite 268
 troubles de la digestion 259
Angine 204, **239**
 – **de l'enfant** 278, 279
Angine de poitrine 239
Angoisse 240
Angor
voir Angine de poitrine
Anis
 alcoolisme 234
 angoisse, anxiété 240
 gastro-entérite 269
 lactation 235
 maladies du troisième âge 318
 mauvaise haleine 271
 spasmophilie 314
 troubles de la libido 284
Anis âcre 83
Anis bâtard 68
Anis vert 37
Anorexie 99
Anthemis nobilis **64**
voir aussi Camomille romaine
Anthrax 277
Anxiété 48, 177, 221, 226, 234, **240,** 275, 276
Anxio-dépressif léger (état) 145
Aphonie 93, **263,** 284
Aphte, aphtose 139, 199, 204, 205, 239, **269**
Appétit (manque d') ou **inappétence** 50, 66, 71, 84, 106, 111, 112, 133, 140, 159, 161, 173, 192
Arachide (huile peroxydée d')
 algodystrophie 235
 crampe 254
 engelures 263
 entorse, foulure 265
 névralgie, névrite 294
 rides 310
Arbousier-raisin d'ours 60
Arbre à thé
voir Melaleuca
Arbre-aux-quarante-écus 114

Arbre de fer 38
Arbre de la sagesse 53
Archangélique 36
Arctium lappa, A. majus **49**
voir aussi Bardane
Arctostaphylos uva-ursi, A. officinalis **60**
voir aussi Busserole
Argalon 174
Argania spinosa **38,**
et ci-dessous
Arganier 38
 acné rosacée 231
 vieillissement cutané 322
Argile
 peau grasse 300
 ulcère gastro-duodénal 319
 vergetures 320
Argile blanche
 diarrhée 259
Argile verte
 contusion 253
 eczéma 261
 endométriose 263
 fibrome 266
Argousier 39
 angine 239
 cirrhose 272
 coup de soleil 253
 engelures 263
 hépatite 272
 maladies du troisième âge 318
 ménopause 291
 stress 315
 troubles du rythme cardiaque 310*
 vieillissement 322
 vieillissement cutané 322
Armoise commune 40
 aménorrhée 237, 237*
 endométriose 263
 troubles des règles 308
Arnède 174
Arnica 41
 arthrite 242
 arthrose 242
 brûlure 246
 contusion 253
 crampe 254
 entorse, foulure 264, 265
 goutte 270
 infections de l'œil 296
 problèmes de cheveux 249
 problèmes de dents 256
Arnica chamissonis 41*
Arnica montana **41**
voir aussi Arnica
Aromathérapie 15
Aronce 199
Arrête-bœuf 59
Artémise 40
Artemisia annua 40*
Artemisia vulgaris **40,** 237*
voir aussi Armoise commune
Artémisine 40*
Artériosclérose 78, 178
Artérite 241, 241*
Arthralgies 181
Arthrite 89*, 111, 144, 181, **241**
 – **rhumatoïde** 169
Arthrose 123, 220, **242,** 242*
Artichaut 42
 allergie 236
 cytomégalovirus 292
 démangeaisons 256
 engorgement des seins 235
 fibrome 266
 goutte 270
 hypothyroïdie 276
 infections cutanées 277

infections génitales 278
migraine 291
mononucléose 292
mycoses génitales 293
stérilité féminine 314
syndrome prémenstruel 303
urticaire 320
Articulations
voir Arthralgies, Douleurs articulaires, Rhumatismes
Ashgandi 226
Ashwagandha 226
Asperula odorata **43,**
et ci-dessous
Aspérule odorante 43
 cirrhose 272
 fièvre 267
 hépatite 272
 névralgie, névrite 294
 transpiration 317
Asthénie 71, 90, 99, 115, 118, 135, 152, 205, 214, **243**
voir aussi Fatigue
Asthme 86*, 105, 129, 185, **243**
Athéromes (prévention des) 141
Athérosclérose 120, **244**
Aubépine 44, 157
 affections psychosomatiques 305
 alcoolisme 234
 angine de poitrine 240
 angoisse, anxiété 241
 asthme 243
 colite 251
 fibrome 266
 hypertension artérielle 274
 hyperthyroïdie 275
 impuissance 277
 infections virales 281
 maladies du troisième âge 318
 ménopause 291
 obésité 295
 sevrage médicamenteux 312
 stérilité féminine 314
 syndrome prémenstruel 303
 troubles des règles 308
 troubles du rythme cardiaque 311
 ulcère gastro-duodénal 319
Aulne noir 54
Aunée officinale 45
 cytomégalovirus 292
 endométriose 263
 mononucléose 292
 obésité 295
Avena sativa **46**
voir aussi Avoine cultivée
Avocat
 vieillissement cutané 322
Avocat (huile d')
 peau sèche 300
Avoine cultivée 46
 lactation 235
 maigreur 288

B

Badiane 37*, 47
 aérogastrie 232
 colite 251
 maladies du troisième âge 318
 mauvaise haleine 271
 troubles de la digestion 259
Badianier de Chine 47
Badianier du Japon 47*
Bâillements 305
Ballonnements 37, 47, 68, 75, 116, 153, 157, 158, 198, 209, 215, 216

342

INDEX

Ballota nigra 48,
et ci-dessous
Ballote noire 48
spasmophilie 314
troubles des règles 308
Bananier
voir *Musa paradisiaca*
Baptisia
aphte 269
Barbe-de-chèvre 196
Bardane 49
abcès 230
acné 230, 231, 231*
angine 239
condylome 252
acné rosacée 231,
couperose 231
démangeaisons 256
eczéma 261
eczéma de l'enfant 262
infections cutanées 277
infections génitales 278
laryngite 284
problèmes de cheveux 249
trachéite 316
zona 323
Bardane (huile essentielle de)
peau grasse 300
Barigoule 215
Barosma betulina 58
Basilic 50
affections psychosomatiques 305
colite 251*
cystite 255
gastrite 268
infections de l'œil 296
œsophagite 268
piqûres, morsures d'insectes 301
problèmes de cheveux 250
urétrite 255
Basilic (huile essentielle de)
reflux gastro-œsophagien 308
Bdellium indien 119
Belle-des-prés 196
Berbamine 92
Berbérine 92, 92*
Berberis vulgaris 92
voir aussi Épine-vinette
Berce
maigreur 288
troubles de la libido 284
Bérigoule 42
Béruée 57
Bêtacarotène
affections internes de l'œil 295
Bétoine
infections cutanées 277
Betula pendula, B. verrucosa 53
voir aussi Bouleau
Bigaradier 170
insomnie chez l'enfant 281
Biliaire (troubles d'origine)
72, 73, 92, 105, 124, 151, 183, 193
voir aussi Insuffisance biliaire
Biole 53
Bistorte
aphte 269
plaies 301
recto-colite hémorragique 307
Blanc-de-mai 52
Blé (huile de germe de)
ménopause 291
rides 310
vieillissement cutané 322
Blé d'Espagne, d'Inde, de Guinée 148

Blépharite 97
Blessures 50, 206
voir aussi Plaies
Bleu
voir Contusion, Ecchymoses
Bleuet 97
affections internes de l'œil 295
cernes 310
chute des cheveux 249
problèmes de dents 256
transpiration 317
Bois de la Sainte-Croix 120
Bois de mai 44
Bois de Panamá
cheveux 249, 250
peau grasse 300
psoriasis 305
vergetures 320
Bois doux, bois sucré 195
Boldo 51
allergie 236
lithiase biliaire 285
migraine 291
polyarthrite rhumatoïde 302
reflux gastro-œsophagien 308
zona 323
Borago officinalis 55
voir aussi Bourrache
Boucellaou 168
Bouche
affections de la – 154, 158, 195, 211
– sèche 305
douleurs gingivo-dentaires 203
inflammations de la – 121
stomatite 126*, 139, 163, 199, 212
Bouffées de chaleur 77
Bougraine, bougrane 59
Bouillon-blanc 52
abcès 230
angine 239
colite 251
enrouement 264
infections cutanées 277
infections ORL de l'enfant 279
laryngite 284
otite 298
rhino-pharyngite 239
trachéite 316
Bouillon noir 49
Boulard 53
Bouleau 53
arthrite 242
coup de soleil 253
cystite 255
insuffisance rénale 282
peau grasse 300
pyélonéphrite 306
troubles du rythme cardiaque 311
urétrite 255
zona 323
Bouquet-de-la-Vierge 198
Bourdaine 54
constipation 252
insuffisance biliaire 282
Bourdonnements d'oreilles
ou **acouphène** 48, 231
Bourgèbe 54
Bourrache 55, 110
andropause 238
dysménorrhée 261
eczéma 261
endométriose 263
hypothyroïdie 276
mastose 289
ménopause 290
psoriasis 305
syndrome prémenstruel 303

Bourrage 55
Bourreau des arbres 142
Bourse-à-pasteur 56
Bourse de capucin 56
Boutaillon, bouteillon 168
Bouton-d'or 100
Brande 57, 110
Brassica nigra 161
voir aussi Moutarde, Moutarde noire
Bromélaïne 34, 34*
Bronches
affections des – 95, 154, 187, 217
encombrement des – 186
spasmes des – 87
Bronchiolite du nourrisson 244, 245*
Bronchite 52, 87, 88, 121, 129, 132, 161, 171, 182, 185, 194, 198, 204
– aiguë 142, **245**
– chronique 58, **245**
Brucellose 180*
Brûlure 33, 121, 168, **246**
– bénigne 127, 160
– superficielle 166
Bruyère cendrée 60*
Bruyère commune 57
cernes 310
pyélonéphrite 306
Bryone
arthrose 242
Bucane 57
Buchu 58
Bugrane épineuse 59
Buis
problèmes de cheveux 249
Buis bâtard 179
Buisson-des-cerfs 223
Buisson-du-diable 90
Busserole 60
cellulite 248
cernes 310
cystite 255
infection urinaire 279
insuffisance rénale 283*
problèmes de cheveux 249
pyélonéphrite 306
urétrite 255
Buxerole 60

C

Cacahuètes
hyperthyroïdie 274*
Cacaoyer 61
Cade (huile de)
eczéma 261
Café
hypothyroïdie 276
Caféier 62
Caféine 62, 62*, 118, 135, 135*, 247*
Cajeput (huile essentielle de)
crampe 254
Calament officinal
maladies du troisième âge 318
Calculs
voir Lithiase
Calendula
voir Souci
Calendula officinalis 211
voir aussi Souci
Calluna vulgaris 57
voir aussi Bruyère commune
Callune 60*
Calophyllum inophyllum **(huile de)** 263*
zona 323

Calophytum
coup de soleil 253
Cambogia 108
Camomille 97
acouphènes 232
affections psychosomatiques 305
angine 239
brûlure 246
cheveux 250
contusion 253
coup de soleil 253
démangeaisons 256
eczéma 261
engelures 263
hémorroïdes 272
infections de l'œil 296
laryngite 284
lithiase rénale 286
maladies du troisième âge 318
panaris 298
peau sèche 300
plaies 301
problèmes de cheveux 250
psoriasis 305
recto-colite hémorragique 307
reflux gastro-œsophagien 308
transpiration 317
ulcère gastro-duodénal 319
Camomille (grande) 63
Camomille (huile essentielle de)
algodystrophie 235
fièvre 267
peau grasse 300
plaies 302
Camomille allemande
voir Matricaire
Camomille d'or 76
Camomille matricaire
voir Matricaire
Camomille romaine 64
aérocolie 233
dysménorrhée 261
gastrite 268
insuffisance biliaire 282
mycoses génitales 293
œsophagite 268
urticaire 320
Camomille sauvage
voir Matricaire
Camphre
contusion 253
Camphre (huile essentielle de)
arthrose 242
contusion 253
crampe 254
entorse, foulure 265
mal de dos 260
tendinite 316
Camphrier (huile essentielle de)
crampe 254
Camu-camu
ménopause 291
Cancer 12, 214*, **246**
Candidoses 292
Canne de Provence
engorgement des seins 235
Canneberge 64
Cannelier 66
angine 239
asthénie 243
fièvre 267
gastro-entérite 269
grippe 270
impuissance 276
infections génitales 278
mauvaise haleine 271
migraine 291

troubles de la digestion 259
troubles de la libido 284
urticaire 320
Cannelle (huile essentielle de)
herpès 273
Cannelle de Chine 66
alcoolisme 234
Capillaire
laryngite 284
Capsaïcine 234*
Capsella bursa-pastoris 56
Capsicum frutescens 181
voir aussi Piment
Capucine
infection urinaire 279
problèmes de dents 257
Cardamome
asthénie 243
dépression 257
gastro-entérite 269
mauvaise haleine 271
troubles de la libido 284
Cardamome (huile essentielle de)
aérocolie 233
reflux gastro-œsophagien 308
Cardénolides 93*
Carduus marianus 72
voir aussi Chardon-Marie
Carence calcique 144
Carence en vitamine C 89
Carica papaya 176
Carie dentaire 65, **247**
Carotte
affections internes de l'œil 295
coup de soleil 253
diarrhée 258
hypertension artérielle 274
ménopause 291
peau grasse 300
vieillissement cutané 322
Caroube (gomme de) 67*
Caroubier 67, 132
diarrhée 258
Carum carvi 68,
et ci-dessous
Carvi 50, 68
aérocolie 233
lactation 235
troubles de la digestion 259
Carvi (huile essentielle de)
troubles de la digestion 258
urticaire 320
Cascara 69
constipation 252
Casse
constipation 252
Casse-lunettes 97
Cassia angustifolia 208
voir aussi Séné de l'Inde
Cassis 70
albuminurie 233
arthrite 242
bronchiolite du nourrisson 245
cellulite 248
crevasses 235
cytomégalovirus 292
démangeaisons 256
dysménorrhée 260
endométriose 263
fibrome 266
fibromyalgie 266
goutte 270
hémorroïdes 272
maladie d'Alzheimer 237
maladies infantiles 289
ménopause 290
mononucléose 292
obésité 295
problèmes de dents 256

343

psoriasis 305
stérilité féminine 314
vertiges 321
vieillissement cutané 322
Catimuron 199
Céleri (sel de)
hypertension artérielle 274
Cellulite 32, 142, 183, **247,** 247*
Centaurée (petite) 73
fièvre 267
gastrite 268
infections de l'œil 296
lithiase salivaire 286
œsophagite 268
problèmes de cheveux 250
troubles de la digestion 259
Centaurium erythraea 71, *et ci-dessus*
Cholestérol (excès de)
voir Hypercholestérolémie
Cholestérol (HDL) 81*
Chou 193*
hyperthyroïdie 274*
Chou noir 161
Chrome 107*
Chrysanthellum 76
angine de poitrine 240
infections génitales 278
Chrysanthellum americanum 76
couperose 231
ménopause 291
Chrysanthellum indicum 76
voir aussi Chrysanthellum
Chrysanthème
piqûres, morsures d'insectes 301
Cicatrices 127, 129
Cicatrisation de la peau 39
Cichorium intybus 75
voir aussi Chicorée
Cierge de Notre-Dame 52
Cimicifuga 77
hypertension artérielle 274
ménopause 290
sevrage médicamenteux 312
Cimicifuga racemosa 77, *et ci-dessus*
Cinchona succirubra 192
voir aussi Quinquina
Cinéole 139*
Cinnamomum aromaticum 66
voir aussi Cannelier
Cinnamomum zeylanicum 66
voir aussi Cannelier
Circulation cérébrale (troubles de la) 250
Circulatoires (problèmes) 30, 31, 140, 144
fragilité capillaire et veineuse 178, 165, 223
voir aussi Hémorroïdes, Insuffisance vasculaire, Insuffisance veineuse
Cirrhose 72, **272**
Citron
anémie 238
angine de poitrine 240
cholécystite 250
fièvre 267
grippe 270
obésité 295
pyélonéphrite 306
vieillissement cutané 322
voir aussi Citronnier
Citronnade 157
Citronnelle 157, 212
piqûres, morsures d'insectes 301
Citronnelle (huile essentielle de)
lymphœdème 287
Citronnier 78
voir aussi Citron
Centella asiatica 127
voir aussi Hydrocotyle indien
Centella
coup de soleil 253
Céphalée
voir Tête (mal de)
Ceratonia siliqua 67
voir aussi Caroubier
Cerise
goutte 269*
insuffisance rénale 282
lithiase rénale 286
prostatite 304
Cerisier des Barbades 28
Cernes 310
Cerveau
voir Circulation cérébrale
Châgne 74
Chamaemelum nobile 64
voir aussi Camomille romaine
Chamomilla recutita 153
voir aussi Matricaire
Champignons
voir Muguet, Mycoses
Chanvre d'eau 147
Chapon 31
Charbon végétal
diarrhée 258
Chardon argenté 72
Chardon béni
zona 323
Chardon marbré 72
Chardon-Marie 42*, **72**
alcoolisme 234
fièvre 267
insuffisance biliaire 282
ménopause 291
recto-colite hémorragique 307
urticaire 320
Chardon Notre-Dame 72
Chasse-diable 160
Châtaignier
hémorroïdes 272
Châtaignier de cheval 150
Chélidoine 73
aérogastrie 233
insuffisance biliaire 282
lithiase biliaire 285
reflux gastro-œsophagien 308
sinusite 313
verrues 320*, 321
Chélidoine (petite) 100
Chelidonium majus 73
voir aussi Chélidoine
Chêne 74
mycoses génitales 293
recto-colite hémorragique 307
Cheveux
chute des – 71, 181, **248,** 248*
problèmes de – 249
séborrhée du cuir chevelu 178
Cheveux-de-paysan 75
Chichourlier 132
Chicorée 75
alcoolisme 234
fièvre 267
problèmes de dents 257
troubles de la digestion 259
Chiendent
cystite 255
fièvre 267
pyélonéphrite 306
urétrite 255
Cholécystite 250

Citronnier (huile essentielle de)
syndrome de Raynaud 306
Citrouille 82
Citrus (huile essentielle de)
transpiration 317
Citrus aurantium 170
voir aussi Oranger, Oranger amer
Citrus medica var. *limonum* 78
voir aussi Citron, Citronnier
Clématite
cellulite 248
Clou de girofle
voir Girofle (clou de)
Cœur
affections cardiaques 188
éréthisme cardiaque 80
insuffisance cardiaque 44
prévention des risques cardio-vasculaires 210
troubles du rythme cardiaque 105, 110, 147, 310, 310*
troubles cardio-vasculaires 44, 188
Coffea arabica 62
Cognassier
diarrhée 258
Cola ou **kola** 135
Cola nitida 135
Colique néphrétique 286
Colite 52, **251,** 251*
– spasmodique 154
Côlon (troubles fonctionnels du) 143
Colopathie chronique 202
Colza (huile de)
vieillissement cutané 322
Commiphora mukul 119
Commiphora myrrha 163
voir aussi Myrrhe
Concombre
peau grasse 300
vieillissement cutané 322
Condurango 79
gastrite 268
maigreur 288
œsophagite 268
Condylome 251
Conjonctivite 29, 97
Consoude
algodystrophie 235
contusion 253
engelures 263
entorse 264*
plaies 301
vergetures 320
Consoude (grande)
arthrose 242
Constipation 82, 131, 136, 154, 159, 187, 191, 193, 198, 202, 208, 212, **252,** 259
– aiguë 213
– chronique 143, 213, 227
– occasionnelle 54, 69, 197
Contractures musculaires 188
Contusions 143, 156, **252**
voir aussi Ecchymoses
Convalescence 28, 39, 79, 146
Conyza canadensis 220
voir aussi Vergerette du Canada
Coquelicot 80
asthme 243
bronchiolite du nourrisson 245
peau sèche 300
spasmophilie 314

Coquelourde 80
Coqueluche 48, 87
Coriandre 81
aérocolie 233
cystite 255
mauvaise haleine 271
urétrite 255
Coriandrum sativum 81, *et ci-dessus*
Cornette 145
Coryse du Canada 220
Coumarine 99, 180
Coup de soleil 168, **253**
Couperose 96, **231**
Coups
voir Contusion, Ecchymoses
Courge 82
carie dentaire 247
cystite 255
dépression 257
hypertrophie bénigne de la prostate 304
impuissance 277
urétrite 255
Couronne de saint Jean 40
Couronne royale 156
Crampe 102, **198,** 222, **254**
contractures musculaires 188
Crampes ou **spasmes gastro-intestinaux** 48, 133, 184
Cran de Bretagne, cran des Anglais 194
Cranson rustique 194
Crataegus laevigata, C. oxyacantha 44
voir aussi Aubépine
Cresson 193*
Crevasses 49, 166, 185, 211, 216, 222, 235
– du sein 225
Croc-de-chien 132
Crocus sativus 200
Crohn (maladie de) 254
Croûtes de lait 53
Cucurbita pepo 82
voir aussi Courge
Cumin 83
aérocolie 233
aérogastrie 232
cystite 255
lactation 285
mal des transports 318
urétrite 255
Cumin des prés 68
Cuminum cyminum 83
voir aussi Cumin
Cupressus sempervirens 85
voir aussi Cyprès
Curcuma 84
aérogastrie 233
gastrite 268
insuffisance biliaire 282
lithiase biliaire 285
mauvaise haleine 271
œsophagite 268
reflux gastro-œsophagien 308
Curcuma longa 84
Cutanés (problèmes)
voir Peau
Cycle menstruel (troubles du)
voir Règles
Cynara scolymus 42
voir aussi Artichaut
Cynarine 42
Cynorrhodon 89
hyperthyroïdie 275, 276
ménopause 291
Cyprès 85
recto-colite hémorragique 307

Cyprès (huile essentielle de)
algodystrophie 235
crampe 254
goutte 270
insuffisance veineuse 282
lymphœdème 287
névralgie, névrite 294
polyarthrite rhumatoïde 302
Cystite 53, 56, 58, 59, 60, 148, 204, **255**
voir aussi Infections urinaires
Cytisus scoparius 110
voir aussi Genêt à balais
Cytomégalovirus 291, 292

D

Damiana
andropause 238
dépression 257
Dang shen
hyperthyroïdie 275
Dartres 105
Démangeaisons ou **prurit** 46, 49, 96, 143, 185, 198, **255,** 255*
Dent-de-lion 183
Dents
abcès dentaire 121
caries 65, **247**
maux de – 116
plaque dentaire 65
poussée dentaire 200, **302**
problèmes de – 163, **256**
voir aussi Gencives (affections des)
Dépression 160*, 234, **257**
voir aussi Immunodépression
Dermatologiques (affections)
voir Peau
Dermatose 39, 49, 75, 143
– à champignons 45
– chronique 202
– prurigineuse 142
Désintoxication alcoolique 137
Desmodium 86
infections virales 280
Desmodium adscendens 86, *et ci-dessus*
Diabète 99*, 101*, 107, 107*, 111*, 168, **257,** 257*
Diarrhée 32, 52, 61, 81, 89, 127*, 132, 138, 166, 167, 204, 214, 219, **258,** 305
– aiguë 74
– du nourrisson 67
– légère 30, 118, 199, 201
Digestion
– difficile 34, 83, 161, 162, 194, 221
infections digestives 31
– lente 37, 75, 101, 112, 153, 157, 158, 159, 170, 209, 215
troubles de la – 29, 35, 36, 40, 43, 47, 64, 66, 72, 78, 81, 84, 98, 106, 107, 130, 138, 139, 151, 156, 172, 176, 186, 192, 195, 205, 258*, **259**
voir aussi Dyspepsie, Indigestion
Digitale
entorse, foulure 265
Dindoulier 132
Dioscorea villosa 130
voir aussi Igname sauvage
Diosgénine 130*
Diosphénol 58
Dos (mal de) 259, 260*
Douce-amère
psoriasis 305

INDEX

Douleurs 92*, 206
— abdominales 200
— articulaires 83, 123, 139, 161, 162, 196
— de l'estomac ou gastriques 79, 112, 144, 203
— de l'œsophage 144
— de la bouche et du pharynx 195
— des règles ou dysménorrhée 125*, **260**
— des seins ou mammaires 109, 169, 181
— du duodénum 144
— gingivo-dentaires 203
— intestinales 36, 191
— pelviennes 29
— poussée dentaire 200
— rhumatismales 116, 130, 161, 182, 184, 198
— vésiculaires 92
Drille 74
Droséra 87
infections ORL de l'enfant 279
Drosera rotundifolia, D. intermedia, D. anglica. 87, *et ci-dessus*
Duodénum (douleurs du) 144
Dysménorrhée 125*, 184, **260**
Dyspepsie, troubles dyspeptiques 42, 51, 79, 111, 116, 124, 192, 198, 202
— chronique 71
voir aussi Digestion
Dystonie neurovégétative 140, 177

E

Eau des Carmes 317*
Ecchymoses 41, 129, 224
voir aussi Contusion
Echinacea angustifolia, E. pallida, E. purpurea 88, *et ci-dessous*
Échinacée 88
acné rosacée 231
angine 239
aphte 269
brûlure 246
condylome 252
cytomégalovirus 292
grippe 270*
herpès 273
infections cutanées 277
infections de l'œil 296
infections génitales 278
infections ORL de l'enfant 279
infections virales 280
laryngite 284
mauvaise haleine 271
mononucléose 292
mycoses cutanées 292
mycoses génitales 293
otite 298
problèmes de dents 257
stress 315
trachéite 316
zona 323
Éclaire (grande) 73
Écorchures, égratignures 49, 185, **301**
Écoubette 75
Écuelle d'eau 127
Eczéma 29, 105, 127*, 167, 169, 178, 202, **261**
— atopique 184
— de l'enfant 261

— humide 74
— suintant 133
Églantier 89
alcoolisme 234
angine 239
asthénie 243
fièvre 267
hypertrophie bénigne de la prostate 304
infections virales 280
lithiase rénale 286
maigreur 288
mal des transports 318
otite 298
troubles du rythme cardiaque 311
vieillissement 322
vieillissement cutané 322
Égratignures, écorchures 49, 185, **301**
Eleutherococcus senticosus 90, *et ci-dessous*
Éleuthérocoque 90
andropause 238
chute des cheveux 248
cytomégalovirus 292
fibromyalgie 266
hyperthyroïdie 275, 276
mal des transports 318
mononucléose 292
mycoses génitales 293
Élimination rénale (troubles de l') 174
voir aussi Urinaires (troubles)
Émotivité 43
Endométriose 262
Endormissement (troubles de l') 177
voir aussi Sommeil (troubles du)
Engelures 74, **263**, 263*
Engorgement mammaire
voir Seins (engorgement des)
Enrouement 80, 93, 132, **263**
Entérite 52
— infantile 219
Entorse 264, 264*
Énurésie de l'enfant 94
Éphédrine (huile essentielle d')
rhume 309
Épilepsie 127*
Épilobe 91
Epilobium parviflorum, E. angustifolium 91
Épinard
vieillissement 322
Épine blanche 44
Épine-du-Christ 174
Épine-vinette 92
problèmes de cheveux 250
reflux gastro-œsophagien 308
Equisetum arvense 109,
voir aussi Prêle
Éréthisme cardiaque 80
Érigère du Canada 220
Erigeron canadensis 220
arthrite 242
voir aussi Vergerette du Canada
Éronce 199
Éructations 37, 47, 75, 153, 157, 158, 204, 209, 215
Erysimum 93
enrouement 264
laryngite 284
tabagisme 316
Erysimum officinale 93, *et ci-dessus*
Érythème 222, **246**
— fessier 166
— solaire 166, 211
voir aussi Brûlure

Escarre 127*, 192, **265**
Eschscholtzia 94
affections psychosomatiques 305
infections virales 281
maladie d'Alzheimer 237
troubles des règles 308
Eschscholtzia californica 94, *et ci-dessus*
Estomac
douleurs d'— ou gastriques 79, 112, 144, 203
gastrite, œsophagite 52, 66, 101, 113, 116, 126*, 195, **268**
hyperchlorhydrie gastrique 66
inflammation de la muqueuse gastrique 143
spasmes gastro-intestinaux 133, 153, 184
ulcère de l'— 195
Estragole 50
colite 251*
Estragon (huile essentielle d')
dysménorrhée 261
lymphangite 235
Eucalyptus 95
angine 239
bronchite chronique 246
brûlure 246
maladies du troisième âge 318
mauvaise haleine 271
mycoses génitales 293
Eucalyptus (huile essentielle d')
bronchite aiguë 245
infections ORL de l'enfant 279
lithiase salivaire 286
panaris 298
Eucalyptus globulus 95
voir aussi Eucalyptus *et ci-dessus*
Eucalyptus officinal
grippe 270
otite 298
Eugenia caryophyllata 116
voir aussi Girofle (clou de)
Eupatoire 96
Eupatoire des Anciens 30
Eupatorium cannabinum 96
voir aussi Eupatoire
Euphraise 145
infections de l'œil 296
Euphrasia officinalis 97, *et ci-dessus*
Excitation (état d') 166
Extinction de voix ou aphonie 93, **263**, 284
voir aussi Aphonie

F

Farigoule 215
Fatigue 28, 39, 66, 133, 146, 173, 198, 222, 226
— générale 89
— intellectuelle 173
— musculaire 144
— oculaire 144
voir aussi Asthénie
Fausse camomille 220
Fausse guimauve 154
Faux anis 83
Faux cannelier 208
Faux indigo 107
Faux nard 140
Fenouil doux 37*, **98**
aérogastrie 232
alcoolisme 234

bronchite chronique 245
colite 251
gastro-entérite 269
infections de l'œil 296
insuffisance biliaire 282
lactation 235
laryngite 284
reflux gastro-œsophagien 308
spasmophilie 314
trachéite 316
troubles de la digestion 259
Fenugrec 99
abcès 230
anémie 238
chute des cheveux 248
impuissance 277
lactation 235
maigreur 287*, 288
stress 315
vieillissement 322
Fève de Pythagore 67
Fibrome 265, 266*
Fibromyalgie 266
Ficaire 100
Ficus carica 101
Fiel de terre 105
Fièvre, états fébriles 89, 103, 192, 206, **266**
sensation de — 305
Figuier 101
Figuier d'Égypte 67
Filipendula ulmaria 196
voir aussi Reine-des-prés
Fissure anale 33
Flatulences 37, 47, 50, 71, 75, 83, 111, 149, 153, 157, 158, 204, 209, 215, 305
Fleur de calendule 211
Fleur de mars 225
Fleur de terre 105
Fleur-aux-convulsions 184
Fleur-de-tous-les-mois 211
Florin d'or 183
Foeniculum vulgare var. dulce 98,
voir aussi Fenouil doux
Foie
affections hépatiques 137
insuffisance hépatique 92, 216
troubles du — 42, 73, 75, 96
Foin de Bourgogne 146
Fouassier 154
Foulure 156, **264**
Fourchette 145
Fractures 189, **267**
Fragon épineux 102
Fraxinus excelsior 103, *et ci-dessus*
Framboisier
dysménorrhée 261
Fraxinus excelsior 103, *et ci-dessus*
Frêne élevé 103
arthrose 242
goutte 270
infections génitale 278
lithiase rénale 286
mal de dos 260
sinusite 313
syndrome prémenstruel 303
Frigoule 215
Fromagère 154
Fucus 104
cellulite 248
hypothyroïdie 275
vergetures 320
Fucus vesiculosus 104, *et ci-dessus*

Fumaria officinalis 105
et ci-dessous
Fumeterre 105
aérogastrie 233
cirrhose 272
couperose 231
démangeaisons 256
fibrome 266
gastrite 268
hépatite 272
infections génitales 278
lithiase biliaire 285
lithiase salivaire 286
mauvaise haleine 271
mycoses génitales 293
œsophagite 268
otite 298
reflux gastro-œsophagien 308
sinusite 313
stérilité féminine 314
syndrome prémenstruel 303
troubles de la digestion 259
troubles des règles 308
Furoncle 49, 121, 146*, 164, 277

G

Galanga 106
Galéga 107
diabète 257*
lactation 235
Galega officinalis 107, *et ci-dessous*
Galéopsis
algodystrophie 234
Garance
pyélonéphrite 306
Garcinia 108
Garcinia cambogia 108
Garde-robe 140
Gastriques (troubles) 66, 68
voir aussi Estomac
Gastrite 52, 66, 101, 113, 116, 126*, 195, **268**
Gastro-entérite 268
Gastro-intestinaux (troubles) 105
voir aussi Estomac, Intestin
Gattilier 109
engorgement des seins 235
migraine 291
préménopause 290
stérilité féminine 314*
Gaulthérie
alcoolisme 234
Gaulthérie (huile essentielle de)
algodystrophie 235
arthrose 242
crampe 254
entorse, foulure 265
fièvre 267
lithiase salivaire 287
lymphangite 235
mal de dos 260
névralgie, névrite 294
tendinite 316
Gelée royale
affections de l'ongle 297
Gemmothérapie 15
Gencives (affections des) 35, 74, 148
gingivite 32, 163, 199, 205, 269
Génitales (infections)
voir Infections génitales
Genêt à balais 110
infections virales 280
Genette, genettier 110

345

Genévrier 110, 111
  aphte 269
  contusion 253
  fièvre 267
  insuffisance rénale 282
  problèmes de cheveux 249
  voir aussi Genièvre
**Genévrier
(huile essentielle de)**
  algodystrophie 235
  arthrose 242
  crampe 254
  entorse, foulure 265
  fièvre 267
  infections cutanées 277
  névralgie, névrite 294
  peau grasse 300
  tendinite 316
Genibre 111
Genièvre 111
  acouphènes 232
  mal de dos 260
  voir aussi Genévrier
***Gentiana lutea* 112**
  voir aussi Gentiane jaune
Gentiane (grande) 112
Gentiane jaune 112
  alcoolisme 234
  chute des cheveux 249
  gastrite 268
  maigreur 288
  œsophagite 268
  problèmes de dents 256
**Géranium
(huile essentielle de)**
  crampe 254
  mauvaise haleine 271
  plaies, coups égratignures 301
  problèmes de cheveux 249
Géranium rosat (huile essentielle de)
  plaies, coups égratignures 302
Gerçures 49, 74, 166, 185, 216, 222, 225
  – des lèvres 61
Gingembre 113
  aérocolie 233
  asthénie 243
  circulation cérébrale 250
  dysménorrhée 261
  gastrite 268
  gastro-entérite 269
  hypertrophie bénigne de la prostate 304
  impuissance 276
  infections virales 280
  insuffisance biliaire 282
  mal des transports 318
  œsophagite 268
  problèmes de cheveux 249
  troubles de la libido 284
  urticaire 320
Gingembre (huile essentielle de)
  arthrose 242
  lymphangite 235
Gingeolier 132
Gingivite 32, 163, 199, 205, **269**
Gingivopathie
  voir Gencives (affections des)
Ginkgo 114
  affections internes de l'œil 295*
  albuminurie 233
  andropause 238
  circulation cérébrale 250
  couperose 231
  dysménorrhée 260
  endométriose 263
  escarre 265
  fibrome 266
  hémorroïdes 272

insuffisance veineuse 282
mal des transports 318
ménopause 291
peau sèche 299, 300
stérilité féminine 314
syndrome de Raynaud 306
troubles de la mémoire 290
vergetures 320
vertiges 321
Ginkgo biloba 114,
et ci-dessus
Ginseng 115
  andropause 238
  cernes 310
  chute des cheveux 249
  hyperthyroïdie 275
  hypothyroïdie 276
  impuissance 276
  infections génitales 278
  maigreur 288
  maladie d'Alzheimer 237
  maladies du troisième âge 318
  mycoses génitales 293
  peau sèche 299, 300
  rides 310
  vieillissement 322*
Ginseng de Sibérie 90
Ginseng indien 226
Girofle (clou de)
  carie dentaire 247
  grippe 270
  maladies du troisième âge 318
  mauvaise haleine 271
Girofle (huile essentielle de)
  gingivite 269
  lithiase salivaire 286
  mycoses génitales 293
  urticaire 320
Giroflier 116
Glandes surrénales (stimulation des) 107
Glycine soja 210
  voir aussi Soja
***Glycyrrhiza glabra* 195**
  voir aussi Réglisse
Gnafale des sables 124
Goémon 104
Goguier 165
Gomme guar
  diabète 258
Gomme-gutte 108*
Gommier bleu 95
***Gonolobus condurango* 79**
  voir aussi Condurango
Gorge
  mal de – 64, 95, 163
  ulcérations de la – 199
  voir aussi Angine, Infections ORL de l'enfant, Laryngite, Trachéite
Gotu kola 127
Gourde 82
Goutte 46, 57, 59, 75, 78, 103, 148, 178, 196, 220, **269,** 269*
Graine-aux-cinq-saveurs 207
Granadille 177
Grand-trèfle 146
Gratteron 49
Grémil 117
  hyperthyroïdie 275
  préménopause 290
Griffe-du-diable 123
Grindélia
  enrouement 264
  infections ORL de l'enfant 279
  tabagisme 316
Grippe, état grippal 78, 88, 89, 155, 161, 192, 196, 206, 222, **270,** 270*
Groseillier noir 70
Grossesse (vomissements dus à la) 79

Guarana 118
  cellulite 248
  peau grasse 300
  troubles de la libido 284
Guérit-tout 218
Gugul 119
Gugulipide 119*
Gui 120
Guimauve 80, **121,** 132
  alcoolisme 234
  angine 239
  cernes 310
  enrouement, aphonie 264
  gastrite 268
  maladie de Crohn 254
  œsophagite 268
  otite 298
  peau sèche 300
  problèmes de cheveux 249
  problèmes de dents 256
  recto-colite hémorragique 307
  rides 310
Guinourlier 132

H

Haleine (mauvaise) 271
Hamamélis 85, 102, **122,** 126, 150
  affections internes de l'œil 295
  cellulite 248
  cernes 310
  chute des cheveux 249
  dysménorrhée 260
  endométriose 263
  fibrome 266
  infections de l'œil 296
  insuffisance veineuse 282
  ménopause 291
  peau grasse 300
  problèmes de cheveux 249
  stérilité féminine 314
  syndrome prémenstruel 303
***Hamamelis virginiana* 122,**
  et ci-dessus
Harpagophyton 123
  arthrite 242
  arthrose 242, 242*
  contusion 253
  entorse, foulure 265
  goutte 270
  mal de dos 260*
  vertiges 321
***Harpagophytum procumbens* 123,**
  et ci-dessus
Hautbois 212
***Hedera helix* 142**
  voir aussi Lierre commun
Héléaline 41
Helianthus tuberosus
  obésité 295
Hélichryse 124
  coup de soleil 253
***Helichrysum arenarium* 124,**
  et ci-dessus
**Hellébore
(teinture-mère d')**
  contusion 253
  entorse, foulure 265
  gingivite 269
Hémorragies (petites) 74
Hémorroïdes 29, 30, 33, 56, 85, 100, 102, 122, 126, 150, 156, 165, 176, 223, 224, **271**
Henné
  chute des cheveux 249
  problèmes de cheveux 250
Hépatique 43
Hépatiques (troubles) 96, 137
  voir aussi Foie

Hépatite 272
  – chronique 72
Hépato-biliaires (troubles) 73
Herbe-à-l'épervier 180
Herbe-à-l'ophtalmie 97
Herbe-à-la-coupure 29
Herbe-à-la-femme-battue 218
Herbe-à-la-fièvre 70
Herbe-à-la-jaunisse 105
Herbe-à-la-rosée 87
Herbe-à-la-Vierge 151
Herbe-à-la-vue 73
Herbe-à-mille-florins 71
Herbe-à-mille-trous 160
Herbe archangélique 138
Herbe-au-lait 187
Herbe-au-loup 218
Herbe-au-scorbut 194
Herbe-aux-abeilles 196
Herbe-aux-ânes 169
Herbe-aux-chantres 93, 93*
Herbe-aux-charpentiers 185
Herbe-aux-chats 218
Herbe-aux-chèvres 107
Herbe-aux-chutes 41
Herbe-aux-coupures 218
Herbe-aux-couronnes 198
Herbe-aux-crocs 151
Herbe-aux-cuillers 194
Herbe-aux-grenouilles 127
Herbe-aux-hémorroïdes 100
Herbe-aux-moines 164
Herbe-aux-pattes 217
Herbe-aux-perles 117
Herbe-aux-puces 156, 191
Herbe-aux-teigneux 49
Herbe-aux-verrues 73
Herbe de la Saint-Jean 160
Herbe de la Trinité 178
Herbe de la Saint-Barthélemy 152
Herbe de saint Fiacre 52
Herbe de saint Julien 204
Herbe de saint Quirin 217
Herbe-de-sang 222
Herbe des Français 220
Herbe des juifs 219
Herbe Louise 221
Herbe royale 50
Herbe sacrée 205, 222
Herbe vulnéraire 41
Herpès 52*, 181, 239, **273**
Hibiscus
  cellulite 248
  cystite 255
  goutte 270
  hypertension artérielle 274
  maigreur 288
  obésité 295
  urétrite 255
Hibiscus gombo 133
***Hibiscus sabdariffa* 133**
  voir aussi Karkadé
Hièble
  insuffisance rénale 282
***Hieracium pilosella* 180**
  voir aussi Piloselle
***Hippophae rhamnoides* 39**
  voir aussi Argousier
Hoquet 35
Hormonaux (problèmes) 109
  dérèglements hormonaux gynécologiques 147
Houblon 125
  alcoolisme 234
  chute des cheveux 249
  infections virales 281

lactation 235
ménopause 290
migraine 291
névralgie, névrite 294
peau sèche 300
reflux gastro-œsophagien 308
rides 310
Houx (petit) 102
Houx maté 152
Huile de lin 143*
Huiles essentielles 21
***Humulus lupulus* 125**
  voir aussi Houblon
Hydraste du Canada 126
Hydrastis 126, 150
  infections virales 280
  otite 298
  vergetures 320
***Hydrastis canadensis* 126,**
  et ci-dessus
Hydrocotyle européen 127
Hydrocotyle indien 127
  brûlure, érythème 246
  engelures 263
  escarre 265
  infections de l'œil 296
  mastose 289
  peau sèche 299, 300
  plaies 301
  problèmes de dents 256
  troubles de la mémoire 290
Hyope 129
Hypercholestérolémie 31, 38, 42, 76, 119, 207, 210
  voir aussi Lipidiques (troubles)
Hyperglycémie 146*
***Hypericum perforatum* 160**
  voir aussi Millepertuis
Hyperlipidémie 119
Hypertension artérielle 105, 120, 133*, 168, 174, 241*, **273,** 273*
Hyperthyroïdie 147, 274, 274*
Hypotension artérielle 227, 275, 305
Hypothyroïdie 117, 275
Hypoxis 128
***Hypoxis rooperi* 128**
Hysope 129
  asthme 243
  bronchite chronique 245
  dépression 257
  enrouement, aphonie 264
  maladies du troisième âge 318
  sida 312
***Hyssopus officinalis* 129,**
  et ci-dessus

I

Igname sauvage 130
  ostéoporose 297
***Ilex paraguayensis* 152**
  voir aussi Maté
***Illicium verum* 47**
  voir aussi Badiane
Immortelle des sables 124
Immunitaire (déficience) 276
Immunodépression 88
Impétigo 178, **277**
Impuissance 227, 276
Inappétence ou **manque d'appétit** 50, 66, 71, 84, 106, 111, 112, 133, 140, 159, 161, 173, 192
Indigestion 50, 259
  voir aussi Digestion, Dyspepsie

INDEX

Infections
 – cutanées 106, 140, **277**
 – digestives 31
 – génitales **277**
 – grippales 89
 – gynécologiques 155
 – intestinales 68, 83, 171
 – ORL de l'enfant **278**
 – pilo-sébacées 49
 – urinaires 65, **279**, 279*
 – virales **280**
 – prévention des – 88*
Insomnie 43, 46, 48, 125, 138, 177, 206, 226, **280**, 280*
 – chez l'enfant 281
 – légère 80
voir aussi Sommeil (troubles du)
Insuffisance
 – biliaire 51*, 113, **281**
 – capillaire 150
 – cardiaque 44
 – circulatoire cérébrale 179
 – hépatique 92, 216
 – lymphatique 165
 – pancréatique 113
 – rénale 183, **282**, **283***
 – vasculaire cérébrale 114
 – veineuse 30, 76, 85, 102, 102*, 110, 122, 126, 127, 150, 165, 201, 223, 224, **283**
 – veino-lymphatique 156
Intestin
 déséquilibre de la flore 167
 douleurs 36, 191
 élimination 49, 98
 fermentations 171
 infections 68, 83, 171
 inflammation de la muqueuse 143
 parasites 31, 40, 176
 problèmes 140
 spasmes 149, 153, 184
 troubles du transit 101
voir aussi Aérocolie, Constipation, Diarrhée
Intoxication alcoolique 86, 137
voir aussi Alcoolisme
Intoxication médicamenteuse 86
Inula helenium **45**
voir aussi Aunée officinale
Inuline 75*
Irritabilité 48
Irritations 106
 – cutanées 216
 – oculaires 64, 153, 156, 185, 224
Ispaghul 131
 constipation 252

J K

Jacée de printemps 225
Jambe (ulcère de la) 52, 205
Jambes lourdes 85, 102, 122, 126, 156
Jaunet d'eau 164
Jojoba
 peau sèche 300
Juglans regia **167**
voir aussi Noyer
Juglone 167, 167*
Jujubier 132
 lithiase salivaire 286
 vieillissement 322
Juniperus communis 111
voir aussi Genévrier
Jusquiame (huile de)
 crampe 254
Jutay 213

Kakou 137
Karkadé 133, 273*
 insuffisance rénale 282
Kava ou **kawa 134**
Kératite 97
Kinkéliba
 mauvaise haleine 271
Kola 135
 vergetures 320
Kolatier 135
Konjac 136
 constipation 252
Kudzu 137
 alcoolisme 233*
Kummel 68*

L

Lactation 35
Laitier 187
Laitue-de-chien 183
Laitue marine 104
Lamier blanc 138
 hypertrophie bénigne de la prostate 304
 mycoses génitales 293
Lamium album **138,**
et ci-dessus
Lance-du-Christ 147
Langue-d'agneau 185
Langue-d'oiseau 103
Langue-de-bœuf 55
Lapacho
 cancer 247
 maladie d'Alzheimer 237
 mycoses génitales 293
Larmoiement 97
Laryngite 52, 93, 121, 182, 185, 212, **283**
Lassitude nerveuse 160
Laurier noble 139
Laurus nobilis **139**
Lavande 140
 affections psychosomatiques 305
 alcoolisme 234
 angine 239
 bronchiolite du nourrisson 245
 brûlure, érythème 246
 chute des cheveux 249
 crampe 254
 crevasses 235
 dépression 257
 endométriose 263
 infections de l'œil 296
 infections cutanées 277
 infections ORL de l'enfant 279
 lithiase salivaire 286
 lymphangite 235
 névralgie, névrite 294
 panaris 298

Lavande aspic (huile essentielle de)
 mal de dos 260
Lavandin (huile essentielle de)
 poussée dentaire 302
Lavandula officinalis **140**
voir aussi Lavande
Lemongrass
 peau grasse 300
Lespedeza 141
 insuffisance rénale 282
Lespedeza capitata **141,**
et ci-dessus
Leucorrhée 32, 138, 164
Leuzée
 stress 315
Levure de bière
 diarrhée 258
 rides 310
Liane du condor 79
Libido (troubles de la) 284
Lichen (teinture-mère de)
 gingivite 269
Lichen d'Islande
 angine 239
 ulcère gastro-duodénal 319
Lierre commun 142
 bronchite chronique 245
 cellulite 248
 enrouement, aphonie 264
 laryngite 284
 peau grasse 300
 rides 310
 vergetures 320
Lierre terrestre
 bronchite chronique 245
Limon 78
Lin 143
 abcès 230
 abcès du sein 235
 andropause 238
 cellulite 248
 constipation 252
 peau grasse 300
 psoriasis 305
 troubles du rythme cardiaque 311
 vieillissement cutané 322
Linum usitatissimum 143,
et ci-dessus
Lionne 45
Lipidiques (troubles) 284, 285*
Lis blanc
 infections cutanées 277
Lis d'eau 164
Lithiase biliaire ou **calculs biliaires** 51, 168, 216, **285**
Lithiase rénale ou **calculs rénaux** 53, 57, 76, 103, 148, 172, 183, 202, 219, **286**
Lithiase salivaire 286
Lithiase urinaire 53, 56
Lithospermum officinale **117**
voir aussi Grémil
Lithospermum ruderale 117*
Lithothamne 144
Lithothamnium corallioides **144**
Livèche
 cystite 255
 infection urinaire 279
 lithiase rénale 286
 urétrite 255
Lobélie
 asthme 243
Lombalgie 259
Lotier 145
 asthme 243
 colite 251
 sevrage médicamenteux 312
Lotus corniculatus **145,**
et ci-dessus
Lumbago 181, 259

Luzerne 146
 anémie 238
 ménopause 290
Luzerne bâtarde 156
Lycope ou **lycope d'Europe 147**
 engorgement des seins 235
 hyperthyroïdie 275
Lycopode
 transpiration 317
Lycopus europaeus **147**
voir aussi Lycope
Lymphangite 235
Lymphœdème 287
Lysimaque rouge 201
Lythrum salicaria 201
voir aussi Salicaire

M

Macadamia (huile de)
 vieillissement cutané 322
Macula (dégénérescence de la) 295*
Mahonia
 psoriasis 305
Maigreur 287, 287*
 – des enfants 146
voir aussi Amaigrissement
Maïs 148
 chute des cheveux 249
 coup de soleil 253
 insuffisance rénale 282
 lithiase rénale 286
 mal de dos 260
 mauvaise haleine 271
 mycoses génitales 293
 problèmes de dents 257
 œsophagite 268
 reflux gastro-œsophagien 308
 urticaire 320
Maladies infantiles 288
Malpighia punicifolia, M. glabra 28
Voir aussi Acérola
Malva sylvestris **154**
voir aussi Mauve
Mangoustan 108
Manioc
 hyperthyroïdie 274*
Mantelet-de-dame 32
Marjolaine 149
 acné rosacée 231
 aérogastrie 232
 affections psychosomatiques 305
 asthme 244
 cystite 255
 dépression 257
 infections virales 281
 reflux gastro-œsophagien 308
 sevrage médicamenteux 312
 urétrite 255
Marjolaine (huile essentielle de)
 angoisse, anxiété 241
 reflux gastro-œsophagien 308
Marjolaine sauvage 171
Marron d'Inde 85, 156
 algodystrophie 235
 cystite 255
 entorse, foulure 265
 goutte 270
 hémorroïdes 272
 infections génitales 278
 insuffisance veineuse 282
 ménopause 291
 urétrite 255

Marronnier d'Inde 150
Marrube 151
 insuffisance biliaire 282
 bronchite aiguë 245
 obésité 295
Marrube blanc 151
Marrube d'eau 147
Marrube fétide 48
Marrube noir 48
Marrubin 48
Marrubium vulgare **151**
voir aussi Marrube
Marsdenia condurango 79
voir aussi Condurango
Mastodynie 181
voir aussi Sein
Mastose 289
Maté 152
 cellulite 248
Matricaire ou **camomille matricaire** ou **camomille allemande** ou **camomille sauvage 153**
 dysménorrhée 261
 gastrite 268
 gastro-entérite 268, 269
 lithiase biliaire 285
 maladie de Crohn 255
 maladies du troisième âge 318
 mauvaise haleine 271
 mycoses génitales 293
 problèmes de dents 257
 œsophagite 268
 psoriasis 305
 reflux gastro-œsophagien 308
 urticaire 320
Mauve 80, **154**
 angine 239
 colite 251
 engelures 263
 enrouement 264
 infections de l'œil 296
 laryngite 284
 maladies infantiles 289
 otite 298
 syndrome prémenstruel 303
 trachéite 316
Mauve (huile essentielle de)
 peau grasse 300
Mauve blanche 121
Medicago sativa **146**
voir aussi Luzerne
Médicaments
 mise au point de nouveaux – 12-13
 – tirés des plantes 10-11
Melaleuca 155
 angine 239
 carie dentaire 247
 maladies du troisième âge 318
 mycoses cutanées 292
 verrues 321
Melaleuca (huile essentielle de)
 acné rosacée 231
 gingivite 269
 infections cutanées 277
 lymphangite 235
 mauvaise haleine 271
Melaceuca alternifolia **155,**
voir aussi Melaleuca
Mélilot ou **mélilot officinal** 102, 102*, **156**
 affections internes de l'œil 295
 asthme 244
 cernes 310
 colite 251
 entorse, foulure 265
 infections de l'œil 296

347

insuffisance veineuse 282
mal des transports 318
syndrome de Raynaud 306
Melilotus officinalis 156,
et ci-dessus
Melissa officinalis 157,
et ci-dessous
Mélisse 157
aérocolie 233
alcoolisme 234
angoisse, anxiété 240
aphte 269
bronchite chronique 246
colite 251
cystite 255
diarrhée 258
dysménorrhée 261
eczéma de l'enfant 262
endométriose 263
engorgement des seins 235
gastrite 268
gastro-entérite 269
herpès 273
hyperthyroïdie 275, 276
infections virales 281
insomnie chez l'enfant 281
insuffisance biliaire 282
lithiase biliaire 285
maigreur 288
maladie d'Alzheimer 237
mal des transports 317*, 318
mycoses génitales 293
obésité 295
œsophagite 268
psoriasis 305
sevrage médicamenteux 312
troubles de la digestion 259
troubles du rythme cardiaque 311
ulcère gastro-duodénal 319
urétrite 255
Mélisse
(huile essentielle de)
urticaire 320
Mémoire (troubles de la) 289
Ménopause 48, **290**
troubles de la – 77, 125*, 137
Mentha x piperitae 158
voir aussi Menthe poivrée
Menthe 50
allergie 236
gastrite 268
lithiase biliaire 285
mauvaise haleine 271
névralgie, névrite 294
œsophagite 268
Menthe
(huile essentielle de)
algodystrophie 235
anémie 238
contusion 253
lithiase salivaire 286, 287
lymphœdème 287
névralgie, névrite 294
reflux gastro-œsophagien 307*
troubles de la digestion 258
Menthe anglaise 158
Menthe de Hongrie 158
Menthe poivrée 158
aérocolie 233
alcoolisme 234
algodystrophie 234
angoisse, anxiété 240
dépression 257
gastro-entérite 269
insuffisance biliaire 282
maigreur 288
mal des transports 318
sevrage médicamenteux 312

troubles de la digestion 259
zona 323
Menthe poivrée
(huile essentielle de)
mal de dos 260
zona 323
Menthe pouliot
laryngite 284
trachéite 316
troubles de la digestion 259
Ményanthe 159
Menyanthes trifolia 159
Météorisme 68, 149, 305
Métrorragie 56, 126
troubles des règles 308
Miction (troubles de la) 82, 173
voir aussi Urinaires (troubles)
Migraine 159*, 203, **291**, 291*
Millefeuille
voir Achillée millefeuille
Millepertuis 160
alcoolisme 234
andropause 238
bronchite aiguë 245
brûlure, érythème 246
cellulite 248
coup de soleil 253
couperose 231
crampe 254
engelures 263
fièvre 267
fibrome 266
herpès 273
hyperthyroïdie 275, 276
maladie de Parkinson 299
peau grasse 300
plaies 301
psoriasis 305
sevrage médicamenteux 312
stérilité féminine 314
troubles des règles 308
troubles du rythme cardiaque 311
Millet du soleil 117
Mimosa tenuifolia
couperose 231
Molène 52
Momordica charantia
diabète 258
Mononucléose 291
infectieuse 239
Morsures d'insectes 185, **301**
Morsures de serpents 79*, 110*
Mouraou 168
Moustaches-de-chat 172
Moutarde
cellulite 248
contusion 253
Moutarde des Allemands,
moutarde des Capucins 194
Moutarde noire 161
Moutardelle 194
Muguet 204
Muguet (petit) 43
Muguet des dames 43
Muira puama
impuissance 276
Muqueuses (inflammation des) 74, 138
muqueuse gastrique 143
muqueuse intestinale 143
Mûrier sauvage 199
Musa paradisiaca
gastrite 268
œsophagite 268
Muscade
(huile essentielle de)
arthrose 242
contusion 253
crampe 254

troubles de la digestion 259
mal de dos 260
névralgie, névrite 294
tendinite 316
Muscadier 162
Myalgie 111, 181
Mycoses cutanées 155, 204, **292**
Mycoses génitales 293, 293*
Myristica fragrans 162
voir aussi Noix muscade
Myristicine 162
Myrrhe 163
gingivite 269
problèmes de dents 256
Myrte 164
bronchite chronique 246
infections ORL de l'enfant 279
plaies 301
Myrte (huile essentielle de)
gingivite 269
infections ORL de l'enfant 279
mauvaise haleine 271
problèmes de cheveux 249
Myrtille 165
affections internes de l'œil 295
coup de soleil 253
diarrhée 258
diabète 258
infections virales 280
insuffisance veineuse 282
maladie de Crohn 255
peau grasse 300
problèmes de dents 256
pyélonéphrite 306
Myrtus communis 164
voir aussi Myrte

N

Nard d'Italie 140
Nausées 35, 113, 149, 305
Navet 193*
hyperthyroïdie 274*
Nénuphar 166
Néphrite 59, 141, 219
Néroli
angoisse, anxiété 241
Néroli bigarade (essence de) 170*
Nerveux (troubles) 48, 73, 125, 138, 149, 184, 222, 226
Nervosisme des enfants 146
Nervosité 43, 46, 140, 170, 177
Neurovégétatifs (troubles) 218
Névralgie 111, **294**
Névrite 294
Nez (saignements de) 56
Nez bouché 209
voir aussi Rhume
Niaouli
angine 239
bronchiolite du nourrisson 245
Niaouli
(huile essentielle de)
infections cutanées 277
infections ORL de l'enfant 279
rhume 309
Nigelle
migraine 291
Noble épine 44
Noisetier des sorcières 122
Noix muscade 162, 162*
voir aussi Muscadier
Nopal
andropause 238
hypothyroïdie 276

lithiase salivaire 287
mal de dos 260
névralgie, névrite 294
tendinite 316
Noyer 167
coup de soleil 253
eczéma de l'enfant 262
herpès 273
impuissance 276
infections de l'œil 296
obésité 295
problèmes de dents 257
sinusite 313
Nuphar luteum 166
Nymphéa 166
Nymphea alba 166

O

Obésité 103, 104, 183, 189, 196, 212, **294**
– **légère** 108
voir aussi Surcharge pondérale
Obier 206
Ocimum basilicum 50
voir aussi Basilic
Odeurs corporelles 317
Œdème 34, 53, 102, 103, 110, 111, 156
– des membres inférieurs 180, 203
– rénal 148, 219
Œil
affections de l'– 97, 122
affections internes de l'–, **295**, 295*
infections de l'– 92, **296**, 296*
irritations oculaires 64, 153, 156, 185, 224
troubles de la vision 165, 305
Œil-de-cheval 45
Oenothera biennis 169
voir aussi Onagre
Œsophage (douleurs de l') 144
Œsophagite 268
Oignon
allergie 236
hypertension artérielle 274
hyperthyroïdie 275
infections cutanées 277
piqûres, morsures d'insectes 301
Olea europaea 168
voir aussi Olivier
Oliban indien 119
Oliguries 110
Olive (huile d')
constipation 252
poussée dentaire 302
rhume 309
Olivier 168
circulation cérébrale 250
goutte 270
hypertension artérielle 274
ménopause 291
Olivier du Maroc 38
Onagre 169
andropause 238
dépression 257
dysménorrhée 261
endométriose 263
engelures 263
hypothyroïdie 276
maladie de Parkinson 299
mastose 289
ménopause 290
peau sèche 300
psoriasis 305
rides 310
syndrome prémenstruel 303
vieillissement cutané 322
Ongle (affections de l') 297
Ononis spinosa 59

Orange
fièvre 267
Oranger
angoisse, anxiété 240
cernes 310
gastrite 268
insomnie chez l'enfant 281
maladies du troisième âge 318
névralgie, névrite 294
obésité 295
œsophagite 268
sevrage médicamenteux 312
Oranger
(huile essentielle d')
cernes 310
Oranger amer 170
infections virales 281
ulcère gastro-duodénal 319
Oreille
acouphènes ou bourdonnements d'oreilles 48, **231**
otite 298
oreillons 288
Oreille-de-chat 180
Oreille-de-géant 49
Oreille-de-souris 180
Oreillons 288
Orge
lactation 235
Orgelet 97
Origan 171
sida 312
urticaire 320
Origan (grand) 149
Origan (huile d')
crampe 254
plaies 302
Origan d'Espagne (huile essentielle d')
mycoses génitales 293
Origanum majorana 149
Origanum vulgare 171
voir aussi Origan
Orthosiphon 172
cellulite 248
engorgement des seins 235
hypothyroïdie 276
insuffisance rénale 282, 283*
mycoses génitales 293
Orthosiphon stamineus 172, *et ci-dessus*
Ortie ou ortie dioïque 173
acné 231
alcoolisme 234
algodystrophie 234, 235
anémie 238
arthrose 242
cellulite 248
cernes 310
goutte 270
hypertrophie bénigne de la prostate 304
impuissance 276
infection urinaire 279
infections virales 280
lithiase rénale 286
maigreur 288
mal de dos 260
mal des transports 318
mycoses génitales 293
obésité 295
otite 298
peau grasse 300
polyarthrite rhumatoïde 302
problèmes de cheveux 249, 250
psoriasis 305
urticaire 320
vieillissement 322

INDEX

Ortie blanche 138
Ortie commune 173
Ortie folle 138
Ortie (grande) 173, 175*
Ortie morte 138
Ortie piquante
  andropause 238
  chute des cheveux 249
  insuffisance rénale 282
  zona 323
Oseille
  abcès 230
  fièvre 267
Oseille rouge de Guinée 133
Osier blanc 206
Ostéoarthrite du genou 113*
Ostéoporose 189, **297**
Otite 298

PQ

Paeonia officinalis,
P. albiflora, P. suffruticosa
184
  voir aussi Pivoine
Pain de saint Jean-Baptiste 67
Paliure 174
Paliurus spina-Christi 174
Palme (huile de graine de)
  ménopause 291
Palmier de Floride 175
Palpitations 149, 177
Paludisme 12, 40*, 56*, 190, 190*
Pamplemousse
  mycoses génitales 293
Panaris 49, **298**, 299*
Panax ginseng 115
  voir aussi Ginseng
Pancréas (stimulation du) 107
Pancréatique (insuffisance) 113
Pantoufle-du-petit-Jésus 145
Papaïne
  maladies du troisième âge 318
  reflux gastro-œsophagien 308
Papaver rhoeas 80
  voir aussi Coquelicot
Papayer 176
Paprika
  algodystrophie 234*
  polyarthrite rhumatoïde 302
Pâquerette
  infections cutanées 277
Parasites intestinaux 40, 176
Parasitoses 82
Parkinson (maladie de) 299
Partenelle 63
Pas-d'âne 217
Pas-de-cheval 217
Passiflora incarnata 177, *et ci-dessous*
Passiflore 157, **177**
  acouphènes 232
  alcoolisme 234
  algodystrophie 234
  asthme 243
  colite 251
  eczéma 261
  fibrome 266
  insomnie chez l'enfant 281
  maladie d'Alzheimer 237
  maladie de Parkinson 299
  reflux gastro-œsophagien 308
  sevrage médicamenteux 312
  spasmophilie 314
  stérilité féminine 314
  troubles des règles 308

Patience
  algodystrophie 235
Patience sauvage
  infections ORL de l'enfant 279
Patte-de-lapin 32
Paullinia cupana var. *sorbilis* 118
  voir aussi Guarana
Pausinystalia yohimbe 227
  voir aussi Yohimbe
Pavot de Californie 94
  spasmophilie 314
Pavot des moissons 80
Pavot jaune de Californie
  eczéma 261
  sevrage médicamenteux 312
Pavot-coq 80
Peau
  affections cutanées ou **dermatologiques** 30, 106, 127, 127*, 153, 154, 158, 160, 176, 211, 214, 203*
  élasticité de la – 104*
  érythème solaire 166, 211
  fragilité capillaire de la – 223
  infections cutanées 106, 140, 154, 167, 277
  inflammations cutanées 74, 99, 138
  irritations de la – 52, 61
  lésions cutanées 127
  mycoses cutanées 155, 204
  – grasse 173, **299**
  – sèche 39, 55, 104, **299**
  soins de la – 38, 39, 121*
  vieillissement de la – 32, 55, 76, 16, 322
  voir aussi Acné, Dermatose, Psoriasis
Pensée sauvage 178
  acné 230, 231
  condylome 252
  couperose 231
  démangeaisons 256
  eczéma 261
  eczéma de l'enfant 262
  enrouement 264
  laryngite 284
  maladies infantiles 289
  trachéite 316
Pépon 82
Perlière des sables 124
Persil arabe 81
Persil chinois 81
Pervenche (petite) 179
  circulation cérébrale 250
  vertiges 321
Pétasite
  bronchite aiguë 245
Pétéchies 223, 224
Péterolle 57
Peumus boldus 51
  voir aussi Boldo
Pharmacopée traditionnelle 10, 11, 17
Pharyngite 93, 132, 155, 185, 212
Pharynx (affections du) 50, 195
Phlébite 300, **300***
Phytolaque (teinture-mère de)
  problèmes de dents 257
  tabagisme 316
Phytothérapeute (consultation d'un) 18-19
Phytothérapie 14, 16-17
  achat des produits de – 22-23

  préparations pharmaceutiques pour la – 20, 21
Pied d'athlète 155, 292
Pied-de-cheval 217
Pied-de-loup 147
Pied-de-poule 145
Pied-de-poulet 188
Pied-papaye 176
Pieds (transpiration des) 74
Pillolet 209
Piloselle 180
  fibrome 266
  insuffisance rénale 282, 283*
  obésité 295
  stérilité féminine 314
  syndrome prémenstruel 303
Piment 181
  algodystrophie 234*
  arthrose 242
  engelures 263
Piment des abeilles 157
Pimpinella anisum
  voir aussi Anis
Pin du Nord, de Russie, de Riga 182
Pin sylvestre 182
  bronchiolite du nourrisson 245
  bronchite aiguë 245
  crampe 254
  infections ORL de l'enfant 279
  lymphangite 235
  ménopause 291
  mal de dos 260
Pinus sylvestris 182
  voir aussi Pin sylvestre
Piper methysticum 134
Piper nigrum 186
Piqûres d'insectes 49, 140, 185, 211, 216, **301**
Piscidie
  névralgie, névrite 294
Pissenlit 183
  alcoolisme 234
  cellulite 248
  colite 251
  cytomégalovirus 292
  infections cutanées 277
  infections génitales 278
  mononucléose 292
  mycoses génitales 293
  obésité 295
Pivoine 184
  névralgie, névrite 294
Pix liquida
  psoriasis 305
Plaies 29, 33, 50, 52, 124, 127, 163, 176, **301**
  – atones 192
  – petites – 204, 209, 211, 215
  – rebelles 199
  – suppurantes 151
Plantago afra 191
  voir aussi Psyllium
Plantago lanceolata 185
  voir aussi Plantin
Plantago major 185
  voir aussi Plantain
Plantago ovata 131
  voir aussi Ispaghul
Plantain 97, **185**
  abcès 230
  allergie 236
  angine 239
  brûlure, érythème 246
  démangeaisons 256
  eczéma 261
  enrouement 264
  infections de l'œil 296

  migraine 291
  peau grasse 300
  plaies 301
  problèmes de dents 256, 257
Plantain de l'Inde 131
Plantain lancéolé
  infections de l'œil 296
Plantes médicinales
  achat des – 22-23
  médecine par les – 14-15
  médicaments tirés des – 10-11
  principes actifs des – 10
  recherche et exploitation des – 8-9
  récolte et séchage des – 24-25
Plaque dentaire 65
Plasma de Quinton
  rhume 309
Point de côté 305
Poire-à-foie 176
Poireau
  infections de l'œil 296
Poivre (huile essentielle de)
  arthrose 242
  lithiase salivaire 287
Poivre d'âne 204
Poivrier 186
Pollakiurie 305
Pollen
  affections de l'ongle 297
  prostate 303*
Polyarthrite 220
  – rhumatoïde 302
Polygala de Virginie 187
Polygala senega 187
Polynévrite 294
Pomme de terre africaine 128
Porcelaine 188
Porchane 188
Portulaca oleracea 188
  voir aussi Pourpier
Pote 215
Potimarron
  ménopause 291
Poudre des Jésuites 192
Poumons
  affections des – 164, 171
  inflammation de l'appareil respiratoire 45
  inflammation des voies pulmonaires 93
  voir aussi Bronches, Respiratoires (voies)
Pourpier 188
  ménopause 291
Poussée dentaire 302
Poux 71
Prêle 189
  affections de l'ongle 297
  algodystrophie 234
  brûlure, érythème 246
  cellulite 248
  cernes 310
  dents 256
  escarre 265
  fractures 267
  insuffisance rénale 282
  mastose 289
  ostéoporose 297
  peau sèche 300
  problèmes de cheveux 249
  spasmophilie 314
  vergetures 320
  vieillissement 322
  zona 323
Préménopause 290
Prémenstruel (syndrome) 303

Primevère
  bronchite chronique 246
Principes actifs des plantes 10
Propolis
  affections de l'ongle 297
  angine 239
  enrouement 264
  mycoses génitales 293
  rides 310
  verrues 321
Prostate
  adénome de la – 175
  hypertrophie bénigne de la – 91, 128, 190, 303, 304
  maladies de la – 82, 190, **303**, 303*
  prostatite 58, 304
Prunellier
  diabète 258
Prunier d'Afrique 190
  hypertrophie bénigne de la prostate 304
Prurigo 29, 202
Prurit ou **démangeaisons** 46 49, 96, 143, 178, 185, **255**, 255*
Psoriasis 73, 105, 202, **304**, 304*
Psychosomatiques (affections) 305
Psyllium 191
  constipation 252
Psyllium de l'Inde 131
Pucier 191
Pueraria lobata 137
  voir aussi Kudzu
Punaise mâle 81
Pyélonéphrite 306
Pygeum africanum 190
  voir aussi Prunier d'Afrique
Pyrèthre de Dalmatie
  piqûres, morsures d'insectes 301

Quercus robur 74
  voir aussi Chêne
Queue-de-cheval 189
Quina 192
Quinine 192, 192*
Quinine d'Europe 103*
Quinquina
  alcoolisme 234
  anémie 239
  chute des cheveux 248
  coup de soleil 253
  gingivite 269
  maigreur 288
  névralgie, névrite 294
  problèmes de cheveux 249
  stress 315
Quinquina d'Europe 103
Quinquina des pauvres 41
Quinquina indigène 45
Quinquina rouge 192

R

Racine de la taïga 90
Racine de Windhoek 123
Radis noir 193
  couperose 231
  hémorroïdes 272
  lithiase biliaire 285
Raifort 194
Raisin
  ménopause 291
Raisin d'ours 60
Raisin des bois 165
Ranunculus ficaria 100

Raphanus niger
  cytomégalovirus 292
  mononucléose 292
***Raphanus sativus niger* 193**
voir aussi Radis noir
Ratanhia
  peau grasse 300
  problèmes de dents 256
  recto-colite hémorragique 307
Ravensare
  bronchiolite du nourrisson 245
Ravensare (huile essentielle de)
  grippe 270
  zona 323
Raynaud (syndrome de) 306
Recto-colite hémorragique 307
Reflux gastro-œsophagien 307, 307*
Refroidissement 28, 89, 182
voir aussi Rhume
Réglisse 195
Régime amaigrissant 67, 70, 118, 142, 172
Règles
  aménorrhée ou **absence de –** 184, 200, 237, 237*
  dysménorrhée ou **douloureuses** 40, 56, 63, 77, 125*, 184, 223, **260,** 263
  métrorragie 56, 126
  troubles des – 29, 32, 109, 117, **308,** 308*
voir aussi Prémenstruel (syndrome)
Réglisse 195
  alcoolisme 234
  angine 239
  carie dentaire 247
  démangeaisons 256
  enrouement 264
  fièvre 267
  infections virales 280
  maladie de Crohn 254
  mal des transports 318
  mycoses génitales 293
  peau grasse 300
  psoriasis 305
  sida 312
  tabagisme 315
Reine-des-bois 43
Reine-des-prés 192, **196**
  algodystrophie 234
  arthrite 242
  arthrose 242
  cellulite 248
  contusion 253
  endométriose 263
  engelures 263
  engorgement des seins 235
  entorse, foulure 265
  fièvre 267
  goutte 270
  mastose 289
  polyarthrite rhumatoïde 302
  tendinite 316
Reins
  insuffisance rénale 183
  œdème rénal 219
  élimination rénale 141
  problèmes rénaux 152, 189
  troubles des – 42, 75, 96
voir aussi Urinaires (troubles)
Remèdes (préparation des) 25
Renouée des oiseaux (teinture-mère de)
  acné rosacée 231
  infection urinaire 279

Renouée poivre d'eau
  hypertrophie bénigne de la prostate 304
Respiratoires (voies)
  affections catarrhales des – 225
  encombrement des – 101
  infections des – 31, 45, 52, 133, 151
Rétention d'eau ou **rétention hydrique** 103, 180, 183, 203, **309**
***Rhamnus frangula* 54**
voir aussi Bourdaine
***Rhamnus purshiana* 69**
voir aussi Cascara
Rhapontic 197*
***Rheum palmatum* 197**
Rhinite ou **rhume** 64, 78, 88, 95, 97, 155, 158, 182, 209, 215, **309**
Rhinopharyngite 239
  – de l'enfant 278, 279
Rhubarbe
  constipation 252
  gastrite 268
  hémorroïdes 272
  œsophagite 268
  sinusite 313
  troubles de la digestion 259
Rhubarbe de Chine 197
Rhubarbe des jardins 197*
Rhumatismes 29, 46, 59, 70, 78, 84*, 92*, 103, 111, 113, 116, 130, 139, 161, 162, 171, 178, 182, 184, 186, 189, 196, 198, 206, 212, 220
  – articulaires 38, 226
  – bénins – 123
voir aussi Arthrose, Polyarthrite rhumatoïde
Rhume ou **rhinite** 64, 78, 88, 95, 97, 155, 158, 182, 209, 215, **309**
***Ribes nigrum* 70**
voir aussi Cassis
Rides 108, **310**
Romarin 198
  angine 239
  colite 251
  gastrite 268
  hyperthyroïdie 275
  hypothyroïdie 276
  lithiase biliaire 285
  lithiase rénale 286
  maigreur 288
  ménopause 291
  mycoses génitales 293
  œsophagite 268
  problèmes de cheveux 249
  sida 312
  syndrome prémenstruel 303
Romarin (huile essentielle de)
  algodystrophie 235
  arthrose 242
  cernes 310
  couperose 231
  engelures 263
  entorse, foulure 265
  infections cutanées 277
  lymphœdème 287
  mal de dos 260
  peau grasse 300
  polyarthrite rhumatoïde 302
  problèmes de cheveux 249
Ronce 199
  angine 239
***Rosa canina* 89**

Rose
  troubles du rythme cardiaque 311
Rose (eau de)
  couperose 231
Rose marine 198
Rosée-de-mer 198
Rosée-du-soleil 87
Rosier des chiens 89
Rosier des haies 89
Rosier sauvage 89
***Rosmarinus officinalis* 198**
voir aussi Romarin
Rossolis 87
Rougeole 288
Rubéole 288
***Rubus fructicosus* 199**
voir aussi Ronce
***Ruscus aculeatus* 102**
voir aussi Fragon épineux
Rythme cardiaque (troubles du) 310
  tachycardie 147, 305

S

Sabline
  lithiase rénale 286
Safran 200
Saignement 156
  – de nez 56
Salicaire 201
  diarrhée 258
Salivation excessive 305
***Salix alba* 206**
voir aussi Saule
Salsepareille 202
  abcès 230
  démangeaisons 256
  problèmes de cheveux 249
  sinusite 313
***Salvia officinalis* 205**
voir aussi Sauge officinale
***Sambucus nigra* 212**
voir aussi Sureau noir
Sanguina officinalis
  problèmes de dents 256
Santal 203
  problèmes de cheveux 249
  transpiration 317
Santal (huile essentielle de)
  peau grasse 300
***Santalum album* 203**
voir aussi Santal
Sapin
  crampe 254
Saponaire
  condylome 252
Sargasse
  hypothyroïdie 276
Sarriette des montagnes 204
  angine 239
  colite 251*
  hypotension 275
  infections cutanées 277
  grippe 270
  mal de dos 260
  sclérose en plaques 311
  tabagisme 316
  urticaire 320
Sarriette des champs
  hypotension 275
Sassafras (huile essentielle de)
  crampe 254
***Satureja montana* 204**
voir aussi Sarriette des montagnes
Sauge (grande) 205
Sauge (huile essentielle de)
  gingivite 269
  panaris 298

Sauge officinale 205
  angine 239
  aphte 269
  bronchite chronique 245
  chute des cheveux 248
  colite 251*
  migraine 291
  mycoses génitales 293
  ménopause 290
  peau sèche 300
  problèmes de cheveux 249
  problèmes de dents 257
  rides 310
  vieillissement cutané 322
Sauge sclarée 205
  ménopause 290
Saule ou **saule blanc** 192, **206**
  endométriose 263
  engorgement des seins 235
  entorse, foulure 265
  polyarthrite rhumatoïde 302
  syndrome de Raynaud 306
Savourée 204
Saw palmetto 175
Sceau d'or 126
Sceau-de-Salomon
  infections cutanées 277
  plaies 301
Schizandra 207
  maladie d'Alzheimer 237
***Schizandra chinensis* 207,**
et ci-dessus
Sciatique 259
Sclérose en plaques 311
Séborrhée du cuir chevelu 178
Seins
  crevasses des – 225
  douleurs des – 109, 169
  engorgement des – 35, 83, 235
  mastodynie 181
  mastose 289
  troubles liés à l'allaitement 235
voir aussi Prémenstruel (syndrome)
Séné de l'Inde 208
  constipation 252
  migraine 291
  troubles de la digestion 259
Sénégrain 99
Sénescence 179
Sénevé gris, noir 161
***Serenoa repens* 175**
Serpolet 209
  bronchiolite du nourrisson 245
  fièvre 267
  gastro-entérite 268
  hypotension 275
  maladies infantiles 289
Serpolet (huile essentielle de)
  infections cutanées 277
  mal de dos 260
  tendinite 316
Serpole, serpoulet 209
Sésame (huile de)
  vieillissement cutané 322
Sevrage médicamenteux 311
Sexuels (problèmes)
Voir Impuissance, Libido (troubles de la)
Shikimi 47*
Sida 312
Silybe 72
***Silybum marianum* 42*, 72**
voir aussi Chardon-Marie
Silymarine 72, 72*

Sinusite 155, **313,** 313*
  – aiguë de l'enfant 278, 279
  – maxillaire 64
***Sisymbrium officinale* 93**
voir aussi Erysimum
***Smilax sarsaparilla* 202**
voir aussi Salsepareille
Soja 210
  athérosclérose 244
  coup de soleil 253
  fractures 267
  hyperthyroïdie 274*
  maladie d'Alzheimer 237
  maladies du troisième âge 318
  ménopause 290
  ostéoporose 297
  peau sèche 300
  plaies 301
  stress 315
  vieillissement 322
  vieillissement cutané 322
Soja (lécithine de) 210*
  chute des cheveux 249
  peau sèche 299
Solidage des bois 219
***Solidago virgaurea* 219**
voir aussi Verge d'or
Sommeil (troubles du) 44, 94, 140, 145, 157, 160, 170, 173, 177, 216, 218
voir aussi Insomnie
Son
  constipation 252
Souci ou **calendula 211**
  acné rosacée 231
  acouphènes 232
  angine 239
  brûlure, érythème 246
  carie dentaire 247
  cirrhose 272
  condylome 252
  contusion 253
  coup de soleil 253
  crevasses 253
  démangeaisons 256
  dysménorrhée 261
  eczéma 261
  eczéma de l'enfant 262
  engelures 263
  escarre 265
  gingivite 269
  hépatite 272
  herpès 273
  infections de l'œil 296
  maladies du troisième âge 318
  mauvaise haleine 271
  mycoses cutanées 292
  otite 298
  panaris 299
  plaies 301
  problèmes de dents 257
  psoriasis 305
  transpiration 317
Souci des jardins 211
Soufre
  peau grasse 300
Sourcils-de-Vénus 29
Spartéine 110, 110*
Spasmes 43
  – bronchiques 87
  – gastriques 153
  – gastro-intestinaux 48, 133, 184
  – gynécologiques 223
  – intestinaux 36, 149, 153
  – utérins 133, 206
Spasmophilie 189, **313**
Spirée 196
Spiruline
  anémie 238

Index

Sterculia
constipation 252
Stérilité 109
– féminine 314, 314*
Stomatite 126*, 139, 163, 199, 212
Stress 90, 115, 266, **315**
Sumac (teinture-mère de)
gingivite 269
Surcharge pondérale 136, 212, 214
voir aussi Obésité
Sureau noir 212
allergie 236
bronchiolite du nourrisson 245
coup de soleil 253
fièvre 267
hypertension artérielle 274
hypertrophie bénigne de la prostate 304
infections ORL de l'enfant 279
infections virales 280
insuffisance rénale 282, 283*
obésité 295
otite 298
peau grasse 300
rhino-pharyngite 239
Surmenage 135
– nerveux 94
voir aussi Stress
Suseau, susier 212
Syndrome prémenstruel 77, 102, 109, 169
voir aussi Règles
Syzygium aromaticum 116
voir aussi Girofle

T

Tabac de saint Pierre 40
Tabac des Vosges 41
Tabagisme 315
Tachycardie 147, 305
troubles du rythme cardiaque 310
Taconnet 217
Tamanu (huile de) 263*
Tamarin 213
constipation 252
Tamarindus indica 213
Tamarinier 213
Tanacetum parthenium 63
Taraxacum officinale 183
voir aussi Pissenlit
Tea tree
voir Melaleuca
Tendinite 111, 162, **316**
Ténia 82
Tepescohuite
couperose 231
Térébenthine (huile essentielle de)
bronchite aiguë 245
lymphangite 235
mycoses génitales 293
transpiration 317
Tête (mal de) 171, 196, 206, 305
migraine 291
Thé
ménopause 291
théier 214
thé noir
asthénie 243
cancer 247
maladie d'Alzheimer 237
thé vert
andropause 238
cancer 247
cellulite 248

hypothyroïdie 276
maladie d'Alzheimer 237
peau grasse 300
Thé amer 273*
Thé arabe 221
Thé de France 157
Thé de Java 172
insuffisance rénale 282, 283*
Thé de l'Empire 133
Thé des bois 30
Thé des Jésuites 152
Thé des missions 152
Thé du Paraguay 152
Thé Karak 133
Thé rose 133
Thé suisse 43
Théier 214
voir aussi Thé
Theobroma cacao 61
Thériaque des pauvres 31
Thériaque des paysans 111
Thuya occidentalis (teinture-mère de)
verrues 321
Thym ou thym vulgaire 215
angine 239
carie dentaire 247
chute des cheveux 249
contusion 253
diarrhée 258
grippe 270
hypotension 275
mal de dos 260
mycoses génitales 293
urticaire 320
Thym (huile essentielle de)
arthrose 242
contusion 253
crampe 254
infections cutanées 277
mal de dos 260
névralgie, névrite 294
plaies, contusions 302
polyarthrite rhumatoïde 302
transpiration 317
Thym des bergers 171
Thym sauvage 209
Thymus serpyllum 209
voir aussi Serpolet
Thymus vulgaris 215
voir aussi Thym
Thyroïde (troubles du fonctionnement de la) 147
hyperthyroïdie **274**, 274*
hypothyroïdie 117, **275**
Tilia cordata, T. platiphyllos 216,
et ci-dessous
Tilleul 157, **216**
affections psychosomatiques 305
angine 239
asthme 243
colite 251
couperose 231
gastro-entérite 269
goutte 270
hyperthyroïdie 275
infections de l'œil 296
maladie d'Alzheimer 237
maladies du troisième âge 318
problèmes de cheveux 249
reflux gastro-œsophagien 308
spasmophilie 314
vertiges 321
Tilleul (huile essentielle de)
angoisse, anxiété 241
Tilleul argenté
fibromyalgie 266
Tolu
enrouement 264

Tomate
hypertension artérielle 274
Tormentille
aphte 269
cellulite 248
diabète 258
gingivite 269
Torticolis 259
Tournesol (huile de)
dépression 257
ménopause 291
vieillissement cutané 322
Toux 37, 95, 132, 142, 178, 182, 187, 194, 209, 225
– d'irritation 87
– du fumeur 121
– grasse 187
– rebelle 151
– sèche 80, 121, 195, 217
– spasmodique 48
Trachéite 52, 121, **316**
Transit (troubles du) 101
voir aussi Intestin
Transpiration 317
– des pieds 74
– insuffisante 139
– nocturne 205
Transports (mal des) 317, 317*
Traumatismes 129
– musculaires 162
Trèfle
alcoolisme 234
Trèfle à la fièvre 159
Trèfle cornu 145
Trèfle des marais 159
Trèfle jaune (petit) 156
Trèfle rouge (teinture-mère de)
tabagisme 315
Trichomoniases 166
Triglycérides (excès de) 119
Trigonella foenum-graecum 99
voir aussi Fenugrec
Trigonelle 99
Troisième âge (maladies du) 318
Troubles émotionnels 305
Tue-chien 79
Tussilage 217
bronchite aiguë 245
Tussilago farfara 217,
et ci-dessus

U

Ulcérations 151, 206, 219
– de la gorge 199
Ulcère 31*, 127*, 143, 196
– atone 199
– cutané 167
– de la jambe 52, 205
– gastrique 195
– gastro-duodénal 66, 319, 319*
– variqueux 127, 176
Ulmaire 196
Uncaria tomentosa du Pérou
cancer 247
Urée (excès d') 202
Urémie 141
Urétrite 53, 58, 60, **255**
voir aussi Infections urinaires
Urinaires (troubles) 111, 138, 146, 172
élimination urinaire 49, 98
cystite 255
énurésie de l'enfant 94
infections urinaires 60, 65, 70, 171, 174

inflammation des voies urinaires 53, 57, 148
rétention d'urine 59
troubles de la miction 82, 173
urétrite 53, 58, 60, **255**
Urtica dioica 173
voir aussi Ortie dioïque
Urticaire 319

V

Vaccinium macrocarpon 65
Vaccinium myrtillus 165
voir aussi Myrtille
Valeriana officinalis 218,
et ci-dessous
Valériane 218, 280*, 281
alcoolisme 234
angine de poitrine 240
angoisse, anxiété 240, 241
crampe 254
eczéma 261
hyperthyroïdie 275
hypothyroïdie 276
sevrage médicamenteux 312
spasmophilie 314
syndrome prémenstruel 303
tabagisme 316
troubles des règles 308
Vanille
angine 239
Varicelle 288
boutons de – 38
Varices 85, 102, 110, 156
insuffisance veineuse 283
Vératre 112*
Verbascum thapsus 52
voir aussi Bouillon-blanc
Verbena officinalis 222
voir aussi Verveine officinale
Verge d'or 219
albuminurie 233
arthrose 242
cystite 255
infection urinaire 279, 279*
prostatite 304
pyélonéphrite 306
tendinite 316
urétrite 255
Vergerette du Canada 220
cystite 255
endométriose 263
polyarthrite rhumatoïde 302
tendinite 316
urétrite 255
Vergetures 32, **320**
Verrue 53*, 73, **320**, 320*
Vers intestinaux 31, 40, 176
Vert de pommier 120
Vertiges 321
Verveine odorante 221
transpiration 317
Verveine odorante (huile essentielle de)
dysménorrhée 261
endométriose 263
Verveine officinale 222
Vésicule biliaire
paresse vésiculaire 158
douleurs vésiculaires 92
Vessie (irritations de la) 58
Vétiver (huile essentielle de)
problèmes de cheveux 249
Viburnum 223, 150
Viburnum prunifolium 223, 223*,
et ci-dessus

Vieillissement 188, **321**, 322*
– cutané 322
Vigne (petite) 92
Vigne rouge 156, 224
cellulite 248
dysménorrhée 260
endométriose 263
hémorroïdes 272
infections de l'œil 296
insuffisance veineuse 282
ménopause 291
peau grasse 300
peau sèche 300
syndrome prémenstruel 303
Vinca minor 179
voir aussi Pervenche (petite)
Viola odorata 225
voir aussi Violette odorante
Viola tricolor 178
voir aussi Pensée sauvage
Viole de carême 225
Violette odorante 225
angine 239
bronchiolite du nourrisson 245
eczéma 261
maladies infantiles 289
psoriasis 305
transpiration 317
Violette des champs 178
Violette des sorcières 179
Viorne 223
bronchiolite du nourrisson 245
dysménorrhée 261
endométriose 263
syndrome prémenstruel 303
Viorne obier
dysménorrhée 261
Virales (affections) 90, 96
Virus
Voir Infections virales
Viscum album 120
Vision (troubles de la) 165, 305
voir ausssi Œil
Vitex agnus-castus 109
voir aussi Gattilier
Vitis vinifera tinctoria 224
voir aussi Vigne rouge
Voix (perte de la) ou aphonie 93, **263**, 284
Vomissements 67, 79, 113
Vulvite 155
voir aussi Infections génitales

W Y Z

Wintergreen
voir Gaulthérie
Withania 226
maladie d'Alzheimer 237
Withania somnifera 226,
et ci-dessus

Yam 130
Yerba, yerba mate 152
Yeux
voir Œil
Yeux-de-chat 75
Yohimbe 227
impuissance 276

Zea maïs 148
voir aussi Maïs
Zingiber officinalis 113
voir aussi Gingembre
Ziziphus jujuba 132
voir aussi Jujubier
Zona 323

CRÉDITS DES ILLUSTRATIONS

Abréviations : h = haut, m = milieu, b = bas, g = gauche, d = droite.

Photos

Couverture : (bg) : PHOTONONSTOP/J.-C. Gérard ; mg : BSIP/P. Martin ; m : SUNSET/Zephir Images.

Pages : 8bg : JACANA/G. Félix ; 8d : REA/F. Tophoven - Laif ; 9hg : REA/P. Allard ; 9bd : REA/C. Boisseaux-Chical-Lavie ; 10g : G. DAGLI ORTI/Bibliothèque du château du Bon-Conseil, Italie ; 10d : MAP/A. Descat ; 11hg : G. DAGLI ORTI/Bibliothèque de Topkapi ; 11hd : MAP/F. Didillon ; 11md : PHANIE/P. Alix ; 11bd : MAP/A. Descat ; 12mg : COSMOS/PHOTO RESEARCHERS/BIOPHOTO ; 12mb : BSIP ; 12/13 : COSMOS/S.P.L./G. Tompkinson ; 13md, bd : MAP/F. Didillon ; 14/15 : PHANIE/V. Burger ; 15hg : REA/A. Fechner - Laif ; 16hd : CORBIS/L. Hebberd ; 16m : EDITING/E. Henry de Frahan ; 16b : BIOS/D. Heuclin ; 17 : CORBIS/O. Franken ; 18 : MAP/Y. Monei ; 19h : PHANIE/V. Burger ; 19b : G. DAGLI ORTI/Bibliothèque civique, Lucques, Italie ; 20bd : PHANIE/P. Garo ; 21hd : BSIP/Chassenet ; 22bg : BSIP/Keene ; 22hd : SRD/A. Nouri ; 24 : MAP/A. Descat/Pépinière Planbessin ; 25hg : BIOS/G.P.L./J. Glover ; 25bd : BSIP/Chassenet ; 28 : CIRAD/G. Coppens ; 29 : BIOS/J. Douillet ; 30 : COLIBRI/F. Merlet ; 31 : BIOS/FACE & CIE ; 32 : BIOS/Y. Thonnerieux ; 33 : BIOS/Foto Natura/D. Ellinger ; 34 : BIOS/J.-C. Malausa ; 35 : JACANA/G. Sommer ; 36 : BIOS/M. Greff ; 37 : BIOS/OKAPIA/E. Morell ; 38 : BIOS/C. Ruoso ; 39 : BIOS/J. Frebet ; 40 : COLIBRI/P. Nief ; 41 : JACANA/P. Nief ; 42 : JACANA/W. Layer ; 43 : MAP/P. Nief ; 44 : COLIBRI/P. Nief ; 45 : BIOS/Oxford Scientific Films/D. Bown ; 46 : COLIBRI/R. Toulouse ; 47 : Photo LAMONTAGNE ; 48 : BIOS/Oxford Scientific Films/G. Kidd ; 49 : BIOS/Oxford Scientific Films/B. Gibbons ; 50 : BIOS/F. Merlet ; 51 : BIOS/Oxford Scientific Films/D. Bown ; 52 : BIOS/D. Halleux ; 53, 54 : BIOS/D. Bringard ; 55 : BIOS/H. Lenain ; 56 : BIOS/Okapia/H. Reinhard ; 57 : BIOS/G. Lopez. 58 : © With permission by ARC-Roodeplaat (Elsenburg) ; 59 : BIOS/Hubert-Klein ; 60 : BIOS/G. Lopez ; 61, 62 : BIOS/M. Gunther ; 63 : BIOS/Okapia/H. Reinhard ; 64 : © Michel PARIS ; 65 : BIOS/Okapia/H. Reinhard ; 66 : MAP/S. Schall ; 67 : MAP/F. Strauss ; 68 : BIOS/Okapia/H. Reinhard ; 69 : © 2002 Steven FOSTER ; 70 : BIOS/F. Renard ; 71 : BIOS/Oxford Scientific Films/D. Boag ; 72 : BIOS/M. Chadirac ; 73 : BIOS/D. Barthélemy ; 74 : BIOS/J.-Y. Grospas ; 75 : BIOS/D. Bringard ; 76 : © IPHYM ; 77 : BIOS/Foto Natura/PPWW Zilverrkaars ; 78 : BIOS/H. Ausloos ; 79 : Photo Hugh D. WILSON/Texas A&M Department of Biology Herbarium ; 80 : BIOS/E. Vialet ; 81 : BIOS/D. Bringard ; 82 : MAP/Ph. Fauchère ; 83 : BIOS/Okapia/H. Reinhard ; 84 : BIOS/Gayo ; 85 : BIOS/Klein-Hubert. 86 : © CRP ; 87 : BIOS/J.-M. Lenoir ; 88 : BIOS/M. Harvey ; 89 : BIOS/G. Lopez ; 90 : Photo LAMONTAGNE ; 91 : BIOS/B. Marcon ; 92 : BIOS/D. Bringard ; 93 : COLIBRI/J.-L. Paumard ; 94 : BIOS/Okapia/E. Morell ; 95 : JACANA/A. Tarnaud ; 96 : BIOS/D. Bringard ; 97 : MAP/P. Nief ; 98 : BIOS/D. Heuclin ; 99 : © Dr K.J. STRANK/Freundeskreis Botanischer Garten, Aix-la-Chapelle ; 100 : BIOS/D. Barthélemy ; 101 : BIOS/J. Frebet ; 102 : BIOS/J. Mayet ; 103 : COLIBRI/F. Merlet ; 104 : © Michel PARIS ; 105 : BIOS/J. Mayet ; 106 : © Khong Tuck Khoon ; 107 : BIOS/Okapia/H. Reinhard ; 108 : © RENAISSANCE HERBS/Alex Moffett ; 109 : BIOS/Okapia/H. Reinhard ; 110 : BIOS/H. Ausloos ; 111 : MAP/S. Schall ; 112 : BIOS/Okapia/H. Reinhard ; 113 : MAP/N. et P. Mioulane ; 114 : BIOS/M. Gunther ; 115 : SUNSET/Moulu ; 116 : BIOS/D. Heuclin ; 117 : BIOS/Oxford Scientific Films/G. Kidd ; 118 : BIOS/J. Sauvanet ; 119 : BIOS/Klein-Hubert ; 120 : BIOS/Okapia/H. Reinhard ; 121 : BIOS/R. Cavigneaux ; 122 : BIOS/Okapia/Naturbild/H.G. Heyer ; 123 : BIOS/Oxford Scientific Films ; 124 : BIOS/Oxford Scientific Films/Skibbe Frithjof ; 125 : BIOS/Y. Noto-Campanella ; 126, 127 : BIOS/Oxford Scientific Films/D. Bown ; 128 : BIOS/Foto Natura/PPWW ; 129 : MAP/N. et P. Mioulane ; 130 : MAP/A. Descat ; 131 : BIOS/Okapia ; 132 : BIOS/M. Gunther ; 133 : HORIZON/M. Viard ; 134 : © 2002 Steven FOSTER ; 135 : © Michel PARIS ; 136 : © 2002 Steven FOSTER ; 137 : MNHM ; 138 : BIOS/M. Gunther ; 139 : BIOS/Gayo ; 140 : BIOS/Klein-Hubert ; 141 : Ozarks Regional Herbarium, Southwest Missouri State University/P. Redfearn ; 142 : BIOS/M. Gunther ; 143 : JACANA/N. Le Roy ; 144 : NATURAL VISIONS/Heather Angel ; 145 : BIOS/Okapia/St. Meyers ; 146 : COLIBRI/P. Nief ; 147 : BIOS/J. Mayet ; 148 : BIOS/G. Lopez ; 149 : MAP/N. et P. Mioulane ; 150 : BIOS/G. Lopez ; 151 : BIOS/G. Villareal ; 152 : BIOS/M. Gunther ; 153 : BIOS/D. Halleux ; 154 : BIOS/T. Lafranchis ; 155 : BIOS/Foto Natura/PPWW ; 156 : JACANA/P. Nief ; 157 : HORIZON/G. Ken ; 158 : BIOS/D. Halleux ; 159 : BIOS/G. Lopez ; 160 : BIOS/A. et J.-C. Malausa ; 161 : BIOS/Okapia/G. Pölking ; 162 : BIOS/D. Heuclin ; 163 : HORIZON/M. Viard ; 164 : BIOS/D. Bringard ; 165 : BIOS/M. Rauch ; 166 : BIOS/Face & Cie ; 167 : BIOS/D. Bringard ; 168 : BIOS/M. Gunther ; 169 : BIOS/J.-C. Malausa ; 170 : BIOS/A. et J.-C. Malausa ; 171 : BIOS/J. Mayet ; 172 : © Michel PARIS ; 173 : BIOS/Okapia/H. Reinhard ; 174 : BIOS/Oxford Scientific Films/D. Bown ; 175 : BIOS/Klein-Hubert ; 176 : BIOS/JMC ; 177 : BIOS/Denis-Huot ; 178 : BIOS/J.-L. Le Moigne ; 179 : BIOS/F. Cahez ; 180 : BIOS/Foto Natura/PPWW ; 181 : BIOS/D. Heuclin ; 182 : BIOS/D. Chipot ; 183 : BIOS/J.-P. Delobelle ; 184 : BIOS/J. Douillet ; 185 : BIOS/A. et J.-C. Malausa ; 186 : BIOS/H. Fougere ; 187 : Ozarks Regional Herbarium, Southwest Missouri State University/P. Redfearn ; 188 : JACANA/P. Nief ; 189 : BIOS/B. Dubreuil ; 190 : © Jean-Louis POUSSET/MNHN ; 191 : BIOS/Okapia/H. Reinhard ; 192 : MAP/A. Guerrier ; 193 : BIOS/D. Chipot ; 194 : BIOS/B. Laurier ; 195 : BIOS/Foto Natura/PPWW ; 196 : BIOS/F. Renard ; 197 : BIOS/Oxford Scientific Films/G. Maclean ; 198 : © Michel PARIS ; 199 : JACANA/P. Nief ; 200 : BIOS/B. Borrell ; 201 : BIOS/Foto Natura/PPWW ; 202 : BIOS/J. Roche ; 203 : HARRY SMITH COLLECTION ; 204 : BIOS/D. Halleux ; 205 : HORIZON/M. Viard ; 206 : BIOS/Klein-Hubert ; 207 : Photo LAMONTAGNE ; 208 : © Michel PARIS ; 209 : BIOS/Okapia/M. Ruckszio ; 210 : BIOS/Okapia/Hapo ; 211 : BIOS/B. Laurier ; 212 : BIOS/Okapia/Naturbild/G. Böttger ; 213 : BIOS/Oxford Scientific Films/D. Bown ; 214 : BIOS/Okapia/Naturbild/A. Schacke ; 215 : BIOS/G. Lopez ; 216 : BIOS/Klein-Hubert ; 217 : BIOS/Ch. M. Bahr ; 218 : COLIBRI/P. Nief ; 219 : COLIBRI/Ch. Testu ; 220 : HARRY SMITH COLLECTION ; 221 : BIOS/Okapia/H. Reinhard ; 222 : COLIBRI/J.-L. Paumard ; 223 : BIOS/Oxford Scientific Films/Professor Jack Dermid ; 224 : MAP/F. Strauss ; 225 : BIOS/Okapia/H. Reinhard ; 226 : BIOS/Oxford Scientific Films/D. Bown ; 227 : © 2002 Steven FOSTER.

Toutes les autres photos sont de Jean-Pierre DELAGARDE.

Dessins

Plantes : David Baxter : 36 ; Françoise Bonvoust : 52, 97, 150, 217, 218 ; Luc Bosserdet : 44, 45, 92, 98 ; Wendy Bramall : 56 ; Pierre Brochard : 30 ; Jean Coladon : 60, 91, 117, 156, 334-339 ; François Collet : 100 ; Françoise de Dalmas : 160 ; Brian Delf : 74, 103, 167 ; Maurice Espérance : 29, 68, 220 ; William Fraschini : 28, 31, 33, 34, 37, 38, 42, 46, 47, 50, 51, 58, 61, 62, 63, 65, 66, 67, 69, 72, 76, 77, 78, 79, 81, 82, 83, 84, 85, 86, 88, 90, 94, 101, 102, 104, 106, 108, 109, 113, 114, 115, 116, 119, 122, 123, 124,126, 127, 128, 129, 130, 131, 132, 133, 134, 135, 136, 137, 138, 141, 143, 144, 146, 147, 148, 149, 151, 152, 153, 154, 155, 157, 158, 159, 162, 163, 166, 169, 170, 172, 174, 175, 176, 177, 181, 184, 186, 187, 188, 189, 190, 191, 192, 194, 197, 200, 202, 203, 205, 207, 208, 212, 213, 214, 216, 221, 223, 224, 226, 227 ; Ian Garrard : 39, 125, 195, 196 ; Odette ... 185. Madeleine Huau : 105, 110, 111, 180 ; Mette Ivers : 54, 55, 87, 107, 139, 171, 2, 183 ; Brenda Katté : 142 ; Josiane Lardy : 59, 64, 178, 199, 206, 222, 225 ; Annie Le Faou : 48, 49, 71, 93, 118, 145, 209, 219 ; Nadine Liard : 161 ; Guy Michel : 57, 70, 80, 96, 99, 112, 120, 121, 173, 193 ; Daniel Moncla : 53 ; Marie-Claire Nivoix : 75 ; Charles Pickard : 164, 165 ; Studio Demi/Sergio Borella, Paola Farinone : 168 ; Jean-Paul Turmel : 140 ; Denise Weber : 32, 35, 40, 41, 43, 171, 198, 201, 204, 212, 215.

Logos : Bruno David.

La Santé par les plantes
publié par Sélection du Reader's Digest

PREMIÈRE ÉDITION
Premier tirage
PHOTOGRAVURE : Station graphique, Ivry-sur-Seine
IMPRESSION ET RELIURE : Mateu Cromo, Madrid
ACHEVÉ D'IMPRIMER : décembre 2002
DÉPÔT LÉGAL EN FRANCE : janvier 2003
DÉPÔT LÉGAL EN BELGIQUE : D-2003-0621-54

Imprimé en Espagne
Printed in Spain